CB044276

CIRURGIA CARDÍACA

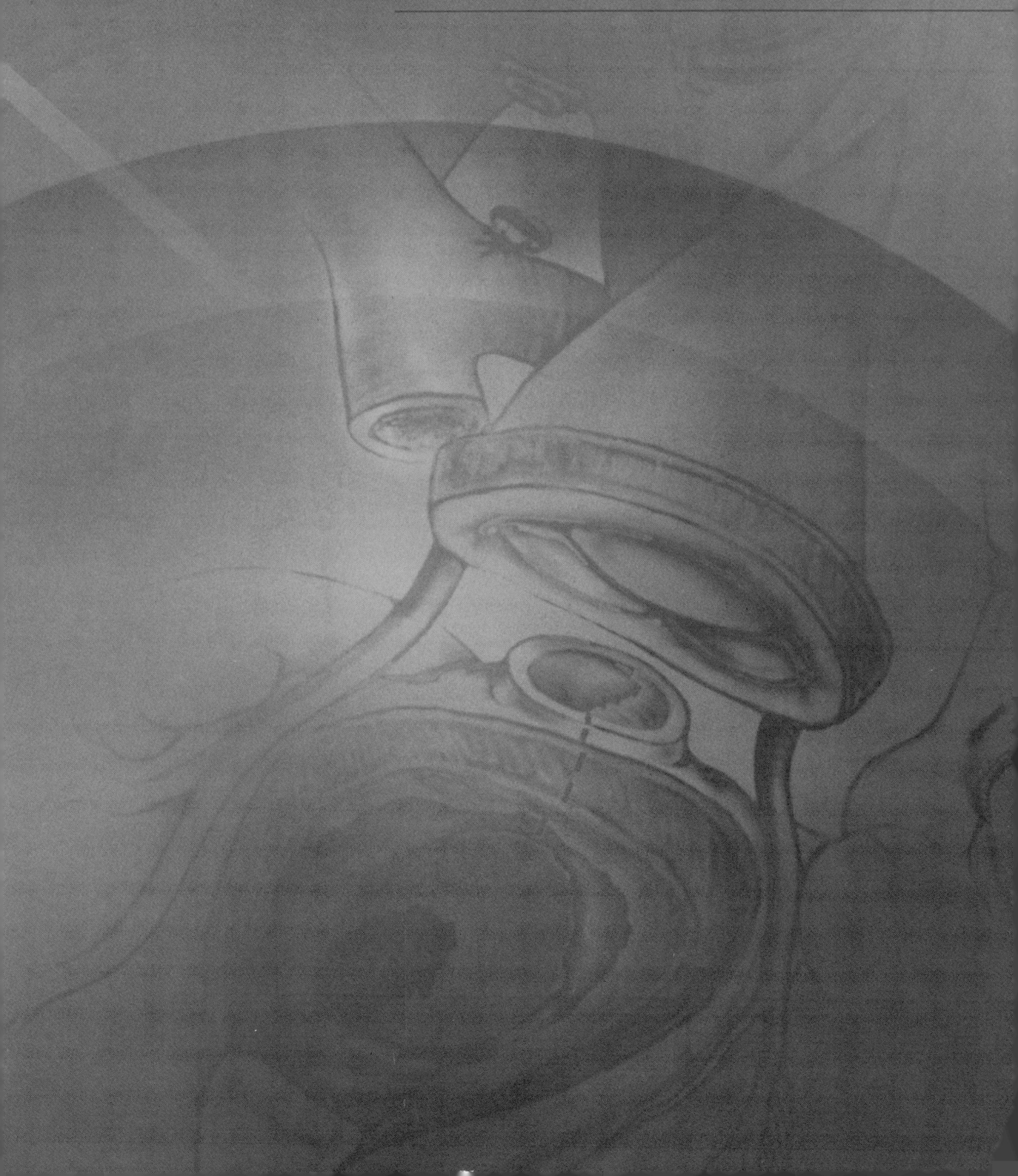

CIRURGIA CARDÍACA

Cuidados Especiais e Armadilhas

QUARTA EDIÇÃO

Siavosh Khonsari, MA, MB, BCh, FRCS(C), FACS, FACC
Clinical Professor of Surgery
Division of Cardiothoracic Surgery
David Geffen School of Medicine
University of California
Los Angeles, California

Colleen Flint Sintek, MD
Clinical Associate Professor of Cardiothoracic Surgery
Keck School of Medicine
University of Southern California
Los Angeles, California

COLABORADORES
Abbas Ardehali, MD FACS
Associate Professor of Surgery
Division of Cardiac Surgery
Director of Heart, Heart-Lung, and Lung Transplant Program
David Geffen School of Medicine
University of California,
Los Angeles, California

Ramin E. Beygui, MD
Assistant Professor of Surgery
Divison of Cardiothoracic Surgery
Director of Thoracic Aortic Aneurysm Service
David Geffen School of Medicine
University of California, Los Angeles
Los Angles, California

Kwok L. Yun, MD
Assistant Chief
Regional Department of Cardiac Surgery
Kaiser Permanente Medical Center
Los Angeles, California

ILUSTRADOR
Timothy C. Hengst, CMI, FAMI

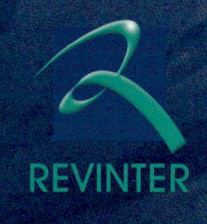

REVINTER

Cirurgia Cardíaca – Cuidados Especiais e Armadilhas, Quarta Edição
Copyright © 2012 by Livraria e Editora Revinter Ltda.

ISBN 978-85-372-0392-7

Todos os direitos reservados.
É expressamente proibida a reprodução
deste livro, no seu todo ou em parte,
por quaisquer meios, sem o consentimento
por escrito da Editora.

Tradução:
ANA CAVALCANTI CARVALHO BOTELHO (Caps. 0-18)
Tradutora, RJ

MARIA DA GRAÇA FIGUEIREDO RODRIGUES (Caps. 20 e 21)
Tradutora, RJ

RENATA SCAVONE DE OLIVEIRA (Caps. 19, 22-31)
Tradutora, SP
Médica-Veterinária
Doutorado em Ciências/Imunologia

Revisão Técnica:
LUCIANA PAEZ ROCHA
Graduada em Medicina pela Faculdade de Medicina de Petrópolis
Pós-Graduada em Terapia Intensiva pelo Instituto de Pós-Graduação Médica do Rio de Janeiro
Pós-Graduada em Cardiologia pelo Instituto de Pós-Graduação Médica do Rio de Janeiro
Médica do Serviço de Cardiologia Intensiva do Hospital Barra D'or – Rio de Janeiro, RJ
Coordenadora do Serviço de Emergência do Hospital Joari – Rio de Janeiro, RJ

A Lippincott Williams & Wilkins/Wolters Kluwer Health não teve participação na tradução desta obra.

Nota: A medicina é uma ciência em constante evolução. À medida que novas pesquisas e experiências ampliam os nossos conhecimentos, são necessárias mudanças no tratamento clínico e medicamentoso. Os autores e o editor fizeram verificações junto a fontes que se acredita sejam confiáveis, em seus esforços para proporcionar informações acuradas e, em geral, de acordo com os padrões aceitos no momento da publicação. No entanto, em vista da possibilidade de erro humano ou mudanças nas ciências médicas, nem os autores e o editor nem qualquer outra parte envolvida na preparação ou na publicação deste livro garantem que as instruções aqui contidas são, em todos os aspectos, precisas ou completas, e rejeitam toda a responsabilidade por qualquer erro ou omissão ou pelos resultados obtidos com o uso das prescrições aqui expressas. Incentivamos os leitores a confirmar as nossas indicações com outras fontes. Por exemplo e em particular, recomendamos que verifiquem as bulas em cada medicamento que planejam administrar para terem a certeza de que as informações contidas nesta obra são precisas e de que não tenham sido feitas mudanças na dose recomendada ou nas contraindicações à administração. Esta recomendação é de particular importância em conjunto com medicações novas ou usadas com pouca frequência.

Título original:
Cardiac Surgery – Safeguards and Pitfalls in Operative Technique, Fourth Edition
Copyright © by Lippincott Williams & Wilkins, a Wolters Kluwer business

Livraria e Editora REVINTER Ltda.
Rua do Matoso, 170 – Tijuca
20270-135 – Rio de Janeiro – RJ
Tel.: (21) 2563-9700 – Fax: (21) 2563-9701
livraria@revinter.com.br – www.revinter.com.br

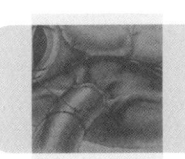

AO NOSSO NETO, KIAN KHONSARI,
e
aos jovens cirurgiões aspirantes em cujas mãos
se encontra o futuro da cirurgia cardíaca.

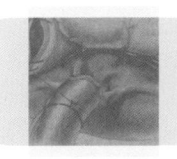

Agradecimentos

Gostaríamos de agradecer a todos os nossos colegas que ao longo dos anos fizeram muitas sugestões e dividiram suas experiências conosco. Muitas de suas ideias encontram-se refletidas neste livro. Agradecemos, especialmente, ao Dr. Gary Kochamba e ao Dr. Denis Durzinsky, por suas valiosas sugestões na realização da cirurgia de revascularização do miocárdio.

Por fim, gostaríamos de agradecer ao Brian Brown, Senior Acquisitions Editor; Julia Seto, Senior Managing Editor; Maria McAvey, Editorial Coordinator; Sara Krause, Art Coordinator; e Bridgett Dougherty, Production Manager, da Lippincott Williams & Wilkins, assim como a S. Shereen Banu, da Laserwords, pelo apoio.

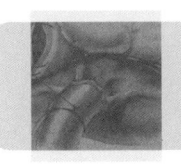

Prefácio

A primeira edição de *Cirurgia Cardíaca – Cuidados Especiais e Armadilhas* foi publicada há 20 anos. Seu sucesso imediato fez com que fosse traduzido para o japonês e o português. A terceira edição foi traduzida para o japonês e o chinês. O livro tornou-se muito popular entre os jovens cirurgiões em treinamento tanto nacional quanto internacionalmente. Esta resposta gratificante ao nosso trabalho estimulou-nos a prosseguir e a lançar mais uma edição.

Esta quarta edição foi submetida a extensa revisão e atualização para refletir as constantes mudanças na prática da cirurgia cardíaca e o impacto das novas tecnologias em rápida evolução. Para isto, convidamos o Dr. Abbas Ardehali para colaborar conosco. Ele escreveu o novo capítulo sobre transplante cardíaco e nos deu outras inúmeras contribuições. O Dr. Kwok Yun, que estava envolvido na terceira edição, atualizou os capítulos sobre cirurgia da aorta e da valva aórtica. O Dr. Ramin Beygui ofereceu-nos a sessão de endopróteses da aorta torácica.

Nós dois tivemos a oportunidade de realizar muitos dos procedimentos cirúrgicos descritos no livro com os Drs. Ardehali e Beygui. O mais velho beneficiou-se da experiência técnica do Dr. Yun, uma vez que operaram juntos por muitos anos. Desta forma, nossos colaboradores mantiveram a filosofia e o espírito do trabalho nesta nova edição.

Todos os capítulos foram submetidos a grande escrutinação. Muitos materiais novos foram introduzidos, entre os quais incluímos a reconstrução ventricular cirúrgica na disfunção dos ventrículos direito e esquerdo, tratamento da aorta de porcelana e perfusão cerebral anterógrada. A seção sobre os defeitos cardíacos congênitos apresenta novos procedimentos para a estenose da veia pulmonar, abordagens atualizadas para a tetralogia de Fallot, operação de translocação aórtica e o procedimento de Sano. Algumas partes do livro foram completamente reescritas, incorporando ao texto abordagens e conceitos recentes. Os procedimentos obsoletos foram deletados.

A obra continua voltada, principalmente, para jovens cirurgiões e para aqueles que se encontram em treinamento. No entanto, também pode servir como uma reciclagem acessível das técnicas cirúrgicas para os cirurgiões cardíacos mais experientes. Cardiologistas pediátricos e de adultos, assim como perfusionistas, enfermeiras e todos aqueles envolvidos no cuidado de pacientes cirúrgicos cardíacos, podem considerar este trabalho útil.

O formato do livro é o mesmo das edições anteriores. A ênfase nas armadilhas e nos erros na realização dos procedimentos cirúrgicos cardíacos é indicada por subtítulos destacados, os quais são precedidos pelo sinal de perigo (⊘). Chamamos a atenção do leitor quanto ao mecanismo da ocorrência e explicitamos as recomendações apropriadas a respeito de como evitar estas complicações e o tratamento cirúrgico. As observações *Nota Bene* (NB) dão ênfase aos pontos particularmente importantes.

Nem o texto nem o tema desta obra pretende ser amplo ou enciclopédico. Os procedimentos em cirurgia cardíaca realizados com menos frequência foram excluídos. O livro concentra-se, principalmente, nos detalhes técnicos. A anatomia cirúrgica relevante é apresentada de maneira prática e concisa, o que foi conseguido com o auxílio das ótimas ilustrações feitas por Joanie Livermore na primeira edição e por Tim Hengst que deu continuidade a elas de forma magistral. Tim manteve a excelente qualidade do trabalho artístico que continua sendo o marco do sucesso do livro. Ao mesmo tempo em que algumas ilustrações da edição anterior foram excluídas, mais de 40 figuras foram modificadas e 95 novas foram adicionadas.

Siavosh Khonsari
Colleen Flint Sintek

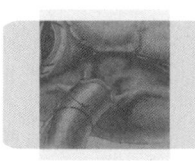

Sumário

SEÇÃO I — Considerações Gerais

1 Abordagens Cirúrgicas ao Coração e Grandes Vasos 3

2 Preparação para Desvio Cardiopulmonar 21

3 Preservação do Miocárdio 36

4 Aspiração e Retirada de Ar do Coração 40

SEÇÃO II — Cirurgia para Doença Cardíaca Adquirida

5 Cirurgia da Valva Aórtica 47

6 Cirurgia da Valva Mitral 86

7 Cirurgia da Valva Tricúspide 113

8 Cirurgia da Aorta 121

9 Cirurgia para Doença Coronariana 141

10 Cirurgia para as Complicações Mecânicas do Infarto do Miocárdio 176

11 Transplante de Coração 186

12 Tumores Cardíacos 192

13 Cirurgia para Fibrilação Atrial 195

SEÇÃO III — Cirurgia para Anomalias Cardíacas Congênitas

14 Canal Arterial Patente 201

15 Coarctação da Aorta 209

16 Bandagem de Artéria Pulmonar 218

17 Anel Vascular e Alça de Artéria Pulmonar 221

18 *Shunt* Sistêmico-Pulmonar 225

19 Defeito em Septo Atrial 236

20 Conexão Venosa Anômala Total 247

21 Defeito Septal Ventricular 256

22 Defeito em Septo Atrioventricular 266

23 Obstrução da Via de Saída do Ventrículo Direito 276

24 Obstrução da Via de Saída do Ventrículo Esquerdo 288

25 Transposição de Grandes Vasos 303

26 Janela Aortopulmonar 324

27 Tronco Arterioso 327

28 Anomalia de Ebstein 333

29 Arco Aórtico Interrompido e Hipoplásico 338

30 Princípio de Norwood 343

31 Princípio de Fontan 354

32 Anomalias da Artéria Coronária 367

Índice Remissivo *371*

CIRURGIA CARDÍACA

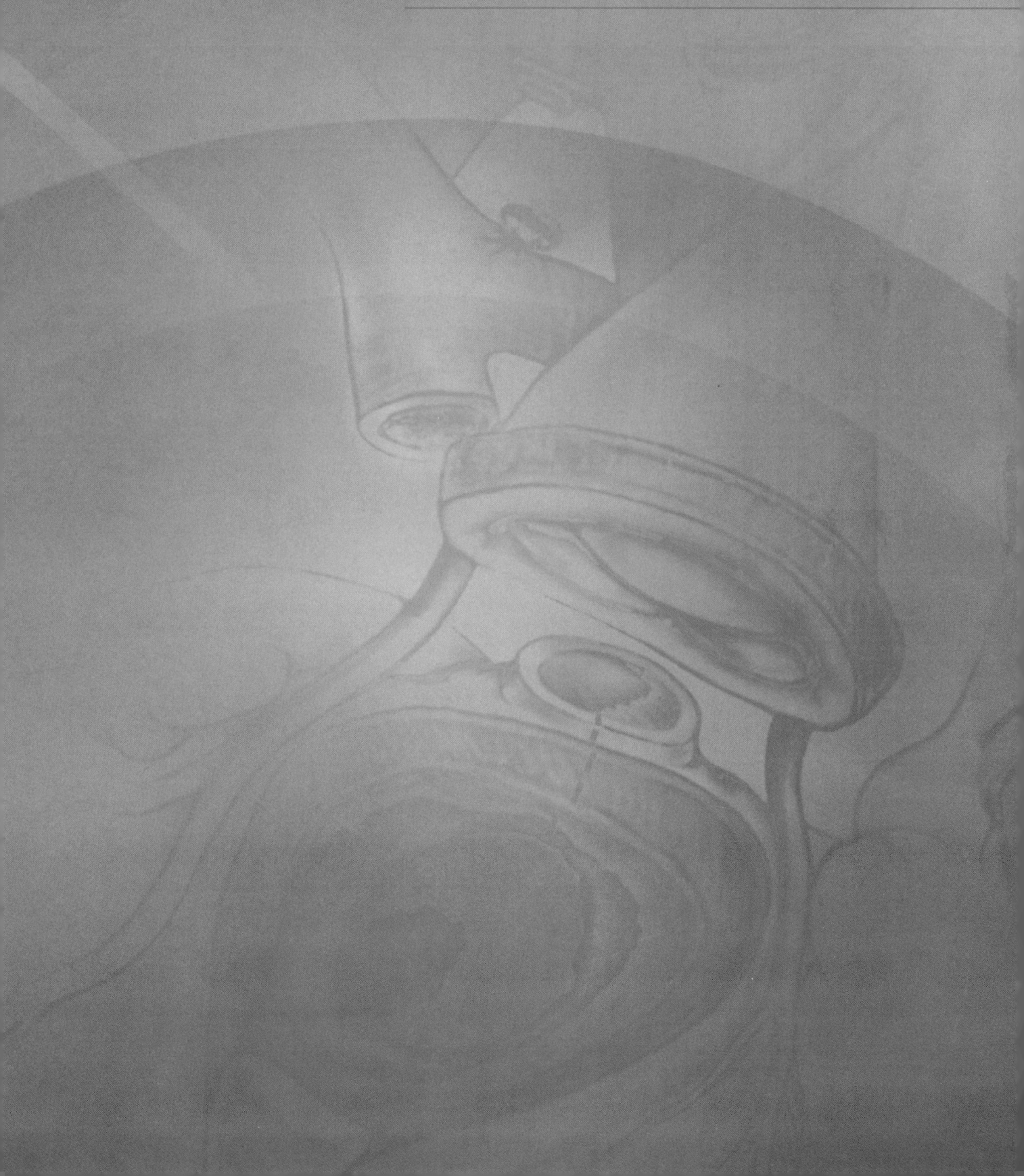

SEÇÃO 1

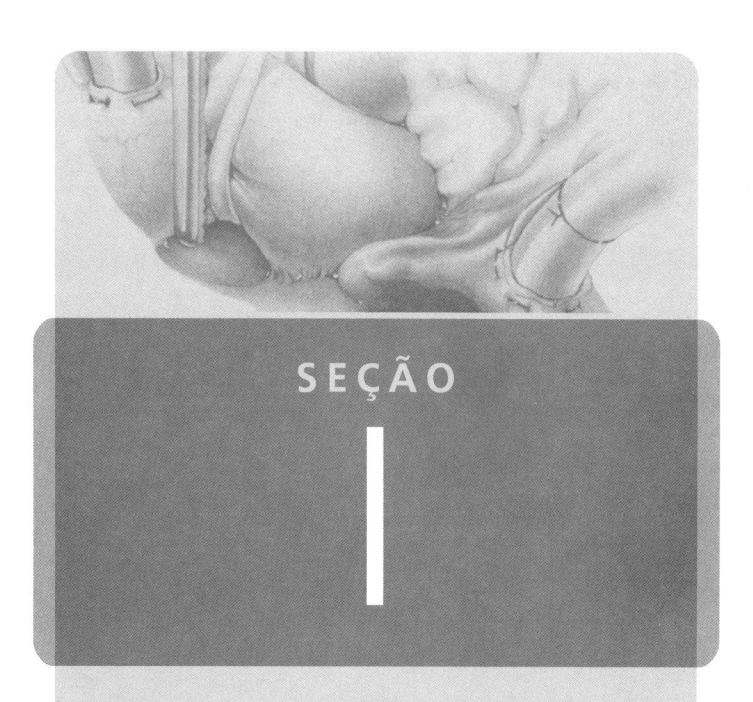

Considerações Gerais

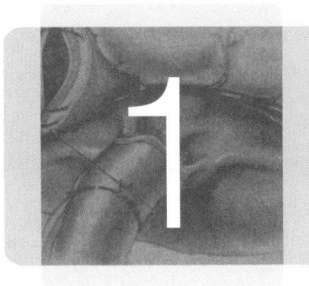

1 Abordagens Cirúrgicas ao Coração e Grandes Vasos

Esternotomia Mediana Primária

A esternotomia mediana continua sendo a incisão mais amplamente utilizada em cirurgia cardíaca, pois fornece excelente exposição para a maioria das cirurgias que envolve o coração e os grandes vasos.

Técnica

Normalmente, a incisão na pele se estende logo abaixo da incisura jugular até a ponta do processo xifoide. Em geral, utiliza-se uma serra pneumática com lâmina vertical para dividir o esterno. Nos lactentes, o esterno é dividido com tesouras fortes. Uma serra oscilatória é usada para esternotomias repetidas e algumas cirurgias primárias através de incisões limitadas na pele. A utilização desse tipo de serra requer do cirurgião a habilidade de perceber a penetração da lâmina na face posterior do esterno (vide a seção Esternotomia Repetida).

Hemorragia

De modo geral, podemos observar uma pequena veia correndo transversalmente na incisura jugular. Por vezes, podemos encontrá-la grande e ingurgitada, em especial nos pacientes com pressão cardíaca direita elevada. Se essa veia sofrer lesão inadvertidamente, é possível que ocorra sangramento excessivo. É importante estar atento à sua presença e realizar coagulação (se pequena) ou oclusão com um clipe metálico. Se a veia sofrer corte, e suas extremidades retraírem-se, tornando dessa forma a hemostasia difícil, é possível aumentar o controle da hemorragia com o tamponamento da incisura jugular, dando continuidade à esternotomia. Após a separação dos 2 lados do esterno, os locais de sangramento podem ser identificados com facilidade e controlados.

Infecção Esternal

A dissecção da incisura jugular não é apenas desnecessária, como também pode abrir planos teciduais no pescoço. Atualmente, a traqueostomia é raramente necessária, porém sempre é uma possibilidade. Toda vez que uma traqueostomia é realizada, uma incisão separada é mantida no ponto mais alto possível do pescoço para que a infecção do óstio da traqueostomia não se espalhe na incisura jugular e, eventualmente, no mediastino, ocasionando complicações na ferida e mediastinites.

Entrada na Cavidade Peritoneal

Durante a divisão da linha alba ou da parte inferior do pericárdio, a cavidade peritoneal pode ser invadida. A abertura deve ser fechada imediatamente para evitar qualquer vazamento, na cavidade peritoneal, de sangue ou soro fisiológico gelado usado para resfriamento tópico, o que pode promover íleo pós-operatório.

Divisão Assimétrica do Esterno

A esternotomia deve ser realizada na linha média do esterno. Ao mergulhar o polegar e o dedo indicador na incisão e ao separá-los contra as margens laterais do esterno nos espaços intercostais, é possível localizar e marcar com um eletrocautério no periósteo o local apropriado para a divisão do esterno. A divisão inadequada pode deixar um lado do esterno mais estreito e permitir que os fios do fechamento atravessem os segmentos ósseos mais estreitos, levando à maior incidência de deiscência esternal. De forma similar, a articulação costocondral pode ser danificada (Fig. 1-1).

Pneumotórax e Hemotórax

O anestesista sempre é solicitado a desinflar os pulmões, enquanto o cirurgião utiliza a serra de esterno a fim de que as cavidades pleurais possam ser mantidas intactas. Isso é particularmente importante em pacientes portadores de doença pulmonar obstrutiva crônica e hiperinflação dos pulmões. Por vezes, no entanto, as cavidades pleurais são abertas pela serra de esterno ou durante a dissecção do timo e do pericárdio. Se a abertura for pequena e nenhum líquido penetrar na cavidade pleural, ao final do procedimento a ponta do tubo torácico mediastinal pode ser introduzida 2 a 3 cm no defeito pleural. A pleura pode ser aberta completamente, em particular nos pacientes submetidos à dissecção das artérias torácicas internas. Nesses casos, um tubo torácico separado é inserido subcostalmente, lateral, ao diafragma para a drenagem de líquido e sangue, além de evacuação de ar.

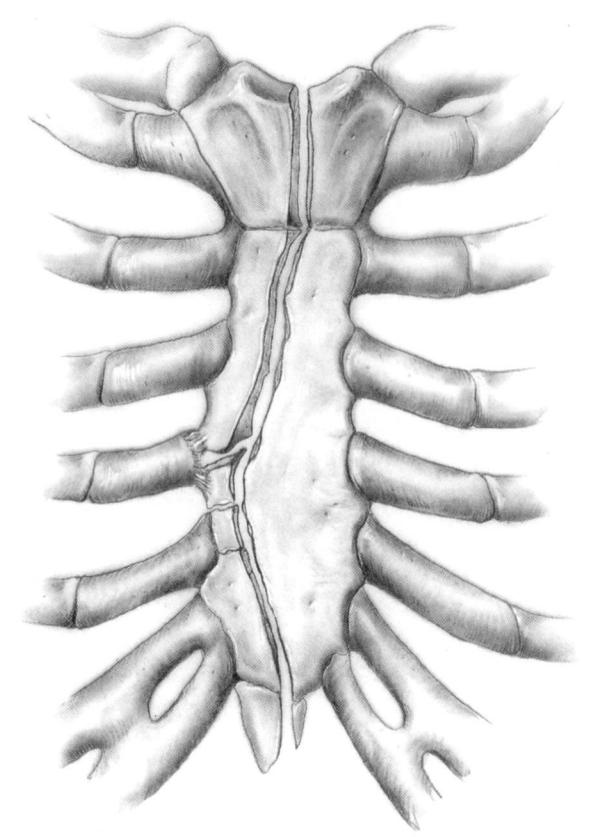

FIG. 1-1. Fratura resultante da divisão inapropriada do esterno.

Uso de Cera Óssea

O uso excessivo de cera óssea com o objetivo de controlar o sangramento da medula esternal deve ser evitado, uma vez que pode estar associado a índices elevados de infecção da ferida cirúrgica, comprometimento da cicatrização da ferida e, a mais séria delas, embolismo pulmonar. Entretanto, o uso de pequenas quantidades de cera óssea é uma ferramenta eficaz no controle do sangramento decorrente das bordas esternais.

Lesão do Plexo Braquial

A lesão do plexo braquial tem sido associada à esternotomia mediana. O estiramento do plexo pela hiperabdução do braço e a compressão dos troncos nervosos entre a clavícula e a 1ª costela durante a retração esternal foram implicados como causa de lesão. A introdução do cateter de Swan-Ganz pela veia jugular interna pode causar lesão no plexo braquial, tanto diretamente pela introdução em si, quanto indiretamente pela formação de hematoma nas proximidades. A causa mais grave de lesão do plexo braquial é a fratura da 1ª costela (Fig. 1-2). O afastador de esterno deve ser colocado com a barra transversal posicionada superiormente, para que as lâminas separem o terço inferior das margens esternais. Em seguida, o afastador é aberto de maneira gradativa (1-2 voltas por vez) para evitar fraturas da 1ª costela ou do esterno (Fig. 1-3A). Se por alguma razão houver necessidade de colocação da barra transversal mais inferiormente, é importante que as lâminas sejam alocadas na parte inferior da incisão. Muitos cirurgiões utilizam afastadores esternais modificados com 2 ou 3 lâminas de cada lado, posicionando a barra transversal inferiormente. Estes afastadores são abertos só o suficiente para o fornecimento da exposição adequada (Fig. 1-3B).

Os afastadores (p. ex., Favaloro) usados na dissecção da artéria torácica interna também podem causar lesão do plexo braquial. Portanto, deve-se evitar a tração excessiva do afastador para cima. O cirurgião deve garantir a boa exposição com a manipulação da mesa cirúrgica e da fonte de luz, a fim de minimizar a tração da parte superior do esterno. Além disso, quando a artéria torácica interna é liberada, o grau de retração esternal superior é menor. Essas medidas simples podem, muitas vezes, eliminar ou reduzir a incidência de lesão do plexo braquial.

Lesão da Veia Inominada

A veia inominada pode sofrer lesão durante a dissecção e divisão ou ressecção do timo ou de seu remanescente, principalmente quando existe cicatriz de cirurgia anterior. O tecido cicatricial em cada lado da veia lesada é dissecado livremente. O sangramento ativo pode ser controlado com sutura simples. Em raras situações de grave dano à veia, ela é dividida e sua extremidade direita é suturada. Deixa-se a outra extremidade aberta para a drenagem do retorno venoso das tributárias da jugular interna esquerda, até que o paciente esteja pronto para sair do desvio cardiopulmonar, momento em que é similarmente suturada.

A veia inominada é um canal útil para uma linha intravenosa extra e pode ser usada para monitorar a pressão venosa central, principalmente em lactentes e pacientes com poucas veias periféricas. O cateter é introduzido percutaneamente no centro de uma sutura em bolsa de tabaco de Prolene 7-0 reforçada com finos retalhos pericárdicos na veia braquiocefálica. A sutura em bolsa de tabaco deve ser amarrada com firmeza para evitar o sangramento após a remoção da linha venosa. Algumas vezes, uma grande veia tímica pode ser usada para o mesmo propósito.

Esternotomia Repetida

Um número cada vez maior de pacientes necessita da 2ª, 3ª e até mesmo da 4ª ou 5ª intervenção cirúrgica para a substituição de próteses valvares, correção definitiva ou revisão dos defeitos cardíacos congênitos e revascularização miocárdica de repetição. Uma vez que é prevista a continuidade dessa tendência, todos os cirurgiões cardíacos precisam adquirir experiência em procedimentos reoperatórios. Ao realizar a incisão na pele, nem sempre é necessária a excisão da cicatriz anterior, a não ser que esteja grossa e espessa. O tecido subcutâneo sofre incisão da maneira habitual e, por meio da eletrocoagulação, o esterno é marcado ao longo da linha média.

CAPÍTULO 1 • Abordagens Cirúrgicas ao Coração e Grandes Vasos

Fratura da 1ª costela

Plexo braquial

Manúbrio

Lâminas do afastador de esterno colocado muito superiormente

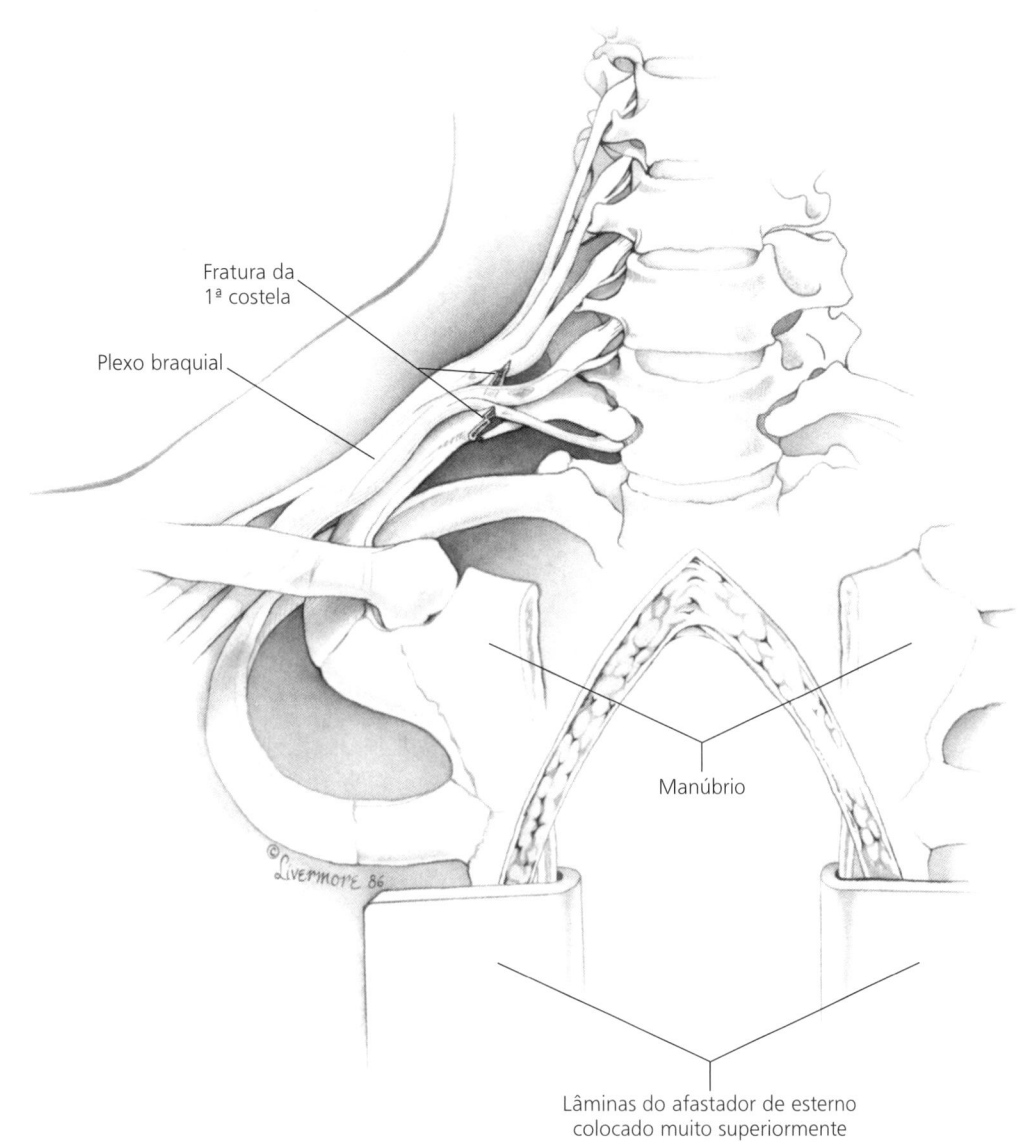

FIG. 1-2. Mecanismo de lesão do plexo braquial.

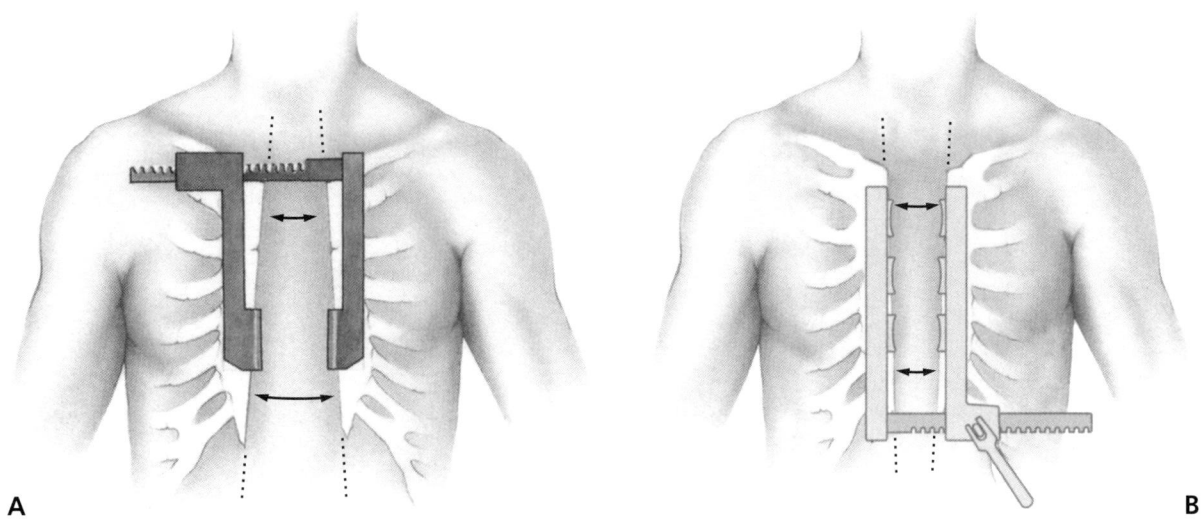

A

B

FIG. 1-3. A e **B**: Técnicas para a colocação do afastador de esterno.

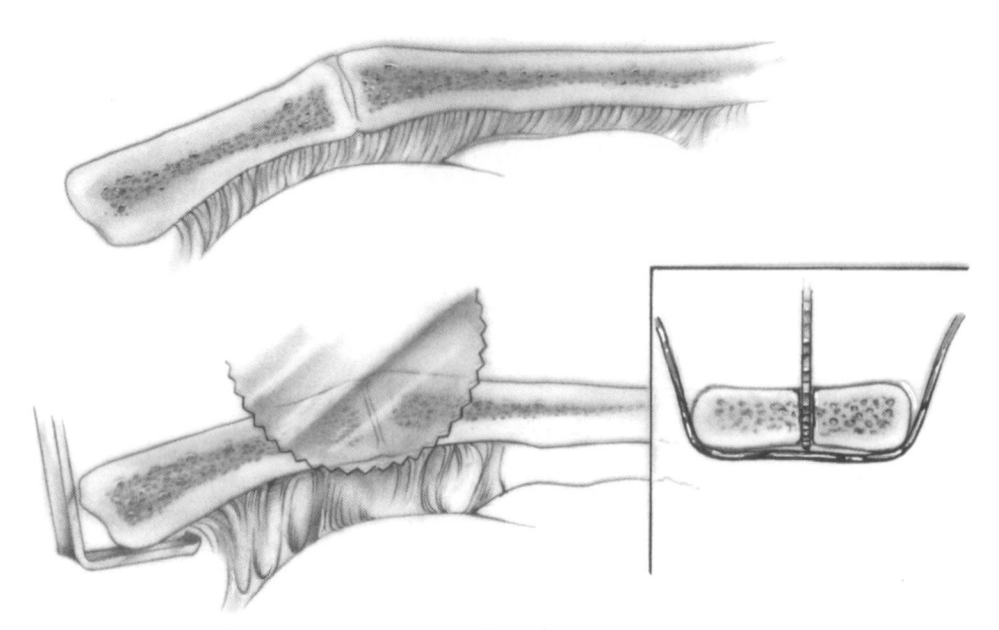

FIG. 1-4. Elevação da superfície posterior do esterno para aumentar a distância entre a lâmina da serra e as estruturas subjacentes.

Técnica

Suturas e fios não absorvíveis antigos são divididos anteriormente, mas não removidos. Eles oferecem alguma resistência posterior à serra oscilatória, o que ajuda a evitar qualquer possível lesão do ventrículo direito (Fig. 1-4, ilustração menor). Apenas de maneira limitada, a dissecção cortante adequada para a colocação de um pequeno afastador Army-Navy pode ser seguramente realizada na incisura jugular ou ao redor do processo xifoide.

Lesão Ventricular Direita

A dissecção digital romba por trás da região inferior do esterno deve ser raramente realizada em pacientes já submetidos a esternotomias anteriores pela possibilidade de lesão da parede ventricular direita friável (Fig. 1-5).

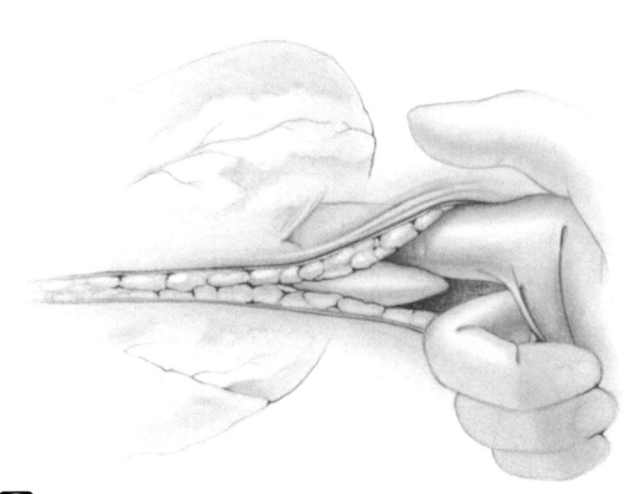

FIG. 1-5. Lesão do ventrículo direito causada por dissecção digital romba.

Os afastadores elevam o esterno na incisura jugular superiormente e no processo xifoide inferiormente durante a divisão do esterno com a serra oscilatória (Fig. 1-4). Pequenos afastadores dentados são inseridos na cavidade medular de cada lado da borda esternal e gentilmente tracionados para cima em direção ao teto, tornando dessa forma as adesões entre a superfície retroesternal e o coração mais tensas e acessíveis para a divisão com o cautério ou as tesouras (Fig. 1-6).

Muitas vezes, a radiografia lateral do tórax revela a proximidade do ventrículo direito e da aorta ascendente à superfície posterior do esterno. Entretanto, a tomografia computadorizada é capaz de identificar de forma precisa a relação entre a aorta ascendente e a face posterior do esterno. Quando se constata que a aorta ascendente encontra-se aderente à superfície posterior do esterno, é preciso tomar algumas precauções antes da realização da esternotomia.

Técnica

Antes de tentar a esternotomia, uma pequena incisão transversal é feita no 2º ou 3º espaço intercostal, o que permite a abordagem lateral para a dissecção com o objetivo de liberar a aorta da face posterior do esterno. Feito isso, o esterno pode ser dividido da maneira descrita para as cirurgias repetidas sem o risco de lesão da aorta (Fig. 1-7).

A nossa preferência é pelo desvio da artéria femoral – veia femoral e resfriamento a 18°C antes da esternotomia (vide Capítulo 2). O desvio cardiopulmonar é, então, estabelecido, e o paciente, resfriado a 18°C a 20°C. A drenagem venosa assistida por um aspirador ou bomba centrífuga é útil. A insuficiência aórtica decorrente da presença de próteses mecânicas de folheto duplo ou disco único ou de bioprótese aórtica rompida pode resultar em distensão do ventrículo esquerdo. Um aspirador de tamanho adequado é colocado no ápice do ventrículo esquerdo por minitoracotomia

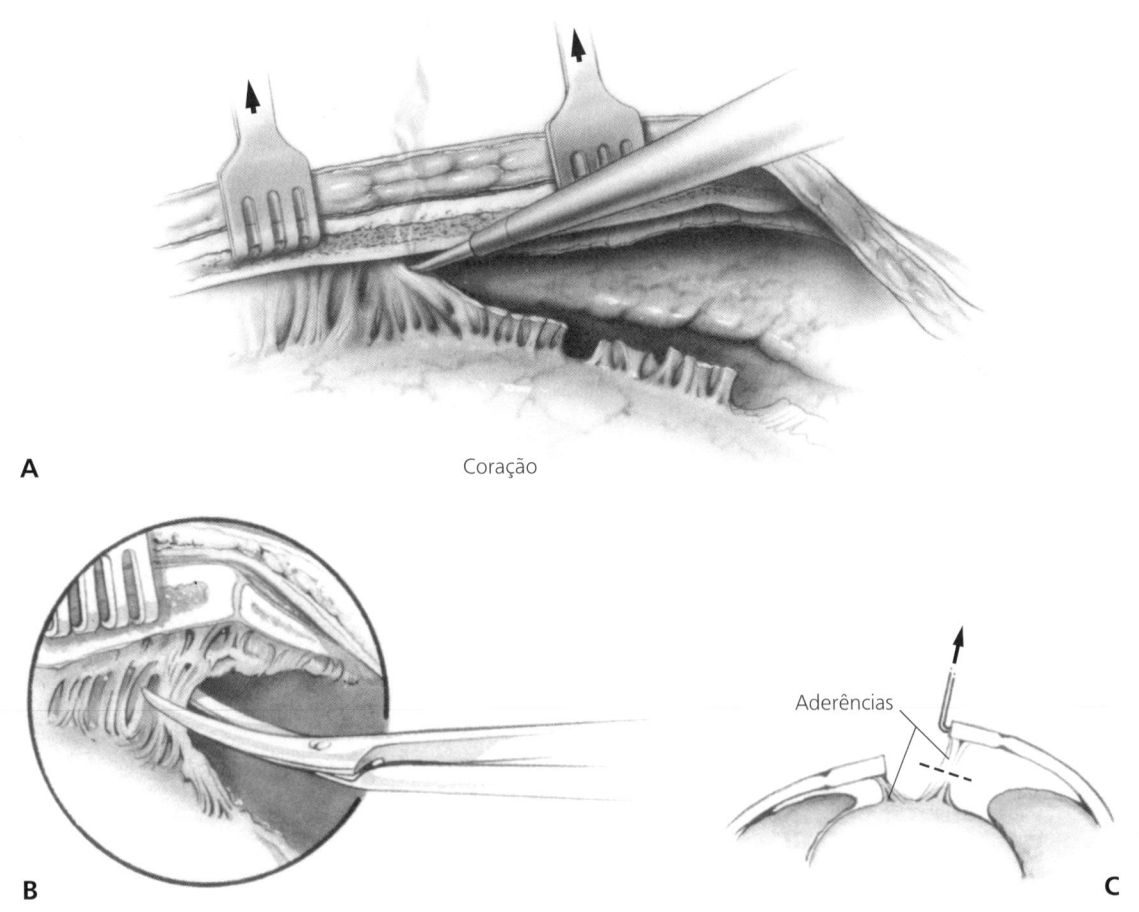

FIG. 1-6. A–C: Divisão em etapas das aderências fibrosas da face posterior do esterno.

anterior esquerda pequena ao mesmo tempo em que o desvio cardiopulmonar é iniciado para proteger o coração da distensão excessiva (vide seção Aspiração Apical Ventricular Esquerda no Capítulo 4). A ecocardiografia transesofágica é sempre usada para monitorar o volume ventricular esquerdo. Caso ocorra distensão do ventrículo esquerdo no início do desvio ou quando o coração começa a fibrilar, um aspirador é colocado imediatamente.

Se a esternotomia for de rotina, o paciente é gradualmente reaquecido, e a cirurgia é finalizada da maneira usual. Contrariamente, se a aorta sofrer laceração ou rompimento, a parada hipotérmica é instituída, e a aorta ascendente é reparada e substituída. Depois disso, a cirurgia pretendida é retomada até o seu término.

NB Esta precaução pode parecer um procedimento principal com possíveis graves complicações. No entanto, é a única forma de evitar a hemorragia catastrófica com resultado frequentemente fatal.

NB Entrada Aórtica Inesperada

Quando a possibilidade de lesão aórtica não é prevista, e a aorta sofre penetração durante a esternotomia, pinças de campo são usadas para reaproximar as bordas esternais na tentativa de tamponar o local do sangramento. O cirurgião assistente deve aplicar pressão direta, enquanto o desvio cardiopulmonar é eficientemente estabelecido pela artéria e pela veia femoral, conforme observado no texto anterior.

NB Divisão da Face Posterior

A divisão da face posterior do esterno pode ser conseguida com tesouras fortes sob visão direta. A ligeira elevação do esterno produzida por um afastador dentado facilita esse processo. Tal manobra é particularmente importante na articulação manubrioesternal, onde o manúbrio passa a ter curso posterossuperior (Fig. 1-4).

As adesões fibrosas à face posterior do esterno encontram-se principalmente ao longo da esternotomia anterior. Após a divisão dessas adesões fibrosas por tesouras ou eletrocautérios, o esterno fica relativamente livre (Fig. 1-6). Realiza-se a dissecção adequada para que o afastador de esterno possa ser posicionado e lentamente aberto com segurança.

A dissecção cortante lenta e cuidadosa ao longo da borda inferior direita do coração permite a identificação do plano apropriado com relativa facilidade. Alguns cirurgiões

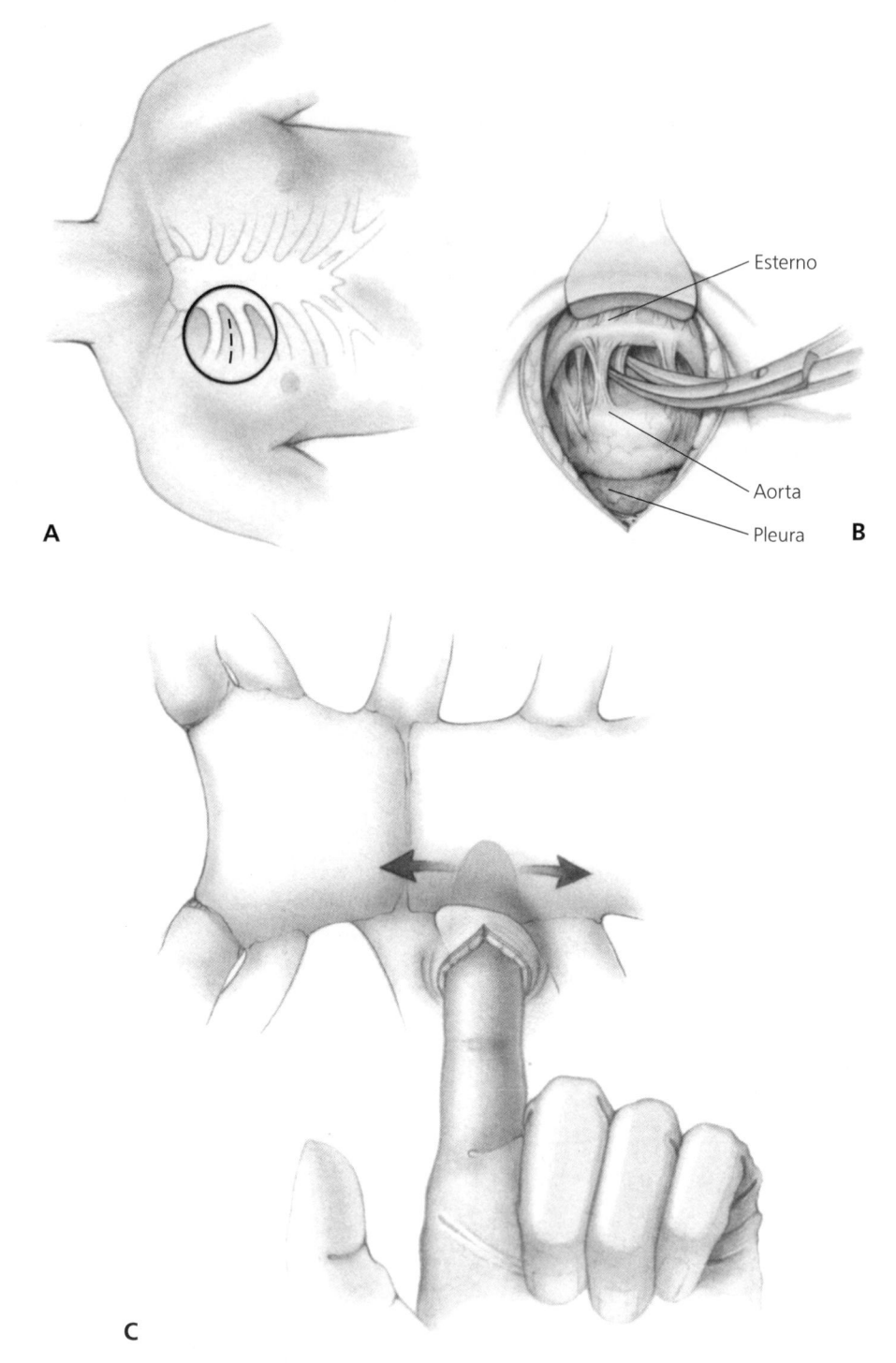

FIG. 1-7. A–C: Técnica em etapas para a separação da aorta ascendente do esterno em procedimentos repetidos (vide texto).

acreditam que o uso da lâmina do eletrocautério em planos profundos permite que a dissecção seja realizada com menos sangramento das superfícies pericárdicas. Depois disso, a dissecção pode ser realizada em sentido superior, expondo o átrio direito e a aorta para a canulação na preparação para o desvio cardiopulmonar.

Laceração do Ventrículo Direito

Agora, um afastador torácico pequeno (Himmelstein) pode ser introduzido, devendo ser separado apenas ligeiramente; a tentativa exagerada de ampliar a abertura esternal resulta em estiramento da parede ventricular direita.

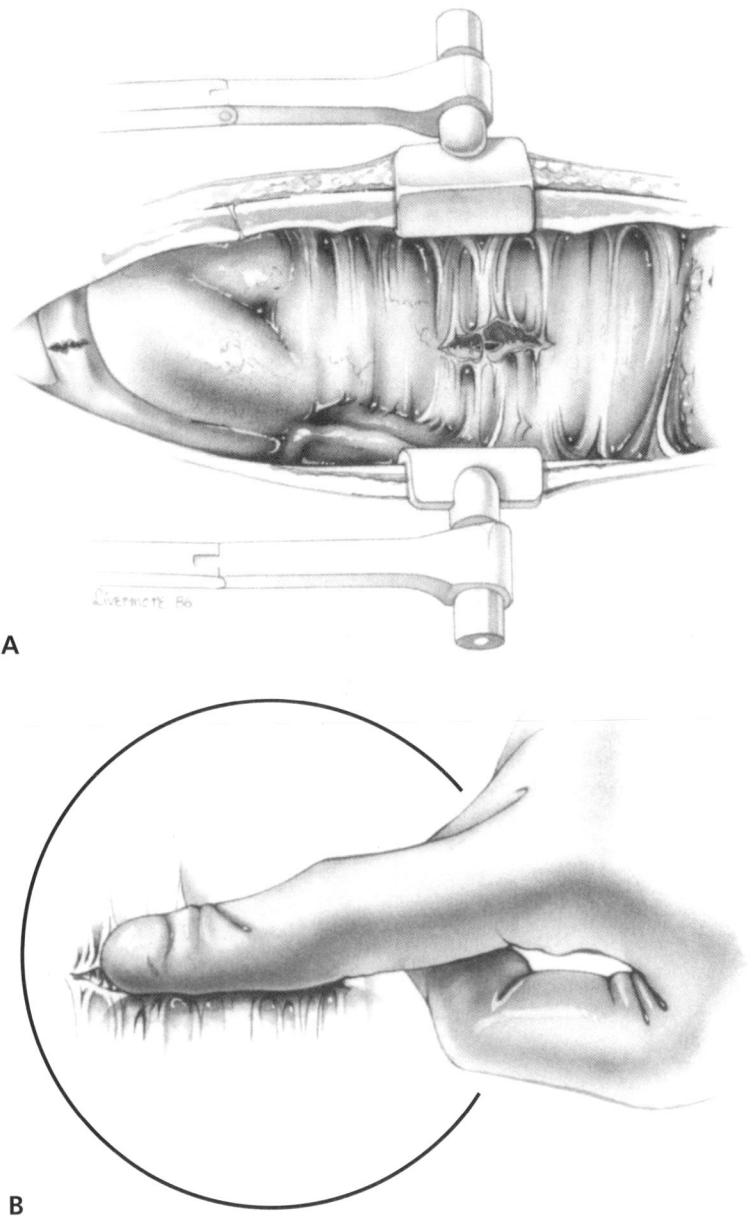

FIG. 1-8. A: Mecanismo de laceração do ventrículo direito e da veia braquiocefálica em procedimentos repetidos. **B:** Controle digital do sangramento proveniente do ventrículo direito.

A laceração do ventrículo direito decorrente de lesão da serra ou esgarçamento da esternotomia constitui uma complicação potencialmente fatal. Deve-se controlar o sangramento com pressão direta no local, enquanto o desvio cardiopulmonar é iniciado o mais rápido possível. Com o ventrículo direito descomprimido por completo, repara-se a ferida com múltiplas suturas finas com reforço (Fig. 1-8). Nos casos de lesão ocasionada pela serra, a pressão das 2 metades do esterno juntas em direção ao coração pode tamponar o sangramento, enquanto a canulação dos vasos femorais é feita.

Lesão da Veia Braquiocefálica

Em pacientes submetidos a repetidas esternotomias, a veia inominada se encontra muitas vezes aderida à face posterior do manúbrio, podendo sofrer lesão direta pela serra ou laceração no momento da separação das metades do esterno (Fig. 1-8). Na maior parte dos casos, o sangramento pode ser controlado com pressão digital na abertura da veia, ao mesmo tempo em que a veia é cuidadosamente dissecada do aspecto posterior dos 2 lados do manúbrio. Se o controle do sangramento não puder ser rapidamente garantido, o cirurgião-assistente deve empurrar as 2 metades do esterno juntas com ligeira pressão para baixo a fim de minimizar a perda sanguínea. O sangue deve ser transfundido, conforme a necessidade e a canulação femoral arterial e venosa obtida o mais rápido possível. A veia inominada pode, então, ser dissecada e reparada com sutura de Prolene 5-0 no desvio cardiopulmonar.

Se a lesão da veia inominada constituir uma transecção ou laceração complexa, o reparo pode não ser viável. Nesse caso, o lado direito da veia pode ser suturado imediatamente, mas deve-se deixar que o lado esquerdo sangre livremente e o sangue volte para o circuito do desvio por meio de bomba de sucção durante o desvio cardiopulmonar.

NB A oclusão aguda da drenagem venosa das veias jugular e subclávia esquerda durante o desvio cardiopulmonar pode resultar em lesão do sistema nervoso central. A abertura no lado esquerdo da veia inominada pode ser fechada pouco antes da separação do desvio cardiopulmonar.

Fechamento Esternal

Técnica

Antes do fechamento do esterno, os drenos torácicos são colocados no espaço mediastinal e na cavidade pericárdica para a drenagem pós-operatória.

⊘ Lesão do Enxerto

Os drenos torácicos precisam ser colocados bem distantes dos enxertos arteriais e venosos. Sucção e irritação constantes podem perfurar os enxertos e causar hemorragia ativa.

⊘ Lesão Miocárdica

Os orifícios dos drenos torácicos precisam ser orientados para longe da superfície miocárdica a fim de evitar sangramento e lesão decorrentes da sucção.

O esterno é reaproximado com 6 a 8 fios de aço inoxidável. Em geral, os fios são passados ao redor do esterno, com exceção do manúbrio, onde os fios passam através do osso. É preciso ter cuidado para evitar a lesão dos vasos torácicos internos.

NB Alternar cabos e fios de aço inoxidável na forma de 8 pode minimizar o risco de deiscência esternal (Fig. 1-9). Entretanto, é preciso notar que, quando há necessidade de abertura emergencial do tórax no cenário de terapia intensiva, a remoção dos cabos e fios em 8 é mais tediosa e pode retardar as tentativas de ressuscitação.

O coração e os pulmões de pacientes muito doentes, que apresentam dificuldades no desmame do desvio cardiopulmonar, tornam-se edemaciados. Essa situação é mais encontrada em lactentes e crianças pequenas. O fechamento do esterno desse subgrupo de pacientes comprime o coração e compromete a função cardíaca. Nestes casos, deixa-se o tórax aberto, coberto de Ioban (3 M Healthcare, St. Paul, MN), o que permite a visualização do mediastino anterior e a rápida reentrada, caso seja necessária. Em crianças, um retalho silastic® é suturado nas bordas cutâneas. Quando a hemodinâmica se torna estável, o paciente retorna à sala de cirurgia, e a esternotomia é fechada de maneira usual. O fe-

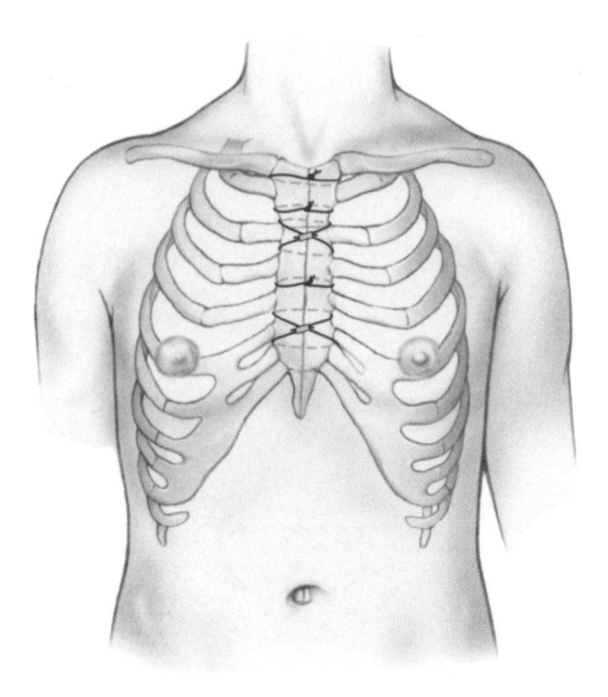

FIG. 1-9. Fechamento do esterno com fios e cabos.

chamento do tórax pode ser realizado sob condições estéreis na unidade de terapia intensiva.

NB O cirurgião não deve hesitar em usar essa técnica bastante simples, quando as indicações são claras, uma vez que é uma medida que salva vidas. A incidência de infecção esternal é surpreendentemente baixa, quando técnicas estéreis rigorosas são mantidas.

⊘ Suturas Frouxas

O grau da dor pós-operatória é parcialmente relacionado com a estabilidade do fechamento esternal. O movimento das metades do esterno provoca dor e interfere na respiração normal, resultando em complicações pulmonares pós-operatórias. Se os fios estiverem frouxos, os movimentos respiratórios normais fazem com que os fios rocem no esterno (Fig. 1-10).

⊘ Modificação de Robicsek

Quando o esterno é osteoporótico e friável ou o fechamento esternal prévio rompe, a modificação de Robicsek é bem-sucedida em alguns pacientes. Fios de suturas contínuas são colocados paraesternalmente nos 2 lados seguidos de 6-8 fios de sutura horizontais ininterruptos, que são colocados por fora dos fios paraesternais longitudinais e apertados da maneira usual (Fig. 1-11).

⊘ Fratura do Esterno

A aproximação das bordas fraturadas do esterno é uma tarefa difícil. Os fios são passados em sentido paraesternal acima e abaixo do local da fratura com a intervenção das cartilagens intercostais. São torcidos firmemente na área paraesternal para estabilizarem a fratura. Depois disso,

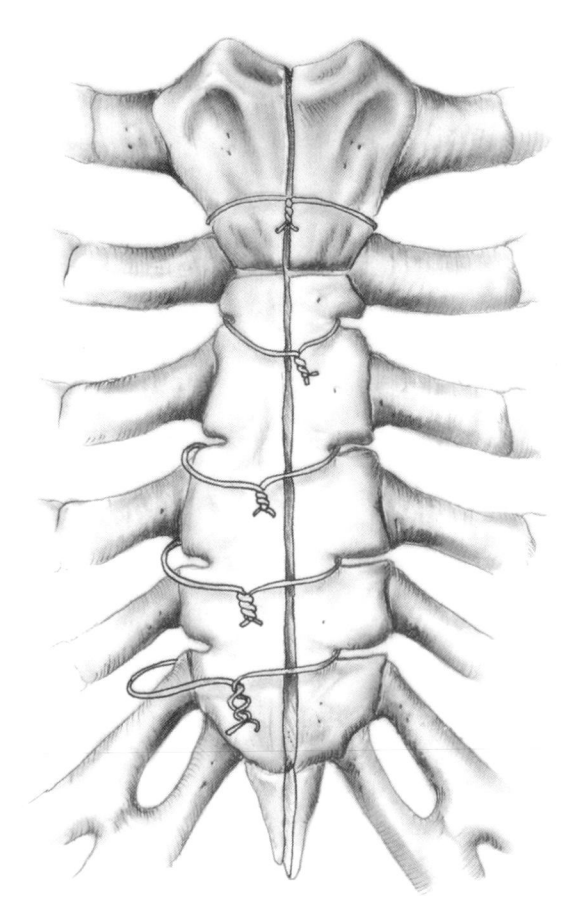

FIG. 1-10. Fios frouxos atravessando o esterno.

esses fios são mais uma vez torcidos horizontalmente pelo esterno, fechando-o da maneira usual (Fig. 1-12).

Infecção da Ferida Esternal Pós-Operatória

A infecção da ferida esternal ocorre em 1 a 2% dos pacientes submetidos à cirurgia cardíaca e apresenta alta taxa de morbidade e mortalidade.

Considerações Gerais

Fatores sistêmicos gerais, como má nutrição, caquexia cardíaca, falência renal, doença pulmonar obstrutiva crônica, obesidade, diabetes e uso de corticosteroides, predispõem o paciente à infecção da ferida esternal pós-operatória. Tudo deve ser tentado para otimizar o estado de saúde do paciente antes da cirurgia, o que pode requerer um período de suplementação nutricional ou um regime terapêutico agressivo para melhorar a função cardíaca. A higiene pulmonar e os exercícios de respiração podem ser benéficos em pacientes com história de disfunção pulmonar crônica. É bom recomendar a redução do peso corporal daqueles muito obesos, mas não até o ponto de produzir balanço negativo de nitrogênio no período pré-operatório imediato. Pacientes diabéticos dependentes de insulina submetidos a dissecções da artéria torácica interna bilateral encontram-se sob risco mais elevado de desenvolvimento de complicações pós-operatórias da ferida esternal. É imperativo o controle do nível de glicose sanguínea de pacientes diabéticos no período perioperatório. O uso a longo prazo de corticosteroides é associado à cicatrização precária e, portanto, é necessário o manuseio cuidadoso do tecido durante a cirurgia seguido do fechamento meticuloso da ferida.

Considerações Técnicas Específicas

Dissecção da artéria torácica interna, sangramento pós-operatório excessivo, reexploração por sangramento, abertura emergencial da ferida na unidade de terapia intensiva, desvio cardiopulmonar prolongado, débito cardíaco profundamente baixo no período de pós-operatório imediato e massagem cardíaca externa constituem fatores técnicos específicos que merecem consideração. O controle cuidadoso dos locais de sangramento antes da heparinização assegura a hemostasia adequada. Após a administração de heparina, não ocorre formação de coágulos; todo o exsudato capilar precisa, portanto, ser eletrocoagulado, e os grandes vasos, ocluídos com clipes de metal. Em cirurgias repetidas, quando as superfícies cruentas resultantes são ideais, a possibilidade de sangramento excessivo precisa ser considerada. Apenas a dissecção cuidadosa com eletrocautério com hemostasia gradual pode evitar o sangramento excessivo pós-operatório. Algumas vezes, no entanto, quando, a despeito de todas as medidas preventivas tomadas, o sangramento pós-operatório pode requerer exploração; às vezes, o tórax precisa ser aberto na unidade de terapia intensiva para alívio do tamponamento agudo. A massagem cardíaca externa pode ser uma medida capaz de salvar vidas, mas dá origem à instabilidade da ferida esternal e complicações da ferida, podendo ser relativamente ineficaz no período pós-operatório inicial. O débito cardíaco baixo e o tempo prolongado de perfusão também acarretam eventos adversos na cicatrização da ferida. A adesão à risca da técnica cirúrgica asséptica e a atenção aos detalhes durante a cirurgia são medidas importantes que evitam as complicações das feridas.

A drenagem da ferida, com ou sem instabilidade esternal, é o 1º sinal de possível infecção da ferida esternal. O paciente pode estar séptico e febril, mas, muitas vezes, encontra-se assintomático. Após o diagnóstico de infecção, o paciente é prontamente levado ao centro cirúrgico e colocado sob anestesia geral. Depois disso, a incisão é aberta por completo, e todo o tecido necrótico é debridado e excisado. As bordas esternais são aparadas para garantir a viabilidade óssea. Após a obtenção de material para cultura e teste de sensibilidade a antibiótico, a ferida é irrigada com solução diluída de povidine a 0,5 a 1% (Betadine) ou solução salina. Se o paciente não estiver séptico, e a ferida parecer limpa, o esterno é fechado da maneira usual. A modificação de Robicsek é utilizada, se o esterno estiver enfraquecido por fricção dos fios ou adelgaçado por causa de debridamento. Dois drenos torácicos grandes são deixados atrás do esterno e conectados a um sistema fechado de drenagem. Os drenos devem ser mantidos em suc-

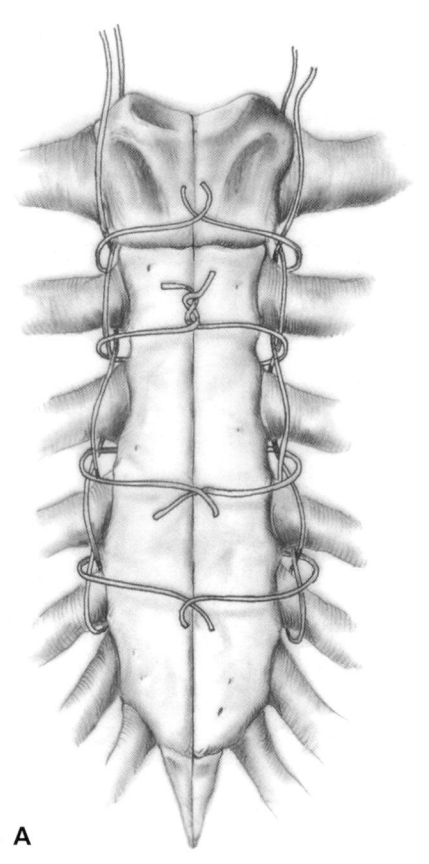

FIG. 1-11. Fechamento do esterno com modificação de Robicsek.

ção leve por 7 a 10 dias. Depois disso, todos os drenos pleurais são removidos com as devidas precauções habituais para evitar pneumotórax. A extremidade do(s) tubo(s) mediastinal(is) é colocada numa luva estéril e lentamente avançada ao longo de vários dias a fim de estabelecer um trato para a drenagem mediastinal contínua.

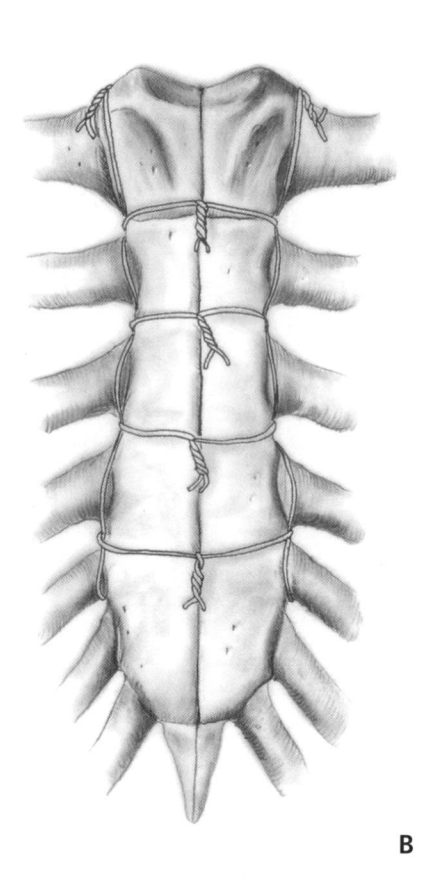

Necrose Isquêmica

Hoje em dia, as cirurgias estão sendo realizadas em grupos de pacientes muito mais velhos. Muitos deles apresentam doença multissistêmica, logo, com frequência cada vez maior, os cirurgiões estão se deparando com compli-

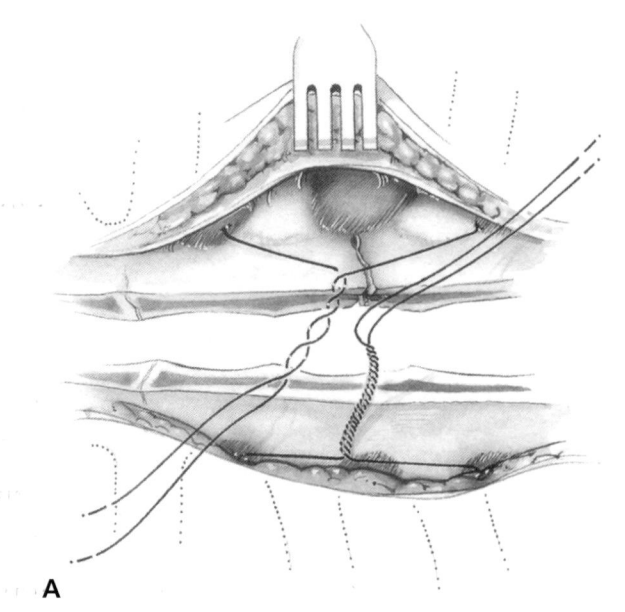

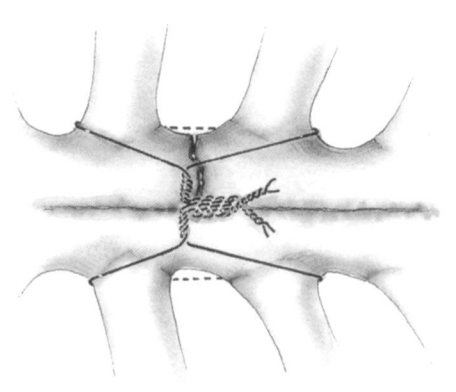

FIG. 1-12. Aproximação dos segmentos de um esterno fraturado.

cações isquêmicas das feridas. Nesses casos, não existem provas definitivas de infecção, mas de presença de cartilagem e osso necrótico, o que requer debridamento cuidadoso.

⊘ Colocação dos Drenos

Os drenos nunca devem entrar em contato direto com a aorta, com os enxertos venosos ou com o pedículo torácico, pois podem ocasionar irritação, erosão e hemorragias graves (Fig. 1-13). Os orifícios dos drenos devem ser orientados de forma que não entrem em contato com o coração ou os enxertos, a fim de evitar lesão e sangramento decorrente da sucção. Os drenos devem ser posicionados nos tecidos tímicos superior ou lateralmente na goteira entre os tecidos pericardiopleurais e a face posterior do esterno.

Se a infecção for muito grande ou houver necrose considerável, realiza-se debridamento radical. Para minimizar o risco de nova infecção, a excisão ampla da cartilagem e do esterno infeccionado é essencial. A irrigação extensiva da ferida por um poderoso sistema de irrigação reduz o número de organismos na ferida. Quando a ferida estiver com aparência limpa e relativamente livre de infecção, retalhos do músculo peitoral ou retalhos miocutâneos são usados para o fechamento secundário (vide texto subsequente). A pele e o tecido subcutâneo podem ser fechados sobre um dreno conectado a um sistema de sucção fechado. Se a qualidade dos tecidos subcutâneos for questionável, a ferida superficial deve ser deixada aberta, e o fechamento tardio deve ser realizado alguns dias depois. Nos 2 casos, há necessidade de continuação dos antibióticos sistêmicos por, pelo menos, 7 dias até o máximo de 6 semanas em alguns pacientes.

NB Sistema a Vácuo

Um dispositivo muito útil de fechamento tardio de feridas esternais e mediastinais inferiores é o sistema a vácuo VAC *(vacuum-assited closure)* (VAC therapy, KCI, San Antonio, TX), que remove os líquidos continuamente e promove a contração das bordas da ferida, facilitando, desse modo, o fechamento secundário. Uma vantagem desse sistema é que as trocas dos curativos precisam acontecer 1 vez a cada 2 ou 3 dias.

⊘ Cartilagem Necrótica

As cartilagens costais necróticas e contaminadas precisam ser ressecadas, pois a retenção delas quase certamente conduz à formação de fístulas com drenagem crônica.

Retalho de Músculo Peitoral

Técnica

Através da ferida existente, prosseguindo a partir da linha média lateralmente, a face superficial do músculo peitoral maior é exposta com a elevação da pele e do tecido subcutâneo sobrejacentes. Realiza-se a dissecção do músculo da parede torácica lateralmente em direção à linha média até encontrar os ramos perfurantes paraesternais da artéria torácica interna, em geral 2 a 3 cm da borda esternal. A borda inferior livre do músculo é identificada, e a dissecção romba é usada para desenvolver o plano profundo ao músculo peitoral maior e superficial ao peitoral menor. Realiza-se uma pequena incisão sobre a inserção muscular, com cuidado para preservar a veia cefálica, que pode ser necessária para uma possível colocação futura de marca-passo. Depois disso, a fixação umeral é dividida, e o retalho é avançado medialmente na ferida da linha média. O pedículo toracoacromial precisa ser dividido para permitir a mobilidade adequada necessária para dobrar o músculo na ferida da esternotomia. Quando ambos os músculos peitorais são usados, são suturados juntos na linha média sob ligeira tensão. Às vezes, quando um retalho é suficiente, o músculo é suturado ao periósteo esternal oposto. Os retalhos cutâneos são, então, avançados e fechados.

NB Escolha dos Retalhos Musculares

A escolha dos retalhos musculares deve ser muito bem analisada antes do início do procedimento, sendo o músculo peitoral maior o mais requisitado para a reconstrução mediastinal. A massa máxima de músculo pode ser obtida com a rotação de retalhos peitorais, com base nos ramos perfurantes paraesternais da artéria torácica interna. Na maior parte das feridas de tamanho moderado a grande, são necessários retalhos bilaterais para preencher o espaço morto da linha média. Ocasionalmente, em defeitos mais estreitos, um retalho unilateral é suficiente.

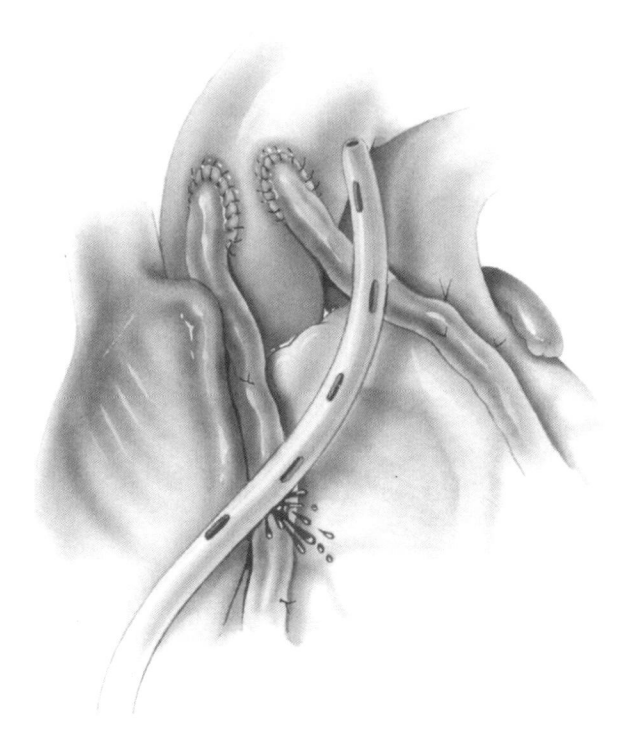

⊘ **FIG. 1-13.** Colocação inadequada de um tubo de drenagem.

⊘ Ausência da Artéria Torácica Interna

A artéria torácica interna é muitas vezes usada como conduto de desvio cardiopulmonar. Nesses casos, os ramos perfurantes paraesternais já foram sacrificados, e o retalho peitoral deve ser baseado no pedículo toracoacromial.

⊘ Cobertura da Ferida do Mediastino Inferior

Indiferentemente da técnica de retalho peitoral, a porção inferior da ferida é a mais vulnerável. A rotação de retalhos não é suficiente para cobrir o terço e o quarto inferior das estruturas do mediastino. O sistema a vácuo é eficaz na produção da contração das bordas da ferida. A introdução do omento na ferida torácica já foi usada para solucionar tais problemas. Trazer o omento para dentro do mediastino implica em entrada no peritônio. Essa técnica aumenta a morbidade da cirurgia e oferece risco de disseminação de infecção no abdome.

Retalho do Reto Superior

Outra técnica eficaz é a cobertura da ferida mediastinal inferior por retalho do músculo reto abdominal superior.

Técnica

A incisão da esternotomia estende-se inferiormente até o umbigo. O músculo reto abdominal superior escolhido é exposto pela elevação da pele e do tecido subcutâneo da margem lateral do músculo até o nível do umbigo, onde o músculo é dividido transversalmente. Durante a transecção do músculo, os vasos epigástricos superiores são suturados para evitar hematoma no sítio doador. Depois, o músculo é elevado da bainha do reto posterior até a margem costal.

⊘ Ausência da Artéria Torácica Interna

A artéria epigástrica superior é a continuação da artéria torácica interna. É importante saber que a artéria torácica interna encontra-se intacta e aberta antes da mobilização do músculo reto abdominal superior. As artérias podem ter sido usadas como conduíte para a revascularização do miocárdio ou danificadas pelo fechamento repetitivo do esterno. Um angiograma seletivo é sempre indicado.

⊘ Dano das Artérias Epigástricas

Deve-se ter cuidado para não danificar o pedículo epigástrico superior, que emerge debaixo da margem costal para penetrar no músculo.

O retalho pode, então, ser dobrado superiormente para preencher o terço inferior do mediastino. O reto é suturado aos retalhos peitorais e à borda esternal para manter sua posição, e a bainha do reto anterior é reparada com suturas não absorvíveis.

⊘ Hematoma e Seroma

A complicação mais comum é a formação de hematoma ou seroma no sítio muscular doado, no peitoral ou no reto abdominal.

Retalho Miocutâneo

Às vezes, o músculo peitoral maior é usado como retalho miocutâneo para cobrir a ferida esternal infectada.

Técnica

A ferida esternal sofre debridamento e irrigação com solução salina e solução de povidine, conforme descrito anteriormente. Retalhos musculocutâneos bilaterais do músculo peitoral maior são dissecados da parede torácica até o nível das clavículas superiormente, linha axilar anterior lateralmente e bainha do reto posterior inferiormente. Tudo isso é realizado com eletrocautério e por dissecção romba. As artérias perfurantes são sacrificadas.

A seguir, os retalhos miocutâneos são avançados medialmente e aproximados uns aos outros na linha média sobre 2 ou 3 tubos de drenagem em sistemas fechados com suturas absorvíveis. Fecha-se a pele com Prolene ininterrupta ou em 2 camadas de suturas absorvíveis.

Toracotomia

A toracotomia posterolateral fornece excelente exposição para muitos procedimentos cardíacos fechados, como reparo da coarctação da aorta, procedimentos de *shunt*, ressecção de aneurisma da aorta torácica, cirurgia de canal arterial e comissurotomia de valva mitral fechada. A toracotomia anterolateral pode suprir todas as necessidades de alguns procedimentos. Na prática, elegemos a toracotomia lateral e a sua extensão anterior ou posterior, de acordo com a necessidade.

O paciente é estabilizado de maneira segura na mesa operatória em posição lateral. Um pequeno coxim ou rolo é colocado nos 2 lados do tórax, e um pequeno rolo é colocado debaixo da axila. Outro coxim é posicionado entre os joelhos. Muitas vezes, o membro de cima é estendido sobre o coxim sobre a coxa de baixo flexionada. Coloca-se uma tira larga de fita adesiva de um lado a outro da mesa operatória passando pelo quadril do paciente a fim de aumentar a estabilidade.

Lesão do Nervo Ciático

⊘ A fita deve ser colocada cuidadosamente para que não deslize nem comprima o nervo ciático.

A incisão na pele é realizada cerca de 1 a 2 dedos abaixo do nível do mamilo, tendo início na linha axilar anterior. Estende-se posteriormente abaixo da ponta da escápula e depois superiormente entre a escápula e a coluna vertebral. Após a divisão do tecido subcutâneo com o eletrocautério, é possível visualizar os músculos grande dorsal e serrátil anterior, que são divididos, permitindo que a escápula retraia com o ombro para cima, o que fornece exposição dos músculos intercostais. Dependendo da extensão posterior da incisão, pode ser que os músculos romboide e trapézio precisem ser divididos.

⊘ Sangramento de Ramos Musculares

Os músculos grande dorsal e o serrátil anterior são bastante vascularizados, principalmente nos pacientes de coarctação da aorta a longo prazo e, portanto, a divisão pode resultar em perda substancial de sangue. Desse modo, é fundamental identificar cada vaso sanguíneo e ligá-lo de maneira segura. Embora a coagulação por cautério possa ser suficiente em muitas situações, vasos maiores devem ser controlados com ligaduras por suturas.

NB Preservação Muscular

Muitas vezes, pode ser possível retrair o músculo serrátil anterior para fornecer exposição suficiente para a toracotomia, o que é particularmente indicado em lactentes e crianças.

O espaço intercostal desejado é selecionado pela contagem das costelas de cima para baixo, tendo em mente que a última costela superior possível de ser palpada constitui a 2ª costela e não a 1ª. É possível ter uma excelente exposição para persistência de canal arterial e coarctação da aorta pelo 4º espaço. O músculo intercostal sofre incisão com o eletrocautério até a visualização da pleura parietal, que, por sua vez, é aberta com cuidado para não danificar o tecido pulmonar subjacente. A incisão intercostal é, então, finalizada sob visão direta.

⊘ Lesão do Pulmão

O anestesista deve temporariamente desinflar os pulmões a fim de proteger o parênquima pulmonar durante a entrada na cavidade pleural.

⊘ Lesão dos Vasos Intercostais

As costelas protegem os feixes neurovasculares. A dissecção precisa abraçar a borda superior da costela para evitar lesão da artéria intercostal.

O afastador de costelas é aberto de forma gradativa com o objetivo de evitar fratura de costela. Caso haja necessidade de exposição maior, ressaca-se e remove-se a costela superior ou a inferior. A divisão e a remoção de um segmento de costela posteriormente perto do seu ângulo são igualmente eficazes.

NB A dor pós-operatória decorrente da fratura costal pode ser bastante reduzida, se o segmento afetado for dividido e removido, evitando que as pontas dos ossos fraturados se movam umas contra as outras.

No espaço pleural, 1 ou 2 drenos torácicos devem ser colocados e trazidos anteriormente. As costelas são aproximadas com 4 ou 5 suturas ininterruptas fortes. Os músculos serrátil anterior e grande dorsal anteriormente e os músculos romboide e trapézio posteriormente são aproximados com precisão tanto por suturas ininterruptas quanto contínuas. Depois disso, fecham-se a camada subcutânea e a pele.

⊘ Lesão por Agulha dos Vasos Intercostais

Deve-se ter cuidado na colocação de suturas pericostais para evitar lesões aos vasos intercostais.

NB O bloqueio do nervo intercostal por injeção de anestésico local de longa duração perto dos nervos intercostais na parte mais posterior da incisão 2 ou 3 espaços intercostais acima ou abaixo do nível da incisão é mais eficaz na redução da dor pós-operatória.

Abordagens Cirúrgicas Alternativas

Para permitir o retorno mais rápido do paciente às suas atividades físicas normais, para conseguir resultado estético melhor e para reduzir a dor pós-operatória, muitos cirurgiões estão utilizando abordagens alternativas ao coração. Além das incisões menores, abordagens minimamente invasivas estão sendo introduzidas para evitar a esternotomia total e realizar a cirurgia cardíaca sem o desvio cardiopulmonar. O menos invasivo desses procedimentos envolve a canulação da artéria e da veia femoral para o fornecimento de suporte cardiopulmonar para a realização de cirurgias valvares por meio de técnicas endoscópicas. Tais procedimentos estão em evolução, e a adição de tecnologia robótica e de dispositivos anastomóticos certamente aumenta suas aplicações.

Dessas técnicas, 2 englobam a esternotomia total por meio de incisões na pele mais aceitáveis do ponto de vista estético. A miniesternotomia superior e inferior e a toracotomia submamária direita constituem 2 abordagens minimamente invasivas.

NB Desfibrilação

Em virtude do acesso limitado dentro do espaço pericárdico, todos os pacientes submetidos a procedimentos cardíacos por intermédio de abordagens minimamente invasivas devem ter pás de desfibrilador externo, posicionadas de maneira adequada, de acordo com a incisão. De forma alternativa, pás de desfibrilador interno pediátrico estéril precisam estar disponíveis na mesa operatória.

Esternotomia Total por meio de Incisão Submamária

A incisão submamária bilateral na pele resulta em cicatriz aceitável do ponto de vista estético e é usada em meninas e mulheres jovens submetidas a procedimentos cardíacos mais complexos que requerem esternotomia total.

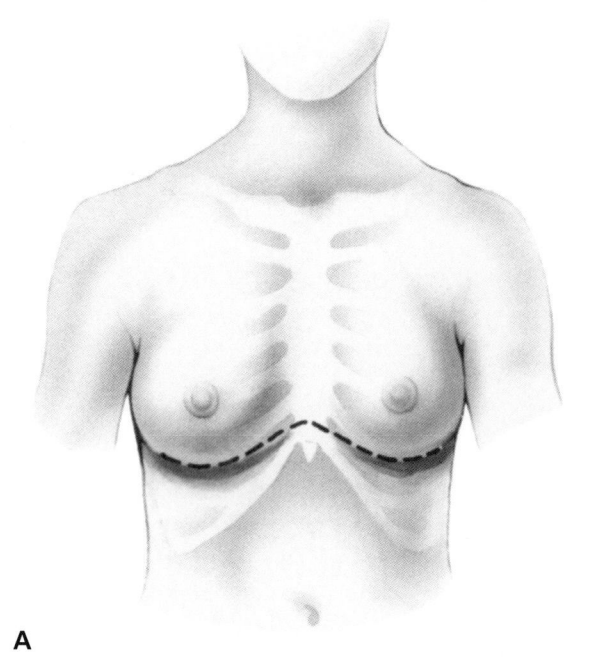

FIG. 1-14. Aproximação submamária de Brom.

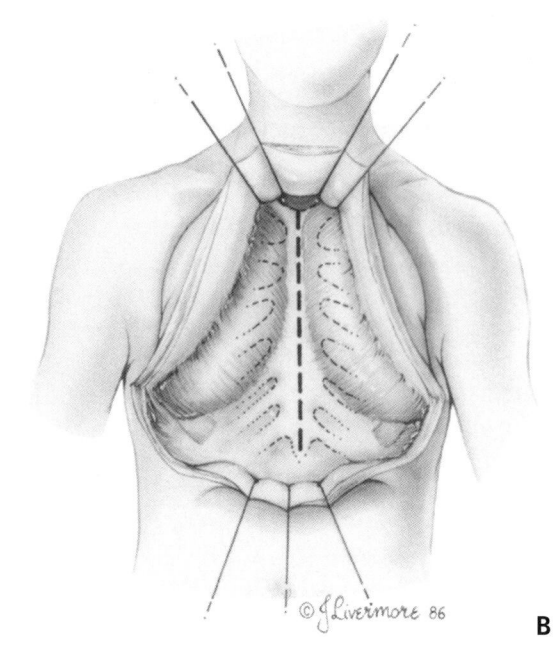

Técnica

As incisões na pele são realizadas 0,5 cm abaixo e paralelamente ao contorno mais inferior dos 2 seios. As incisões encontram-se na linha média em nível da articulação do esterno com o processo xifoide (Fig. 1-14).

🚫 Limites Inferiores do Tecido Mamário

Os limites precisos do tecido mamário em meninas pré-adolescentes podem não ser evidentes. É importante não fazer a incisão muito alta já que resultará em cicatriz nos seios. Uma incisão transversa ao nível no processo xifoide com um ligeiro desvio superior na linha média é uma opção segura.

Os seios e os retalhos cutâneos são dissecados dos músculos peitorais com uma lâmina de cautério. Em seguida, os retalhos de pele são retraídos com 1 ou 2 suturas firmes. Superiormente, é útil amarrar as suturas a um rolo de gaze Kerlix, que é passado pela barra transversal do anestesista e preso por um peso apropriado (em geral 2,5 a 5 quilos).

🚫 Lesão na Pele

Uma gaze colocada atrás das suturas firmes protege as bordas da pele da lesão por pressão.

A abertura e o fechamento do esterno são realizados da maneira usual. Os retalhos cutâneos acomodam-se de forma natural sobre os músculos peitorais. Algumas suturas absorvíveis mantêm a posição. Colocam-se 2 cateteres de drenagem macios e lisos atrás dos retalhos cutâneos, e introduzidos nas feridas puntiformes nas extremidades laterais da incisão, e conectados a um sistema de sucção fechado.

NB É preciso ter cuidado com a manutenção da posição normal dos seios e do alinhamento dos mamilos para garantir resultados estéticos satisfatórios.

NB Um único dreno torácico mediastinal é trazido por meio de uma pequena incisão curvilínea logo acima do umbigo para evitar outra cicatriz.

Esternotomia Total por meio de Incisão Limitada na Linha Média

A esternotomia total permite o acesso seguro ao coração e a realização da maioria dos procedimentos cardíacos. Constitui a abordagem de escolha desde o nascimento da cirurgia cardíaca. Por isso, a realização de esternotomia mediana total por meio de incisão limitada na pele é a mais atraente.

Técnica

A incisão cutânea na linha média começa no nível da articulação esternomanubrial e estende-se para baixo, em direção ao processo xifoide, por, aproximadamente, 8 a 12 cm, dependendo do procedimento a ser realizado e da constituição física do paciente (Fig. 1-15). A maior parte dos procedimentos da valva mitral pode ser realizada por meio de aberturas de 8 a 10 cm, porém a cirurgia de valva aórtica e a de derivação coronariana podem requerer até 15 cm. Os tecidos subcutâneos são dissecados da superfície anterior de todo o comprimento do esterno com o eletrocautério. Às vezes, pode haver a necessidade de extensão da dissecção de 1 a 2 cm lateralmente no músculo peitoral dos 2 lados, assim como superiormente na incisura jugular. É possível colocar uma serra de esterno pneumática padrão na incisura jugular e dividir o esterno de cima para baixo. Por vezes, pode ser necessária a utilização de serra pediátrica ou oscilatória.

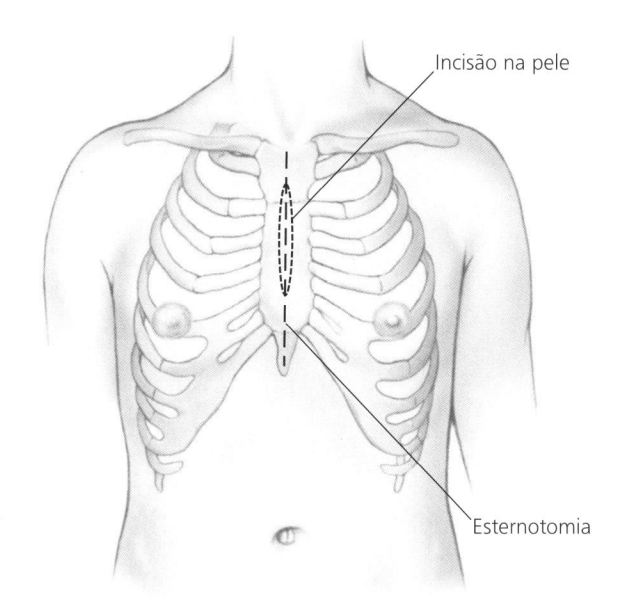

FIG. 1-15. Esternotomia total com incisão limitada na pele.

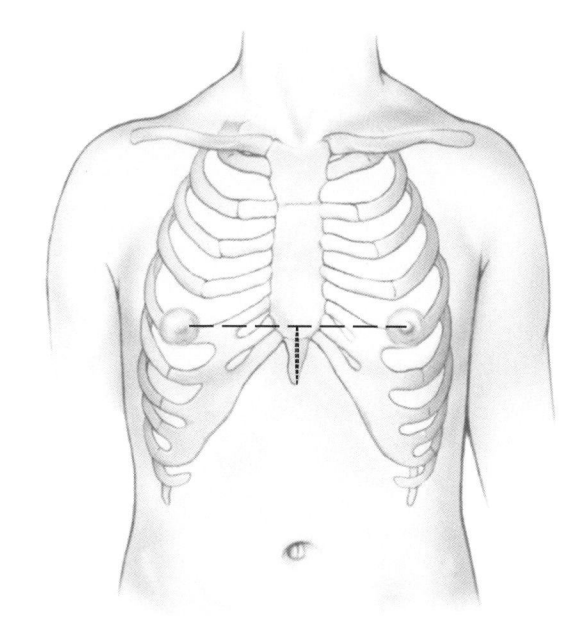

FIG. 1-16. Incisão na pele de miniesternotomia inferior.

⊘ Lesão na Pele

Ambas as extremidades da incisão precisam ser cuidadosamente retraídas e protegidas da serra oscilatória quando for usada para a abertura do esterno. A extremidade inferior da incisão deve ser retraída de modo similar para evitar lesão na pele, quando o esterno for aberto pela serra pneumática padrão desde cima.

Em seguida, utiliza-se um afastador de esterno pediátrico ou Finochetto pequeno para separar as 2 metades do esterno. As lâminas são abertas muito gentilmente, apenas o suficiente para fornecer a exposição adequada. As margens pericárdicas são suspensas das pregas cutâneas ou do afastador de esterno para elevar o coração maximamente no campo operatório.

Ao final do procedimento, o esterno é fechado com pelo menos 6 fios. É importante colocar 2 fios no manúbrio, a fim de que a máxima estabilidade possa ser garantida. A pele e os tecidos subcutâneos são fechados em camadas. Se houver um espaço significativo anteriormente ao esterno, um dreno conectado à sucção fechada é colocado para evitar o acúmulo de líquido.

NB Essa incisão é esteticamente satisfatória, pois não é possível ser vista quando as pacientes usam blusas com decote em V.

NB As artérias torácicas internas e as cartilagens costais não estão propensas à lesão com esta abordagem.

Miniesternotomia Inferior

Consideramos a esternotomia inferior por meio de incisão limitada na pele uma abordagem aceitável para defeitos do septo atrial e alguns defeitos do septo ventricular. Também pode ser usada para procedimentos sem circulação extracorpórea, utilizando a artéria torácica interna esquerda.

Técnica

A incisão na linha média na pele começa no nível de uma linha desenhada entre os 2 mamilos e estende-se até a ponta do processo xifoide (Fig. 1-16). A dissecção precisa ser realizada até o nível do 3º espaço intercostal, e o músculo peitoral é dissecado do esterno para o lado direito ou esquerdo. (Para defeitos cardíacos congênitos, o lado direito é dissecado e para dissecção da artéria torácica interna esquerda, usa-se o lado esquerdo.) Usa-se uma serra para abrir o esterno na linha média até o nível do 3º espaço intercostal. Depois, um cortador de osso angular é usado para dividir as metades direita e esquerda do esterno no 3º espaço intercostal (Fig. 1-17).

⊘ Lesão da Cartilagem Costal

Deve-se assegurar que a serra divida a metade esternal no espaço intercostal entre 2 costelas e não na cartilagem costal.

⊘ Lesão da Incisão Cutânea

A serra pode lesar as margens cutâneas superiormente, o que é evitado com a tração para cima da extensão superior da incisão na pele por afastador longo estreito para que a serra alcance o nível do 3º espaço intercostal (Fig. 1-17).

Um afastador de toracotomia de lâmina dupla ou simples pode ser colocado entre as 2 metades do esterno com a barra inferior e lentamente aberta. Após a abertura do pericárdio, suturas de tração permitem a excelente exposição do átrio direito, da veia cava inferior, da veia cava superior e da aorta ascendente proximal. A canulação direta da aorta pode ser conseguida, porém o clampeamento da aorta pode ser

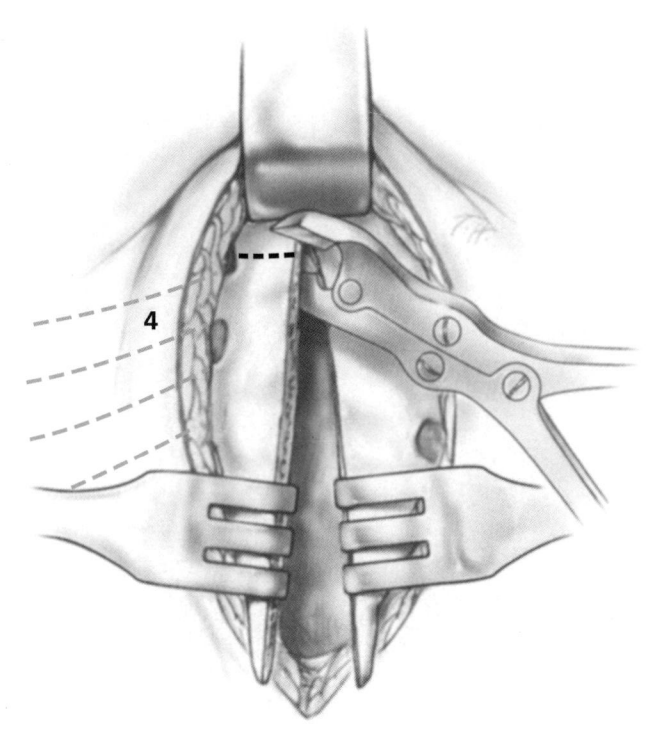

FIG. 1-17. Após a utilização da serra para dividir o processo xifoide e o esterno inferior, um cortador de osso angular é usado para dividir a metade direita do esterno no 3º espaço intercostal.

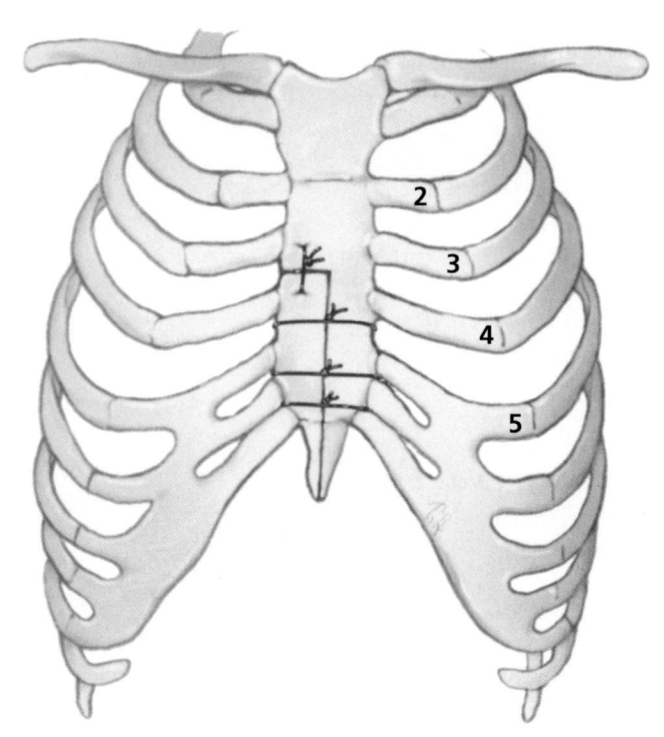

FIG. 1-18. Reaproximação da esternotomia inferior com 1 fio colocado verticalmente e 3 fios horizontais.

difícil por meio dessa incisão. Defeitos septais atriais do tipo *secundum* e a maior parte dos defeitos septais tipo seio venoso podem ser seguramente fechados em desvio cardiopulmonar com fibrilação ventricular induzida.

Exposição da Veia Cava Superior

Uma amarra posicionada ao redor da ponta da aurícula atrial direita e tracionada inferiormente permite a exposição adequada da veia cava superior.

Incapacidade de Canulação da Veia Cava Superior Esquerda

Se uma veia cava superior esquerda estiver presente, essa abordagem não deve ser utilizada. De modo geral, a ecocardiografia transtorácica pré-operatória ou o ecocardiograma transesofágico intraoperatório fazem o diagnóstico.

Uma vantagem da incisão da miniesternotomia inferior é que pode ser facilmente estendida para esternotomia total, se necessário.

Fechamento da Miniesternotomia Inferior

As porções superior e inferior do lado direito do esterno são reaproximadas com fio de aço inoxidável colocado verticalmente. As metades direita e esquerda do esterno inferior são envolvidas por 3 ou 4 fios (Fig. 1-18). O fio vertical não deve ser apertado, até que todos os fios estejam posicionados.

Mau Alinhamento do Lado Direito do Esterno

A falha na aproximação das porções superior e inferior do hemiesterno direito dividido resulta em deformidade óssea no nível do 3º espaço intercostal. É preciso ter cuidado para empurrar as porções superior e inferior no mesmo plano antes de apertar o fio vertical.

Distorção do Aspecto Superior da Incisão

O fechamento apertado das camadas musculares superiormente cria depressões. O tecido deve ser frouxamente aproximado em sentido cefálico à abertura na pele.

Miniesternotomia Superior

Alguns cirurgiões realizam procedimentos aórticos por meio de miniesternotomia superior. Essa incisão fornece exposição adequada da aorta e do trato de saída do ventrículo esquerdo.

Técnica

Realiza-se uma incisão na pele na linha média de 6 a 8 cm, começando 2 a 3 cm aproximadamente abaixo da incisura jugular. Retalhos pequenos de tecido subcutâneo são desenvolvidos tanto superior quanto inferiormente para expor o esterno. Com uma serra pneumática ou oscilatória pequena, o esterno é dividido desde a incisura jugular até o 3º ou 4º espaço intercostal. Um cortador de osso angular é usado para dividir o esterno nos espaços intercostais direito, esquerdo ou ambos. Um afastador de esterno Finochietto fornece boa exposição.

🚫 Lesão da Artéria Torácica Interna

As lâminas do afastador devem ser abertas com cuidado para evitar dano aos vasos torácicos internos. Similarmente, a serra pode lesar esses vasos.

🚫 Lesão das Cartilagens Costais

A serra deve dividir a metade esternal no espaço intercostal e não nas cartilagens costais.

🚫 Lesão da Pele

As extremidades superior e inferior da incisão na pele precisam ser protegidas das lesões ocasionadas pela serra e pela tração.

NB Aumento da Exposição

A excisão ampla dos tecidos adiposo e tímico melhora a exposição.

NB Uso de Cardioplegia Retrógrada

A inserção da cânula retrógrada é mais facilmente realizada antes da canulação venosa. A cânula é introduzida no átrio direito por meio de uma sutura em bolsa de tabaco, abaixo da aurícula atrial direita. A tração gentil da aurícula atrial direita facilita a colocação da cânula, que é avançada no seio coronário sob orientação por ecocardiografia transesofágica.

NB Diminuição de Ar no Ventrículo Esquerdo

As técnicas usuais de retirada de ar podem não ser viáveis através dessa incisão (vide Capítulo 4). Inundar o campo cirúrgico com CO_2 por meio de tubo intravenoso fixado à margem da incisão desloca o ar e diminui a possibilidade de embolismo aéreo.

Ao término do procedimento, um dreno é colocado no mediastino e trazido para fora, por baixo do processo xifoide. A colocação desse dreno é mais bem realizada quando o coração está vazio sob desvio cardiopulmonar. O esterno é fechado com 4 fios, 2 dos quais colocados no manúbrio. As porções superior e inferior dos lados direito, esquerdo ou ambos do esterno são reaproximadas com fio colocado verticalmente. Os tecidos subcutâneos e a pele são fechados em camadas.

Toracotomia Submamária Direita

Esta incisão é muito atraente do ponto de vista estético para meninas e mulheres jovens que necessitam do fechamento de defeito septal atrial. Pode ser usada para cirurgias da valva mitral, embora o acesso à aorta ascendente para clampeamento possa ser difícil.

Técnica

A incisão na pele é feita na prega submamária do seio direito num adulto ou na futura prega do seio na menina pré-adolescente (Fig. 1-19), sendo levada até a parede torácica, onde as inserções costais dos músculos peitoral maior e menor são dissecadas até o 4º espaço intercostal. O músculo intercostal é dividido logo acima da borda superior da 5ª costela, e o espaço pleural é penetrado.

Dois afastadores de lâmina simples são colocados: 1 entre as costelas, e o outro em ângulo reto ao 1º afastador para separar o tecido subcutâneo e músculo. Depois disso, usa-se um afastador pulmonar para manter o pulmão direito lateralmente (Fig. 1-20).

Após a abertura do pericárdio, suturas de tração podem ser colocadas para permitir a exposição da veia cava inferior,

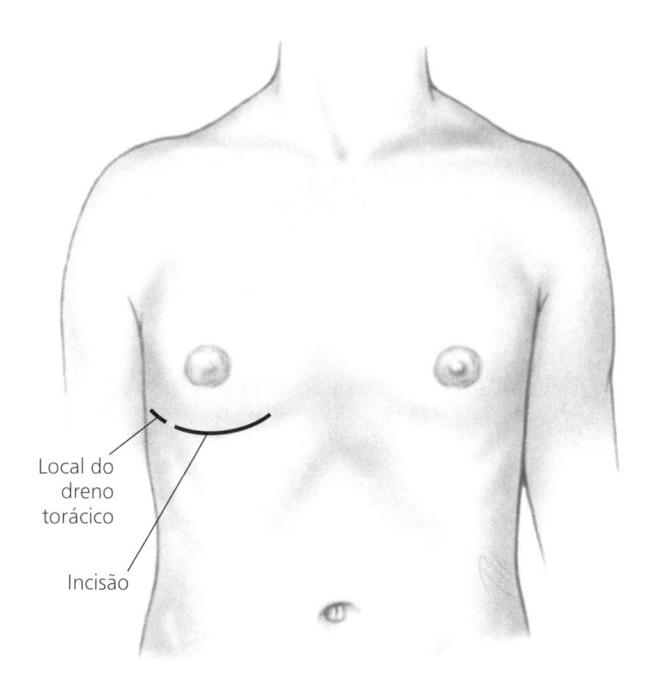

FIG. 1-19. Incisão na pele de toracotomia submamária direita. Observe a localização do dreno torácico.

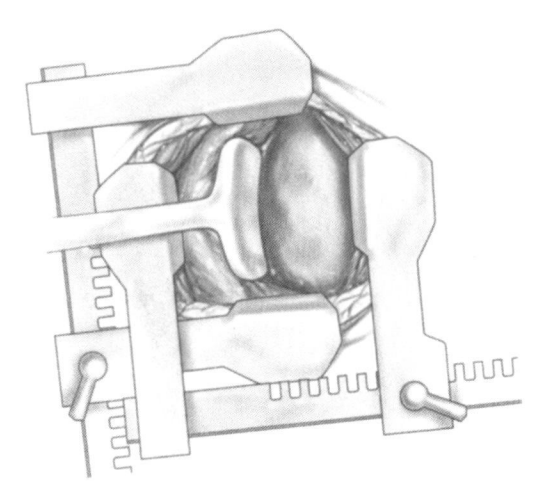

FIG. 1-20. O 1º afastador de lâmina única separa as costelas, e o 2º afastador de lâmina simples retrai o músculo, e um afastador em forma de T mantém o pulmão lateralmente.

veia cava superior e aorta ascendente proximal. Uma amarra ao redor da ponta da aurícula atrial direita retraída inferiormente auxilia na canulação da veia cava superior e da aorta ascendente.

⊘ Inviabilidade de Canulação da Veia Cava Superior Esquerda

A veia cava superior esquerda não é acessível a partir dessa abordagem.

⊘ Canulação Difícil da Aorta Ascendente

É possível que a canulação da aorta ascendente em crianças mais velhas e adultos seja difícil através desta incisão. O uso de cânula arterial com um introdutor de ponta afilada permite a canulação aórtica controlada e segura quando a exposição da aorta não é boa. Por vezes, pode haver necessidade de canulação da artéria femoral por meio de pequena incisão inguinal horizontal.

⊘ Dano da Artéria Torácica Interna Direita

A lesão da artéria torácica interna direita deve ser evitada, abrindo-se o músculo intercostal com cuidado em direção ao esterno.

Fechamento da Toracotomia Submamária Direita

Após a colocação do dreno torácico pela pequena ferida puntiforme logo lateralmente à incisão na pele (Fig. 1-19), as costelas são reaproximadas com fios de sutura trançados firmes. O músculo, as camadas subcutâneas e a pele são, então, fechados em camadas.

NB Colocação Correta do Dreno Torácico

O dreno torácico deve ser inserido por meio de incisão imediatamente lateral à abertura na pele. A colocação do dreno torácico inferior à linha submamária cria uma cicatriz desnecessária, que não é escondida pelo biquíni comum.

Bloqueios do nervo intercostal com anestésicos locais de longa duração em vários espaços intercostais podem ser administrados antes do fechamento do tórax de dentro do espaço pleural. Isso reduz a necessidade de medicações parenterais contra a dor no período pós-operatório.

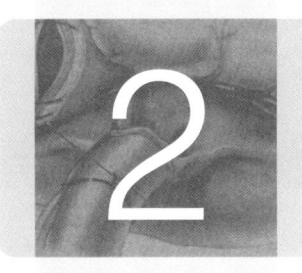

2 Preparação para Desvio Cardiopulmonar

Exposição do Coração

Técnica

O remanescente do timo é dissecado do pericárdio. Todos os vasos tímicos sofrem eletrocoagulação para evitar a formação de hematoma ou exsudação inoportuna durante a cirurgia. Os maiores devem ser ocluídos por clipes de metal. A pleura é liberada do pericárdio inferior com uma gaze seca, evitando, desse modo, a penetração inadvertida nas cavidades pleurais. A lâmina do eletrocautério pode ser usada para fazer uma incisão no pericárdio e ao mesmo tempo coagular as bordas. Essa manobra pode desencadear fibrilação ventricular, se a lâmina encostar no coração. Portanto, é preferível que a incisão no pericárdio seja feita por um par de tesouras ou por um escalpelo. Depois disso, pode-se abrir o pericárdio da maneira usual em T invertido e suspendê-lo até as bordas cutâneas ou toalhas (Fig. 2-1).

O afastador de esterno deve ser aberto de forma gradativa sem traumatizar as bordas esternais, podendo ser posicionado de tal maneira que seu braço transverso fique na parte superior da ferida. Essa técnica ajuda a evitar complicação e a superlotação das várias linhas da bomba. As lâminas do afastador devem ser posicionadas o mais baixo possível, e o esterno deve ser aberto apenas o suficiente para a exposição adequada. Isso evita possíveis fraturas da 1ª costela e lesão do plexo braquial (Fig. 1-2). Muitos cirurgiões preferem afastadores esternais com 3 ou 4 lâminas que podem girar horizontalmente e, assim, reduzir a pressão nas margens esternais.

Dissecção ao Redor da Aorta

O aspecto posterior da aorta nem sempre está livre e, por isso, o clampeamento pode não englobar toda a parede aórtica (Fig. 2-2). Muitas vezes, isso ajuda a mobilizar a aorta para garantir o seu completo clampeamento. Em cirurgias cardíacas primárias, a área entre a artéria pulmonar e a aorta é dissecada de maneira limitada para permitir que uma grande pinça em ângulo reto ou curva passe atrás da aorta. Em casos de reoperação, um pouco de dissecção cortante por trás da aorta também precisa ser realizado. Quando uma passagem direta é criada, usa-se uma pinça para passar uma fita umbilical ao redor da aorta. A tração da fita faz com que a aorta seja elevada de seu leito (Fig. 2-3).

NB O tecido adventício nas artérias e veias é um componente integral das paredes vasculares. Não deve ser dissecado, e sim mantido intacto sempre que possível.

A incorporação de tecido adventício adequado no fechamento da aortotomia ou de vários locais de canulação, inclusive veia cava superior e artéria pulmonar, é uma técnica segura e eficaz. O componente adventício é um tecido natural que atua como um reforço, adicionando resistência ao fechamento.

Lesão da Aorta

Durante a dissecção e a passagem da pinça por trás da aorta, é preciso ter cuidado para não causar lesões à parede posterior (Fig. 2-4). Se essa complicação ocorrer, é melhor controlar o sangramento digitalmente ou aplicar compressa na área, enquanto é preparado o desvio cardiopulmonar (Fig. 2-5). Com o paciente em desvio e a aorta clampeada, a aorta é aberta, e a parede posterior é reparada sob visão direta (Fig. 2-6).

Lesão da Artéria Pulmonar Direita

Em raras ocasiões, quando a artéria pulmonar direita assume curso mais caudal, ela pode sofrer lesão durante a dissecção ao redor da aorta. Caso ocorram tais problemas, é melhor controlar o sangramento com a aplicação de compressa na área e corrigir a lesão quando o coração estiver comprimido em desvio cardiopulmonar total. A artéria pulmonar direita pode também ser lesada durante a dissecção da veia cava superior, especialmente quando uma fita é passada ao redor desse vaso (Fig. 2-7).

Dissecção ao Redor das Veias Cavas

A dissecção necessária para a passagem das fitas umbilicais ao redor das veias cavas durante a preparação para o desvio cardiopulmonar total pode ser lenta e, ocasionalmente, acarretar lesão dos grandes vasos. O pericárdio parietal é dividido em cada lado da veia cava, e um plano que permita a pas-

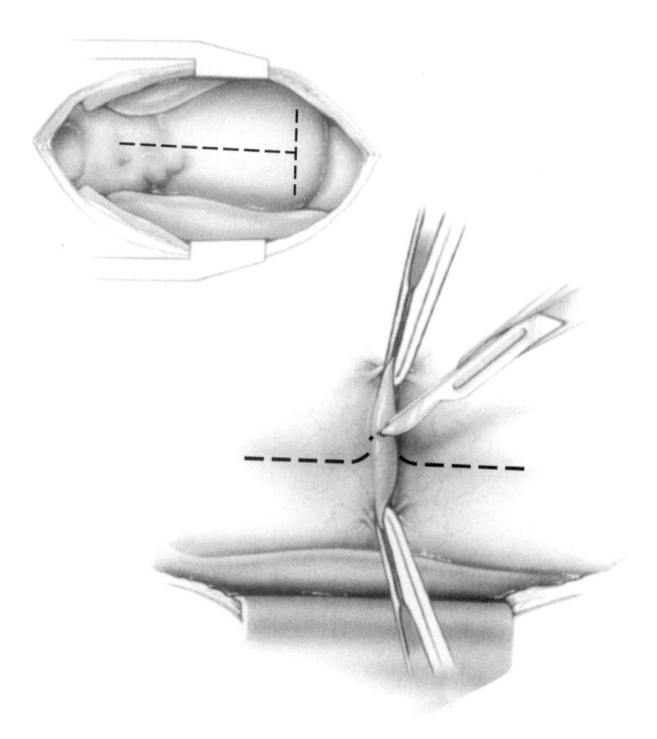

FIG. 2-1. Abertura do pericárdio.

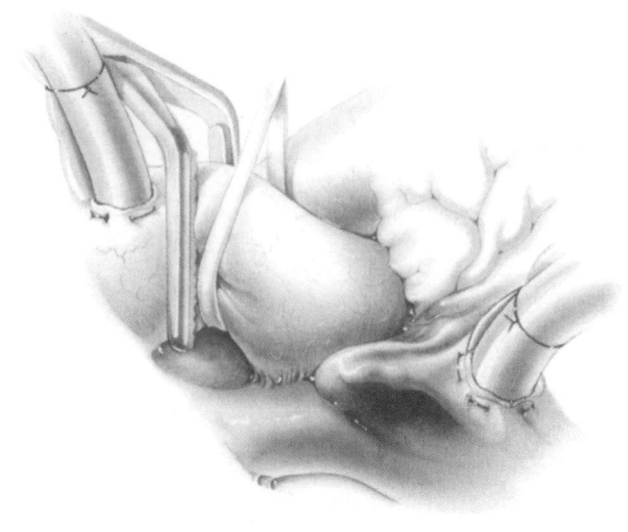

FIG. 2-3. Elevação da aorta de seu leito.

sagem fácil de uma pinça curva ao redor da veia cava é estabelecido. Feito isso, as fitas umbilicais são colocadas em torno de cada vaso por uma pinça curva.

⊘ Lesão do Nervo Frênico

A dissecção ao redor das veias cavas pode ser trabalhosa, particularmente se houver presença de grandes aderências decorrentes de cirurgias anteriores. O nervo frênico direito, que cursa ao longo do aspecto lateral das veias cavas, e o átrio direito no aspecto pleural do pericárdio podem sofrer lesão com facilidade, tanto por dissecção cortante quanto por uso descuidado do cautério. Isso resulta em paralisia do hemidiafragma direito e complica a ventilação do paciente em período pós-operatório. O cirurgião deve, portanto, tentar evitar o nervo frênico direito a todo custo.

⊘ Lesão das Veias Cavas

Em princípio, a lesão das veias cavas é controlada digitalmente. Estabelece-se o desvio cardiopulmonar por canulação da aorta e da veia cava inferior ou da aurícula do

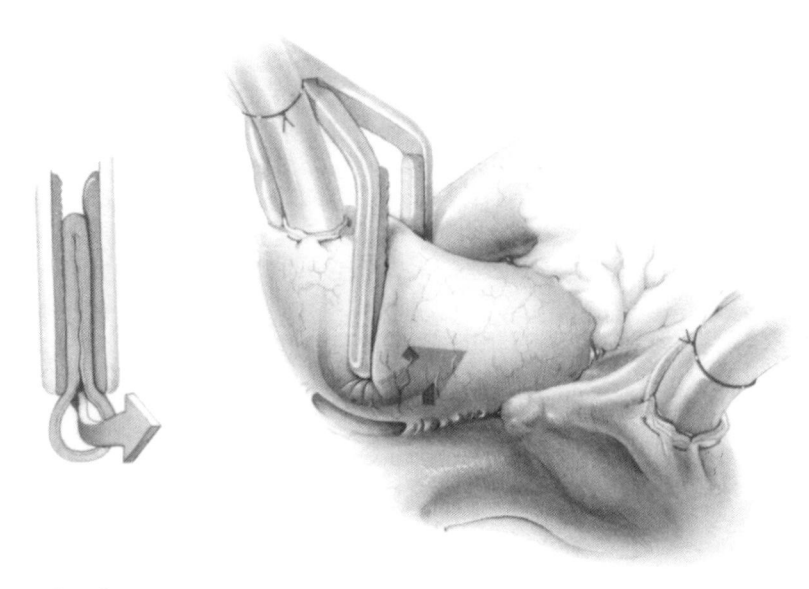

FIG. 2-2. Clampeamento incompleto da aorta.

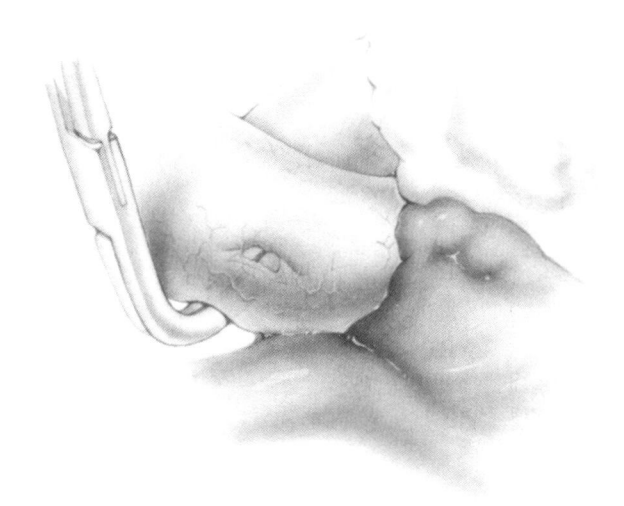

FIG. 2-4. Lesão da aorta, ocasionada pela pinça.

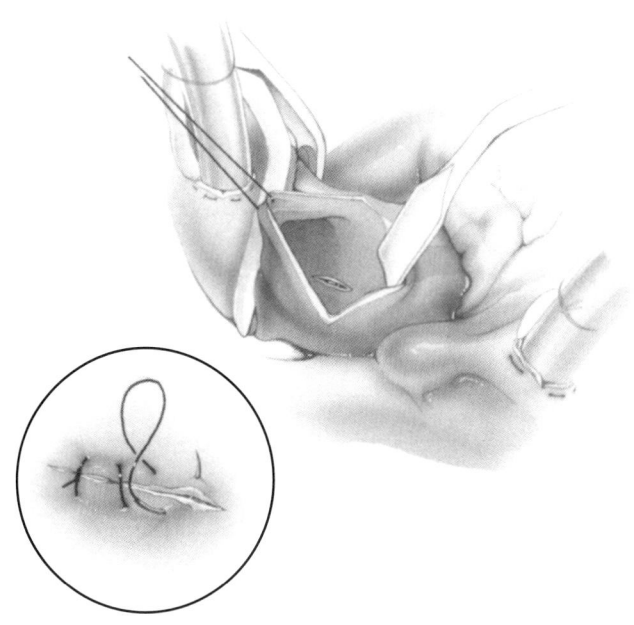

FIG. 2-6. Reparo da parede posterior da aorta sob visualização direta.

átrio direito, e o problema é tratado sob visão direta. O local da laceração é exposto pela retração gentil do grande vaso por fórceps tecidual não traumático, podendo, nesse momento, ser suturado com Prolene fino. Em raras ocasiões, quando a parede lacerada da cava é muito friável, a linha de sutura pode incorporar um segmento adjacente da parede pericárdica intacta para reforço e, desse modo, hemostasia. A tensão na linha de sutura é aliviada pela incisão curvilínea do pericárdio (Fig. 2-8).

Canulação Arterial

Canulação Aórtica

Técnica

Exceto em algumas circunstâncias, a aorta é diretamente canulada para perfusão arterial durante o desvio cardiopulmonar. Pequenas mordeduras na adventícia e na média em ponto mais viavelmente possível na aorta são realizadas com suturas Prolene 3-0 em agulhas não cortantes para formar uma sutura em bolsa de tabaco dupla ou simples. Faz-se uma ferida puntiforme nas suturas em bolsa de tabaco. Depois disso, a ponta da cânula aórtica é introduzida sem traumas na abertura (Fig. 2-9). As suturas podem ser reforçadas com feltro ou almofadas pericárdicas com intuito de evitar o sangramento dos orifícios produzidos pela agulha. As pontas das suturas em bolsa de tabaco, que passaram por um tubo longo e estreito de borracha ou plástico, são fixadas. O tubo é amarrado à cânula aórtica e, se desejado, posteriormente fixado às margens da ferida (Fig. 2-10). Permite-se que a cânula aórtica se encha retrogradamente com sangue, sendo, então, conectada à linha arterial, com a certeza de que todo o ar foi removido do circuito.

NB Nos pacientes submetidos à reoperação, cujas paredes aórticas apresentam cicatrizes ou nos pacientes pediátricos, pode ser útil inserir um dilatador de Hegar de tamanho adequado pela ferida puntiforme antes da inserção da cânula aórtica.

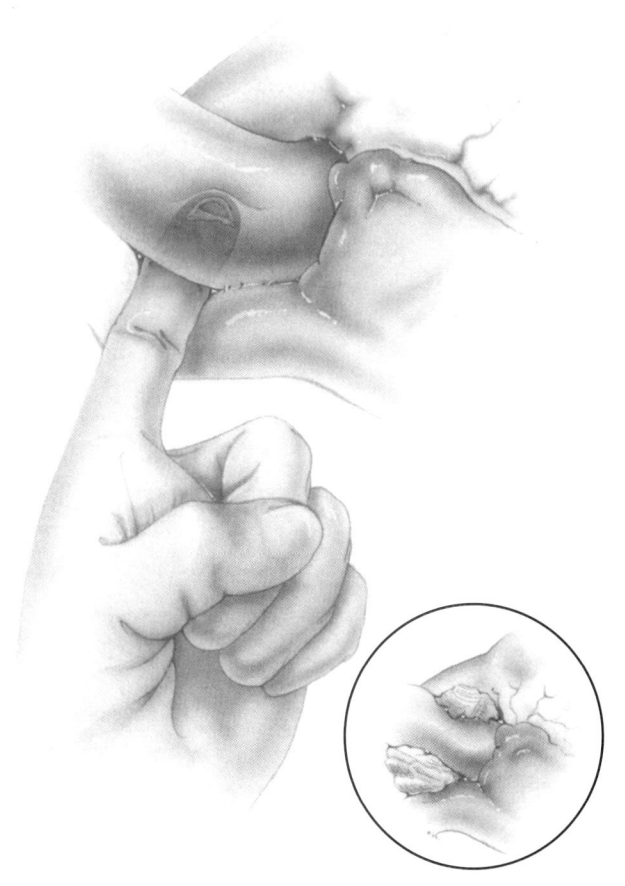

FIG. 2-5. Controle do sangramento após lesão da aorta.

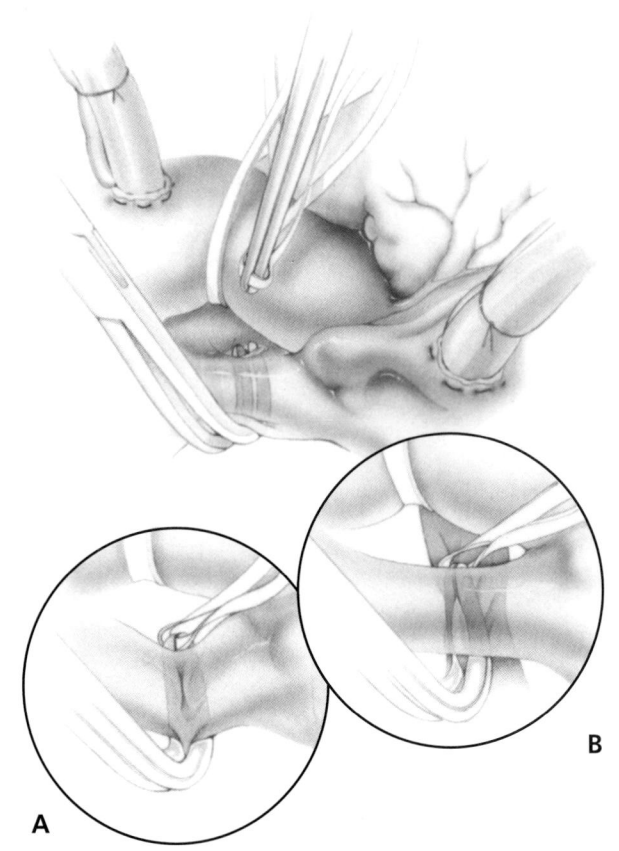

FIG. 2-7. Lesão da artéria pulmonar direita e da veia cava superior. **A:** A pinça pegou a parede da veia cava superior. **B:** A pinça pegou a parede anterior da artéria pulmonar direita.

Aterosclerose da Parede Aórtica

Embora essa técnica de canulação aórtica seja uma abordagem normalmente segura, complicações vasculares graves podem acontecer. A aorta deve ser palpada rotineiramente à procura de espessamento e placas calcificadas. A ecocardiografia transesofágica e a ultrassonografia epiaórtica da aorta ascendente são mais sensíveis para a confirmação e a localização de alterações ateromatosas. O local de canulação deve ser sadio, se possível. De modo geral, o aspecto anterior da aorta proximal à base da artéria inominada ou o segmento ao longo do interior da curvatura da aorta adjacente à artéria pulmonar são relativamente livres de calcificação.

NB A imagem epiaórtica deve ser realizada antes da colocação das suturas em bolsa de tabaco. O transdutor é passado numa bolsa plástica estéril com a ponta coberta por gel lubrificante para melhorar a qualidade da imagem. A cavidade pericárdica é inundada com soro fisiológico morno, e o arco aórtico e a aorta ascendente são examinados.

Aorta em Porcelana, Casca de Ovo ou Tubo de Chumbo

Aorta em porcelana, casca de ovo ou tubo de chumbo são termos usados para designar a aorta ascendente totalmente calcificada. A canulação ou o clampeamento desse tipo de aorta oferecem complicações catastróficas, a saber, AVEs e hemorragias incontroláveis. Nesses casos, a artéria femoral ou axilar e o átrio direito são canulados, e a aorta é substituída ou tratada sob parada circulatória hipotérmica profunda (vide Manejo da Aorta em Porcelana no Capítulo 5).

Braçadeira de Mordedura

Pinças de oclusão parcial devem ser evitadas, especialmente quando a pressão aórtica está elevada, a não ser que sejam necessárias para controlar hemorragia ativa ou outras complicações. A pinça pode esmagar a parede doente e originar uma laceração na íntima, resultando em dissecção da parede aórtica ou rompimento com grande hemorragia.

Parede Aórtica Delgada

Sempre que a parede da aorta for delgada ou friável, as suturas em bolsa de tabaco são reforçadas com tiras de Teflon ou pericárdio em cada lado da cânula para evitar qualquer lesão à parede aórtica ou sangramento decorrente dos locais das agulhas (Fig. 2-10).

Cânula Aórtica Grande

A introdução agressiva de cânula aórtica muito grande por meio de uma pequena abertura aórtica pode lacerar a parede da aorta, deslocar placas calcificadas e causar separação da íntima e dissecção ao redor do local da canulação (Fig. 2-11). A presença de hematoma adventício em expansão pode ser o 1º sinal de dissecção aórtica traumática. A cânula deve ser removida imediatamente, e o local da canulação, excluído com cuidado por braçadeira de mordedura (que por si só pode dar continuação à dissecção) para evitar a progressão da mesma. Nessas ocasiões, a perfusão retrógrada pela artéria femoral deve ser estabelecida prontamente, e a lesão da aorta manejada sob condições controladas.

Cânula Aórtica Pequena

Uma cânula aórtica excessivamente pequena pode criar gradiente significativo na pressão de perfusão. A cânula de tamanho muito grande na aorta pode interferir na perfusão dos vasos do arco, em especial se a ponta penetrar em um dos vasos braquiocefálicos. A cânula aórtica ideal deve ter ponta relativamente larga, porém curta. Embora as cânulas comercialmente disponíveis sejam fabricadas de acordo com essas especificações, o tama-

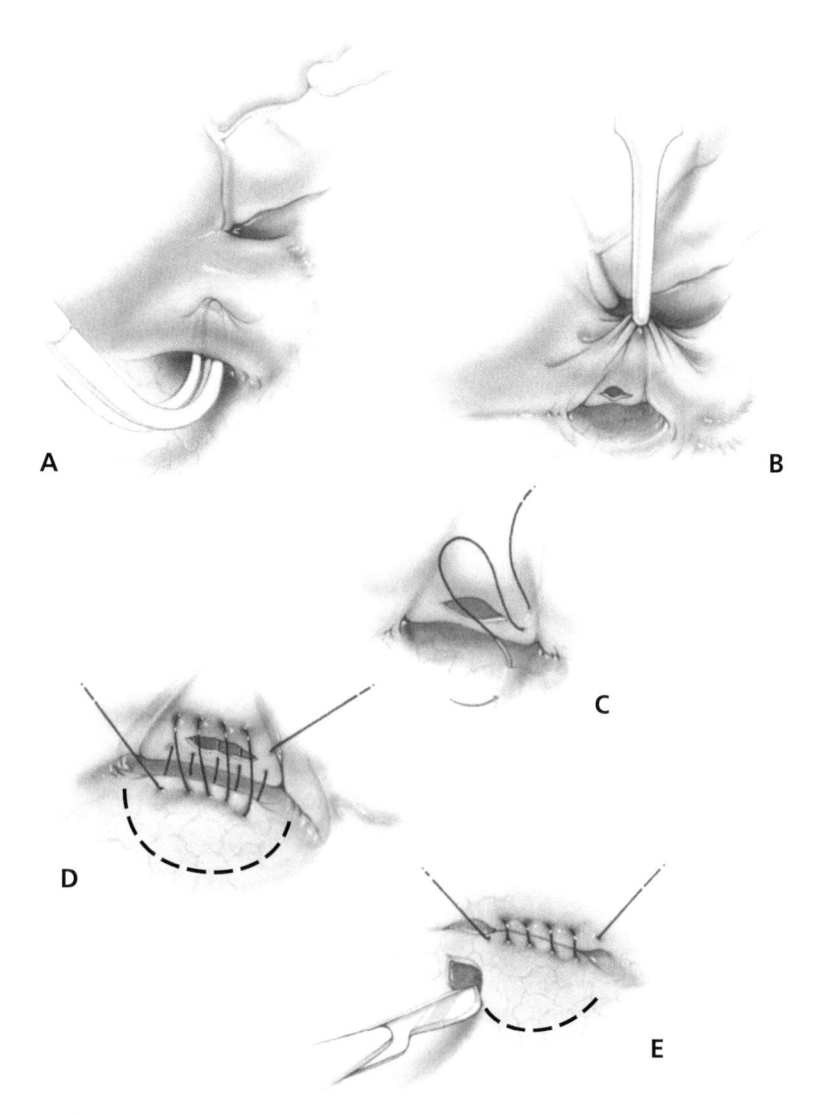

FIG. 2-8. A–E: Técnica de reparo de lesão da veia cava.

nho da aorta varia de indivíduo para indivíduo; portanto, o cirurgião deve selecionar o comprimento adequado e a profundidade da cânula com sensatez.

🆕 Aorta de Diâmetro Pequeno

Em pacientes com aorta de diâmetro relativamente pequeno, a cânula regular pode ocupar muito espaço, interferindo na perfusão satisfatória. Cânulas plásticas de ângulo reto apresentam boas características de fluxo e não se chocam contra a parede posterior da aorta.

⊘ Hipertensão Sistêmica

Sempre que a pressão sistêmica estiver elevada, a decanulação aórtica pode tornar-se perigosa e resultar em sangramento problemático. É possível reduzir a pressão sistêmica de maneira satisfatória com a remoção temporária de um pouco de volume pela linha venosa. A cânula arterial é, então, removida, e o local da entrada aórtica, seguramente fixado. Em seguida, a linha arterial é conectada à cânula venosa, e o sangue é reinfundido, conforme a necessidade.

Uma técnica menos eficaz, porém útil, consiste na redução transitória da pressão sanguínea por compressão digital da artéria pulmonar principal com propósito de decanulação, técnica essa que pode também ser útil na canulação da aorta.

🆕 Reparo de Lesão Aórtica

Se as linhas venosas já tiverem sido removidas, as cavas podem ser temporariamente clampeadas, ocasionando que da significativa da pressão sistêmica. A cânula aórtica é removida, e a aorta, agora macia e flexível, é reparada. Em seguida, as pinças cavais são removidas para permitir a drenagem do retorno venoso no átrio direito. Entretanto, é preferível recanular o átrio direito e manipular a pressão sanguínea pela adição ou remoção de volume, permitindo, desse modo, o reparo aórtico controlado e seguro.

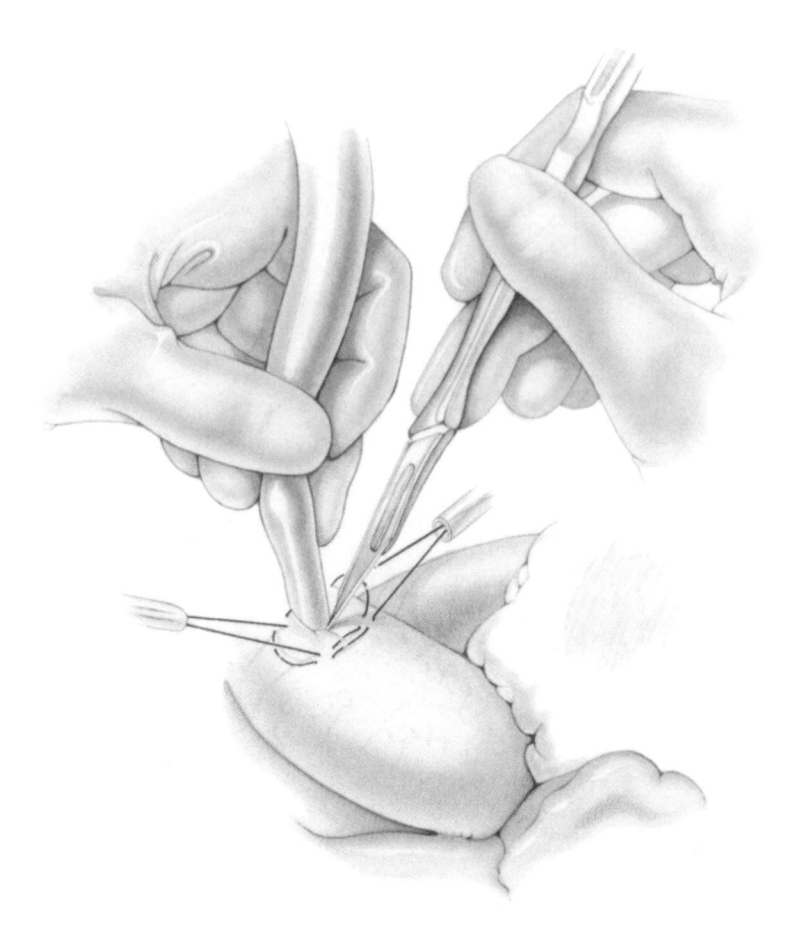

FIG. 2-9. Canulação aórtica.

Canulação da Artéria Femoral

Técnica

A artéria femoral comum (ou em algumas ocasiões a artéria ilíaca externa) é dissecada a curta distância acima da origem do ramo femoral profundo. Fitas umbilicais são colocadas ao redor da artéria femoral comum acima do local prospectivo de canulação, assim como das artérias superficiais e profundas distalmente. Grampos vasculares são aplicados à artéria femoral tanto acima quanto abaixo do local desejado da arteriotomia. A artéria profunda pode ser clampeada ou amarrada. A pequena arteriotomia transversa é feita onde a parede arterial parece ser relativamente normal. Em seguida, uma cânula de ponta afilada e tamanho apropriado é gentilmente introduzida por meio da arteriotomia transversa no lúmen arterial e fixada no local (Fig. 2-12A).

⊘ Escorregamento da Cânula

A pressão de perfusão pode causar escorregamento da cânula, que deve ser fixada à fita umbilical já colocada ao redor da artéria (Fig. 2-12B).

⊘ Lesão à Parede Arterial pela Cânula

A ponta da cânula pode causar lesão à parede arterial e separação da placa íntima, o que pode resultar em dissecção aórtica retrógrada (Fig. 2-13). A cânula nunca deve ser muito grande e deve ser introduzida na luz arterial numa área relativamente sadia.

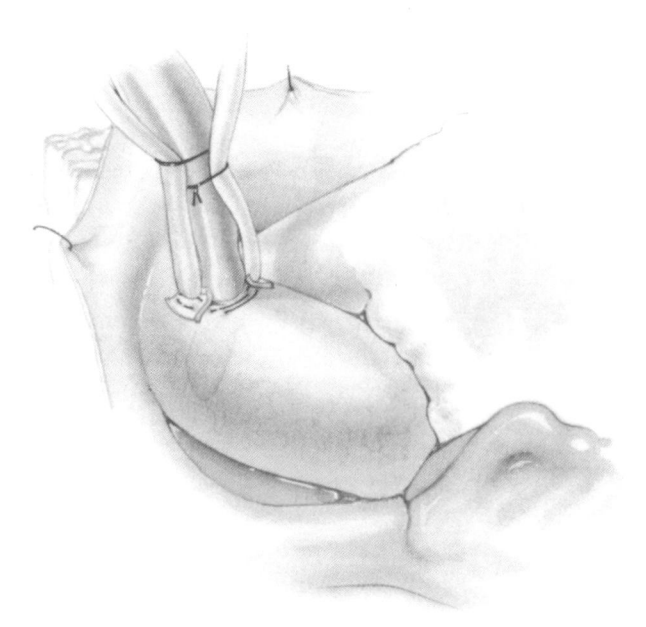

FIG. 2-10. Canulação da aorta, completa.

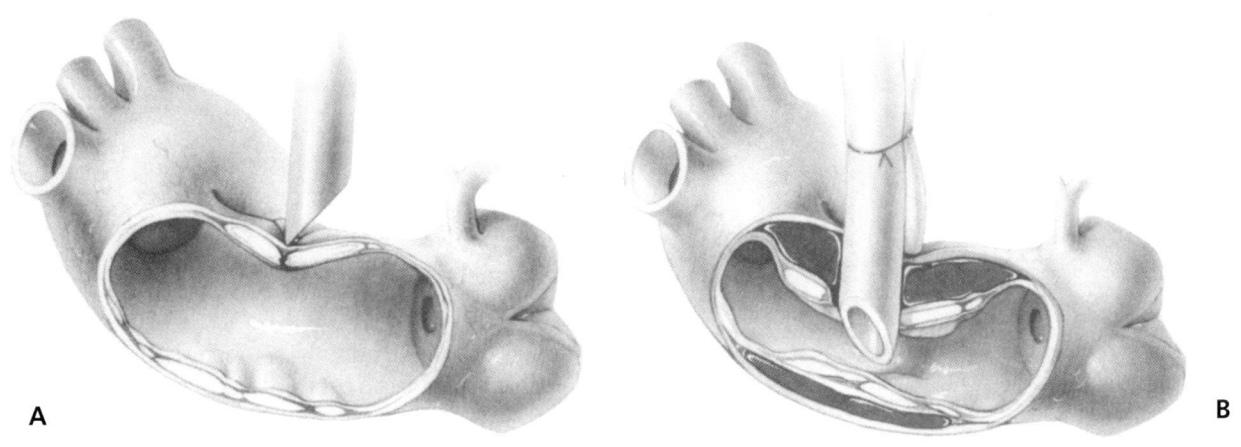

FIG. 2-11. Dissecção traumática da parede aórtica durante a introdução da cânula.

◉ Lesão à Artéria Femoral

O torniquete ou a pinça usados para apertar a fita umbilical ao redor da artéria femoral proximal e a cânula podem lesar a parede da artéria. Isso pode ser evitado colocando um chumaço de gaze sob a fita umbilical antes de apertá-la.

◉ Dissecção da Artéria Femoral

O cirurgião deve sempre procurar uma coluna de sangue pulsante na cânula femoral; na ausência da pulsação óbvia é bastante provável que a ponta da cânula não se encontre na luz do vaso.

Canulação da Artéria Axilar

A artéria axilar surgiu como local alternativo acessível, sadio e seguro para a canulação arterial na maior parte das vezes. A canulação da artéria axilar direita é especialmente útil para a perfusão cerebral anterógrada na cirurgia aórtica, quando a parada circulatória pode ser necessária. Ao usar a perfusão da artéria axilar direita para a cirurgia aórtica, uma linha arterial radial direita é necessária para monitorar a pressão de perfusão anterógrada cerebral durante o tempo de parada circulatória.

Técnica

Uma incisão de cerca de 5 a 6 cm é feita inferior e paralelamente à porção média da clavícula direita. A dissecção é realizada pelo tecido subcutâneo em direção à inserção do músculo peitoral menor e ao sulco deltopeitoral. O músculo peitoral maior é dissecado e dividido ao longo de suas fibras, e a fáscia deltopeitoral é incisada. A veia axilar e depois a artéria são encontradas. O plexo braquial é localizado cefalicamente ao feixe vascular e precisa ser identificado e protegido, quando a artéria axilar está para ser envolvida (Fig. 2-14).

◉ Lesão ao Plexo Braquial

A tração e a manipulação do plexo braquial devem ser evitadas. O eletrocautério não deve ser usado próximo ao plexo braquial para evitar a lesão nervosa.

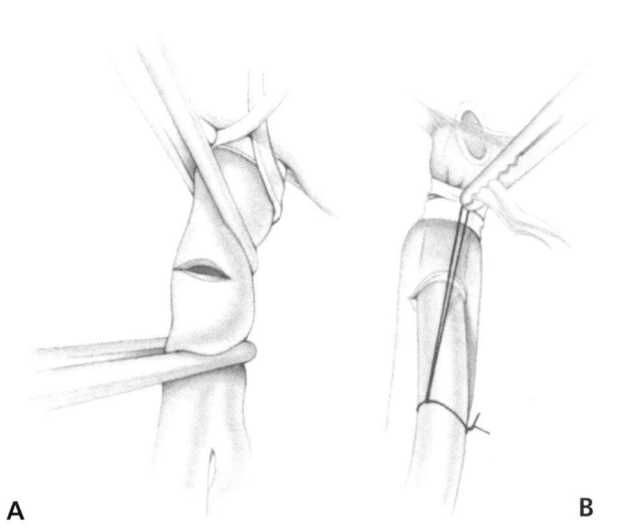

FIG. 2-12. Canulação da artéria femoral. **A:** Arteriotomia transversa para a introdução da cânula. **B:** Fixação da cânula à fita umbilical.

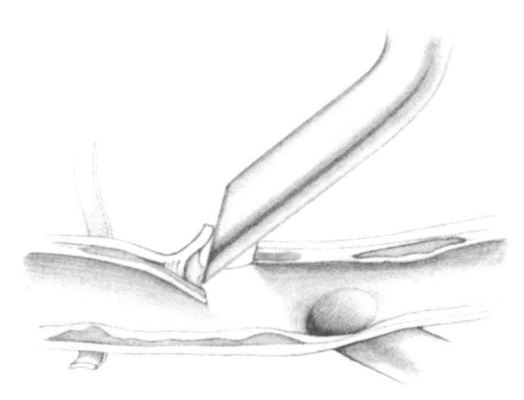

FIG. 2-13. Lesão à artéria femoral comum, ocasionada pela cânula, causando dissecção aórtica retrógrada.

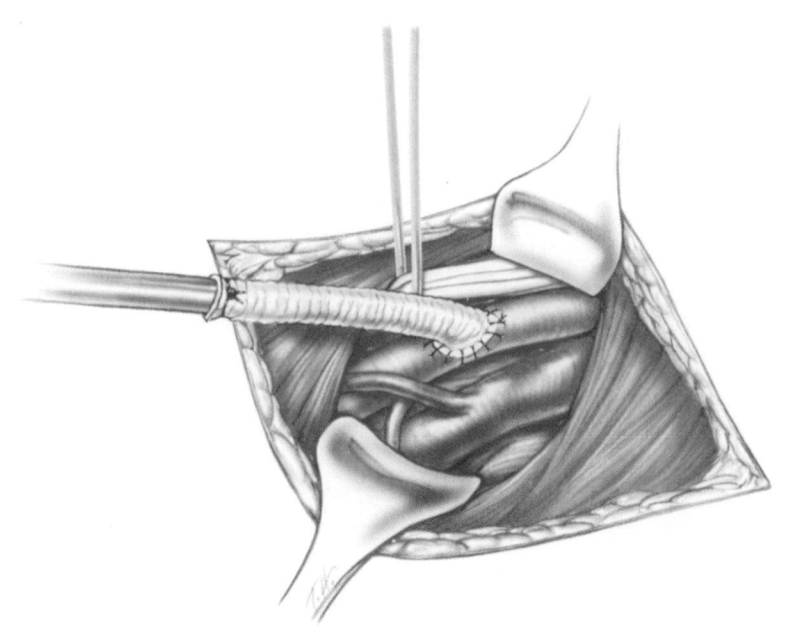

FIG. 2-14. Canulação da artéria axilar.

Embora a artéria axilar possa ser diretamente canulada em muitos indivíduos, o risco de dissecção tem levado muitos cirurgiões a suturar um enxerto tubular Dacron de 7 ou 10 mm (extremidade a lateral) à artéria axilar com sutura Prolene 4-0 e 5-0, seguido pela canulação do enxerto tubular (Fig. 2-14). Ao término do desvio cardiopulmonar, a base do enxerto tubular é ligada com 2 clipes de metal grandes diretamente à parede da artéria axilar. O enxerto é aparado a 1 cm, e a extremidade é chuleada com Prolene 5-0.

NB *Dissecção da Artéria Axilar*
Em pacientes com dissecção aórtica, é importante assegurar que a artéria axilar está livre da dissecção antes da canulação.

Canulação Aórtica Transapical
Em pacientes com dissecção aórtica do tipo A, a canulação da aorta pelo ápice do ventrículo esquerdo constitui outra técnica que pode ser utilizada.

Técnica
Uma incisão puntiforme de 1 cm é feita na parede anterior do ventrículo esquerdo perto do ápice. Uma cânula aórtica de 7 mm com estilete (Sarns Soft-flow Estended Aortic Cannula) é gentilmente introduzida no ventrículo esquerdo (Fig. 2-15) e avançada através da valva aórtica na aorta ascendente por orientação fornecida pela ecocardiografia transesofágica. Quando a cânula é removida, a abertura é fechada com 2 ou 3 suturas de colchoeiro horizontais reforçadas de Prolene 4-0.

NB A ponta da cânula deve encontrar-se no lúmen verdadeiro da aorta antes do começo do desvio cardiopulmonar, o que pode ser confirmado pela ecocardiografia transesofágica.

A cânula é removida do ventrículo esquerdo no começo da parada circulatória. Após a anastomose do enxerto tubular à aorta distal, o enxerto por si só é canulado, e o desvio cardiopulmonar é retomado.

⊘ *Estenose Aórtica Grave*
A técnica é contraindicada em pacientes com estenose aórtica crítica. A cânula pode não passar pela valva aórtica.

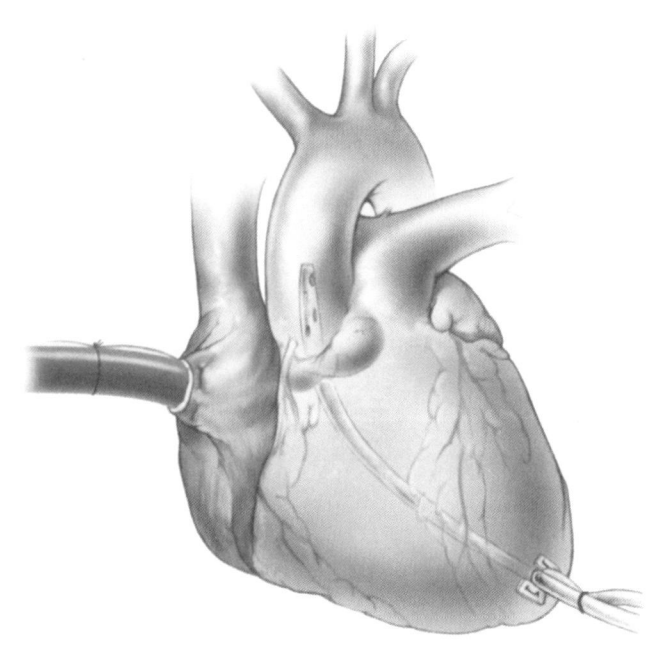

FIG. 2-15. Canulação aórtica transapical; a cânula passa pela valva aórtica.

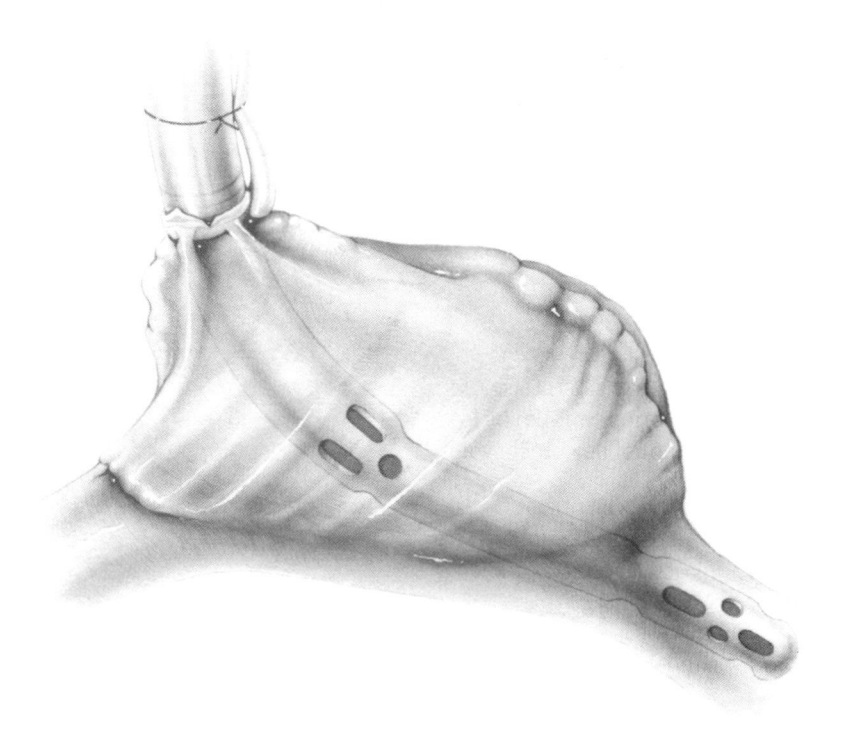

FIG. 2-16. Canulação do átrio direito com uma única cânula de duplo estágio.

Sangramento da Parede Ventricular Esquerda

Suturas em bolsa de tabaco não são necessárias para manter a cânula no lugar e podem ocasionar sangramento inoportuno.

Lesão à Artéria Descendente Anterior Esquerda

O sítio de canulação deve ser bem afastado da artéria coronária descendente anterior esquerda na parede anterior do ventrículo esquerdo.

Canulação Venosa

Canulação Atrial Direita

Técnica

Uma cânula atriocaval única e grande de duplo estágio fornece retorno venoso satisfatório para a maior parte dos procedimentos cardíacos. Essa cânula é introduzida por sutura em bolsa de tabaco no apêndice atrial direito, de forma que a ponta repouse na veia cava inferior, e a cesta repouse no átrio direito (Fig. 2-16).

Lesão do Nó Sinoatrial

O nó sinoatrial está localizado na extremidade superior do sulco terminal perto da junção atriocaval (Fig. 2-17). A lesão do nó sinoatrial (Fig. 2-18) pode causar distúrbios de condução temporários, que geralmente são tratados com eletrodo de marca-passo atrial temporário e infusão de isoproterenol e dopamina no período pós-operatório imediato. São raras às vezes em que há necessidade de ritmar o átrio de maneira permanente.

Lesão à Artéria Coronária Direita

A artéria coronária direita segue o curso no sulco atrioventricular direito. Sempre que o apêndice atrial direito é clampeado, em geral durante a canulação, o nó sinoatrial e a artéria coronária direita encontram-se sob o risco de lesão (Fig. 2-19). Isso é mais provável durante reoperações. A lesão da artéria coronária direita pode ser tratada com desvio do segmento lesado com enxerto da veia safena desde a aorta até o meio da artéria coronária direita (Fig. 2-20).

Sítio de Canulação

Quando o apêndice atrial direito é muito friável, outro local na parede atrial é selecionado para a canulação. O sangramento decorrente da laceração da aurícula pode ser controlado com suturas com Prolene finas, algumas vezes reforçadas com um pequeno retalho.

Canulação Atrial em Reoperação

Em reoperação, a parede atrial é muitas vezes delgada e friável, e sua dissecção pode ser trabalhosa e perigosa. É vantajoso deixar um segmento de pericárdio intacto na parede atrial pela qual a canulação pode ser seguramente realizada (Fig. 2-21).

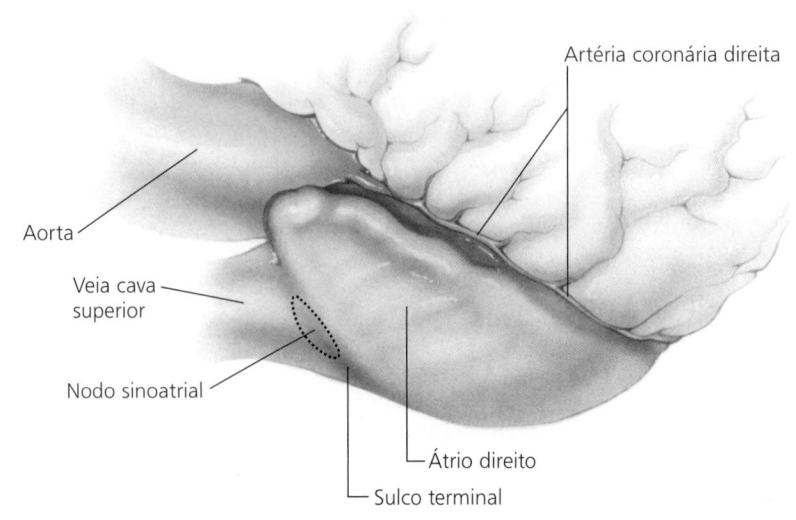

FIG. 2-17. Anatomia cirúrgica do nodo sinoatrial e estruturas circundantes.

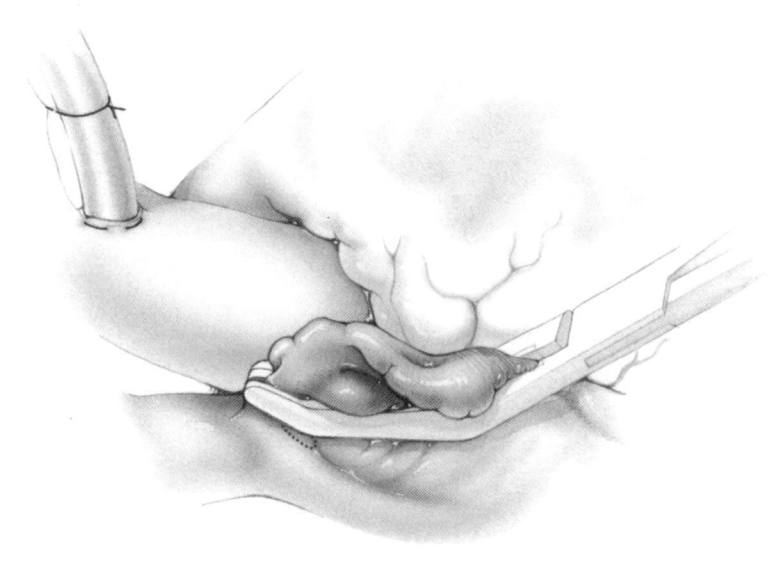

FIG. 2-18. Lesão ao nodo sinoatrial, ocasionada pela pinça.

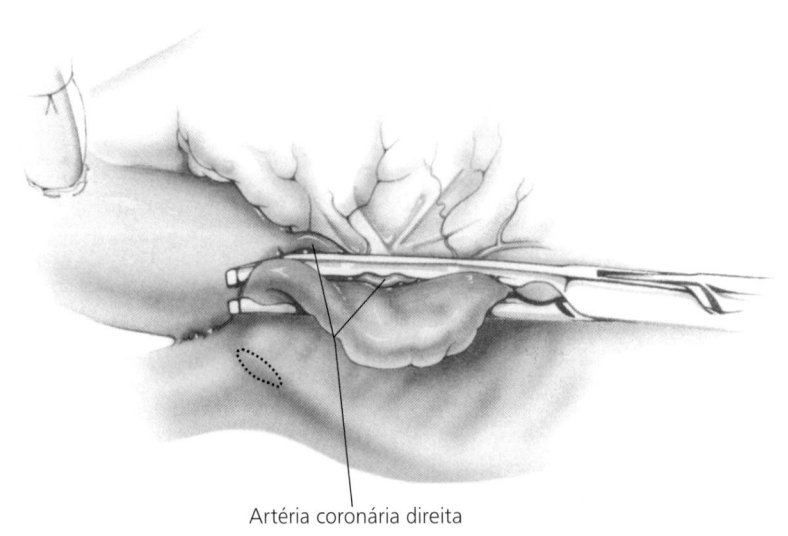

FIG. 2-19. Lesão à artéria coronária direita, ocasionada pela pinça.

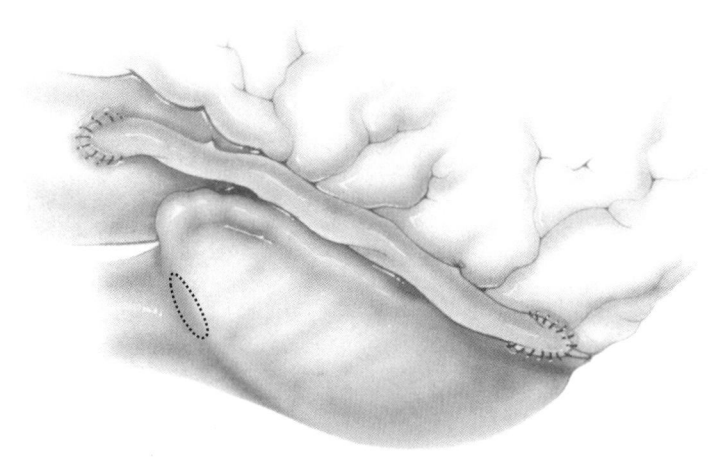

FIG. 2-20. Manejo da lesão da artéria coronária direita, ocasionada pela pinça.

Canulação Bicaval

Técnica

Alguns procedimentos que implicam na exposição do interior do lado direito do coração, como o reparo do defeito de septo atrial, do defeito de septo ventricular ou da valva tricúspide, requerem canulação bicaval. Isso pode ser realizado pela introdução de cânulas cavais através de suturas em bolsa de tabaco no apêndice atrial direito e mais inferiormente na parede atrial direita (Fig. 2-22). Hoje, canulamos cada veia cava diretamente (Fig. 2-23). Essa técnica fornece excelente exposição da anatomia intra-atrial, o que é particularmente desejável em pacientes pediátricos (vide a seção de Técnica de Canulação Caval Direta).

Localização da Fita ao Redor da Cava Superior

O local exato para a colocação de fitas ao redor da veia cava superior deve ser bem acima (~ 1 cm) da junção cavoatrial para que não ocorra lesão do nó sinoatrial (Fig. 2-22).

Colocação de Fitas ao Redor das Cavas

É preciso ter cuidado ao passar a pinça de ângulo reto ao redor das veias cavas inferior e superior para evitar a laceração da parede posterior. A dissecção cortante pode ser necessária para a criação de uma passagem segura para a pinça. Além disso, a fita umbilical deve ser tracionada ao redor da cava lentamente para evitar lesão por movimento de serra.

Comprimento Excessivo da Cânula

O tamanho excessivo da cânula na veia cava superior pode interferir no fluxo das veias ázigo e inonimada, obstruindo, dessa forma, o retorno venoso da parte superior do corpo. A monitoração constante da pressão na veia cava superior pode revelar qualquer aumento de pressão e, assim, alertar a equipe cirúrgica. De modo geral, a manipulação mínima da cânula alivia a obstrução, que, caso contrário, pode causar ingurgitamento do sistema venoso nervoso central com sequelas neurológicas.

Veia Cava Superior Esquerda

Se uma veia cava superior estiver presente e nenhuma veia inonimada for observada, ela deve ser diretamente canulada.

Técnica de Canulação Caval Direta

Veia Cava Inferior

Uma sutura em bolsa de tabaco de Prolene 4-0 ou 5-0 é aplicada na junção da veia cava inferior com o átrio direito.

Parede da Veia Cava Inferior Friável

Toda vez que a parede da veia cava inferior parecer friável, a sutura em bolsa de tabaco deve ser incorporada ao

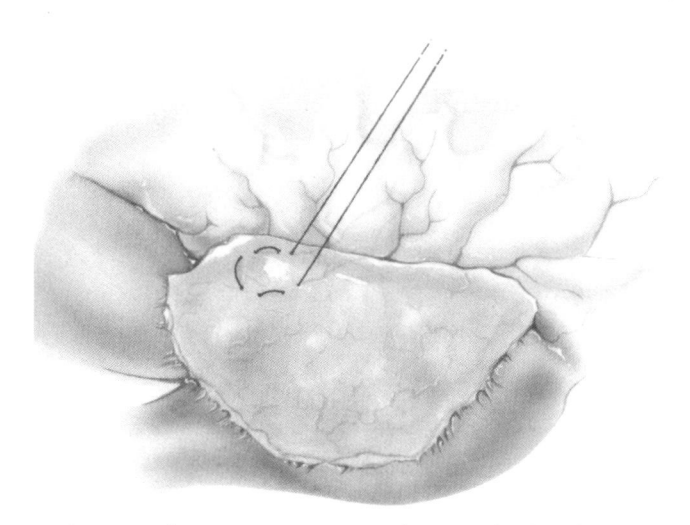

FIG. 2-21. Canulação por um segmento de pericárdio deixado intacto na parede atrial.

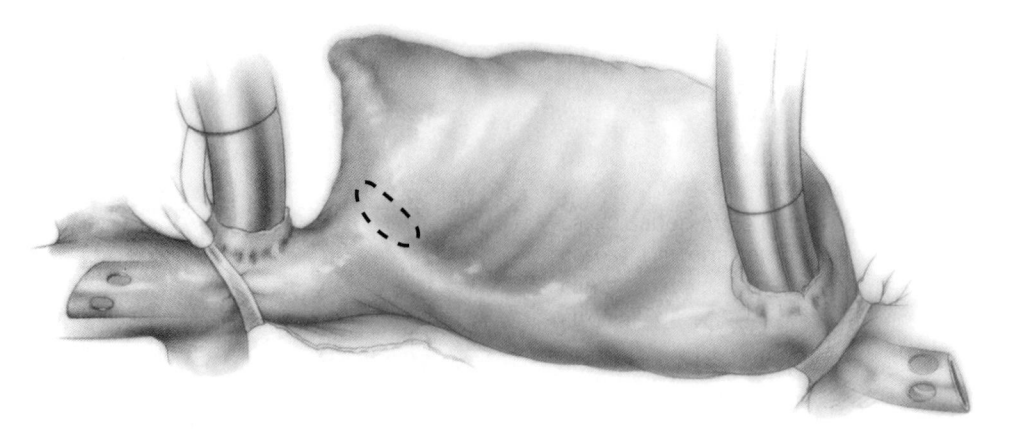

FIG. 2-22. Colocação das fitas ao redor das cavas em canulação bicaval.

pericárdio parietal que reveste o diafragma a fim de aumentar a segurança. Contudo, uma incisão curvilínea é feita no pericárdio 1 a 2 cm a partir da borda da sutura, se esta parecer sob tensão.

Uma ferida puntiforme é feita no centro da sutura em bolsa de tabaco. A abertura é dilatada com uma pinça reta. Uma cânula de tamanho aproximado é introduzida, e a sutura em bolsa de tabaco é fixada ao redor da cânula.

Veia Cava Superior

A reflexão pericárdica na veia cava superior é dividida para liberar ao máximo a grande veia. Uma sutura em bolsa de tabaco retangular ou oval de Prolene 5-0 ou 4-0 é aplicada na adventícia da veia cava superior perto da junção com a veia inonimada. O segmento da veia cava superior com a sutura em bolsa de tabaco é excluído com o uso de braçadeiras de mordedura não traumática. A adventícia dentro da sutura em

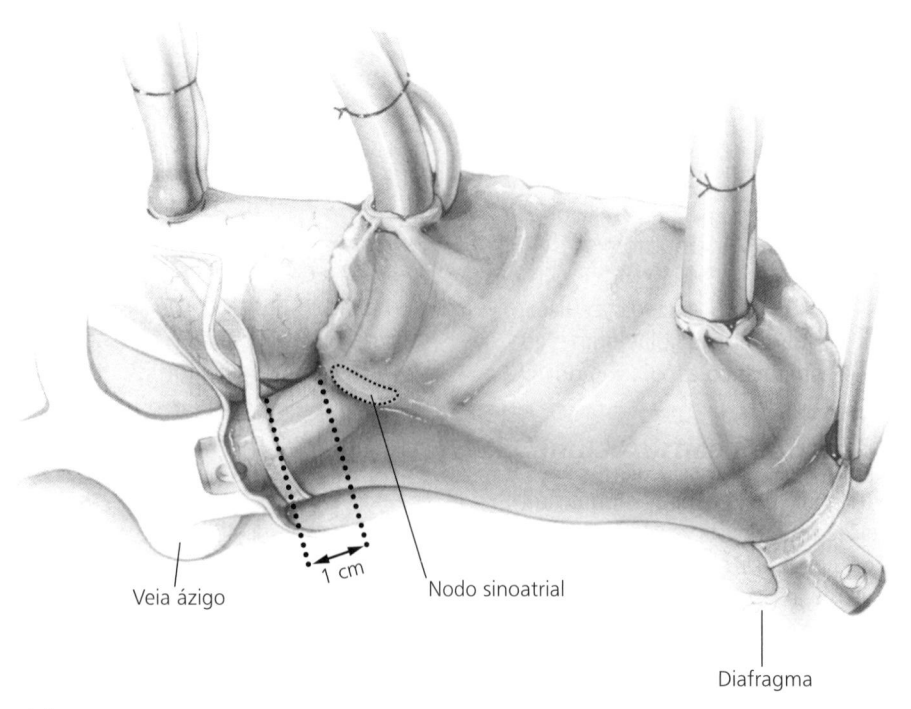

FIG. 2-23. Canulação caval direta.

bolsa de tabaco é dividida, e a parede da veia é identificada e incisada com um bisturi. A abertura é aumentada com um par de tesouras Potts. Uma cânula em ângulo reto de tamanho adequado é introduzida na luz, a braçadeira de mordedura é removida, e a sutura em bolsa de tabaco, fixada.

De modo alternativo, com a cânula da veia cava inferior em seu lugar, o desvio cardiopulmonar parcial é estabelecido e o lado direito do coração é descomprimido. A canulação da veia cava superior é realizada como descrito, mas sem o uso da braçadeira de mordedura. Isso é particularmente útil em lactentes e pacientes com instabilidade hemodinâmica.

⊘ Estenose da Veia Cava Superior

A sutura em bolsa de tabaco para a canulação da veia cava superior deve apenas incluir o tecido adventício. Quando é amarrada após a descanulação, não deve reduzir o diâmetro da cava. Isso é propenso a acontecer quando a veia cava superior é relativamente pequena ou em crianças e lactentes. Se a amarração da sutura em bolsa de tabaco estreitar a veia cava, uma braçadeira de mordedura deve ser aplicada, a sutura, removida, e a abertura, removida com uma sutura Prolene 6-0 ou 7-0.

Canulação Venosa Femoral

Se um desvio cardiopulmonar for necessário antes ou durante uma nova esternotomia, a drenagem venosa pode ser fixada pela canulação da veia femoral. Essa técnica também é útil para abordagens minimamente invasivas.

Técnica

A veia femoral pode ser canulada percutaneamente. Preferimos expor a veia femoral por meio de uma pequena incisão abaixo do ligamento inguinal. Uma sutura em bolsa de tabaco de Prolene 5-0 é feita no aspecto anterior da veia femoral comum. Uma cânula venosa longa com múltiplos orifícios laterais é colocada primeiramente passando o fio-guia por uma agulha, perfurando o meio da sutura em bolsa de tabaco. A cânula montada numa bainha de dilatador cônico é gentilmente avançada sobre o fio-guia e posicionada tanto no átrio direito, quanto na veia cava inferior, dependendo do procedimento a ser realizado sob controle por ecocardiografia transesofágica. Ao término do procedimento, a cânula é retirada da veia, e a sutura em bolsa de tabaco é amarrada.

⊘ Lesão da Veia Ilíaca

As cânulas venosas que não possuem fio-guia muitas vezes pendem na margem pélvica, produzindo retorno venoso inadequado. Caso seja tentado o avanço da cânula dentro da veia cava inferior, a perfuração da veia ilíaca pode ocorrer com consequências catastróficas.

NB Para garantir o retorno venoso adequado, a drenagem venosa assistida com bomba centrífuga ou aspirador é útil.

Adequação do Desvio

O desvio cardiopulmonar deve ser iniciado de maneira gradativa a fim de evitar a que da da pressão sistêmica. À medida que o fluxo arterial e o retorno venoso aumentam, tem início a pesquisa por possíveis problemas com o desvio cardiopulmonar, sendo uma simples que stão parar o desvio, se necessário, e corrigir qualquer complicação neste estágio da cirurgia.

Sinais de Dissecção Aórtica

A pressão excessiva na linha da bomba simultânea à baixa pressão de perfusão sinaliza dissecção aórtica (vide seção de Dissecção Aórtica Retrógrada).

NB A ecocardiografia transesofágica intraoperatória é mais útil na confirmação desse diagnóstico.

Apenas a atenção e o pronto diagnóstico dessa complicação seguida pela suspensão imediata do desvio cardiopulmonar podem garantir a sobrevivência do paciente. O sítio de canulação precisa ser trocado da aorta ascendente para uma das artérias femorais, e o desvio cardiopulmonar precisa ser restabelecido o mais rápido possível, permitindo a continuação da cirurgia. A reversão do fluxo sanguíneo na luz do sistema arterial oblitera o canal falso e interrompe a progressão da dissecção aórtica, sendo o problema da lesão na aorta ascendente encarado numa situação de controle (vide seção Ruptura Traumática e Dissecção da Aorta Ascendente).

Posicionamento Inadequado da Cânula Caval

A redução do retorno venoso causa distensão do coração. A diminuição pode ser decorrente de um nó na linha venosa, impacto da cesta da cânula atriocaval de duplo estágio contra a parede do átrio ou posicionamento inadequado das cânulas cavais. É possível que a cânula da veia cava inferior esteja de muito longe obstruindo a drenagem da veia hepática, o que pode levar à disfunção hepática pós-operatória. A cânula da veia cava superior pode estar muito alta, interferindo na drenagem das veias ázigo e inonimada. Conforme mencionado anteriormente, o retorno venoso inadequado da cabeça e do pescoço pode resultar em edema cerebral e complicações neurológicas pós-operatórias. Em casos de canulação bicaval, o desvio cardiopulmonar é normalmente iniciado apenas com o retorno da veia cava superior, e sua adequação é verificada pela observação do volume do retorno venoso e da pressão venosa central. Se a pressão venosa central permanecer alta, a cânula da veia cava superior é movida até conseguir pressão próxima a zero. Assim, a cânula da veia cava inferior é desclampeada.

Dissecção Aórtica Retrógrada

A dissecção aórtica retrógrada é de fato uma complicação catastrófica que pode seguir a canulação femoral ou ilíaca ex-

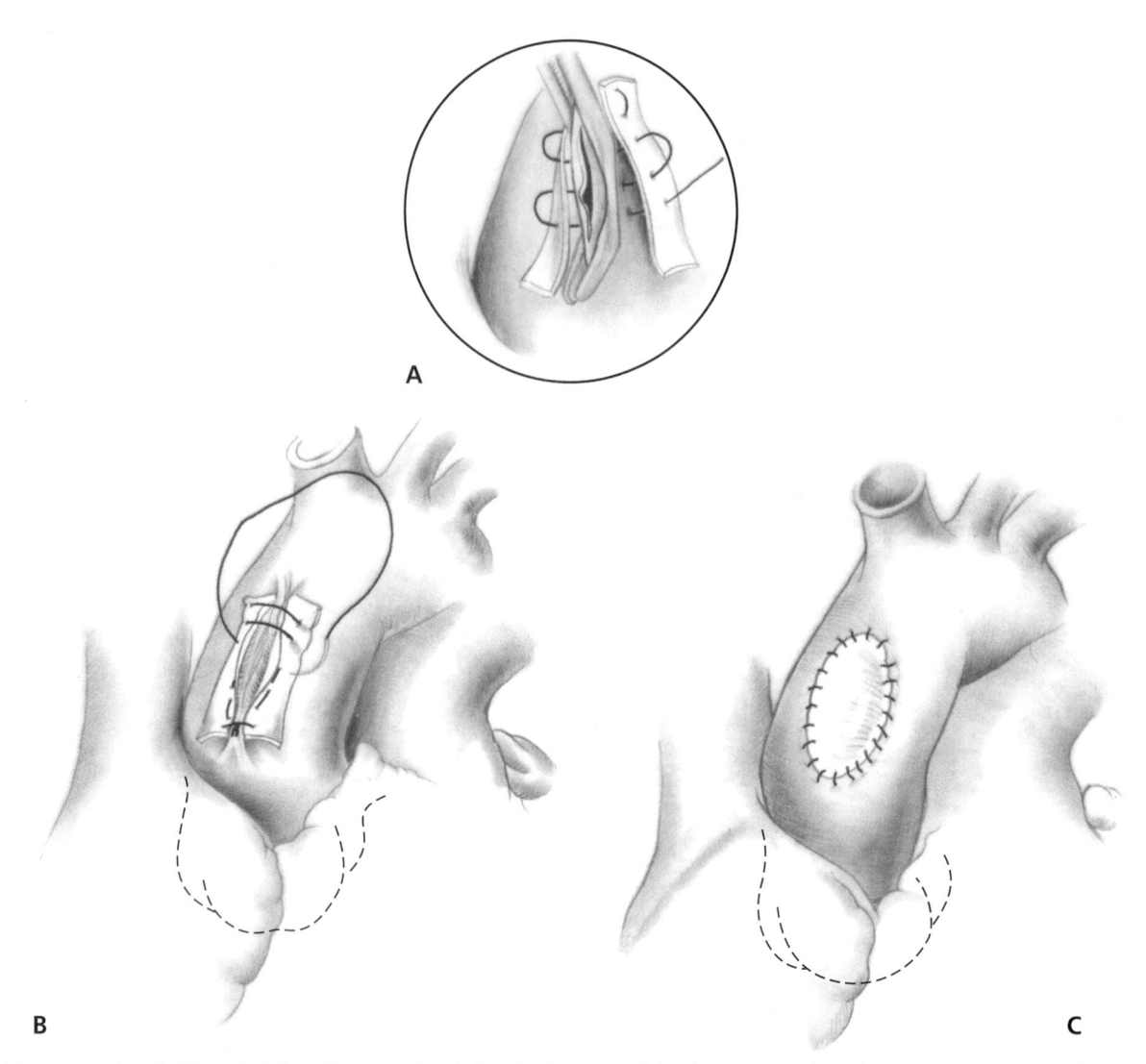

FIG. 2-24. A: Duas tiras de feltro de Teflon são suturadas abaixo da pinça. **B:** A linha de sutura é reforçada com uma sutura contínua. **C:** O segmento lacerado da aorta é substituído por um retalho de pericárdio ou enxerto Hemashield.

terna. Artéria doente, falha na técnica de canulação e traumas produzidos pela perfusão de alta velocidade são os principais fatores que podem causar laceração da íntima com separação medial. Portanto, é essencial introduzir a cânula de tamanho adequado, lisa e com bisel num vaso relativamente normal de maneira não traumática. A perfusão deve começar de forma gradativa, com o cirurgião consciente todo o tempo da possível ocorrência de dissecção aórtica. O aspecto diagnóstico mais significativo é o baixo fluxo com pressão de linha arterial alta no circuito. O retorno arterial no falso lúmen é responsável pela pressão excessiva na linha arterial, enquanto a verdadeira perfusão do paciente está inadequada, o que leva à diminuição do retorno venoso. Se essa complicação ocorrer, a perfusão deve ser interrompida de imediato. A artéria femoral ou a ilíaca externa do lado oposto deve ser canulada, se não, envolvida; caso contrário, a aorta ascendente, a artéria axilar ou a subclávia precisam ser canuladas.

Ruptura Traumática e Dissecção da Aorta Ascendente

A ruptura ou dissecção traumática intraoperatória da aorta ascendente constitui uma complicação rara, porém dramática, da cirurgia cardíaca aberta. As áreas da canulação aórtica, a anastomose proximal de um enxerto de veia safena aortocoronário e uma aortotomia realizada para exposição da valva aórtica são os locais habituais propensos a tais complicações. Isso é especialmente verdade em procedimentos reoperatórios. Embora falhas nas técnicas sempre predisponham o procedimento cirúrgico a complicações, a qualidade tecidual ruim e a presença de infecção são os principais fatores-chave precipitantes do desenvolvimento de lesão aórtica. A única medida preventiva é estar atento à possibilidade de tais complicações e a técnica cirúrgica meticulosa no manuseio dos tecidos. Na maior parte dos casos, o local da lesão aórtica pode ser excluído pela braçadeira de mordedura não traumática. As 2 tiras de feltro de Teflon são, então, costuradas abaixo da pinça (Fig. 2-24A). A linha de sutura é reforçada com sutura contínua após a remoção da pinça (Fig. 2-24B). De modo alternativo, os segmentos lacerados podem ser excisados e substituídos por retalho de pericárdio ou enxerto de Hemashield (Meadox Medicals, Oakland, NJ) (Fig. 2-24C). Nas raras ocasiões em que as bordas de uma laceração na parede aórtica são muito friáveis para manter qualquer tipo de sutura, a aorta ascendente pode precisar ser substituída por um enxerto tubular Hemashield (Fig. 2-25).

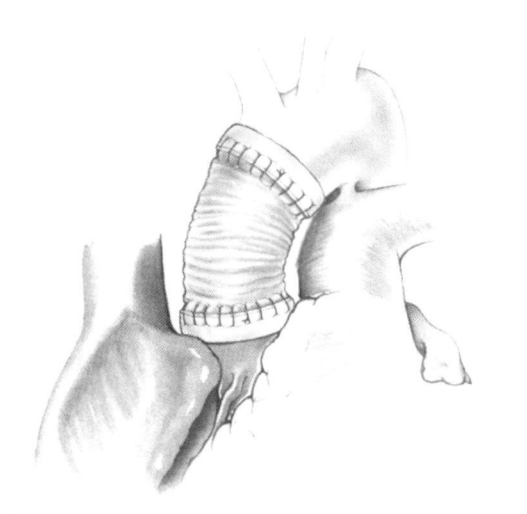

FIG. 2-25. Uso de enxerto tubular Hemashield para ruptura aórtica.

3 Preservação do Miocárdio

A proteção do miocárdio tornou claramente a cirurgia cardíaca aberta uma técnica segura e reprodutível. Muitas modificações continuam acontecendo na composição química da solução cardioplégica, na temperatura ideal (fria ou morna) e na rota de infusão (anterógrada ou retrógrada). À medida que os conceitos de preservação miocárdica e de abordagens cirúrgicas evoluíram, melhoras nos sistemas de cardioplegia e cânulas foram apresentadas.

Técnica de Infusão na Raiz Aórtica

A cânula é introduzida na raiz da aorta por uma sutura em bolsa de tabaco e 1 1/2 círculo, com Prolene 4-0, que é acomodado com segurança sob a cânula. Embora qualquer cânula ou agulha de grande calibre seja satisfatória, aquelas com introdutor trocarte e um braço lateral para a monitoração direta da pressão intra-aórtica são as mais úteis. O braço lateral também pode ser usado para aspiração.

⊘ Pressão de Infusão Insuficiente

A deformação ou pressão insuficiente na raiz aórtica pode evitar a coaptação adequada dos folhetos da valva aórtica, assim como a insuficiência da valva aórtica. A solução cardioplégica passa pela valva aberta e superdistende o ventrículo esquerdo, o que pode causar lesão miocárdica direta. A pressão digital no trato de saída em nível do anel aórtico pode produzir coaptação dos folhetos e evitar a regurgitação da solução cardioplégica.

⊘ Pressão de Infusão Excessiva

A pressão de infusão excessiva pode traumatizar as artérias coronárias, resultando em lesão miocárdica isquêmica. A monitoração precisa da pressão de infusão na raiz aórtica pode ser conseguida de maneira satisfatória a partir do braço lateral de cânulas especialmente elaboradas.

⊘ Embolismo Aéreo

O embolismo aéreo das artérias coronárias pode causar lesão miocárdica grave. Todo o esforço deve ser feito para retirar da linha cardioplégica todas as bolhas de ar. Atualmente, um filtro de bolhas é incorporado aos sistemas de administração de cardioplegia com o intuito de minimizar essa possibilidade.

⊘ Impurezas na Solução Cardioplégica

Impurezas e material particulado podem estar presentes na solução cardioplégica, que podem ocluir as artérias coronárias terminais, causando lesão miocárdica. O controle de qualidade na preparação da solução cardioplégica evita tais complicações.

⊘ Solução Cardioplégica Aquecida

No período entre as infusões, a solução cardioplégica remanescente no tubo esquenta. A solução aquecida deve ser retirada por meio do braço livre do tubo de conexão Y antes da infusão seguinte no sistema coronário.

NB Manutenção do Resfriamento Uniforme

O resfriamento uniforme do miocárdio por infusão de solução cardioplégica gelada constitui uma parte integral da proteção do miocárdio. Sensores de temperatura em várias partes das paredes septal e ventricular podem ser usados para monitorar a temperatura do miocárdio durante o curso da cirurgia.

⊘ Proteção Inadequada do Ventrículo Direito

Apesar de todas as precauções para manter o coração frio, a superfície cardíaca anterior tende a reaquecer por causa da temperatura do ar ambiente e do calor proveniente das luzes do centro cirúrgico. Um chumaço de gaze embebido em soro fisiológico e gelo colocados sobre o coração fornecem mais proteção para o ventrículo direito.

NB Hipotermia Tópica

A colocação de uma cobertura isolante, uma "jaqueta" de resfriamento comercialmente disponível ou uma almofada fria atrás do coração pode minimizar o reaquecimento cardíaco, ocasionado pelo sangue mais quente na aorta descendente durante a parada cardioplégica. É preciso ter cuidado para evitar uma lesão do nervo frênico esquerdo, causada pelo frio.

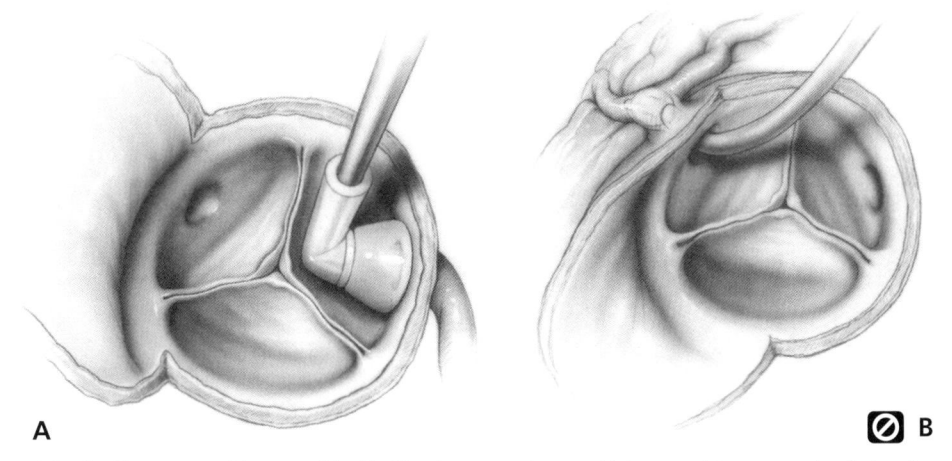

FIG. 3-1. A: Cânula para infusão direta na artéria coronária. **B:** Cânula avançada na artéria coronária, causando obstrução na bifurcação.

Perfusão Direta da Artéria Coronária

Quando a raiz aórtica está prestes a ser aberta, como durante a substituição de valva aórtica, a solução cardioplégica é administrada de maneira direta em cada óstio coronário por meio de uma cânula (Fig. 3-1A). Essa técnica é igualmente útil em pacientes que apresentam mais que insuficiência leve da valva aórtica.

⊘ Dano ao Óstio Coronário Ocasionado pela Cânula

A pressão excessiva da cânula contra o óstio coronário pode causar laceração na íntima ou estenose tardia do óstio.

⊘ Tamanho da Cânula

A cânula precisa ter o tamanho correto e tão somente sua boa acomodação é necessária para evitar vazamento. A cabeça muito grande da cânula ou a pressão excessiva no óstio coronário pode não apenas interferir na perfusão satisfatória do sistema coronário, como também traumatizar o óstio coronário.

⊘ Artéria Coronária Principal Esquerda Curta

A cânula também pode interferir na infusão satisfatória da solução cardioplégica, se a artéria coronária principal esquerda for curta. Um ramo arterial pode ter origem perto do óstio da artéria principal esquerda e, com isso, ser obstruído pela cabeça da cânula (Fig. 3-1B). O conhecimento prévio da anatomia permite ao cirurgião tomar medidas preventivas. O uso de cânula com orifícios laterais evita essa complicação. Uma cânula flexível, portátil, de ponta macia com um colar ao redor da ponta pode fornecer infusão satisfatória da solução cardioplégica diretamente nas artérias coronárias (Fig. 3-1A). O colar pressiona a parede aórtica e o óstio coronário para evitar o vazamento de solução cardioplégica na aorta.

Preservação do Miocárdio pelo Método de Perfusão Retrógrada

A infusão retrógrada da solução cardiogênica no seio coronário é muito eficiente, porém sua efetividade na perfusão do átrio direito, ventrículo direito e parede inferior do ventrículo esquerdo pode nem sempre ser adequada. A técnica oferece perfusão retrógrada de segmentos do miocárdio que podem não ser igualmente perfundidos pela rota anterógrada em pacientes com doença coronariana grave. Para garantir a proteção ideal do miocárdio, a maior parte dos centros utiliza um método integrado de fornecimento de cardioplegias retrógrada e anterógrada.

Quase todas as cânulas retrógradas são de duplo lúmen a fim de permitir a infusão da solução cardioplégica e a monitoração da pressão no seio coronário. Um balão, manualmente inflável ou autoinflável, circunda o corpo distal da cânula, cerca de 1 cm a partir da ponta, proximal aos orifícios de fluxo. Um estilete é usado para facilitar a colocação adequada.

Técnica

Através de uma ferida puntiforme no centro de uma sutura de Prolene 4-0 em bolsa de tabaco na região medial do átrio, uma cânula de retroplegia especial é introduzida no seio coronário. A posição correta da cânula é verificada por palpação. O estilete é retirado, quando a cânula se encontra em posição satisfatória. As pontas das suturas em bolsa de tabaco são acomodadas por meio de um torniquete, que é amarrado à cânula.

NB Quando há dificuldade na colocação da cânula retrógrada, muitas vezes é possível elevar o coração descomprimido enquanto estiver em desvio, visualizar o curso do seio coronário e direcionar a ponta da cânula.

NB A ecocardiografia transesofágica intraoperatória pode muitas vezes ser útil no direcionamento da cânula ao lon-

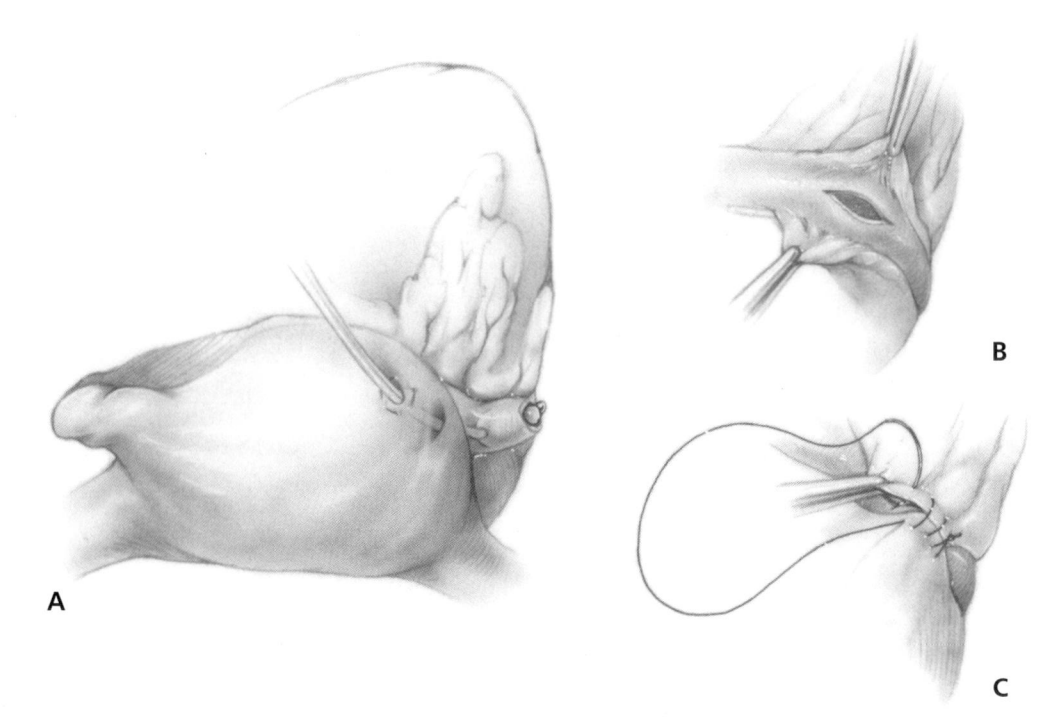

FIG. 3-2. A: Perfuração do seio coronário pela cânula retrógrada. **B:** Laceração do seio coronário. **C:** Fechamento por sutura da laceração do seio coronário com o uso de tecido epicárdico.

go do curso do seio coronário e na verificação da posição correta da cânula. Isso é particularmente importante nas cirurgias cardíacas através de incisões minimamente invasivas.

Perfuração do Seio Coronário

O estilete e a cânula precisam ser guiados no seio coronário com muita delicadeza, não devendo ser avançados, caso encontrem resistência. A parede do seio coronário é muito fina e pode ser perfurada pelo estilete ou pela ponta da cânula.

Uma laceração no seio coronário precisa ser tratada com o fechamento do epicárdio cuidadosamente sobre a laceração com uma sutura fina de Prolene (Fig. 3-2). De outra maneira, pode ser remendada com um pedaço de pericárdio autólogo, enquanto o paciente estiver em desvio cardiopulmonar total para evitar estenose ou oclusão do seio coronário.

Monitoração da Pressão de Infusão

A pressão de infusão deve ser mantida acima de 20 mmHg e abaixo de 45 mmHg. Para consegui-la, a posição da cânula ou a taxa de fluxo precisam ser ajustadas de acordo.

Monitoração da Temperatura

O perfusionista monitora a temperatura da solução cardioplégica à medida que deixa o sistema de fornecimento. A temperatura também pode ser monitorada, conforme a solução entra no seio coronário por meio de cânulas retrógradas especialmente desenvolvidas.

Vazamento de Solução Cardioplégica no Átrio Direito

Quando o balão é inflado, ele minimiza a quantidade de solução cardioplégica que penetra no átrio direito. Cânulas com balões manualmente infláveis são, em geral, mais eficazes na prevenção do refluxo.

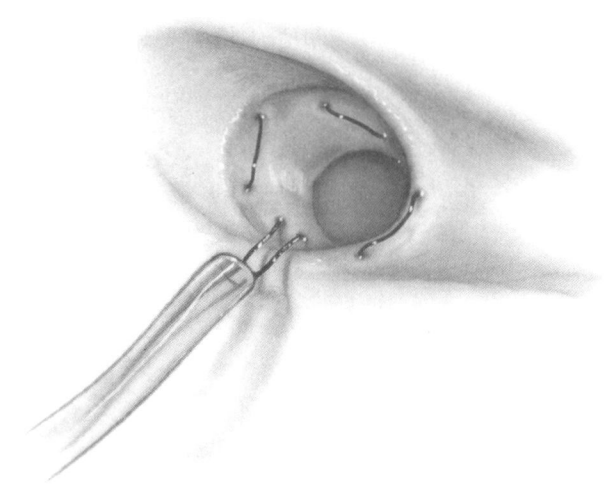

FIG. 3-3. Sutura em bolsa de tabaco no seio coronário para colocação direta da cânula.

⊘ Infusão Inadequada da Solução Cardioplégica na Veia Coronária Direita

Se a cânula for muito avançada para dentro do seio coronário, o balão inflado pode obstruir a junção seio coronário–veia coronária direita, evitando, dessa maneira, qualquer infusão direta de solução cardioplégica na distribuição da veia coronária direita.

Infusão Cardioplégica Retrógrada pela Técnica Aberta

Quando a canulação bicaval foi realizada e o átrio direito aberto, a solução cardioplégica também pode ser administrada diretamente no seio coronariano. O balão da cânula é mantido no óstio do seio coronário por uma sutura em bolsa de tabaco de Prolene 4-0 ou 5-0 para evitar o vazamento da solução cardioplégica no átrio direito (Fig. 3-3). Essa técnica é particularmente útil em cirurgia cardíaca pediátrica. De outra maneira, um cateter com balão manualmente inflável é usado. O balão é inflado para evitar refluxo e para segurá-lo na posição apropriada.

⊘ Lesão ao Tecido de Condução

A sutura em bolsa de tabaco precisa ser colocada no interior do óstio do seio coronário para evitar a lesão ao tecido de condução.

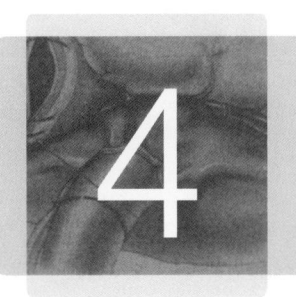

4 Aspiração e Retirada de Ar do Coração

A aspiração do lado esquerdo do coração é uma técnica eficaz de descompressão cardíaca e remoção de ar. É particularmente útil quando se deseja um campo seco para o reparo preciso de defeitos intracárdicos.

Aspiração do Ápice Ventricular Esquerdo

O ápice do ventrículo esquerdo fornece um local acessível e satisfatório para a aspiração, sendo particularmente eficaz para a remoção de ar preso na cavidade ventricular. No entanto, é raramente usado nos dias atuais. Sua relevância se torna importante, quando a aspiração ventricular esquerda é necessária antes da repetição da esternotomia (vide seção de Esternotomia Repetida no Capítulo 1).

Técnica

A região do ápice do ventrículo esquerdo pode apresentar a parede adelgaçada e coberta por gordura. O local escolhido para a inserção do aspirador precisa ser bem distante dos ramos das artérias coronárias e livre de gordura miocárdica. Pode haver sangramento proveniente desse local ventricular após a remoção do cateter de aspiração.

Uma sutura duplamente armada não absorvível 2-0 é passada em forma de U pelo local adequado perto do ápice ventricular esquerdo, reforçado com feltro retangular de Teflon. A distância entre os pontos no feltro de Teflon deve ser igual ao diâmetro do cateter de aspiração. Depois disso, as extremidades das suturas são passadas por um tubo plástico estreito, como um torniquete.

Com um bisturi de lâmina número 15, uma incisão de 3 a 4 mm é feita no centro do ponto em forma de U. Em seguida, essa abertura no ápice ventricular esquerdo é dilatada com um hemostato, para que o cateter de aspiração possa ser introduzido com delicadeza no ventrículo esquerdo. O torniquete é acomodado e fixado ao cateter de aspiração. Se qualquer orifício lateral do cateter permanecer do lado de fora do coração, a aspiração será ineficaz.

Quando o coração bate, a sifonagem por gravidade do aspirador é normalmente adequada para descomprimir o coração e/ou remover bolhas de ar presas. Quando o coração está em fibrilação ou sem movimentação, em particular após a administração de cardioplegia, o aspirador deve ser conectado à sucção suave com pressão negativa adequada para descomprimir o coração. Quando o cateter é removido, o ponto em forma de U é amarrado confortavelmente e, se necessário, reforçado com algumas suturas simples.

Comprimento do Cateter

Quando um comprimento excessivo do cateter é introduzido no ventrículo esquerdo, a ponta pode cruzar a valva aórtica e drenar muito do fluxo da bomba. Esse problema pode ocorrer principalmente em lactentes e crianças pequenas (Fig. 4-1).

Lesão Ocasionada por Sucção

A pressão de sucção excessiva pode danificar o endocárdio do ventrículo esquerdo. Por essa razão, alguns aspiradores apresentam lúmen duplo, podendo o 2º lúmen ser deixado aberto ao ar. De outra maneira, e provavelmente uma técnica mais segura, o tubo de aspiração pode ser aspirado com válvula de sentido único.

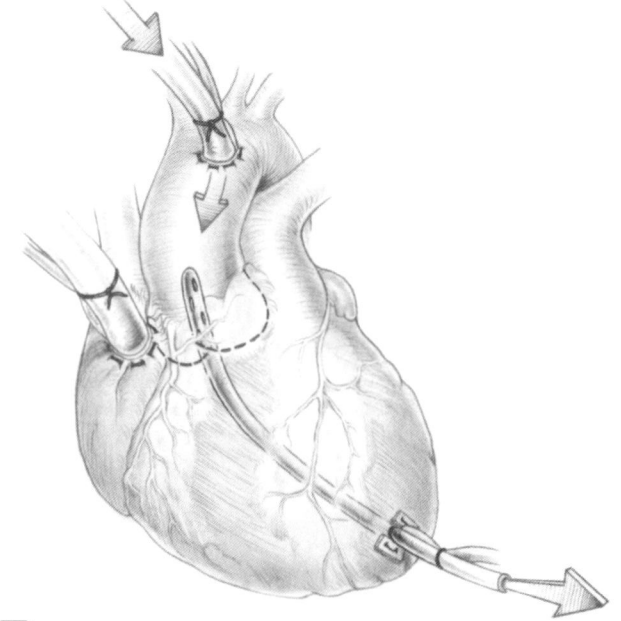

FIG. 4-1. Cateter de aspiração no ventrículo esquerdo, atravessando a valva aórtica; o fluxo da bomba está sendo sugado.

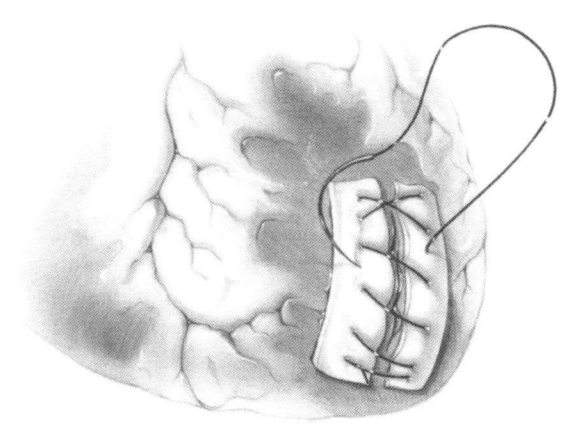

FIG. 4-2. Reparo de uma laceração no ápice ventricular esquerdo.

⊘ Laceração ou Sangramento

Quando existe uma laceração ou sangramento excessivo proveniente do ápice ventricular esquerdo, o coração é descomprimido. Longas tiras de feltro de Teflon com suturas não absorvíveis são usadas para reparar a laceração (Fig. 4-2). É bem provável que seja realizada de forma mais segura com o coração parado com cardioplegia.

⊘ Ar na Cavidade Ventricular

Se a sucção for muito grande ou a abertura apical muito larga, o ar pode ser sugado para a cavidade ventricular esquerda ao redor do sítio de aspiração.

Aspiração pela Veia Pulmonar Superior Direita

A aspiração pela veia pulmonar superior direita é conveniente, eficaz e a nossa técnica de escolha. Após o clampeamento da aorta, introduz-se o cateter de aspiração no átrio esquerdo por meio de uma ferida puntiforme no centro de uma sutura retangular ou oval em bolsa de tabaco na veia pulmonar superior direita. É posicionada pela valva mitral no ventrículo esquerdo. A sutura em bolsa de tabaco é passada pelo tubo estreito de borracha e acomodada (Fig. 4-3).

⊘ Dificuldade de Inserção do Aspirador

A adventícia dentro da sutura em bolsa de tabaco sobre a veia pulmonar superior direita deve ser dissecada para evitar qualquer obstrução à inserção suave do cateter de aspiração.

⊘ Lesão ao Nervo Frênico

Ao realizar suturas na veia pulmonar superior direita, deve-se ter cuidado para evitar o nervo frênico, que se estende no pericárdio parietal ao longo do aspecto anterolateral da veia pulmonar superior direita. A lesão do nervo frênico é mais provável em reoperações.

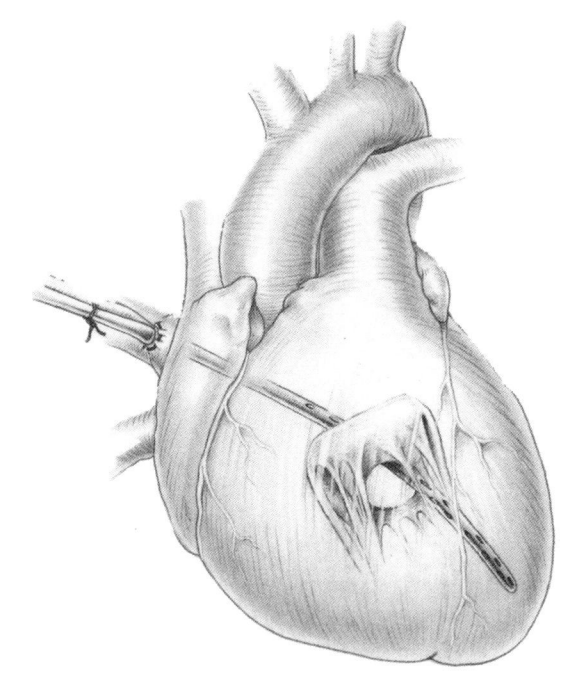

FIG. 4-3. Aspiração por meio da veia pulmonar superior direita.

NB Reforço de Sutura

Quando os tecidos são finos e friáveis, a sutura em bolsa de tabaco deve ser reforçada com feltro de Teflon.

⊘ Embolismo Aéreo

O embolismo aéreo pode ser evitado com o clampeamento da aorta ou pela fibrilação do coração antes da colocação do cateter de aspiração.

⊘ Lesão do Aspirador

O cateter deve ser introduzido com delicadeza e colocado através da valva mitral no ventrículo esquerdo sem forçá-lo de forma excessiva, para evitar lesão da valva mitral ou perfuração do ventrículo ou do átrio esquerdo. Essa complicação é mais provável, quando o coração se torna flácido após a infusão de solução cardioplégica gelada. Uma coleção de sangue inexplicável na cavidade pericárdica deve anunciar a ocorrência dessa catástrofe. A laceração deve ser localizada e reparada com suturas reforçadas antes de dar continuidade à cirurgia (Fig. 4-4).

NB Dificuldade de Introdução do Aspirador no Átrio Esquerdo

Algumas vezes, o aspirador não passa com facilidade no átrio esquerdo. Nesses casos, o aspirador pode ser posicionado após a abertura do coração, passando uma pinça de ângulo reto pelo defeito no septo atrial ou no forame oval persistente na abertura na veia pulmonar superior direita. O aspirador é tracionado no átrio esquerdo e posicionado de maneira adequada.

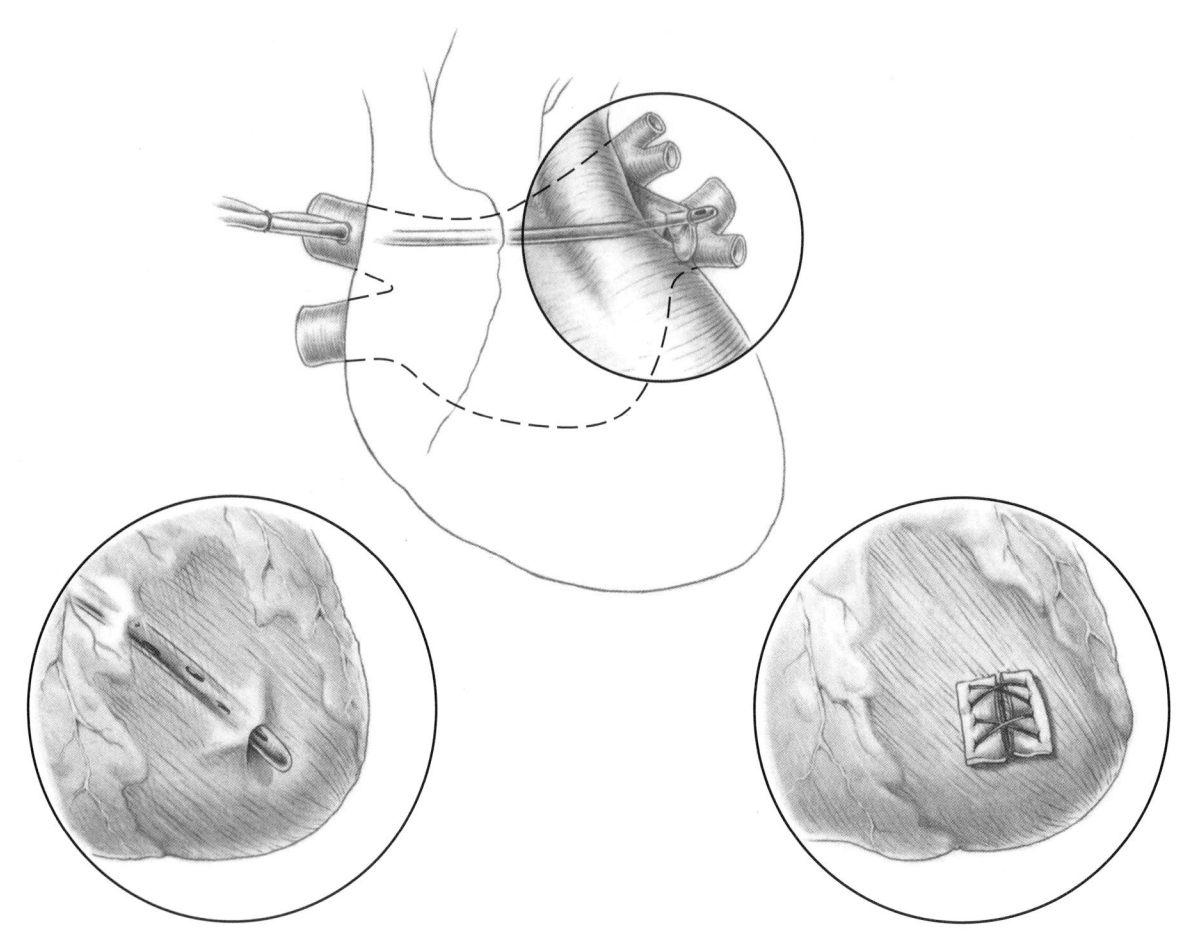

FIG. 4-4. Lesões ocasionadas pelo aspirador do ventrículo e átrio esquerdos.

Aspiração pelo Aspecto Superior do Átrio Esquerdo

O coração esquerdo também pode ser aspirado pelo aspecto superior do átrio esquerdo entre a aorta e a veia cava superior. Essa técnica é similar àquela descrita anteriormente para a veia pulmonar superior direita. É usada com pouca frequência, pois é difícil o controle do sangramento proveniente do sítio de aspiração (Fig. 4-5).

Aspiração da Artéria Pulmonar

Um método simples, porém altamente eficaz para descomprimir o coração, consiste na introdução de um cateter de aspiração por meio de sutura em bolsa de tabaco na superfície anterior da artéria pulmonar (Fig. 4-6). Essa técnica evita a distensão excessiva tanto do lado esquerdo, quanto do direito do coração sem o risco de embolismo aéreo sistêmico.

⊘ Laceração da Artéria Pulmonar

A parede da artéria pulmonar pode, por vezes, ser tão delicada e fina quanto uma folha de papel, resultando em laceração do sítio de aspiração. Isso pode ser evitado pelo uso de reforços na sutura em bolsa de tabaco. A laceração da artéria pulmonar, se ocorrer, pode ser reparada com facilidade com reforço direto da sutura.

Aspiração pelo Forame Oval

Consideramos a aspiração do átrio e do ventrículo esquerdos pelo forame oval em pacientes portadores de doença cardíaca congênita muito útil. Com essa técnica, o campo seco é mantido para o reparo preciso dos defeitos cardíacos.

Técnica

Com o átrio direito aberto, um aspirador pequeno e de ângulo reto é introduzido pelo forame oval e conectado à sucção fraca. Se o forame oval não for persistente, uma incisão puntiforme é feita na fossa oval. Antes do fechamento do átrio direito, o aspirador é removido, e a abertura no septo atrial é fechada com sutura fina de Prolene.

Retirada de Ar do Coração

De fato, o embolismo aéreo constitui uma complicação grave da cirurgia cardíaca e todas as precauções devem ser tomadas para minimizar a sua ocorrência. Uma maneira muito eficaz de minimizar o embolismo aéreo consiste em inundar o campo cirúrgico com dióxido de carbono, o que pode ser

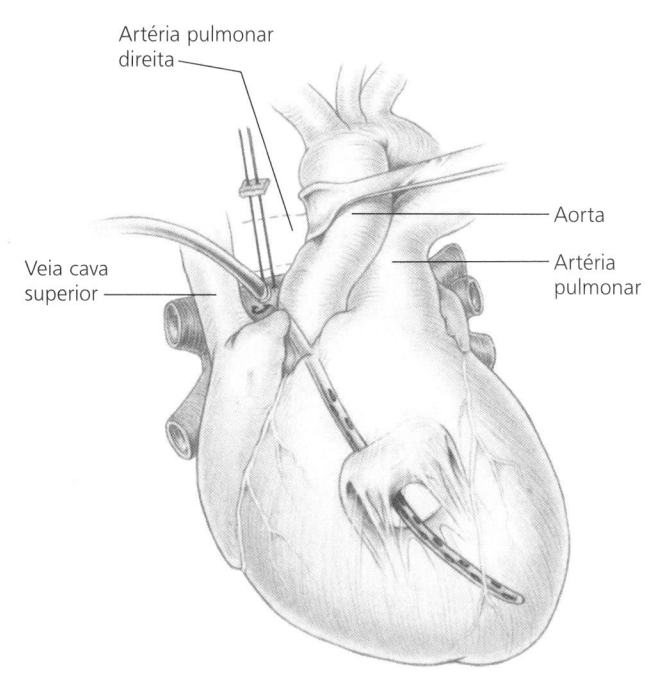

FIG. 4-5. Aspiração pelo aspecto superior do átrio esquerdo.

conseguido com a introdução de um fluxo constante de dióxido de carbono por tubo intravenoso estéril, ancorado no pericárdio logo acima das veias pulmonares direitas.

Lesão ao Nervo Frênico

O nervo frênico direito cursa ao longo do aspecto lateral do pericárdio. É preciso ter cuidado para não incluir o nervo frênico na sutura que segura o tubo.

O dióxido de carbono desloca o ar (especialmente nitrogênio) e dissolve-se no sangue, quando o coração se enche.

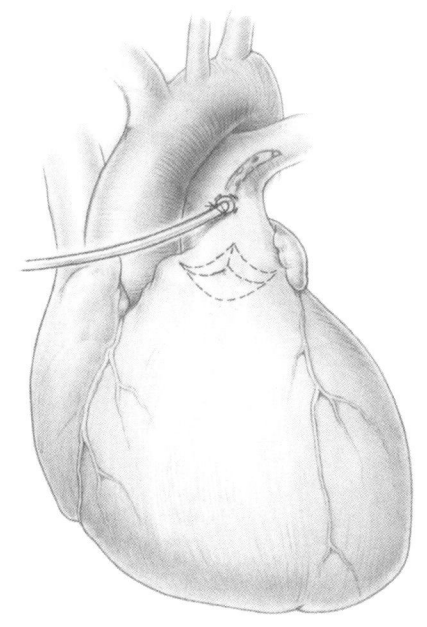

FIG. 4-6. Aspiração pela artéria pulmonar.

Inundar o campo com CO_2 é uma excelente técnica para minimizar a entrada de nitrogênio nas câmaras cardíacas durante os procedimentos minimamente invasivos, simplificando, dessa forma, a retirada de ar.

Em geral, o coração começa a bater logo após a remoção do clampeamento aórtico. Quando sangue aquecido é administrado de maneira retrógrada ao mesmo tempo em que a aortotomia está sendo fechada em pacientes submetidos à substituição de valva aórtica ou ao mesmo tempo em que a atriotomia está sendo fechada em pacientes submetidos à cirurgia de valva mitral, o coração pode, por vezes, começar a bater de forma espontânea antes da remoção do clampeamento aórtico. Todas as equipes de cirurgia cardíaca possuem sua própria preferência para a retirada de ar do coração. Nós usamos a seguinte técnica.

O sistema de aspiração, se usado, é clampeado, e o coração começa a se encher lentamente, reduzindo o retorno venoso. O sítio de administração da cardioplegia na aorta ou uma abertura residual no sítio de aortotomia são mantidos abertos com a ponta de uma pinça em ângulo reto para permitir o escape das bolhas de ar ejetadas. Às vezes, soro fisiológico ou sangue podem ser injetados lentamente pelo aspirador ventricular esquerdo, se em posição, para deslocar ar e sangue pela abertura aórtica. O coração é sacudido, e a aurícula atrial esquerda é cuidadosamente invaginada no átrio esquerdo para deslocar as bolhas de ar.

Coágulos e Apêndice Atrial Esquerdo

Coágulos de sangue possuem a tendência de se alojar no apêndice atrial esquerdo, principalmente em pacientes com estenose mitral e fibrilação atrial crônica, o que pode ser detectado com facilidade pela ecocardiografia transesofágica. Se presente, esses coágulos devem ser removidos. Se por alguma razão a suspeita de presença de coágulos no apêndice atrial não for verificada, a manipulação do átrio esquerdo e da aurícula deve ser evitada para evitar embolismo.

Dá-se início à ventilação de forma bastante suave. Muitas vezes, o coração recupera o ritmo espontâneo e começa a ejetar sangue pela abertura aórtica. Em seguida, uma agulha de despressurização por fenda é introduzida na abertura aórtica, e forte sucção é aplicada. Permite-se que o coração se encha, e o clampeamento aórtico é removido. A ecocardiografia transesofágica é usada rotineiramente para monitorar a função ventricular esquerda e para avaliar a adequação da função e do reparo vascular, assim como a presença de ar residual no coração. Conforme melhora a função ventricular esquerda, uma boa ejeção expele o ar residual. Em algumas ocasiões, apesar de todas essas manobras, uma bolsa de ar parece estar presa no ápice do ventrículo esquerdo. Ao elevar a cabeça da mesa, uma boa contração ventricular esquerda muitas vezes ejeta essas bolhas de ar presas para fora do coração. Se o ar permanecer, o paciente é colocado em posição de Trendelenburg, uma agulha de grande calibre é introduzida no ápice do ventrículo esquerdo, e sangue e ar são aspirados. A veia pulmonar superior direita, o apêndice atrial esquerdo e o teto do átrio esquerdo entre a veia cava superior e a aorta também podem ser sujeitos à aspiração por agulha.

🚫 Lesão ao Ventrículo Esquerdo Ocasionada pela Agulha

Quando o ventrículo esquerdo parece dilatado e delgado, e os tecidos do paciente são delicados, a aspiração com agulha do ápice do ventrículo esquerdo pode ser perigosa e causar sangramento. O local da agulha pode requerer fechamento por sutura.

NB Retirada de Ar pelo Ventrículo Direito

Um cateter intravenoso longo de calibre 14 ou 16 montado em uma agulha é passado obliquamente pela parede anterior do ventrículo direito a 1 cm da artéria descendente anterior esquerda e depois pelo septo no ventrículo esquerdo perto do ápice. A agulha é, então, removida deixando uma bainha plástica no local. A contração normal do coração deslocará e ejetará todas as bolhas de ar aprisionadas no ápice do ventrículo esquerdo e ao longo do septo. A bainha plástica é removida, quando nenhum ar é detectado pela ecocardiografia transesofágica. O sítio de entrada do ventrículo direito pode precisar de fechamento por sutura, se o sangramento continuar após a administração de protamina. Essa é uma técnica eficaz e segura para a remoção de ar residual.

Outra técnica útil consiste em permitir que o sangue seja ejetado do ventrículo esquerdo por meio da extremidade aberta de uma cânula de aspiração ventricular esquerda que está escondida em coleção de sangue na cavidade pericárdica. Todo o ar aprisionado no ventrículo ou átrio será gradativamente ejetado.

NB Essa técnica requer que o coração esteja cheio e ejetando; caso contrário, o ar pode ser sugado para o coração.

SEÇÃO II

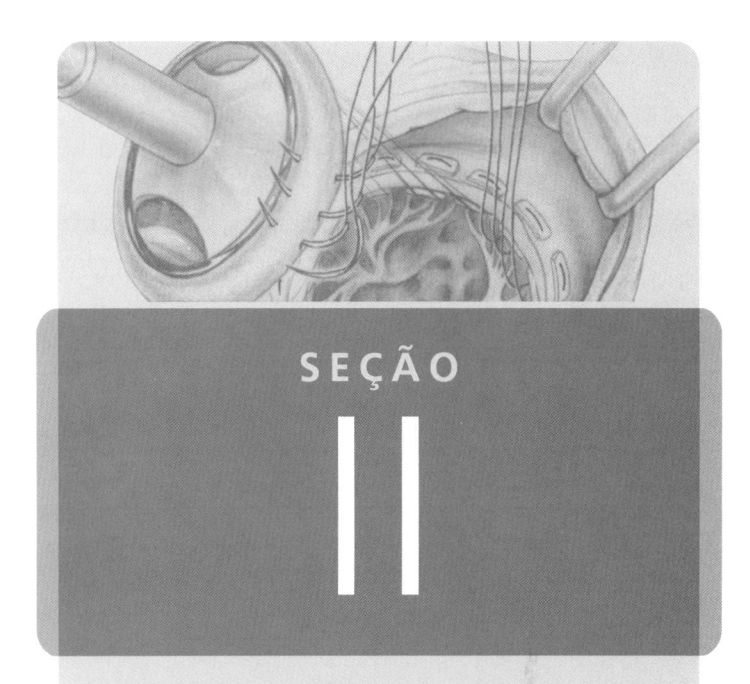

Cirurgia para Doença Cardíaca Adquirida

Cirurgia da Valva Aórtica

A estenose aórtica secundária à calcificação degenerativa, doença da valva aórtica bicúspide congênita ou febre reumática constitui a indicação mais comum para a substituição de valva aórtica. A insuficiência aórtica aguda resultante de dissecção aórtica, endocardite ou valvuloplastia por balão requer intervenção cirúrgica urgente. A regurgitação crônica da valva aórtica, causada pelo aumento lento da raiz aórtica ou disfunção das cúspides, é observada em anormalidades congênitas, mais frequentemente valva aórtica bicúspide, assim como febre reumática, endocardite, degeneração calcificante de válvula e doença degenerativa da parede aórtica. O momento da cirurgia é importante para evitar a disfunção ventricular esquerda irreversível.

Anatomia Cirúrgica da Valva Aórtica

A valva aórtica apresenta 3 cúspides ou folhetos semilunares: a cúspide não coronária, a cúspide esquerda e a cúspide direita, que se originam de 3 anéis valvulares em forma crescente nos seios aórticos. O plano dos anéis aórticos forma a linha de demarcação entre a cavidade ventricular esquerda e a aorta.

As fixações da valva aórtica ao trato de saída do ventrículo esquerdo são tanto musculares quanto membranosas (Fig. 5-1). Os 3 anéis fibrosos são todos associados a estruturas bastante diferentes. O anel não coronário é singular por que não dá origem a uma artéria coronária, além de estar fixado ao ventrículo esquerdo apenas pela membrana. As metades adjacentes dos anéis esquerdo e não coronário e a pequena área abaixo da comissura de intervenção, a cortina subaórtica fibrosa, são contínuas com o folheto anterior da valva mitral. Abaixo dos anéis não coronariano e coronário direito e da comissura de intervenção repousam o corpo fibroso central e o septo membranoso, que são divididos em segmentos atrioventriculares e interventriculares pela extensão contígua da valva tricúspide próxima. Em geral, essa membrana faz uma volta debaixo do anel não coronário e funde-se ao folheto anterior da valva mitral. O feixe de His passa pelo septo ventricular muscular logo abaixo do septo membranoso antes da divisão em ramos direito e esquerdo, que viajam inferiormente e para baixo ao longo do lado medial do trato de saída do ventrículo esquerdo. Esse tecido de condução encontra-se, portanto, próximo a porções dos anéis não coronário e coronário direito. Por trás do seio não coronário, e em oposição direta a ele, encontram-se o sulco interatrial e as partes dos átrios direito e esquerdo (o que explica a ruptura de um aneurisma do seio aórtico não coronário nessas cavidades).

Parte do anel coronário direito, conforme mencionado anteriormente, é diretamente ligada pelo corpo fibroso central à parede muscular do septo. Demonstra curso paralelo ao trato de saída do ventrículo direito, fundindo-se à sua comissura com o anel coronário esquerdo adjacente ao anel da valva pulmonar. A artéria coronária direita origina-se da parte superior do seio aórtico coronário direito e cursa por baixo do sulco atrioventricular direito. O segmento anterior ou esquerdo do anel coronário esquerdo forma a base da única parte da raiz aórtica não relacionada com nenhuma câmara cardíaca. A metade posterior ou direita do anel coronário esquerdo está em aposição ao átrio esquerdo. A artéria coronária principal esquerda se origina da parte superior do seio esquerdo e percorre uma distância curta, porém variável, atrás dele dividindo-se em seus ramos.

É importante entender a anatomia funcional da valva aórtica ao considerar procedimentos de reparo da valva ou procedimentos de preservação da valva aórtica na raiz da aorta. A raiz aórtica consiste em 4 componentes: o anel aórtico, as cúspides aórticas, os seios aórticos e a junção sinotubular. O anel aórtico é fixado ao septo interventricular e às estruturas fibrosas ao longo de 55% de sua circunferência, sendo os 45% restantes fixados ao miocárdio ventricular. As cúspides aórticas apresentam forma semilunar, e o comprimento de base é em geral 1,5 vez maior que o comprimento da margem livre. A comissura corresponde ao ponto mais alto, onde 2 folhetos se encontram, local logo abaixo da junção sinotubular. O anel apresenta forma de leque, e o diâmetro do anel em indivíduos jovens é normalmente 15 a 20% maior do que o diâmetro da junção sinotubular. Em pacientes mais velhos, esses 2 diâmetros são quase iguais. O comprimento médio da margem livre de uma cúspide aórtica é 1,5 vez o diâmetro da junção sinotubular. Em geral, a cúspide não coronária é ligeiramente maior do que as outras 2, sendo a da esquerda a menor.

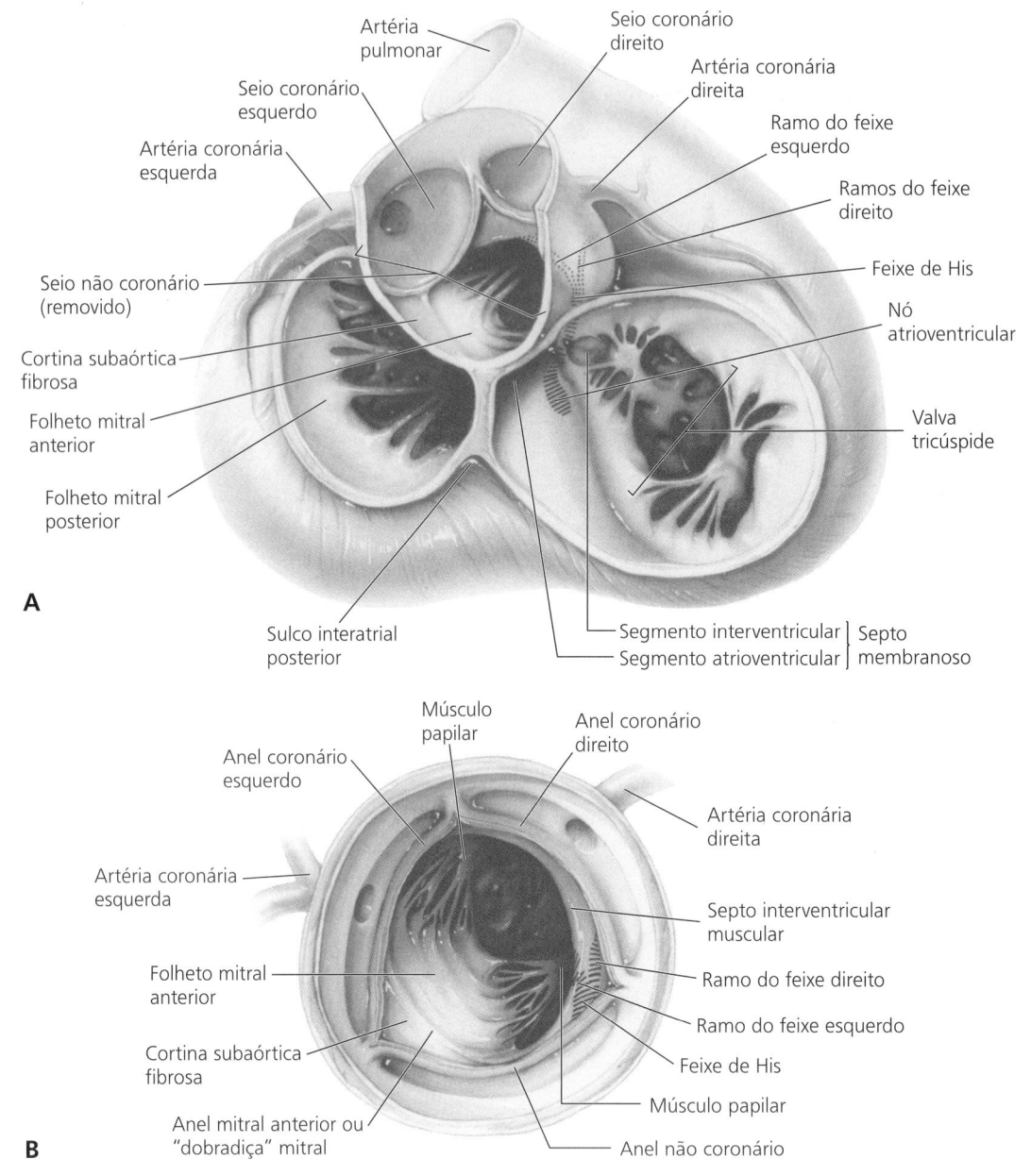

FIG. 5-1. A: Vista posteroanterior do coração com a aorta e a artéria pulmonar transeccionadas acima dos seios. Os átrios foram removidos no nível das valvas atrioventriculares. O seio não coronário foi excisado no anel não coronário, e os folhetos aórticos foram removidos. **B:** Vista superior da raiz aórtica. Os folhetos foram excisados.

Abordagem à Valva Aórtica

A cirurgia da valva aórtica pode ser realizada através da esternotomia mediana, com incisão cutânea limitada ou total, ou por meio de uma miniesternotomia superior (vide Capítulo 1). De modo geral, a aorta ascendente distal é canulada diretamente, e uma cânula venosa de duplo estágio é colocada no átrio direito. Em casos de envolvimento aterosclerótico ou calcificação difusa da aorta ou dissecção aórtica, pode haver necessidade de alterar a canulação arterial e modificar o conduto do procedimento (vide Manejo de Aorta que não Pode Ser Clampeada).

Preservação do Miocárdio

Técnicas detalhadas para a preservação do miocárdio já foram discutidas no Capítulo 3. Uma técnica sincronizada modificada para a proteção do miocárdio foi usada em nossa prática para a cirurgia valvular, particularmente para a doença de valva aórtica.

Técnica

Com a cânula cardioplégica retrógrada, posicionada no seio coronário, e uma cânula anterógrada na raiz aórtica, o desvio cardiopulmonar tem início, e a hipotermia moderada (28°C a

30°C) é obtida. A aorta é clampeada, e 1.000 mL de solução cardioplégica gelada (4°C a 8°C) são administrados na raiz aórtica (vide Capítulo 3). A atividade miocárdica cessa, e a monitoração eletrocardiográfica revela uma linha reta.

⊘ Distensão Ventricular Esquerda

A administração anterógrada de solução cardioplégica sanguínea na raiz aórtica pode ser satisfatoriamente conseguida apenas se a valva aórtica estiver relativamente competente (vide Capítulo 3). A presença de insuficiência importante da valva aórtica resulta em refluxo da solução cardioplégica na cavidade ventricular esquerda, que não apresenta contração, promovendo distensão ventricular esquerda e possível lesão miocárdica. Portanto, para conseguir a total paralisação cardíaca quando a valva aórtica não é competente, a solução cardioplégica sanguínea deve ser administrada pela técnica retrógrada. Além disso, um aspirador ventricular esquerdo deve ser colocado pela veia pulmonar superior direita. A proteção miocárdica pode ser incrementada através da administração de solução cardioplégica nos óstios coronários após a abertura da aorta.

⊘ Dificuldade de Canulação do Seio Coronário

Raramente, a cânula retrógrada não pode ser introduzida de maneira segura no seio coronário. A canulação bicaval é realizada, e a cânula retrógrada é colocada no seio coronário sob visão direta (vide Capítulo 3).

⊘ Parada Cardioplégica com Cardioplegia Retrógrada

A parada cardioplégica do coração apenas pela técnica retrógrada pode, por vezes, ser lenta, principalmente quando o coração está aumentado. Nesses casos, a aortotomia deve ser realizada, e a solução cardioplégica, administrada diretamente nas artérias coronárias.

⊘ Depósitos de Cálcio

Os folhetos aórticos podem tornar-se tão deformados pelos depósitos de cálcio que são capazes de obstruir fisicamente a canulação das artérias coronárias, evitando a administração satisfatória da solução cardioplégica sanguínea. Nesse caso, a cúspide coronária esquerda deve ser rapidamente excisada para facilitar a canulação direta e a infusão de solução cardioplégica sanguínea no óstio coronário esquerdo. A infusão na artéria coronária direita pode ser realizada, quando o coração for paralisado, e a valva aórtica doente for excisada.

A cardioplegia sanguínea gelada é administrada (em geral a cada 10 minutos) de maneira retrógrada para garantir a completa suspensão da atividade elétrica do miocárdio. No período entre as doses de cardioplegia, o sangue oxigenado gelado é infundido de modo contínuo pela cânula retrógrada toda vez que a visualização da raiz aórtica não for necessária (como a colocação de suturas valvares no anel de sutura da valva prostética). Para a proteção ideal do ventrículo direito, a infusão direta de solução cardioplégica sanguínea na artéria coronária direita é realizada a cada 20 minutos, e gelo envolvido em gaze é topicamente aplicado sobre o coração com intuito de minimizar o reaquecimento superficial.

Quando a valva aórtica já tiver sido acomodada, e as suturas valvares estiverem sendo amarradas, o paciente é reaquecido. Dá-se continuidade à infusão retrógrada de sangue gelado ou solução cardioplégica sanguínea pelo seio coronário, para assegurar a interrupção total da atividade do miocárdio. Quando o fechamento da aortotomia for iniciado, sangue aquecido é infundido de maneira retrógrada pelo seio coronário. Muitas vezes, concomitantemente ao fechamento da aortotomia, é possível observar atividade cardíaca normal. Se o paciente também tiver sido submetido à revascularização do miocárdio, cardioplegia sanguínea ou sangue gelado podem ser infundidos ao mesmo tempo anterogradamente através dos enxertos venosos e retrogradamente pelos seios coronários.

⊘ Embolismo Aéreo da Artéria Coronária Direita

A infusão de sangue aquecido pela técnica retrógrada continua por vários minutos após a remoção do clampeamento, para minimizar o risco de penetração de bolhas de ar aprisionadas na raiz aórtica na artéria coronária direita.

Exposição da Valva Aórtica pela Aortotomia Transversa

A incisão transversa baixa talvez seja a mais comumente usada e a preferida de muitos cirurgiões (Fig. 5-2). A gordura epicárdica e o tecido da adventícia do trato de saída do ventrículo direito e da artéria pulmonar podem sobrepor-se à linha desejada da incisão aórtica, que pode ser dissecada e retraída por algumas suturas reforçadas (Fig. 5-2A). As suturas finas de Prolene são inseridas na adventícia da parede aórtica de cada lado da linha de incisão proposta, que deve encontrar-se 10 a 15 mm acima da origem da artéria coronária direita. Quando a aorta ascendente é clampeada, a parede aórtica é incisada a curta distância por entre essas suturas. Um pequeno afastador de folhetos é introduzido no lúmen da aorta para expor a valva aórtica.

⊘ Lesão Ocasionada pelo Afastador

Muitas vezes, a parede aórtica se encontra dilatada e adelgaçada, principalmente em pacientes idosos com dilatação pós-estenótica. A tração agressiva pode resultar em laceração transversa da parede da raiz aórtica (Fig. 5-3), o que pode precisar de substituição da aorta ascendente ou reparo com retalho da parede aórtica.

Sob visão direta, a abertura é estendida nos 2 lados; é preciso ter cuidado para manter-se cerca de 10 mm acima das

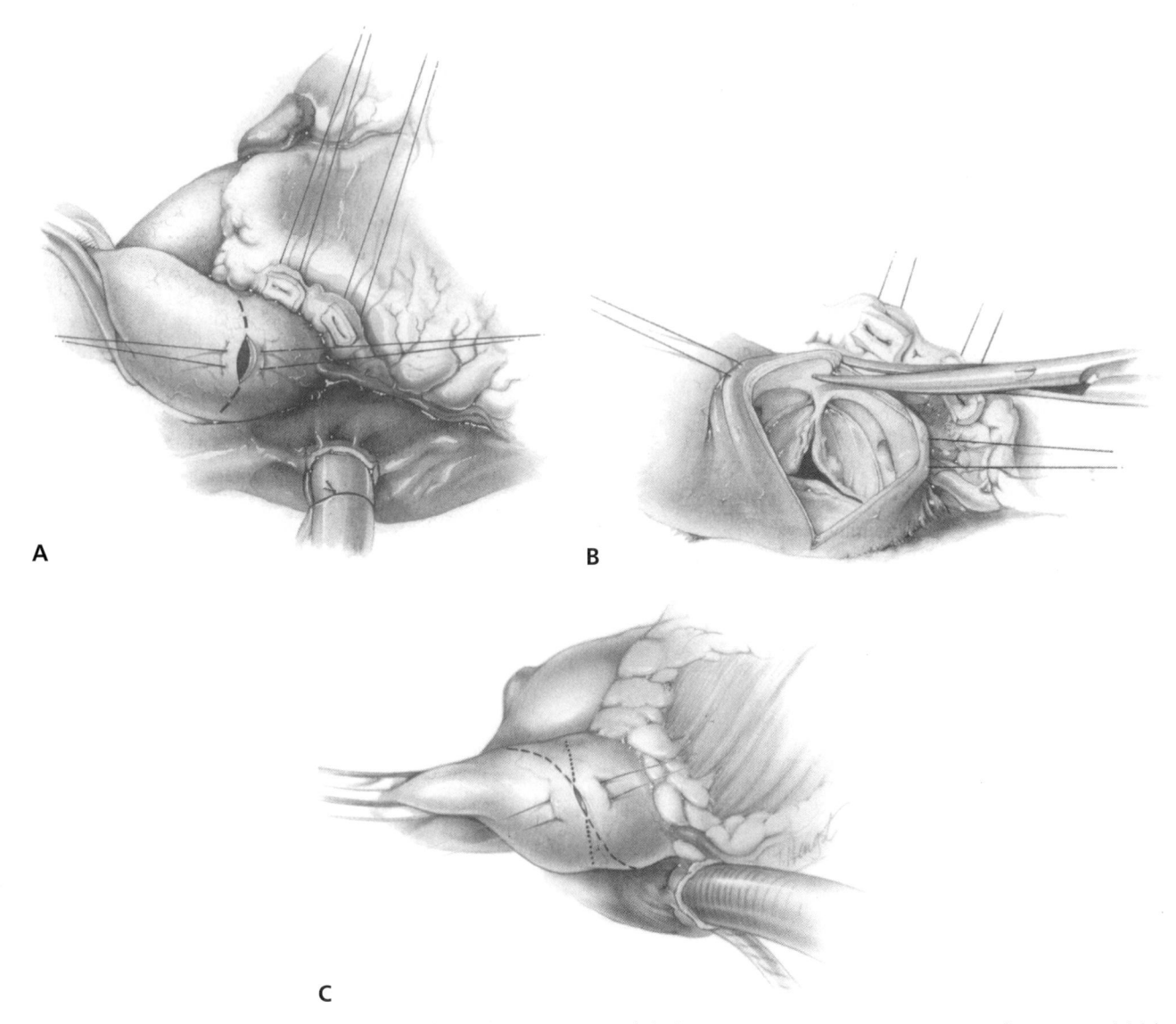

FIG. 5-2. A: Incisão transversa baixa para expor a valva aórtica. **B:** Extensão da incisão transversa. **C:** A pequena aortotomia transversa inicial pode ser estendida transversal e obliquamente.

comissuras aórticas (Fig. 5-2B). De modo alternativo, a incisão pode ser aumentada de forma oblíqua para cima e/ou para baixo, convertendo-a numa incisão oblíqua ou adaptando-a para fornecer a exposição ideal (Fig. 5-2C, linha pontilhada).

Aortotomia muito Próxima ao Óstio Coronário Direito

A dilatação pós-estenótica, que é comumente observada em pacientes com estenose aórtica e valva aórtica bicúspide congênita, pode deformar a raiz aórtica e causar deslocamento para cima do óstio da artéria coronária direita. A aortotomia transversa usual pode ser muito baixa e colidir no óstio da coronária direita. Deve-se ter cuidado com esses pacientes na identificação da origem da artéria coronária direita antes da abertura da aorta.

Exposição da Valva Aórtica por Aortotomia Oblíqua

Uma incisão oblíqua ou em bastão de *hockey* é iniciada superiormente no aspecto medial da aorta, e, depois, continuada em diagonal para baixo no seio não coronário, parando 10 mm acima do anel aórtico. As paredes aórticas são, então, retraídas em cada lado (Fig. 5-4). Essa incisão é particularmente útil em pacientes que apresentam raízes aórticas pequenas.

Extensão Inferior Excessiva da Aortotomia

O limite inferior da incisão deve ser bem acima do anel aórtico para evitar dificuldades na colocação das suturas no anel para a inserção da prótese. Isso também facilita o fechamento da aorta.

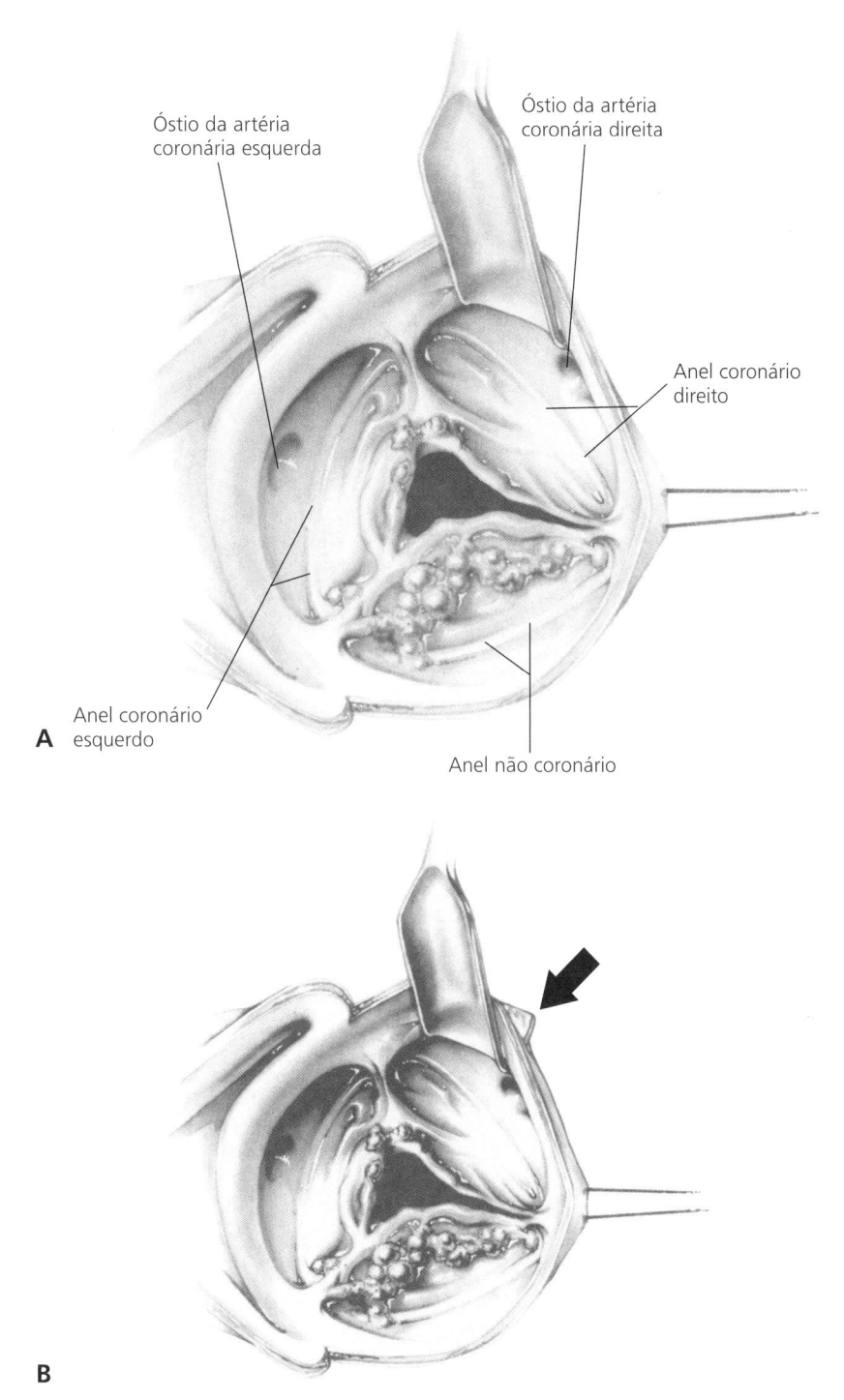

FIG. 5-3. A: Vista cirúrgica de uma valva aórtica doente. Observe que a aortotomia se encontra aproximadamente 10 mm acima das comissuras. **B:** Lesão ocasionada pelo afastador na parede aórtica.

Hematoma Ventricular Direito

A gordura epicárdica que recobre o ventrículo esquerdo é bastante friável e, se traumatizada, pode desenvolver um grande hematoma em pacientes heparinizados. A gordura epicárdica pode ser gentilmente retraída para longe do campo operatório com suturas de tração reforçadas (Fig. 5-2A).

Substituição de Valva Aórtica

A substituição de valva é necessária em quase todos os pacientes portadores de estenose aórtica e em muitos pacientes com insuficiência aórtica. A escolha pela substituição da valva depende da idade do paciente, da presença de doença concomitante, do estilo de vida e de fatores anatômicos. As valvas mecânicas contemporâneas incluem valvas de duplo

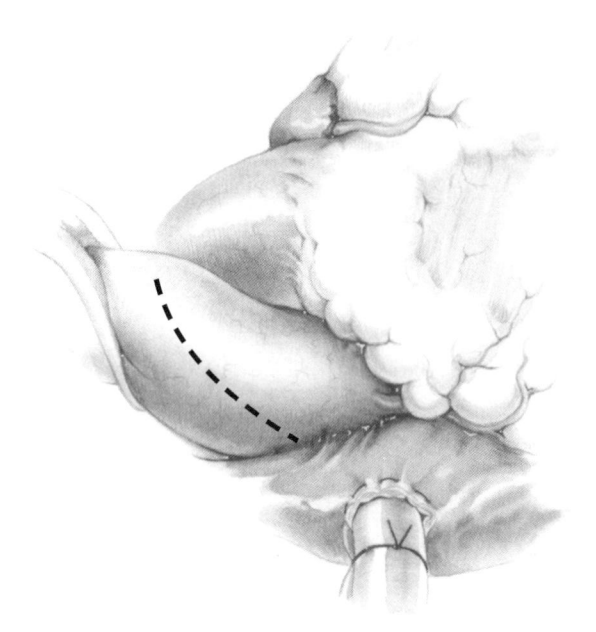

FIG. 5-4. Incisão oblíqua para expor a valva aórtica.

folheto e de disco inclinado, que normalmente não requerem nova substituição, mas exigem anticoagulação e oferecem grande risco de eventos tromboembólicos. As bioproteses com suporte englobam as valvas de pericárdio bovino e porcinas que funcionam bem sem a necessidade de anticoagulação por vários anos, porém sofrem deterioração estrutural e requerem nova cirurgia. As valvas protéticas biológicas sem suporte oferecem melhor hemodinâmica, especialmente em tamanhos valvares menores, no entanto a implantação é mais exigente do ponto de vista técnico, além de sofrerem alterações degenerativas que levam à nova cirurgia de substituição da valva. Homoenxertos aórticos apresentam vantagens similares às valvas sem suporte e em geral são mais duráveis, mas a disponibilidade é um problema. O autoenxerto pulmonar é a melhor opção de substituição em lactentes e crianças, oferecendo potencial de crescimento e liberdade a longo prazo para reoperação da valva aórtica. Entretanto, consiste num procedimento de 2 válvulas com necessidade de reintervenção na valva pulmonar de substituição.

Excisão da Valva Aórtica

Os folhetos das valvas doentes são excisados com tesouras, deixando uma margem de 1 a 2 mm no anel (Fig. 5-5). Os segmentos calcificados do anel são amassados entre os fórceps pituitários, e os fragmentos de cálcio são gentilmente retirados ou excisados (Fig. 5-6).

⊘ Limites da Excisão

A excisão da valva aórtica muito próxima ao anel pode provocar o rompimento do anel e deixar pouco tecido para a fixação das suturas de maneira segura. Portanto, devemos deixar uma margem de folheto valvar, que em caso de necessidade, pode ser aparada subsequentemente.

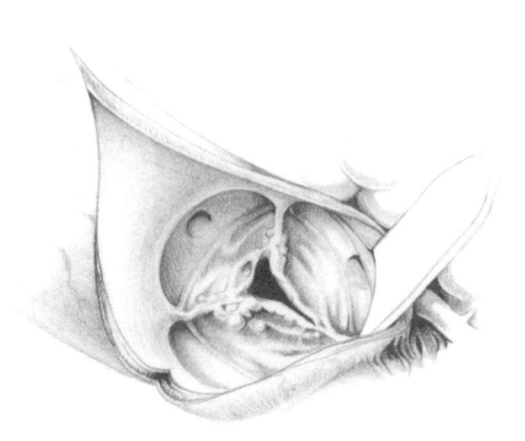

⊘ Descolamento de Partículas de Cálcio

É preciso ter cuidado para não deixar que fragmentos de cálcio caiam na cavidade ventricular esquerda, pois podem causar embolização sistêmica. A ponta da sucção é desconectada, e o assistente deve sugar os resíduos à medida que os folhetos das valvas são exisados. Um pedaço dobrado de gaze ou tampão deve ser colocado no ventrículo esquerdo após a excisão da valva antes da remoção seguinte de cálcio do anel aórtico (Fig. 5-7). A gaze ou o tampão protegem o trato de saída do ventrículo esquerdo. Resíduos ou partículas de cálcio caem sobre o tampão ou gaze em vez de se perderem na cavidade ventricular esquerda. A cavidade ventricular esquerda é irrigada com soro fisiológico gelado. Em seguida, o tampão ou a gaze são removidos.

NB Algumas instituições podem requerer que o tampão ou a gaze incorporem marcadores radiopacos.

⊘ Proteção do Óstio Coronário

Para evitar a embolização coronariana durante a remoção de cálcio ou extração da gaze, os óstios coronários podem ser temporariamente obstruídos por um chumaço de algodão, uma cânula cardioplégica portátil ou a ponta da cabeça de sucção. Essas precauções são especialmente úteis para a proteção do óstio coronário esquerdo; o óstio direito é menos propenso a ser exposto às partículas de cálcio pela sua posição anterior e pelo fato de que muitas vezes é coberto pela lâmina do afastador.

CAPÍTULO 5 • Cirurgia da Valva Aórtica

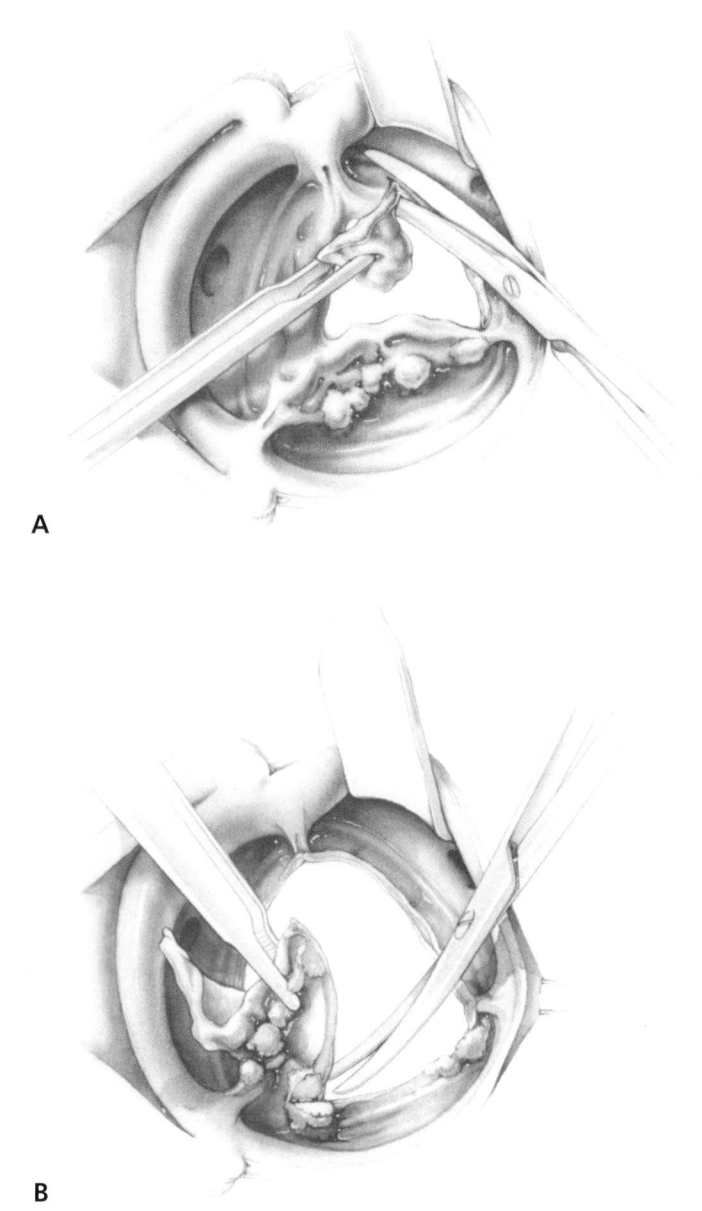

FIG. 5-5. Excisão da valva aórtica doente. **A:** Folheto coronário direito. **B:** Folheto não coronário.

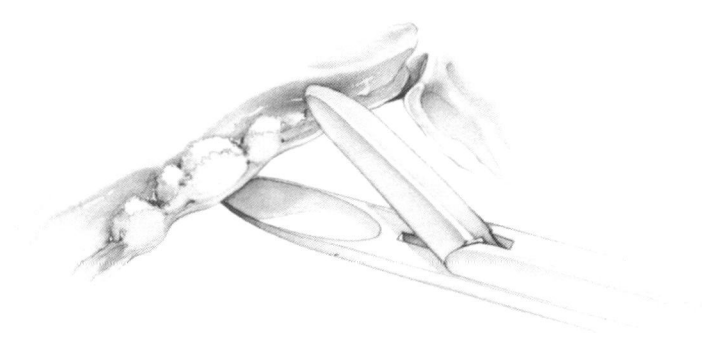

FIG. 5-6. Quebra e remoção de fragmentos de cálcio de um anel doente.

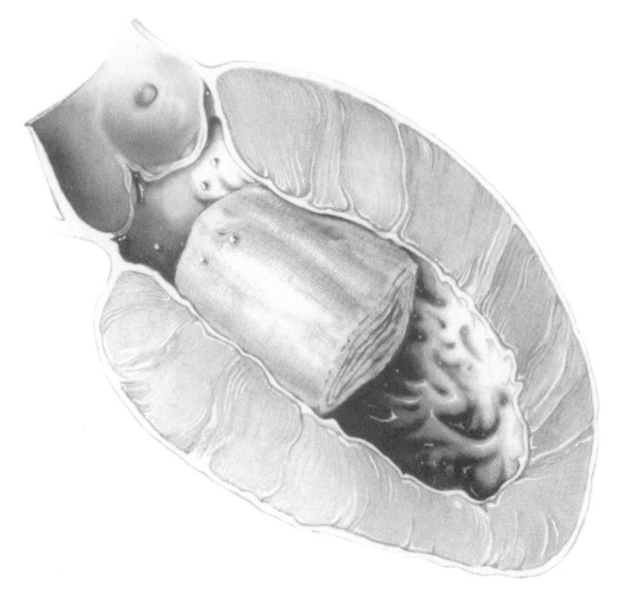

FIG. 5-7. Uso de gaze para evitar que partículas de cálcio penetrem na cavidade ventricular esquerda.

⊘ Descolamento do Folheto Mitral Anterior

Em virtude da continuidade das porções das valvas aórtica e mitral, o folheto mitral anterior pode descolar-se de seu anel durante a excisão dos folhetos das valvas aórticas. O cirurgião deve também estar atento a essa possibilidade durante a remoção de cálcio e enquanto apara o anel aórtico perto das cúspides esquerda e não coronária (Fig. 5-8). O folheto mitral anterior é especialmente propenso ao descolamento com a remoção da cúspide não coronária; isso resulta em defeito na raiz aórtica, que se abre diretamente no átrio esquerdo. Esse acidente é mais provável quando existe grande calcificação da valva aórtica que se estende à valva mitral, o que não é raro. O folheto anterior da valva mitral precisa ser refixado ao seu anel por meio de sutura(s) interrompida(s) com reforços, incorporando a borda periférica da laceração da valva mitral e do anel (Fig. 5-9).

⊘ Fraqueza do Anel

A tentativa agressiva de retirar cálcio do anel aórtico pode ocasionalmente enfraquecer a área, o que pode resultar em perfuração tanto do lado externo do coração, quanto das outras câmaras do coração. A área enfraquecida precisa ser reconhecida e aproximada com suturas reforçadas (Fig. 5-9).

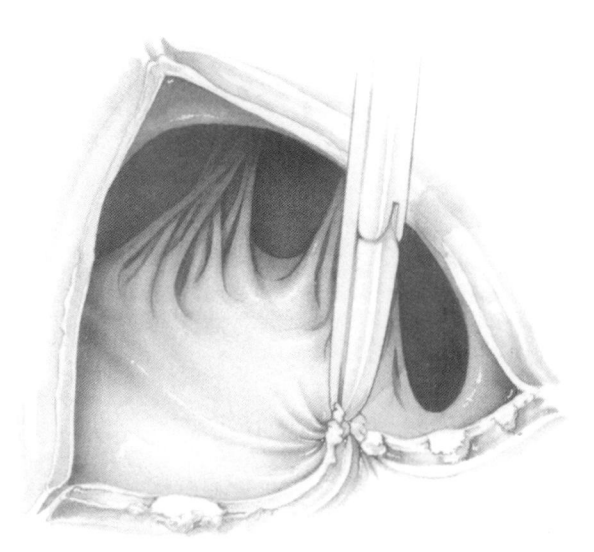

FIG. 5-8. Extração imprudente de cálcio incrustado no anel aórtico, criando um defeito da raiz aórtica até as outras câmaras do coração ou pericárdio (vide Fig. 5-4).

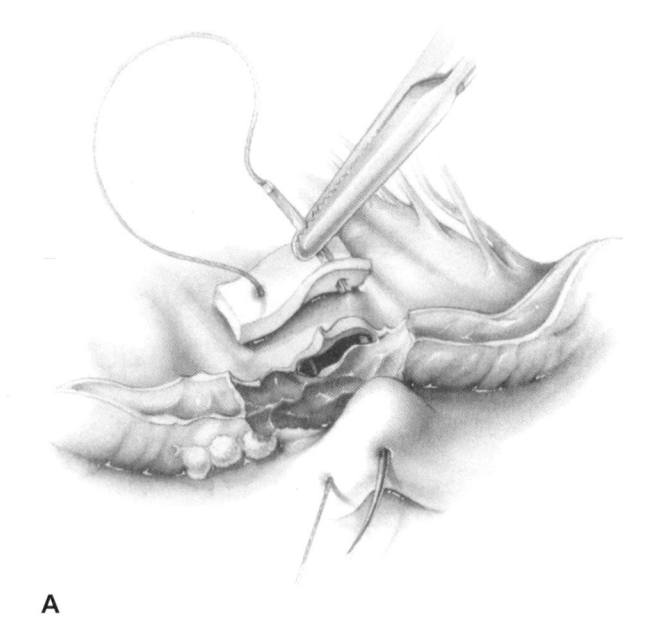

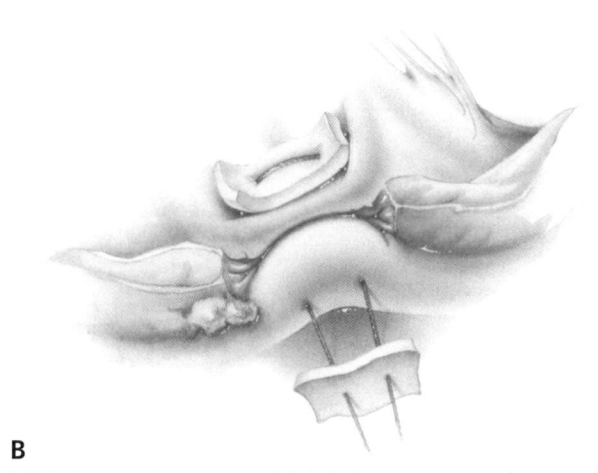

FIG. 5-9. A: Descolamento parcial do folheto mitral anterior, criando um defeito no átrio esquerdo. **B:** O defeito é fechado com suturas reforçadas, que podem também ser usadas para ancorar a prótese.

Medição do Tamanho da Prótese Aórtica

A prótese escolhida para substituir a valva aórtica precisa encaixar-se confortavelmente no anel. Inserimos 3 suturas simples, uma em cada comissura (Fig. 5-10A) ou no anel perto de cada comissura (Fig. 5-10B). O orifício aórtico pode ser aberto pela aplicação de tração a essas suturas. Por vezes, as suturas colocadas no nadir do anel entre as comissuras abrem o trato de saída do ventrículo esquerdo idealmente, tornando a medição do tamanho mais fácil (Fig. 5-10C). Em seguida, introduzimos obturadores de tamanhos diferentes em série no anel, começando pelo menor. Assim, selecionamos a prótese de tamanho correto.

⊘ *Prótese Pequena*

Encaixe muito frouxo indica que o paciente não irá se beneficiar da maior prótese possível, que apresenta a hemodinâmica ideal.

⊘ *Prótese Grande*

O encaixe apertado pode tornar difícil a acomodação satisfatória da prótese. A prótese maior pode ocasionar rompimento do anel aórtico e/ou tornar o fechamento da aortotomia difícil.

⊘ *Mensuração do Anel*

Uma vez que os moldes constituem réplicas exatas da respectiva prótese, o anel precisa ser medido com o molde que corresponde à prótese específica. Isso é particularmente relevante, quando usamos uma prótese elaborada para implantação supra-anelar.

É importante considerar o trato de saída do ventrículo esquerdo, o anel aórtico e a junção sinotubular ao medir o tamanho da prótese adequado. Isso pode não ser muito importante em pacientes com insuficiência aórtica pura. Entretanto, em pacientes com estenose aórtica grave, pode haver estreitamento do trato de saída do ventrículo esquerdo em razão de hipertrofia septal. Muitas vezes, a dilatação pós-estenótica obscurece ou deforma a junção sinotubular. Portanto, o diâmetro em cada nível pode ser diferente, tornando a medição da prótese apropriada um pouco trabalhosa. É prudente tentar medir o tamanho do trato de saída do ventrículo esquerdo, do anel aórtico e da junção sinotubular separadamente para que o tipo apropriado de prótese possa ser selecionado.

⊘ *Raiz Aórtica Calcificada*

Quando a raiz aórtica se encontra bastante calcificada ou existem cristas calcificadas na parede da aorta, pode ser difícil introduzir o molde na raiz aórtica. Assim, o cirurgião precisa julgar o tamanho da prótese visualmente.

NB *Descalcificação da Raiz Aórtica*

Muitas vezes, há calcificação na raiz aórtica envolvendo os seios e estendendo-se nos óstios das artérias coronárias. Com experiência, é possível descalcificar a raiz aórtica em locais específicos para facilitar a implantação da prótese de tamanho apropriado. A técnica consiste em esmagar com delicadeza os segmentos da íntima calcificada com um fórceps e depois os remover da parede aórtica para facilitar a cirurgia. A implantação de bioprótese aórtica sem suporte ou de homoenxerto usando a técnica subcoronária modificada reforça um segmento enfraquecido da parede aórtica.

⊘ *Laceração da Parede Aórtica*

É importante não retirar segmentos calcificados da parede da raiz aórtica para evitar lesão "em casa de botão". A conexão do segmento calcificado com a íntima precisa ser afiadamente dividida por tesouras.

Técnica de Inserção de Sutura

A prótese é suturada em posição com suturas interrompidas como Ticron ou Tevdek 2-0, duplamente armada com agulhas de ponta romba. Uma puntura profunda do anel é realizada. As extremidades da sutura são mantidas tensas por um assistente ou inseridas na ordem correta num anel circular (Fig. 5-11). Quando todas as suturas anelares tiverem sido colocadas, são passadas pelo anel de sutura da prótese de maneira organizada, tanto individualmente quanto pela técnica de colchão vertical. De outra maneira, cada sutura pode ser passada pelo ânulo e pelo anel de sutura da valva em uma etapa (Fig. 5-12). Às vezes, certos segmentos do anel não são vistos totalmente. A tração de uma sutura previamente colocada aumenta a exposição (Fig. 5-13). Essa sutura pode ser mantida tensa tanto pela mão do cirurgião, quanto pela colocação no anel circular.

NB *Remoção de Partículas de Cálcio Encravadas*

A ponta da agulha de sutura pode ser usada para deslocar as partículas de cálcio profundamente encravadas no miocárdio (Fig. 5-14).

⊘ *Segurança da Sutura*

As suturas precisam ser individualmente testadas para garantir a boa fixação no anel; elas podem lacerar o anel se incluírem apenas tecido de folheto degenerativo ou uma borda estreita do anel. Se a sutura parecer insegura, ou é removida ou convertida a ponto em forma de 8 (Fig. 5-15) e depois passada pelo anel de sutura da prótese em colchão horizontal.

NB *Suturas Reforçadas*

Quando o anel está calcificado ou muito friável para manter as suturas seguramente, suturas reforçadas (Ethibond 2-0 ou Ticron) constituem alternativas satisfatórias. Do ponto de vista técnico, é mais fácil inserir

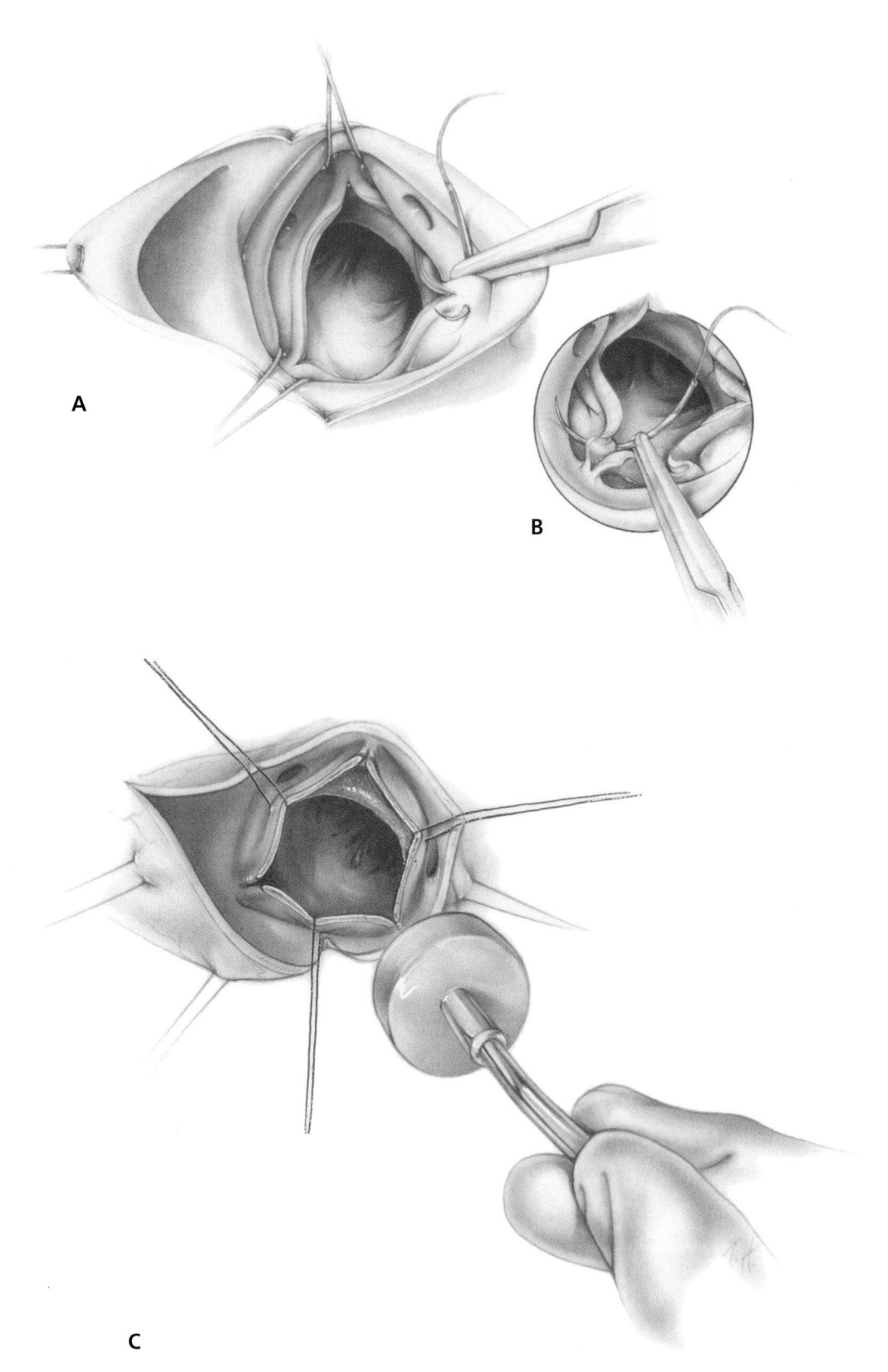

FIG. 5-10. A: Inserção de 3 suturas simples no anel da valva aórtica, 1 em cada comissura. **B:** As suturas podem ser colocadas de modo alternativo pelo anel perto de cada comissura. **C:** Suturas inseridas no nadir do anel para calcular o tamanho ideal.

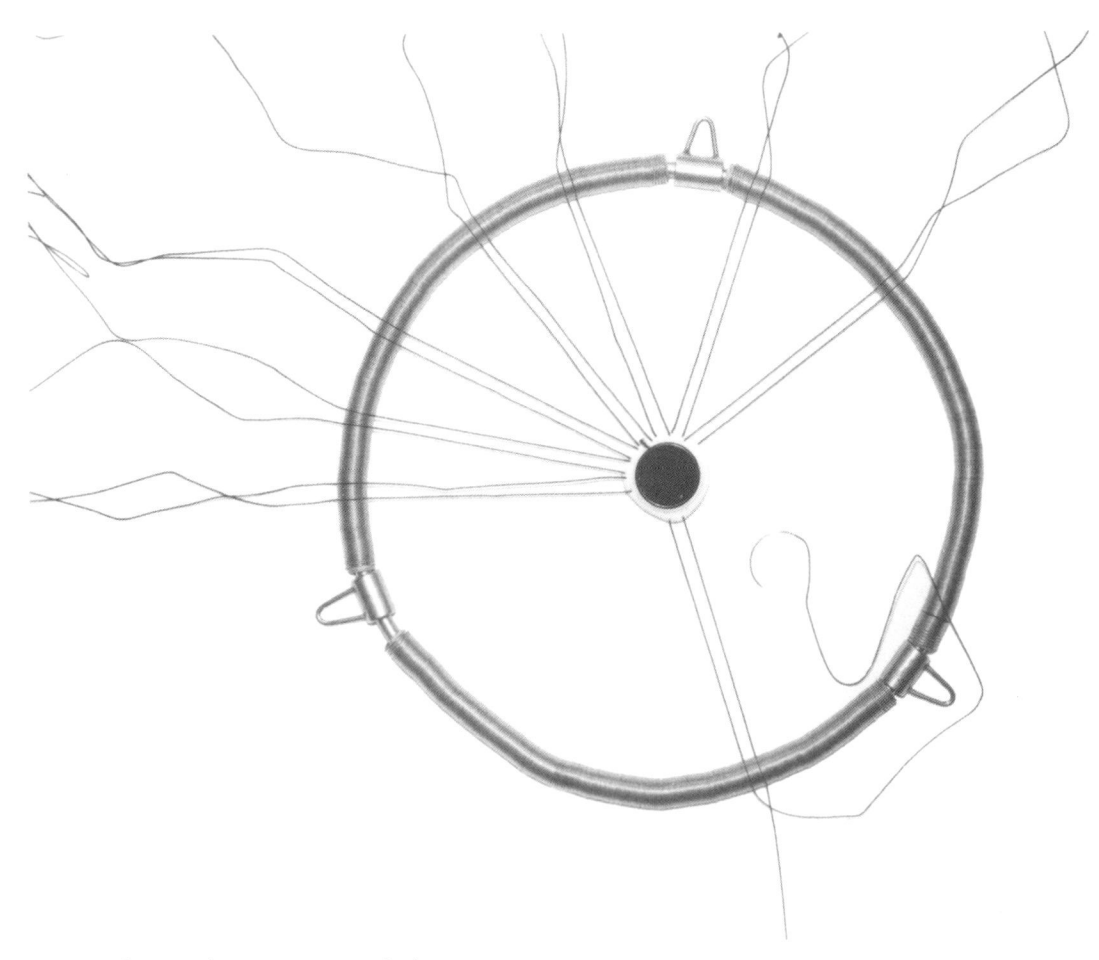

FIG. 5-11. Anel para a colocação de suturas em sequência.

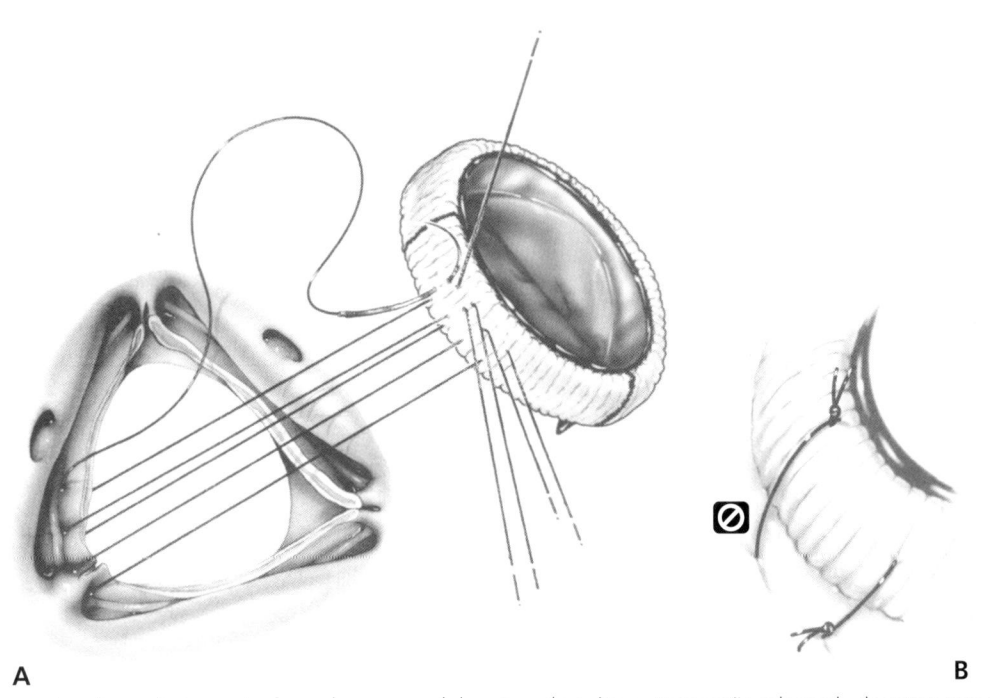

FIG. 5-12. A: Passagem de suturas diretamente do anel para o anel de sutura da prótese. **B:** Inserção adequada de suturas no anel de sutura para colocar o nó longe da valva propriamente dita.

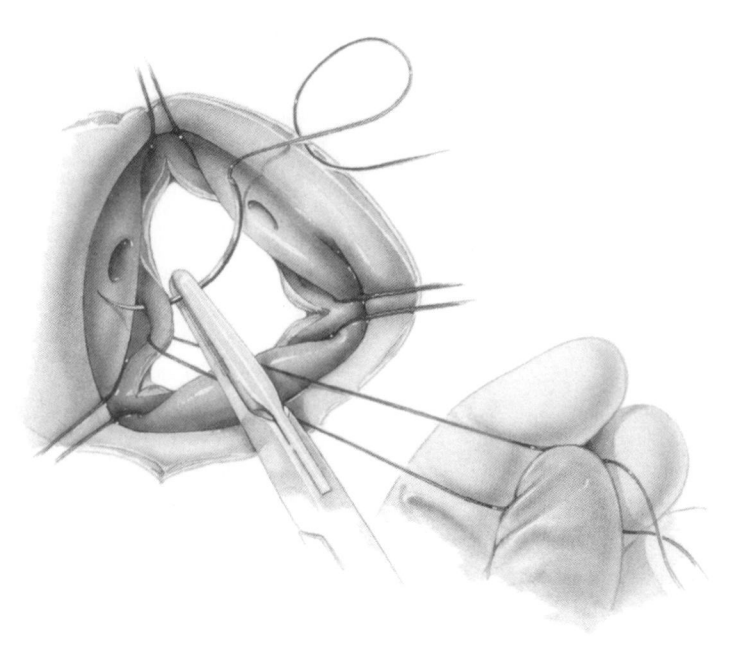

FIG. 5-13. Exposição para a colocação de suturas no anel aórtico.

suturas de maneira invertida, com os reforços repousando acima do anel na aorta (Fig. 5-16A). A técnica alternativa de colocação de suturas a partir de baixo, quepermite que os reforços permaneçam subanelares, fornece amparo seguro e satisfatório (Fig. 5-16C). Essa técnica é usada para a inserção supra-anelar da valva protética. Se utilizada com valva de disco, o cirurgião precisa certificar-se de que nenhum reforço interfere no movimento normal do disco. Ademais, se uma sutura rompe enquanto é amarrada, o reforço solto precisa ser resgatado. Às vezes, a prótese precisa ser removida a fim de localizar e remover um reforço solto no ventrículo esquerdo. Se as suturas reforçadas forem colocadas a partir de baixo ou de cima do anel, elas são inseridas no anel de sutura da prótese no estilo colchão horizontal (Fig. 5-17). O uso rotineiro de reforços tem reduzido bastante a ocorrência de extravasamentos paravalvulares.

FIG. 5-14. Uso da ponta da agulha para deslocar o cálcio incrustado do miocárdio.

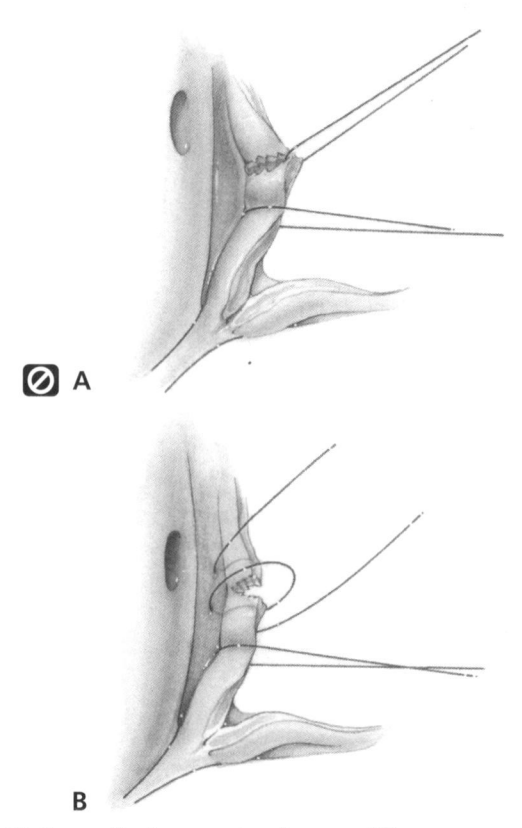

FIG. 5-15. Conversão de uma sutura insegura (**A**) em uma em forma de 8 (**B**).

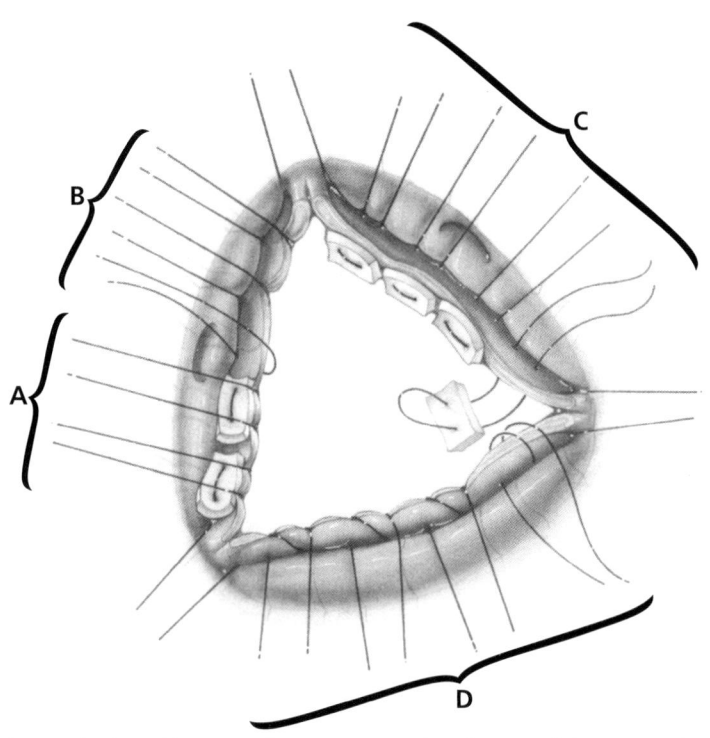

FIG. 5-16. A: Inserção de suturas de maneira invertida, com reforços repousando sobre o anel da aorta. **B:** Suturas simples. **C:** A inserção de suturas desde baixo permite que os reforços se mantenham subanelares. **D:** Suturas em forma de 8.

⊘ Bloqueio Cardíaco

Suturas inseridas profundamente e perto dos anéis não coronários e coronário direito podem lesar os tecidos de condução e dar origem a várias formas de bloqueio cardíaco (Fig. 5-18). Quando existe muita calcificação se estendendo no septo ventricular ou quando tecidos são friáveis por conta de endocardite ou formação de abscesso, essa complicação pode ser inevitável. Eletrodos ventriculares temporários são recomendados para todos os pacientes submetidos à cirurgia de valva aórtica. Se o paciente permanecer em bloqueio cardíaco completo ao final do procedimento, eletrodos atriais temporários devem ser colocados para permitir a atividade rítmica sequencial atrioventricular. Pode haver necessidade de implantação de marca-passo permanente antes da liberação do paciente, se a condução atrioventricular não tiver sido restabelecida.

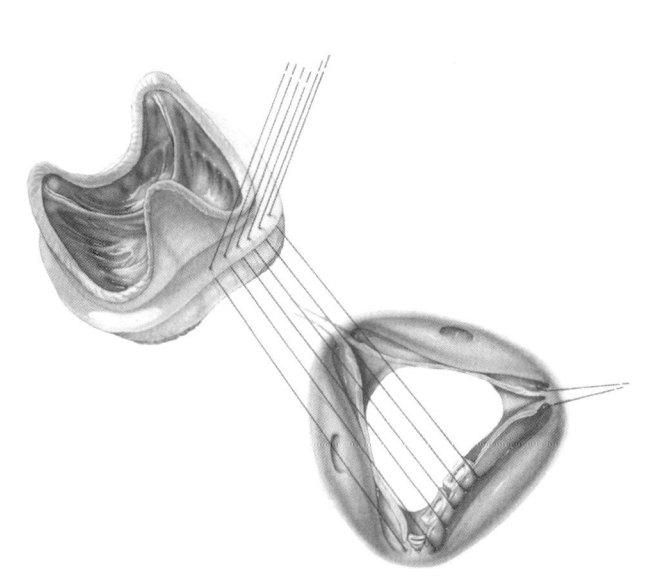

FIG. 5-17. Suturas em colchão horizontais, com reforços abaixo dos anéis, inseridas de maneira em colchão horizontal no anel da prótese.

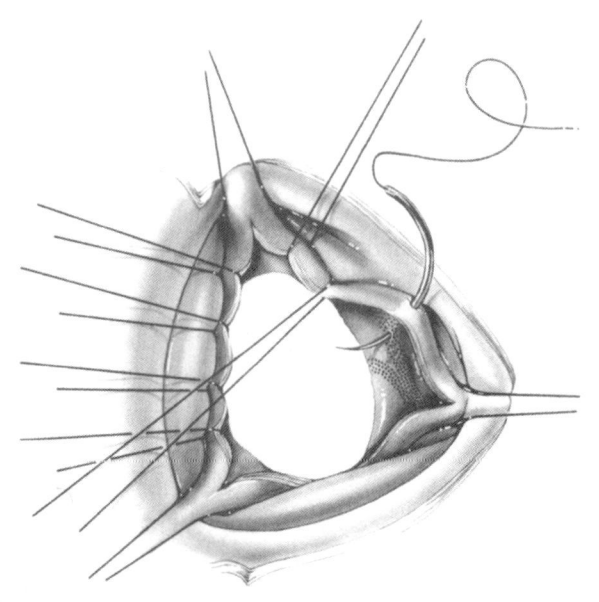

FIG. 5-18. Lesão dos tecidos de condução causada pelas suturas profundamente inseridas.

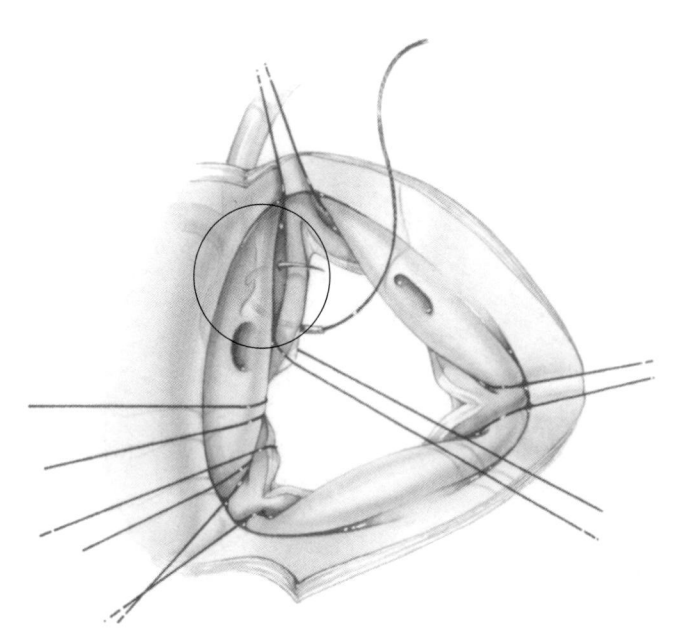

FIG. 5-19. Artéria coronária principal esquerda puncionada por uma sutura profunda próxima ao anel coronário.

⊘ Lesão à Artéria Coronária Esquerda

O local preciso da colocação da sutura no anel aórtico é muitas vezes obscurecido por alterações patológicas, calcificações e deformidades. Suturas profundas inseridas perto do anel coronário esquerdo podem perfurar a artéria coronária principal esquerda, uma vez que passa por trás da raiz aórtica (Fig. 5-19). De fato, isso constitui um erro muito grande, e o cirurgião deve sempre estar atento a essa possibilidade e tomar todas as precauções para evitar que ocorra. Para evitar a lesão e isquemia do miocárdio, a sutura precisa ser imediatamente removida. Se a integridade estrutural ou funcional da artéria coronária principal esquerda estiver de alguma forma em perigo, é preciso realizar a revascularização de todos os grandes ramos.

⊘ Ressecamento da Prótese Tecidual

Próteses teciduais tendem a desidratar em campo seco, um processo acelerado pelo calor gerado pelas fontes de luz do centro cirúrgico. O tecido valvular será permanentemente danificado, o que pode resultar em falência da prótese prematura. Como precaução, a prótese precisa ser mantida hidratada por meio de enxágue intermitente com soro fisiológico normal em temperatura ambiente.

⊘ Inserção da Sutura no Anel de Sutura da Prótese

Agulhas de sutura são passadas pelo anel de sutura da prótese de baixo para cima, com a agulha saindo na junção da metade externa com a metade interna do anel de sutura (Fig. 5-12B). Suturas colocadas dessa maneira no anel de sutura de uma bioprótese encontram-se bem distantes da interface anel de sutura–tecido e evita o traumatismo e a perfuração dos folhetos. De maneira similar, os nós das suturas devem ficar longe do orifício da valva mecânica, evitando o contato com o disco ou com os folhetos.

⊘ Posição dos Suportes Bioprotéticos

Antes da inserção das suturas na prótese, todas as precauções devem ser tomadas para garantir que a prótese tecidual seja orientada de forma que os suportes não obstruam os óstios das artérias coronárias.

Acomodação da Prótese

Quando todas as suturas tiverem sido precisamente colocadas no anel de sutura da prótese, a prótese é abaixada e acomodada no anel com delicadeza. Muitos cirurgiões enxáguam as suturas com soro fisiológico com finalidade de lubrificação, permitindo que as suturas sejam tracionadas pelo anel de sutura com mais suavidade.

⊘ Junção Sinotubular Estreita

Quando a junção sinotubular da aorta ascendente é mais estreita que o anel aórtico, a prótese de tamanho apropriado será muito grande para passar por ela. Nessas situações, remove-se o suporte e vira-se a valva prostética de baixo perfil de forma a acomodá-la de maneira segura no anel aórtico (Fig. 5-20).

⊘ Lesão Térmica ou Química da Bioprótese

Antibióticos ou outras soluções químicas podem reagir com o glutaraldeído e produzir dano irreversível à prótese tecidual. Portanto, essas valvas devem ser enxaguadas apenas com soro fisiológico em temperatura ambiente.

⊘ Deformação da Prótese

Algumas próteses teciduais apresentam anel flexível. O cirurgião não deve tentar manipular nem forçar a prótese grande em anéis aórticos relativamente pequenos, pois pode deformar o anel flexível e os folhetos das valvas, o que causa incompetência.

⊘ Elementos Obstrutivos

Nenhum fragmento excessivo de tecido, cálcio ou reforços subanelares devem protrair no trato de saída do ventrículo esquerdo de maneira que evite a abertura e o fechamento satisfatórios da valva (Fig. 5-21). O funcionamento normal da valva precisa ser assegurado e todos os elementos obstrutivos removidos antes da ancoragem final da prótese.

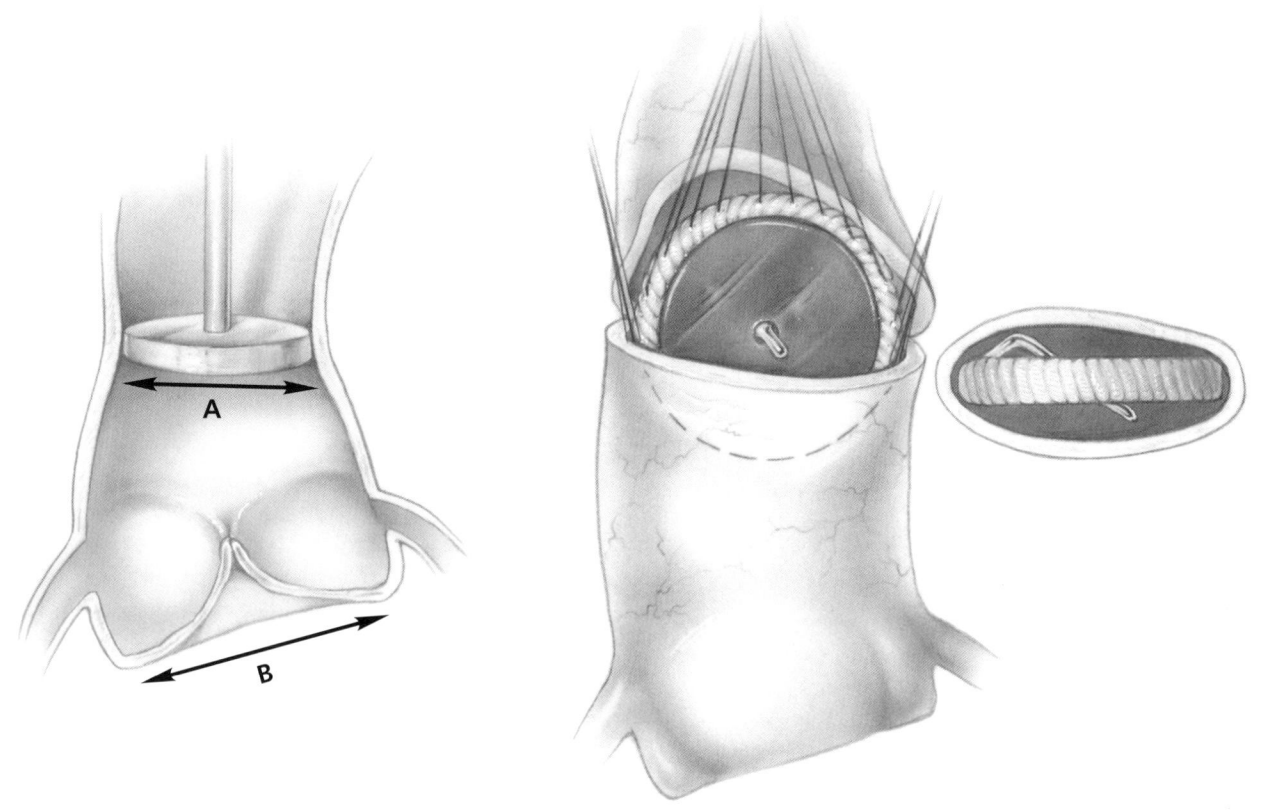

FIG. 5-20. Técnica para implantação da prótese de tamanho ideal por meio da estreita aorta ascendente. **A:** Diâmetro sinotubular. **B:** Diâmetro anelar.

Após a acomodação satisfatória da prótese, as suturas são amarradas de forma firme e cortadas pequenas.

⊘ Direção da Amarra

A direção da amarração das suturas deve sempre ser paralela à curva do anel de sutura (Fig. 5-22). Qualquer desvio dessa regra pode traumatizar o tecido do folheto ou a valva prostética pelo contato com o material de sutura ou com a ponta do dedo do cirurgião.

⊘ Pontas Longas das Suturas

As suturas, quando amarradas, devem ser cortadas curtas; e a direção do nó tem de ser inclinada em direção à periferia do anel de sutura da prótese. A ponta longa de sutura roça no tecido do folheto, resultando em irritação crônica, lesão e, por fim, perfuração dos folhetos teciduais. Uma ponta comprida da sutura também pode penetrar no orifício prostético e interferir no fechamento normal do mecanismo de oclusão de uma valva mecânica.

⊘ Localização Anormal do Óstio da Artéria Coronária

Ocasionalmente, o orifício da artéria coronária principal esquerda está localizado perto da comissura do anel aórtico. É importante orientar a bioprótese para que os suportes não fiquem voltados para o óstio coronário (Fig. 5-23).

⊘ Função da Prótese Não Obstruída

Antes do fechamento da aortotomia, é imperativo que a abertura e o fechamento normal da prótese mecânica, livre de obstruções, sejam visualmente verificados.

⊘ Hipertrofia Septal

Os pacientes com estenose aórtica de longa data e/ou doença cardíaca hipertensiva podem apresentar septo proeminente, assim como hipertrofia concêntrica do ventrículo esquerdo. O cirurgião precisa estar consciente de qualquer discrepância no tamanho entre o trato de saída do ventrículo esquerdo e o anel aórtico. Os detalhes técnicos especiais devem ser considerados no que diz respeito ao implante de próteses de *design* diferente.

O grupo de próteses de disco simples, exemplificado pela valva mecânica Medtronic-Hall, pode sofrer rotação após a implantação a fim de garantir o livre movimento do disco. A parte menor do disco que desce no ventrículo esquerdo precisa ser posicionada longe do septo. A maioria das valvas de folheto duplo também pode ser rodada e está sujeita ao mesmo princípio de movimentação livre dos folhetos. Muitas vezes, os folhetos são posicionados paralelos ao septo. Em casos de hipertrofia septal extrema, pode haver diminuição relativa de fluxo pelo folheto perto e paralelo ao septo. É pro-

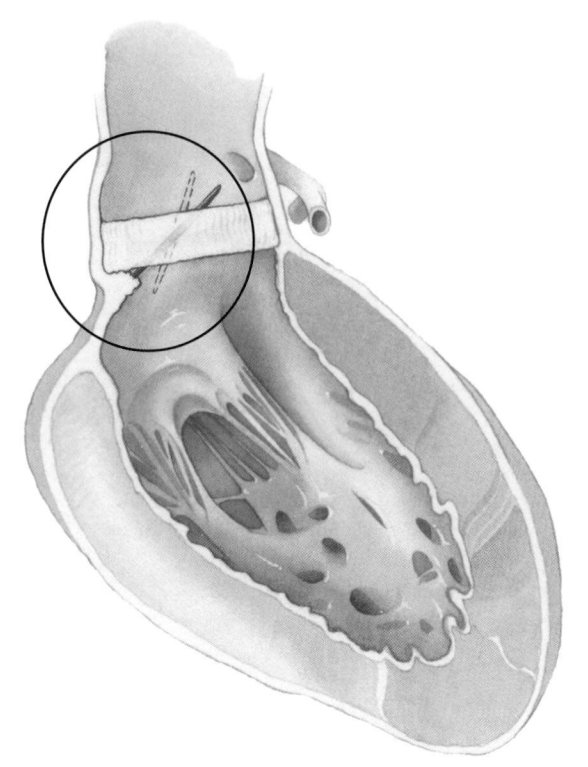

FIG. 5-21. Projeção subanelar de um fragmento de cálcio ou reforço, que pode limitar a mobilidade da valva.

vável que essa possível desvantagem teórica não ofereça consequências hemodinâmicas.

Quando o fluxo de saída do ventrículo esquerdo é visivelmente limitado pela hipertrofia do septo, parte da massa muscular septal pode ser excisada (Fig. 5-24). De modo alternativo, várias miotomias verticais podem permitir a abertura do trato de saída do ventrículo esquerdo.

Fechamento da Aortotomia

De modo geral, o fechamento da aortotomia é realizado com suturas contínuas de Prolene 4-0 em dupla camada, tendo início em cada extremidade da incisão. Em seguida, as suturas são amarradas umas às outras anteriormente (Fig. 5-25).

⊘ Sangramento Proveniente das Extremidades de Aortotomia

O sangramento inoportuno proveniente das extremidades da aortotomia pode ser evitado até certo ponto com puntura e sutura de parede aórtica não dividida antes de dar continuidade ao processo ao longo da incisão (Fig. 5-25, quadro menor).

⊘ Embolismo Aéreo Coronário

O embolismo aéreo das artérias coronárias, em especial da artéria coronária direita, provavelmente ocorre durante a evacuação de ar do ventrículo esquerdo. Todas as precauções devem ser tomadas para evitar ou reduzir o embolismo aéreo da artéria coronária. O fluxo da bomba é reduzido, e a artéria coronária direita é temporariamente ocluída por pressão digital. O cirurgião remove de forma parcial o clampeamento da aorta e permite que o sangue misturado com o ar aprisionado na raiz aórtica flua livremente a partir da abertura do aspirador na aortotomia. Aplica-se sucção a uma agulha de despressurização por fenda na raiz aórtica para remover de maneira contínua todas as bolhas de ar que podem ser ejetadas, conforme o coração se enche, e a ventilação começa (vide Capítulo 4). Apenas após toda a evacuação de ar, a agulha do aspirador pode ser removida, e a sutura do aspirador, amarrada.

⊘ Parede Aórtica Friável

Uma parede aórtica friável pode necessitar de reforço adicional das suturas. Ocasionalmente, quando a parede aórtica sofre desnudação da sua adventícia, ou se a aorta apresentar parede fina e friável, a linha de sutura da aortotomia pode ser reforçada com tiras de pericárdio autólogo (Fig. 5-26).

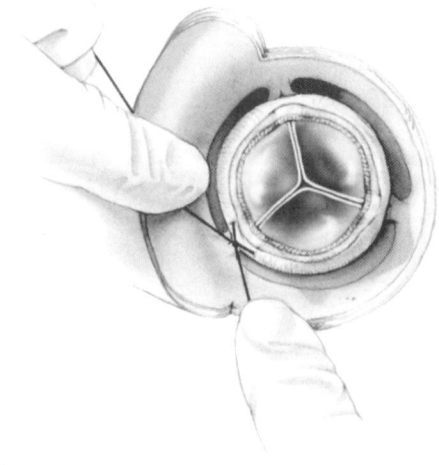

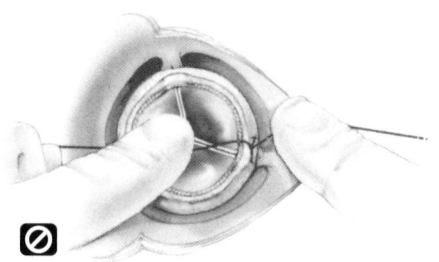

FIG. 5-22. Amarração das suturas em paralelo com a direção do anel de sutura (**A**), e não através dos folhetos protéticos (**B**).

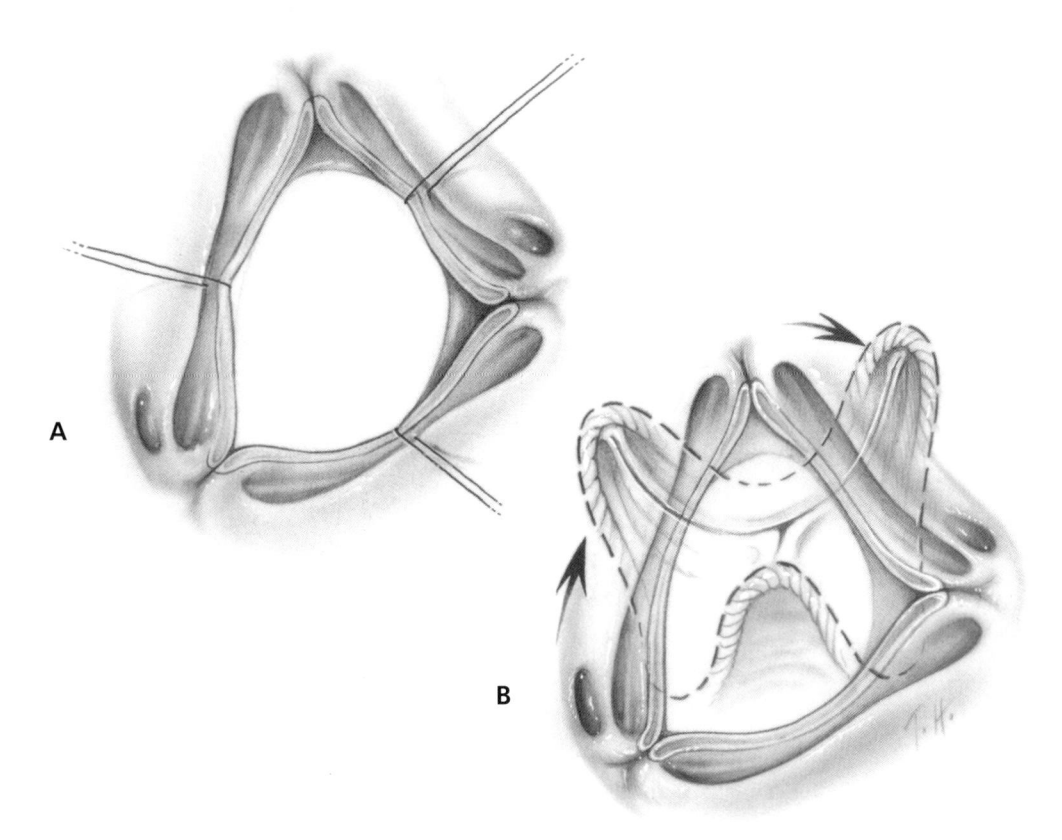

FIG. 5-23. A: Localização aberrante dos óstios das artérias coronárias nas comissuras. **B:** Rotação da bioprótese para evitar a interferência no fluxo da artéria coronária pelos suportes.

⊘ Controle do Sangramento Proveniente das Extremidades da Aortotomia

Para controlar o sangramento das 2 extremidades da aortotomia, é prudente pinçar a aorta temporariamente ou reduzir o fluxo de perfusão de maneira considerável; isso fornecerá boa exposição dos locais de sangramento e facilitará a colocação satisfatória de suturas reforçadas para obter o controle absoluto do sangramento.

NB Fechamento da Aortotomia Oblíqua

Antes da acomodação da prótese, a sutura de fechamento da aortotomia é iniciada na extensão inferior da abertura, bem dentro do seio não coronário, onde é amarrada. A linha de sutura é continuada por 5 ou 6 punturas e deixada frouxa e identificada. A prótese é acomodada, e as suturas da valva, firmemente amarradas. O fechamento da aortotomia é ajustado com um afastador de nervo, tendo continuidade até o fim.

NB Aumento da Aortotomia

Às vezes, os suportes da prótese tecidual protraem na aortotomia e pode resultar em tensão ao longo da linha de sutura. O aumento com retalho da aortotomia com um retalho Hemashield Dacron permite amplo ambiente para os suportes protéticos e assegura o fechamento seguro (Fig. 5-27).

⊘ Lesão da Parede Aórtica

Raramente, o suporte de uma bioprótese pode perfurar a raiz aórtica durante o fechamento da aortotomia secundária ao envolvimento da aorta anterior sobre o suporte (Fig. 5-28). Isso pode necessitar de ressecção da

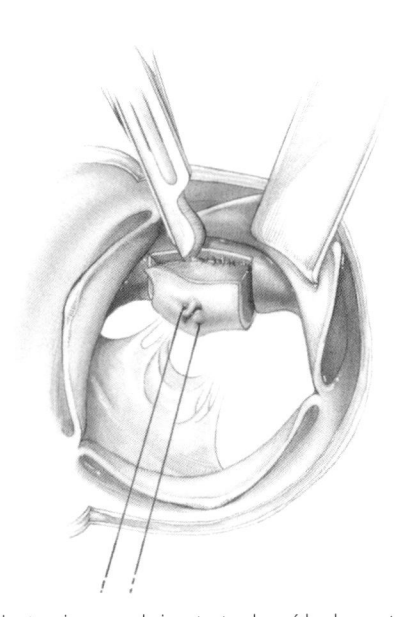

FIG. 5-24. Miectomia para abrir o trato de saída do ventrículo esquerdo.

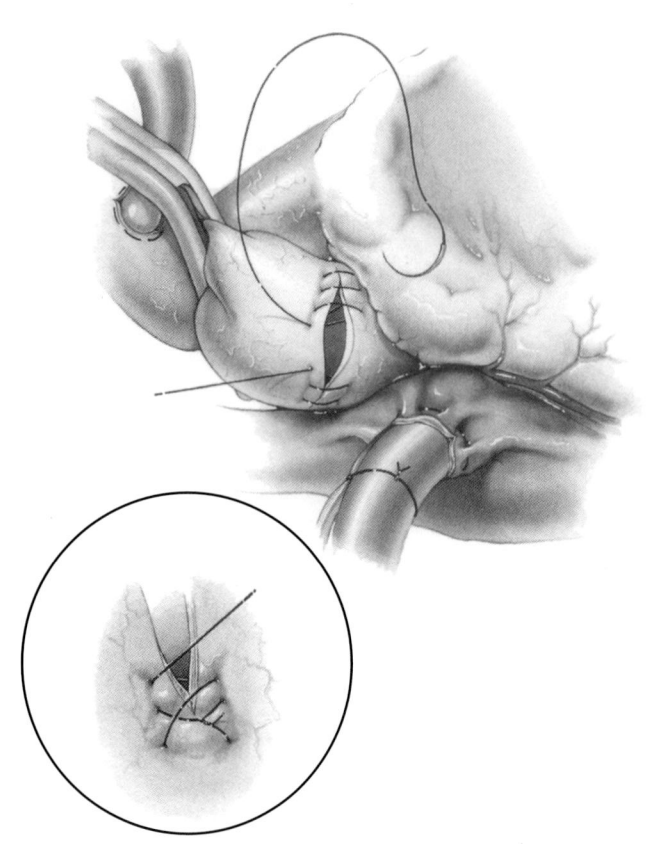

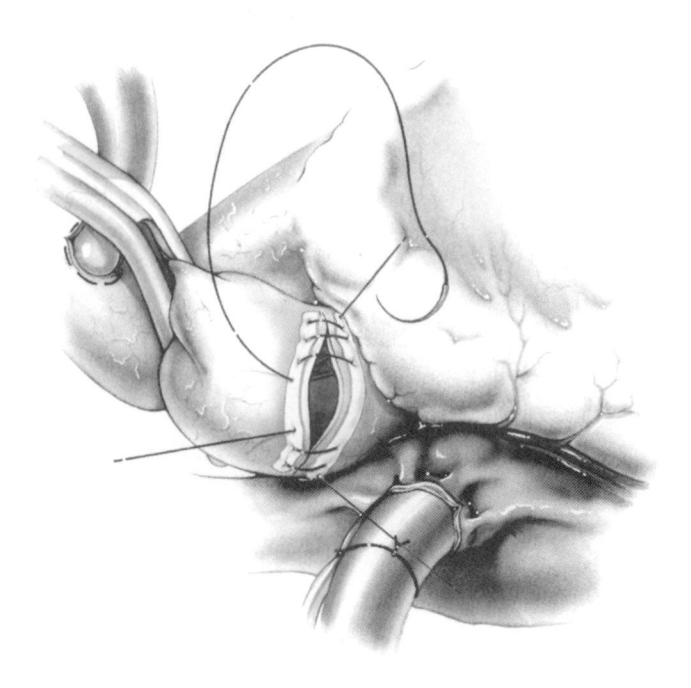

FIG. 5-25. Fechamento da aortotomia com precaução especial para evitar sangramento das extremidades da incisão.

aorta ascendente danificada e substituição com interposição do enxerto tubular.

Técnica

A aorta é pinçada o mais alto possível, administra-se solução cardioplégica sanguínea gelada retrógrada, e a parada cardioplégica do coração é estabelecida. Um aspirador na veia pulmonar superior direita é colocado (vide Capítulo 4), e o coração é descomprimido. A aorta dissecada e lacerada é ressecada. Se a qualidade da parede aórtica for boa, o defeito pode ser fechado com retalho de pericárdio tratado com glutaraldeído ou com Hemashield Dacron. Contrariamente, se a parede da aorta for fina, dilatada e friável, a aorta é dissecada da artéria pulmonar e transeccionada logo acima das comissuras. A parede aórtica é reforçada com uma tira de feltro e anastomosada a um enxerto tubular de tamanho adequado (vide Capítulo 8). A extremidade distal do enxerto tubular é suturada na aorta distal de maneira similar.

Homoenxerto, Autoenxerto e Raiz Aórtica Porcina sem Suporte em Substituição de Valva Aórtica

As valvas mecânicas e biológicas usadas na prática clínica já provaram ser substitutos valvares eficientes. Todavia, o risco e a inconveniência da terapia de anticoagulação para o resto da vida nos casos das valvas mecânicas e a longevidade limitada das bioproteses são uma preocupação. Donald Ross, de Londres, e Sir Brian Barrat-Boyes, de Auckland, na Nova Zelândia, apresentaram o homoenxerto aórtico para a substituição da valva aórtica há cerca de 5 décadas. Ross ampliou o conceito e usou um autoenxerto pulmonar na posição aórtica. Tanto o homoenxerto aórtico quanto o autoenxerto pulmonar são boas opções de substituição para crianças e adultos jovens. Mais recentemente, foram disponibilizadas valvas aórticas porcinas sem suporte, que têm demonstrado hemodinâmica similar aos homoenxertos aórticos com a vantagem de que todos os tamanhos podem estar disponíveis no centro cirúrgico. A durabilidade a longo prazo dessas valvas ainda não é conhecida.

Técnica – Substituição da Raiz Aórtica por Autoenxerto Pulmonar – Procedimento de Ross

Por intermédio da abordagem de esternotomia mediana, a aorta é canulada o mais distalmente possível. Uma única cânula atriocaval geralmente é suficiente, porém a canulação bicaval é satisfatória da mesma forma. Um aspirador ventricular esquerdo pela veia pulmonar direita superior descomprime o coração e mantém o campo relativamente seco. Após o início do desvio cardiopulmonar, começa-se o resfriamento sistêmico. A aorta é pinçada, e administra-se solução cardioplégica sanguínea anterógrada. Isso é complementado pelo sangue frio retrógrado contínuo, seguido de solução cardioplégica sanguínea gelada (vide Preservação do Miocárdio, anteriormente).

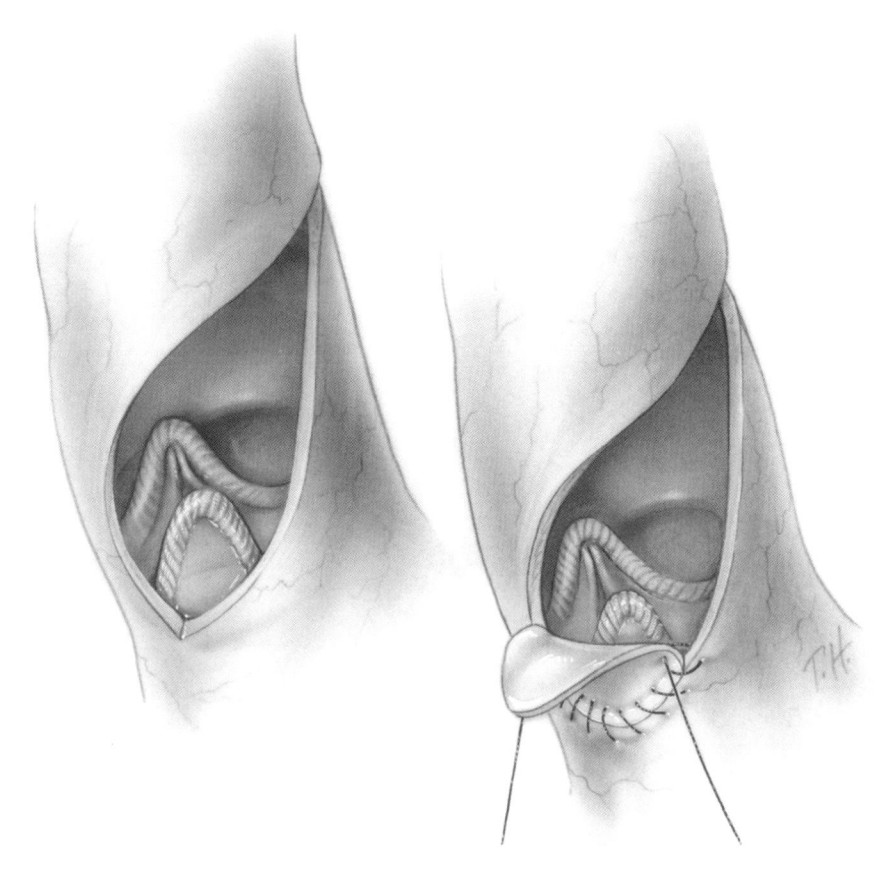

FIG. 5-27. Ampliação da aortotomia com uso de retalho.

Claro que é de suma importância que a valva pulmonar esteja normal. Todos os pacientes considerados candidatos à substituição da valva aórtica com autoenxerto pulmonar são submetidos à extensa avaliação pré-operatória. Todavia, é necessário que o cirurgião visualize e verifi que a normalidade da valva pulmonar desde o princípio antes de realizar o procedimento.

Uma incisão transversa é feita no aspecto anterior da artéria pulmonar perto da confluência das artérias pulmonares direita e esquerda. A valva pulmonar é visualizada. É preciso que seja uma valva de folheto triplo com aparência normal e livre de qualquer doença.

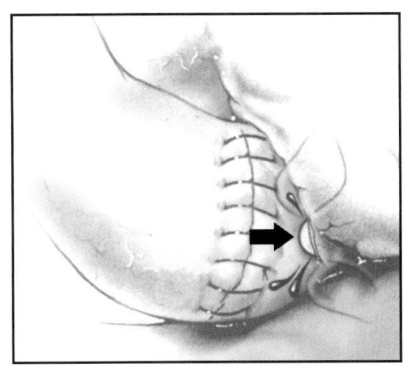

FIG. 5-28. Perfuração da parede aórtica pelo suporte bioprotético.

Valva Pulmonar Anormal

Se houver qualquer evidência de doença na valva pulmonar, como endocardite prévia, folhetos bicúspides ou a presença de perfurações no folheto, a valva é deixada intacta, e a abertura da artéria pulmonar é fechada com sutura Prolene 4-0. A valva aórtica deve, então, ser substituída com outra alternativa como homoenxerto ou qualquer outra valva protética apropriada.

Após a inspeção satisfatória da valva pulmonar, uma aortotomia transversa é feita. Administra-se cardioplegia sanguínea gelada diretamente nos óstios coronários, em particular da artéria coronária direita, para melhor proteção do ventrículo direito.

Anomalia Congênita das Artérias Coronárias

A origem anormal das artérias coronárias na raiz aórtica pode complicar o procedimento e requerer algumas modificações técnicas.

A valva aórtica é removida, e o cálcio presente no anel é debridado, conforme descrito anteriormente. A aorta é transeccionada, e os óstios das artérias coronárias direita e esquerda são removidos com um grande botão da parede aórtica. Os botões são dissecados ao longo do curso das artérias coronárias para garantir sua mobilidade total (Fig. 5-29).

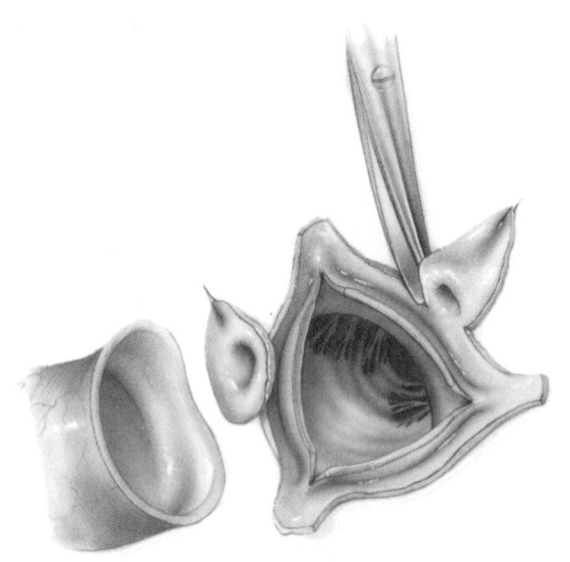

FIG. 5-29. A aorta foi transeccionada. Os óstios coronários são removidos na forma de grandes botões da parede aórtica.

⊘ Ramos Aberrantes das Artérias Coronárias

É preciso ter cuidado especial para não ocasionar lesões em nenhuma artéria coronária aberrante.

A artéria pulmonar é agora completamente transeccionada na confluência de seus ramos (Fig. 5-30). A dissecção continuada com eletrocautério de baixa corrente, liberando a artéria pulmonar e suas raízes da raiz da aorta até o músculo ventricular direito (Fig. 5-31). Todos os pequenos vasos sangrando são eletrocoagulados.

⊘ Lesão à Artéria Coronária Principal Esquerda

O curso da artéria coronária principal esquerda está intimamente relacionado com a artéria pulmonar e sua raiz. A dissecção nessa área precisa ser realizada com o maior cuidado possível.

NB A perfusão retrógrada de sangue pelos seios coronários identifica o sangramento de pequenos vasos que, caso contrário, teriam passado despercebidos. A hemostasia a esta altura da cirurgia é importante, uma vez que o sangramento dessa região é de difícil controle uma vez completado o procedimento, e o pinçamento aórtico, removido.

Quando a artéria pulmonar é bem mobilizada, uma pinça de ângulo reto é introduzida no ventrículo direito pela valva pulmonar. Uma incisão é feita no trato de saída do ventrículo direito até a pinça de ângulo reto 6 a 8 mm abaixo do anel da valva pulmonar (Fig. 5-32A).

⊘ Lesão à Valva Pulmonar

É de suma importância evitar qualquer lesão à valva pulmonar já que será usada na posição aórtica (Fig. 5-32B).

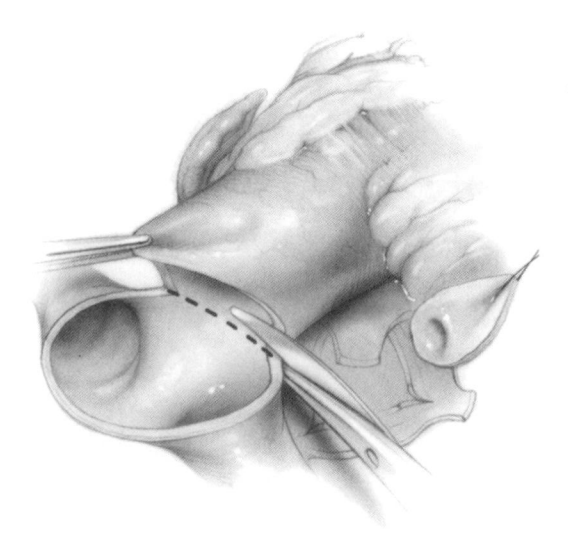

FIG. 5-30. Transecção da artéria pulmonar na confluência das artérias pulmonares direita e esquerda.

Essa incisão é, então, estendida transversalmente pelo trato de saída do ventrículo direito (Fig. 5-33). O endocárdio no aspecto posterior do trato de saída ventricular direito é incisado com um bisturi 6 a 8 mm abaixo do anel da valva pulmonar (Fig. 5-34). A artéria pulmonar é agora enucleada, usando tesouras Metzenbaum com a lâmina angulada de tal maneira que não lese o 1º ramo septal da artéria coronária descendente anterior esquerda (Fig. 5-35).

⊘ Lesão ao 1º Ramo Septal da Artéria Coronária

O 1º ramo septal da artéria coronária descendente anterior esquerda apresenta curso variável e pode, às vezes, ser muito grande. A técnica de enucleação permite a liberação da raiz da artéria pulmonar sem lesão do ramo, o que pode levar a extenso infarto septal. Alguns cirurgiões requerem que os pacientes candidatos ao procedi-

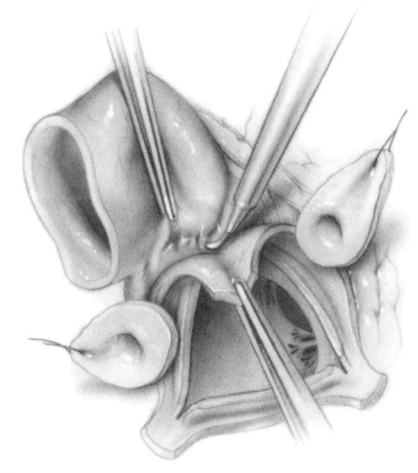

FIG. 5-31. Dissecção da artéria pulmonar da raiz aórtica por um eletrocautério de baixa corrente.

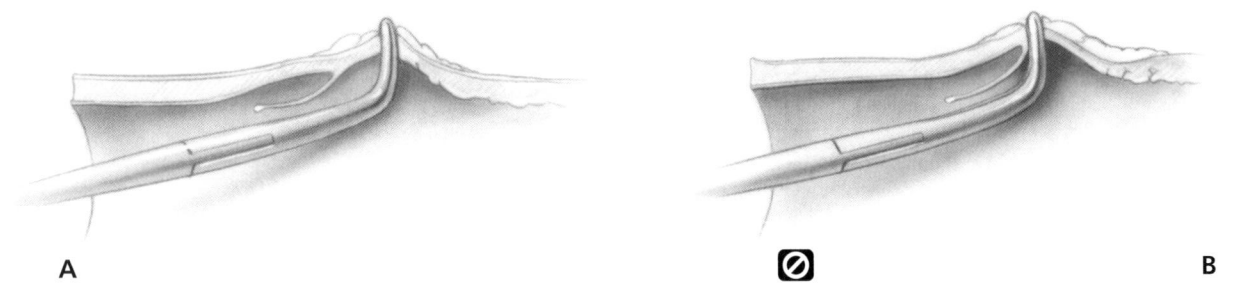

FIG. 5-32. A ponta da pinça em ângulo reto deve estar 6 a 8 mm abaixo do anel pulmonar. **A:** Local ideal para o descolamento da raiz aórtica do ventrículo direito. **B:** A valva pulmonar pode sofrer lesão, se a ventriculotomia for muito alta.

mento de Ross sejam submetidos à angiografia coronária pré-operatória para a delineação específica da anatomia da artéria coronária. Se o curso da 1ª artéria septal for muito alto, e o seu tamanho for significativo, o procedimento de Ross pode ser contraindicado. Se a artéria septal for dividida, os 2 lados devem ser suturados para evitar o extravasamento fistuloso no ventrículo direito.

O autoenxerto pulmonar é liberado do trato de saída do ventrículo direito e aparado o excesso de tecido adiposo. Depois disso, é colocado numa coleção de sangue ao lado do átrio direito.

Lesão em "Casa de Botão" na Artéria Pulmonar

Para evitar a lesão em "casa de botão" da parede da artéria pulmonar, um dedo é cuidadosamente colocado dentro dela pela valva pulmonar, enquanto remove-se o tecido adiposo epicárdico.

Suturas simples interruptas de Ticron 4-0 são agora inseridas bem perto, lado a lado no nível do anel e abaixo do nível das comissuras para criar um círculo de pontos num único plano (Fig. 5-36). Isso implica em punturas na cortina subaórtica, nos segmentos membranosos e musculares do trato de saída ventricular esquerdo. As suturas do anel aórtico são agora passadas pelo autoenxerto pulmonar logo abaixo do seu anel.

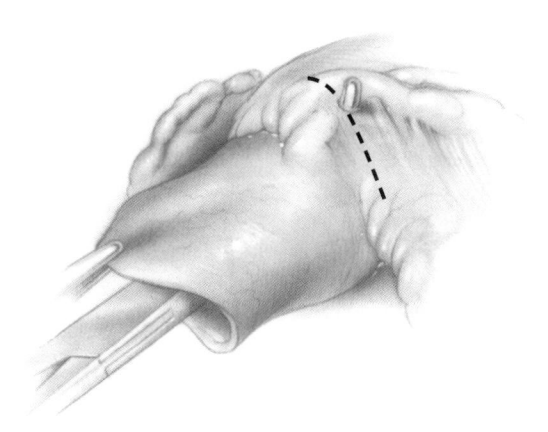

FIG. 5-33. A ponta da pinça de ângulo reto e a incisão ventricular ao longo da linha pontilhada.

De modo alternativo, o autoenxerto pulmonar pode ser anastomosado à raiz aórtica com sutura contínua de Prolene 4-0. A linha de sutura deve começar na comissura entre os seios coronários direito e esquerdo, passando a agulha de dentro para fora no anel aórtico e por fora no autoenxerto pulmonar. A linha de sutura posterior é completada e, depois, uma 2ª agulha é usada para completar a anastomose anterior. Um afastador de nervo pode ser usado para assegurar que a linha de sutura esteja firme antes da amarração das 2 extremidades juntas.

Orientação do Autoenxerto Pulmonar

A orientação correta do autoenxerto pulmonar é de grande importância. Deve ser posicionado de tal maneira que seus seios se sobreponham aos seios da aorta nativa para facilitar a implantação da artéria coronária principal esquerda.

Lesão ao Folheto do Autoenxerto Pulmonar

Ao colocar as suturas no autoenxerto pulmonar, é preciso cuidado para não passar a agulha pelo folheto da valva pulmonar.

O autoenxerto pulmonar é levado para baixo para sua posição, e as suturas são amarradas por sobre uma tira de pericárdio autólogo (Fig. 5-37). Com a técnica de sutura contínua, uma tira de pericárdio pode ser incorporada na anastomose.

Depois disso, uma incisão é feita na área da pretendida implantação do botão da artéria coronária principal esquerda. Um perfurador de 4,0 mm é usado para aumentar a abertura. O botão da coronária principal esquerda é fixado ao autoenxerto pulmonar com sutura contínua de Prolene 5-0 ou 6-0 (Fig. 5-38). O botão coronário direito é fixado ao autoenxerto pulmonar da mesma maneira.

Torção da Artéria Coronária Principal Esquerda

Não deve haver torção da artéria coronária principal esquerda. Uma sonda de tamanho adequado precisa passar pela artéria coronária principal esquerda para assegurar seu curso desobstruído.

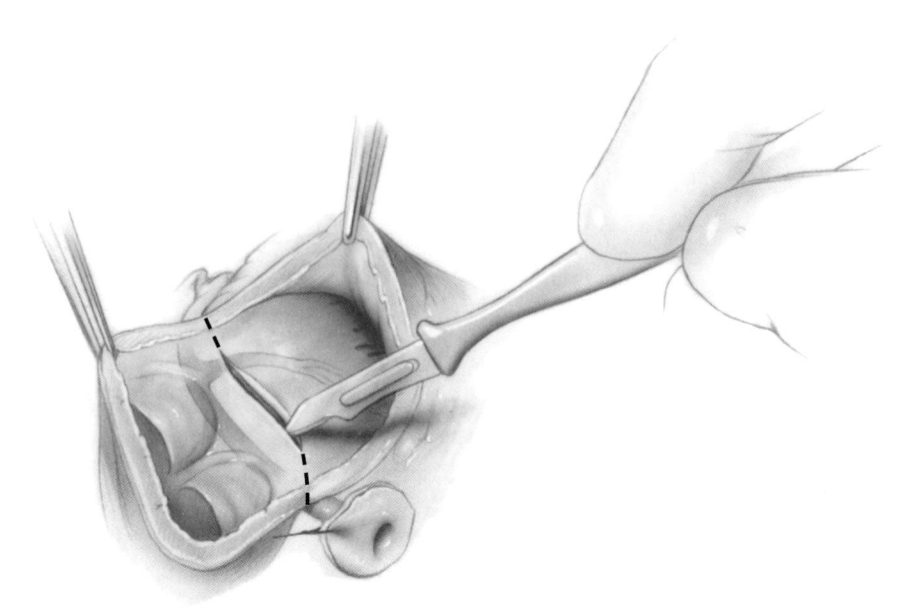

FIG. 5-34. O endocárdio no trato de saída do ventrículo direito posterior é incisado 6 a 8 mm abaixo do anel pulmonar.

NB Muitas vezes, é prudente realizar fixação da coronária direita após o término da anastomose aórtica distal. O pinçamento aórtico pode ser removido por um momento para distender a raiz aórtica, e a localização precisa da anastomose coronária direita pode ser observada. A aorta é novamente pinçada, e a anastomose da artéria coronária direita é completada.

O autoenxerto pulmonar é agora aparado para encontrar a aorta ascendente transeccionada, e a anastomose distal é realizada com sutura contínua com Prolene 4-0 ou 5-0 (Fig. 5-39). O pinçamento aórtico pode ser removido nesse ponto, e a reconstrução do trato de saída do ventrículo direito, completada, enquanto o paciente estiver sendo reaquecido.

Um homoenxerto pulmonar preservado no gelo de tamanho adequado é selecionado e orientado com um seio posteriormente e 2 seios anteriormente na maneira anatômica. É aparado de forma apropriada, e a anastomose distal é realizada com sutura de Prolene 4-0 ou 5-0 (Fig. 5-39).

Torção do Homoenxerto Pulmonar

Deixar o homoenxerto pulmonar muito longo pode resultar em torção da linha de sutura distal, quando o coração se enche de sangue.

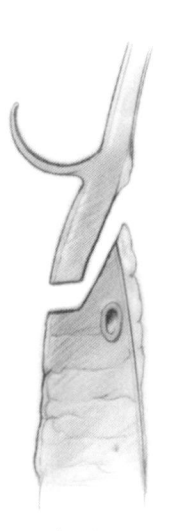

FIG. 5-35. Raiz pulmonar é enucleada sem lesão da 1ª artéria coronária septal.

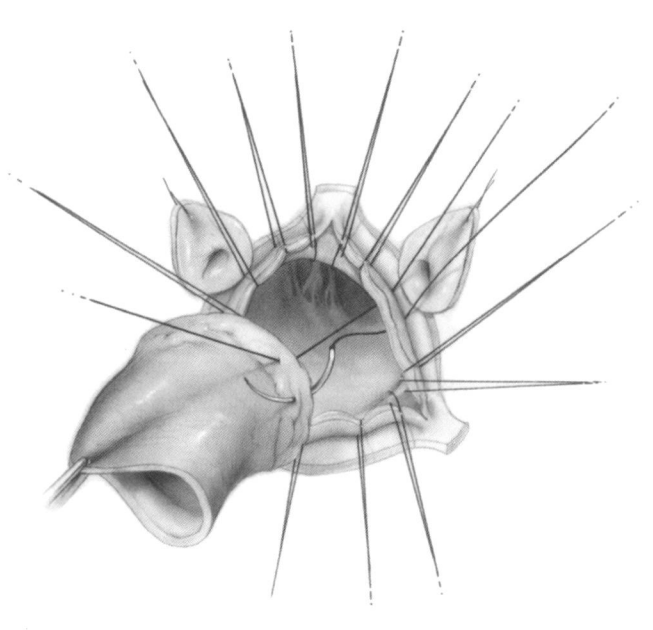

FIG. 5-36. Suturas interrompidas são inseridas no anel e no autoenxerto pulmonar (vide texto).

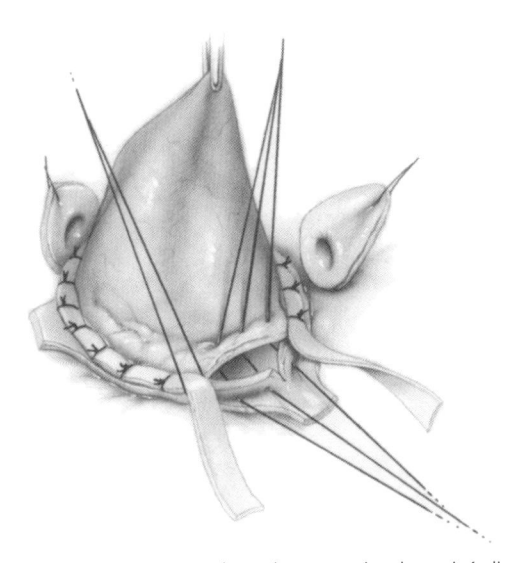

FIG. 5-37. Suturas são amarradas sobre uma tira de pericárdio.

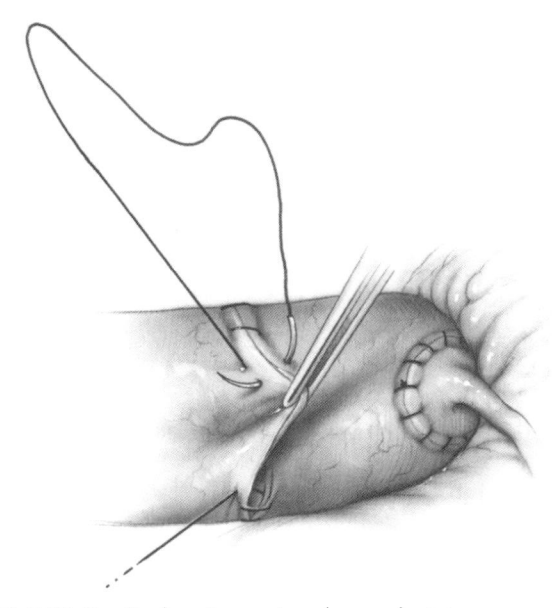

FIG. 5-39. Fixação do autoenxerto pulmonar à aorta.

⊘ Gradiente pela Linha de Sutura Distal

Existe uma tendência para o desenvolvimento de gradiente pela anastomose distal. Isso pode ser secundário a uma reação imune com fibrose subsequente. Também pode ser decorrente do efeito em bolsa de tabaco de uma linha de sutura contínua. Para evitar essa complicação, as suturas podem ser espaçadas lado a lado. Além disso, o homoenxerto pulmonar deve exceder o tamanho para minimizar o gradiente, mesmo que algum estreitamento da anastomose ocorra.

Usando Prolene 4-0, a anastomose proximal é iniciada no aspecto posterior da incisão no trato de saída ventricular direito. Após completar a linha de sutura medialmente, o aspecto lateral da linha de sutura posterior é realizado, com punturas superficiais do endocárdio para evitar os ramos septais da artéria coronária descendente anterior esquerda (Fig. 5-40B). O restante da linha de sutura anteriormente é completado (Fig. 5-41). O coração é enchido, realizada a retirada de ar, e o paciente é desmamado do desvio cardiopulmonar.

⊘ Lesão da Artéria Septal

Punturas de espessura total no ventrículo direito posteriormente oferecem risco de lesão dos altos ramos coronários septais.

NB O cirurgião pode eleger completar a conexão do ventrículo direito à artéria pulmonar com um homoenxerto pulmonar antes da implantação de autoenxerto pulmonar na raiz aórtica.

NB Dilatação do Autoenxerto

Em lactentes e crianças pequenas, a implantação do autoenxerto pulmonar como uma raiz completa tem demonstrado permitir o crescimento somático. A preocupação é que também pode ocorrer dilatação, resultando em insuficiência da valva aórtica. Excisando todo o seio aórtico direito e esquerdo e usando esse tecido aórtico nativo para substituir os seios correspondentes do autoenxerto e reforçando a porção não coronária do autoenxerto com parede aórtica nativa conservada podem ajudar a evitar a dilatação (Fig. 5-42). Em crianças mais velhas e adultos, a combinação geométrica das raízes da artéria pulmonar e aorta é necessária para evitar a insuficiência aórtica, se a técnica de substituição da raiz for usada. Isso pode envolver plicatura do anel aórtico com suturas horizontais em colchão reforçadas nas comissuras e/ou o uso de enxerto tubular de interposição para consertar o diâmetro da junção sinotubular. De modo alternativo, muitas instituições preferem implantar o autoenxerto pulmonar em adultos e crianças mais velhas, usando a técnica subcoronariana modificada, como era

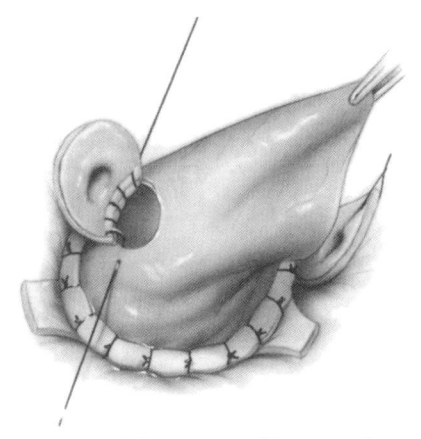

FIG. 5-38. Anastomose do botão coronário esquerdo ao autoenxerto pulmonar.

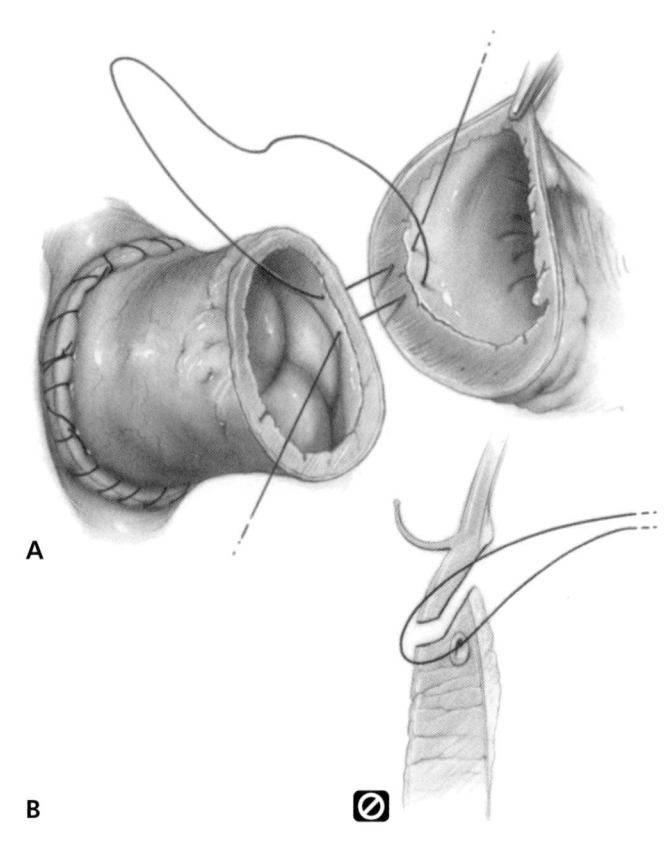

FIG. 5-40. A: Aproximação do homoenxerto criopreservado da artéria pulmonar ao trato de saída do ventrículo direito. **B:** Suturas de profundidade total podem ocluir a artéria septal.

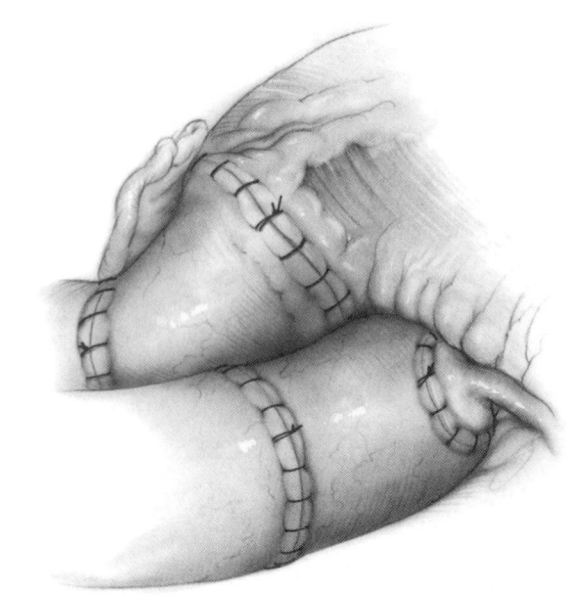

FIG. 5-41. Substituição da raiz aórtica por autoenxerto pulmonar finalizada.

A valva aórtica é excisada. Três suturas simples de Ticron 4-0 são colocadas no nadir de cada anel. A tração nessas suturas abre o anel aórtico e o trato de saída do ventrículo esquerdo maximamente, permitindo medição precisa do tamanho (Fig. 5-44).

originalmente realizado por Ross. A técnica é similar àquela descrita para a implantação de bioprótese sem suporte.

Técnica – Substituição de Valva Aórtica Usando Bioprótese sem Suporte ou Homoenxerto Aórtico

É claro que a geometria normal da raiz aórtica pode ser mais bem mantida, se toda a raiz for substituída por aloenxerto aórtico ou bioprótese aórtica sem suporte. Essa técnica está descrita em detalhes na seção de substituição por autoenxerto pulmonar da raiz aórtica (procedimento de Ross). Todavia, a técnica subcoronariana modificada para a substituição da valva aórtica com um homoenxerto aórtico tem sido praticada desde a sua introdução com excelentes resultados. Empregamos uma técnica similar quando realizamos a implantação de bioprótese de raiz aórtica sem suporte.

Três suturas de tração são colocadas na superfície anterior da aorta (Fig. 5-43). Uma pequena aortotomia transversa é feita e depois estendida tanto para cima quanto para baixo sob visão direta para fornecer boa exposição da raiz aórtica.

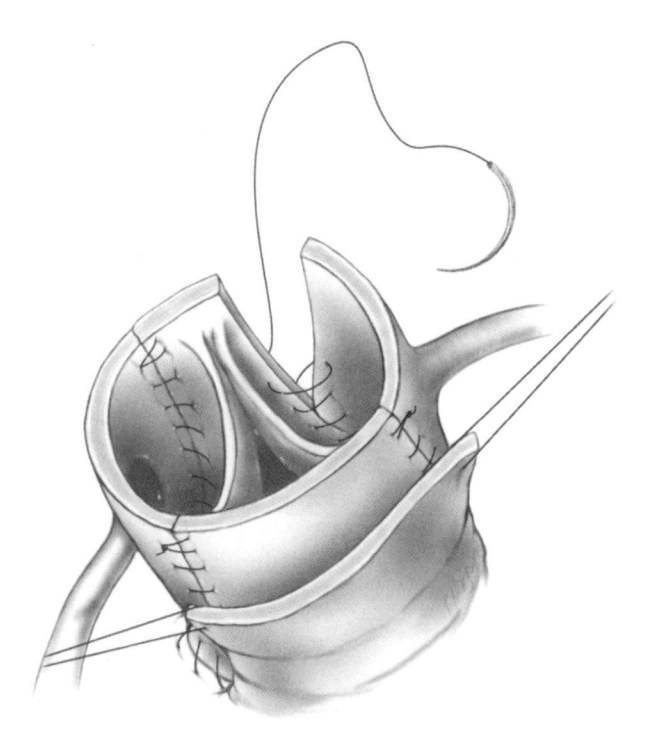

FIG. 5-42. Botões coronários grandes substituem completamente os seios aórticos nativos. O seio aórtico não coronário preservado é incorporado na anastomose do autoenxerto com a aorta ascendente, reforçando, assim, o seio não coronário do autoenxerto.

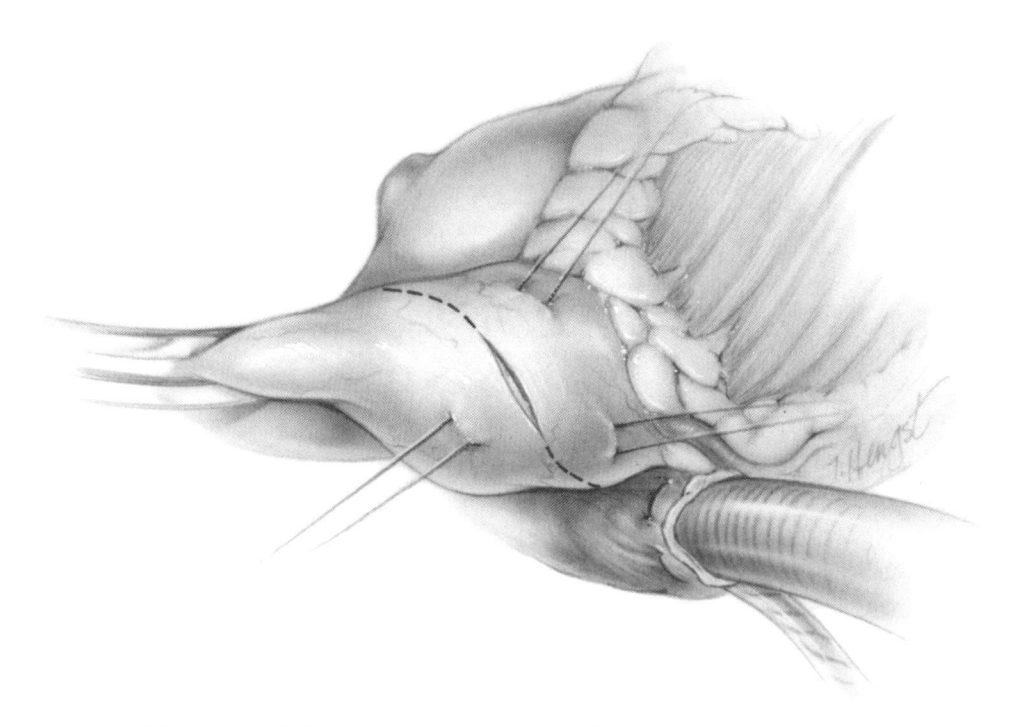

FIG. 5-43. Arteriotomia e exposição para substituição da valva aórtica com bioprótese sem suporte.

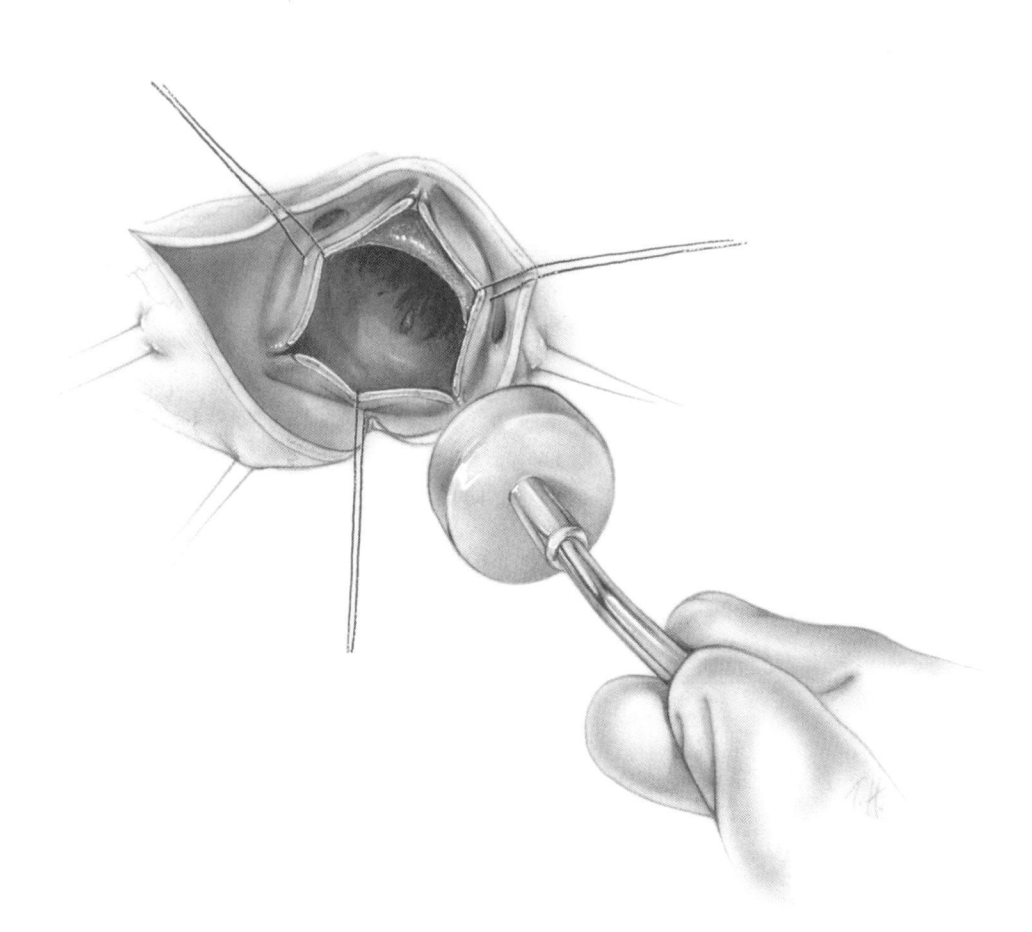

FIG. 5-44. Medição do tamanho do trato de saída do ventrículo esquerdo.

Aortotomia muito Baixa

Se a aortotomia for muito proximal, será impossível ressuspender as comissuras da prótese valvar ou o homoenxerto alto o suficiente (vide posteriormente). Uma pequena aortotomia transversa é feita inicialmente pelo menos 1 cm acima do óstio coronário direito. A raiz aórtica deve ser visualizada por essa abertura. Se a incisão for muito próxima das comissuras da valva, deve ser fechada, e uma nova incisão deve ser feita mais distalmente na aorta.

Valva de Tamanho Menor

O medidor de tamanho da valva deve encaixar perfeitamente no anel da aorta. É aconselhável acrescentar 1 a 3 mm à valva. A área de superfície maior das válvulas permite maior aposição do tecido do folheto, reduzindo, assim, a possibilidade de insuficiência valvular.

Discrepância entre o Diâmetro Sinotubular e do Anel Aórtico

Se o diâmetro da junção sinotubular for superior a 2 mm do que aquele do anel, a técnica subcoronariana modificada não deve ser usada. Alguns pacientes com dilatação pós-estenótica da aorta demonstram esse achado. A realização do implante subcoronário de uma prótese sem suporte ou valva de homoenxerto nesses pacientes resulta em insuficiência valvular, quando a raiz aórtica é pressurizada, e as comissuras da valva implantada são puxadas para fora. Alguns cirurgiões defendem a redução do tamanho da junção sinotubular nesses pacientes. Entretanto, provavelmente é mais seguro realizar o implante como substituição de raiz (vide anteriormente) ou selecionar uma prótese com suporte.

NB *Tipo de Aortotomia*

Em pacientes com raiz aórtica de tamanho bom, a aortotomia deve ser realizada transversalmente alguns milímetros acima das comissuras nativas, o que permite tamanho preciso e ressuspensão das comissuras protéticas. Em pacientes com raízes aórticas pequenas, uma aortotomia oblíqua estendida para baixo no seio não coronário permite melhor visualização e colocação mais fácil das suturas. Entretanto, a incisão oblíqua distorce a anatomia da raiz aórtica, de forma que a ressuspensão das comissuras é mais trabalhosa.

Suturas interruptas simples de Ticron 4-0 são agora colocadas separadas por 2 a 3 mm no nível do anel e abaixo do nível das comissuras para criar um círculo de pontos em um único plano. Isso implica em punturas da cortina subaórtica e do segmento membranoso e muscular do trato de saída do ventrículo esquerdo. As 3 suturas colocadas originalmente no nadir do anel aórtico são agora passadas pela saia de Dacron da bioprótese sem suporte de tamanho apropriado logo abaixo do aspecto mais inferior das válvulas (Fig. 5-45).

Lesão do Folheto

É importante colocar a agulha bem longe da margem da fixação do folheto bioprotético. A perfuração pela agulha do tecido do folheto da bioprótese resulta em lesão irreparável (Fig. 5-46).

As suturas remanescentes são colocadas na saia do dispositivo de maneira similar. A prótese é acomodada em sua posição, e as suturas são amarradas confortavelmente e cortadas curtas.

NB Muitos cirurgiões que utilizam homoenxertos preferem inverter o dispositivo no ventrículo esquerdo e fixar o homoenxerto ao anel com sutura contínua. Essa técnica leva menos tempo e pode ser realizada com resultados muito bons. No entanto, a bioprótese porcina da raiz aórtica não é flexível como um homoenxerto e pode ser danificada durante o processo de inversão no trato de saída do ventrículo esquerdo seguido de sua tração na aorta. O uso de múltiplas suturas simples interruptas permite uma linha de sutura proximal precisa sem distorção ou efeito em bolsa de tabaco.

Com a prótese acomodada na raiz aórtica, as porções dos seios coronários direito e esquerdo da bioprótese sem suporte são esculpidas para encaixar debaixo do óstios coronários do próprio paciente, deixando uma margem de 4 a 5 mm de tecido prostético para trás (Fig. 5-47). Todo o tecido excessivo é cortado, deixando a porção do seio não coronária abaixo da junção sinotubular intacta (Fig. 5-48). As 3 comissuras são agora tracionadas para cima 2 a 3 mm acima das comissuras nativas e fixadas à aorta em pontos equidistantes com suturas de Prolene 4-0, que podem ser reforçadas. Essas suturas não são amarradas nesse estágio. São inseridas para permitir orientação adequada do dispositivo (Fig. 5-49). De modo alternativo, essas suturas são omitidas, e o cirurgião com frequência verifica o posicionamento das comissuras bioprotéticas, enquanto realiza a linha de sutura distal (Fig. 5-50).

NB A importância da ressuspensão das comissuras da bioprótese o mais alto possível não pode ser enfatizada em excesso. Essa manobra estira o dispositivo para cima e permite que um segmento maior dos folhetos coaptem durante a diástole, prevenindo qualquer extravasamento aórtico central.

A porção esculpida do dispositivo é suturada à parede aórtica nativa paralela ao anel nativo. Essa técnica assegura uma linha de sutura precisa e à prova d'água, bem longe dos óstios coronários. A linha de sutura começa no nadir abaixo de cada óstio da artéria coronária e progride para cima até o

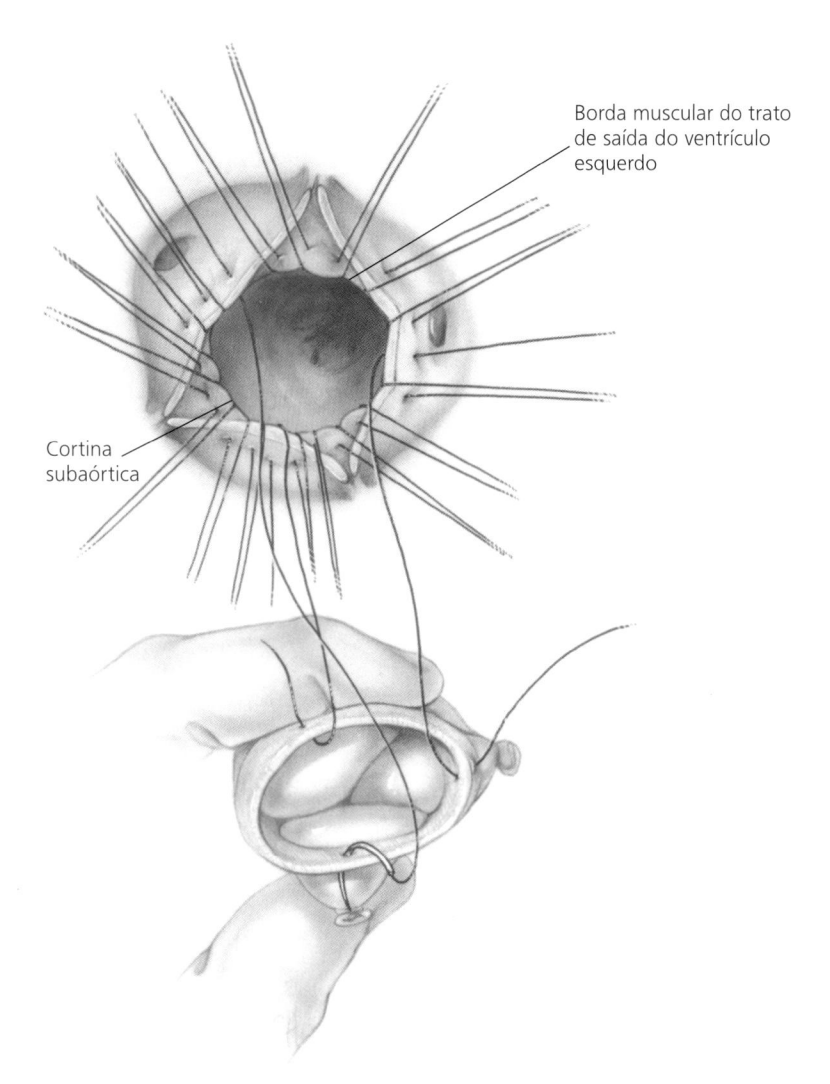

FIG. 5-45. Inserção de sutura interrompida simples no anel, na cortina subaórtica e no segmento muscular do trato de saída do ventrículo esquerdo e da bioprótese.

topo da comissura em cada lado (Fig. 5-51). As suturas são amarradas lado a lado no topo da comissura, entre os seios coronários direito e esquerdo por fora da aorta. Se as suturas da comissura forem usadas, são agora amarradas por fora da aorta, podendo receber reforço.

Óstio Coronário Direito Baixo

A porção do seio coronário direito da bioprótese Porcina sem suporte apresenta uma barra muscular coberta por uma extensão de saia de Dacron, que não deve ser cortada. Portanto, a linha de sutura distal ao longo do seio coronário direito precisa ser construída alguns milímetros acima do anel, para não deformar a barra muscular da prótese valvar. Se o óstio coronário direito do paciente for particularmente baixo, a valva protética deve ser rodada 120 graus para posicionar a barra muscular no seio não coronário do paciente. Depois disso, todos os 3 seios protéticos são esculpidos.

Deformação das Comissuras com o Fechamento da Aortotomia Oblíqua

Se o fechamento da parede aórtica nativa sobre a porção do seio não coronário conservada da valva protética trouxer a comissura entre os seios não coronário e seio coronário esquerdo muito próxima (Fig. 5-52), o seio não coronário da prótese é usado para aumentar a raiz aórtica. A incisão da aortotomia é ampliada na porção média do seio não coronário nativo. A borda da incisão em V é suturada ao seio coronário conservado da bioprótese, usando uma sutura Prolene 4-0 (Fig. 5-53A). O aspecto distal da aortotomia é, então, suturado até o topo do seio conservado e continuado na porção proximal da incisão da aortotomia (Fig. 5-53B). Para corrigir a discrepância de comprimento resultante, um corte perpendicular igual a uma metade da profundidade do seio conservado é feito no aspecto distal da incisão da aortotomia (Fig. 5-53C). De modo alternativo, um retalho peque-

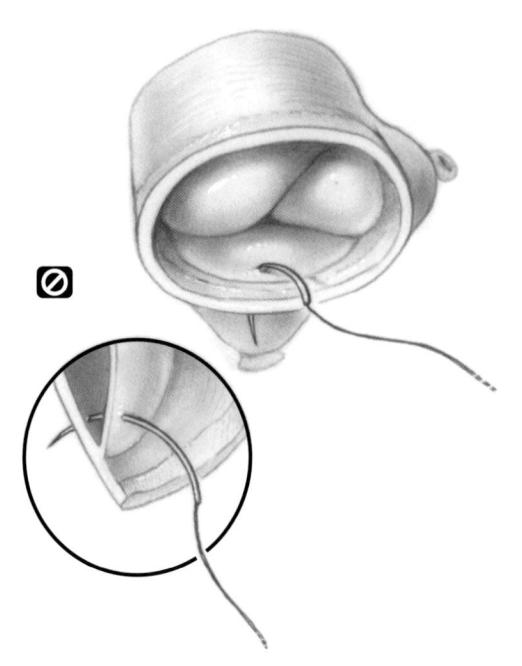

FIG. 5-46. Posicionamento incorreto da agulha, causando lesão do folheto.

no em forma triangular de Hemashield Dacron pode ser usado para completar o fechamento aórtico (Fig. 5-53D).

⊘ Protuberância do Seio Não Coronário Conservado no Lúmen da Aorta

Se o fechamento da aortotomia resultar em protrusão do seio não coronário protético na aorta, e as comissuras estiverem apropriadamente localizadas, o seio não coronário deve ser esculpido e refixado à parede aórtica como fora feito com os seios coronários direito e esquer-

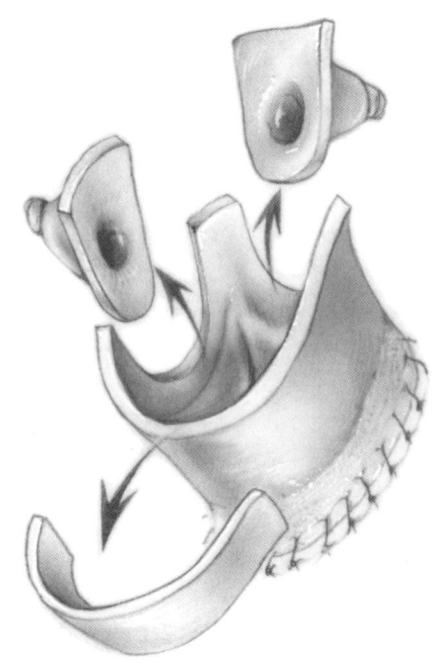

FIG. 5-48. Excisão dos óstios das artérias coronárias e excesso da parede protética.

do. De modo alternativo, a protuberância, se não excessiva, pode ser aproximada à parede aórtica nativa com suturas separadas.

NB Fechamento da Aortotomia Transversa

Quando uma aortotomia transversa foi realizada, o aspecto à direita do fechamento muitas vezes incluirá o topo do seio não coronário conservado da valva protética. Tomando 2 ou 3 punturas atrás (posterior a) da ex-

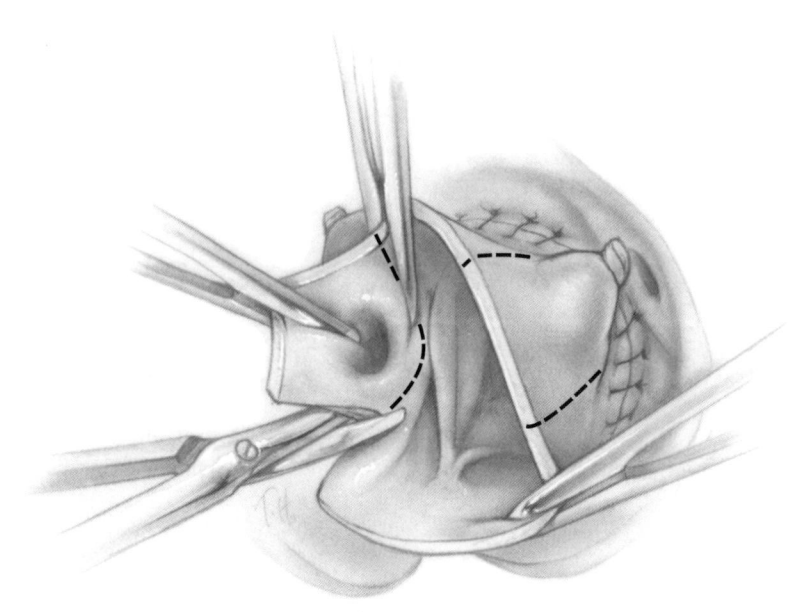

FIG. 5-47. Remoção dos seios coronários da prótese.

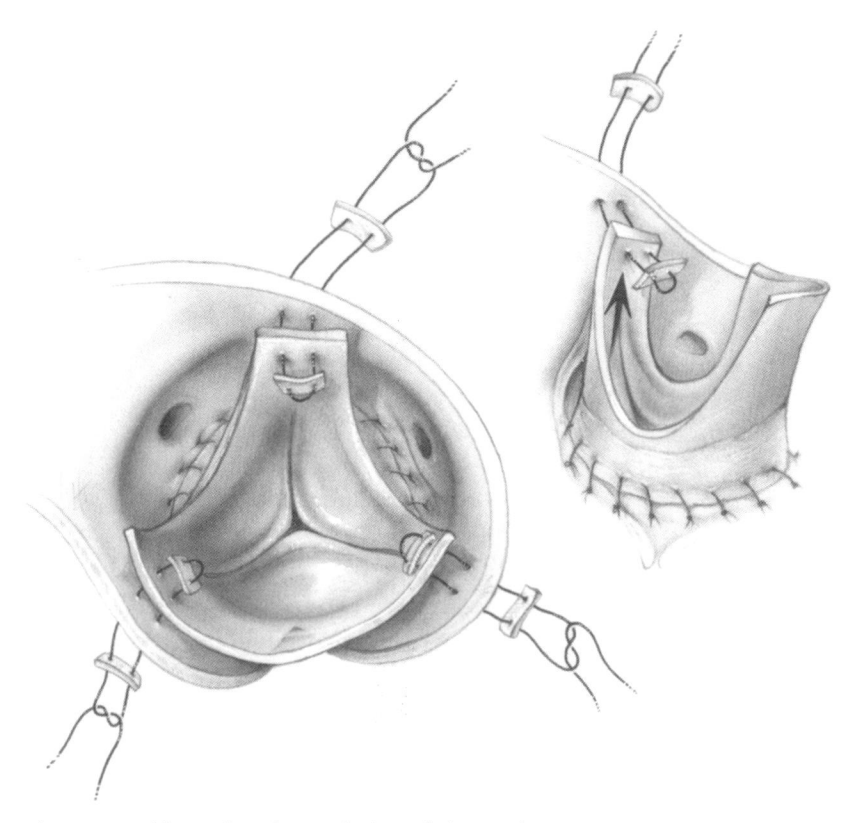

FIG. 5-49. Suspensão das comissuras protéticas acima das comissuras aórticas nativas.

tensão à direita da abertura aórtica resulta em linha de sutura aórtica quase circunferencial. Isso reforça a junção sinotubular, que pode ajudar a evitar a dilatação posterior e incompetência valvular resultante.

O segmento do seio não coronário da bioprótese é fixado à parede aórtica nativa com outra sutura Prolene 4-0. O espaço morto interveniente pode ser obliterado com 1 ou 2 suturas de Prolene 4-0 colocadas de dentro para fora e amarradas por cima de um reforço de feltro. Depois disso, a aortotomia é fechada com suturas contínuas de Prolene 4-0. Se uma aortotomia oblíqua for usada, a porção proximal da abertura precisa ser fechada antes da sutura do seio não coronário prostético conservado à parede aórtica nativa.

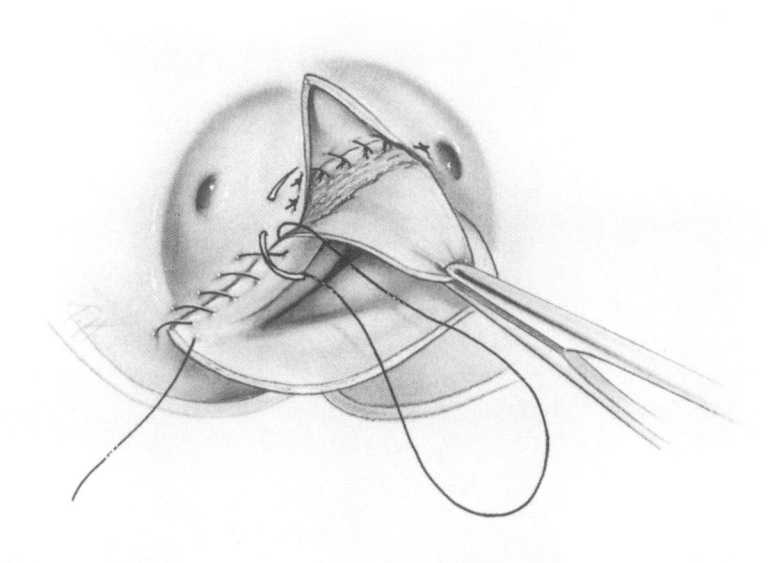

FIG. 5-50. Linha de sutura distal debaixo do óstio coronário esquerdo com verificação frequente da colocação da comissura.

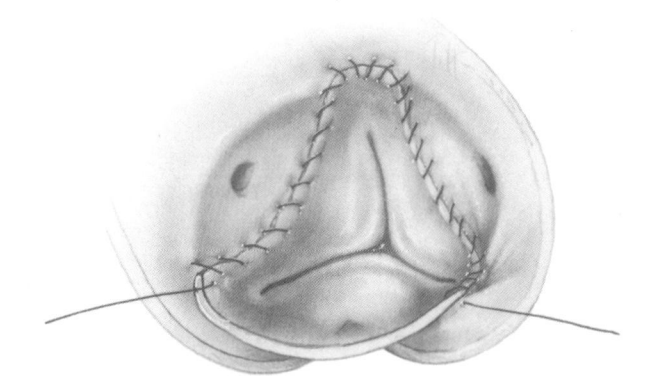

FIG. 5-51. Linha de sutura distal completada debaixo de ambos os óstios das artérias coronárias.

Reparo da Valva Aórtica

O reparo da valva aórtica tem sido usado com sucesso em pacientes com defeitos congênitos de membranas subaórticas e/ou septais ventriculares com prolapso dos folhetos (vide Capítulo 21). Apenas alguns poucos adultos são candidatos ao reparo da valva aórtica. As valvas aórticas estenóticas não são passíveis de reparo. O reparo da valva aórtica pode ser possível em pacientes com insuficiência aórtica secundária à dilatação de um ou mais componentes da raiz aórtica ou prolapso dos folhetos apenas se as cúspides não estiverem espessadas, tiverem boa mobilidade e não forem calcificadas.

⊘ Descalcificação Ultrassonográfica

A descalcificação ultrassonográfica das valvas aórticas estenóticas tem sido abandonada em razão de resultante retração e cicatriz dos folhetos.

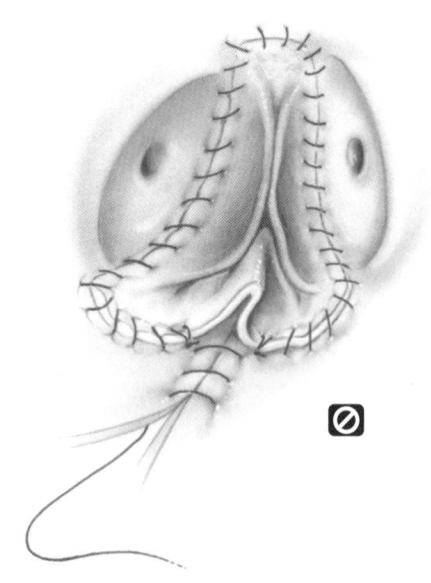

FIG. 5-52. O fechamento primário de uma aortotomia oblíqua pode deformar o alinhamento comissural.

NB O prolapso de uma cúspide num paciente adulto com valva aórtica de folheto triplo é raro. O reparo pode ser conseguido com a técnica descrita no Capítulo 21.

Técnicas

O reparo bem-sucedido e durável da valva aórtica requer profundo conhecimento do mecanismo da disfunção da valva aórtica. A ecocardiografia transesofágica demonstra a qualidade, altura e nível de coaptação dos folhetos, assim como os respectivos diâmetros do anel, dos seios, da junção sinotubular e da aorta ascendente (vide Anatomia Cirúrgica da Valva Aórtica, discutido anteriormente). Pacientes com junção sinotubular dilatada ou aneurisma da raiz aórtica com insuficiência da valva aórtica e válvulas normais são candidatos a procedimentos que poupam a valva (vide Capítulo 8).

A perfuração de um folheto decorrente de endocardite cicatrizada ou lesão iatrogênica pode ser reparada com um pedaço de retalho de pericárdico autólogo conservado no glutaraldeído (Fig. 5-54). Isso é realizado fixando o retalho, cortando-o ligeiramente maior do que o defeito, ao aspecto aórtico do folheto com uma sutura contínua de Prolene 5-0 ou 6-0.

A indicação mais comum para o reparo da valva aórtica em adultos é a valva aórtica bicúspide com prolapso de uma das cúspides. Em geral, trata-se da cúspide anterior, que apresenta uma rafe onde a comissura entre as cúspides direita e esquerda normalmente estaria, que se alonga e sofre prolapso. Se o folheto posterior estiver normal, a anterior pode ser reparada. Suturas de ancoragem são colocadas pela parede aórtica logo acima das 2 comissuras. Tracionando essas suturas, o comprimento das margens livres dos folhetos é observado. A rafe do folheto anterior é excisada e reaproximada com suturas interruptas de Prolene 6-0, encurtando, dessa forma, sua margem livre para combinar com o folheto posterior (Fig. 5-55). Uma vez que a maioria desses pacientes apresenta ectasia anuloaórtica associada, os 2 triângulos subcomissurais devem ser estreitados. Isso é realizado com a inserção de suturas horizontais em colchoeiro de Prolene 4-0 com reforços de feltro por fora da aorta. A sutura passa de fora para dentro da raiz aórtica 2 a 3 mm abaixo de cada comissura, pelo anel de ambas as cúspides, e depois pela parede aórtica novamente 2 a 3 mm abaixo da comissura.

⊘ Ressecção da Rafe

Apenas um pequeno triângulo de folheto deve ser ressecado, evitando a formação de barriga no folheto, para assegurar a coaptação adequada com o folheto posterior. De modo alternativo, se a rafe mediana for flexível, pode ser plicada com uma sutura contínua de Prolene.

NB Pacientes com valvas bicúspides e raízes da aorta, medindo mais de 45 mm de diâmetro, devem ser submetidos à substituição da raiz aórtica.

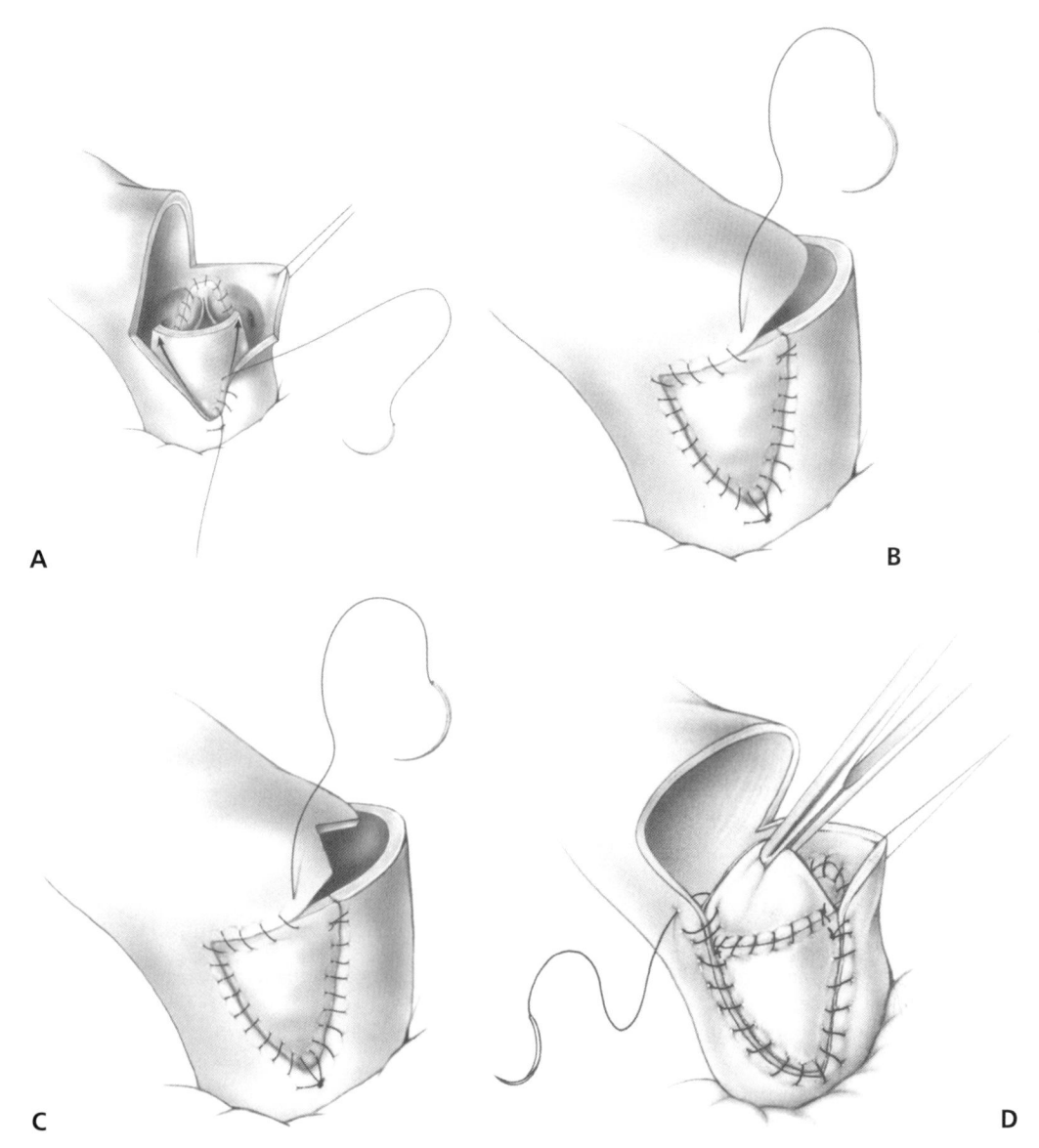

FIG. 5-53. A: Utilização de uma porção do seio não coronário de uma valva sem suporte para aumentar a aortotomia de maneira a alinhar corretamente as comissuras. **B** e **C:** Fechamento aórtico com a parede nativa da aorta. **D:** Fechamento aórtico terminado com um retalho de Hemashield.

NB A borda do folheto alongado encurtada pode ser reforçada com sutura contínua dupla de GORE-TEX 6-0 amarrada no lado de fora da aorta, com cuidado para não encurtar muito a margem livre.

Estenose Aórtica

A plicatura excessiva das comissuras pode causar estenose aórtica funcional. O cirurgião pode usar um medidor do tamanho da valva para garantir a adequação da abertura aórtica.

Casos Problemáticos

Pacientes com aortas não passíveis de clampeamento, com raízes aórticas pequenas e endocardite de valva aórtica apresentam desafios especiais para o cirurgião cardíaco. Muitas vezes, há necessidade de alternar as abordagens cirúrgicas e as técnicas.

Manejo da Aorta que não Pode Ser Clampeada

Uma vez que as pessoas estão vivendo mais, os cirurgiões estão cada vez mais se deparando com um número cada vez maior de pacientes com doença aterosclerótica da aorta ascendente que necessitam de intervenção cirúrgica para doenças coronariana e valvular. O grau de envolvimento da aorta varia de algumas poucas placas ateroscleróticas isoladas até a calcificação total da aorta, muitas vezes referidas como aorta de porcelana. A canulação e o clampeamento dessas aortas doentes podem ser perigosos, resultando em

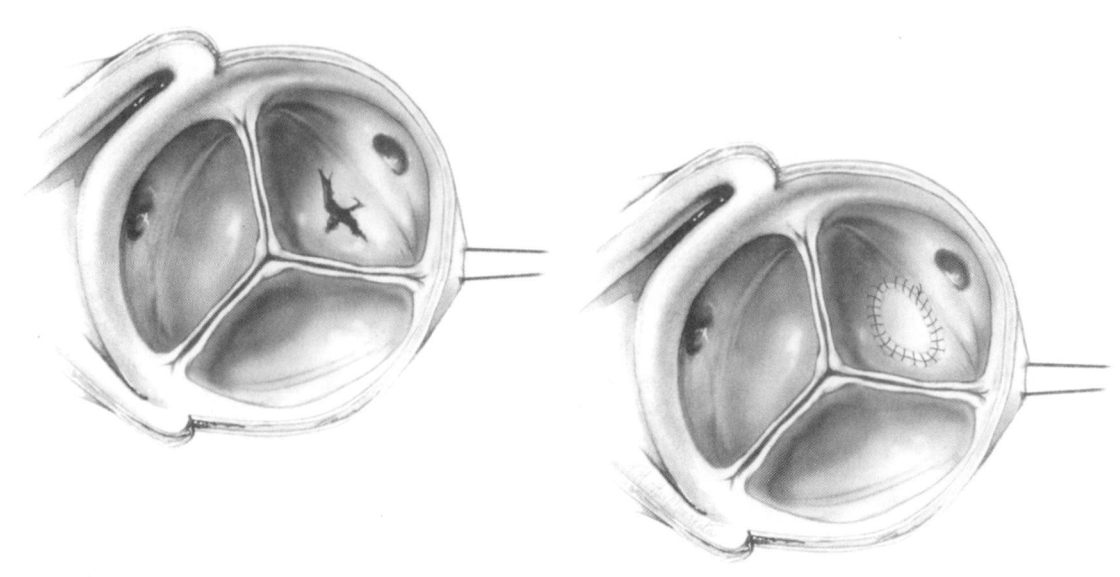

FIG. 5-54. Reparo com retalho da perfuração da válvula.

AVE e até mesmo morte. A presença de aterosclerose e/ou calcificação da aorta pode ser detectada nos raios X pré-operatórios ou na tomografia computadorizada. A ecocardiografia transesofágica intraoperatória pode demonstrar as alterações ateroscleróticas nas aortas ascendente e descendente. No entanto, a ultrassonografia epiaórtica constitui a ferramenta diagnóstica disponível mais específica, permitindo que o cirurgião mapeie a aorta e localize possíveis sítios de canulação e clampeamento. A gravidade e a extensão da aterosclerose que afeta a aorta irão orientar o cirurgião para a melhor abordagem. Se ambos os segmentos proximal e distal da aorta se encontrarem muito calcificados, o comprimento todo da aorta ascendente pode ser substituído por um enxerto tubular (vide Capítulo 8). Muitas vezes, a raiz da aorta pode ser conservada e endarterectomizada para permitir a substituição da valva aórtica a ser realizada e a aorta proximal ser fixada no enxerto tubular. Com mais frequência, a doença afeta a aorta de maneira irregular. Esses pacientes podem ser tratados com menos agressividade.

Técnica

A aorta é canulada se uma área segura for identificada pela ultrassonografia epiaórtica. De modo alternativo, a artéria axilar ou a artéria femoral é canulada. Uma única cânula de estágio duplo atriocaval é colocada pela aurícula atrial direita. O desvio cardiopulmonar é iniciado, e o paciente é lentamente resfriado a 18°C a 24°C. O coração é descomprimido

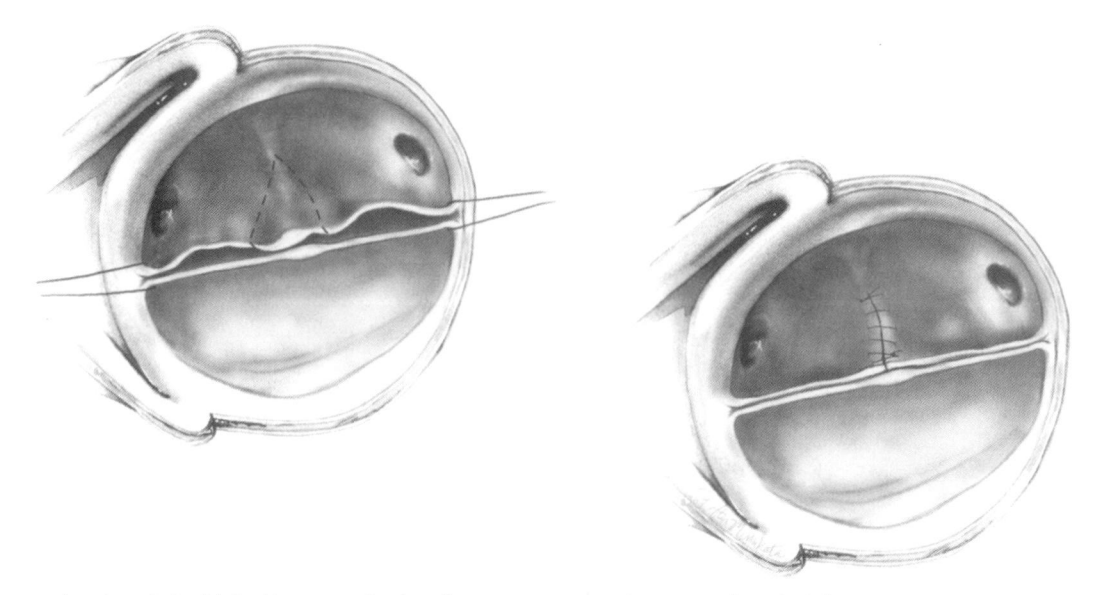

FIG. 5-55. Reparo da valva aórtica bicúspide: ressecção da rafe e encurtamento da margem livre do folheto.

por um aspirador pela veia pulmonar superior direita ou pela artéria pulmonar.

Quando o resfriamento for terminado, o paciente é colocado em posição de Trendelenburg, e a bomba é parada. A aorta é aberta, e, sob visão direta, o segmento da aorta onde fica o clampeamento é endarterectomizado. Um chumaço de gaze é colocado dentro da aorta, e uma pinça aórtica forte é aplicada no lado de fora da aorta, amassando o segmento calcificado contra a gaze. A gaze que contém o fragmento de cálcio é removida. A aorta pode ser seguramente clampeada, e o procedimento da valva aórtica é terminado, ao mesmo tempo em que o paciente é reaquecido.

Raramente, a substituição da valva aórtica é realizada sob parada circulatória hipotérmica para evitar o clampeamento da aorta.

NB Parada Circulatória Hipotérmica

É importante manter em mente que a parada circulatória hipotérmica por si só pode resultar em complicações neurológicas especialmente em períodos longos de parada. Portanto, em geral, é preferível limitar o tempo de parada àquele necessário para realizar a anastomose distal do enxerto tubular de substituição ou para completar uma endarterectomia.

Uma opção segura em alguns pacientes idosos com aortas não clampeáveis ou com condutos arteriais torácicos internos localizados sob o esterno é o conduto apicodescendente.

Conduto Valvado Apicoaórtico

O conduto valvado apicoaórtico não é um conceito novo. O procedimento foi realizado em grupos selecionados de pacientes adultos e pediátricos por muitas décadas. Um conduto contendo uma valva bioprotética é interposto entre o ápice do ventrículo esquerdo e a aorta torácica descendente com ou sem suporte cardiopulmonar.

Técnica

O uso de tubo endotraqueal de duplo lúmen permite que o pulmão esquerdo seja desinflado, o que facilita a exposição. Uma toracotomia esquerda pelo 5º ou pelo 6º espaço intercostal fornece acesso satisfatório tanto para a aorta ascendente, quanto para o ventrículo esquerdo. O ligamento pulmonar inferior é ligado e dividido para ser liberado do pulmão esquerdo e melhorar o acesso à aorta ascendente. A pleura parietal que recobre a aorta torácica descendente é incisada e retraída. Um segmento livre de doença da aorta livre de doença é identificado e excluído com uma pinça Satinski de oclusão parcial. A extremidade distal do conduto valvado é suturada à abertura aórtica com Prolene 3-0 ou 4-0. A pinça de oclusão parcial é removida após o clampeamento do conduto.

NB O paciente precisa ser heparinizado antes do clampeamento da aorta.

⊘ Calcificação da Aorta Descendente

Se este procedimento for cogitado, a presença de doença aterosclerótica grave e/ou calcificação da aorta descendente deve ser excluída. Normalmente, isso é feito com tomografia computadorizada pré-operatória.

O pericárdio é aberto anterior e paralelamente ao nervo frênico esquerdo e suspenso por suturas de tração. Um segmento da parede anterior do ventrículo esquerdo perto do ápice é selecionado para a colocação do conduto valvado. Múltiplas suturas com Ticron 2-0 em forma de U, reforçadas por feltro de Teflon macio, são passadas profundamente pelo músculo espessado e depois pelo colar de fixação do conector. Por meio de uma incisão puntiforme um dispositivo muscular é introduzido para criar o trato de saída, pelo qual o conector apical rígido angulado é rapidamente colocado no ventrículo esquerdo. Todas as suturas são seguramente amarradas, e a linha de sutura pode ser reforçada com sutura contínua adicional de Prolene 3-0.

⊘ Lesão à Artéria Descendente Anterior Esquerda

O trato de saída do conduto deve estar bem longe da artéria coronária e da porção adelgaçada do ápice do ventrículo esquerdo.

⊘ Coágulo no Ventrículo Esquerdo

A ecocardiografia detalhada deve ser feita para detectar a presença de coágulo sanguíneo no ápice do ventrículo esquerdo e ao longo do septo. O deslocamento do coágulo resultará em embolização sistêmica e potencial acidente vascular cerebral.

⊘ Localização do Músculo Papilar

A ecocardiografia transesofágica intraoperatória pode localizar os músculos papilares e assegurar que o conduto seja colocado longe dos seus locais de inserção.

Os enxertos do conduto valvado e o conector são adequadamente aparados e anastomosados com sutura contínua de Prolene 3-0. Após a retirada cuidadosa de ar, as pinças aplicadas aos enxertos são removidas.

NB Cola biológica e/ou produtos hemostáticos aplicados em todas as linhas de sutura ajudam na redução do sangramento.

NB O procedimento pode ser mais seguramente realizado com suporte de desvio femoral – femoral (vide Capítulo 2). O coração pode ser elevado, e a fibrilação, induzida para facilitar a introdução do dispositivo muscular e do conector rígido no ventrículo esquerdo.

NB Embora condutos valvados porcinos com suporte sejam mais comumente usados nesses pacientes, as bioproteses de raiz aórtica Freestyle (Medtronic, Minneapolis, MN) têm sido usadas como um dispositivo de intervenção entre a prótese apical e o enxerto tubular da aorta descendente.

Manejo da Raiz Aórtica Pequena

É claro que nenhuma valva protética é hemodinamicamente igual à valva do coração do próprio paciente. Portanto, toda vez que a substituição da valva é realizada, o paciente recebe uma substituta valvar inferior. Fibrose, calcificação ou simplesmente uma raiz aórtica muito pequena pode limitar o orifício máximo do anel aórtico. Portanto, uma prótese que se encaixe no anel de maneira confortável pode ser inaceitável do ponto de vista hemodinâmico, fato particularmente importante em pacientes maiores com pequenas raízes aórticas. A discordância entre paciente – prótese ocorre quando a área de orifício efetivo da valva protética implantada é muito pequena com relação ao tamanho do corpo do paciente. Essa discordância resulta em gradiente transvalvular mais elevado e menos regressão da hipertrofia ventricular esquerda, o que pode levar à maior morbidade e mortalidade cardíaca. Muitas técnicas foram desenvolvidas para superar essa discordância entre o paciente e a prótese.

Técnica da Prótese Inclinada

Dependendo do tipo de prótese, a inclinação do plano da implantação, em 5 ou 10 graus, é muitas vezes possível para implantar uma valva maior na raiz aórtica. Suturas interrompidas simples são usadas para fixar a prótese aos anéis coronários direito e esquerdo. Começando de qualquer uma das extremidades do anel não coronário e arqueando para cima até um ponto central 5 a 8 mm acima do seu nadir, suturas duplamente armadas com agulhas (Ticron 2-0) são passadas primeiro pelo anel de sutura e, depois, de maneira horizontal para baixo desde cima e, depois, pela parede aórtica. As agulhas são finalmente passadas por pequenos reforços ou tiras de feltro de Teflon por fora da aorta (Fig. 5-56). A prótese é, então, inferiorizada nessa posição inclinada, e as suturas são amarradas. As suturas no lado não coronário são amarradas por fora da aorta, por cima dos reforços de feltro de Teflon.

NB *Localização da Aortotomia*

A margem direita da aortotomia deve encontrar-se em nível mais alto que o usual, 1,5 a 2 cm acima do anel não coronário, para facilitar a fixação da prótese de maneira inclinada e, ao mesmo tempo, permitir o fechamento satisfatório da aortotomia.

Reforço das Suturas

Todas as suturas que ancoram a prótese na parede aórtica acima do anel precisam ser reforçadas com uma tira de feltro de Teflon ou pericárdio. A parede aórtica requer reforço para ser forte o suficiente para manter a valva protética na posição.

Ângulos Abertos das Próteses de Disco

Os ângulos abertos dos discos diferem de acordo com o fabricante. O disco Medtronic-Hall abre no máximo até

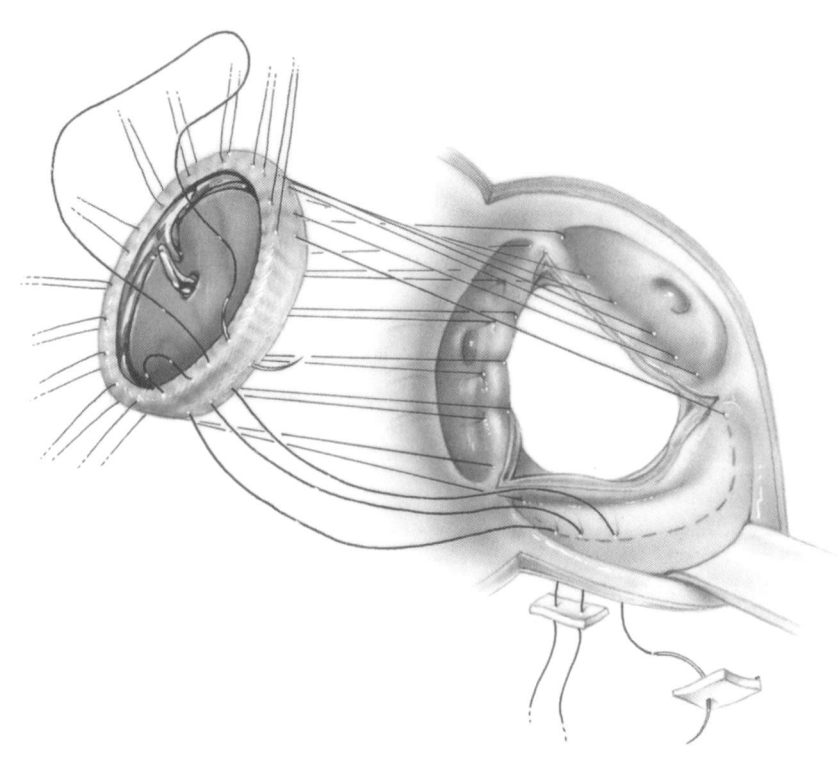

FIG. 5-56. Técnica de fixação de uma prótese discal (Medtronic-Hall) em posição inclinada.

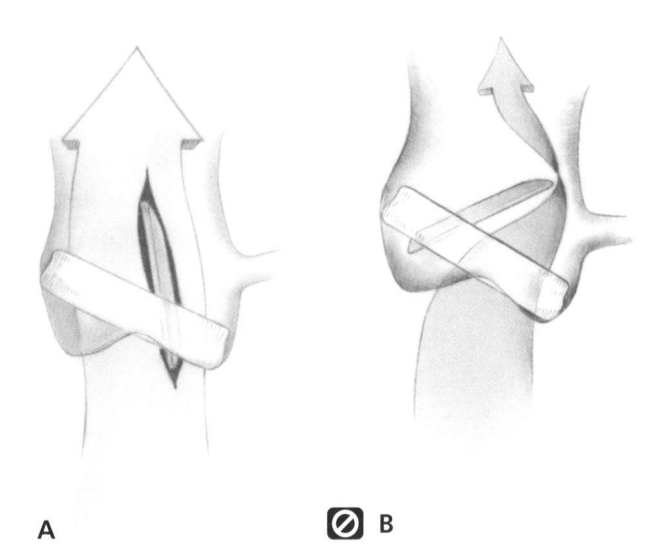

FIG. 5-57. A: Prótese da Medtronic-Hall na posição inclinada com o disco na orientação correta. **B:** O disco na orientação incorreta, obstruindo o fluxo.

75 graus. Esse é um ponto de preocupação importante. A combinação do ângulo de inclinação e do ângulo de abertura discal não deve ser supeior a 80 a 85 graus. Caso contrário, pode ser que quando o disco abrir, não se feche!

O conceito da técnica de inclinação permite a implantação de prótese maior na posição supra-anelar ao longo do anel não coronário.

Orientação da Prótese de Disco Único

A prótese Medtronic-Hall e as próteses de disco inclinado devem ter a maior de suas 2 aberturas que encaram os seios não coronários, resultando em fluxo quase central (Fig. 5-57A). Portanto, a linha do fluxo é quase paralela ao disco na posição aberta. Se a prótese for suturada em posição com a abertura menor de frente para o seio não coronário, o disco será uma obstrução ao fluxo para frente (Fig. 5-57B).

Uso de Prótese de Folheto Duplo

Próteses de folheto duplo apresentam hemodinâmica excelente e são as preferidas de muitos cirurgiões para a utilização em pacientes com raízes aórticas pequenas. Quando usada na posição inclinada, os folhetos podem causar impacto na parede aórtica e não abrirem ou fecharem completamente. A livre mobilidade dos folhetos precisa ser assegurada pela orientação adequada da prótese.

Tamanho Inadequado da Prótese

É inútil tentar inserir uma prótese cujo orifício interno é maior que o orifício do trato de saída do ventrículo esquerdo ou do anel aórtico. Se o trato de saída ventricular esquerdo for muito estreito, a técnica da inclinação na substituição da valva não será muito compensadora (Fig. 5-58).

Miectomia Septal

A hipertrofia septal pode ser significativa em pacientes com estenose aórtica grave. Às vezes, o trato de saída do ventrículo esquerdo pode tornar-se mais estreito do que a raiz aórtica. A massa septal hipertrofiada pode interferir na função normal das próteses valvares mecânicas. Uma miectomia limitada ou a raspagem do excesso de massa muscular septal no trato de saída ventricular esquerdo pode permitir lúmen mais amplo e assegurar o funcionamento normal da prótese valvular (Fig. 5-24).

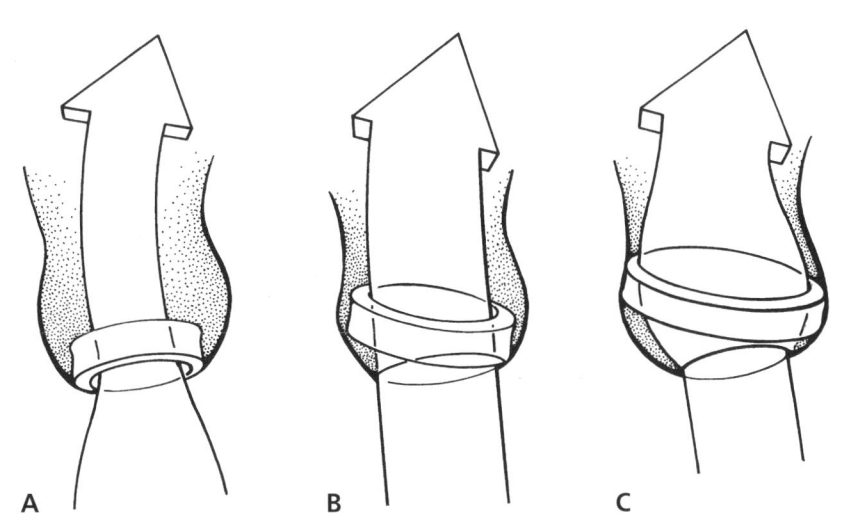

FIG. 5-58. A: Obstrução do fluxo em razão de o trato de saída do ventrículo esquerdo ser maior que o orifício interno da prótese. **B:** Fluxo máximo possível quando o trato de saída do ventrículo esquerdo é do mesmo tamanho do orifício interno da prótese. **C:** Ausência de aumento do fluxo com trato de saída do ventrículo esquerdo menor que o orifício interno da prótese.

Técnica de Aumento do Retalho

É sempre preferível usar as maiores próteses possíveis sempre que a substituição de valva for considerada. Uma prótese maior que o anel aórtico, entretanto, não abole o gradiente obstrutivo pelo ventrículo esquerdo e pela aorta (Fig. 5-58). Portanto, se o anel aórtico for um fator obstrutivo dominante, precisa ser aumentado para aceitar uma prótese maior. Muitas vezes, a cortina subaórtica é longa o suficiente para permitir o aumento satisfatório da raiz aórtica. A aortotomia oblíqua é estendida para baixo pela comissura entre o anel aórtico coronário esquerdo e o não coronário na cortina fibrosa subaórtica até, mas não inclusive, o anel mitral (Fig. 5-59A). Um retalho de pericárdio bovino ou autólogo tratado em glutaraldeído é cortado na forma e no tamanho apropriados e fixado em posição com sutura contínua de Prolene 3-0 (Fig. 5-59B).

Quando o aumento posterior é garantido, a incisão é estendida pela cortina subaórtica, pelo anel mitral, e por uma distância variável no folheto anterior da valva mitral. Isso necessariamente implica em incisão da parede atrial esquerda a uma extensão similar desde o anel mitral (Fig. 5-60A). Um retalho de pericárdio bovino ou autólogo tratado em glutaraldeído de tamanho e forma adequados é fixado em posição com sutura contínua de Prolene, incorporando a parede atrial esquerda e o folheto mitral anterior (Fig. 5-60B). Raramente, essa abordagem pode deformar a valva mitral particularmente em pacientes com o átrio esquerdo pequeno. A abertura atrial pode ser aumentada pela incorporação de um 2º retalho de pericárdio (Fig. 5-60C). Essas técnicas de aumento da raiz aórtica apresentam a vantagem adicional de que o trato de saída ventricular esquerdo, assim como o anel aórtico, pode ser consideravelmente aumentado. A prótese aórtica de escolha é, então, inserida pela utilização da técnica descrita anteriormente (Fig. 5-61).

NB Inclinação da Prótese

A prótese deve ser fixada com pequena inclinação, conforme descrito anteriormente, para que as suturas de ancoragem que cruzam o retalho possam ser amarradas na parede externa do retalho 4 ou 5 mm acima do anel. Esse retalho é, então, usado para aumentar o fechamento da aortotomia com uma sutura contínua de Prolene 4-0. Se o pericárdio autólogo parecer muito fino e inseguro, pode ser reforçado por um retalho de GORE-TEX.

Ø Hemólise

Se um retalho de GORE-TEX ou enxerto Dacron for usado, deve ser alinhado ao pericárdio autólogo para evitar possível hemólise no período pós-operatório.

Ø Trato de Saída do Ventrículo Esquerdo Estreito

As técnicas previamente discutidas aumentam o anel aórtico de forma bastante eficiente. Se o trato de saída ventricular esquerdo for muito estreito, no entanto, continuamos a ter um fator limitante. A colocação de próteses maiores ou o aumento do anel aórtico não aliviará o problema hemodinâmico básico.

NB Uso de Valvas sem Suporte ou Homoenxerto Aórtico

A excelente hemodinâmica dos homoenxertos aórticos e bioproteses sem suporte em tamanhos de valvas menores pode oferecer resultados satisfatórios sem a necessidade do procedimento de aumento da raiz.

A obstrução associada à raiz aórtica pequena pode ser satisfatoriamente aliviada na maioria dos pacientes usando uma dessas técnicas. A septoplastia aortoventricular de Rastan-Konno é raramente indicada em pacientes adultos (vide Capítulo 24).

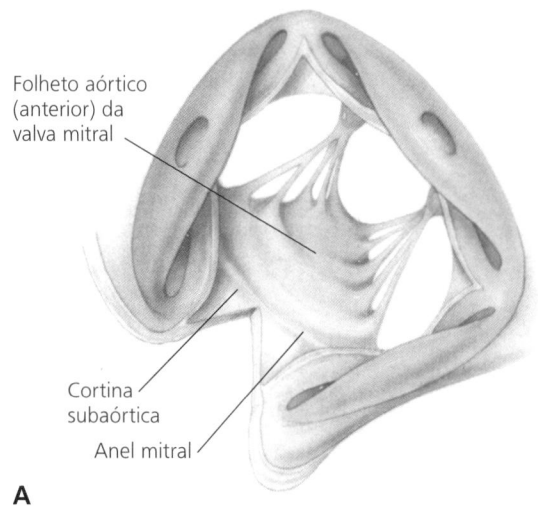

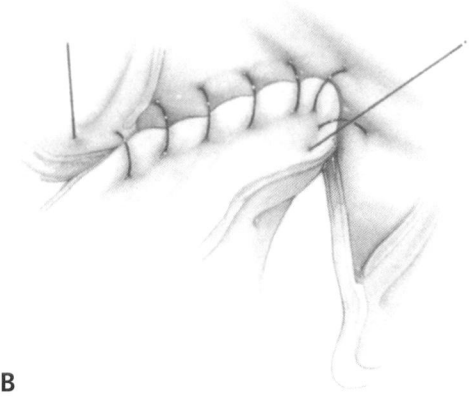

FIG. 5-59. A: A aortotomia é estendida na cortina subaórtica. **B:** Aumento da raiz aórtica com um retalho de pericárdio.

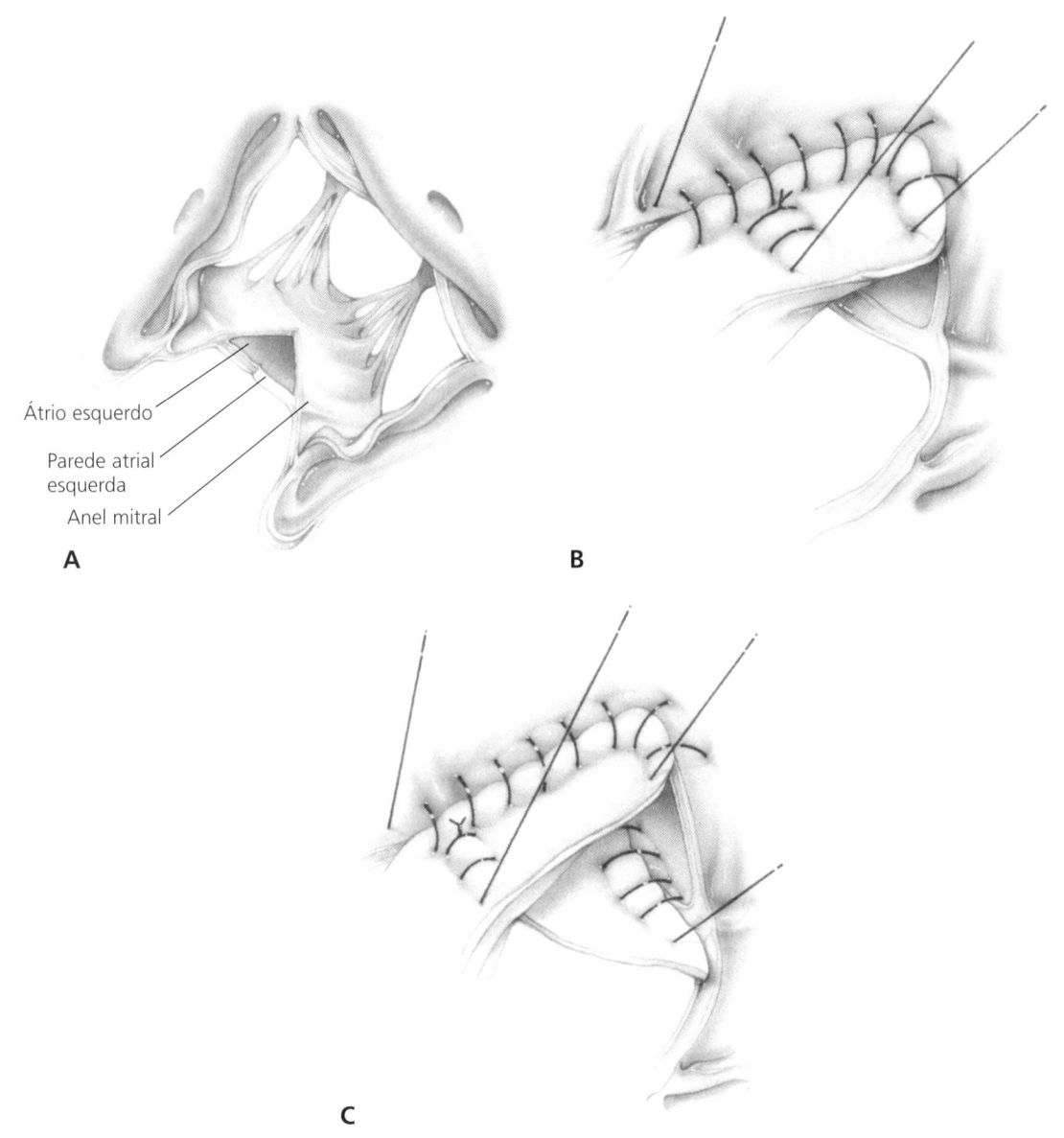

FIG. 5-60. A: Aortotomia é estendida no anel mitral e no folheto anterior da valva mitral. Observe a entrada no átrio esquerdo (vide texto). **B:** Aumento da raiz aórtica com um retalho de pericárdio. Observe a incorporação da parede do átrio esquerdo e do folheto mitral (vide texto). **C:** Fechamento separado com retalho da abertura atrial esquerda.

Endocardite

A endocardite infecciosa é uma doença debilitante e está associada à mortalidade muito alta. Os folhetos nativos da valva aórtica tornam-se infectados, e a infecção pode estender-se para o anel e os tecidos circundantes, resultando em abscessos na raiz e paravalvular. Em pacientes com valvas aórticas protéticas, a infecção afeta os folhetos e o anel de sutura das valvas porcinas e pericárdicas. O anel de sutura da valva mecânica está sempre envolvido. Homoenxertos e autoenxertos pulmonares seguem o mesmo padrão de infecção da valva aórtica nativa. Muitas vezes, vegetações se formam nos folhetos valvares e causam embolização sistêmica com consequências graves.

NB É importante ter em mente que a anticoagulação não evita a embolização de vegetações.

O diagnóstico preciso e o tratamento médico agressivo imediato são fundamentais. Imediatamente após a obtenção de sangue para cultura, o paciente inicia o uso de antibióticos apropriados que continuam por 6 semanas. A intervenção cirúrgica precoce é indicada para os pacientes que continuam a demonstrar sinais de sepse após 3 ou 4 dias de antibióticos apropriados. A presença de insuficiência cardíaca congestiva refratária, embolização sistêmica recorrente e laceração aguda de folheto da valva aórtica e evidência de abscesso paravalvular na raiz aórtica demanda cirurgia imediata.

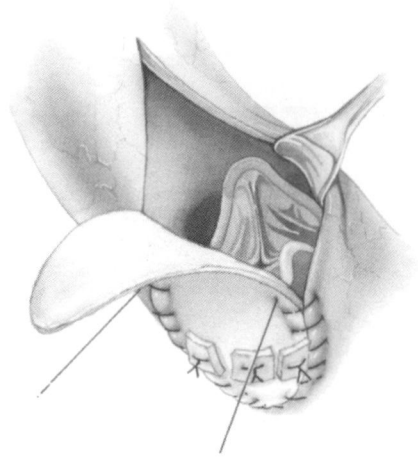

FIG. 5-61. Inserção da prótese na raiz aórtica ampliada.

NB A endocardite por *Staphylococcus aureus* é muito virulenta e causa destruição tecidual agressiva. Portanto, a intervenção cirúrgica precoce é indicada, quando há o envolvimento desse organismo.

NB Tamanho das Vegetações

Alguns organismos formam vegetações volumosas que são mais propensas a embolismo. Em geral, a cirurgia é indicada, se a vegetação da valva aórtica tiver 1 cm ou mais de diâmetro.

Pacientes com endocardite infecciosa da valva aórtica, que se tornam candidatos à cirurgia, muitas vezes apresentam deficiências em muitos sistemas. Com frequência, apresentam insuficiência cardíaca, sepse, insuficiência renal, e muitos podem apresentar evidências de AVE recente em razão de êmbolo séptico. A proteção ideal do miocárdio é crucial nesses pacientes comprometidos para permitir tempo adequado para remover por completo todo o material infectado, reconstruir a raiz aórtica e conseguir a competência da valva aórtica.

Ø Deslocamento das Vegetações

A infusão anterógrada da cardioplegia na raiz aórtica sob alta pressão pode deslocar e quebrar as grandes vegetações que podem embolizar nas artérias coronárias. Nesses casos, a cardioplegia retrógrada é infundida, até que a contração cardíaca cesse. A aorta é aberta, e a solução cardioplégica, administrada nas artérias coronárias sob visualização direta.

Ø Contaminação Cruzada

Para reduzir a possibilidade de recorrência de endocardite, todo o esforço deve ser feito para evitar a contaminação cruzada. Isso implica em mudança de luvas, coberturas locais e instrumentos cirúrgicos usados para remover o material infectado do campo operatório.

NB Debridamento Completo

O aspecto mais crucial do procedimento é o completo debridamento de todos os tecidos infectados, mesmo que isso implique em ressecção de toda a raiz aórtica e dos tecidos adjacentes.

Em áreas onde o anel aórtico foi destruído, o trato de saída ventricular esquerdo e a aorta são reaproximados com um retalho de pericárdio bovino ou autólogo tratado com glutaraldeído. Às vezes, pode ser necessária a criação de novo anel entre a aorta e o trato de saída do ventrículo esquerdo com 2 tiras de pericárdio. A valva aórtica é substituída, usando as técnicas-padrão descritas no texto anterior.

Ø Cavidades Subanelares Necróticas

A remoção de tecido necrótico da área subanelar pode criar pequenas cavidades. O tecido friável circundante não conseguirá suportar bem as suturas. Punturas profundas com suturas com almofadas de pericárdio são realizadas para ocluir essas cavidades. Quando amarradas, as suturas podem posteriormente ser usadas para ancorar as próteses novas em suas posições.

A infecção extensiva e a formação de abscesso, envolvendo o anel aórtico, são condições graves. Após o debridamento radical, pode ser difícil restabelecer a continuidade entre a aorta e o trato de saída do ventrículo esquerdo. Uma técnica eficaz é substituir a raiz da aorta por homoenxerto aórtico ou bioprótese sem suporte, conforme descrito anteriormente no texto.

NB Uso de Autoenxerto Pulmonar

Embora muitos cirurgiões relutem em realizar o procedimento de Ross em face a uma endocardite aórtica por medo de levar infecção ao trato de saída do ventrículo direito, o autoenxerto pulmonar é uma outra opção de substituição em pacientes mais jovens com endocardite.

Extravasamentos Paravalvulares

Na maioria dos pacientes, a deiscência paravalvular que resulta em extravasamentos ao redor da prótese aórtica é secundária à técnica cirúrgica imperfeita. Alguns desses fatores predisponentes, como anel calcificado ou infectado (o que permite que as suturas atravessem os tecidos), já foram discutidos anteriormente. Extravasamentos paravalvulares tendem a acontecer com mais frequência ao longo do anel não coronário e da metade adjacente do anel coronário esquerdo. A calcificação maciça que afeta a continuidade do folheto aortomitral pode obscurecer o anel e interferir na colocação correta dos pontos de ancoragem. Além disso, a exposição do anel não coronário é às vezes difícil do lado do cirurgião (lado direito do paciente). Muitas vezes, as suturas anelares são inadvertidamente colocadas na parede aórtica menos ideal acima do anel. Em tempo, essas suturas podem atravessar a parede aórtica e produzir extravasamento paravalvular.

A atenção a esses detalhes na realização da substituição da valva aórtica ajuda a evitar extravasamentos paravalvulares posteriores.

Técnica de Reparo

O defeito paravalvular é identificado sob visualização direta. A margem tecidual do defeito normalmente se torna fibrosa após 2 ou 3 meses. Suturas reforçadas são passadas profundamente pela margem tecidual do defeito e, depois, pelo anel de sutura da prótese antes da amarração (Fig. 5-62).

Quando a integridade da margem tecidual do defeito não é satisfatória, as suturas são passadas pelo anel de sutura da prótese antes da puntura profunda perto do anel pela espessura total da parede da aorta para o lado de fora da aorta. As suturas são amarradas sobre almofadas de feltro de Teflon (Fig. 5-62).

Quando existem vários extravasamentos paravalvulares, ou o local do extravasamento não é óbvio, é necessário remover a prótese e implantar uma nova, garantindo que todas as punturas das suturas valvares incorporaram tecidos saudáveis.

🆕 Fechamento Intervencionista dos Extravasamentos Periprostáticos

Recentemente, algumas instituições fecharam defeitos paravalvulares com defeito septal atrial ou dispositivo de oclusão ductal no laboratório de cateterismo. Esse procedimento pode ser útil em idosos ou pacientes críticos, a fim de evitar reoperação.

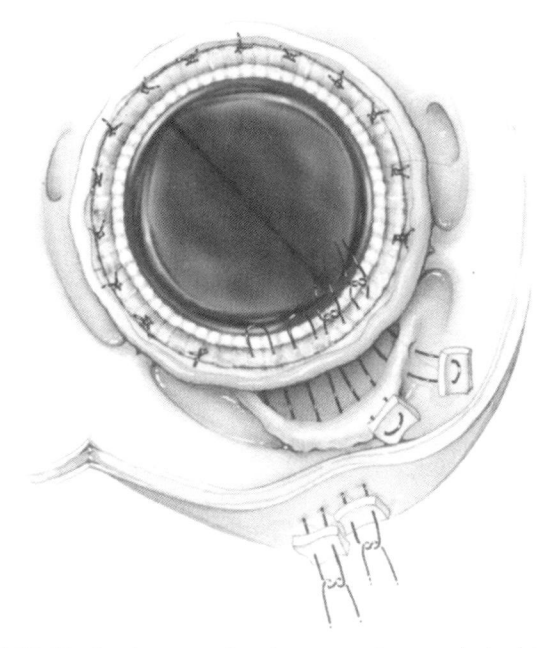

FIG. 5-62. Técnica de reparo de extravasamento paravalvular (vide texto).

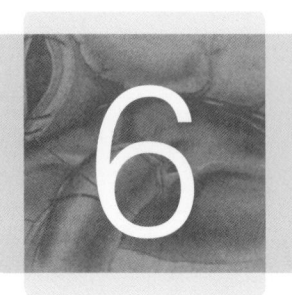

Cirurgia da Valva Mitral

A febre reumática continua sendo a principal causa de doença valvar adquirida em todo o mundo. A febre reumática resulta em pancardite, porém os efeitos patológicos são observados predominantemente no endocárdio e nas valvas cardíacas, em especial na valva mitral. Durante a fase aguda da miocardite, o ventrículo esquerdo dilata-se, causando estiramento do anel da valva mitral. A insuficiência mitral produzida é temporária e desaparece quando o ventrículo esquerdo recupera a função normal. A doença cardíaca reumática é uma condição crônica e progressiva. A alteração permanente mais precoce é a fusão das comissuras, seguida de espessamento e fibrose dos folhetos valvares. Esses eventos patológicos são responsáveis pela criação de fluxo turbulento que, juntamente com o processo reumático contínuo, aumenta a progressão da doença e o eventual envolvimento do aparato subvalvular. As cordas e os músculos papilares tornam-se espessos, encurtados e fundidos uns aos outros e aos folhetos mitrais. Cria-se, assim, um ciclo contínuo de progressão das alterações patológicas e um fluxo cada vez mais perturbado, levando eventualmente à doença grave da valva mitral, em particular estenose mitral ou combinação de estenose e insuficiência com ou sem calcificação.

As alterações degenerativas e mixomatosas constituem as causas mais comuns de doença da valva mitral na América do Norte e na Europa Ocidental nos dias de hoje. Essas alterações afetam os folhetos e o aparato subvalvular, produzindo regurgitação mitral. Conforme a idade da população avança, os cirurgiões deparam-se cada vez mais com pacientes portadores de insuficiência mitral secundária à doença calcificante da valva mitral.

A regurgitação mitral funcional pode ser causada por miocardiopatias isquêmicas e não isquêmicas. Os folhetos e as estruturas subvalvulares são normais, porém a dilatação anelar, as anormalidades na mobilidade da parede ventricular esquerda ou a dilatação generalizada da cavidade e/ou disfunção do músculo papilar não permitem a coaptação dos folhetos. A doença cardíaca isquêmica e o infarto do miocárdio também podem levar a prolapso isquêmico da valva mitral decorrente de lesão das cordas ou dos músculos papilares.

A endocardite bacteriana pode afetar tanto os folhetos normais quanto os anormais da valva cardíaca. A infecção pode corroer e invadir o anel da valva mitral. Com pouca frequência, a endocardite se estende à valva aórtica e/ou ao aparato subvalvular da valva mitral, o que pode destruir a configuração dos folhetos da valva mitral, resultando em insuficiência grave da valva mitral.

Anatomia Cirúrgica da Valva Mitral

A valva mitral forma a entrada do ventrículo esquerdo e consiste em 2 folhetos: o folheto anterior (aórtico) e o posterior (mural), que são fixados diretamente ao anel mitral e aos músculos papilares pelas cordas tendíneas primárias e secundárias. Uma série de cordas tendíneas origina-se das pontas fibrosas dos músculos papilares e insere-se nas bordas livres e nas superfícies inferiores dos folhetos mitrais, evitando, dessa forma, o prolapso dos folhetos no átrio esquerdo durante a sístole e contribuindo para a competência da valva mitral. As fixações dos folhetos no anel encontram-se nas comissuras anterolateral e posteromedial. Um terço do anel da valva mitral fornece fixação ao folheto anterior, e o folheto posterior se origina dos 2/3 restantes do anel. Embora do estrito ponto de vista anatômico a valva mitral consiste em 2 folhetos, o folheto posterior apresenta múltiplas fendas, que dão origem a fatias valvulares que podem sofrer prolapso e ocasionar insuficiência valvular. A maior parte dos cirurgiões e ecocardiografistas adota a classificação de Carpentier, que divide ambos os folhetos, anterior e posterior, em 3 segmentos funcionais (Fig. 6-1).

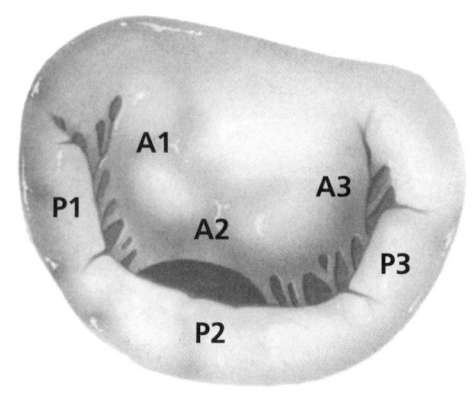

FIG. 6-1. Componentes da valva mitral funcional de Carpentier.

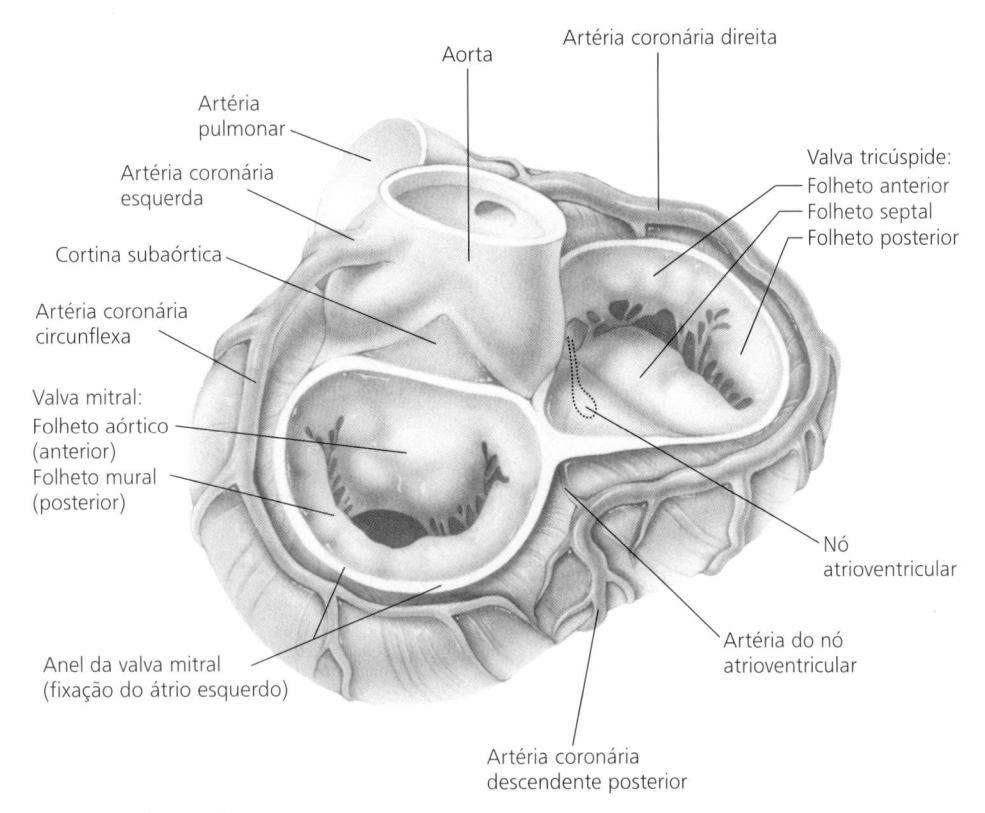

FIG. 6-2. Anatomia cirúrgica da valva mitral.

Quando estudamos o anel posterior a partir do rigoroso ponto de vista anatômico, ele está fixado ao miocárdio ventricular esquerdo por meio da interposição de uma membrana estreita e, portanto, na verdade ligeiramente elevado acima da abertura do ventrículo esquerdo. Essa membrana subanular se estende por baixo do anel posterior até a região de ambas as comissuras e funde-se ao esqueleto fibroso do coração. O folheto anterior é contínuo com as metades adjacentes do anel não coronário e do anel esquerdo da valva aórtica, assim como com a cortina subaórtica fibrosa localizada debaixo da comissura entre os seios aórticos não coronário e esquerdo (Fig. 6-2).

O anel da valva mitral é cercado por muitas estruturas vitais e importantes. A artéria coronária circunflexa esquerda que se encontra próxima atravessa o anel mitral no sulco atrioventricular posterior. O seio coronário também cursa pelo segmento mais medial do mesmo sulco. O nó atrioventricular e sua artéria, em geral um ramo da artéria coronária direita, percorrem paralelamente e próximos ao anel do folheto anterior da valva mitral perto da comissura posteromedial. Conforme mencionado anteriormente, o restante do anel do folheto anterior é contíguo com a valva aórtica. Essas relações apresentam implicações clínicas importantes durante a cirurgia de valva mitral (Fig. 6-3).

A regurgitação mitral funcional ocorre de forma secundária às alterações anulares ou ventriculares esquerdas com folhetos e estruturas subvalvulares anatomicamente normais. A simples dilatação anular decorrente do aumento do ventrículo esquerdo constitui uma etiologia. Nesse caso, a movimentação do folheto está normal, porém os folhetos são separados, evitando a coaptação normal. Anormalidades localizadas da mobilidade da parede ventricular esquerda acarretam deslocamento dos músculos papilares, o que resulta em aderência apical dos folhetos com mobilidade restrita do folheto mitral na sístole. Em alguns pacientes, ambos os mecanismos contribuem para a regurgitação mitral funcional.

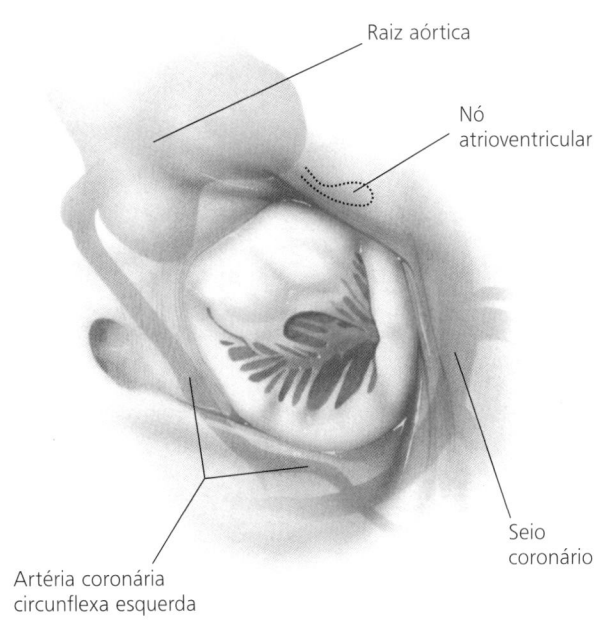

FIG. 6-3. Estruturas vitais que circundam o anel mitral

Considerações Técnicas

Incisão

A esternotomia mediana é a incisão utilizada com mais frequência. Realizam-se a canulação aórtica e a bicaval-padrão. A toracotomia direita ou esquerda também proporciona bom acesso à valva mitral. Recentemente, *port acess*® combinado com pequena toracotomia direita tem sido usado para os procedimentos da valva mitral.

Preservação do Miocárdio

Quando o desvio cardiopulmonar satisfatório for estabelecido, a aorta é clampeada, e a solução cardioplégica sanguínea gelada é administrada na raiz aórtica para provocar a parada cardíaca diastólica imediata. Muitas vezes, mais solução cardioplégica sanguínea é administrada pelo método retrógrado (vide Capítulo 3).

⊘ Insuficiência Aórtica

A administração satisfatória de solução cardioplégica na raiz aórtica pode ser apenas realizada, se a valva aórtica for competente. A insuficiência aórtica, se presente, direciona a solução cardioplégica para a cavidade ventricular esquerda, causando distensão e lesão por estiramento do miocárdio. A administração de solução cardioplégica apenas pela técnica retrógrada pode evitar esse problema (vide Capítulo 3).

Exposição da Valva Mitral

Existem muitas abordagens diferentes para a penetração no átrio esquerdo para fornecer boa exposição da valva mitral.

Abordagem pelo Sulco Interatrial

O átrio esquerdo é aberto com uma incisão imediatamente posterior ao sulco interatrial (Fig. 6-4). A abertura pode ser aumentada inferiormente na parede posterior do átrio esquerdo.

⊘ Fragmentos de Gordura

Sempre existe uma quantidade variável de tecido adiposo solto no sulco interatrial. Os fragmentos de gordura e tecido solto podem penetrar na cavidade atrial esquerda durante a atriotomia. De maneira similar, quando a atriotomia está sendo fechada, fragmentos de gordura podem invaginar pelo fechamento para o átrio esquerdo.

⊘ Extensão da Incisão

A extensão para cima da incisão por trás da veia cava superior deve ser evitada, pois torna o fechamento subsequente difícil. A extensão inferior generosa até a parte posterior do coração fornece exposição satisfatória da valva mitral na maioria dos casos (Fig. 6-5). A sutura a partir da parte interior da cavidade atrial esquerda sob visualização direta facilita o fechamento dessa extensão posterior da incisão.

⊘ Drenagem da Solução Cardioplégica

Pelo menos 1 dos laços cavais precisa ser liberado durante a administração da solução cardioplégica para permitir o retorno venoso do seio coronário e a drenagem para o oxigenador. Se ambos os laços são baixos, a cardioplegia pode distender o coração direito. Se o átrio direito não for aberto em momento algum, as cavas não necessariamente precisam de laços ao redor delas, pois a drenagem venosa pode ser adequada.

⊘ Embolismo Aéreo

A aorta precisa ser clampeada antes da abertura do átrio esquerdo, a fim de evitar embolismo aéreo sistêmico.

Afastadores especialmente desenvolvidos são introduzidos no átrio esquerdo. A exposição ideal é obtida quando o afastador mantido pelo assistente traciona a parede atrial pelo menos 1 cm a partir do anel mitral para cima e ligeiramente para a esquerda do paciente. Muitos afastadores autoestáticos estão disponíveis para incrementar a exposição da valva mitral. São muito úteis nos casos em que há poucos assistentes no centro cirúrgico.

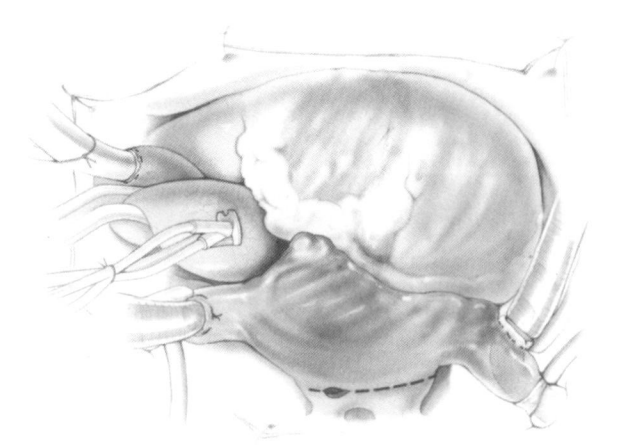

FIG. 6-4. Abordagem cirúrgica à valva mitral.

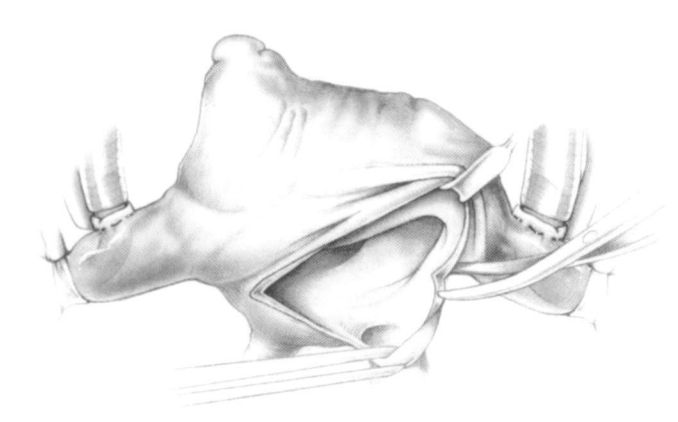

FIG. 6-5. Extensão da incisão inferiormente até a parte posterior do coração.

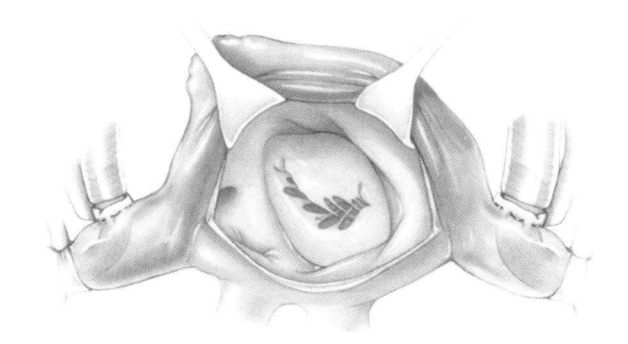

FIG. 6-6. Uso de 2 pequenos afastadores para evitar a laceração das bordas da parede atrial.

Lesão Ocasionada pelo Afastador

Uma vez que a parede atrial possa ser bastante friável, a tração excessiva do afastador pode produzir laceração das bordas da parede atrial, complicando, assim, o fechamento. Em muitas ocasiões, 2 afastadores menores oferecem exposição melhor e mais segura do que um único afastador grande, pois o assistente pode desviar a força de tração de um afastador para outro, a fim de acomodar a visão do cirurgião (Fig. 6-6).

Abordagem Oblíqua Transatrial

Se o átrio esquerdo for pequeno, a exposição da valva mitral pelo sulco interatrial pode não ser a ideal. Em procedimentos reoperatórios, as densas aderências podem tornar a dissecção perigosa, particularmente perto da região do sulco interatrial. Nesses casos, a abordagem transatrial oblíqua fornece excelente exposição da valva mitral (Fig. 6-7). A aorta é clampeada, e a solução cardioplégica é administrada como antes. Após o clampeamento da aorta, uma incisão oblíqua é feita na veia pulmonar superior direita com um bisturi nº 15 de cabo longo. Sangue aquecido irá jorrar para fora para descomprimir o átrio esquerdo, o que permite o rápido resfriamento e a parada do coração.

Os laços da veia cava são fixados. A abertura na veia pulmonar superior direita é estendida obliquamente, cruzando a parede atrial direita. Com a tração gentil das bordas da parede atrial, a incisão pode agora ser estendida pelo septo interatrial e pela fossa oval logo abaixo do limbo (Fig. 6-7B). Nesse momento, a cânula cardioplégica retrógrada pode ser introduzida no seio coronário sob visualização direta, que pode ser fixada com uma sutura fina em bolsa de tabaco de Prolene inserida no lado interno do óstio do seio coronário, longe dos tecidos de condução (vide Capítulo 3). Dessa maneira, a infusão retrógrada da solução cardioplégica pode suplementar a técnica anterógrada.

Incisão Septal Superestendida

A extensão da incisão septal muito além do limbo anterior da fossa oval pode dividir o anel valvar mitral, tornando a substituição da valva mitral insegura. Além disso, também pode criar uma passagem por fora do átrio no seio transverso. A incisão septal deve, portanto, terminar imediatamente distal à margem anterior da fossa oval. A incisão septal pode ser estendida inferiormente na fossa oval, se houver necessidade de mais exposição (Fig. 6-7C).

As bordas septais são retraídas por 2 pequenos afastadores, que fornecem excelente exposição da valva mitral sem deformá-la, uma importante vantagem quando consideramos a reconstrução da valva mitral (Fig. 6-8).

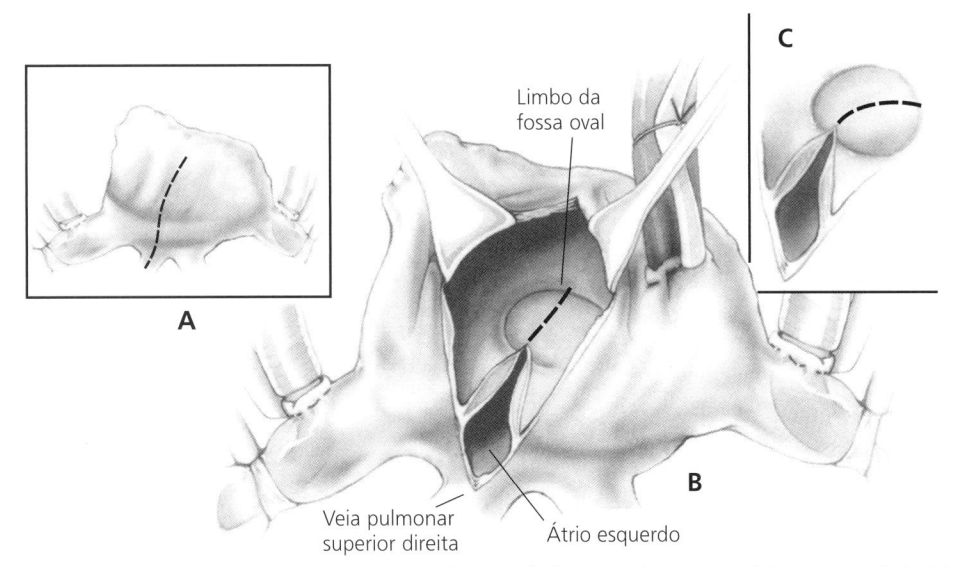

FIG. 6-7. A: Extensão da incisão na veia pulmonar superior direita pelo átrio direito. **B:** Incisão transatrial. Extensão da incisão pelo septo interatrial até o limbo da fossa oval. **C:** Para mais exposição, a incisão septal é estendida ao longo da fossa oval.

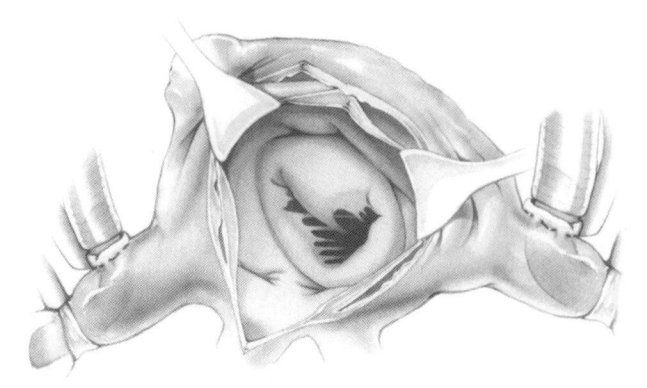

FIG. 6-8. Retração das bordas septais para fornecer exposição da valva mitral sem deformá-la.

Abordagem Septal Longitudinal Transatrial

Quando existem excessivas aderências decorrentes de cirurgias prévias, a excelente exposição da valva mitral pode ser obtida por meio da abordagem septal longitudinal. Dependendo do tamanho do átrio direito, uma incisão longitudinal ou oblíqua é feita na parede atrial direita. Desse modo, podemos obter a excelente exposição da cavidade atrial direita e do septo interatrial. Uma incisão longitudinal é feita ao longo da margem posterior da fossa oval e estendida tanto superior quanto inferiormente para fornecer a boa exposição da valva mitral (Fig. 6-9).

⊘ Proximidade ao Anel Mitral

O anel da valva mitral se encontra na parede septal muscular mais anterior à fossa oval. Portanto, a incisão septal longitudinal deve ser feita posteriormente à fossa oval, deixando uma margem considerável de parede septal entre a abertura e o anel mitral. Esse segmento do septo é retraído para fornecer excelente exposição da valva mitral.

Comissurotomia Mitral Aberta para Estenose Mitral

A estenose mitral secundária à febre reumática a longo prazo continua sendo a doença dominante da valva mitral que afeta grandes populações em todo o mundo. Hoje em dia, a doença é observada com frequência cada vez maior em imigrantes nos Estados Unidos e na Europa Ocidental, regiões onde a doença cardíaca reumática já se havia tornado incomum.

A comissurotomia mitral pode ser realizada segura e precisamente sob visualização direta. Com a disponibilidade do desvio cardiopulmonar, a técnica fechada é raramente usada atualmente, exceto nos países subdesenvolvidos.

A esternotomia mediana consiste na incisão de escolha, embora a valva mitral possa ser abordada pela toracotomia direita ou esquerda.

O átrio esquerdo é incisado com a utilização de uma das técnicas descritas no texto anterior para fornecer a exposição da valva mitral. Os folhetos mitrais são identificados e, por meio de 2 suturas finas de tração de Prolene, são gentilmente tracionados para cima, em direção à cavidade atrial esquerda. Por vezes, o uso de afastadores de nervo também surte o mesmo efeito. Muitas vezes, essa manobra separa os folhetos valvares e revela a linha da fusão das comissuras como um sulco que se estende entre eles. Se a visibilidade pelo óstio da valva for adequada, os músculos papilares e as cordas são examinados quanto a evidências de encurtamento e fusão uns aos outros, especialmente fusão às superfícies inferiores dos folhetos valvulares.

Uma pinça de ângulo reto é introduzida pela abertura da valva mitral e posicionada diretamente abaixo das comissuras fundidas. A seguir, é aberta com delicadeza por baixo dos folhetos para facilitar a incisão executada por um bisturi de número 15 nas comissuras sem romper as fixações da corda (Fig. 6-10). Ocasionalmente, os músculos papilares se encontram fundidos à superfície inferior do folheto, tornando a comissurotomia perigosa. Com a pinça em ângulo reto aber-

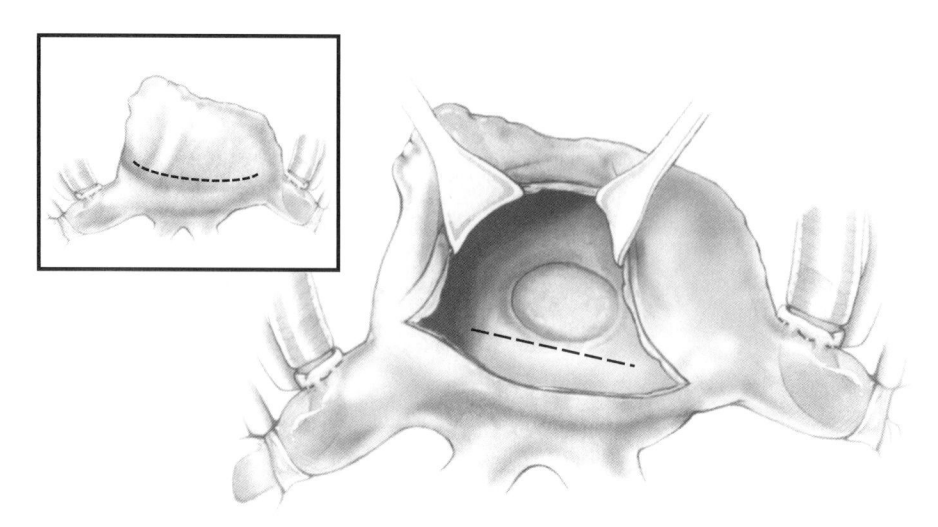

FIG. 6-9. Abordagem septal longitudinal transatrial.

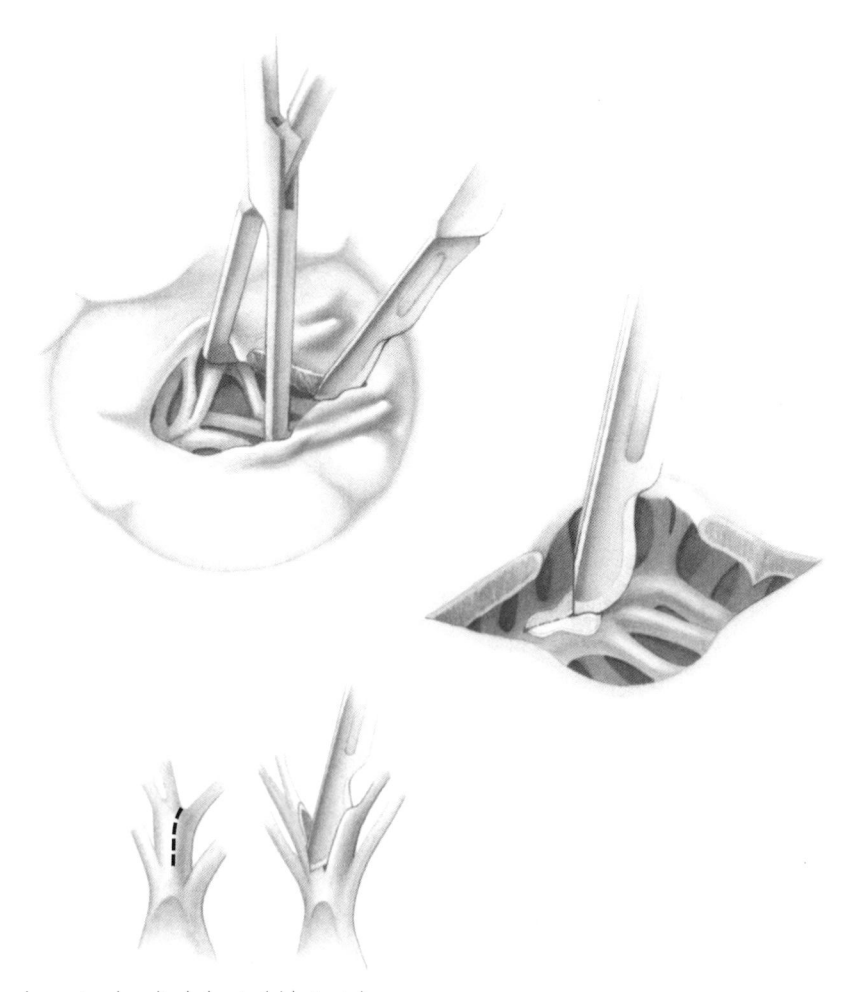

FIG. 6-10. Técnica para comissurotomia mitral aberta (vide texto).

ta em posição, a comissura é primeiramente incisada perto do anel; essa incisão é estendida para dentro sobre a pinça, cortando verticalmente o músculo papilar e as cordas fundidas e espessadas por uma curta distância.

⊘ Lesão ao Músculo Papilar

É preciso ter cuidado para dividir a cabeça do músculo papilar fundido à face inferior dos folhetos mitrais no decurso de seu longo eixo. A divisão oblíqua pode enfraquecer o músculo papilar ou até mesmo resultar em divisão parcial deste, tornado necessário o reparo ou o reimplante ou, ainda, a substituição da valva mitral.

⊘ Superextensão da Comissurotomia

A extensão da comissurotomia precisa ser a mais completa possível sem produção de incompetência valvular. Se a incisão se estender para muito longe em direção ao anel, poderá haver necessidade de anuloplastia (vide seção de Reconstrução da Valva Mitral).

Comissurotomia Mitral Fechada

Hoje em dia, a realização de comissurotomia mitral fechada é rara na maior parte dos países ocidentais. Com isso, apenas poucos cirurgiões da atualidade possuem experiência com essa técnica. Entretanto, a valvotomia mitral fechada continua sendo uma importante cirurgia em subgrupos selecionados de pacientes, e os resultados a longo prazo têm sido consistentemente satisfatórios. Nos países de 3º mundo, a valvotomia fechada ainda é a forma preferida de terapia em decorrência de sua simplicidade e seu baixo custo em comparação com os procedimentos cardíacos a céu aberto.

Técnica

Uma toracotomia anterolateral ou posterolateral é realizada através do leito da 5ª costela. O pulmão é retraído posteroinferiormente, e uma longa incisão é feita anterior e paralelamente ao nervo frênico esquerdo. Depois disso, o pericárdio é suspenso por suturas de tração. A aurícula atrial esquerda é identificada e excluída com uma braçadeira de mordedura. Uma sutura em bolsa de tabaco de Prolene 2-0 é inserida ao redor da aurícula esquerda. Outra sutura em bolsa de tabaco reforçada é passada pelo ápice do ventrículo esquerdo. A aurícula atrial esquerda é incisada na sutura em bolsa de tabaco, e o dedo indicador do cirurgião é introduzido no átrio esquerdo. A valva mitral é palpada para detectar a calcifica-

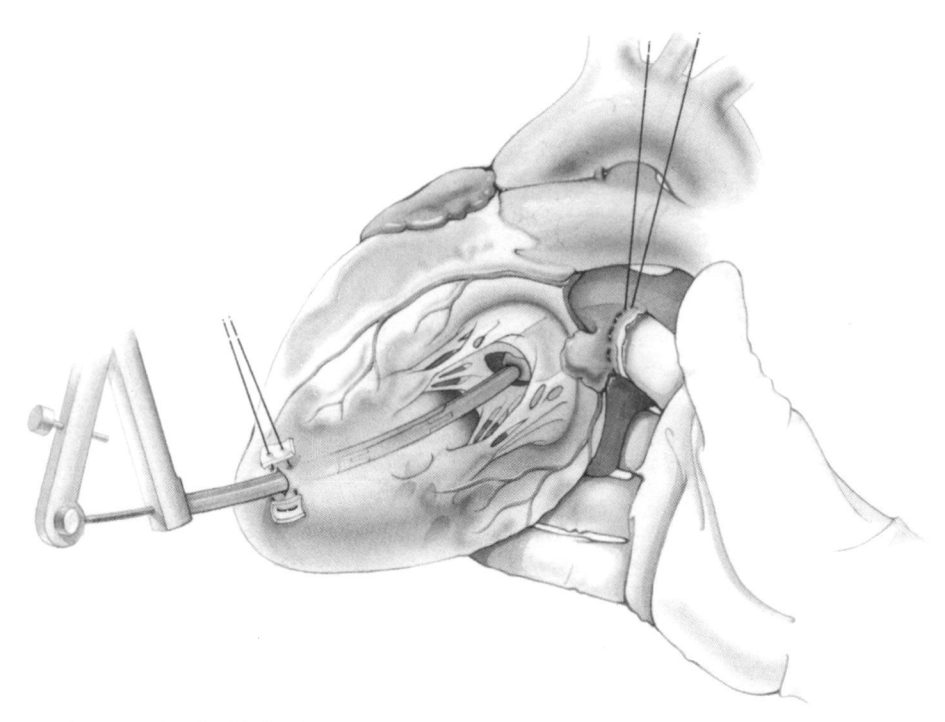

FIG. 6-11. Técnica para comissurotomia mitral fechada.

ção, o grau de estenose mitral ou a presença de insuficiência (Fig. 6-11).

Laceração na Aurícula Atrial

O dedo indicador deve ser introduzido gentilmente sem pressão demasiada. Se a aurícula atrial sofrer laceração, o resultado será sangramento ativo.

Coágulo Sanguíneo

A ecocardiografia pré-operatória sempre é realizada para estudar a patologia da valva mitral e para detectar a presença de coágulo sanguíneo na aurícula atrial esquerda. Todavia, antes da colocação de pinças na aurícula ou introdução do dedo na cavidade atrial, a aurícula atrial esquerda deve ser palpada com cuidado para detectar coágulos. Se houver suspeita de trombo, deve-se eliminá-lo por meio do clampeamento da base da aurícula seguido de sua remoção. Se isso não for possível, o procedimento fechado deve ser abandonado, e a cirurgia convertida em valvotomia aberta com o uso de circulação extracorpórea.

Oclusão do Orifício Mitral

O dedo indicador não deve ocluir o orifício mitral por mais de 1 ou 3 ciclos cardíacos para evitar a precipitação de arritmias e a possível parada cardíaca.

Quando o dedo indicador direito se encontra no átrio esquerdo, o coração é elevado pelos outros 3 dedos e pela palma da mão direita com o objetivo de levar o ápice ventricular esquerdo ao campo de visão. Com um bisturi de número 11 manuseado pela mão esquerda, o cirurgião faz uma pequena ventriculotomia dentro da sutura em bolsa de tabaco apical previamente inserida. Se desejado, isso também pode ser realizado pelo assistente do cirurgião. Aumenta-se essa abertura com uma série de dilatadores de Hegar até acomodar o diâmetro do valvulótomo de Tubb. Em seguida, o dilatador Tubb é introduzido no ventrículo esquerdo pela mão esquerda do cirurgião e avançado pela valva mitral no átrio esquerdo. Depois disso, é rapidamente aberto até a extensão-limite preestabelecida de 3,5 a 4,5 cm, fechado e removido. O cirurgião retira o dedo, e a sutura em bolsa de tabaco no ápice ventricular esquerdo é acomodada e amarrada sobre os reforços.

Abertura Prematura do Dilatador

É de grande importância que o dilatador não seja aberto até que o cirurgião possa sentir a sua ponta com o dedo indicador direito na cavidade atrial esquerda. A abertura prematura do dilatador pode causar lesão ou laceração das estruturas subvalvulares e acarretar insuficiência mitral (Fig. 6-12).

Fechamento Inadequado do Dilatador

Após o término da dilatação, o dilatador precisa ser completamente fechado antes da remoção. O fechamento inadequado do dilatador causa laceração da abertura ventricular esquerda durante a retirada.

Adequação da Valvotomia

A adequação da valvotomia e qualquer evidência de jato de insuficiência mitral precisam ser verificadas pelo dedo indicador do cirurgião enquanto ainda estiver no átrio esquerdo.

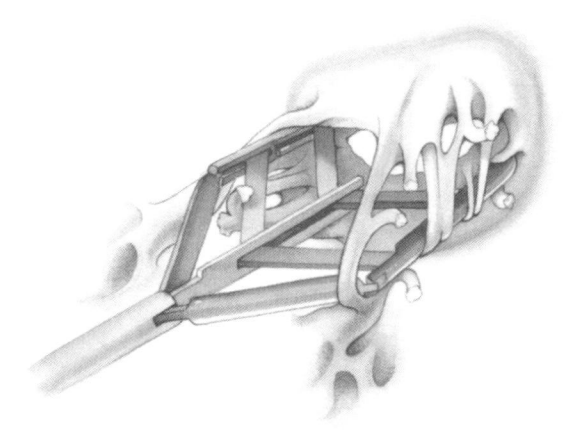

FIG. 6-12. Abertura prematura do dilatador, que pode causar lesão ou laceração das estruturas subvalvulares e ocasionar insuficiência mitral.

Embolismo Aéreo

Deve-se tomar todas as precauções para evitar a entrada de ar no átrio e ventrículo esquerdo durante o procedimento.

Conversão de Valvotomia Mitral Fechada para a Técnica Aberta

Em adultos jovens, a lesão mitral pode ser fibrótica, porém elástica e sem calcificação. O cirurgião pode considerar a possibilidade de máximo alargamento do orifício com um dilatador Tubb apenas para observar que o orifício recupera seu tamanho estenótico prévio com a remoção do dilatador. Tais pacientes precisam ser tratados com comissurotomia mitral aberta.

Disponibilidade de Desvio Cardiopulmonar

É sempre uma precaução prudente realizar o procedimento com uma máquina coração-pulmão disponível, para que o cirurgião tenha a opção de usá-la em caso de necessidade. A drenagem venosa pode ser realizada por uma cânula inserida na artéria pulmonar principal. O retorno arterial pode ser por meio de uma cânula tanto na aorta descendente, quanto na artéria femoral. A atriotomia esquerda oferece excelente exposição da valva mitral (Fig. 6-13).

Reconstrução da Valva Mitral

O aparato mitral inclui os folhetos, o anel, as cordas tendíneas, os músculos papilares e o ventrículo esquerdo. A incompetência da valva mitral pode ser resultado de dilatação anular, alongamento ou ruptura das cordas, anormalidades nos folhetos, deslocamento ou lesão do músculo papilar, deslocamento e/ou alterações na forma e no tamanho do ventrículo esquerdo e, ainda, mobilidade da parede. Por essa razão, é

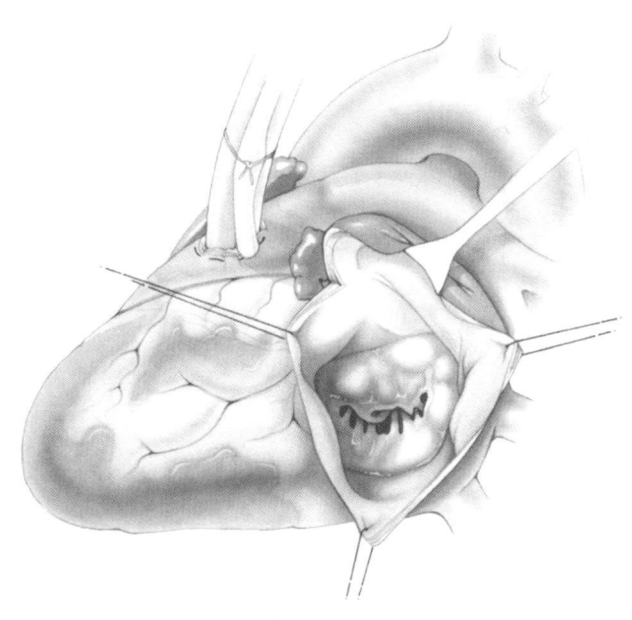

FIG. 6-13. Atriotomia esquerda para exposição da valva mitral, se o desvio cardiopulmonar se tornar necessário.

necessário examinar e avaliar cada aspecto do complexo da valva mitral em detalhes, para que os esforços na reconstrução da valva possam ser frutíferos. A forma e o tamanho do anel são observados. Fórceps ou afastadores de nervo são usados para determinar a mobilidade e a flexibilidade dos folhetos. A mobilidade dos folhetos é classificada como normal (tipo I), prolapsada (tipo II) ou restrita (tipo III). Depois, as cordas tendíneas e os músculos papilares são avaliados.

Todas as técnicas descritas anteriormente para a abordagem da valva mitral fornecem excelente exposição. A abordagem transeptal, no entanto, apresenta a vantagem adicional de permitir que a valva seja avaliada em sua configuração anatômica normal sem a deformação ocasionada pela retração excessiva. Esse é um ponto importante ao considerar os procedimentos de reconstrução (Fig. 6-8).

Anuloplastia da Valva Mitral

Comissuroplastia

Num subgrupo de pacientes, a causa da insuficiência mitral é apenas a dilatação anular; portanto, existe apenas a necessidade de redução do anel aumentado, que pode ser conseguida por suturas sucessivas em forma de 8 em ambas as comissuras, que incorporem apenas o anel posterior.

A agulha de uma sutura atraumática Tevdek 2-0 é passada pelo anel na comissura e, depois, novamente 1 cm mais a frente ao longo do anel posterior. A mesma sutura é passada pelo anel a 0,5 cm da comissura (ou no meio do caminho entre os 2 primeiros pontos). Por fim, é passada pelo anel 1 cm mais adiante antes de ser ajustada e firmemente amarrada. Se houver indicação, outra sutura em forma de 8 inserida da mesma maneira pode reduzir ainda mais o tamanho do anel (Fig. 6-14). O bom-senso dita o tamanho apropriado de

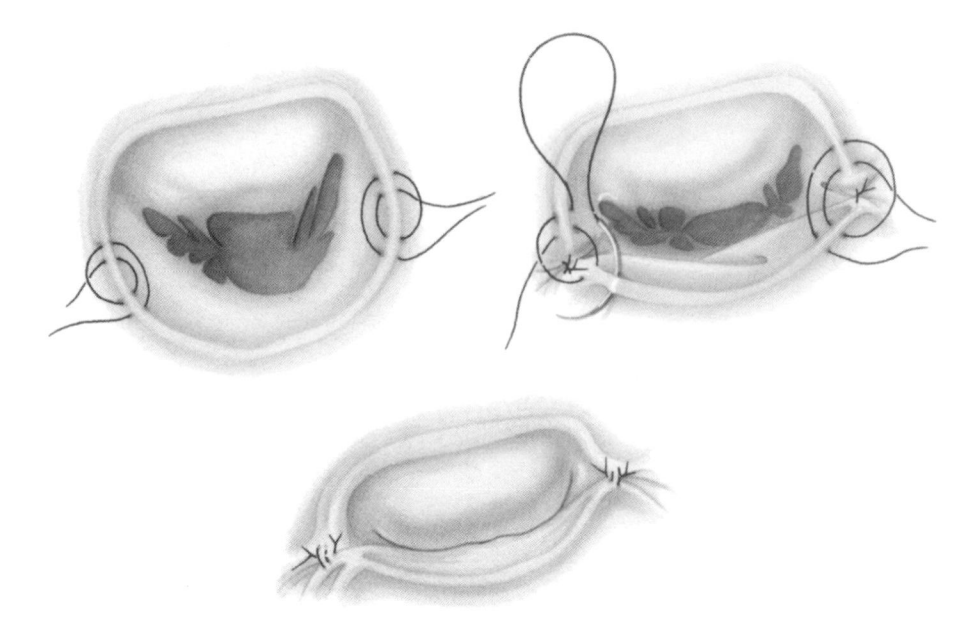

FIG. 6-14. Técnica de sutura em forma de 8 para anuloplastia de valva mitral.

cada ponto, de modo que o reparo satisfatório possa ser realizado sem a supercorreção. Essas suturas podem ser reforçadas com feltro de Teflon para adicionar segurança.

Anel Simétrico

É importante ter um anel anatomicamente simétrico. Portanto, o procedimento deve incluir tanto os aspectos da comissura anterolateral quanto posteromedial do anel exatamente da mesma maneira.

Incompetência da Valva Mitral Residual

A redução inadequada do anel pode não corrigir a insuficiência valvular. A valva mitral precisa ser avaliada após a anuloplastia quanto à incompetência por meio de injeção de soro fisiológico no ventrículo esquerdo e pela constatação ou não de jato insuficiente.

Estenose Mitral

A supercorreção resulta em estenose mitral. O orifício pode ser examinado digitalmente, ou um obturador de tamanho adequado pode ser introduzido na valva com o objetivo de verificar o tamanho adequado do orifício.

Doença Degenerativa

Quando a entidade patológica é uma doença degenerativa, os tecidos são finos e fracos, podendo as suturas atravessá-los. O uso de reforço de feltro de Teflon ou reforços pericárdicos pode ajudar a evitar essa complicação.

Exclusão do Anel Anterior

A anuloplastia deve incorporar apenas o anel posterior, e não o anel anterior, pois geralmente a porção dilatada é a posterior. A incorporação de segmento anterior do anel pode deformar a configuração mitral e, assim, acarretar insuficiência valvular.

Inserção de Sutura

As suturas devem ser inseridas no anel fibroso e não no folheto propriamente dito ou na parede atrial além do anel.

Essa técnica é útil em um pequeno grupo de pacientes que desenvolvem insuficiência da valva mitral pela dilatação anular mitral ou ventricular esquerda. Em pacientes portadores de doença isquêmica, a revascularização do miocárdio pode melhorar a função ventricular esquerda, reduzindo a dilatação do anel mitral.

Entretanto, quando se trata de reparo de folheto e/ou de corda, a grande maioria dos pacientes com insuficiência mitral é mais bem servida pela colocação de anel de anuloplastia parcial ou completo, seja na forma de terapia isolada ou na forma de terapia auxiliar.

NB Muitos anéis e bandas se encontram disponíveis no mercado. Muitos deles foram especialmente elaborados para etiologias diferentes de regurgitação mitral. As técnicas para implante de anéis completos (ou quase completos), assim como de bandas posteriores, são similares apesar do dispositivo específico.

Anel de Carpentier-Edwards

Consiste em um anel incompleto, rígido, muito eficaz na aproximação dos anéis posterior e anterior, que permite que os anéis mitrais recuperem sua forma normal. Esse anel rígido apresenta a configuração sistólica da valva mitral, que conserva sua forma também durante a diástole (Fig. 6-15). Um modelo modificado, o anel Carpentier-Edwards Physio

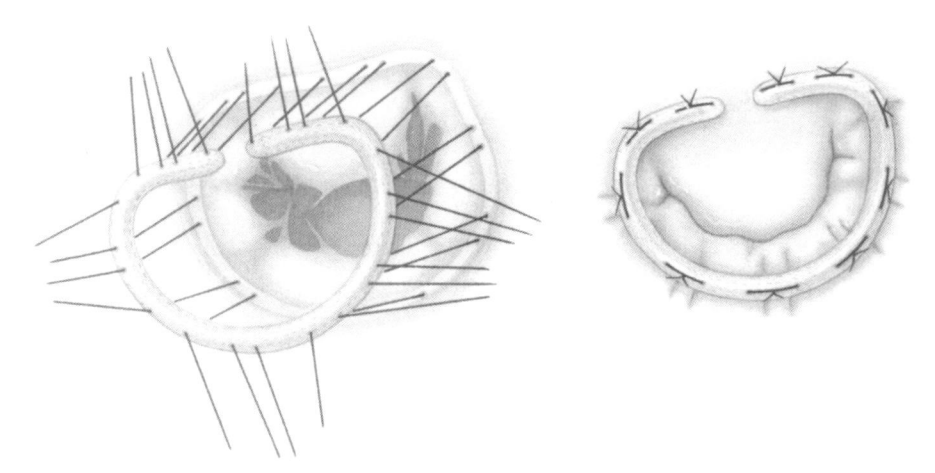

FIG. 6-15. Anuloplastia com anel de Carpentier.

(Edwards Lifesciences, Irvine, CA) é um anel completo que apresenta alguma flexibilidade ao longo do segmento anular posterior (Fig. 6-16).

Técnica

Se procedimentos nas cordas ou nos folhetos são necessários, a sua realização é prioritária. Depois, o anel de anuloplastia é fixado em posição. Suturas de Ticron 2-0 são passadas pelo anel de cada trígono. Com o auxílio de uma pinça em ângulo reto, posicionada por trás das cordas, o folheto anterior é muito gentilmente estirado para expor a área superficial. O medidor de tamanho tem de corresponder à área do folheto anterior e à distância entre os trígonos. Dessa maneira, seleciona-se o anel de tamanho adequado. Cerca de 7 a 10 suturas simples são igualmente inseridas no anel posterior, separadas por 3 a 4 mm em média. De modo similar, 2 a 4 suturas são inseridas no anel posterior entre os pontos trigonais. Em seguida, todas as suturas são passadas da mesma maneira pelo anel, que é acomodado em posição, e as suturas são firmemente amarradas (Fig. 6-15).

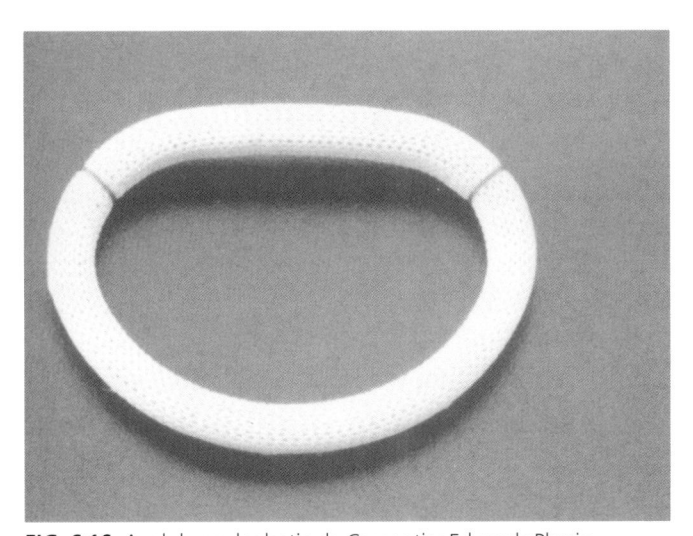

FIG. 6-16. Anel de anuloplastia de Carpentier-Edwards Physio (Edwards Lifesciences, Irvine, CA).

🆖 Inserção de Sutura

As suturas devem ser apropriadamente espaçadas nos anéis, levando em consideração seus diferentes tamanhos. Isso pode implicar em picaduras mais amplas no anel posterior para assegurar a acomodação correta do anel.

🆖 Tecido Friável e Delicado

Muitas vezes, os tecidos anular e atrial esquerdo encontram-se edemaciados e friáveis. Nesses casos, suturas horizontais em colchão com reforços de feltro macios podem ser usadas no lugar de suturas simples. Isso evita que as suturas atravessem os tecidos.

Sistema de Anuloplastia Cosgrove-Edwards

Consiste em uma banda de borracha de silicone coberta de tecido de poliéster parecido com veludo (Fig. 6-17). É implantado como uma banda de reforço para a anuloplastia do anel posterior. O sistema de anuloplastia Cosgrove-Edwards (Edwards Lifescience, Irvine, CA) fornece correção medida do anel dilatado.

Técnica

Suturas de Ticron 2-0 são passadas pelo anel em cada trígono. O tamanho adequado da banda é determinado quando se encontra o medidor de tamanho correspondente à área do folheto anterior e à distância entre os trígonos. Cerca de 7 a 9 suturas simples são colocadas igualmente no anel posterior, separadas por cerca de 3 a 4 mm (Fig. 6-18). Todas as suturas são da mesma maneira passadas pela banda, que é, então, acomodada em sua posição (Fig. 6-19). As suturas são amarradas com firmeza sobre o molde a fim de possibilitar a redução anular precisa. Em seguida, o molde é removido (Fig. 6-20).

🆖 As suturas precisam ser profundas o suficiente para incluir uma picadura substancial de tecido anular forte. Por vezes, as suturas podem ser passadas a partir do ventrí-

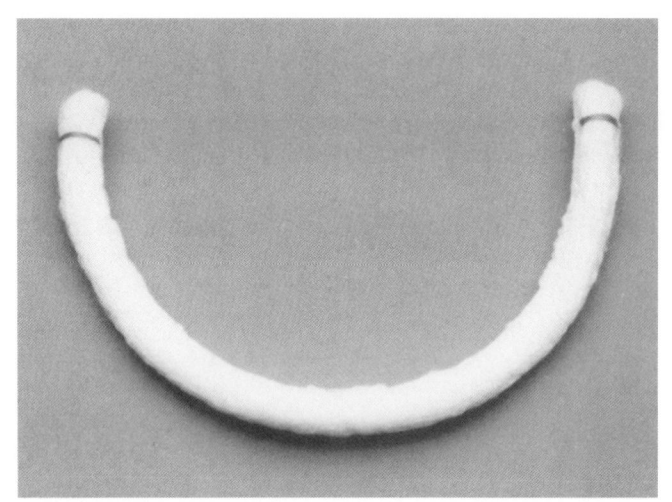

FIG. 6-17. Banda de anuloplastia de Cosgrove-Edwards (Edwards Lifesciences, Irvine, CA).

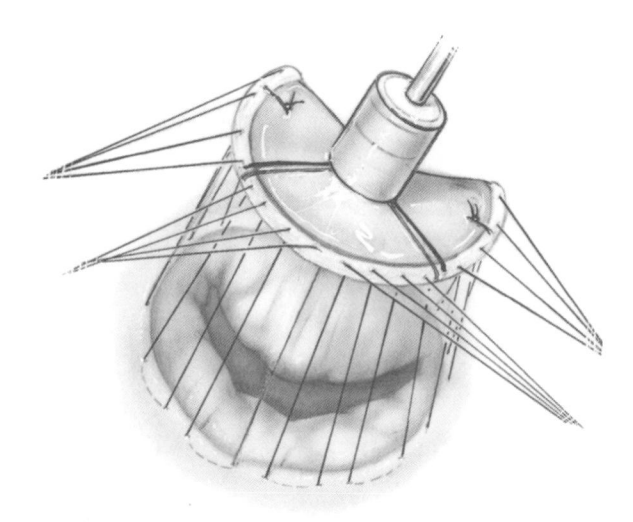

FIG. 6-19. Suturas inseridas na banda de anuloplastia.

culo no átrio por meio do anel posterior, com cuidado para não interferir nas fixações das cordas (Fig. 6-18).

NB É importante que a distância entre as suturas simples sejam a mesma no anel mitral e na banda de anuloplastia. O anel posterior redundante é reduzido por picaduras simples maiores no anel do que na banda, dobrando, dessa forma, o anel no anel.

⊘ Hemólise
O reparo adequado pode apresentar insuficiência residual muito leve. Mesmo um pequeno jato de sangue contra um material estranho pode produzir hemólise significativa. O cirurgião precisa tomar todas as precauções para evitar essa complicação.

NB Em crianças, preferimos não usar anel algum. No lugar disso, inserimos múltiplas suturas no anel posterior reforçado com retalhos pericárdicos para reduzir o tamanho do anel posterior. Essa técnica permite o crescimento do anel da valva mitral. De outra maneira, uma sutura duplamente armada, fina, de Prolene passa ao longo do anel posterior de comissura para comissura, sendo amarrada sobre um dilatador igual ao tamanho adequado da valva mitral para aquele paciente. A expectativa é que a sutura de Prolene sofra fratura com o crescimento da criança, o que permite o crescimento do anel.

NB Geralmente, é prudente escolher um anel ou banda de tamanho menor. É importante que o comprimento do anel mitral posterior de trígono para trígono seja o menor possível sem a criação de estenose mitral. De fato, para atingir os resultados ideais, o folheto da valva mitral deve parecer redundante e preencher de maneira generosa o orifício mitral, quando o ventrículo esquerdo estiver cheio.

Encurtamento das Cordas Tendíneas
Algumas vezes, as cordas tornam-se alongadas e permitem que os folhetos sofram prolapso no átrio esquerdo durante a sístole, causando incompetência mitral. Antes que o encur-

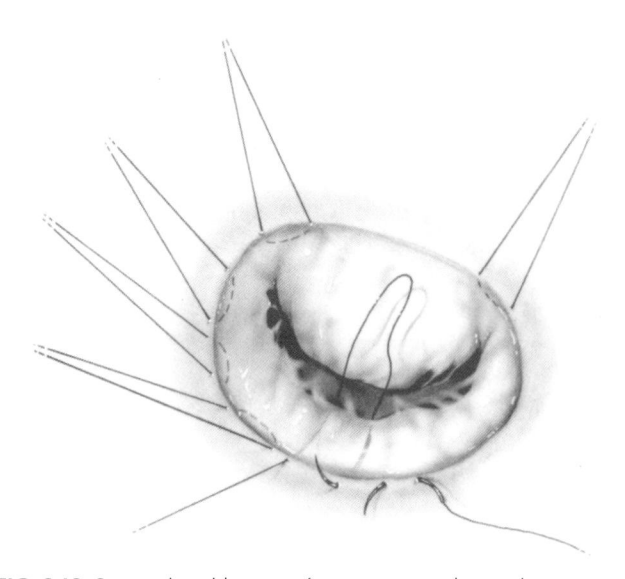

FIG. 6-18. Suturas inseridas nos trígonos e no anel posterior.

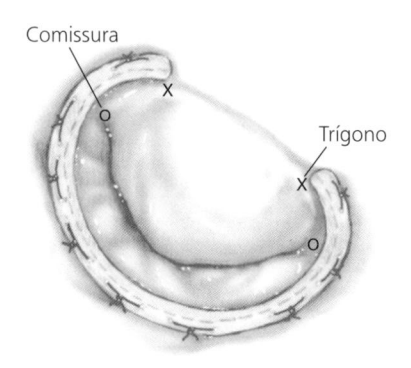

FIG. 6-20. Banda de anuloplastia posterior completa.

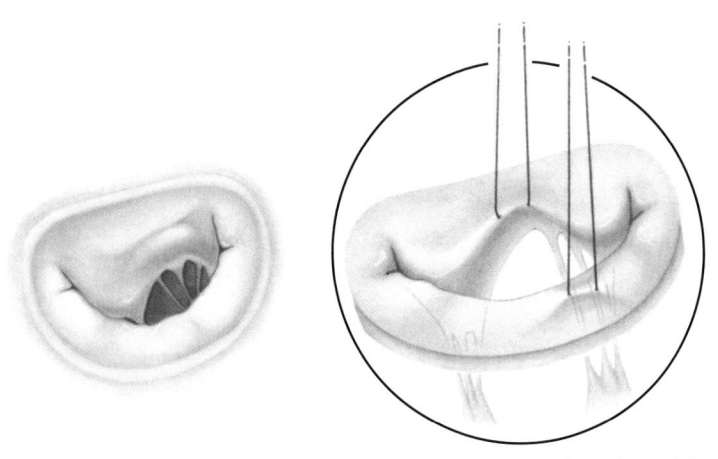

FIG. 6-21. Cálculo do grau de alongamento das cordas pela mensuração da distância entre o plano do anel da valva mitral e as fixações das cordas alongadas até o folheto elevado.

tamento do cordão possa ser iniciado, é preciso determinar a quantidade de comprimento anormal. Para isso, os folhetos precisam ser tracionados gentilmente no átrio esquerdo por 2 suturas finas de tração de Prolene ou por afastadores de nervo. Podemos calcular o grau de alongamento das cordas medindo a distância entre o plano do anel da valva mitral e a fixação das cordas alongadas no folheto elevado (Fig. 6-21). Esse comprimento excessivo pode ser fixado à superfície inferior do folheto (Fig. 6-22). De modo alternativo, suturas de GORE-TEX podem ser usadas como cordas artificiais, fornecendo comprimento fixo e preciso da distância ideal entre o músculo papilar e o folheto (Fig. 6-23).

Fixação das Cordas nos Folhetos Mitrais

Uma sutura duplamente armada de Prolene 5-0 é usada para encurtar cada corda alongada. A 1ª agulha é passada pela corda no plano do anel mitral, ou ligeiramente abaixo dele. Depois disso, a 2ª agulha é passada no meio do caminho entre a 1ª sutura e a superfície inferior do folheto. Ambas as agulhas são passadas para cima pelo folheto, muito próximas uma da outra, e amarradas confortavelmente no lado atrial. Isso aproxima o comprimento excessivo da corda debaixo do folheto e traciona para o nível do plano da valva mitral para restabelecer a aposição com o outro folheto (Fig. 6-22).

Laceração do Folheto

O folheto precisa ser um tanto espesso e fibroso. As suturas de encurtamento das cordas podem lesar ou lacerar o

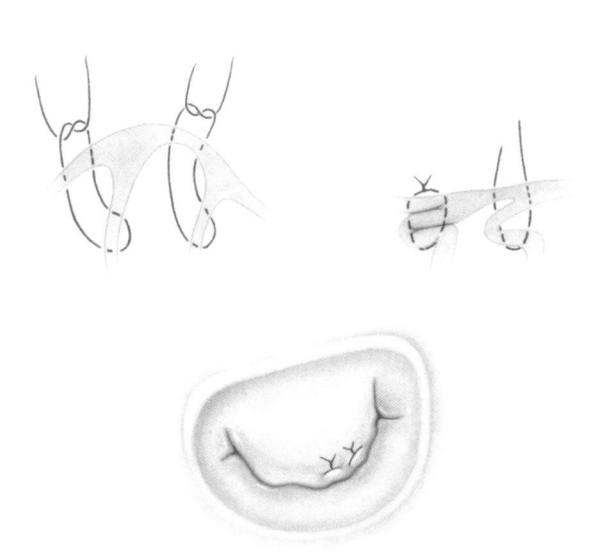

FIG. 6-22. Fixação das cordas alongadas aos folhetos mitrais.

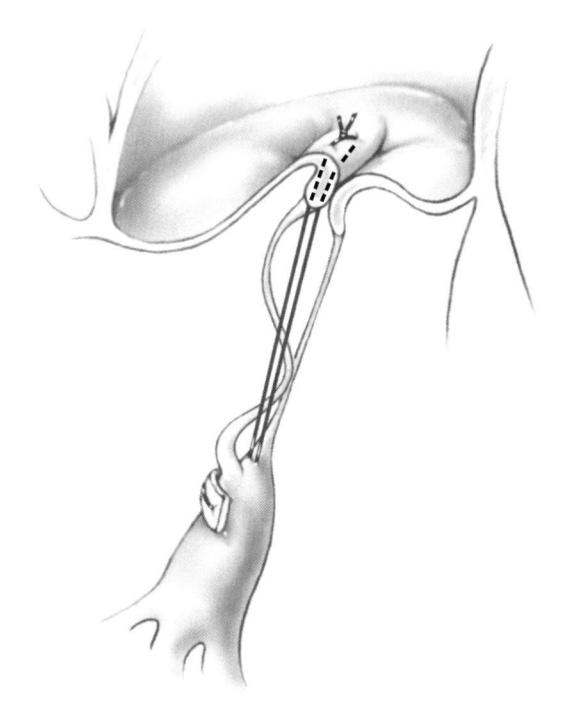

FIG. 6-23. Substituição de cordas rompidas ou alongadas por GORE-TEX.

folheto, até, então,, normal, interferindo, assim, no reparo satisfatório e culminando em laceração do folheto.

NB Os procedimentos de encurtamento das cordas são principalmente realizados em crianças com potenciais possibilidades de crescimento. Em adultos, adotamos a técnica mais simples que utiliza cordas artificiais GORE-TEX (vide texto mais adiante).

Prolapso da Valva Mitral

O prolapso da valva mitral leve e assintomático pode progredir para insuficiência mitral significativa do ponto de vista clínico. Na maior parte das vezes, constitui o resultado de alterações degenerativas e mixomatosas das cordas, com graus variados de anormalidade dos folhetos. De modo geral, o segmento P2 é o mais envolvido, sendo cirurgicamente tratado com ressecção quadrangular e anuloplastia. Alguns cirurgiões utilizam ressecção triangular do segmento do folheto envolvido para evitar a reaproximação anular e simplificar o procedimento.

Ressecção Quadrangular com Anuloplastia

A porção quadrangular do folheto posterior que circunda o segmento prolapsado do folheto é ressecada. O anel posterior na área da ressecção quadrangular é reduzido com 2 ou 3 suturas interrompidas de Ticron 2-0. As bordas dos folhetos são reaproximadas com suturas de Prolene 5-0 amarradas no aspecto atrial ou ventricular dos folhetos (Fig. 6-24). O anel posterior é reforçado com um dos sistemas de suporte da anuloplastia, conforme descrito anteriormente.

⊘ Excisão Excessiva de Tecido do Folheto

Para excisar o tecido redundante do folheto prolapsado é preciso bom-senso. A excisão muito extensa pode comprometer o reparo adequado. Em casos em que um segmento relativamente grande é removido, a reaproximação do folheto pode ser facilitada pelo deslizamento dos segmentos restantes do folheto um em direção ao outro. Isso pode ser conseguido com o descolamento dos segmentos restantes do folheto posterior do anel, comissura a comissura, fixando-os novamente ao anel após a anuloplastia de redução. O anel posterior precisa ser reforçado com um dos sistemas de anuloplastia para evitar tensões no reparo (Fig. 6-25).

⊘ Insuficiência Mitral Decorrente de Aposição Imprópria do Folheto

Uma picadura muito ampla no folheto mitral posterior para reaproximação pode diminuir a área de superfície e produzir insuficiência mitral, evitando a coaptação adequada dos folhetos.

⊘ Tecido do Folheto Fino

O tecido do folheto pode ser muito fino e friável, permitindo que as suturas o atravessem e resultando em recorrência da insuficiência da valva mitral. Tiras de pericárdio podem ser usadas para reforçar as suturas; é preciso ter cuidado para evitar a deformação do folheto.

⊘ Desatamento de Sutura

Suturas finas de Prolene podem desamarrar, caso não sejam firmemente amarradas, o que pode resultar em rompimento do reparo e regurgitação valvular importante. Nesse contexto, é preciso ter em mente que as suturas finas GORE-TEX apresentam maior tendência a desamarrar e, portanto, devem ser evitadas nos casos de reparo de folhetos.

⊘ Dilatação Anular Mitral Coexistente

Quase sempre há coexistência de dilatação anular mitral. Por isso, é prudente reforçar o anel posterior com um dos sistemas de suporte de anuloplastia, conforme descrito anteriormente.

Reparo de Valva Mitral Borda a Borda

Lesões complexas da valva mitral, prolapso do folheto anterior, insuficiência mitral funcional e anormalidade na comissura, assim como jatos regurgitantes residuais após a reconstrução da valva mitral podem ser satisfatoriamente reparados com a utilização do reparo borda a borda de Alfieri.

Técnica

A margem livre do folheto anterior e a margem livre correspondente do folheto posterior são aproximadas com 2 ou 3 suturas de Prolene 4-0 ou 5-0, se o tecido do folheto for relativamente fino. Isso origina o reparo em "duplo orifício". Quando a anormalidade se encontra perto das comissuras, as margens adjacentes livres dos folhetos anterior e posterior

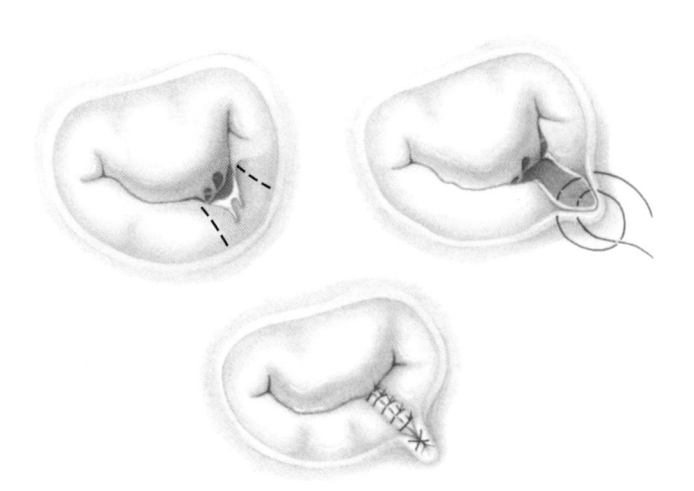

FIG. 6-24. Ressecção do folheto por anuloplastia.

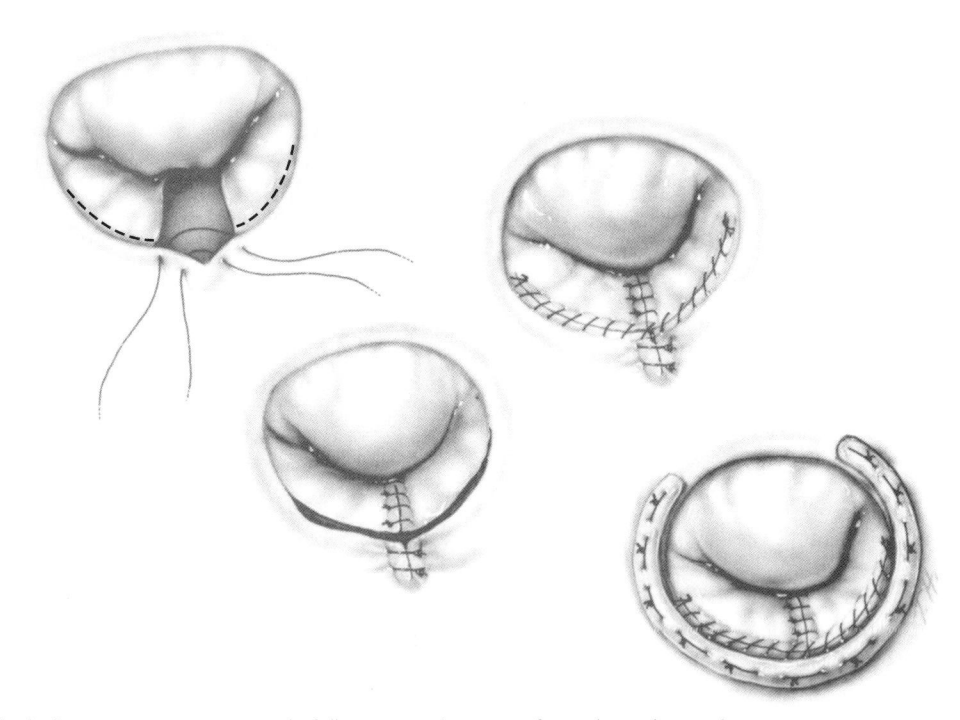

FIG. 6-25. Técnica de deslizamento para o reparo do folheto posterior com reforço do anel posterior.

são aproximadas com suturas de Prolene 4-0, produzindo um único orifício menor.

🆕 O reparo deve sempre ser reforçado com um anel de anuloplastia.

Anormalidade na Corda Afetando o Folheto Mitral Anterior

A ruptura ou o alongamento aparente das cordas que afetam o folheto anterior da valva mitral podem acarretar incompetência significativa da valva mitral. As cordas afetadas podem ser reforçadas pela transposição da fixação correspondente do folheto posterior ao folheto anterior da valva mitral, muitas vezes referido como procedimento de inversão.

Técnica

Um segmento quadrangular do folheto posterior, com cordas primárias normais de frente para as cordas rompidas ou bastante alongadas do folheto anterior, é liberado do folheto posterior e do anel posterior. Depois disso, é invertido e fixado ao folheto anterior da valva mitral com múltiplas suturas finas interrompidas de Prolene. Todas as cordas secundárias do segmento transposto são descoladas para permitir a mobilidade total. O defeito no folheto posterior é reconstruído conforme descrito previamente (Fig. 6-24).

Uma técnica muito mais simples consiste na substituição da corda rompida ou alongada por sutura GORE-TEX sem rompimento do folheto posterior ou do anel posterior da valva mitral.

Substituição de Corda por GORE-TEX

Técnica

Uma sutura GORE-TEX 5-0, duplamente armada com uma agulha de ponta romba, é usada para substituir a corda rompida ou alongada do folheto anterior. A agulha é passada pela ponta do músculo papilar de onde se origina a corda doente. A sutura é, então, presa em si mesma.

Depois, uma das agulhas da sutura GORE-TEX é passada pelo folheto anterior no local de fixação da corda rompida. A seguir, o folheto anterior é tracionado para cima no átrio esquerdo com o auxílio de afastadores de nervo, aplicando tensão no resto das cordas. O comprimento da sutura GORE-TEX é ajustado para aproximar o comprimento das outras cordas normais. Em seguida, a sutura GORE-TEX é presa em si mesma, consertando o comprimento da corda substituta (GORE-TEX). O outro braço da sutura GORE-TEX segue precisamente a mesma rota, seu comprimento é ajustado do mesmo modo e preso em si mesmo. Depois disso, os 2 braços são amarrados juntos (Figs. 6-23 e 6-32D).

⚠ *Músculo Papilar*

A ponta do músculo papilar é normalmente fibrótica e bastante forte. A sutura GORE-TEX é reforçada com retalhos de pericárdio para adicionar segurança, quando a ponta do músculo papilar for muscular.

🆕 *Importância de Ser Presa em Si Mesma*

É absolutamente essencial que a sutura GORE-TEX seja presa em si mesma, tanto na ponta do músculo papilar, quanto na fixação do folheto, para garantir que o comprimento correto da corda substituta (GORE-TEX) seja fixado.

🅽🅱 *Fixação da Sutura GORE-TEX*

A sutura GORE-TEX pode soltar-se se muito poucos nós forem feitos. Pelo menos 10 ou 11 nós são necessários para segurar a suture GORE-TEX.

⊘ *Encurtamento de Corda Artificial*

Se a sutura GORE-TEX não for seguramente presa em si mesma, ela será tracionada para cima ao ser amarrada, produzindo uma nova corda artificial curta, que por sua vez restringe o folheto mitral anterior, criando incompetência valvular.

Essa técnica pode ser modificada e aplicada no manejo de cordas rompidas ou alongadas.

Regurgitação Mitral Isquêmica

O prolapso isquêmico da valva mitral pode ocorrer após infarto do miocárdio secundário à lesão com alongamento ou ruptura completa ou parcial de um músculo papilar. De modo geral, a ruptura total de um músculo papilar requer a substituição da valva mitral. O descolamento incompleto de uma única cabeça pode ser sensível a reparo com substituição de corda ou transferência e/ou ressecção de uma porção do folheto afetado, conforme descrito no texto anterior.

A maioria dos pacientes portadores de doença mitral isquêmica apresenta regurgitação funcional decorrente de dilatação ventricular esquerda ou anular e/ou deslocamento de músculos papilares. A maior parte dos cirurgiões utiliza anel de anuloplastia completo de tamanho menor nesses pacientes juntamente com revascularização de todo o miocárdio isquêmico e viável. O remodelamento local do ventrículo esquerdo após o infarto do miocárdio pode resultar em deslocamento dos músculos papilares, o que causa tração para baixo das cordas secundárias, criando a então chamada aparência em bastão de *hockey* do folheto e restrição da mobilidade valvular. Alguns cirurgiões defendem o corte das cordas secundárias envolvidas, tanto a partir da abordagem atrial esquerda, quanto da valva aórtica, além da realização de uma anuloplastia em tamanho menor. De modo alternativo, os músculos papilares podem ser reposicionados, o que pode ser feito com a inserção de uma sutura reforçada em colchão horizontal pela base de um músculo papilar, pela parede ventricular entre as 2 bases e, depois, pela base do outro músculo papilar. Após a colocação dos 2 braços de sutura, a sutura é amarrada, unindo os 2 músculos papilares.

Substituição da Valva Mitral

A experiência cada vez maior no reparo da valva mitral tem permitido que a maioria dos pacientes portadores de doença degenerativa da valva mitral ou de dilatação do anel mitral seja submetida a procedimentos reconstrutores com bastante sucesso, como descritos anteriormente. Entretanto, quando procedimentos reparadores não parecem oferecer resultado satisfatório durável, deve-se considerar a substituição da valva mitral.

Nos últimos anos, estudos clínicos e experimentais estabeleceram a importância do aparato subvalvular na conservação da geometria normal do ventrículo esquerdo e sua função. Portanto, sempre que houver necessidade de substituição da valva mitral, deve-se tentar de tudo para preservar o aparato subvalvular nativo ou para substituir as estruturas das cordas nativas com suturas GORE-TEX a fim de manter a continuidade músculo papilar–anel.

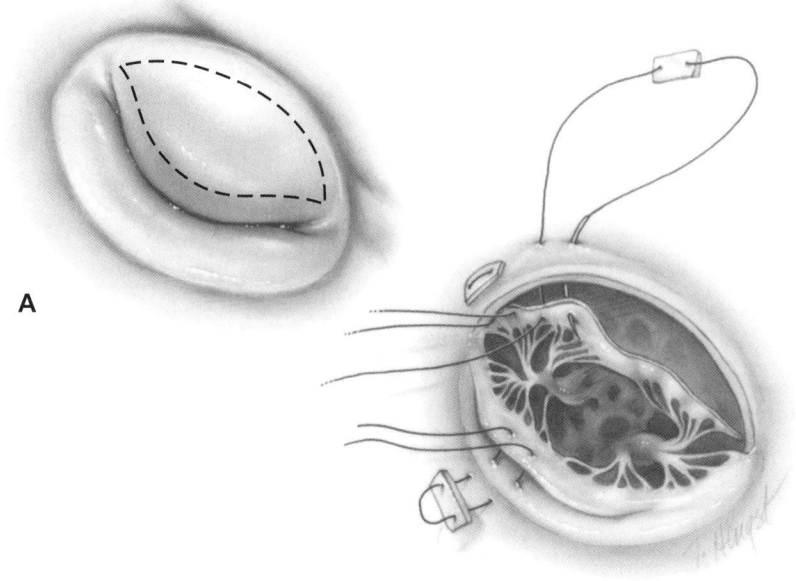

FIG. 6-26. A: Remoção de uma elipse do folheto anterior. **B:** A borda do folheto anterior é fixada ao anel anterior.

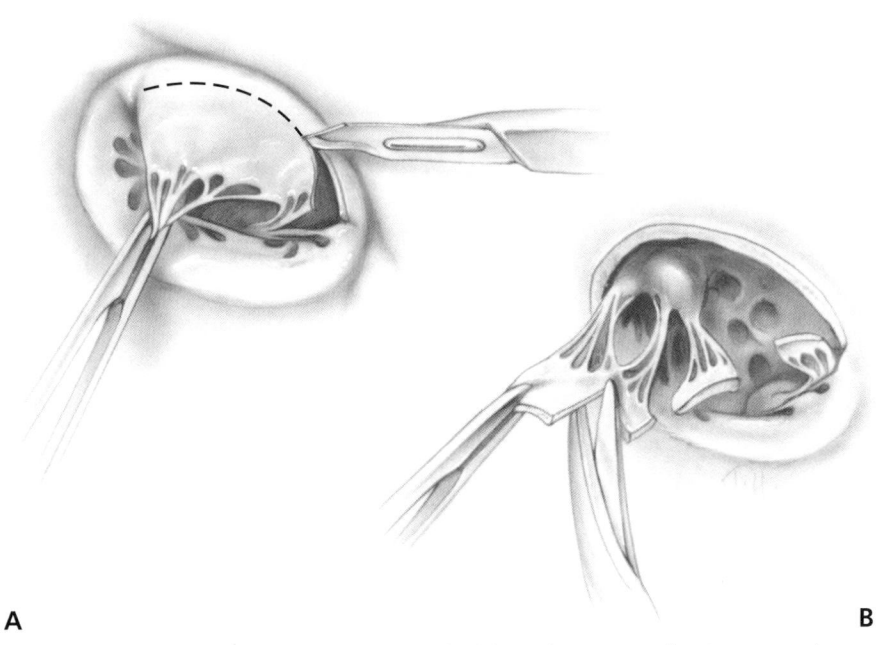

FIG. 6-27. A: Descolamento do folheto anterior. **B:** O folheto anterior é dividido em botões com fixações nas cordas.

Técnica

O folheto anterior doente é descolado do anel entre as 2 comissuras. Se o folheto anterior não estiver extensivamente doente, uma elipse de tecido é excisada, e a borda do tecido valvular contendo as cordas primárias é refixada ao anel anterior por suturas reforçadas em colchão para serem usadas subsequentemente na implantação da valva (Fig. 6-26). Se o folheto for espesso ou calcificado, é dividido em 2 a 4 segmentos, dependendo do tamanho do folheto valvular. A seguir, cada segmento é aparado com o objetivo de criar um botão de tecido valvular com cordas fixadas. Esses botões são novamente fixados ao anel anterior pelas suturas valvares de maneira anatômica (Figs. 6-27 e 6-28). É provável que a geometria normal seja mais bem mantida, se o folheto anterior não for subdividido.

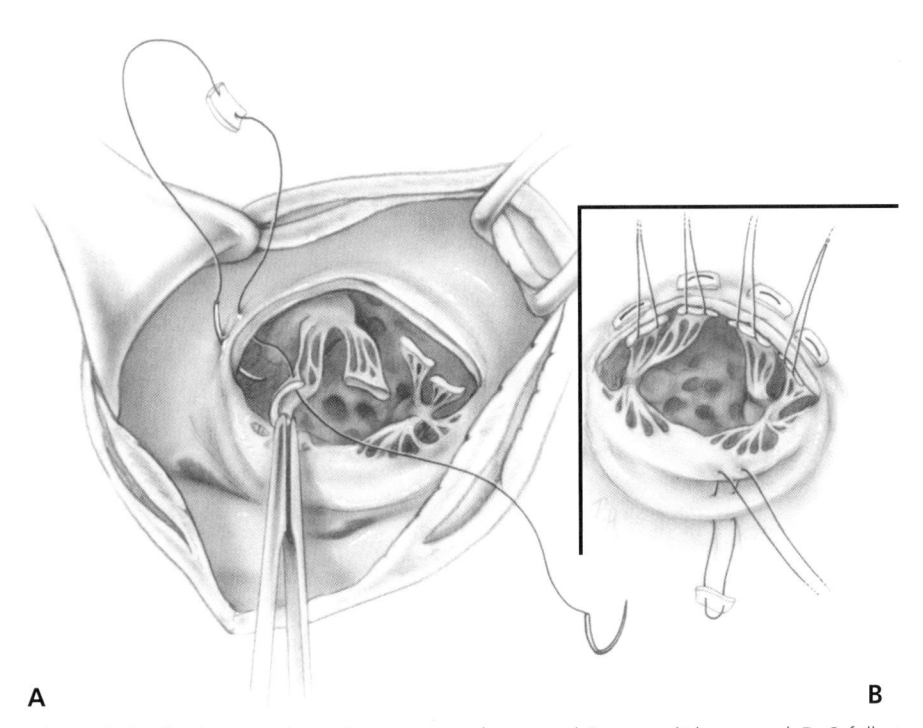

FIG. 6-28. A: Cada botão de corda é refixado ao anel anterior, conservando sua posição geométrica normal. **B:** O folheto posterior é mantido intacto. O tecido redundante é dobrado no átrio esquerdo.

Em geral, o folheto posterior, quando flexível, pode ser completamente conservado junto com as cordas tendíneas fixadas. O tecido valvular redundante é dobrado para cima no anel, colocando as suturas valvares pelo anel e trazendo-as pela margem do tecido do folheto (Fig. 6-28B). De modo alternativo, incisões ou pequenas ressecções em cunha de tecido de folheto entre as fixações das cordas são realizadas, se o folheto posterior for espesso e fibrótico, para permitir a implantação de uma valva maior.

Por vezes, o folheto da valva mitral e o aparato subvalvular encontram-se extremamente doentes e calcificados e precisam ser ressecados em sua totalidade. Os folhetos doentes são tracionados e ligeiramente estirados por uma tesoura pesada ou um fórceps com o objetivo de trazer suas fixações anulares à visão (Fig. 6-29A). Com um bisturi de cabo longo número 15, os folhetos mitrais são divididos de forma circunferente 4 a 5 cm a partir do anel (Fig. 6-29B). Uma sutura de tração no anel adjacente à comissura poste-

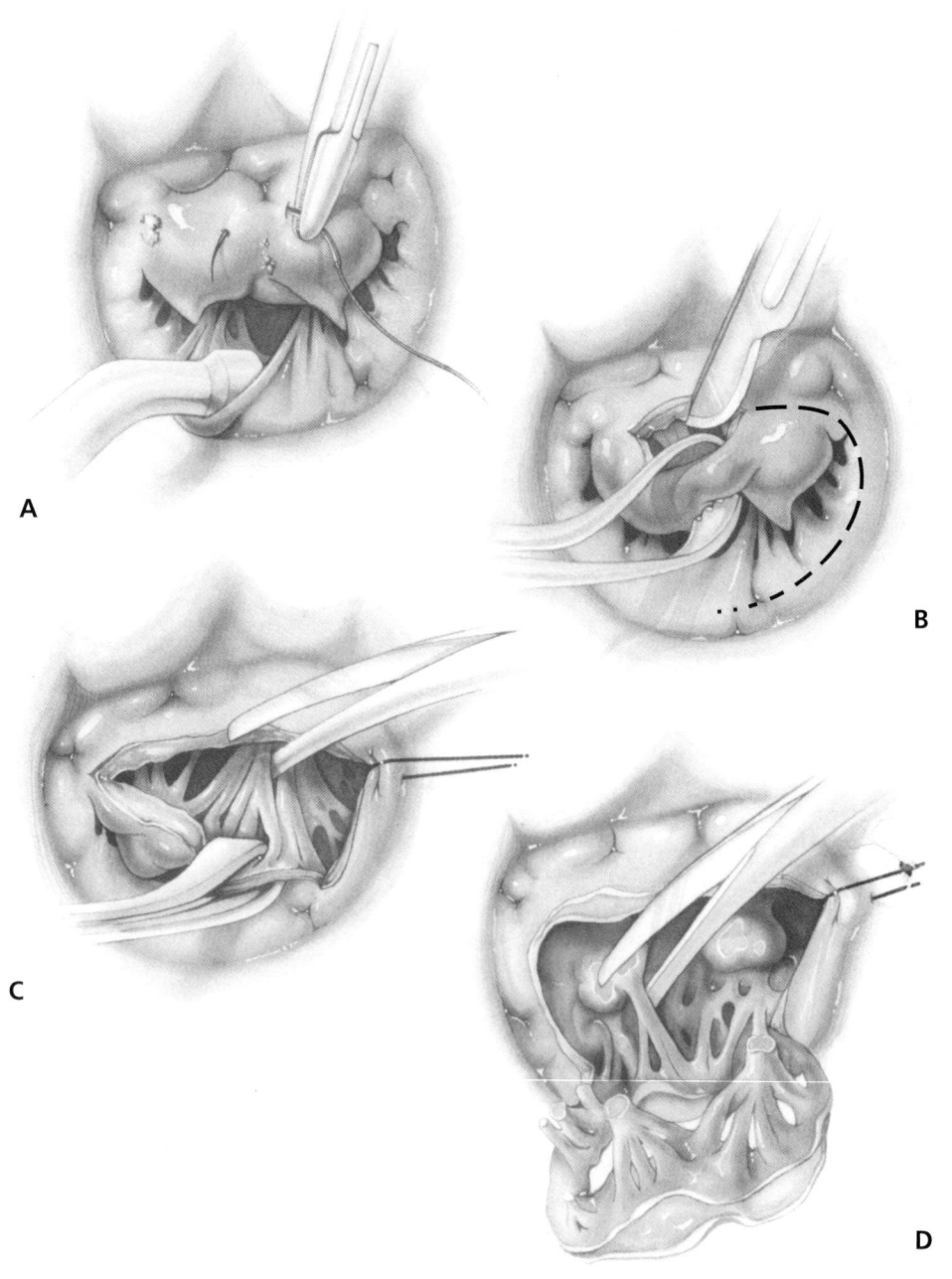

FIG. 6-29. Excisão da valva mitral. **A:** Folhetos doentes são tracionados e estirados por pinça de Allis ou tesouras pesadas para expor as fixações anulares. **B:** Os folhetos mitrais são divididos de maneira circunferente com um bisturi número 15 de cabo longo a 4 a 5 mm do anel. **C:** A sutura de tração no anel adjacente à comissura posteromedial permite melhor exposição e fornece contratração para a completa remoção da valva doente. **D:** As cordas tendíneas e as pontas fibróticas dos músculos papilares são removidas por tesouras.

romedial permite melhor exposição e fornece contratração para a completa remoção da valva doente (Fig. 6-29C). Essa sutura pode ser subsequentemente usada na ancoragem da prótese. As cordas tendíneas doentes são excisadas com tesouras (Fig. 6-29D).

⊘ Excisão Excessiva de Folheto

Uma boa margem de tecido de folheto deve sempre ser deixada no anel com intuito de permitir a fixação segura das suturas na colocação subsequente de uma prótese. A excisão excessiva dos folhetos pode deixar o anel enfraquecido, tornando a substituição da valva insegura ou, até mesmo, resultando em descolamento do átrio esquerdo do ventrículo esquerdo.

⊘ Excisão de Músculo Papilar

Apenas as cordas calcificadas e doentes devem ser excisadas, deixando as pontas fibrosas do músculo papilar intocadas. A remoção de quantidade excessiva de músculo papilar pode enfraquecer a parede ventricular, o que pode resultar em hematoma dentro da parede e possível ruptura (vide texto subsequente).

⊘ Tração Excessiva no Músculo Papilar

Durante o processo de excisão de folheto, o tecido valvar nunca deve ser tracionado de maneira excessiva. O coração parado pela cardioplegia é flácido, e qualquer tração excedente no músculo papilar pode causar uma lesão em "casa de botão" pela parede enfraquecida do ventrículo esquerdo (Fig. 6-30A, B). Se essa catástrofe acontecer,

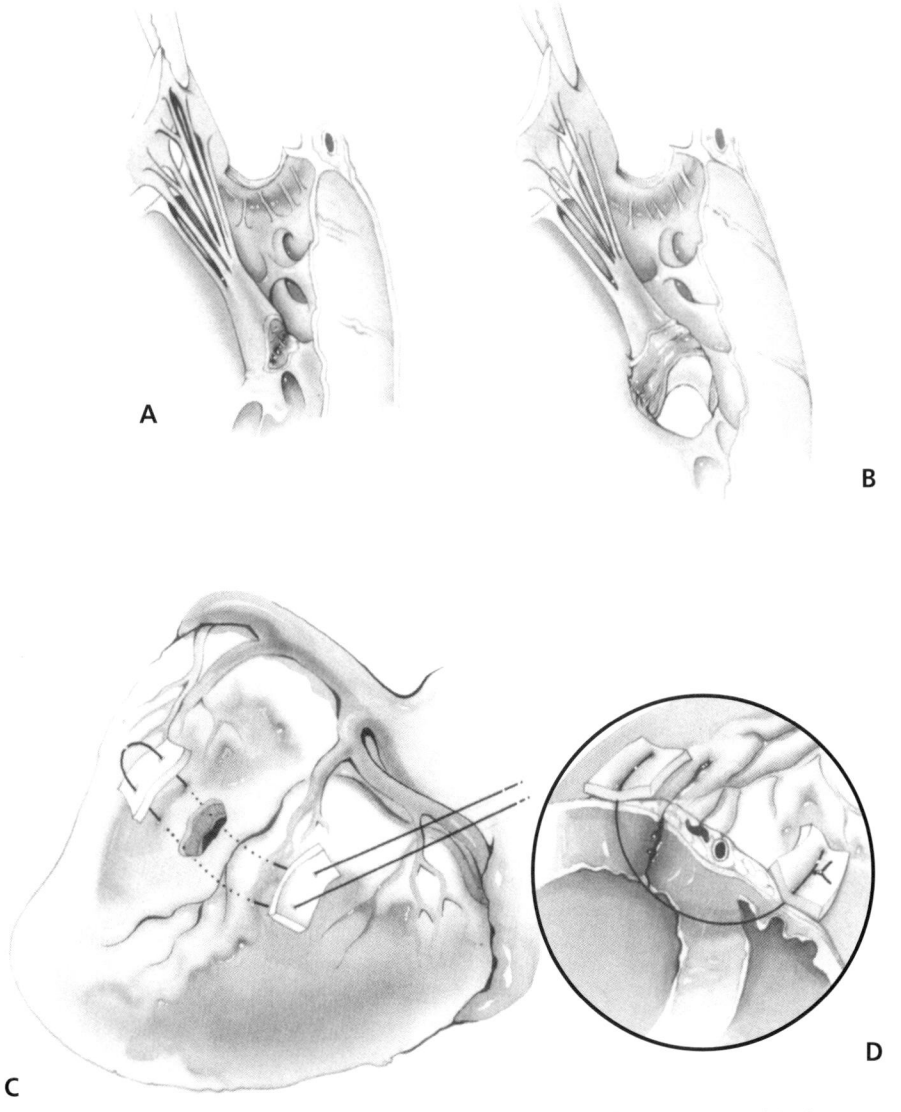

FIG. 6-30. A–D: Mecanismo do defeito "em casa de botão" pela parede ventricular esquerda e seu reparo cirúrgico.

deve ser detectada imediatamente e reparada com suturas reforçadas em colchão (Fig. 6-30C, D). É provável que a artéria coronária descendente posterior se encontre na proximidade desse tipo de laceração da parede ventricular. Portanto, é preciso ter cuidado para evitar a oclusão da artéria coronária durante o processo de reparo do defeito. Suturas atraumáticas reforçadas e duplamente armadas são passadas profundamente, bem longe da artéria coronária e amarradas confortavelmente sobre outro reforço. Se o sangramento persistir após a aplicação de várias suturas bem posicionadas, toda a área do defeito deve ser coberta por um retalho de pericárdio bovino, muito bem fixado ao miocárdio normal circundante por suturas contínuas de Prolene 3-0. A aplicação tópica de BioGlue na parede reparada consiste na medida mais útil no controle do sangramento. Pode haver necessidade de sacrifício de alguns ramos da artéria coronária no processo de sutura contínua, o que é inevitável e precisa ser lembrado ao lidar com esse problema potencialmente letal.

Calcificação da Valva Mitral

A calcificação da valva mitral e do anel é bastante comum. Deve-se ter cuidado para remover o máximo possível de cálcio sem enfraquecer o anel. Ocasionalmente, a remoção de cálcio ou material degenerativo pode deixar uma cavidade no anel, que, de imediato, deve ser irrigado e fechado de maneira segura com suturas reforçadas sob medida. Essas suturas podem ou não ser usadas para ajudar na ancoragem da prótese (Fig. 6-31).

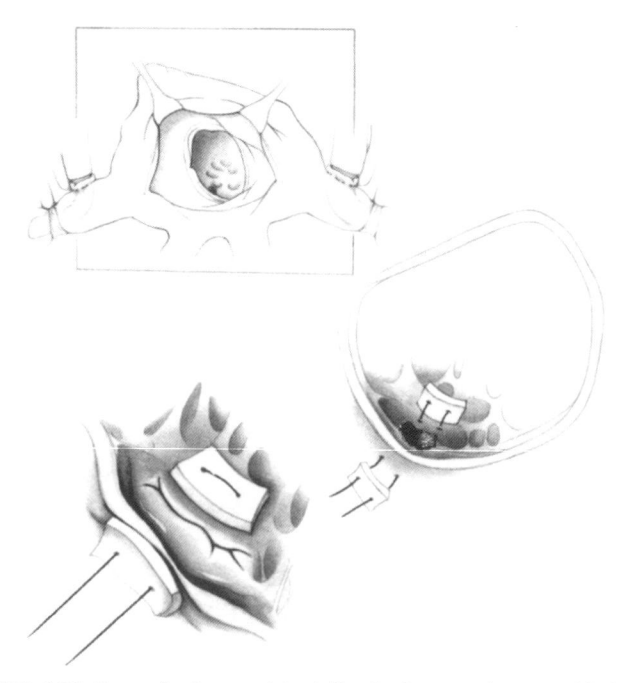

FIG. 6-31. Remoção de material calcificado degenerativo. A cavidade formada no anel durante a remoção deve ser irrigada e fechada com suturas reforçadas.

Calcificação Anular

O anel mural da valva mitral pode ser infiltrado por tecido bastante calcificado que pode estender-se e envolver toda a espessura da parede e do sulco atrioventricular. A remoção demasiada de cálcio excessivo pode resultar em defeito no sulco atrioventricular. A consistência dos tecidos circundantes e a localização da artéria coronária circunflexa no sulco atrioventricular tornam qualquer tentativa de reparo desse defeito mais perigosa.

Ruptura do Sulco Atrioventricular

A remoção excessiva de cálcio do anel posterior da valva mitral ou o implante forçado de uma prótese muito grande pode resultar em ruptura do sulco atrioventricular. Essa catástrofe é muitas vezes observada, enquanto o paciente é retirado do desvio cardiopulmonar, quando o campo operatório é inundado por sangue vermelho brilhante.

NB É perigoso tentar reparar essa lesão a partir da parte externa do coração. O desvio cardiopulmonar é retomado, e a parada cardioplégica do coração é mais uma vez aplicada. O átrio esquerdo é aberto, e a prótese mitral, removida. A extensão do defeito é totalmente analisada. Um retalho grande de pericárdio autólogo tratado com glutaraldeído ou pericárdio bovino é cortado em forma e tamanho apropriados. É fixado em posição, bem longe da margem do defeito, à parede ventricular esquerda, parede atrial esquerda e junção atrioventricular esquerda. A linha de sutura é reforçada com múltiplas suturas interrompidas reforçadas com feltro de Teflon. Uma prótese mitral menor é reimplantada na maneira usual, exceto pelo fato de que é fixada ao pericárdio em vez de ao anel posterior. Depois disso, é dada continuidade à cirurgia até o término.

Lesão ao Átrio Esquerdo Posterior

A remoção excessiva de coágulos sanguíneos calcificados e/ou organizados da parede atrial esquerda durante a cirurgia da valva mitral ou um procedimento confuso podem resultar em lesão por cisalhamento e sangramento grave. É sempre mais seguro retornar ao desvio cardiopulmonar e reparar o local de sangramento a partir de dentro do átrio esquerdo. Isso pode ser tedioso, mas o cirurgião experiente não irá se arriscar em reparar nenhum sangramento a partir da parte de trás do coração após a cirurgia de valva mitral, deslocando o coração para cima, não importando quão pequeno o local de sangramento possa parecer.

Técnica para Substituição de Corda

Todas as estruturas das cordas nativas são ressecadas, se o aparato subvalvular se mostrar bastante doente, como nos pacientes portadores de doença reumática em que há fusão

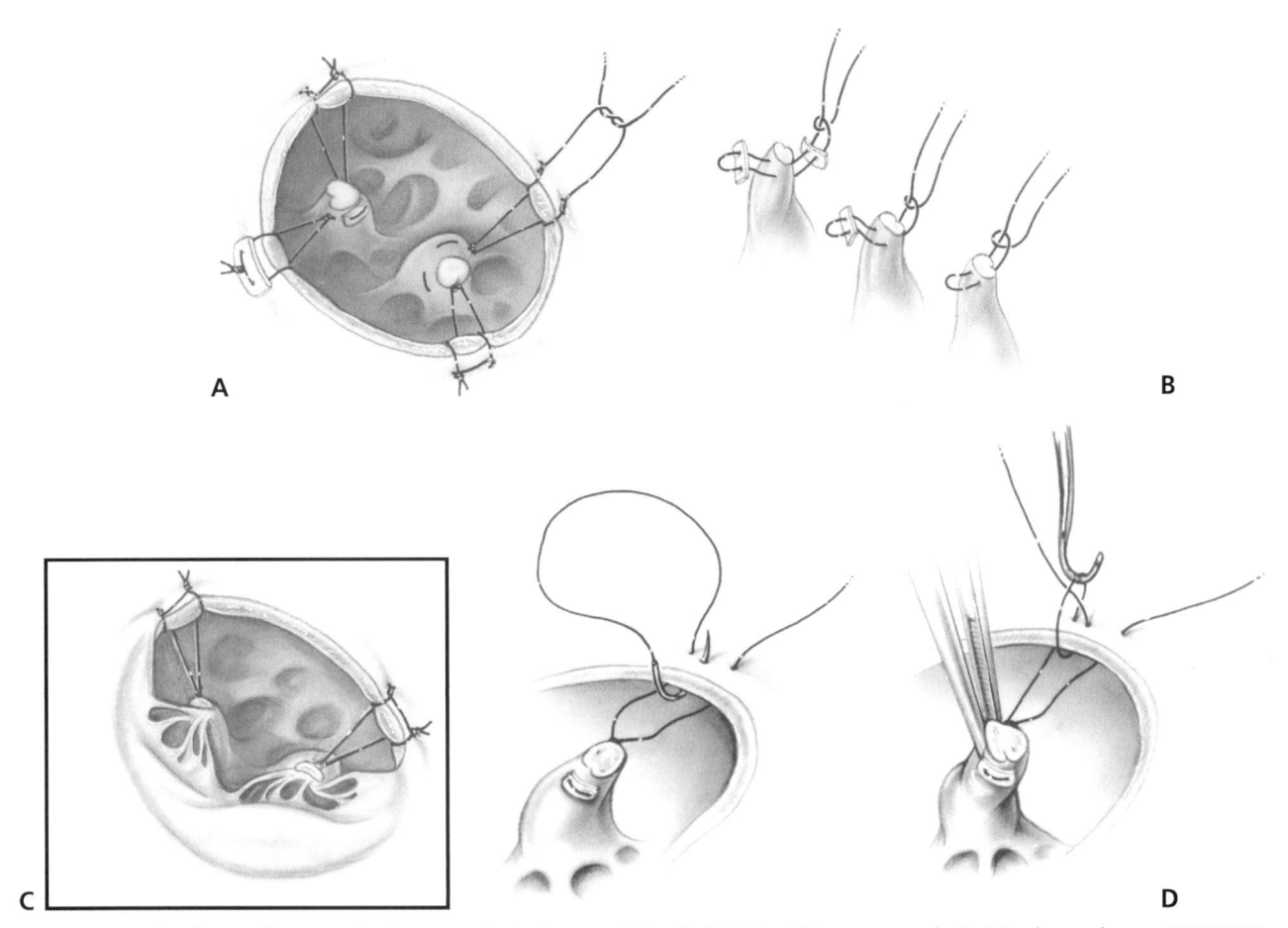

FIG. 6-32. A: Os músculos papilares são fixados ao anel mitral nas posições de 2, 5, 7 e 10 horas com substituição das cordas por GORE-TEX. **B:** As suturas GORE-TEX são fixadas aos músculos papilares. Feltro de Teflon pode ser usado para reforçar as suturas. **C:** Substituição das cordas anteriores com retenção das fixações das cordas nativas posteriores. **D:** Bloqueio da sutura GORE-TEX no nível do anel.

das cordas tendíneas, encurtamento do aparato da corda e espessamento do músculo papilar. A continuidade entre o anel mitral e o músculo papilar é recriada com suturas GORE-TEX 4-0, produzindo cordas tendíneas artificiais que se estendem das cabeças dos músculos papilares ao anel (Fig. 6-32).

Uma sutura de GORE-TEX 4-0 em agulha duplamente armada é inserida na ponta fibrosa do músculo papilar. Se não houver tecido fibroso, a sutura é reforçada por um pequeno pedaço de feltro ou uma tira pericárdica e amarrada confortavelmente ou presa em si própria (Fig. 6-32B). Ambas as agulhas de cada sutura são passadas pelo anel da valva mitral nas posições aproximadas de 2, 5, 7 e 10 horas (Fig. 6-32A). O comprimento preciso da corda artificial GORE-TEX é determinado, e cada sutura é presa em si mesma e amarrada. O bloqueio do ponto evita qualquer tração na GORE-TEX que promova a redução de seu comprimento. O comprimento correto das cordas artificiais permite que tanto os músculos papilares, quanto a sutura GORE-TEX sejam pouco tensionados, não apertados, e certamente não muito frouxos. Não deve haver "dobras" na corda de GORE-TEX. Muitas vezes, é possível conservar as fixações da corda posterior nativa e substituir apenas as cordas anteriores com sutura GORE-TEX (Fig. 6-32C).

Medição do Tamanho do Orifício Mitral

A maior prótese possível deve ser escolhida para a substituição da valva mitral. Os medidores de tamanho são introduzidos em sequência no anel até que o tamanho correto possa ser determinado. O medidor de tamanho deve se encaixar frouxamente.

⊘ Lesão Ocasionada pelo Medidor de Tamanho

É importante não empurrar o medidor forçadamente no anel.

⊘ Substituição Combinada da Valva Aórtica e Mitral

Quando uma substituição valvar dupla é realizada, ambas as próteses devem ter tamanho menor para garantir a acomodação adequada de ambas as valvas.

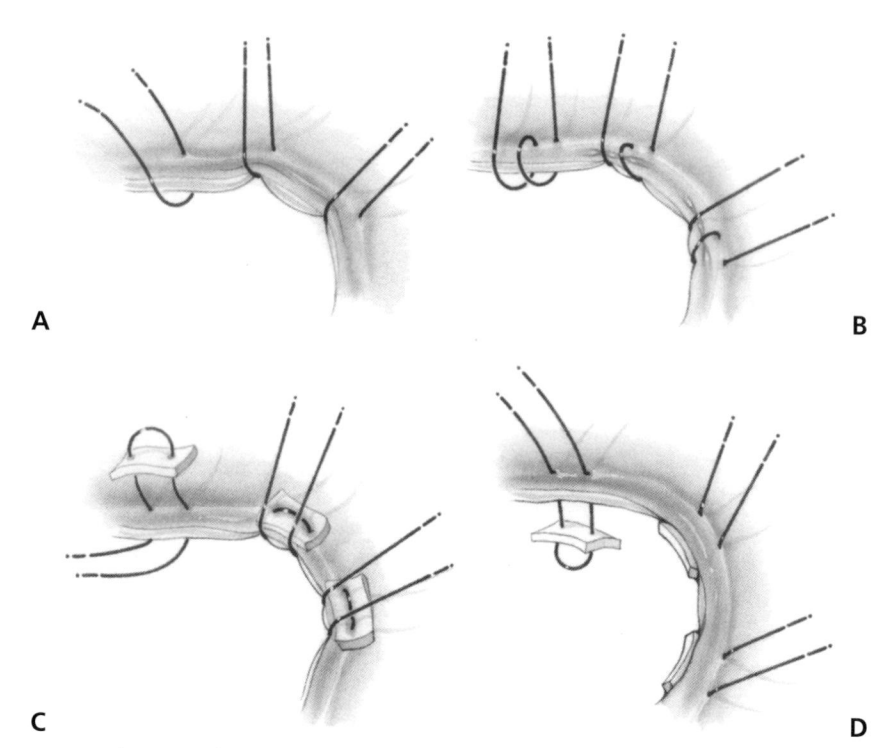

FIG. 6-33. Suturas para ancorar a prótese mitral. **A:** Suturas simples. **B:** Suturas em forma de 8. **C:** Suturas em colchão invertidas, reforçadas. **D:** Suturas ventriculares em colchão, reforçadas.

Escolha das Valvas

Embora muitas próteses tenham sido usadas com sucesso no passado, acreditamos que as complicações técnicas foram visivelmente reduzidas com a implantação de uma valva mecânica de folheto duplo ou de uma valva biológica de perfil baixo na posição mitral, especialmente quando o aparato subvalvular é conservado.

Técnica para Inserção de Sutura

Suturas em colchão simples, em forma de 8, invertidas e reforçadas e de colchão ventriculares reforçadas são comumente usadas na ancoragem da prótese mitral. Se o anel for bem definido e forte, suturas simples ou em forma de 8 de Tevdek 2-0 são adequadas. De modo contrário, se o anel for degenerativo, suturas em colchão horizontais e reforçadas fornecem segurança adicional (Fig. 6-33). Ocasionalmente, pode ser preferível uma sutura contínua de Prolene 2-0. As suturas de colchão invertidas, reforçadas (Fig. 6-33C), são as favoritas da maioria dos cirurgiões e constituem a técnica preferencial na nossa unidade.

Suturas simples podem ser inseridas no anel de sutura da prótese, tanto separadamente quanto da maneira em colchão vertical. Suturas em forma de 8 e em colchão são inseridas no anel de sutura de maneira em colchão horizontal (Fig. 6-34). Quando todas as suturas tiverem sido passadas pelo anel e pelo anel de sutura da valva, a prótese é gentilmente rebaixada à sua posição, e as suturas são amarradas confortavelmente. Todo o aparato subvalvular redundante conservado precisa ser tracionado para acima do plano anular mitral enquanto se prossegue com a amarração das suturas a fim de evitar a interferência no mecanismo da prótese mecânica ou a obstrução do trato de saída do ventrículo esquerdo (Fig. 6-35). Se houver presença de extenso tecido valvular conservado no átrio esquerdo, pode ser fixado longe do anel de sutura da prótese com sutura de Prolene 4-0, conectando o tecido valvular à parede atrial esquerda.

Locais de Lesão Ocasionada pela Sutura

Existem importantes estruturas anatômicas na proximidade imediata do anel mitral (Fig. 6-36). A artéria coronária circunflexa esquerda cursa pelo sulco atrioventricular logo exteriormente ao anel mitral posterior. O seio coronário também cruza o anel e é provável que seja encontrado na região da comissura posteromedial. O desrespeito a essa relação pode resultar em sutura da valva que incorpora a cânula de cardioplegia retrógrada. Muitas vezes, a artéria para o nó atrioventricular cursa paralela ao anel logo acima da comissura posteromedial. Os folhetos aórticos, sendo contínuos com o folheto anterior da valva mitral, também podem ser ocasionalmente incorporados por um ponto.

Tecido Anular Delicado ou Degenerativo

O tecido anular delicado ou degenerativo não é capaz de manter as suturas de maneira segura para suportar a valva prostética. Reforços devem sempre amortecer as suturas para que não atravessem o anel friável e permitam extravasamento paravalvulares. As suturas que não são adequadamente ajustadas também ocasionam extravasamento.

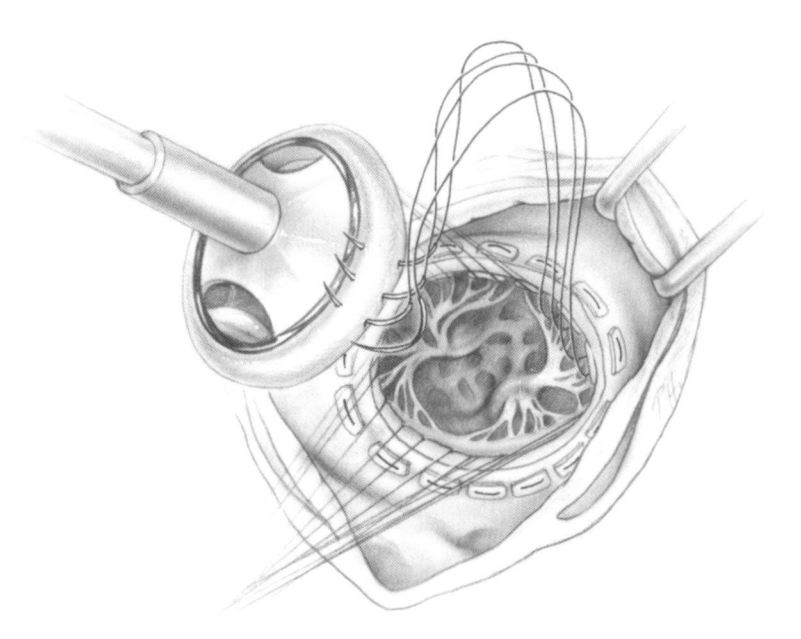

FIG. 6-34. Inserção de suturas no anel de sutura de uma prótese de folheto duplo (St. Jude Medical, Minneapolis, MN).

Manuseio das Valvas Biológicas

As valvas biológicas precisam ser mantidas úmidas por irrigação intermitente com soro fisiológico em temperatura ambiente. Se essa precaução vital não for tomada, o calor das luzes do centro cirúrgico resseca e danifica de maneira permanente a valva biológica.

Antibióticos e Prótese Biológica

As próteses biológicas nunca devem ser expostas a soluções antibióticas pela possível interação tecido–substância química que pode resultar em fibrose prematura e calcificação.

Interferência no Mecanismo de Oclusão das Próteses Mecânicas

Reforços no aspecto ventricular podem ocasionalmente interferir na função normal de próteses discais.

Material de Sutura Excessivo

As suturas, quando amarradas, devem ser aparadas curtas. O material de sutura excessivo pode interferir no mecanismo de oclusão normal de algumas próteses.

Excesso de Conservação do Tecido de Corda

Os tecidos valvular e de corda conservados de maneira excessiva acima do plano do anel mitral devem ser suturados à parede atrial longe do anel de sutura, para evitar interferência no mecanismo da prótese.

Cordas Soltas

Cordas soltas pendentes podem interferir na prótese e evitar seu fechamento normal, resultando em incompetência da prótese (Fig. 6-37).

Depósitos de Cálcio Obstrutivos

O cálcio na parede ventricular que se projeta na cavidade ventricular perto do anel pode comprometer seriamente a excursão normal do mecanismo do folheto mecânico.

Projeção do Suporte

Os suportes da prótese precisam projetar-se livremente na cavidade ventricular esquerda. Todas as precauções

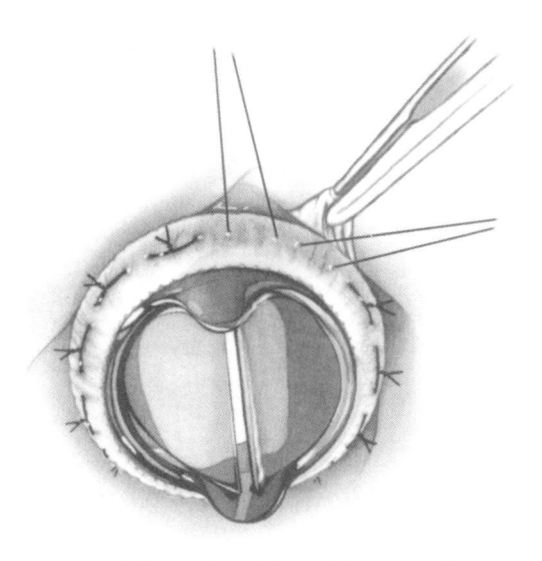

FIG. 6-35. Tração do botão de tecido cordal conservado para acima do plano anular mitral, enquanto as suturas valvares são amarradas.

Valva aórtica
Nó atrioventricular
Artéria para o nó atrioventricular
Seio coronário
Artéria coronária circunflexa esquerda

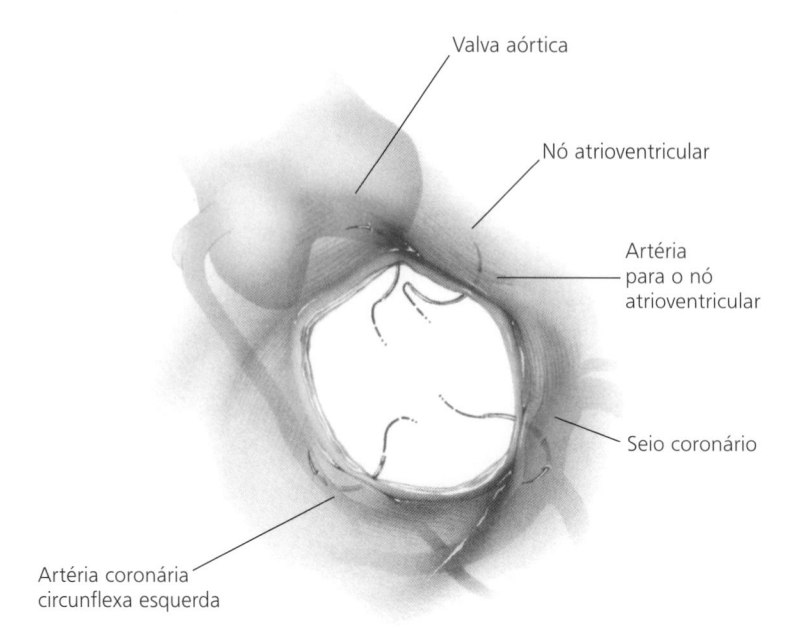

FIG. 6-36. Possíveis locais de lesões, ocasionadas por suturas.

são necessárias para evitar que esses suportes se encravem ou entrem em contato com a parede ventricular esquerda, o que pode resultar em arritmia intratável, além de interferir na função protética normal (Fig. 6-38).

Obstrução Protética do Trato de Saída do Ventrículo Esquerdo

Uma bioprótese precisa ser colocada de tal maneira que os suportes não obstruam o trato de saída do ventrículo esquerdo adjacente (Fig. 6-39). A valva aórtica porcina com suporte constitui a prótese biológica comumente usada na posição mitral. Um dos 3 folhetos da valva aórtica porcina é normalmente maior que os outros 2 e um 3º, correspondentemente maior, do anel de sutura é alinhado a ele. Portanto, um pouco mais de 1/3 do anel de sutura dessas próteses, de um suporte a outro, deve ser reservado para o alinhamento com o anel mitral anterior e os restantes 2/3 do anel de sutura com o anel mitral posterior. Nessa posição, é improvável que os suportes da prótese obstruam o trato de saída do ventrículo esquerdo.

Enredamento de Suporte

As suturas podem envolver os suportes da prótese, causando deformação dos folhetos e interferência na função da valva. Todas as próteses biológicas vêm com as pontas

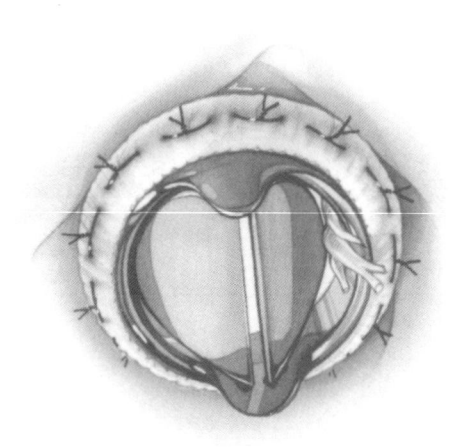

FIG. 6-37. Cálcio ou cordas soltas, prejudicando o movimento do mecanismo do disco protético.

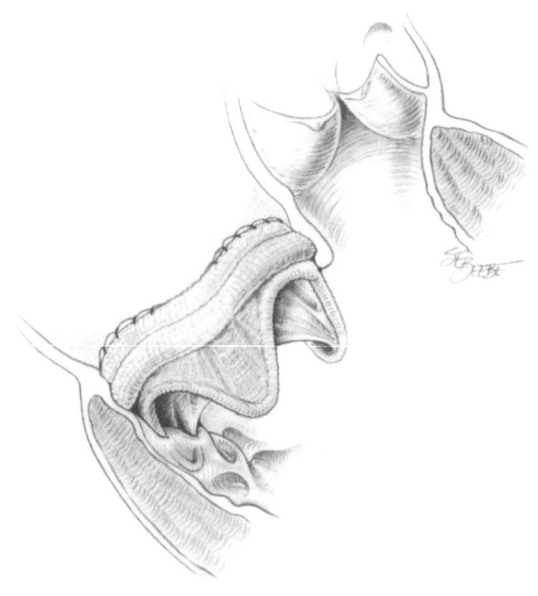

FIG. 6-38. Suporte encravado na parede ventricular posterior esquerda.

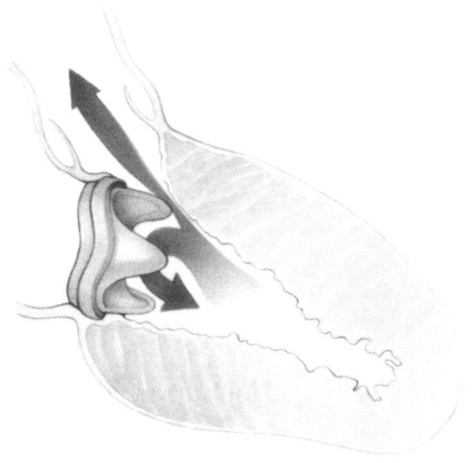

FIG. 6-39. Obstrução protética do trato de saída do ventrículo esquerdo.

dos suportes temporariamente unidas por suturas, que são removidas com facilidade após a acomodação adequada da prótese.

Inserção de Sutura

É preciso que as suturas sempre incorporem os tecidos anulares e valvulares. A inserção inadvertida de suturas na musculatura ventricular esquerda atravessa sua parede (Fig. 6-40), causando hematoma no ventrículo esquerdo, que pode aumentar e romper para fora do coração após a recuperação da contração ventricular.

Extravasamento Paravalvular

A laceração ou fraqueza do anel posterior podem ocasionar rompimento da fixação protética durante a cirurgia e no pós-operatório, resultando, consequentemente, em extravasamento paravalvular. Tal complicação precisa ser observada e corrigida com a reinserção de suturas, agora reforçadas, numa parte mais forte do anel posterior, o que deve permitir que a prótese seja reacomodada de maneira segura.

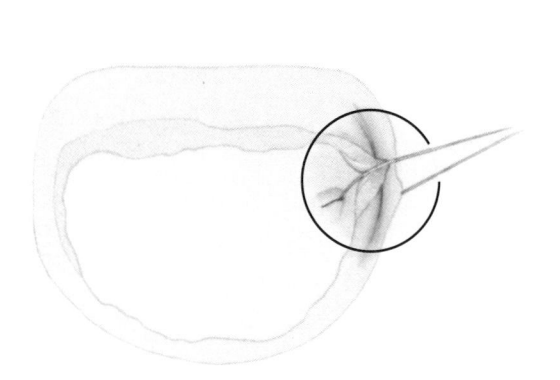

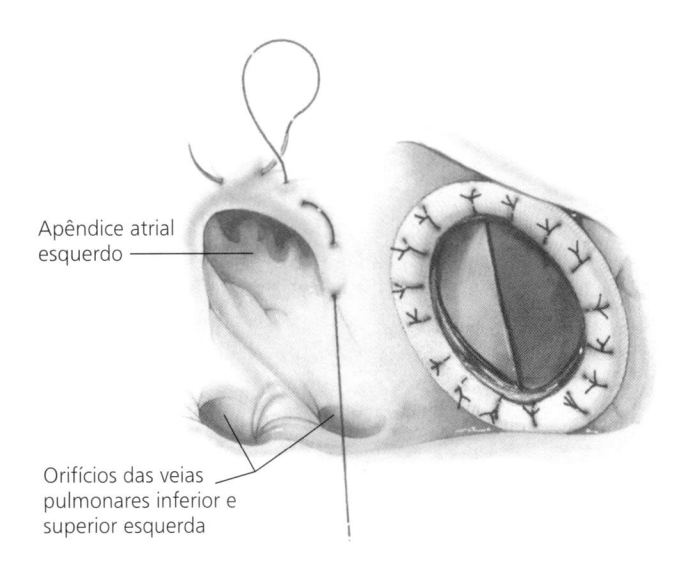

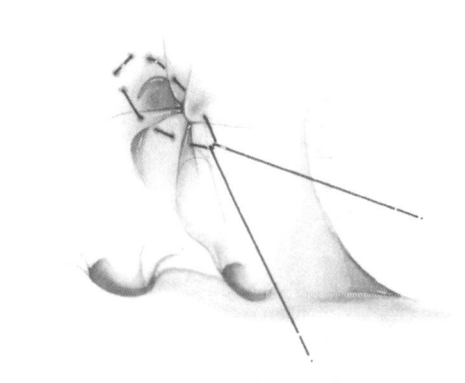

FIG. 6-41. Exclusão do apêndice atrial esquerdo.

Exclusão do Apêndice Atrial Esquerdo

A aurícula atrial esquerda pode ser fechada para evitar estase sanguínea e possível tromboembolismo subsequente. Isso é especialmente importante quando o paciente se encontra em fibrilação atrial. A exclusão é realizada com a amarração da aurícula ou seu grampeamento a partir do lado externo ou oclusão de seu orifício de dentro do átrio esquerdo por sutura em bolsa de tabaco (Fig. 6-41).

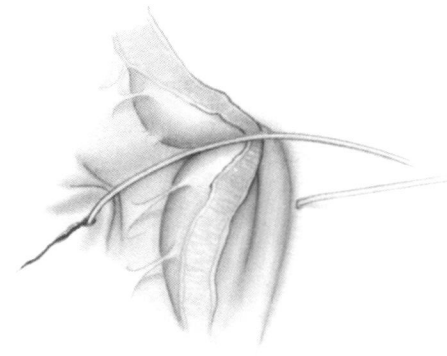

FIG. 6-40. Suturas profundamente inseridas que atravessam a parede ventricular esquerda.

Substituição de Valva Mitral em Crianças

A seleção da prótese mitral de tamanho adequado em pacientes muito jovens pode ser difícil. Consideramos satisfatórias as próteses aórticas mecânicas de folheto duplo quando implantadas de cabeça para baixo na posição mitral. Dessa maneira, os folhetos e o mecanismo de oclusão ficam bem acima do anel mitral, encaixando-se inteiramente no átrio esquerdo, e permitindo, dessa forma, que uma prótese maior seja implantada de maneira segura.

Esse conceito também pode ser usado em reoperação do mau funcionamento da prótese mitral quando há discordância entre paciente e prótese, e o anel mitral é fibrótico ou muito pequeno para a área de superfície corporal do paciente.

Prótese Aórtica de Folheto Duplo Supra-Anular

Essa modificação da prótese aórtica de folheto duplo nunca deve ser usada no modo de cabeça para baixo na posição mitral, pois resulta em alojamento de toda a valva e permanência dos folhetos no ventrículo esquerdo propriamente dito.

Fração de Regurgitação da Valva de Folheto Duplo

Existe um fluxo regurgitante de 8 a 10% pela prótese de folheto duplo. Em corações jovens, com um ventrículo esquerdo pequeno, a fração de regurgitação pode ser significativa em comparação com o volume sistólico, e a prótese pode não apresentar, portanto, a hemodinâmica ideal.

Uma técnica alternativa consiste na implantação de uma prótese biológica. Os suportes são primeiramente introduzidos pelo anel mitral. Depois disso, o anel de sutura é fixado à parede atrial. É óbvio que isso constitui uma medida temporária, já que a prótese se calcifica em crianças com muita rapidez.

Obstrução das Veias Pulmonares

O anel de sutura precisa ser fixado à parede atrial bem longe dos orifícios das veias pulmonares para evitar obstrução venosa pulmonar.

Complicações Anulares Tardias

Aneurisma Subanular Posterior

A lesão inadvertida da membrana subvalvular do anel mitral posterior (vide Anatomia Cirúrgica da Valva Mitral) durante a substituição da valva mitral predispõe ao desenvolvimento de aneurisma subanular. Esse tipo de lesão ocorre com frequência durante a excisão de folhetos ou a remoção agressiva dos depósitos anulares de cálcio. Os pacientes com essa condição requerem reoperação. A prótese é removida de forma que as bordas do aneurisma possam ser identificadas e fechadas tanto com suturas reforçadas em colchão horizontais, quanto com retalho de Dacron (Fig. 6-42). Depois disso, a valva pode ser reimplantada, com inserção de suturas anulares posteriores pelo fechamento do aneurisma com sutura reforçada ou borda superior do retalho de Dacron.

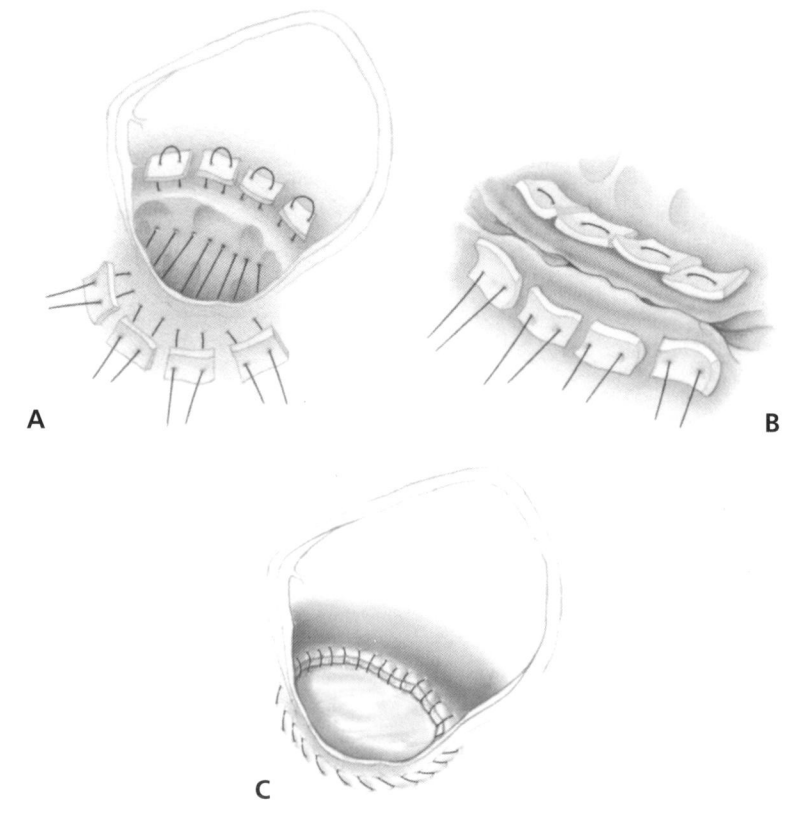

FIG. 6-42. A e B: Fechamento primário da sutura de um aneurisma subanular mitral. **C:** Fechamento de um aneurisma subanular mitral com retalho Dacron.

Extravasamentos Paravalvulares

Na maioria dos pacientes, a deiscência paravalvular que resulta em extravasamentos ao redor da prótese mitral é decorrente da técnica cirúrgica imperfeita. Alguns dos fatores predisponentes, como anel degenerativo ou calcificado (que permite que as suturas atravessem os tecidos), já foram referidos anteriormente. Os extravasamentos paravalvulares tendem a ocorrer com frequência ao longo do anel posterior. A calcificação massiva que afeta a continuidade do folheto aortomitral pode obscurecer o anel e interferir na colocação correta de pontos de ancoragem. Além disso, a exposição do anel na proximidade da valva aórtica pode não ser a ideal. Os pontos no anel podem ser inadvertidamente inseridos na parede atrial ou ventricular em vez de no anel. Em tempo, essas suturas podem atravessar as paredes musculares e produzir extravasamentos paravalvulares. Portanto, é importante que os cirurgiões fiquem atentos a esses pequenos detalhes, para que as precauções devidas sejam tomadas.

O defeito paravalvular é identificado sob visualização direta. De modo geral, a margem tecidual do defeito torna-se fibrosa desde o tempo da cirurgia. Suturas reforçadas são passadas profundamente pela margem tecidual do defeito e, depois, pelo anel de sutura da prótese antes da amarração.

Quando a margem tecidual do defeito não for satisfatória, as suturas são primeiramente passadas pelo anel de sutura da prótese antes da picadura profunda na proximidade do anel por toda a espessura da parede atrial. A seguir, as suturas são amarradas sobre uma tira de feltro de teflon. Se a deiscência da linha de sutura anular for extensa, pode haver necessidade de remoção da prótese. Considerando todas as precauções descritas anteriormente, a cirurgião deve implantar uma nova prótese.

Lesão à Artéria Circunflexa

Suturas profundas podem causar lesão da artéria circunflexa, o que acarreta lesão miocárdica, sangramento e impossibilidade de retirar o paciente do desvio.

Fechamento Atrial
Abordagem pelo Sulco Interatrial

Utilizamos sutura duplamente armada de Prolene 4-0 com agulhas curvas grandes, começando em cada extremidade da atriotomia esquerda. Para conseguir um fechamento seguro, o tecido do sulco interatrial deve ser incluído para efeito de reforço (Fig. 6-43). Com objetivo de garantir a hemostasia adequada, uma picadura no tecido além das extremidades da incisão deve ser feita antes de dar continuidade ao fechamento (Fig. 6-43, detalhe). Continuamos a sutura em ambas as direções. Em seguida, a linha de sutura em cada lado é chuleada com outro braço de sutura. Toda vez que a atriotomia esquerda for estendida inferiormente por trás do coração, o fechamento é facilitado, se a sutura for iniciada de dentro do átrio sob visualização direta (Fig. 6-43).

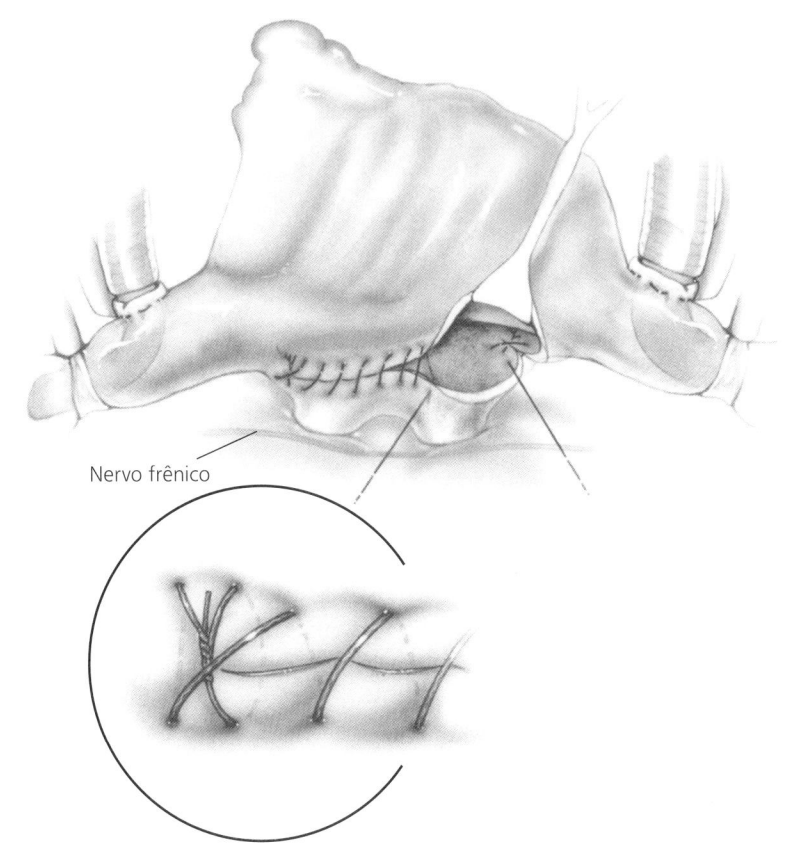

FIG. 6-43. Fechamento da incisão no sulco interatrial posterior. **Detalhe:** Inclusão de tecido além das extremidades da incisão.

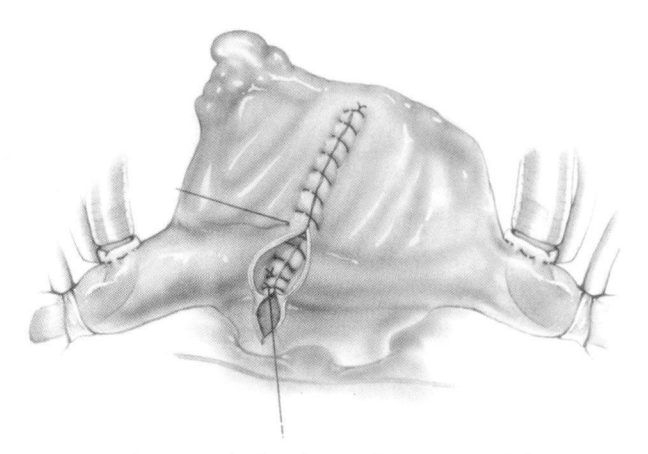

FIG. 6-44. Fechamento de abordagem oblíqua transatrial.

🆕 *Fechamento da Atriotomia*

Embora o fechamento em camada única seja adequado, uma 2ª sutura contínua sobreposta fornece fechamento mais seguro da atriotomia.

Abordagem Oblíqua Transatrial

O septo interatrial dividido é aproximado por 1 sutura contínua de Prolene 4-0, começando na extremidade distal (anterior) da incisão e progredindo em direção à veia pulmonar superior direita. Utilizamos outra sutura para fechar a atriotomia direita. As bordas da veia pulmonar superior direita são, então, aproximadas por uma 3ª sutura (Fig. 6-44).

⊘ *Lesão ao Nervo Frênico Direito*

É preciso ter cuidado no fechamento da veia pulmonar superior direita para evitar a incorporação do nervo frênico na linha de sutura.

⊘ *Profundidade das Suturas no Septo*

Algumas vezes, o septo é bastante espesso; as suturas devem incorporar toda a espessura, incluindo o endocárdio nos 2 lados do septo. Caso contrário, a sutura pode atravessar o septo muscular, resultando em defeito septal.

⊘ *Reforço das Suturas*

Às vezes, o tecido da fossa oval pode ser friável e não conseguir segurar bem as suturas (Fig. 6-45A). O tecido adjacente da fossa pode ser usado para reforçar as suturas (Fig. 6-45B). De modo alternativo, tiras pericárdicas podem ser utilizadas para reforçar a linha de sutura (Fig. 6-45C).

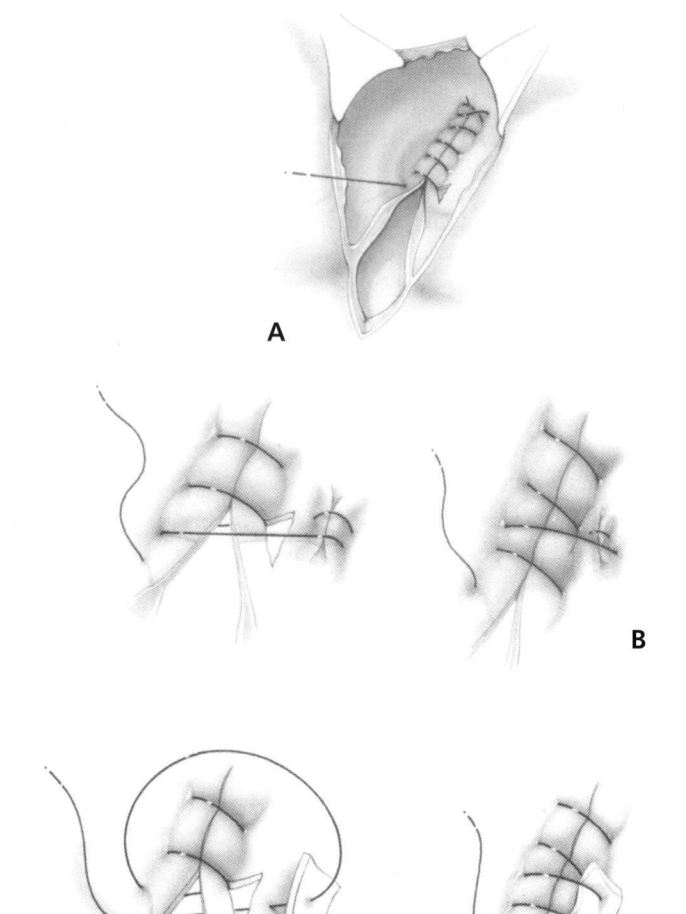

FIG. 6-45. A: Fechamento de lacerações na fossa oval. **B:** Reforço com tecido adjacente da fossa. **C:** Reforço com feltro de Teflon.

Abordagem Septal Longitudinal Transatrial

Após o término do procedimento, o septo é reaproximado por uma sutura contínua de Prolene 4-0. A parede atrial direita é fechada com uma 2ª linha de sutura de Prolene 4-0.

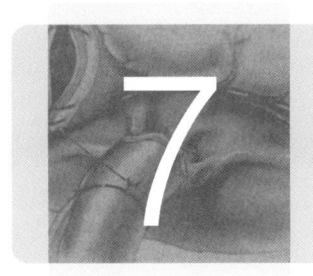

7 Cirurgia da Valva Tricúspide

A indicação mais comum para intervenção cirúrgica na valva tricúspide é a regurgitação tricúspide funcional. A insuficiência tricúspide secundária ou funcional ocorre com frequência em pacientes com doença avançada da valva mitral e hipertensão pulmonar. A insuficiência pode desaparecer ou melhorar de maneira significativa quando se realiza com sucesso o reparo ou a substituição da valva mitral. A abordagem atual é ser mais agressivo com doença tricúspide secundária e realizar uma anuloplastia em pacientes com dilatação de anel ou grau de insuficiência tricúspide superior ao leve.

A febre reumática continua sendo a causa mais comum de doença orgânica da valva tricúspide. Com raras exceções, está associada à doença da valva mitral e, em muitos pacientes, também da valva aórtica. Em geral, há presença de estenose e insuficiência. A doença degenerativa da valva tricúspide é menos comum, porém a regurgitação tricúspide resultante desta pode ser grave com necessidade de reparo cirúrgico. A endocardite bacteriana da valva tricúspide é observada naqueles que abusam de drogas intravenosas, ocasionalmente em pacientes com cateteres venosos centrais de longa permanência, e com menos frequência em pacientes com pequenos defeitos septais ventriculares perimembranosos. Muitas vezes, a infecção destrói o tecido valvular, causando insuficiência tricúspide. Causas iatrogênicas de disfunção da valva tricúspide incluem regurgitação tricúspide induzida por eletrodo de marca-passo e radioterapia, que resulta em folhetos calcificados e retraídos. Lesão carcinoide afeta a tricúspide e com frequência a valva pulmonar, ocasionando tanto estenose, quanto insuficiência.

Considerações Técnicas

Anatomia Cirúrgica da Valva Tricúspide e do Ventrículo Direito

A valva tricúspide protege o orifício ventricular direito. Consiste em 1 folheto septal, 1 folheto anterior grande e 1 posterior pequeno, sendo todos os 3 fixados e contíguos com o anel tricúspide. Esses folhetos valvares são dobras de endocárdio fortalecido por tecido fibroso. Muitas vezes, há presença de pequenos folhetos acessórios nos ângulos entre os folhetos maiores. O nó atrioventricular repousa no septo atrial adjacente ao folheto septal, logo anterior ao seio coronário. Sua localização pode ser encontrada com precisão no ápice do triângulo de Koch (que é rodeado pelo folheto septal, tendão de Todaro e orifício do seio coronário). O feixe de condução atrioventricular (feixe de His) estende-se do nó atrioventricular pelo corpo fibroso central nos ventrículos debaixo da parte membranosa do septo interventricular. Apresenta cerca de 2 mm de espessura e consiste em feixes de fibras musculares finas. Normalmente, não há continuidade muscular entre os átrios e ventrículos, exceto pelo tecido de condução do feixe atrioventricular, porém aberrações podem existir, dando origem a distúrbios de ritmo (Fig. 7-1).

A cavidade ventricular direita é tubular e triangular em contraste com a do ventrículo esquerdo, que é cônica. É confinada pelas paredes côncavas anterior e posterior e pela parede septal convexa. Existem, pelo menos, 3 grupos de músculos papilares que se originam do aspecto interno da cavidade ventricular direita. As cordas tendíneas, que constituem cordas de tecido inelástico, emergem dos músculos papilares e se fundem às margens livres e superfícies ventriculares dos folhetos da valva tricúspide. As cordas de cada músculo papilar controlam as margens contíguas de 2 cúspides. Portanto, as cordas passam de um grande músculo papilar anterior aos folhetos anterior e posterior. Um músculo papilar posterior, muitas vezes representado por 2 ou mais componentes, dá origem às cordas que se fixam aos folhetos posterior e septal. Por fim, de um grupo variável de pequenos músculos papilares septais, cordas se espalham em forma de leque e se prendem aos folhetos septal e anterior da valva tricúspide. A banda moderadora, uma ponte muscular, origina-se do septo, cruza a cavidade do ventrículo direito até a parede livre e contribui para a origem do músculo papilar anterior. Um trato de tecido especializado associado ao sistema de condução corre pela banda moderadora (Fig. 7-2).

Incisão

A esternotomia mediana constitui a abordagem preferencial para a doença valvular adquirida, pois oferece a exposição completa para a exploração das valvas mitral, aórtica e tricúspide. A valva tricúspide também pode ser abordada por miniesternotomia inferior ou toracotomia submamária direita (vide Capítulo 1).

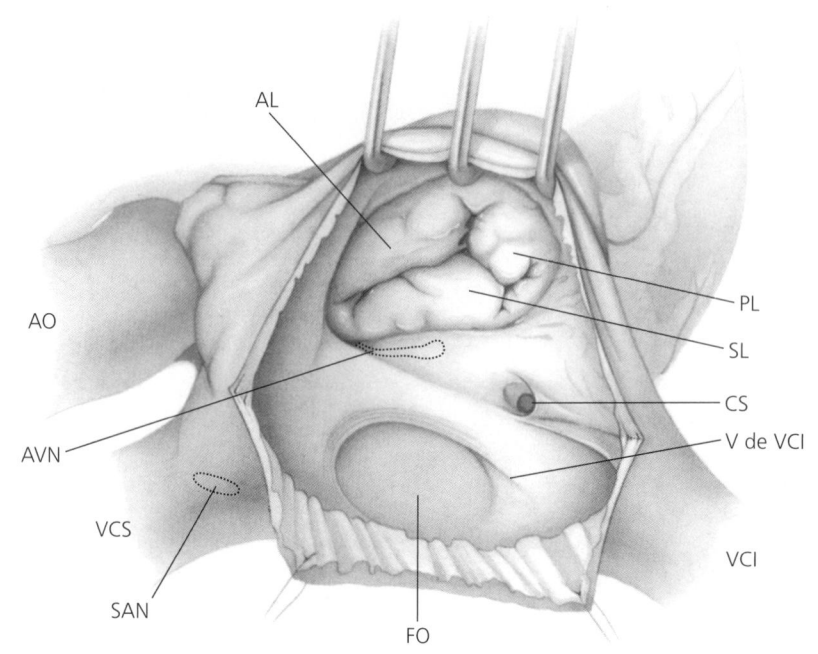

FIG. 7-1. Anatomia cirúrgica do átrio direito e da valva tricúspide. AL, folheto anterior; PL, folheto posterior; SL, folheto septal; CS, seio coronário; V de VCI, valva da veia cava inferior; VCI, veia cava inferior; FO, fossa oval; SAN, nó sinoatrial; VCS, veia cava superior; AVN, nó atrioventricular; AO, aorta.

Historicamente, a palpação digital pela sutura em bolsa de tabaco no apêndice atrial direito foi usada para avaliar a insuficiência tricúspide antes do início do desvio cardiopulmonar. Atualmente, utiliza-se a ecocardiografia transesofágica intraoperatória para avaliar a valva tricúspide. Uma vez que a insuficiência tricúspide é dependente de carga, a história clínica, a ecocardiografia pré-operatória e/ou os dados do cateterismo cardíaco direito são úteis na determinação da necessidade de abordagem da válvula tricúspide. Alguns cirurgiões apoiam a exploração da valva tricúspide em todos os pacientes submetidos à cirurgia da valva mitral para diretamente medir o tamanho do anel.

Canulação

Quando se considera a cirurgia da valva tricúspide, ambas as veias cavas são canuladas diretamente (Fig. 7-3). Uma cânula é inserida na aorta ascendente, e o desvio cardiopulmonar é iniciado.

A cirurgia isolada da valva tricúspide pode ser realizada sob desvio cardiopulmonar com o coração aquecido e em funcionamento. Na maioria das vezes, o reparo ou a substituição da valva tricúspide são realizados como parte de um procedimento combinado que inclui a cirurgia da valva aórtica e/ou mitral com ou sem revascularização do miocárdio. Ao final desses outros procedimentos, o clampeamento da

FIG. 7-2. Anatomia cirúrgica da valva tricúspide conforme observada a partir do ventrículo direito. A parede livre do ventrículo foi removida para mostrar o aparato subvalvular tricúspide e a parede septal convexa.

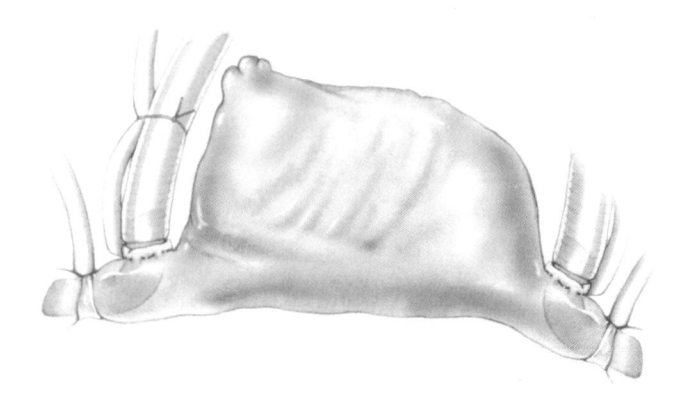

FIG. 7-3. Canulação caval direta.

aorta é removido, e a retirada de ar do coração esquerdo é terminada. A valva tricúspide é, então, reparada, enquanto o paciente é reaquecido.

Exposição da Valva Tricúspide

Uma atriotomia oblíqua ou longitudinal é feita cerca de 1 cm posterior e paralelamente ao sulco atrioventricular. As bordas da atriotomia são retraídas com suturas, e a exposição da valva tricúspide é facilitada por meio de afastadores de tamanho adequado.

⊘ Lesão ao Nó Sinoatrial

O nó sinoatrial é propenso à lesão durante a canulação e a passagem de uma fita ao redor da veia cava superior. A atriotomia deve ser bem longe do nó sinoatrial, e a sua extensão superior deve ser limitada a aproximadamente 1 cm da margem superior do átrio direito.

Regurgitação Tricúspide Funcional

A controvérsia com relação ao tratamento da insuficiência tricúspide funcional reflete a dificuldade da distinção precisa de 2 estágios do mesmo processo de doença, ou seja, insuficiência da valva tricúspide irreversível e reversível. A insuficiência tricúspide funcional irreversível é resultante da dilatação ventricular direita crônica, com aumento permanente do volume ventricular direito e dilatação anular tricúspide. Certamente, se houver presença de regurgitação tricúspide grave, deve existir patologia tricúspide importante, que, na maior parte das vezes é irreversível. Entretanto, mesmo que a insuficiência tricúspide seja apenas leve ou moderada, a patologia tricúspide irreversível pode estar presente. Isso é por que a avaliação do grau de regurgitação tricúspide depende da pré-carga e pós-carga ventricular direita no momento da avaliação. O tamanho anular pode ser um marcador melhor da irreversibilidade. A distância entre a comissura anterosseptal e a anteroposterior é medida diretamente pelo átrio direito aberto. Se for igual ou superior a 70 mm (2 vezes o normal), é bem provável que o anel tricúspide não retorne ao normal e que continue a dilatar.

NB Recomendamos prosseguir com o reparo da valva tricúspide em adultos, sempre que o tamanho anular exceda 70 mm, ou quando a gravidade da insuficiência for moderada a grave.

Ambas as técnicas de anuloplastia por anel e de De Vega são procedimentos satisfatórios para o tratamento da regurgitação tricúspide funcional. A bicuspidização da valva tricúspide pode ser realizada rapidamente e pode ser preferível em pacientes com insuficiência leve a moderada ou anel menos dilatado. Alguns cirurgiões acreditam que a colocação de um anel de anuloplastia resulta em menor incidência de recorrência de insuficiência tricúspide em comparação com o procedimento de De Vega ou bicuspidização.

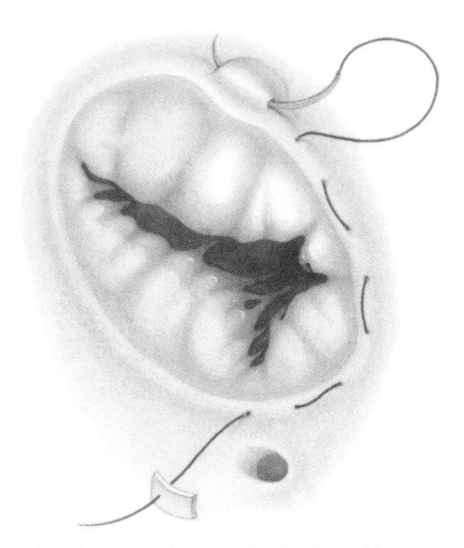

FIG. 7-4. Técnica de sutura da anuloplastia de De Vega.

Técnica

Anuloplastia de De Vega

O átrio direito é aberto oblíqua ou longitudinalmente, e a valva tricúspide é inspecionada. Uma sutura duplamente armada, em geral de Prolene ou Ticron 2-0, é iniciada no anel na comissura posterosseptal. Em seguida, é estendida ao redor da circunferência da valva em sentido anti-horário, com picaduras profundas (a cada 5 ou 6 mm) no endocárdio (Fig. 7-4) e no anel fibroso da comissura posterosseptal, do folheto posterior, da comissura anteroposterior, do folheto anterior e da comissura anterosseptal. A 2ª agulha da sutura cruza a mesma rota 1 ou 2 por fora da sutura anterior. Em cada extremidade do curso da sutura, um pequeno reforço de feltro é usado para reforçar, e a sutura é amarrada firmemente ao redor do medidor de tamanho da valva mitral de tamanho adequado para garantir uma anuloplastia prevista. Uma tira de pericárdio autólogo ou um pedaço em C de feltro de Teflon podem ser incorporados no processo de sutura a fim de adicionar mais estabilidade (Fig. 7-5).

Anuloplastia por Anel

Vários anéis parciais e bandas flexíveis de anuloplastia encontram-se disponíveis, que se ajustam à forma normal da valva tricúspide e não incluem a área do anel septal. Os tamanhos variam de acordo com o comprimento do anel septal fibroso. O anel ou a banda são ancorados em posição por meio de múltiplas suturas simples ou em colchão de Tevdek 3-0, incorporando o anel fibroso dos folhetos anterior e posterior e excluindo o folheto septal (Fig. 7-6A). As suturas são inseridas lado a lado no anel ou na banda para reduzir o tamanho do anel (Fig. 7-6B). O dispositivo é rebaixado no anel, e as suturas amarradas. A anuloplastia completa que usa tanto a banda, quanto o anel reduz o tamanho do orifício tricúspide e tenta restaurar a forma normal da valva (Fig. 7-6C). Uma vantagem potencial de uma anuloplastia de banda é que permite que o orifício tricúspide flexione conforme ocorre a contração ventricular.

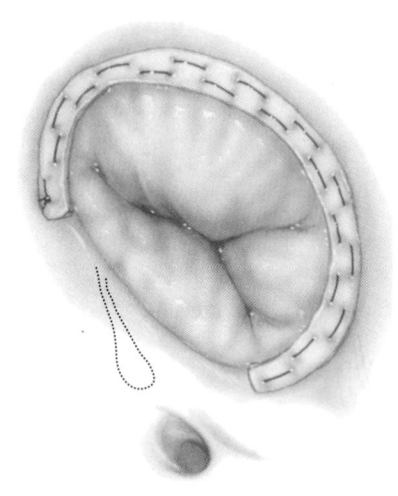

FIG. 7-5. Anuloplastia reforçada com uma tira de feltro de Teflon.

⊘ Profundidade Inadequada da Sutura

A profundidade das picaduras de sutura no anel precisa ser um tanto substancial; caso contrário, a sutura atravessará, resultando em anuloplastia inadequada.

⊘ Lesão ao Nó Atrioventricular

As suturas não devem ser inseridas no anel septal ou perto do orifício do seio coronário, para evitar a lesão do nó atrioventricular.

⊘ Laceração Valvular

As suturas devem ser limitadas ao anel fibroso e precisam não incluir o tecido valvular delgado sob outros aspectos normais, o que pode causar laceração, resultando em insuficiência valvular e reparo inadequado.

Bicuspidização da Valva Tricúspide

A anuloplastia nas comissuras anteroposterior e posterosseptal pode ser usada para reduzir a insuficiência da valva tricúspide. Muitas vezes, é útil excluir todo o anel posterior, convertendo a valva tricúspide em bicúspide. Isso é conseguido por meio de múltiplas suturas em forma de 8 de Ticron 2-0 inseridas bem longe do orifício do seio coronário para evitar a precipitação de bloqueio cardíaco pós-operatório (Fig. 7-7). De modo alternativo, 2 suturas reforçadas, horizontais e concêntricas de Ticron 2-0 passam da comissura anteroposterior para a posterosseptal, para excluir o anel posterior.

Doença Orgânica da Valva Tricúspide

Doença Tricúspide Reumática

O envolvimento reumático da valva tricúspide em geral resulta em combinação de estenose e insuficiência. Muitos desses pacientes necessitam de substituição da valva (vide texto subsequente). Ocasionalmente, a estenose consiste no acha-

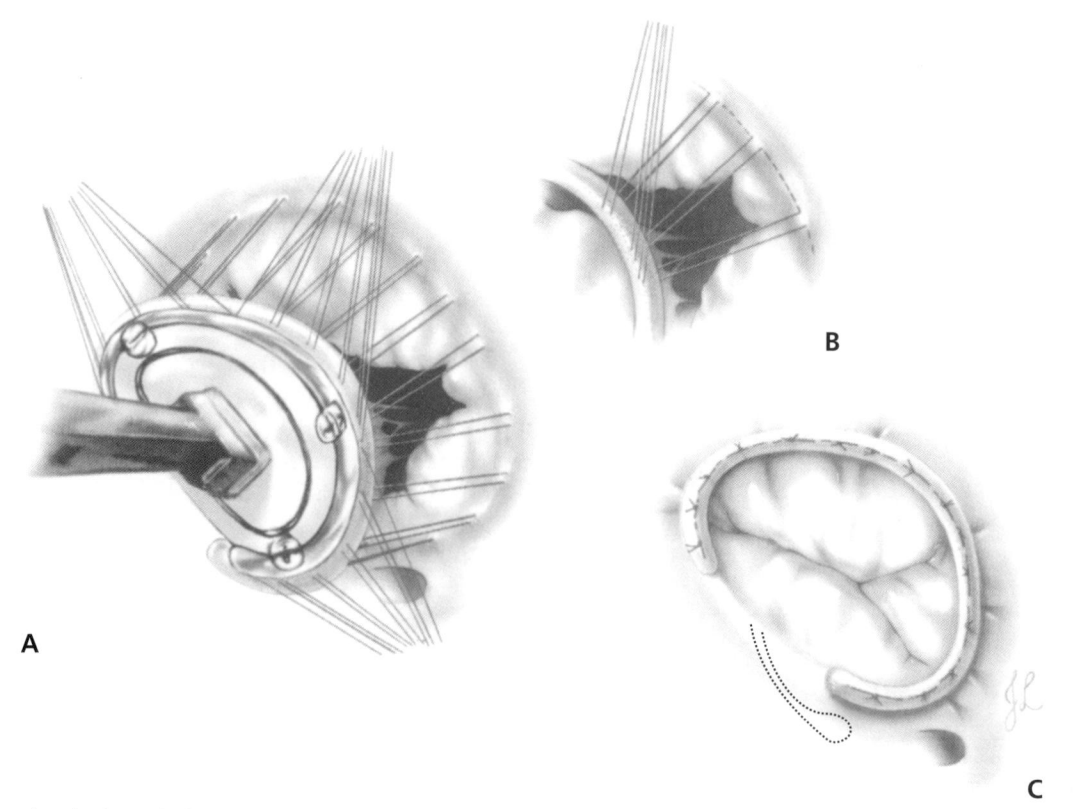

FIG. 7-6. Anel ou banda de anuloplastia. **A:** Suturas em colchão de ancoragem. **B:** Redução do tamanho do anel. **C:** Restauração da valva à sua configuração normal.

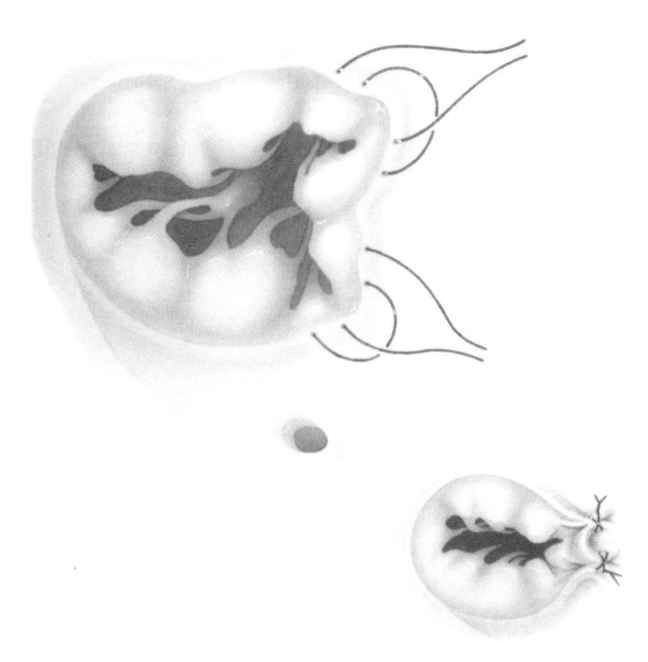

FIG. 7-7. Técnica para bicuspidização da valva tricúspide.

do predominante com fusão de comissura, espessamento dos folhetos e fibrose e encurtamento variáveis das cordas tendíneas. Esses pacientes são candidatos à comissurotomia.

Técnica de Comissurotomia Tricúspide

A comissurotomia é realizada meticulosamente com um bisturi de lâmina número 11 ao longo das comissuras até 1 ou 2 mm a partir do anel. Em virtude da natureza da valva, a comissurotomia é limitada a 1 ou 2 comissuras para evitar a produção de insuficiência (Fig. 7-8).

Comissura Septal Anterior

A comissura septal anterior é raramente incisada uma vez que muitas vezes ocasiona insuficiência.

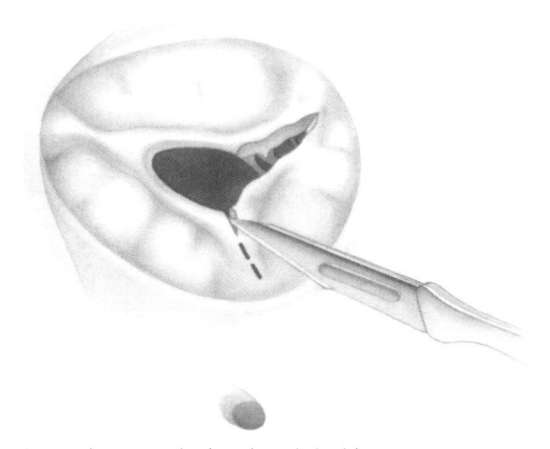

FIG. 7-8. Comissurotomia da valva tricúspide.

Remodelamento da Valva Tricúspide

Se ocorrer insuficiência, a valva precisa ser remodelada com procedimento de anuloplastia (vide texto precedente). Com frequência, a bicuspidização resulta em valva competente.

Doença Tricúspide Degenerativa

A regurgitação tricúspide pode resultar de doença mixomatosa, envolvendo a valva tricúspide. Na maioria das vezes, o folheto anterior está envolvido e sofre prolapso secundário ao alongamento das cordas ou pode ser instável, caso ocorra ruptura de cordas. O mecanismo de regurgitação precisa ser verificado em detalhes a partir da ecocardiografia transesofágica para permitir o reparo preciso da valva. A substituição da corda, usando suturas GORE-TEX, conforme descrito no reparo da valva mitral, é muitas vezes necessária (vide Capítulo 6). Todo o reparo é reforçado com um anel ou banda de anuloplastia (vide texto precedente).

Reparo da Valva Tricúspide Borda a Borda

Caso a insuficiência tricúspide grave persista após todas as tentativas de reparo, a adição de reparo borda a borda pode ser considerada. Essa técnica pode ser particularmente útil em pacientes com hipertensão pulmonar importante.

Técnica

Os pontos centrais das bordas de revestimento dos folhetos anterior, posterior e septal, bem no ponto de inserção de cordas primárias, são aproximados por múltiplos pontos em forma de U de Prolene 4-0 reforçados com tiras de pericárdio autólogo. Uma valva tricúspide de 3 orifícios é, portanto, criada. A valva é testada com soro fisiológico quanto a vazamento residual ou deformação de folheto. A sutura borda a borda direta dos folhetos adjacentes nas comissuras pode ser adicionada para lidar com mínima insuficiência residual. Os orifícios são todos medidos com dilatadores Hegar para garantir uma área de orifício valvar total satisfatória.

Regurgitação Tricúspide Induzida por Eletrodo de Marca-Passo

O eletrodo ventricular endocárdico de um marca-passo pode deformar e eventualmente se incorporar em um dos folhetos tricúspides, causando insuficiência valvular. Pode ser possível ressecar a porção envolvida do folheto e reconstruir a valva. O eletrodo é removido, e um eletrodo ventricular epicárdico é colocado. Entretanto, se o envolvimento do folheto for extenso, pode haver necessidade de substituição da valva. Nesse caso, o eletrodo do marca-passo pode ser posicionado entre o anel de sutura da valva e o anel do paciente.

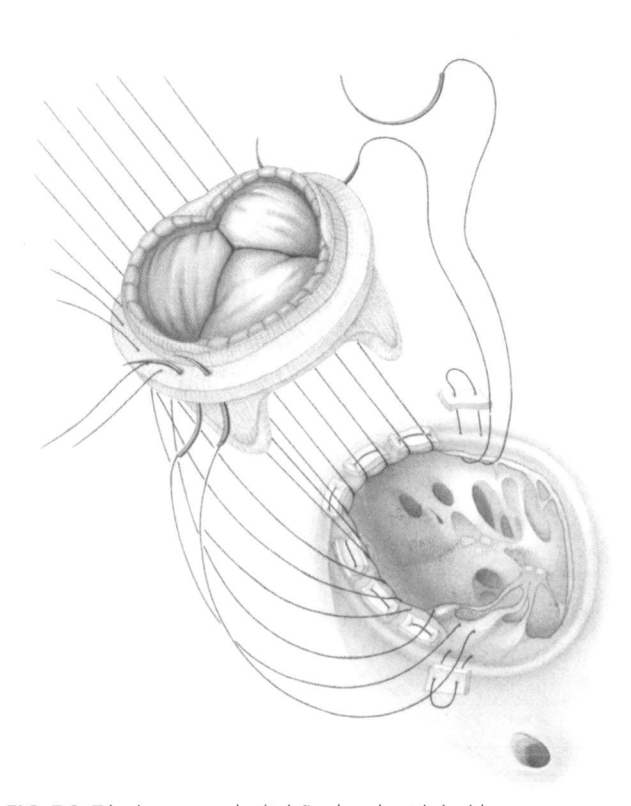

Substituição da Valva Tricúspide

De modo geral, por ser possível o reparo da valva tricúspide, a substituição é raramente necessária. Todavia, quando a gravidade da deformidade valvular não permite o sucesso do procedimento de reconstrução, a substituição da valva torna-se obrigatória. Ocasionalmente, esse é o caso quando existe envolvimento reumático da valva tricúspide. A substituição da valva é indicada quando pacientes com doença tricúspide induzida por radiação ou carcinoide requerem cirurgia. Se possível, o aparato subvalvular é conservado, e os tecidos valvulares são incorporados na sutura da prótese ao anel (vide discussão acerca de substituição da valva mitral com conservação do aparato subvalvular no Capítulo 6). Frequentemente, no entanto, quando a substituição da valva tricúspide se torna necessária, as estruturas subvalvulares e os folhetos estão doentes a um ponto que impossibilita o seu uso. Nesses casos, a ressecção da valva tricúspide é iniciada com a incisão dos folhetos anterior e posterior e a divisão das fixações profunda das cordas no ventrículo direito. A valva mobilizada pode agora ser invertida no átrio direito e sob controle visual dos lados ventricular e atrial, o folheto septal é dissecado. Uma zona ampla da margem fixada do folheto septal e suas fixações das cordas é deixada no lugar, se possível. De preferência, o folheto septal ou todos os folhetos são deixados intactos e usados para ancorar a prótese apropriada. A configuração triangular e tubular normal do ventrículo direito é, muitas vezes, perdida em pacientes com doença crônica da valva tricúspide. O ventrículo direito dilatado pode facilmente acomodar os suportes de uma prótese biológica.

Suturas reforçadas de Teflon 3-0 são passadas pelo anel, exceto na região do folheto septal. Nessa área, as suturas são inseridas apenas pelo tecido de folheto, e suas estruturas, fixadas para evitar a produção de bloqueio cardíaco. As suturas são, então, passadas pelo anel de sutura da prótese (Fig. 7-9). A prótese é deslizada para baixo em seu leito, e as suturas são amarradas e aparadas. É preciso ter cuidado para evitar a lesão do endocárdio ventricular direito ao introduzir a prótese no ventrículo descomprimido. Assim como na substituição da valva mitral, a seleção do tamanho é baseada não apenas no diâmetro do anel atrioventricular, como também no tamanho da cavidade ventricular. Nenhum problema foi encontrado com a redução do anel, colocando suturas lado a lado no anel de sutura da prótese. Lesões graves ao septo interventricular podem ocorrer, no entanto, se uma prótese muito grande for colocada no ventrículo direito.

⊘ Disfunção da Valva Discal Causada pelo Tecido Valvular

Quando os folhetos e suas fixações subvalvulares são deixados intactos para preservar a função do ventrículo direito, a prótese discal não deve ser usada. A bioprótese e a prótese mecânica de duplo folheto são as valvas de escolha na posição tricúspide.

FIG. 7-9. Técnica para substituição da valva tricúspide.

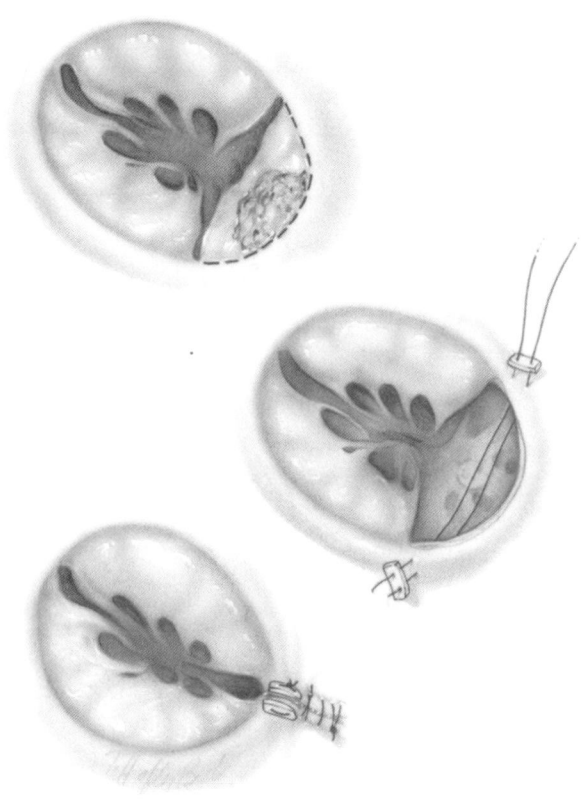

FIG. 7-10. Técnica para a ressecção do folheto posterior e bicuspidização da valva tricúspide.

⊘ Lesão ao Nó Atrioventricular e Tecido de Condução

A ancoragem de suturas para a prótese precisa estar bem longe do tecido de condução para evitar a precipitação de bloqueio cardíaco.

⊘ Lesão Septal

Uma valva esférica ou uma bioprótese que se projete na pequena cavidade ventricular direita pode produzir lesão septal. Sob essas circunstâncias, uma prótese mecânica de duplo folheto de tamanho adequado ou uma bioprótese de baixo perfil podem ser usadas.

NB Escolha de Valva em Carcinoides

Com o advento do tratamento médico disponível contra a doença carcinoide, a formação de placas carcinoides em valvas bioprotéticas pode ser evitada. O uso de valvas bioprotéticas evita a necessidade de anticoagulação nesses pacientes que apresentam disfunção hepática e coagulopatia.

NB

Deve-se considerar a colocação permanente de marca-passo ventricular epicárdico em pacientes submetidos à substituição de valva tricúspide. Esses eletrodos podem ser escondidos numa bolsa anterior à bainha do reto posterior no quadrante superior esquerdo para a implantação posterior de marca-passo permanente, se necessário.

Endocardite da Valva Tricúspide

Quando a endocardite da valva tricúspide não responde à terapia antibiótica ou antifúngica, a excisão e a substituição da valva podem ser necessárias. Entretanto, deve-se tentar preservar a valva nativa. De modo geral, as vegetações são encontradas muito grandes e aderentes ao tecido valvular. Muitas vezes, a infecção destrói o folheto e suas fixações. Se o folheto posterior estiver envolvido, a área necrótica com uma boa margem de tecido saudável é removida. A bicuspidização é realizada, excluindo o anel posterior, usando suturas em colchão horizontais de Ticron 2-0 com ou sem tiras de pericárdio autólogo (Fig. 7-10). Quando o folheto anterior ou septal está envolvido, a porção afetada é excisada de maneira

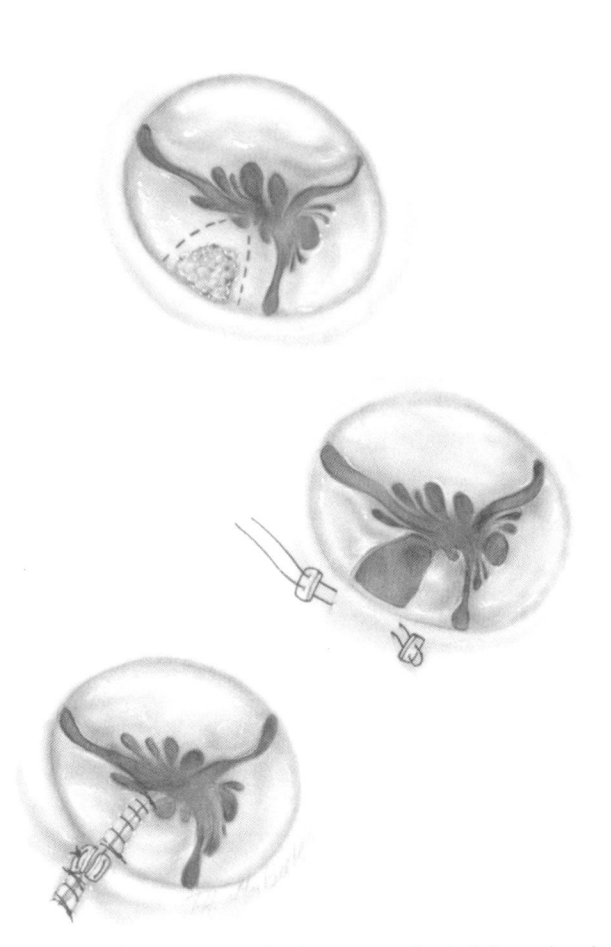

FIG. 7-11. Técnica para ressecção de uma porção do folheto da valva septal tricúspide com subsequente anuloplastia e reaproximação de folheto.

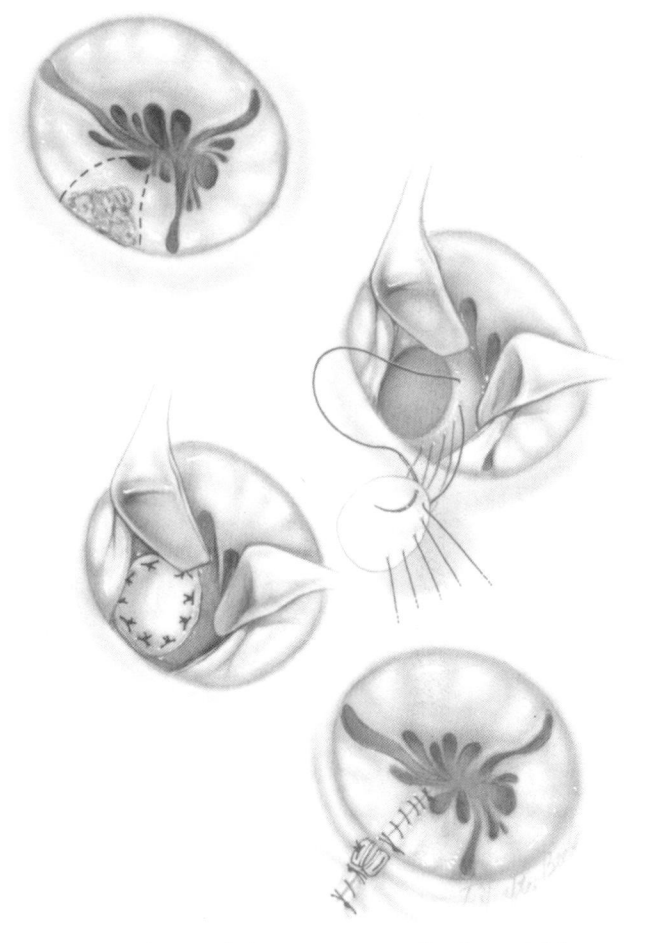

FIG. 7-12. Técnica para fechamento com retalho de um defeito septal ventricular combinado com ressecção e reconstrução de folheto septal parcial.

trapezoide. Uma anuloplastia limitada com suturas em colchão horizontais de Ticron 2-0 é, então, realizada, usando reforços de pericárdio, dependendo da qualidade do tecido. As bordas do folheto ressecado são reaproximadas com suturas interrompidas de Prolene 6-0 ou 7-0 (Fig. 7-11). Já que a ressecção e o reparo do folheto septal podem resultar em bloqueio cardíaco completo, eletrodos de marca-passo epicárdico permanente devem ser inseridos nesses pacientes.

Em pacientes com defeitos septais ventriculares associados à endocardite bacteriana que afeta a valva tricúspide, o defeito septal é reparado por meio da valva tricúspide, usando um retalho de pericárdio (Fig. 7-12). As bordas do defeito septal ventricular são primeiramente debridadas, e o tecido necrótico e as vegetações são removidos meticulosamente. Um retalho de pericárdio autólogo fixado em glutaraldeído é, então, cortado para corresponder ao tamanho e à forma do defeito resultante. Isso é fixado às margens do defeito septal com suturas em colchão horizontais, interrompidas de Ticron 4-0 ou contínuas de Prolene 4-0. No aspecto superior do defeito septal ventricular localizado sob o folheto septal da valva tricúspide, o retalho é fixado ao tecido do folheto adjacente ao anel. Se possível, as suturas não devem ser passadas pelo anel nessa área pela provável lesão do nó atrioventricular. Se essa porção do folheto septal estiver envolvida com vegetação e requerer excisão, uma tentativa é feita para preservar uma borda de tecido valvular perto do anel. Após a fixação do retalho do defeito septal ventricular em posição, o anel septal é reaproximado com suturas em colchão horizontais de Ticron 2-0 com ou sem tiras de pericárdio, e o tecido valvular é unido com suturas interrompidas de Prolene 6-0 (Fig. 7-12). Os resultados do reparo da valva tricúspide em pacientes com endocardite têm sido gratificantes.

8 Cirurgia da Aorta

Dissecção Aórtica Aguda

A dissecção aórtica aguda surge de maneira repentina e constitui uma verdadeira emergência cirúrgica. De modo geral, tem início com uma laceração transversa na íntima ou na íntima e média. Essa lesão perturbadora dá origem a um hematoma na média. A força de ejeção pulsátil do ventrículo esquerdo promove a separação longitudinal da parede aórtica, principalmente na média e ao longo dela. A dissecção pode progredir tanto distal, quanto proximalmente. A progressão distal para além do arco da aorta pode ter continuidade pelo percurso das aortas torácicas descendente e abdominal com extensão variável e pode envolver seus ramos. A extensão proximal do hematoma dissecante pode infiltrar a raiz aórtica, deformando os folhetos da valva aórtica ou comprimindo os óstios das artérias coronárias, o que pode produzir insuficiência da valva aórtica e isquemia miocárdica aguda, respectivamente, ambas capazes de levar à morte. Além disso, a dissecção aguda pode causar ruptura da aorta no pericárdio. Portanto, a sintomatologia da dissecção aórtica varia de acordo com o efeito exercido sobre a valva aórtica, a parede aórtica e os ramos aórticos.

A causa de base para o desenvolvimento da dissecção aórtica aguda está associada a muitos fatores. A degeneração da média ou a necrose cística da média da parede aórtica apresentam grande importância. A síndrome de Marfan, uma condição autossômica dominante, é comumente associada à dissecção aórtica aguda. Entretanto, a anuloectasia pode ocorrer em pacientes sem síndrome de Marfan e resultar em dissecção aórtica aguda. A associação de hipertensão, presença de valva aórtica bicúspide e coarctação da aorta com a dissecção aórtica aguda possuem grande importância clínica.

A classificação atual (Stanford) distingue, com base no envolvimento da aorta ascendente, 2 tipos de dissecção aórtica. A dissecção do tipo A, ou anterior, tem início comumente na aorta ascendente, em geral 1 ou 2 cm acima da junção sinotubular, e pode progredir ao longo do curso da aorta até distância variável. A dissecção do tipo B, ou posterior, tipicamente começa na aorta descendente distal à origem da artéria subclávia. A dissecção pode progredir em sentido distal até distância variável; com menos frequência, pode estender-se proximalmente, resultando, assim, em dissecção do tipo A.

A classificação de DeBakey se baseia na localização anatômica da dissecção. Portanto, a classificação de Stanford do tipo A corresponde aos tipos I e II de DeBakey, enquanto o tipo B da classificação de Stanford inclui os tipos IIIA e IIIB de DeBakey (Fig. 8-1). Do ponto de vista prático, a classificação de Stanford é simples e fornece orientação ao método de tratamento inicial (cirúrgico, com relação ao conservador), assim como às abordagens cirúrgicas (esternotomia mediana *versus* toracotomia lateral esquerda).

O tratamento imediato de todas as dissecções aórticas agudas consiste na redução e na manutenção da pressão sistólica do paciente em nível que garanta as perfusões renal e cerebral satisfatórias. Todos os pacientes com suspeita de dissecção aórtica aguda devem ser submetidos de imediato à tomografia computadorizada com contraste. A dissecção aórtica aguda do tipo A constitui uma emergência cirúrgica, pois a terapia conservadora não é eficaz na maioria das circunstâncias. Por outro lado, os pacientes portadores de dissecção aguda do tipo B são tratados em princípio de maneira conservadora com terapia anti-hipertensiva. Existem ocasiões em que a tomografia computadorizada não é capaz de diagnosticar a dissecção aórtica aguda do tipo A. Nesses casos, deve-se fazer uma ecocardiografia transesofágica para excluir o envolvimento da aorta ascendente no processo de dissecção, que pode ser realizada na unidade de tratamento intensivo, na emergência ou no centro cirúrgico.

Aneurismas Aórticos

O aneurisma aórtico é um alargamento e dilatação localizada da parede arterial que pode afetar qualquer segmento da aorta. A prevalência de aneurismas aórticos torácicos triplicou nos últimos 20 anos. Em parte, esse aumento de prevalência pode ser atribuído à idade cada vez mais avançada da população, à melhora dos exames de imagem e ao aumento real dessa incidência. Hoje em dia, estima-se que os aneurismas de aorta torácica afetem 10 a cada 100.000 idosos. A aorta ascendente é a mais comumente acometida (45%), seguida pela aorta descendente (35%). O arco aórtico (10%) pode estar envolvido tanto na forma de lesão isolada quanto na forma de extensão da aorta torácica ascendente ou, com menos frequência, descendente. O crescimento progressivo do aneurisma é uma indicação para ressecção e substituição por enxerto tubular, pois eventualmente pode romper, culminando na morte do paciente.

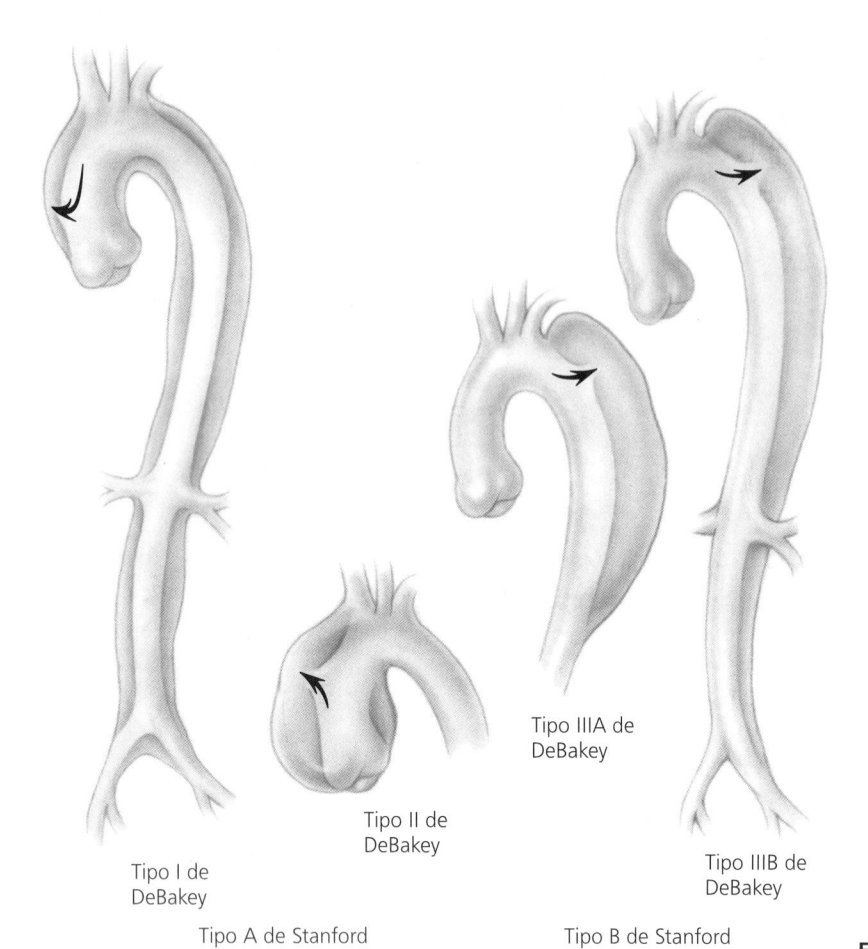

FIG. 8-1. Classificação de dissecção aórtica.

As técnicas para a excisão e substituição por enxerto de aneurismas da aorta torácica ascendente e descendente são similares àquelas descritas para o tratamento cirúrgico das dissecções aórticas dos tipos A e B. Além disso, nos pacientes com aorta de porcelana ou gravemente aterosclerótica que necessitam de procedimento na valva aórtica, pode haver necessidade de substituição da aorta ascendente.

Substituição da Aorta Ascendente

A aorta ascendente é abordada por meio de esternotomia mediana. Ambas as regiões inguinais devem fazer parte do campo operatório, e o retorno arterial é realizado pela canulação da artéria femoral ou ilíaca externa. Em pacientes com aneurismas ascendentes, a canulação aórtica direta pode ser viável. Muitos centros utilizam a artéria axilar direita.

NB A artéria femoral direita é envolvida na dissecção aórtica com menos frequência e, portanto, deve ser o local de escolha para a canulação femoral.

Perfusão Retrógrada pelo Lúmen Falso

Em pacientes com dissecção aórtica, não raro, a doença estende-se em sentido distal, algumas vezes inferiormente até os vasos femorais; por isso, é preciso ter cuidado para não canular e perfundir pelo falso lúmen da artéria femoral de maneira retrógrada.

Doença Oclusiva dos Vasos Femoral e Ilíaco Externo

Em pacientes idosos com aterosclerose grave, as artérias femoral e ilíaca encontram-se visivelmente doentes, tornando a canulação perigosa. Existem cânulas disponíveis que podem ser introduzidas nesses vasos percutaneamente ou sob visão direta por meio da técnica por agulha e fio-guia (Fig. 8-2). O fluxo por uma cânula de tamanho 20 é adequado para todos, exceto para os pacientes muito grandes. De modo alternativo, pode-se usar a artéria axilar.

Normalmente, uma cânula atriocaval de duplo estágio é usada para a drenagem venosa.

NB Se a aorta ascendente for grande, de forma que evite a exposição adequada do átrio direito para a canulação venosa, realizamos a canulação da veia femoral.

Esternotomia Repetida

Se o procedimento se tratar de uma reoperação, é preferível aplicar o desvio cardiopulmonar pela artéria e veia femorais antes da abertura do esterno (vide Capítulo 2).

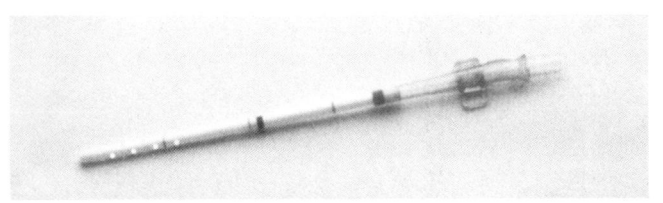

FIG. 8-2. Cânula femoral com múltiplos orifícios laterais que pode ser introduzida com o auxílio do fio-guia.

Instabilidade Hemodinâmica

É prudente iniciar o desvio cardiopulmonar imediatamente pelos vasos femorais antes da administração da anestesia geral em pacientes com instabilidade hemodinâmica a fim de evitar colapso circulatório. Isso é especialmente importante quando existe a suspeita ou a confirmação de tamponamento pericárdico.

A canulação da veia femoral pode ser conseguida através da introdução de uma cânula longa com múltiplos orifícios laterais para garantir retorno venoso excelente. Uma característica importante desse dispositivo é que vem com um fio-guia e contém uma bainha dilatada dentro da cânula. O fio-guia permite a passagem fácil, confortável e segura da cânula pela borda pélvica. A cânula apresenta múltiplos orifícios laterais e pode ser avançada no átrio direito, fornecendo a drenagem superior.

Lesão da Veia Ilíaca

As cânulas venosas que não possuem fio-guia muitas vezes pendem na borda pélvica, comprometendo o retorno venoso. Se tentarmos empurrar a cânula mais adiante na veia cava inferior, pode ocorrer perfuração da veia ilíaca com consequências catastróficas. De modo geral, é mais fácil passar a cânula pela veia femoral direita em razão do seu curso mais retilíneo em comparação com a veia femoral esquerda.

Após o término da esternotomia mediana, uma cânula venosa adicional é inserida no átrio direito, se necessário. Um aspirador ventricular esquerdo, através da veia pulmonar superior direita (vide Capítulo 4), descomprime o coração e acelera o procedimento. A aspiração é especialmente importante, quando existe insuficiência de valva aórtica.

Perfusão Cerebral Retrógrada

Toda vez que a parada circulatória profunda for considerada, o paciente é em geral resfriado até a temperatura de 18°C a 24°C. A hipotermia moderada (temperatura de 26°C a 28°C) é segura, se o período anterior à parada circulatória for inferior a 15 a 20 minutos. Coloca-se gelo ao redor da cabeça do paciente. Uma fita é passada ao redor da veia cava superior (vide Capítulo 2). Uma sutura em bolsa de tabaco de Prolene 4-0 é

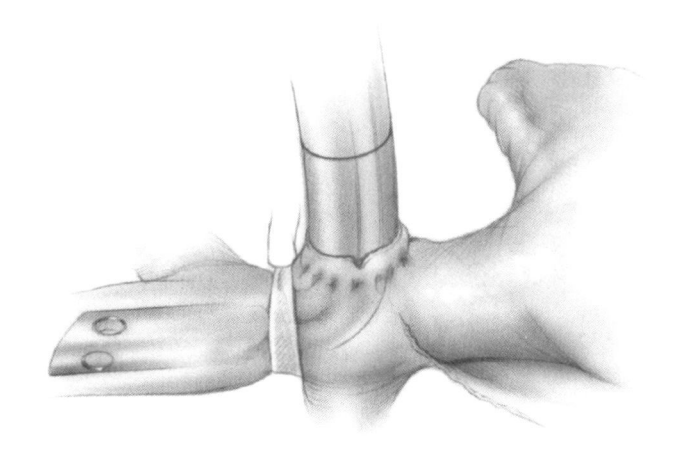

FIG. 8-3. Canulação direta da veia cava superior para perfusão cerebral retrógrada.

aplicada à adventícia da veia cava superior em sua junção com o pericárdio. O tecido adventício dentro da sutura em bolsa de tabaco é removido da veia cava superior, e uma incisão é feita na veia. A abertura é ampliada com a ponta de uma pinça ou tesoura, e uma cânula em ângulo reto longa é introduzida na veia cava inferior e guiada para cima, após a veia braquiocefálica (Fig. 8-3). Depois disso, a cânula é conectada a um braço do sistema de cardioplegia ou a uma linha arterial para perfundir sangue hipotérmico na veia cava superior, quando a parada circulatória for iniciada. A fita ao redor da veia cava superior é ajustada à cânula para evitar que o perfusato retorne para o átrio direito.

Exclusão da Veia Ázigo

A fita é ajustada à veia cava superior acima da veia ázigo para evitar extravasamento de sangue hipotérmico no sistema ázigo (Fig. 8-3).

NB Devemos considerar a extensão do conceito de perfusão cerebral retrógrada com sangue hipotérmico para perfusão retrógrada do trato gastrointestinal e, até mesmo, do resto do corpo. Consequentemente, por vezes, a perfusão de sangue hipotérmico pela veia ázigo pode ser vantajosa.

A pressão venosa central não deve exceder 30 a 40 mmHg, conforme medição feita pelo braço lateral do cateter de Swan-Ganz na veia subclávia ou jugular interna. O fluxo de perfusão deve ser de, aproximadamente, 400 a 800 mL por minuto. Não está muito claro se a perfusão cerebral retrógrada fornece um suporte nutritivo ao cérebro, entretanto, está evidente que fornece resfriamento uniforme. Seu benefício mais importante é prevenir que ar ou resíduos cheguem aos vasos do arco, o que causaria embolia cerebral. A observação de resíduos ateroscleróticos boiando no sangue dessaturado muito escuro que jorra dos vasos do arco no campo operatório favorece esse processo.

Ao final da parada circulatória, a perfusão cerebral retrógrada é interrompida, e a cânula é removida. A sutura em bolsa de tabaco na veia cava superior é amarrada. Se a perfusão cerebral retrógrada for realizada por meio de um braço do sistema de cardioplegia, o fluxo retrógrado é continuado pelos primeiros 1 ou 2 minutos após a retomada do desvio cardiopulmonar para ajudar a evitar o embolismo aéreo aos vasos do arco.

Perfusão Cerebral Anterógrada Seletiva

Uma alternativa à perfusão cerebral retrógrada é a perfusão cerebral anterógrada seletiva pela artéria axilar direita. Junto com a oclusão da artéria inonimada, esse método pode fornecer efetiva proteção cerebral durante a parada circulatória por permitir a perfusão anterógrada da artéria carótida direita. A perfusão axilar direita também é usada para a perfusão sistêmica durante o desvio cardiopulmonar.

Antes da esternotomia, a artéria axilar direita é exposta por meio de uma incisão de 8 a 10 cm abaixo, e paralelamente aos 2/3 laterais da clavícula. O músculo peitoral maior é dividido no sentido da direção de suas fibras. A fáscia clavipeitoral é incisada, e o músculo peitoral menor é retraído lateralmente. A artéria axilar está localizada superiormente à veia axilar. Por meio de dissecção afiada, a 1ª parte da artéria axilar é isolada. Após a administração intravenosa de heparina, uma pequena pinça de mordedura lateral vascular é aplicada na artéria. Uma incisão longitudinal de arteriotomia de cerca de 1 cm é feita, e um enxerto tubular de 8 mm Hemashield Dacron (Medox Medical, Oakland, NJ) é fixado à artéria axilar de maneira terminolateral com sutura de Prolene 5-0 (Fig. 8-4). Uma cânula arterial 24-F é inserida no enxerto e fixada. A perfusão pelo enxerto é mais segura do que a canulação direta da artéria axilar, além de permitir a perfusão cerebral mais precisa com a monitoração da pressão da artéria radial direita. Durante a parada circulatória hipotérmica, o fluxo de sangue arterial axilar é ajustado para manter a pressão da artéria radial em 50 a 60 mmHg.

Técnica

Sob desvio cardiopulmonar com o coração descomprimido, realiza-se uma avaliação preliminar. A necessidade de qualquer procedimento adicional concomitantemente, como a revascularização do miocárdio, precisa ser observada. Nesse momento, a conduta da cirurgia deve ser coreografada com precisão.

Quando a temperatura nasofaríngea atinge a temperatura entre 18°C e 24°C, o paciente é colocado em posição de Trendelenburg. A máquina coração–pulmão é interrompida, e a perfusão cerebral retrógrada ou a perfusão axilar anterógrada seletiva é iniciada. Uma aortotomia transversa ou longitudinal é feita no aspecto anterior da parede da aorta (Fig. 8-5). Quando há presença de dissecção, o falso lúmen pode ser penetrado primeiro, mas existe a necessidade de abertura do lúmen verdadeiro.

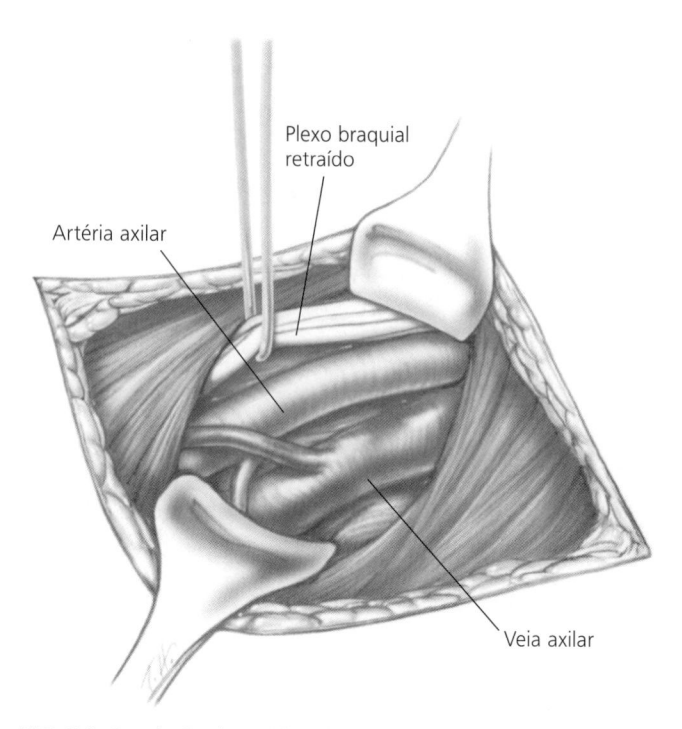

FIG. 8-4. Canulação da artéria axilar direita.

Clampeamento da Aorta

A aorta deve ser clampeada apenas se houver aneurisma localizado na aorta ascendente com um generoso segmento distal normal. Apenas sob essa condição bastante precisa a aorta deve ser clampeada. A parada circulatória profunda com perfusão cerebral retrógrada é usada, quando o aneurisma da aorta ascendente se dissolve no arco ou também o envolve, como em todos os pacientes com dissecção aórtica.

Lesão Aórtica Ocasionada pelo Clampeamento

A aplicação de uma pinça na aorta em presença de dissecção aórtica aguda traumatiza ainda mais a parede aórti-

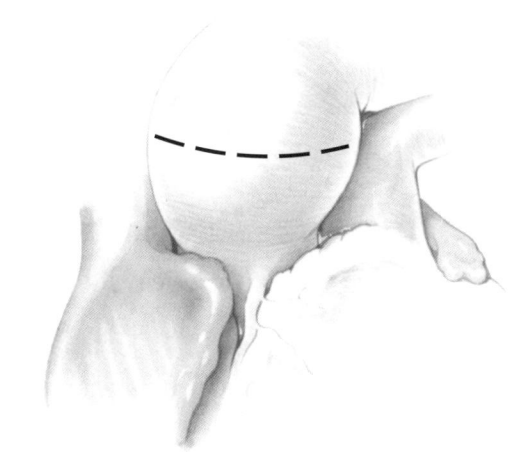

FIG. 8-5. Aneurisma aórtico aberto transversalmente.

ca. Além disso, a pinça pode pressionar o falso lúmen, e promover a progressão da dissecção e possível obstrução de alguns ramos aórticos ou até mesmo ruptura aórtica.

🚫 Coágulos Sanguíneos na Parede Aórtica

Os coágulos sanguíneos são muitas vezes evidentes na parede aórtica. Em pacientes com aneurismas, os coágulos podem ser antigos e organizados. É necessário que sejam removidos com cuidado juntamente com os resíduos ateroscleróticos para evitar a possível embolização subsequente.

Proteção do Miocárdio

A solução cardioplégica sanguínea hipotérmica pode ser administrada de maneira anterógrada em cada artéria coronária, se realmente houver necessidade. Isso é especialmente importante se a dissecção envolver um dos óstios coronários, pois a nutrição do miocárdio fornecida por esse vaso pode não ter sido resfriada o suficiente em decorrência do fluxo obstruído. A infusão retrógrada de cardioplegia no seio coronário também deve ser realizada.

NB Se a linha cardioplégica for usada para perfusão cerebral retrógrada de sangue resfriado, ela terá de ser retardada até que a infusão cardioplégica seja concluída, e a linha, expurgada de solução cardioplégica.

A porta de entrada da dissecção aórtica é identificada. É possível que a dissecção se tenha estendido para o arco aórtico e para a raiz aórtica, envolvendo um óstio coronário, mais comumente aquele da artéria coronária direita. A aorta é ressecada desde logo acima do ápice sinotubular até o nível da artéria inonimada.

NB A parede aórtica dividida pode, por vezes, ser deixada *in situ* para ser frouxamente aproximada pelo enxerto tubular ao final do procedimento. Essa técnica pode adicionar proteção contra possível infecção mediastinal.

Tipicamente, a menor quantidade possível da curvatura do arco aórtico é ressecada para remover o máximo possível de aorta doente. Uma bainha de 1 cm de aorta relativamente normal é dissecada, deixando intocado o máximo de tecido adventício possível para a anastomose distal.

NB *Reforço da Parede Aórtica*

Se a parede aórtica distal estiver dissecada, injetamos o adesivo cirúrgico BioGlue (CryoLife, Inc., Kennesaw, GA) no falso lúmen a fim de unir e fortalecer a parede aórtica (Fig. 8-6). Uma gaze é colocada no lúmen verdadeiro para evitar vazamento.

NB A gaze no lúmen da aorta é gentilmente pressionada contra a parede da aorta em grande proximidade aos óstios coronários para evitar que o material do adesivo promova a oclusão das artérias coronárias.

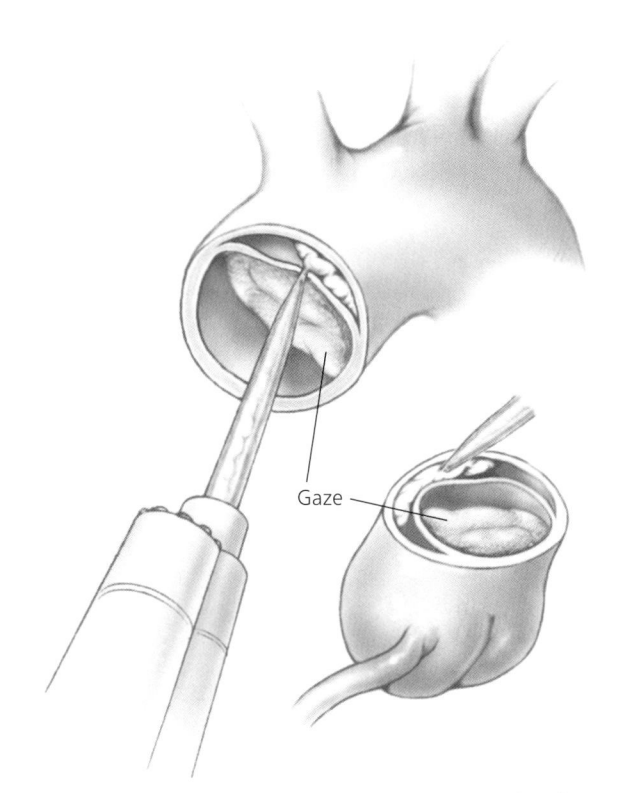

FIG. 8-6. Injeção de adesivo no lúmen falso para colar e fortalecer a parede aórtica.

🚫 Embolização por Adesivo

O material do adesivo não é introduzido na parede distal dissecada da aorta quando parecer ser a porta de reentrada no arco da aorta. A possibilidade de descolamento de material do adesivo e embolização pela porta de reentrada distal constitui uma complicação grave desse procedimento.

É possível obter reforço adicional com tiras de feltro de Teflon fixadas aos lados interno e externo da parede aórtica por 6 a 10 suturas em colchão interrompidas ou sutura em colchão contínua de Prolene 3-0 (Fig 8-7). Pode não haver necessidade das tiras de feltro de Teflon, se a integridade da parede aórtica parecer satisfatória com o adesivo. De modo alternativo, a camada externa da adventícia da aorta dissecada pode sofrer corte mais longo que a camada interna da íntima. Em seguida, essa camada é dobrada para dentro do lúmen verdadeiro e fixada em posição com suturas em colchão interrompidas (Fig. 8-8).

Um enxerto tubular de tamanho adequado Hemashield é obtido e aparado obliquamente para ser fixado à superfície inferior do arco ou de forma reta para ser fixado à aorta no nível da artéria inonimada. Depois disso, o enxerto tubular é anastomosado à bainha aórtica reforçada por sutura contínua de Prolene 3-0.

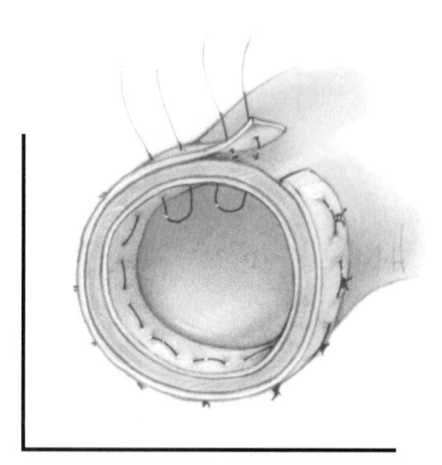

FIG. 8-7. Reforço da aorta distal com dupla camada de feltro de Teflon.

🅽🅱 Tensão na Linha de Sutura

É importante que o cirurgião assistente dê continuidade à sutura meticulosamente para fornecer a tensão apropriada à linha de sutura. Caso contrário, múltiplas suturas interrompidas de reforço podem ser necessárias para garantir a anastomose hermética.

Com o paciente em posição de Trendelenburg, a perfusão de sangue cerebral retrógrada acumula-se e enche o arco aórtico. Todo ar e resíduo conseguem fluir para fora através do enxerto. Nesse momento, outra cânula arterial é introduzida pelo enxerto tubular, e o perfusionista é acionado para iniciar a perfusão arterial por essa cânula de maneira retrógrada com fluxo extremamente baixo. A seguir, aplica-se uma pinça ao enxerto tubular bem longe da anastomose e proximal à cânula, e a perfusão cerebral retrógrada é gradualmente descontinuada, e a drenagem venosa, reinstituída (Fig. 8-9). A pressão e o fluxo de perfusão normal são restaurados de maneira gradativa, e o paciente é reaquecido. A linha de sutura posterior distal é examinada, e pontos extras são inseridos a fim de controlar a hemostasia, se necessário.

🅽🅱 Em pacientes com aneurisma aórtico, a cânula da artéria femoral pode ser usada para restabelecer o desvio cardiopulmonar. Essa perfusão arterial retrógrada é gradativamente aumentada até atingir o fluxo normal, e o reaquecimento é iniciado. A perfusão retrógrada não é essencial. Entretanto, a perfusão anterógrada com uma cânula separada pelo enxerto tubular permite a remoção precoce da cânula da artéria femoral e do reparo da artéria femoral, enquanto o restante da cirurgia é finalizado.

⊘ Perfusão Arterial Retrógrada e Dissecção Aórtica

Em pacientes com dissecção aórtica, o sangue obtém acesso pela porta de entrada na parede aórtica. Essa dissecção pode resultar em porta de reentrada pela laceração da íntima distalmente ao longo do curso da aorta. Quando o desvio cardiopulmonar é reiniciado, o fluxo retrógrado pode invadir o falso lúmen através dessa laceração na íntima distal e reentrar no lúmen pela porta de entrada. Entretanto, após a reparação da aorta e exclusão da porta de entrada pela interposição do enxerto tubular, o fluxo retrógrado de sangue não consegue escapar, o que pode causar mais dissecção da aorta. Por isso é importante estabelecer o fluxo anterógrado ao reinício do desvio cardiopulmonar.

🅽🅱 Se a canulação da artéria axilar direita for usada, o enxerto tubular pode ser preenchido com a remoção da pinça na artéria inominada. Depois, o enxerto é clampeado, e o fluxo total, recuperado.

🅽🅱 Após o restabelecimento do desvio cardiopulmonar, doses adicionais de solução cardioplégica sanguínea são administradas pela técnica retrógrada e anterógrada nos óstios coronários em intervalos de 10 a 20 minutos (vide Capítulos 3 a 5).

Quando a aorta, sob outros aspectos, é normal e não existe insuficiência da valva aórtica, a aorta proximal que fora transeccionada aproximadamente 1 cm acima do nível das

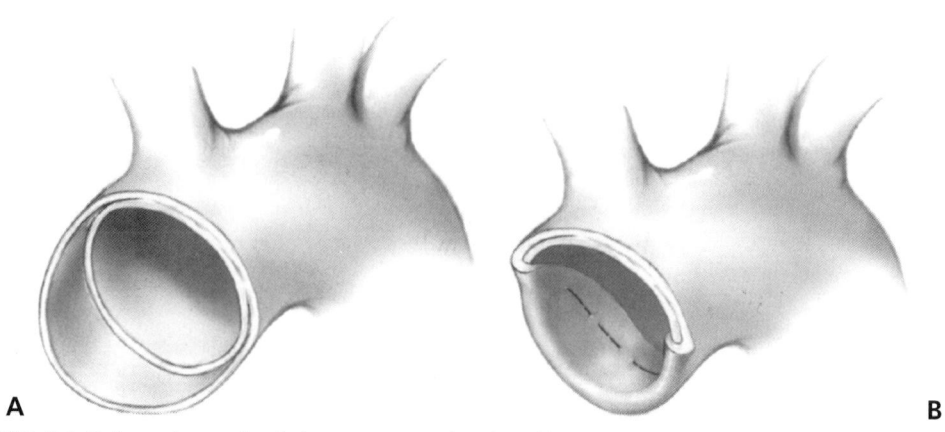

FIG. 8-8. Reforço da parede aórtica com a camada adventícia.

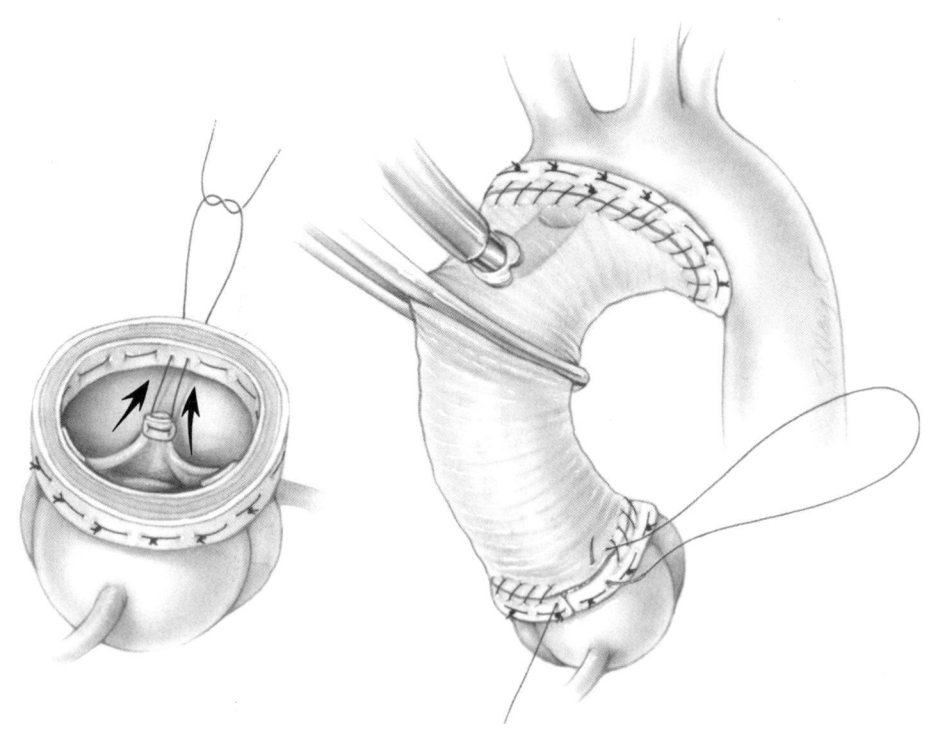

FIG. 8-9. Término da anastomose proximal. **Detalhe:** Ressuspensão de uma comissura da valva aórtica.

comissuras aórticas é reforçada com adesivo e uma única ou dupla camada de feltro de Teflon, conforme descrito para a anastomose distal. O enxerto tubular é aparado até o comprimento adequado e anastomosado à aorta proximal com sutura contínua de Prolene 3-0 (Fig. 8-9).

Muitas vezes, no entanto, pode haver insuficiência aórtica associada em razão de dilatação ou dissecção da raiz aórtica. Quando os folhetos valvulares não estiverem doentes, e o restante da raiz aórtica estiver normal, tenta-se de tudo para conservar a valva aórtica. Toda comissura incompetente é ressuspensa com a cura da raiz dissecada com BioGlue e reforçada com uma tira de feltro externa. Essa anastomose proximal adequada restabelece uma nova junção sinotubular, incorporando as comissuras ressuspensas para garantir a competência da valva aórtica (Fig. 8-9).

Substituição da Raiz Aórtica

Quando a valva aórtica se encontra tão comprometida a ponto de seu reparo não ser viável ou quando a dissecção se estende proximalmente nos seios, a substituição total da raiz aórtica com conduto valvado aórtico e reimplantação das artérias coronárias se torna necessária.

A substituição da raiz aórtica conforme originalmente descrito por Bentall consiste na substituição da valva aórtica e da aorta ascendente, inclusive da raiz aórtica, e reimplantação das artérias coronárias no enxerto tubular, todos dentro da aorta nativa. O enxerto tubular é envolvido pela parede aórtica restante. Parece haver maior incidência de formação de pseudoaneurisma, provavelmente pela hemostasia insegura nas linhas de sutura anastomóticas, mascaradas pelo envolvimento da aorta. Com a introdução de melhores enxertos tubulares e condutos de raiz aórtica, assim como técnicas cirúrgicas de anastomose e hemostasia mais avançadas, a simples interposição de um conduto valvar é agora o método de escolha.

Técnica de Interposição

A aorta é dividida aproximadamente 15 mm acima das comissuras, seguida da excisão de toda a parede aórtica doente até a menor curvatura do arco da aorta. Os botões da parede aórtica, cerca de 1,5 a 2 cm de amplitude, contendo os óstios das artérias coronárias, são descolados da raiz da aorta por um eletrocautério. Os folhetos da valva aórtica são excisados, e o enxerto tubular de tamanho adequado é selecionado. O St. Jude Medical (Minneapolis, MN) fornece um enxerto tubular impregnado de colágeno (Hemashield) fixado à valva de folheto duplo com uma longa bainha para sutura. Suturas reforçadas, interrompidas de Ticron 2-0, são inseridas lado a lado no anel aórtico (Fig. 8-10) e, subsequentemente, passadas pela porção inferior do anel de sutura do enxerto valvar, deixando 2 a 3 mm da bainha de sutura superior livre. A prótese é rebaixada em posição, e as suturas são amarradas, com todas as precauções, assim como na substituição da valva aórtica (vide Capítulo 5).

NB Seis a 8 mm da parede aórtica devem ser deixados fixos ao anel. Esse remanescente da parede aórtica com seu tecido adventício é levado para a frente e suturado à por-

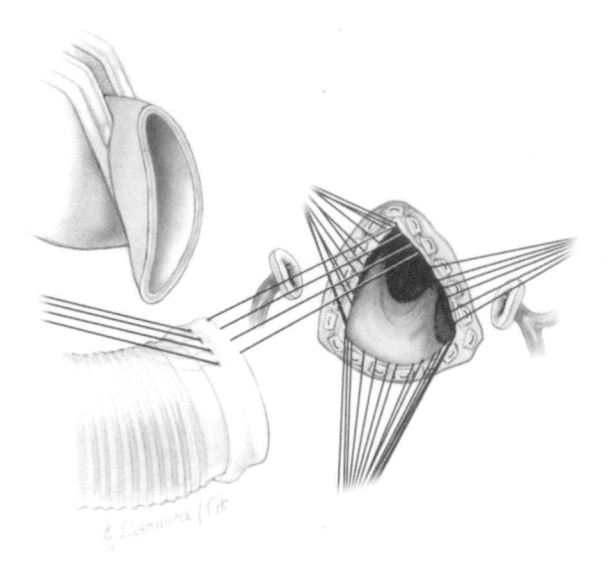

FIG. 8-10. Técnica para a substituição de raiz aórtica: inserção de suturas anulares no conduto valvado.

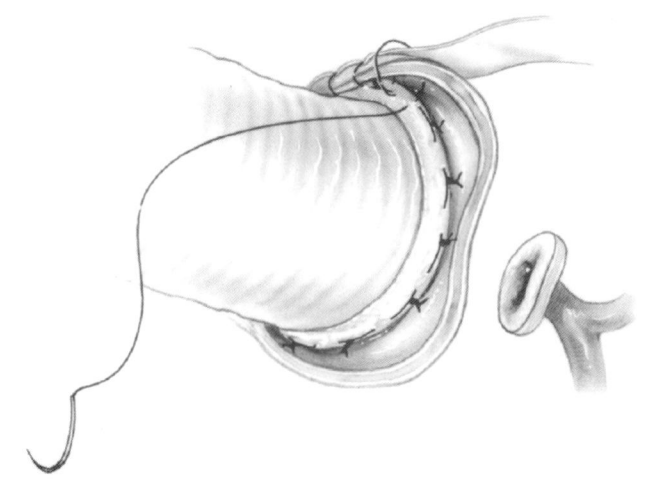

FIG. 8-12. Técnica de Copeland reforçada com uma tira de feltro.

ção superior do anel de sutura da prótese com sutura contínua de Prolene 3-0 (Fig. 8-11). A sutura deve seguir a ordem adventícia, anel, anel de sutura e depois voltar pelo lado externo da adventícia dobrada. Além disso, uma tira de Teflon pode ser usada para reforçar a linha de sutura proximal (Fig. 8-12), o que reduz a possibilidade de extravasamentos na raiz da aorta.

Um cautério oftalmológico faz orifícios circulares no enxerto tubular para a reimplantação dos botões das artérias coronárias. Essas aberturas devem ser feitas, de preferência, a alguma distância acima do anel de sutura para facilitar a sutura. Em seguida, os botões das artérias coronárias são fixados a essas aberturas por suturas contínuas de Prolene 5-0 (Fig. 8-13).

NB Muitas vezes, a linha de sutura é reforçada por uma tira de pericárdio autólogo no botão coronário a fim de adicionar segurança à anastomose.

NB Muitas vezes, é aconselhável retardar a reimplantação do botão coronário direito até o término da anastomose aórtica distal. O clampeamento é brevemente removido, promovendo o enchimento do coração, para que o local correto da reimplantação da coronária direita possa ser delimitado.

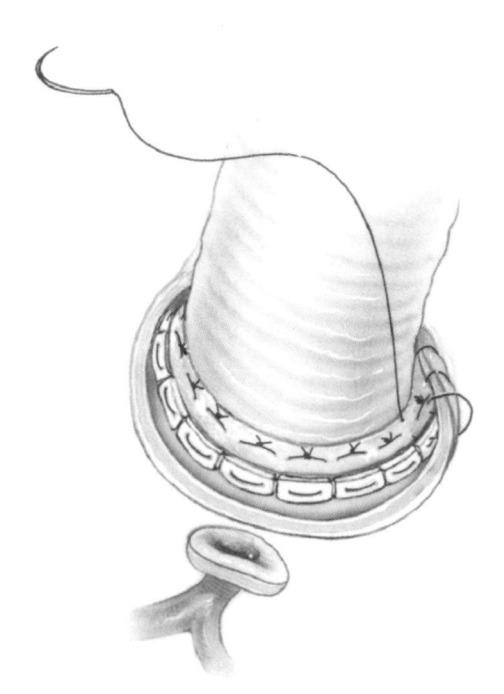

FIG. 8-11. Técnica (modificada de Copeland) de reforço da linha de sutura proximal.

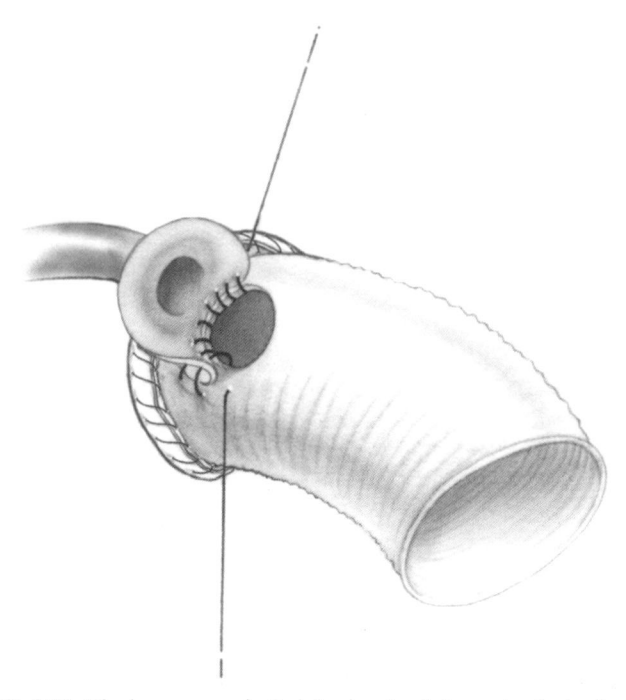

FIG. 8-13. Técnica para a substituição da raiz aórtica: reimplantação dos botões dos óstios coronários.

⊘ Sangramento Proveniente da Linha de Sutura da Artéria Coronária

A implantação dos botões das artérias coronárias no enxerto precisa ser realizada de maneira meticulosa. As picaduras de sutura precisam ser muito juntas e, de preferência, reforçadas com uma tira de pericárdio. O controle do sangramento proveniente desses locais, em especial da anastomose da artéria coronária esquerda, num estágio subsequente é desafiador.

Em seguida, o enxerto tubular é cortado de maneira apropriada e fixado à aorta distal, conforme descrito anteriormente. Se um enxerto tubular já estiver fixado à aorta distal, os enxertos tubulares distal e proximal são aparados e anastomosados um ao outro por sutura contínua de Prolene 3-0 ou 4-0.

NB Composição Valva–Interposição do Enxerto Tubular

Muitos desses pacientes apresentam doença difusa da parede aórtica. O uso de tubo valvulado deve ser preferido à substituição isolada de valva aórtica, seguida de substituição por enxerto tubular da aorta acima da junção sinotubular. Essa última técnica pode deixar para trás seios aórticos doentes e colocar o paciente em risco de desenvolvimento tardio de aneurisma do seio aórtico.

⊘ Incapacidade de Conectar diretamente as Artérias Coronárias ao Enxerto Tubular

A substituição por enxerto tubular valvado composto implica em reimplantação das artérias coronárias no enxerto. O uso de enxertos da veia safena para desviar os principais ramos das artérias coronárias pode ser uma técnica alternativa que é implementada quando a continuidade direta da artéria coronária ao enxerto não pode ser seguramente realizada. Isso implica em chuleio dos óstios coronários. Uma técnica alternativa utiliza um pequeno segmento (menos de 1 cm de comprimento) de um enxerto tubular Hemashield de 8 mm interposto entre os óstios coronários e o enxerto aórtico. Isso foi considerado útil em alguns pacientes em que os botões são de difícil mobilização.

⊘ Implantação da Artéria Coronária

A torção das artérias coronárias no local de implante interfere na perfusão coronária normal e pode dar origem à isquemia miocárdica. O cirurgião precisa estar atento a essa possibilidade durante a anastomose dos óstios coronários ao enxerto para evitar o desalinhamento.

⊘ Estenose dos Óstios da Artéria Coronária

Para minimizar a possibilidade de estenose dos óstios, a anastomose deve incorporar uma ampla margem da parede aórtica ao redor de cada óstio coronário. A janela que é recortada na parede do enxerto precisa ser correspondentemente generosa (Fig. 8-13).

NB Enxertos de Veia Safena

Quando o paciente apresenta doença coronariana associada, pode ser necessária a utilização de enxertos da veia safena ou de enxertos arteriais apropriados para promover a revascularização dos ramos ocluídos das artérias coronárias concomitantemente à cirurgia aórtica.

Quando o paciente é reaquecido, e todas as linhas de sutura são fixadas, a remoção de ar é realizada, e o paciente é gradualmente retirado do desvio cardiopulmonar.

NB

A aspiração da raiz aórtica é realizada por uma agulha de aspiração de ar através do enxerto antes da remoção do clampeamento do enxerto tubular. A pinça é recolocada de maneira parcial pela porção anterior do enxerto distal à agulha do aspirador (vide seção Aspiração e Retirada de Ar do Coração, no Capítulo 4).

⊘ Remoção de Ar

A agulha do aspirador para a remoção de ar não deve ser inserida na aorta distal ao enxerto para evitar o início de um novo local de dissecção.

Técnicas para Substituição da Raiz Aórtica por Bioprótese

Quando existe preferência pela valva biológica durante a substituição concomitante de valva e raiz, uma valva porcina ou de pericárdio bovino com suporte é fixada dentro do enxerto tubular Hemashield. De modo geral, escolhe-se um enxerto tubular 3 mm maior que a bioprótese para fornecer a acomodação apropriada. A valva é colocada dentro do enxerto tubular e suturada no topo do anel de sutura por meio de sutura contínua em colchão em camada dupla de Prolene 3-0. Primeiramente, 2 suturas 3-0 são inseridas em colchão separadas por 180° (Fig. 8-14). Após a aplicação de 2 nós, 1 braço de uma sutura é inserido ao longo de uma metade do anel de sutura em padrão em colchão, enquanto o outro braço se fixa no outro lado (Fig. 8-14B). Os 2 braços são amarrados. Em seguida, os 2 braços da outra sutura são passados de modo similar na direção oposta, criando, assim, uma linha de sutura em dupla camada em colchoeiro hermética. Esse conduto de enxerto valvado composto feito à mão é implantado conforme a descrição para o enxerto valvado composto de St. Jude Medical.

De modo alternativo, a raiz e a valva aórtica podem ser substituídas por uma bioprótese de raiz aórtica sem suporte Medtronic Freestyle. Uma série de suturas simples interrompidas de Ticron 4-0 é inserida minuciosamente de maneira planar no nível do anel e abaixo das comissuras. Em seguida, as suturas são passadas pela saia de Dacron da valva sem suporte de tamanho adequado. A raiz Freestyle é rebaixada, e as suturas são amarradas sobre uma tira de feltro de Teflon. Os cotos coronários da bioprótese são removidos, e os botões coronários são reimplantados nas respectivas aberturas, usando suturas de Prolene 5-0. Caso haja necessidade, a bioprótese pode ser estendida com um enxerto tubular Hemashield Dacron para substituir a aorta ascendente.

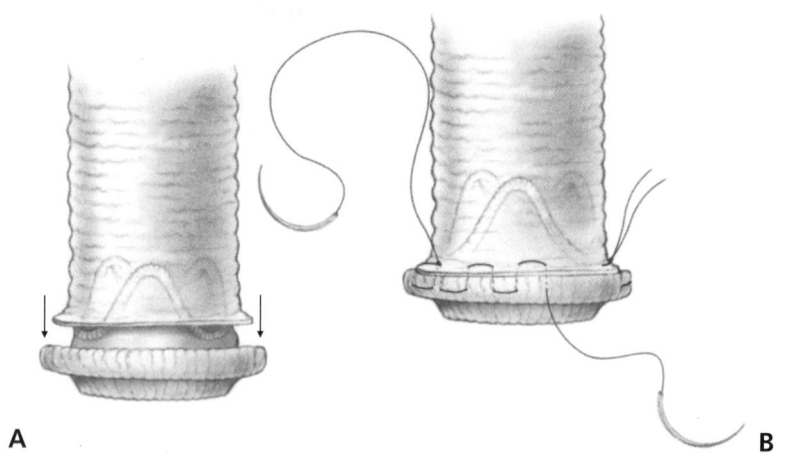

FIG. 8-14. Construção de um conduto com valva bioprotética.

Normalmente, a bioprótese Freestyle pode ser colocada em sua posição anatômica sem tensão nas anastomoses do botão coronário. De fato, a natureza evaginada dos cotos coronários da bioprótese reduz a necessidade da extensiva mobilização dos botões da artéria coronária. Entretanto, quando os botões coronários nativos se encontram com mais de 120 graus de separação, como nos casos de valva bicúspide congênita, a valva sem suporte deve sofrer rotação de 120 graus. Para a nova fixação dos botões das artérias coronárias, apenas um dos cotos coronários é removido, e uma 2ª abertura é feita no seio não coronário da bioprótese por um saca-bocado aórtico de 4 mm. O coto coronário restante é reforçado com sutura de Prolene 5-0.

Substituição da Raiz Aórtica com Preservação da Valva Aórtica

Pacientes com doença na raiz aórtica, como os portadores de síndrome de Marfan, apresentam dilatação progressiva dos seios aórticos e do anel aórtico, o que pode levar à insuficiência da valva aórtica apesar dos folhetos normais da valva aórtica. Nesses pacientes, é possível substituir a raiz da aorta doente e preservar a valva aórtica, reimplantando-a dentro do enxerto tubular de Dacron.

A aorta é transeccionada logo após a dilatação aneurismática. Ambas as artérias coronárias são mobilizadas como botões individuais, conforme descrito anteriormente. A raiz é dissecada de forma circunferencial até o nível imediatamente abaixo do nadir do anel da aorta. Todos os 3 seios aórticos são excisados, com preservação de cerca de 5 mm de parede atrial conectada ao anel aórtico (Fig. 8-15A). Uma série de 12 a 14 suturas interrompidas em colchão horizontais de Ticron 2-0 é passada de dentro para fora do trato de saída do ventrículo esquerdo logo abaixo da valva aórtica. No local onde a valva aórtica se fixa ao músculo ventricular, as suturas acompanham o contorno da comissura entre os seios coronários direito e esquerdo (Fig. 8-15B). No lado do trato de saída do ventrículo esquerdo, onde a valva aórtica é

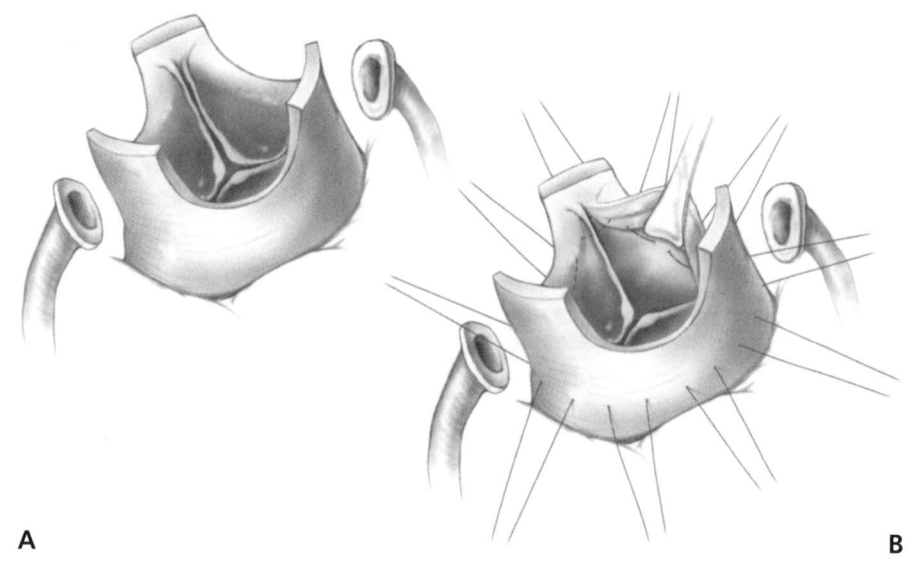

FIG. 8-15. Substituição da raiz com preservação da valva. **A:** Excisão das artérias coronárias na forma de botões. **B:** Suturas proximais interrompidas.

fixada ao tecido fibroso, as suturas são inseridas num plano horizontal único.

Tradicionalmente, escolhe-se um enxerto tubular de Dacron com diâmetro correspondente ao diâmetro externo calculado da junção ventriculoaórtica de acordo com a fórmula: diâmetro = (altura média do folheto × 1,33) + (2 × espessura da parede aórtica). Entretanto, para estimular a mecânica natural dos seios aórticos, seleciona-se um enxerto de 4 a 6 mm maior. Teoricamente, a criação desses pseudosseios minimiza o contato sistólico entre os folhetos valvares e o enxerto de Dacron e reduz o estresse valvular no fechamento diastólico, sendo que ambos podem aumentar a durabilidade da valva. Três marcos equidistantes são feitos em uma das extremidades do enxerto tubular. As suturas em colchão horizontais previamente inseridas são passadas pelo enxerto de Dacron com cuidado para coincidir com as comissuras e os marcos feitos no enxerto. Já que existem mais suturas na porção fibrosa do trato de saída do ventrículo esquerdo em pacientes com ectasia anuloaórtica, elas são colocadas correspondentemente mais perto no enxerto de Dacron, corrigindo, desse modo, a dilatação. O tubo é rebaixado sobre a valva aórtica, e as suturas são amarradas no lado externo. Corta-se o enxerto 2 a 3 cm acima das comissuras, que são suspensas até o enxerto por suturas em colchão de Prolene 4-0 reforçadas. Utiliza-se soro fisiológico para enchimento do enxerto com o objetivo de confirmar a orientação correta das comissuras e a competência da valva. A valva é reimplantada dentro do enxerto por meio de suturas de Prolene 4-0 de maneira contínua (Fig. 8-16). O uso de enxerto maior facilita a sutura da valva sem incorporação de tecido aórtico. Em seguida, os botões coronários são refixados em seus respectivos novos seios no enxerto por suturas de Prolene 5-0. A reconstrução da raiz é finalizada, inserindo sutura de Prolene 5-0 em forma de 8 de forma que englobe 2 a 3 mm de

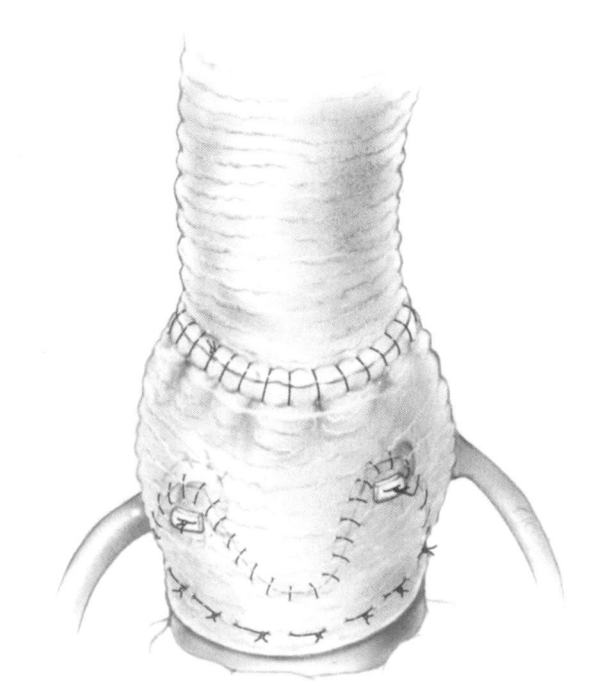

FIG. 8-17. Substituição da raiz com preservação da valva completa e utilização de um 2º enxerto tubular menor.

material do enxerto em cada seio, 1 cm acima e entre as comissuras. Nos casos em que a aorta ascendente também se encontra dilatada, esse tipo de sutura não é usado. No lugar delas, um 2º enxerto tubular, menor, correspondente ao diâmetro externo da junção ventriculoaórtica de acordo com a fórmula anterior, é anastomosado ao topo do enxerto da raiz aórtica, reduzindo efetivamente, dessa maneira, a junção neossinotubular. Esse 2º enxerto é usado para substituir a aorta ascendente (Fig. 8-17).

Técnica de Substituição de um Aneurisma no Arco Aórtico

A substituição do arco aórtico pode ser necessária se houver presença de aneurisma em crescimento que afete o arco e se houver extensão do processo da doença da aorta ascendente ou descendente para o arco. A técnica envolve parada hipotérmica profunda e proteção cerebral anterógrada seletiva pela perfusão da artéria axilar direita.

Ao redor da cabeça do paciente é colocado gelo, e o resfriamento central é continuado até atingir a temperatura de 18°C. Durante o resfriamento central, o arco aórtico e os vasos braquiocefálicos são dissecados e mobilizados. Um enxerto trifurcado é construído com a sutura de 2 enxertos de Dacron Hemashield de 8 mm a um enxerto de 12 mm ou de 2 enxertos laterais de 10 mm a 14 mm de maneira terminolateral. Após a parada circulatória ser conseguida, os vasos do arco são clampeados e divididos 0,5 cm depois de suas origens. A perfusão cerebral anterógrada seletiva é iniciada, e o fluxo, ajustado para manter a pressão de perfusão entre 50 e 60 mmHg. Os membros do enxerto trifurcado são aparados

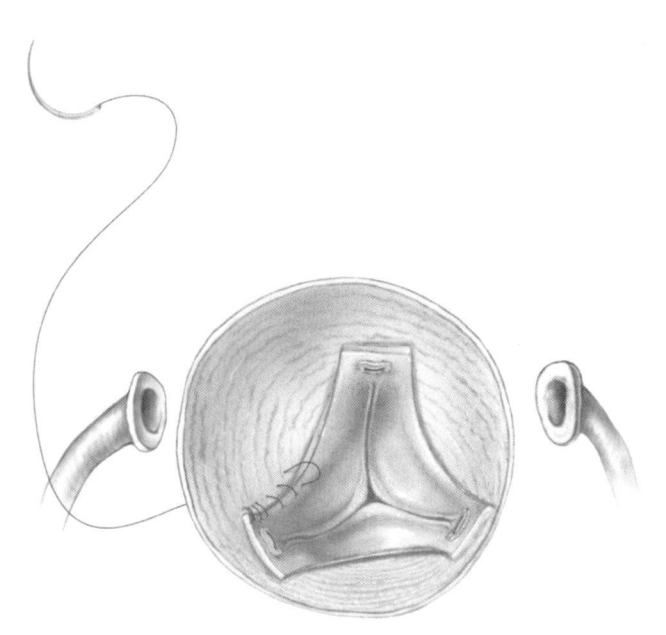

FIG. 8-16. Substituição da raiz com preservação da valva: linha de sutura distal.

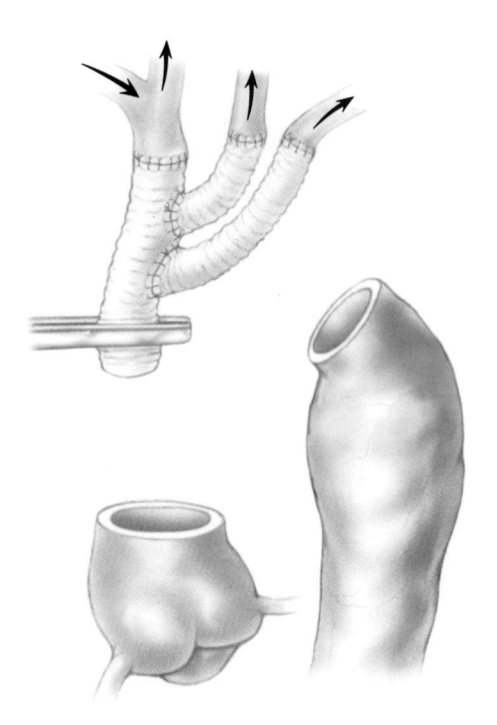

FIG. 8-18. Substituição do arco: enxerto trifurcado conectado às artérias inominada, carótida esquerda e subclávia esquerda.

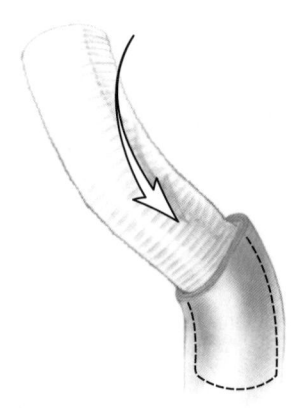

FIG. 8-19. Substituição do arco: inserção de um enxerto tubular na aorta descendente e na linha de sutura distal.

até o tamanho adequado e suturados de forma sequencial aos vasos do arco com Prolene 5-0, começando na artéria subclávia esquerda, depois, na artéria carótida esquerda e, por fim, na artéria inominada (Fig. 8-18). As pinças nas artérias subclávia e carótida esquerdas são liberadas. Com o círculo de Willis intacto, normalmente há fluxo retrógrado para permitir a remoção de ar e resíduos por esses ramos laterais do enxerto principal. A seguir, o enxerto principal é desclampeado para retirada final de ar. O enxerto principal é clampeado proximalmente aos ramos laterais a fim de permitir perfusão anterógrada para a cabeça e extremidades superiores.

A atenção agora é direcionada para a reconstrução do arco. Uma aortotomia é feita no arco, o tecido redundante de arco com resíduos e coágulos de sangue é removido, e os segmentos aórticos ascendentes e descendentes são completamente divididos. Um enxerto tubular Hemashield de tamanho adequado é introduzido no lúmen da aorta descendente (Fig. 8-19), sendo suturado à parede aórtica normal com sutura contínua de Prolene 3-0. Algumas vezes, é reforçada com uma tira de feltro de Teflon na parte externa da aorta descendente (Fig. 8-20). A linha de sutura pode ser posteriormente fixada com BioGlue. O enxerto tubular é tracionado para fora da aorta descendente (Fig. 8-21). Uma cânula arterial é inserida no enxerto do arco, que é clampeada. A perfusão para a região inferior do corpo é lentamente instituída, enquanto o enxerto do arco é aspirado para a remoção de ar. Em seguida, o enxerto do arco é suturado à extremidade transeccionada da aorta ascendente, usando Prolene 4-0. A essa altura, uma abertura no enxerto do arco é feita, e a extremidade, cortada em diagonal do enxerto trifurcado é suturada ao enxerto do arco com sutura de Prolene 5-0 (Fig. 8-22) sem interrupção da perfusão. Durante essa anastomose, o coração é perfundido com sangue aquecido pela cânula de cardioplegia retrógrada. Após as manobras de retirada de ar, todas as pinças são liberadas.

Técnica da "Tromba de Elefante"

Quando a aorta ascendente também se encontra doente e requer excisão e substituição subsequente, utiliza-se a técnica da tromba de elefante, que implica na inversão de aproximadamente 3 cm do enxerto tubular Hemashield em si mesmo.

NB *Inversão do Enxerto Tubular*

O curto segmento se encontra no lado externo do segmento maior do enxerto tubular.

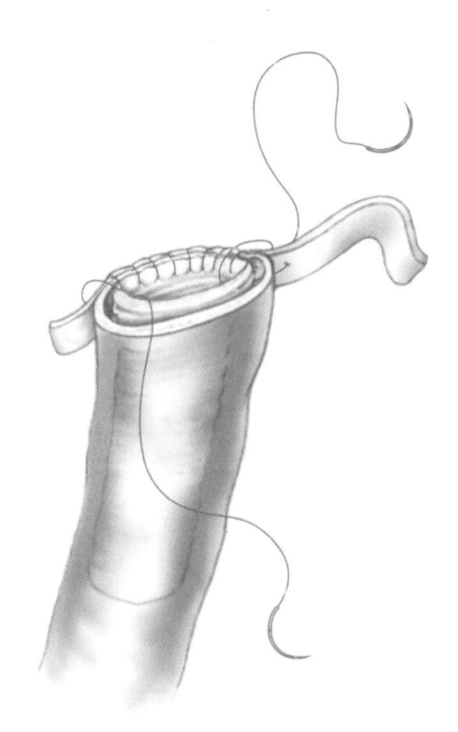

FIG. 8-20. Substituição de arco: sutura de um enxerto na parede aórtica.

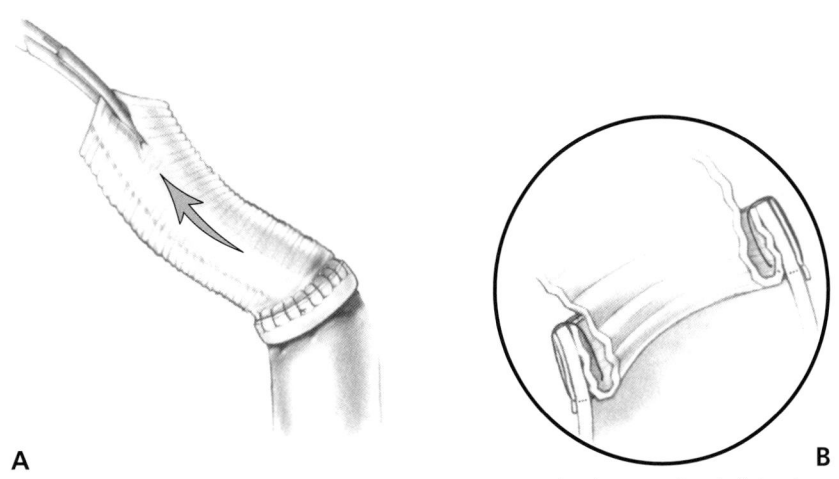

FIG. 8-21. Substituição de arco. **A:** O enxerto tubular é retraído da aorta distal. **B:** Detalhe da linha de sutura distal invertida.

O enxerto tubular em dupla camada é introduzido no lúmen da aorta descendente como antes (Fig. 8-23). A borda do enxerto tubular de dupla camada é suturada na aorta descendente, reforçada com tira de feltro de Teflon no lado de fora com sutura contínua de Prolene 3-0. Mais uma vez, o uso de BioGlue pode reforçar a anastomose.

NB A picadura da agulha inclui as 2 camadas do enxerto tubular, da parede aórtica e 1 tira de feltro de Teflon.

Ao término da anastomose, o segmento mais longo do enxerto é tracionado para fora do lúmen do enxerto tubular, deixando para trás uma "tromba" de cerca de 3 cm dentro do lúmen da aorta descendente.

NB A tromba é anastomosada a outro enxerto tubular, quando a excisão da aorta torácica descendente é marcada para semanas a meses subsequentemente.

NB Se não existir um segmento para a anastomose em tromba do elefante distal à artéria subclávia esquerda, o local da linha de sutura distal pode ser o mais distalmente possível da aorta ascendente, dependendo da parte mais estreita do arco aórtico (Fig. 8-24). Nesses casos, os cotos dos vasos do arco são chuleados com suturas de Prolene 4-0.

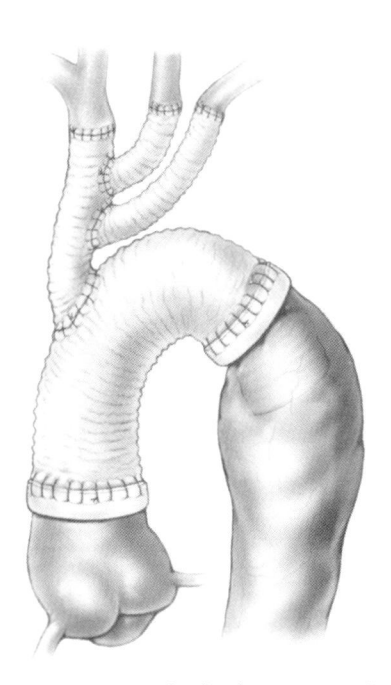

FIG. 8-22. Substituição de arco finalizada com extensão em tromba de elefante na aorta descendente.

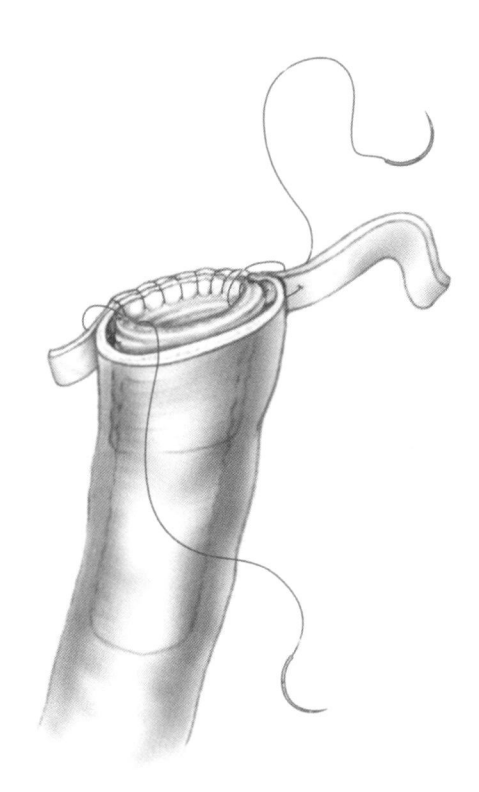

FIG. 8-23. Técnica da tromba de elefante: um enxerto em dupla camada é suturado à parede aórtica.

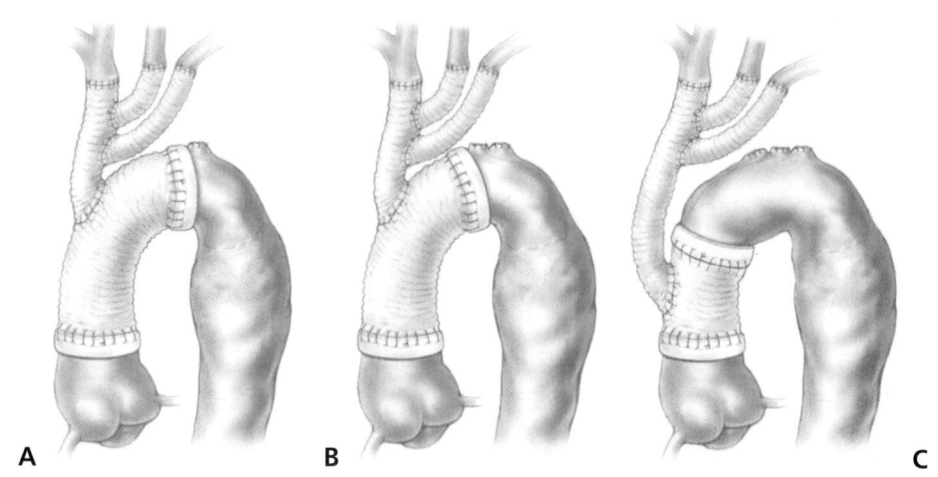

FIG. 8-24. Anastomose em tromba de elefante mais proximalmente ao arco aórtico ou à aorta ascendente distal.

Tratamento da Dissecção Aórtica do Tipo B

O tratamento inicial de pacientes com dissecção do tipo B que afeta a aorta descendente consiste em controlar a pressão arterial elevada com terapia medicamentosa. Em contraposição à dissecção aórtica do tipo A, que requer intervenção cirúrgica imediata, os portadores de dissecção do tipo B apresentam prognóstico relativamente bom com a terapia conservadora. Entretanto, a intervenção cirúrgica eletiva continua sendo a melhor forma de tratamento, fornecendo melhores resultados a longo prazo em pacientes jovens e livres de outras doenças concomitantes. Portanto, a substituição da aorta torácica descendente constitui o tratamento de escolha em pacientes jovens, sob outros aspectos saudáveis, com dissecção do tipo B crônica e em pacientes mais velhos com aneurismas aórticos descendentes em expansão. Todavia, os pacientes que continuam a apresentar dor apesar do tratamento médico máximo, evidências de ruptura contida ou isquemia de um membro ou órgão importante em razão do envolvimento de um ramo arterial pelo processo de dissecção devem ser submetidos à intervenção cirúrgica urgente.

NB Os radiologistas intervencionistas são participantes importantes no cuidado de pacientes com dissecções aórticas. Muitas vezes, são capazes de restabelecer o fluxo dos ramos aórticos ocluídos ou comprometidos por meio de fenestração de retalho intimal ou *stenting* do lúmen falso ou verdadeiro, permitindo que o portador de dissecção do tipo B seja estabilizado e operado em base eletiva. Mais recentemente, segmentos com ruptura contida da aorta descendente dissecada de forma aguda têm sido enxertados (vide texto subsequente). Alguns pacientes com dissecções do tipo A continuam a demonstrar obstrução ao fluxo importante do ponto de vista clínico em 1 ou mais ramos aórticos após a substituição da aorta ascendente. Esses pacientes também podem ser tratados com sucesso pelo radiologista intervencionista.

Técnica para Substituição da Aorta Torácica Descendente

A toracotomia posterolateral pelo 5º espaço intercostal fornece a exposição adequada da aorta torácica descendente. Por vezes, uma 2ª incisão inferior pode facilitar a anastomose distal. As aderências precisam ser removidas com o máximo de cuidado para evitar lesão do pulmão ou da aorta doente. Um plano de dissecção é identificado, e as alças vasculares ou fitas umbilicais são passadas ao redor do arco transverso entre as artérias carótida esquerda e a subclávia esquerda, da artéria subclávia esquerda e da aorta descendente distalmente. A área inguinal esquerda é sempre preparada, devendo ser incluída no campo operatório em todos os casos.

Rotineiramente, utiliza-se a derivação cardíaca esquerda parcial para quase todas as cirurgias na aorta torácica descendente. A artéria femoral é canulada para retorno arterial e a veia femoral, artéria pulmonar ou veia pulmonar são selecionadas para a drenagem venosa (vide seção de Substituição da Aorta Ascendente). O uso de derivação parcial permite o controle da pressão sanguínea do paciente, além de fornecer perfusão da região inferior do corpo e proteção da medula espinal.

De início, o arco transverso e a artéria subclávia esquerda são clampeados. A aorta distal é clampeada a curta distância abaixo da pinça proximal, embora a extensão distal da dissecção aórtica possa ter progredido para bem abaixo do diafragma. Realiza-se uma aortotomia curta; depois disso, é estendida para fornecer a exposição adequada (Fig. 8-25A). Quando a aorta é aberta e descomprimida, muitas vezes é possível e preferível reaplicar uma única pinça abaixo da origem da artéria subclávia acima do local de dissecção para garantir a perfusão por meio da artéria subclávia esquerda, pois isso pode reduzir a incidência de paraplegia. Os óstios das artérias intercostais são chuleados com suturas de Prolene 3-0.

Um enxerto tubular Hemashield de tamanho adequado é suturado no lúmen aórtico proximal com suturas contínuas de Prolene 3-0 (Fig. 8-25B). A linha de sutura é sempre reforçada com tiras de feltro de Teflon, que podem estar do

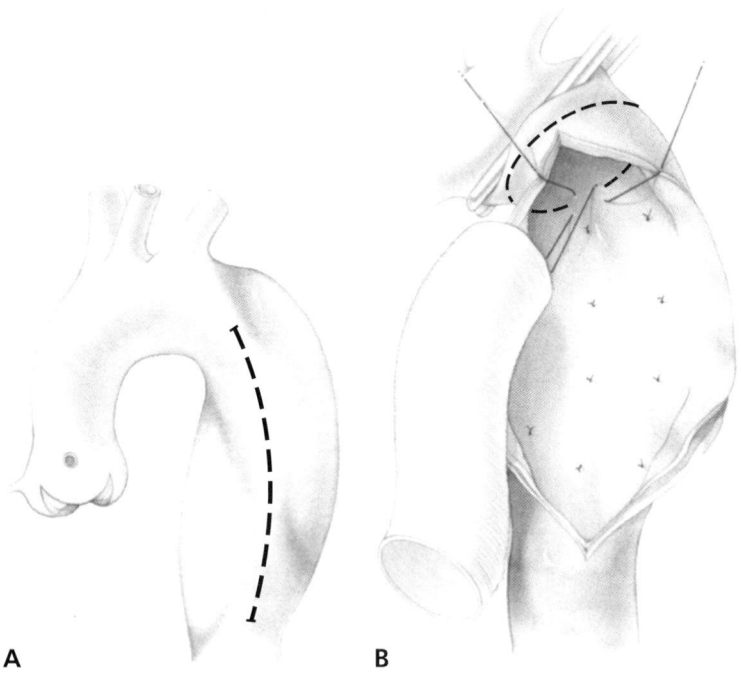

FIG. 8-25. Técnica gradual para a substituição da aorta descendente. **A:** Aortotomia. **B:** Linha de sutura proximal.

lado de fora e ao redor da aorta ou dentro de seu lúmen ou as 2 coisas. A seguir, uma pinça é aplicada ao enxerto tubular, e a pinça proximal colocada na aorta é removida. A linha de sutura é verificada quanto à presença de sangramento, e suturas adicionais são inseridas em caso de necessidade. O uso de BioGlue no lado externo da anastomose oferece reforço adicional à linha de sutura. O enxerto tubular é cortado no comprimento preciso e suturado à parede aórtica distal com sutura contínua de Prolene 3-0, incorporando uma tira de feltro de Teflon na sutura para reforço da linha

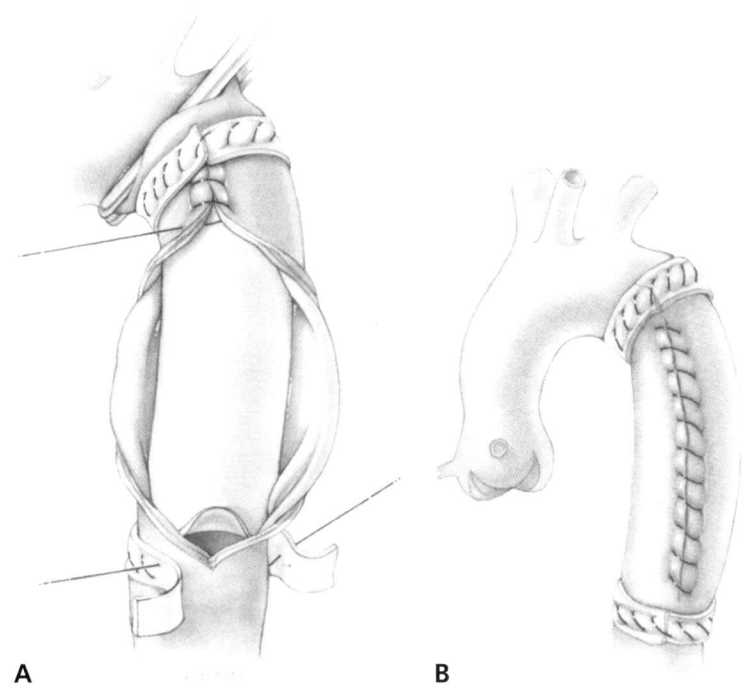

FIG. 8-26. Técnica gradativa para a substituição da aorta descendente. **A:** Linha de sutura distal. **B:** Envolvimento do enxerto.

anastomótica (Fig. 8-26A). Depois disso, o restante da parede aórtica é reaproximado pelo enxerto (Fig. 8-26B). De modo alternativo, a aorta pode ser transeccionada no local proposto de anastomose. Uma porção generosa de parede aórtica é dissecada e reforçada com uma tira de feltro de Teflon. O enxerto tubular é, então, interposto, e ambas as anastomoses distal e proximal são finalizadas com suturas contínuas de Prolene 3-0.

Reimplantação das Artérias Intercostais

As artérias intercostais torácicas inferiores podem, às vezes, ser bem grandes em pacientes com aneurisma ou dissecção crônica. Embora o chuleio seja a técnica aceita, deve-se considerar seu reimplante para reduzir a incidência de paralisia.

Técnica

Um segmento pequeno e elíptico do enxerto tubular sobreposto às artérias intercostais é removido. A ilha de artérias intercostais é, então, suturada ao enxerto tubular com picaduras profundas de sutura contínua de Prolene 3-0 (Fig. 8-27). O uso de BioGlue pode fixar adicionalmente a linha de sutura ainda mais.

Em pacientes previamente submetidos à substituição do arco e da aorta ascendente com a então chamada técnica da tromba de elefante, a anastomose proximal é simplificada. Após o início do desvio cardiopulmonar, a pressão sanguínea é temporariamente reduzida a 60 mmHg. A aorta distal é aberta, a extensão do enxerto é identificada, e o enxerto é clampeado (Fig. 8-28). Em seguida, o enxerto descendente proximal é anastomosado à extensão da tromba com sutura contínua de Prolene 3-0 ou 4-0. A anastomose distal é terminada, conforme descrito anteriormente.

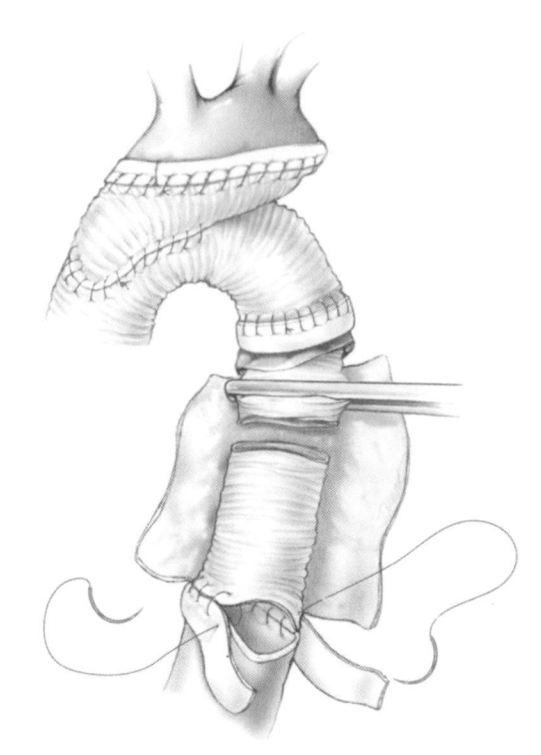

FIG. 8-28. Finalização da substituição da aorta descendente após o procedimento de tromba de elefante.

A cirurgia também pode ser realizada sem o uso de desvio cardiopulmonar esquerdo. Muitas vezes, a aorta é clampeada apenas proximalmente. O sangue proveniente da aorta distal é removido por aspirador com reservatório celular para reinfusão. A anastomose distal é realizada por meio dessa técnica aberta desimpedida pela pinça distal.

Perfusão da Região Superior do Corpo

Raramente, deparamo-nos com a situação em que, enquanto sob desvio cardíaco esquerdo, o aneurisma da aorta descendente é aberto apenas para constatar que a margem proximal apropriada da ressecção se encontra, de fato, além da pinça proximal dentro do arco aórtico, o que necessita de parada circulatória total. Já que a perfusão retrógrada pela artéria femoral não pode perfundir a cabeça e a parte superior do corpo com a aorta torácica clampeada, a aorta ascendente precisa ser canulada separadamente. Isso pode ser feito com relativa facilidade pela toracotomia esquerda padrão, especialmente quando o coração está descomprimido em desvio cardíaco esquerdo. De outra maneira, a incisão de toracotomia é estendida medialmente, a fim de fornecer a exposição adequada. É importante que o cirurgião e o perfusionista se comuniquem e coreografem a conduta do procedimento para garantir a perfusão adequada de ambas as partes superior e inferior do corpo. Quando a continuidade da aorta for restabelecida, a perfusão e o reaquecimento a seguir podem ser conseguidos pela cânula femoral ou, de preferência, aórtica.

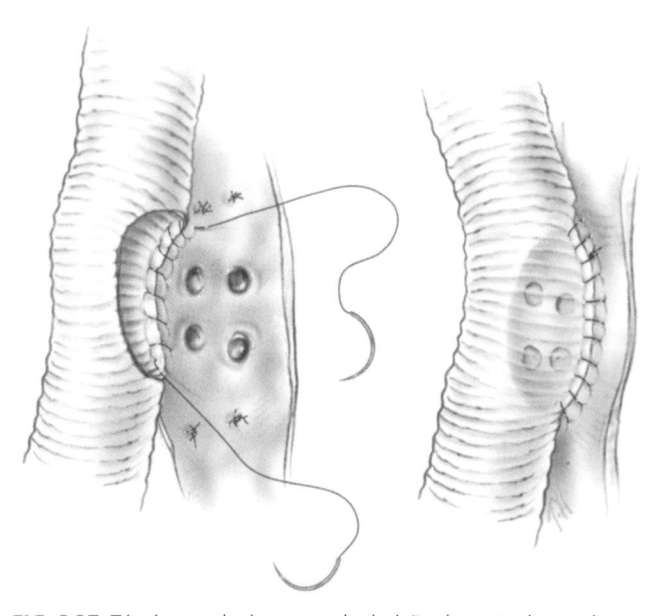

FIG. 8-27. Técnica gradual para a substituição da aorta descendente: reimplantação das artérias intercostais no enxerto tubular.

🅽🅱 Parada Circulatória e Proteção Cerebral Anterógrada

Durante o resfriamento para a parada circulatória, a artéria subclávia esquerda é isolada. Uma pequena pinça de mordedura lateral vascular é aplicada, e uma arteriotomia longitudinal de 1 cm é feita. Um enxerto tubular Hemashield Dacron de 8 mm é suturado à artéria subclávia esquerda de maneira terminolateral, usando sutura de Prolene 5-0. Quando a parada circulatória começa, a artéria subclávia esquerda é clampeada proximalmente e perfundida distalmente em pressão de 50 a 60 mmHg. A perfusão cerebral anterógrada pela artéria vertebral esquerda e pelo círculo de Willis é confirmada pelo refluxo proveniente das artérias inominadas e carótida esquerda.

🅽🅱 Conexão do Lúmen Distal Verdadeiro com o Falso

É de suma importância manter a conexão entre o lúmen falso e o verdadeiro, quando a dissecção crônica se estende em sentido distal. Isso implica na remoção de um pequeno segmento da parede do retalho intimal imediatamente distal à anastomose distal. Dessa maneira, todos os ramos aórticos que emergem tanto do lúmen verdadeiro, quanto do falso, são perfundidos.

⊘ Lesão Esofágica

A sutura profunda pode englobar o esôfago. A transecção e a dissecção do aspecto posterior da aorta permitem a inserção precisa das suturas, evitando, assim, a possível lesão do esôfago.

⊘ Hipertensão Decorrente do Clampeamento

Muitas vezes, o clampeamento aórtico produz hipertensão proximal, que precisa ser controlada com o uso de agentes hipotensivos.

⊘ Isquemia da Medula Espinal

A redução significativa da pressão de perfusão distal pode, ocasionalmente, resultar em paraplegia, o que constitui uma complicação grave que deve ser evitada a todo custo. Muitas técnicas, inclusive o desvio parcial do átrio esquerdo ou da artéria pulmonar à artéria femoral, ou da veia femoral à artéria femoral, já foram empregadas com algum sucesso. Tubos revestidos de heparina para desvio cardíaco esquerdo também foram utilizados. Entretanto, parece que manter curto o tempo do clampeamento da aorta fornece a melhor proteção contra o desenvolvimento de paralisia.

Drenagem de Líquido Cefalorraquidiano

O clampeamento da aorta descendente causa redução importante na pressão de perfusão distal, incluindo aquela para as artérias espinais. Contrariamente, há hipertensão resultante proximal à pinça, e isso produz ingurgitamento das estruturas intracranianas e aumento da pressão do líquido cefalorraquidiano, o que pode contribuir para isquemia da medula espinal. Embora não existam dados definitivos para apoiar o efeito benéfico da redução da pressão do líquido cefalorraquidiano, tem sido nossa prática drenar o líquido cefalorraquidiano no centro cirúrgico e continuar a drenagem nos primeiros 1 ou 2 dias de pós-operatório, mantendo a pressão em torno de 10 mmHg.

🅽🅱 Técnicas de Proteção da Medula Espinal

A função da medula espinal pode ser monitorada durante o tempo de clampeamento da aorta. A monitoração de potenciais evocados somatossensoriais requer estimulação do nervo tibial posterior e o registro de sua resposta no córtex cerebral. Embora muitos centros utilizem essa técnica de monitoração, sua pertinência clínica ainda não foi totalmente estabelecida.

Reparo Endovascular de Aneurismas da Aorta Torácica Descendente

O reparo cirúrgico a céu aberto de aneurismas da aorta torácica descendente pode ser realizado com segurança na grande maioria dos pacientes. A perfusão distal por utilização de circulação extracorpórea, múltiplas técnicas de proteção da medula espinal e a reimplantação de artérias intercostais selecionadas resultaram em melhores resultados. Entretanto, a incisão por toracotomia esquerda e o clampeamento da aorta torácica constituem uma abordagem altamente invasiva. A morbidade acumulativa relatada associada ao reparo cirúrgico aberto excede 50%. A maior parte dos pacientes precisa de um período de recuperação que varia entre 4 e 6 meses para voltar à funcionalidade total. Além disso, uma quantidade significativa de pacientes com comorbidades é considerada sob risco proibitivo para o reparo aberto, sendo a cirurgia negada. Portanto, o reparo endovascular de aneurismas da aorta torácica descendente consiste em uma abordagem atraente.

Em 2005, o dispositivo GORE-TEX foi aprovado nos Estados Unidos para o tratamento de aneurismas da aorta torácica descendente. Os candidatos a reparo endovascular devem ter diâmetro aórtico interno de 23 a 37 mm adjacente ao aneurisma sem trombo ou calcificação importante nessas então chamadas zonas de aterragem. Eles devem ter, pelo menos, 2 cm de aorta normal proximal e distal ao aneurisma para garantir a fixação adequada do dispositivo (Fig. 8-29).

⊘ Vazamento pela Prótese do Tipo I

Com pouca fixação, podemos deparar-nos com um vazamento do aneurisma do tipo I. Um aneurisma com vazamento do tipo I é considerado intratável. Vazamentos do tipo I podem ocasionalmente ser tratados com dilatação por balão dos segmentos de fixação. Porém, com mais frequência, a distribuição de bainhas de extensão distal ou proximal é necessária para excluir o aneurisma completamente.

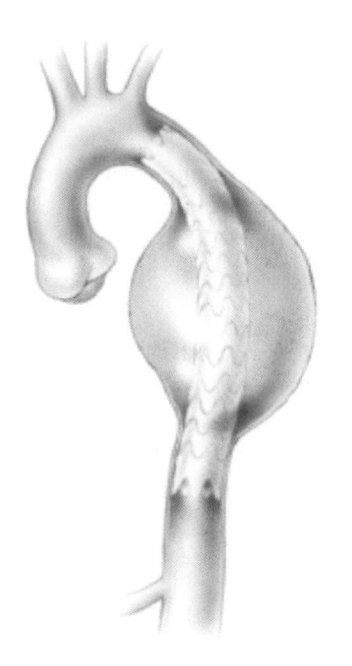

FIG. 8-29. Endoenxerto com fixações proximal e distal adequadas.

🆕 Medição do Tamanho Correto do Endoenxerto

O endoenxerto da aorta torácica descendente requer mensurações pré-operatórias do diâmetro dos colos distal e proximal do aneurisma, da duração do tratamento e das angulações distal e proximal. Essas informações podem ser obtidas a partir da tomografia computadorizada com reconstrução tridimensional (Fig. 8-30). A subestimação do tamanho do endoenxerto resulta em fixação ruim, vazamento ou migração do dispositivo. A superestimação do enxerto pode causar dobras e oclusão da prótese, ruptura e lesão aórtica.

Técnica

O procedimento é realizado em sala cirúrgica ou de angiografia equipada com uma máquina de fluoroscopia. A maioria dos pacientes é colocada sob anestesia geral. A endoprótese GORE TAG é um enxerto flexível de politetrafluoroetileno com exoesqueleto de nitinol. O dispositivo, na sua forma em baixo perfil, é inserido por bainha 20F, 22F ou 24F. O tamanho da bainha é determinado com base no tamanho do dispositivo. As imagens pré-operatórias da tomografia computadorizada com contraste devem incluir o abdome e a pelve para avaliação das artérias femoral e ilíaca quanto ao tamanho, tortuosidade e calcificação. Uma bainha 24F apresenta diâmetro externo de cerca de 9 mm. Se as artérias femorais não puderem ser acomodadas na bainha pretendida, um conduto de Dacron deve ser anastomosado à artéria ilíaca para a inserção da bainha. Essa anastomose pode ser realizada por uma pequena incisão no flanco (Fig. 8-31).

ⓧ Lesão da Artéria Ilíaca

Se inserirmos uma bainha maior que o diâmetro da artéria ilíaca externa, é possível que ocorra lesão da artéria ilíaca. De modo geral, essa lesão manifesta-se quando a

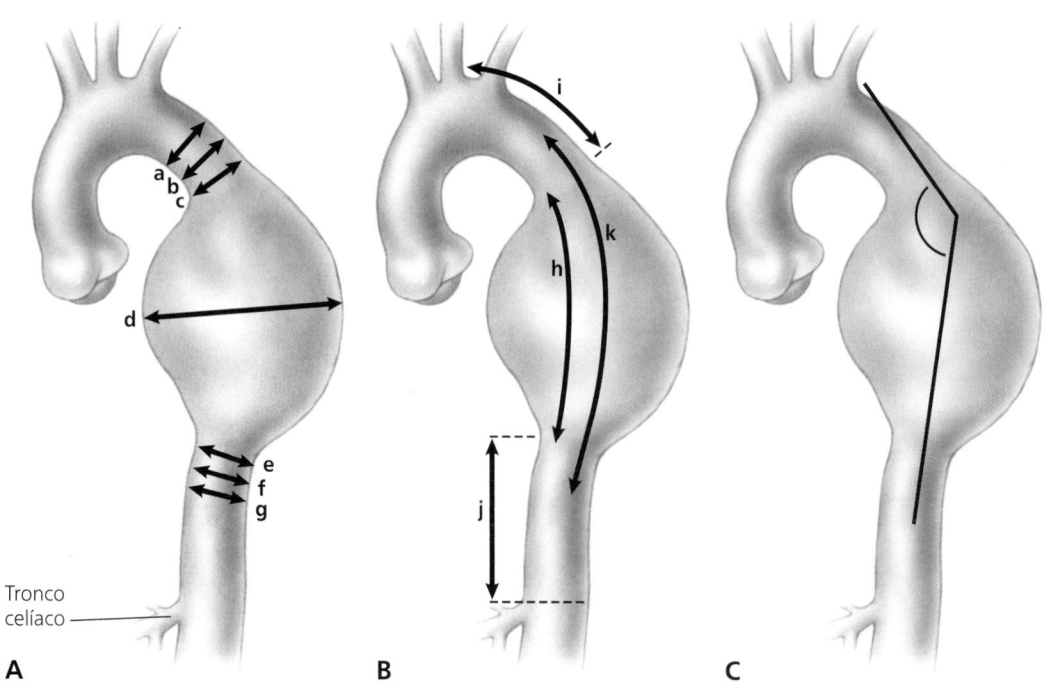

FIG. 8-30. Mensurações pré-operatórias necessárias do diâmetro, comprimento e angulação da aorta torácica descendente (do manual de treinamento GORE TAG).

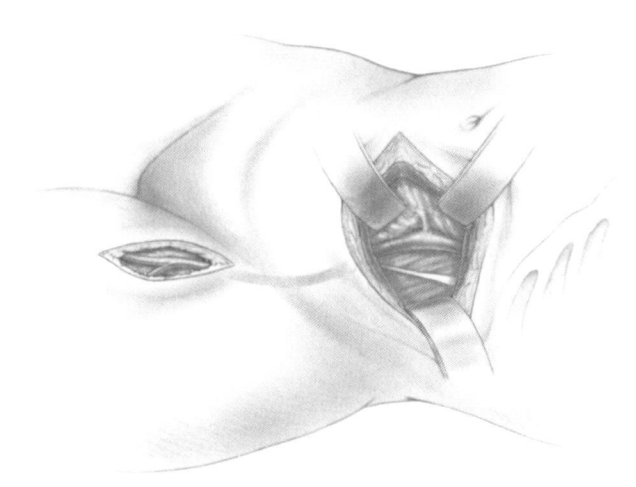

FIG. 8-31. Exposição cirúrgica da aorta terminal, artérias ilíaca externa, interna e comum por meio de uma incisão no flanco.

bainha é retirada após a acomodação do dispositivo. A lesão da artéria ilíaca e o sangramento retroperitoneal extenso apresentam-se na forma de hipotensão grave. Se o acesso do fio-guia for mantido, um cateter de oclusão por balão pode ser rapidamente inserido na aorta terminal com objetivo de cessar o sangramento de forma temporária. Uma abordagem retroperitoneal ipsolateral à artéria ilíaca é necessária para reparar a artéria lesada com um enxerto de interposição (Fig. 8-31).

De modo geral, antes da inserção do dispositivo ou da anastomose do conduto ilíaco, administra-se heparina sistêmica. Um acesso contralateral pela artéria femoral é obtido usando uma bainha de 5F, que é usado para a inserção de um cateter de arteriografia "rabo de porco" sobre o fio-guia. A arteriografia do arco aórtico, da aorta descendente e abdominal proximal é realizada para marcar e mapear a localização dos vasos mesentéricos e do arco. A imagem adequada e a arteriografia da aorta requerem rápida injeção de contraste por meio de um injetor forte. O acesso à aorta para a inserção do dispositivo é obtido usando um fio-guia para troca sob controle fluoroscópico. Um cateter utilitário (cateter Glide) é inserido sobre o fio-guia para manter o acesso. A bainha grande com o dilatador de ponta romba é inserida sobre o fio-guia (fio-guia rígido Lunderquist ou Amplatz).

NB A introdução de todos os fios-guia, cateteres e bainhas precisa ser realizada sob controle fluoroscópico para evitar passagens falsas e lesão da íntima. Sob controle fluoroscópico, o dispositivo é inserido pelo fio-guia rígido e acomodado. Normalmente, existe a necessidade de dispositivos adicionais para conseguir a duração do tratamento desejada.

NB Endoenxertos do mesmo diâmetro ou 1 ou 2 tamanhos maior podem ser dispostos em sobreposição a outro previamente inserido.

Medição do Tamanho dos Endoenxertos Adicionais

A inserção inadvertida de um endoenxerto menor dentro de um maior resulta em falta de fixação e migração do menor. A superestimação do tamanho de um endoenxerto dentro de um enxerto menor pode resultar em formação de dobras e oclusão do enxerto maior.

Colo Proximal Inadequado

Se não houver presença de um segmento normal da aorta de 23 a 37 mm de diâmetro de pelo menos 2 cm de comprimento distalmente à artéria subclávia esquerda, pode-se considerar a acomodação no arco entre a artéria carótida comum esquerda e a subclávia esquerda.

Oclusão da Artéria Subclávia

Em geral, a oclusão da artéria subclávia esquerda com enxerto endovascular pode ser bem tolerada sem procedimentos auxiliares. Entretanto, existem pacientes dependentes do fluxo sanguíneo subclávio anterógrado, grupo que inclui os portadores de artéria vertebral direita diminuta e artéria vertebral esquerda dominante, que se encontram sob o risco de acidente vascular cerebral posterior. Pacientes submetidos previamente à revascularização da artéria coronária descendente anterior esquerda com uso de artéria torácica interna esquerda também requerem artéria subclávia esquerda patente. Nesses pacientes, o desvio carótida–subclávia esquerda precisa ser realizado antes do endoenxerto da aorta torácica descendente para evitar complicações cardíacas e cerebrais. O desvio carótida–subclávia pode ser realizado por meio de uma pequena exposição supraclavicular das artérias subclávia e carótida esquerda (Fig. 8-32).

Bainha Distal Insuficiente

Em alguns pacientes, a extensão distal do aneurisma é próxima à artéria celíaca de forma que não há nem 2 cm de comprimento da aorta proximal até eixo celíaco. Tradicionalmente, esses pacientes são considerados para reparo toracoabdominal, que deve ser levado em conta para a maioria dos pacientes com baixo risco para cirurgia a céu aberto. Em pacientes sob risco mais elevado, a ramificação da aorta abdominal pode fornecer comprimento adequado para o reparo endovascular. Nessa abordagem aberta–endovascular combinada, as artérias celíaca e mesentéricas superiores podem ser derivadas, usando enxertos da aorta terminal ou das artérias ilíacas. Esses pacientes continuam precisando de abordagem transperitoneal abdominal ou retroperitoneal à aorta abdominal. Após a alteração da rota das artérias mesentéricas, a porção torácica da aorta pode ser reparada com um endoenxerto. Essa abordagem evidencia a necessidade da combinação de incisões torácica e abdominal e clampeamento da aorta.

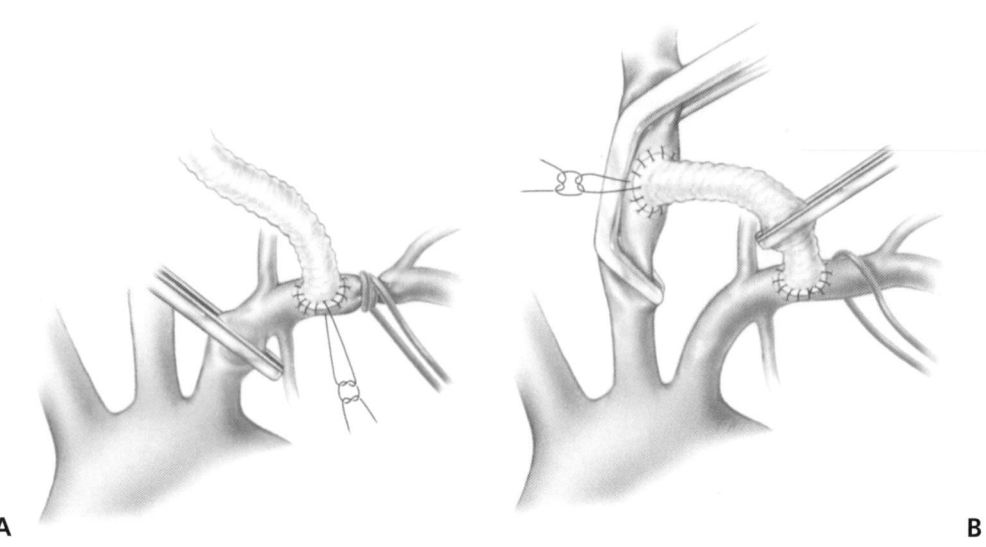

FIG. 8-32. Exposição supraclavicular e finalização de um desvio carótida–subclávia esquerda.

🆕 Pacientes sob Alto Risco de Isquemia Espinal

Alguns pacientes já podem ter sido submetidos a reparo de aneurismas aórticos abdominais ou podem apresentar oclusão das artérias ilíacas internas. Outros pacientes podem ter aneurismas extensos desde o arco proximal até o nível do diafragma, necessitando de vários endoenxertos sobrepostos. O risco de esses pacientes apresentarem isquemia da medula espinal após o reparo endovascular dos aneurismas aórticos torácicos é considerado alto. A oclusão da artéria subclávia esquerda com enxerto endovascular pode exacerbar esse risco pelo comprometimento da artéria vertebral como colateral da artéria espinal anterior. Nesses pacientes, a inserção de um dreno lombar no pré-operatório pode reduzir o risco. Além disso, o dreno lombar, evitando a hipotensão intra e pós-operatória, constitui uma consideração importante para a manutenção da perfusão espinal.

🆕 Vazamentos pela Prótese

Alguns aneurismas mantêm a continuidade com a circulação após a colocação de enxertos endovasculares. Esses vazamentos podem ser reconhecidos pela aortografia. Com frequência, os vazamentos são reconhecidos nas imagens de acompanhamento, como a tomografia computadorizada com contraste. Dependendo do tipo e da localização dos vazamentos, existe a disponibilidade de várias opções terapêuticas.

- O **vazamento do tipo I** é o mais comumente encontrado e envolve extravasamento no local de fixação distal ou proximal. Em geral, o tratamento é bem-sucedido com a colocação de um enxerto extensor da bainha.
- O **vazamento do tipo II** é proveniente de vasos de ramos laterais, como as artérias lombar e intercostal, que continuam patentes no saco aneurismático. Normalmente é tratado com embolização com mola.
- O **vazamento do tipo III** resulta de laceração no enxerto, fixação dos enxertos modulares, desconexão do enxerto ou desintegração do enxerto. Deve ser tratado de forma rotineira, em geral com endoenxerto adicionais dentro do enxerto antigo.
- O **vazamento do tipo IV** ocorre quando há extravasamento de sangue pelos orifícios da sutura entre o material do enxerto e o *stent* de metal. Se persistente, o tratamento envolve a inserção de um *stent* recoberto (endoenxerto) dentro do enxerto original.
- O do **tipo V ou endotensão** refere-se à expansão do aneurisma apesar do tratamento, sem qualquer extravasamento documentado no saco aneurismático, potencialmente pelo material do enxerto. Se o aneurisma continuar a expandir, existe a possibilidade de refazer o processo de colocação do endoenxerto.

Os pacientes submetidos a reparo endovascular de aneurismas aórticos torácicos são acompanhados com tomografia computadorizada de tórax, abdome e pelve. Rotineiramente, após um reparo sem complicações, a 1ª imagem pós-operatória é obtida 4 semanas após a cirurgia e, depois disso, 1 vez ao ano. As tomografias computadorizadas com contraste para acompanhamento são cuidadosamente examinadas. Todos os vazamentos pós-operatórios dos tipos I e III devem ser tratados. De modo geral, é possível observar vazamentos do tipo II (artérias intercostais patentes), se não existir expansão do aneurisma. Os vazamentos do tipo II persistentes podem ser tratados com embolização da artéria intercostal patente em questão.

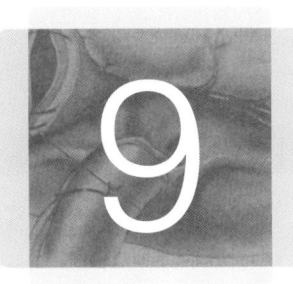

Cirurgia para Doença Coronariana

A cirurgia de revascularização do miocárdio continua sendo uma forma eficaz e duradoura de tratamento dos pacientes com doença coronariana multiarterial. Entretanto, a recente evolução dos *stents* intracoronários possibilitou que cardiologistas intervencionistas tratem as estenoses coronárias percutaneamente com resultados iniciais próximos àqueles fornecidos pelos procedimentos cirúrgicos de revascularização. Isso causou impacto sobre o número e os tipos de pacientes indicados para a cirurgia de revascularização do miocárdio. Desse modo, atualmente, nossos pacientes cirúrgicos apresentam, de maneira geral, idade mais avançada e mais comorbidades, além de disfunção ventricular esquerda mais grave, e muitos já foram submetidos a intervenções por cateteres. Esses pacientes encontram-se sob maior risco cirúrgico e podem apresentar alvos cirúrgicos mais pobres. Para lidar com esse grupo de pacientes, os cirurgiões precisam incorporar novos procedimentos a suas práticas, inclusive a cirurgia sem circulação extracorpórea e revascularização a *laser* transmiocárdica, e dedicar-se a estratégias como a tecnologia angiogênica e a de base celular.

Fundamentalmente, o objetivo no centro cirúrgico é fornecer aos pacientes enxertos que tenham a maior patência possível a longo prazo. Já foi provado que a artéria torácica interna é o padrão-ouro dos condutos, com patência superior a 90% em 15 anos, e que sua utilização prolonga a sobrevida do paciente. A artéria torácica interna *in situ* constitui o enxerto de escolha para a artéria coronária descendente anterior esquerda (DAE). A artéria torácica interna direita *in situ* apresenta patência ligeiramente inferior em comparação com artéria torácica interna esquerda *in situ*. Em pacientes mais jovens, essa é uma excelente escolha de enxerto para o ramo intermediário, para a artéria coronária marginal obtusa proximal e para a artéria coronária direita média a distal. Um enxerto livre de artéria torácica interna apresenta patência inferior à do enxerto *in situ*.

Isquemia da Artéria Coronária Direita

Se a artéria coronária direita for dominante e de bom tamanho, o fluxo da artéria torácica interna direita pode ser inadequado.

Complicações Esternais

As artérias torácicas internas bilaterais devem ser evitadas em pacientes com diabetes insulinodependente pela propensão maior a complicações esternais.

Outros condutos arteriais já foram usados, inclusive a artéria epigástrica inferior, as artérias gastroepiploica e radial. A artéria epigástrica inferior foi considerada pouco patente, sendo raramente usada, para não dizer nunca. A artéria gastroepiploica ainda é usada por alguns cirurgiões, porém a dissecção desse conduto requer entrada na cavidade peritoneal, e seu uso é, portanto, limitado. Hoje em dia, a artéria radial é considerada o 2º conduto arterial de escolha (após as artérias torácicas internas). Uma delas ou ambas as artérias radiais podem ser usadas juntamente com uma ou ambas as artérias torácicas para fornecer revascularização arterial completa. A artéria radial pode ser anastomosada proximalmente à aorta, suturada de maneira terminolateral a uma artéria torácica interna para criar um enxerto em Y, ou suturada ao capuz de um enxerto venoso.

A veia safena magna tem sido extensivamente usada como conduto, pois além da rápida obtenção, é de fácil manuseio e garante fluxo excelente. O desenvolvimento de técnicas endoscópicas menos invasivas de dissecção da veia renovou o entusiasmo com relação a esse enxerto. A patência de 10 anos da veia safena magna é de 60 a 70%; no entanto, pode ser melhorada com o uso rotineiro de agentes antiplaquetários, agentes redutores de colesterol e inibidores da enzima conversora de angiotensina. Relatos recentes sugerem que colher a veia safena com seu tecido circundante, e não a sujeitar à distensão ou remoção manual, fornece patência a longo prazo comparável com aquela da artéria torácica interna esquerda.

Técnica para Coleta da Artéria Torácica Interna

A artéria torácica interna é um vaso muito delicado que pode sofrer lesão com facilidade. Consequentemente, a artéria deve ser dissecada como um pedículo com muito cuidado.

Uma esternotomia mediana é feita da maneira usual. A pleura parietal e o pericárdio são deprimidos com delicadeza, e o curso da artéria torácica interna é identificado desde a origem perto da 1ª costela até a terminação além da sua bifurcação na bainha do reto. Um afastador Favoloro fornece a excelente exposição. O afastador Rultract System também fornece ótima exposição e, provavelmente, é menos traumático. A bainha do reto posterior é liberada da superfície inferior do esterno e das cartilagens costais, permitindo retração mais extensa com maior exposição da artéria torácica interna.

⊘ Lesão às Costelas e Articulação Costocondral

A elevação excessiva do hemiesterno pelos afastadores pode acarretar fraturas das costelas ou, até mesmo, ruptura costocondral. A propensão é maior em pacientes com deformidades no peito, obesidade mórbida e idosos com osteoporose.

Embora seja possível a dissecção da artéria torácica interna sem penetração na cavidade pleural, preferimos abrir, como de rotina, a pleura esquerda amplamente para fornecer a excelente exposição e facilitar muito a coleta da artéria torácica interna.

NB A abertura da pleura permite que o pedículo da artéria torácica interna esquerda caia longe da linha média, o que reduz o risco de lesão na reoperação.

De modo alternativo, a artéria torácica interna esquerda pode ser dissecada por meio de miniesternotomia inferior, dividindo a metade esquerda do esterno (vide Capítulo 1). Um afastador Favaloro permite que o hemiesterno esquerdo seja elevado para fornecer a exposição adequada para a mobilização da artéria torácica interna. Essa abordagem possibilita a enxertia sem circulação extracorpórea da artéria torácica interna esquerda à artéria coronária DAE (vide texto subsequente).

De modo geral, a artéria torácica interna é coletada na forma de pedículo com o uso extensivo do eletrocautério para promover a hemostasia da parede torácica, mas não a hemostasia do pedículo. A pleura parietal na camada musculofascial intercostal interna da parede torácica é incisada aproximadamente 7 a 10 mm medial à artéria torácica interna ao longo de todo o seu curso (Fig. 9-1). Em seguida, utiliza-se a lâmina para deprimir e dissecar o pedículo da parede torácica. A corrente mais baixa é usada para coagular a artéria torácica interna e os ramos venosos, bem longe dos troncos originários. Em seguida, os ramos laterais na artéria são ocluídos por clipes de metal finos. O pedículo é dissecado desde o nível da bainha do reto até o nível da veia subclávia, onde a artéria passa por baixo desse vaso. É preciso ter cuidado para identificar e dividir 2 ramos intercostais, 1 deles passa anteriormente à veia subclávia, e o ramo intercostal alto cursa lateralmente acima da veia subclávia.

⊘ Instabilidade Hemodinâmica

Quando a condição do paciente é instável, pode ser preferível dissecar a artéria torácica interna, enquanto o paciente estiver sob desvio cardiopulmonar.

⊘ Lesão à Artéria Torácica Interna

Visto que a artéria torácica interna é uma estrutura delicada, qualquer estiramento excessivo, clampeamento ou má colocação de clipes de metal resulta em lesão vascular permanente e, portanto, resultados a curto e longo prazos insatisfatórios. Deve-se evitar a tração excessiva durante a mobilização, já que pode levar à dissecção da parede do vaso.

⊘ Lesão Causada por Calor

Quando um eletrocautério é usado para dividir os ramos da artéria torácica interna após a aplicação de clipes de metal, é possível que o calor e a corrente elétrica passem pelo clipe de metal adjacente ao tronco originário, causando queimadura. Portanto, os ramos precisam ser divididos por tesouras ou coagulados em ponto distante do clipe de metal adjacente à artéria torácica interna.

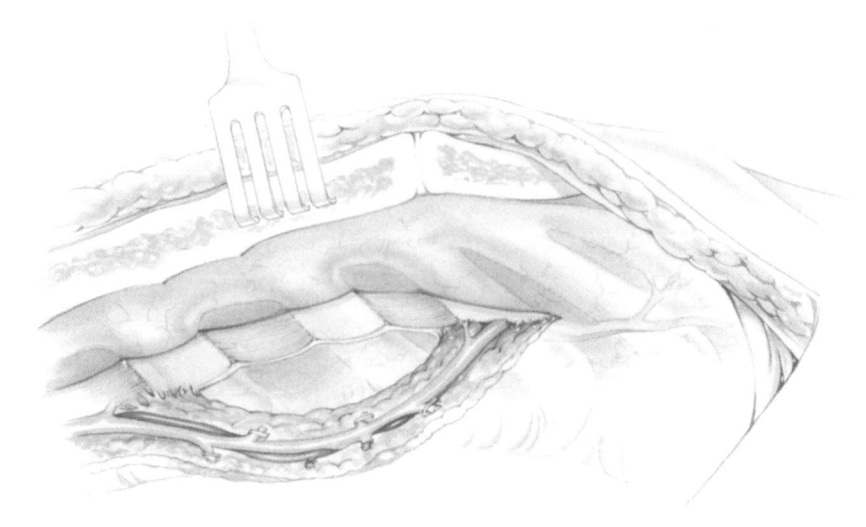

FIG. 9-1. Dissecção de artéria torácica interna.

⊘ Comprimento Máximo da Artéria Torácica Interna

O pedículo da artéria torácica interna precisa ser dissecado da parede torácica ao longo de todo seu curso, desde perto de sua origem no 1º espaço intercostal até além de sua bifurcação na bainha do reto para fornecer o comprimento máximo.

⊘ Síndrome do Roubo Torácico Interno

O 1º ramo intercostal da artéria torácica interna precisa ser identificado e dividido para evitar o possível fenômeno de roubo do fluxo torácico interno.

Antes de dar início ao desvio cardiopulmonar, borrifa-se gentilmente papaverina sobre o pedículo e determina-se a adequação do fluxo. Se não houver fluxo, uma sonda vascular de 1 mm (Parsonnet) é cuidadosamente introduzida no lúmen do vaso a uma distância variável. Isso deve ser realizado com muito cuidado para evitar lesão da íntima. De modo geral, observa-se fluxo muito bom. A não ser que seja traumatizada pela dissecção, a artéria torácica interna normalmente fornece fluxo adequado, não devendo ser descartada.

NB Em pacientes idosos, pode ser preferível esqueletizar a artéria torácica interna em vez de dissecá-la como um pedículo, o que pode diminuir a incidência de necrose avascular e infecção, afetando o esterno.

O pedículo é estendido no coração com o objetivo de calcular o comprimento adequado. Em seguida, a extremidade do pedículo é agarrada e ocluída por uma pinça, permitindo que a artéria torácica interna seja distendida com sangue. Depois disso, o tecido circundante da artéria é removido por meio de dissecção afiada. A artéria é transeccionada obliquamente com a ponta no lado fascial do pedículo e preparada com um grande orifício em forma de capuz.

NB A artéria torácica interna pode ser alongada de forma considerável com múltiplas fasciotomias pediculares. É possível obter o comprimento máximo com a esqueletização do vaso ao longo de seu curso. A divisão das veias torácicas internas deve ser evitada ao se realizar fasciotomias. Se o pedículo continuar muito curto, a artéria pode ser dividida proximalmente e usada como um enxerto livre.

⊘ Sinal do Barbante

A tensão e o estiramento excessivos na artéria torácica interna acarretam estreitamento do lúmen e falência do enxerto. Isso é observado como o sinal do barbante no angiograma seletivo da artéria.

⊘ Comprimento Ideal do Pedículo Torácico Interno

Antes da divisão da extremidade distal da artéria torácica interna, é preciso avaliar o seu comprimento correto. O pedículo da artéria torácica interna deve repousar muito confortavelmente no coração, quando este estiver cheio, e os pulmões totalmente inflados; caso contrário, a artéria sofre estiramento e pode soltar-se no sítio de anastomose.

De maneira similar, não pode ser redundante, pois o pedículo muito longo pode enrolar-se ou enroscar na área subesternal, aumentando o risco de lesão em caso de reoperação.

NB O calibre da artéria torácica interna é menor, e a resistência ao fluxo é maior quanto mais longo for o pedículo. O curso tortuoso da artéria torácica interna torna a intervenção por cateter posterior quase impossível.

⊘ Formação de Coágulos na Artéria Torácica Interna

A artéria torácica interna, quando totalmente mobilizada e dividida, é ocluída por uma pinça *bulldog* atraumática após a heparinização total do paciente com o objetivo de evitar coágulos dentro do lúmen do vaso.

NB Incisão no Pericárdio para Revascularização da Artéria Coronária Circunflexa

O pericárdio é dividido por eletrocautério onde o pedículo da artéria torácica interna o cruza 1 cm acima do nervo frênico esquerdo. Isso permite que o pedículo assuma posição mais lateral e se estenda contra a superfície medial do pulmão em lugar de cursar sobre o ápice do pulmão. Isso é especialmente importante quando a artéria torácica interna esquerda é usada como enxerto em um ramo marginal obtuso da artéria coronária circunflexa.

NB Curso da Artéria Torácica Interna Direita

Uma artéria torácica interna direita *in situ* pode facilmente alcançar o ramo diagonal, ramo intermediário ou um ramo marginal obtuso proximal da artéria coronária circunflexa. O pedículo deve cruzar a aorta ascendente distal perto da veia inonimada. Tecidos do timo e adiposo podem ser usados para cobrir o pedículo. Se a artéria torácica interna direita for usada como enxerto na artéria coronária DAE, seu curso será por meio do aspecto mais proximal da aorta ascendente, o que a coloca sob alto risco de lesão durante os procedimentos reoperatórios.

Técnica para Coleta da Artéria Radial

Normalmente, o braço não dominante é identificado no período pré-operatório nos casos de dissecção da artéria radial. Cateteres intravenosos e punções venosas são evitados nesse braço. O teste de Allen é realizado por meio de uma sonda de Doppler para garantir o enchimento arterial ulnar adequado do arco palmar. De modo geral, realizamos avaliação pré-operatória das artérias radiais por ultrassonografia e Doppler quanto ao tamanho e à patência do arco palmar.

Obtenção da Artéria Radial Aberta

Posiciona-se o braço em abdução a 90°, o qual, sob condições estéreis, é preparado e colocado numa prancha para braço. Uma incisão é feita na porção média do antebraço sobre o ventre do músculo braquiorradial. Em seguida, a abertura é estendida por uma distância variável proximalmente em direção ao sulco entre o tendão do músculo bíceps e o do braquiorradial (Fig. 9-2). Distalmente, a incisão é estendida em direção ao punho. Com experiência, é possível que a abertura no antebraço seja, até certo ponto, limitada e continue a fornecer excelente exposição para a coleta da artéria radial.

A coleta da artéria radial começa distalmente com a divisão da fáscia e, depois, prosseguindo em sentido proximal entre o ventre do braquiorradial e o flexor radial do carpo. Uma alça vascular é passada ao redor da artéria radial para facilitar a exposição. A artéria é dissecada juntamente com as 2 veias acompanhantes, com grampeamento duplo e divisão afiada de todos os ramos. Quando a artéria radial é mobilizada por completo, a artéria recorrente radial é identificada proximalmente, e a artéria palmar superficial é observada distalmente. Esses 2 ramos grandes definem os limites da coleta, devendo ser preservados (Fig. 9-2). A artéria radial é dividida proximal e distalmente e mergulhada em solução com papaverina e sangue heparinizado. A incisão no braço é fechada em 2 camadas com suturas contínuas absorvíveis. A camada profunda inclui o tecido subcutâneo distalmente.

NB O limite distal da incisão na pele deve ser 3 cm acima da articulação do punho para diminuir o desconforto pós-operatório.

Calcificação da Artéria Radial

A porção distal da artéria radial tende a calcificar. A não ser que exista a necessidade de um comprimento extra, o segmento mais distal da artéria não deve ser dissecado, e sim, deixado *in situ*.

Lesão ao Ramo Superficial do Nervo Radial

O nervo radial superficial fornece inervação cutânea ao aspecto radial do polegar e ao dorso da mão. Ele segue o terço médio da artéria radial e está propenso à lesão. Similarmente, a retração lateral excessiva do músculo braquiorradial pode causar lesão desse nervo e dormência resultante do polegar. Isso pode ocorrer em 5 a 10% dos pacientes submetidos à dissecção da artéria radial.

Formação de Hematoma

Um eletrocautério é usado apenas na pele e no tecido subcutâneo. Todos os ramos da artéria radial devem ser grampeados proximal e distalmente com pequenos clipes de metal antes da divisão. Além disso, o coto proximal da artéria radial dividida deve ser chuleado com ligadura de sutura para evitar sangramento tardio e formação de hematoma.

NB Prevenção de Espasmo da Artéria Radial

O enxerto é gentilmente irrigado com sangue heparinizado e papaverina após a coleta. Além disso, rotineiramente nós usamos bloqueadores do canal de cálcio ou nitratos intravenosos no período intraoperatório, assim como no pós-operatório, até que o paciente possa tolerar medicamentos orais. A maior parte dos pacientes com enxertos arteriais livres será liberada com dinitrato de isossorbida oral.

Síndrome do Compartimento

A síndrome do compartimento raramente ocorre após a coleta da artéria radial. Entretanto, se não for reconhecida e tratada de imediato, podem ocorrer extensiva perda muscular e lesão isquêmica distal. Para evitar essas consequências devastadoras, a movimentação da mão, que não deve ter restrições, assim como a sensibilidade, que precisa estar intacta, precisam ser examinadas em intervalos de rotina no período pós-operatório imediato.

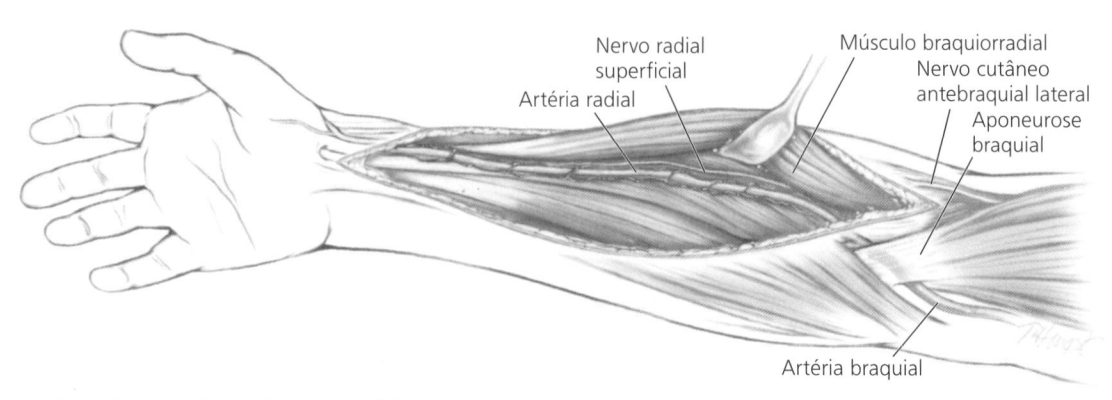

FIG. 9-2. Dissecção aberta da artéria radial.

A extremidade distal da artéria radial é dissecada das veias acompanhantes e do tecido circundante. Uma abertura oblíqua é criada, que pode ser aumentada para corresponder à abertura da artéria coronária através de uma pequena incisão longitudinal na ponta.

Dissecção Endoscópica da Artéria Radial

No centro cirúrgico, o braço é abduzido até 90°. Sob condições estéreis, o braço é preparado e posicionado na prancha de braço. Um manguito de pressão estéril é colocado ao redor do braço e conectado a um esfigmomanômetro. Além disso, um pequeno rolo é colocado debaixo do punho a fim de promover a hiperextensão da mão. Uma incisão longitudinal de cerca de 2,5 cm é feita sobre a artéria radial distalmente, de forma que seja coberta pela manga de uma camisa (Fig. 9-3A). Sob visualização direta, a artéria radial é dissecada por uma curta distância proximal e distalmente. O manguito de pressão é inflado até 20 mm acima da pressão sistólica do paciente. O endoscópio é inserido pela incisão ao mesmo tempo em que o túnel é inflado. O plano tecidual sob a artéria radial é dissecado primeiro, seguido de mobilização circunferencial. Os ramos são liberados gentilmente por um comprimento suficiente, de forma que o cautério possa ser aplicado sem lesão à parede da artéria radial. Em seguida, o instrumento de dissecção é substituído por tesouras equipadas com cautério para fazer a divisão de todos os ramos laterais (Fig. 9-3B). Uma contraincisão no cotovelo é feita, e a extremidade proximal da artéria radial é dividida e controlada. De modo alternativo, um *endoloop* pode ser avançado pelo túnel, e o controle proximal pode ser obtido. Essa técnica evita a contraincisão. Após a remoção da artéria radial do túnel, clipes de metal são aplicados aos ramos (Fig. 9-3C). A artéria radial distal é ligada e dividida. Sob visualização endoscópica, o manguito de pressão é desinflado, e a hemostasia ideal é garantida. A incisão no punho é fechada em 2 camadas, e um curativo estéril com pressão é aplicado. A artéria radial é irrigada com solução salina heparinizada. A papaverina pode ser aplicada no pedículo para evitar espasmo.

Técnicas para Coleta da Veia Safena Magna

A dissecção venosa aberta tradicional por meio de uma incisão longa ou de múltiplas incisões interrompidas pode resultar em complicações importantes, inclusive infecção e edema crônico da perna. A abordagem endoscópica evita os problemas com cicatrização associados à incisão longa na perna e pode, em particular, beneficiar pacientes portadores de diabetes, obesidade ou doença vascular periférica.

Dissecção Endoscópica da Veia Safena

Uma incisão transversa de 2 cm é feita logo acima do aspecto medial do joelho (Fig. 9-4A). A veia safena magna é identificada e envolvida por uma alça vascular. Depois disso, introduz-se um endoscópio, usando insuflação de dióxido de carbono para dissecar um plano superficial à veia. A dissecção circunferencial da veia é finalizada pelo instrumento de dissecção. Os ramos laterais são dissecados, no mínimo, 5 mm para que, com a cateterização, a parede da veia não seja danificada (Fig. 9-4B). Após a remoção do instrumento de dissec-

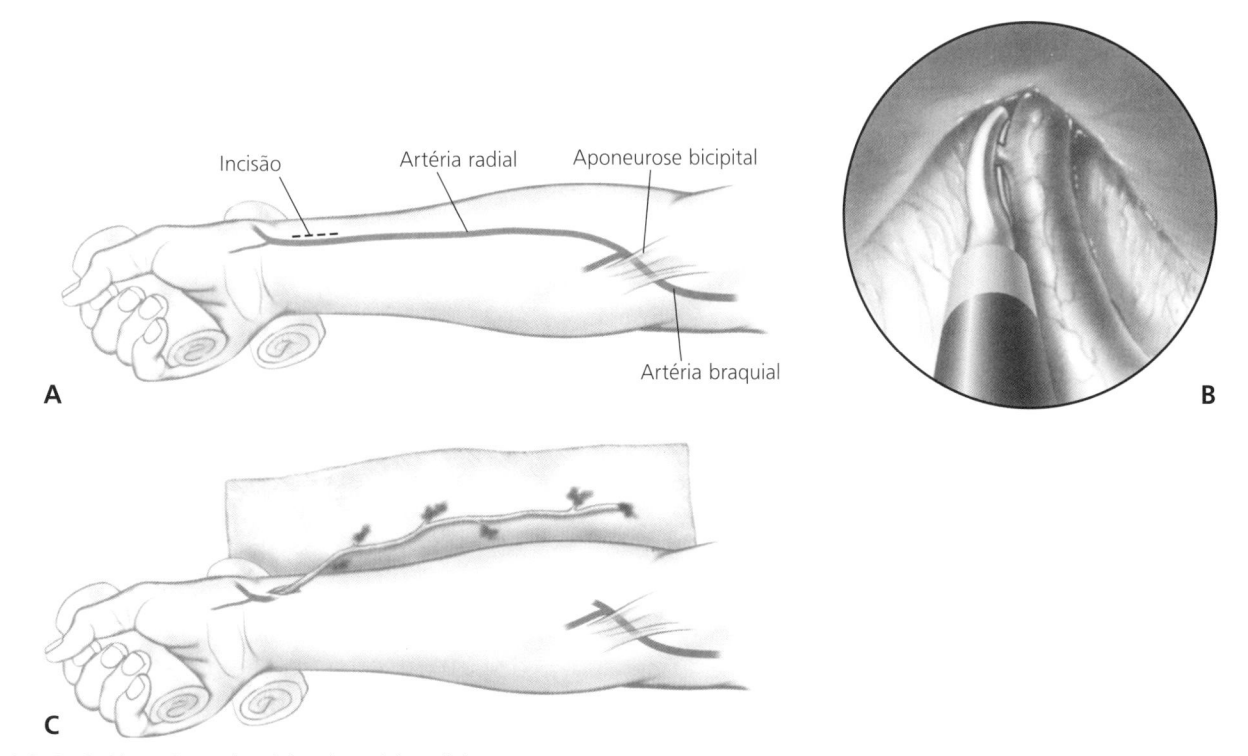

FIG. 9-3. A–C: Obtenção endoscópica da artéria radial.

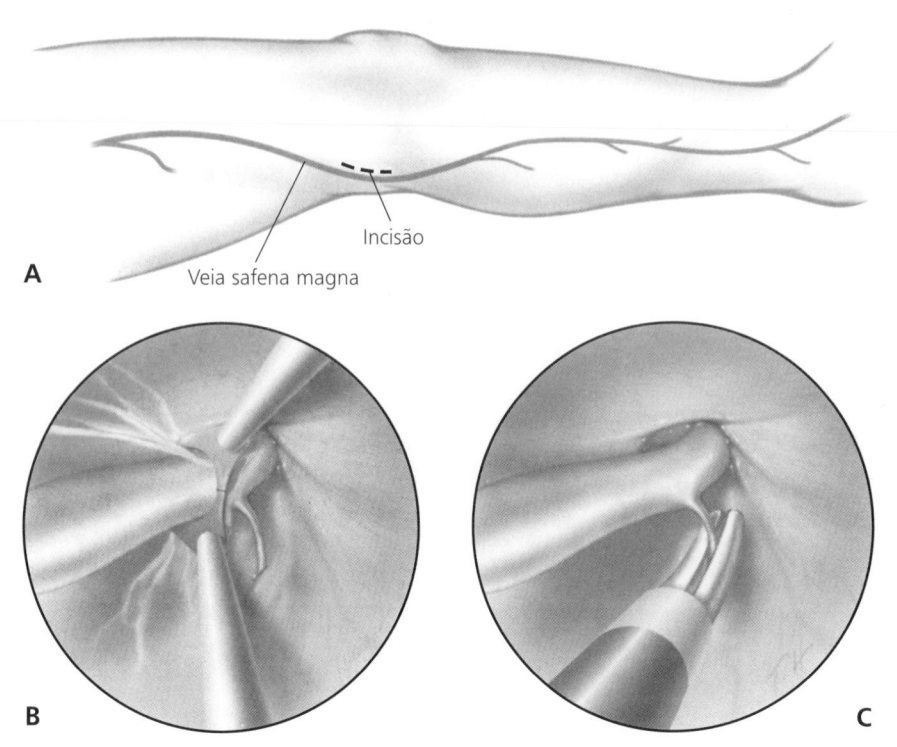

FIG. 9-4. A–C: Obtenção endoscópica da veia safena magna.

ção, um dispositivo/tesoura com cautério especializado é introduzido com o objetivo de dividir os ramos laterais (Fig. 9-4C). Uma vez alcançada a extensão proximal da dissecção, uma contraincisão é feita para facilitar a divisão da veia e o chuleio do coto. Em seguida, a veia é gentilmente retirada pela incisão no joelho.

Se houver necessidade de 2 segmentos de enxerto venoso, a veia da coxa é coletada, conforme descrito. Para um conduto adicional, a veia da panturrilha pode ser coletada, direcionando o endoscópio inferiormente pela mesma incisão no joelho.

As 2 incisões são fechadas em 2 camadas, e uma bandagem elástica é usada para envolver o membro inferior de maneira confortável, sendo mantida por 24 horas.

Coágulo Intraluminal

A dissecção endoscópica com insuflação de dióxido de carbono causa compressão da veia, podendo levar à estase do fluxo sanguíneo. A heparina deve ser administrada por via intravenosa antes da retirada endoscópica da veia para evitar a formação de trombo intraluminal.

Formação de Hematoma

A hemostasia precisa ser meticulosamente conseguida com o uso de eletrocautério para evitar o desenvolvimento de um hematoma. Se a dissecção criar uma área grande de espaço morto, deve-se inserir um dreno conectado a um sistema fechado de drenagem ao longo do trato endoscópico e mantê-lo por 24 horas.

Lesão à Veia Causada por Tração

A tração excessiva da veia com objetivo de mobilizá-la e retirá-la do trato endoscópico pode produzir lesão da íntima e avulsão de ramos, o que precisa ser evitado com dissecção extensiva com cautério e tesouras endoscópicas.

A curva de aprendizado para a utilização de equipamento endoscópico é significativa. Com experiência, adiciona um pouco de tempo à cirurgia como um todo. A dissecção venosa endoscópica é o nosso procedimento de escolha, quando existe a necessidade de 2 ou mais condutos.

Coleta Aberta da Veia Safena Magna

Uma incisão na área inguinal a uma polpa digital medial do pulso da artéria femoral é feita. O tecido subcutâneo é dissecado para expor a veia safena magna quando esta faz a curva para penetrar na fáscia cribriforme da bainha femoral e juntar-se à veia femoral. Em seguida, a incisão na pele é estendida para baixo ao longo do curso da veia. Outra alternativa consiste na incisão iniciada no tornozelo, anteriormente ao maléolo medial, e estendida para cima. Muitos cirurgiões consideram essa abordagem conveniente e elegem sua utilização em suas rotinas.

A veia é coletada pela técnica "sem toque", que implica no manuseio da veia apenas pela adventícia com pinça vascular atraumática. Em seguida, a veia é gentilmente removida de seu leito por dissecção cuidadosa e divisão de seus ramos.

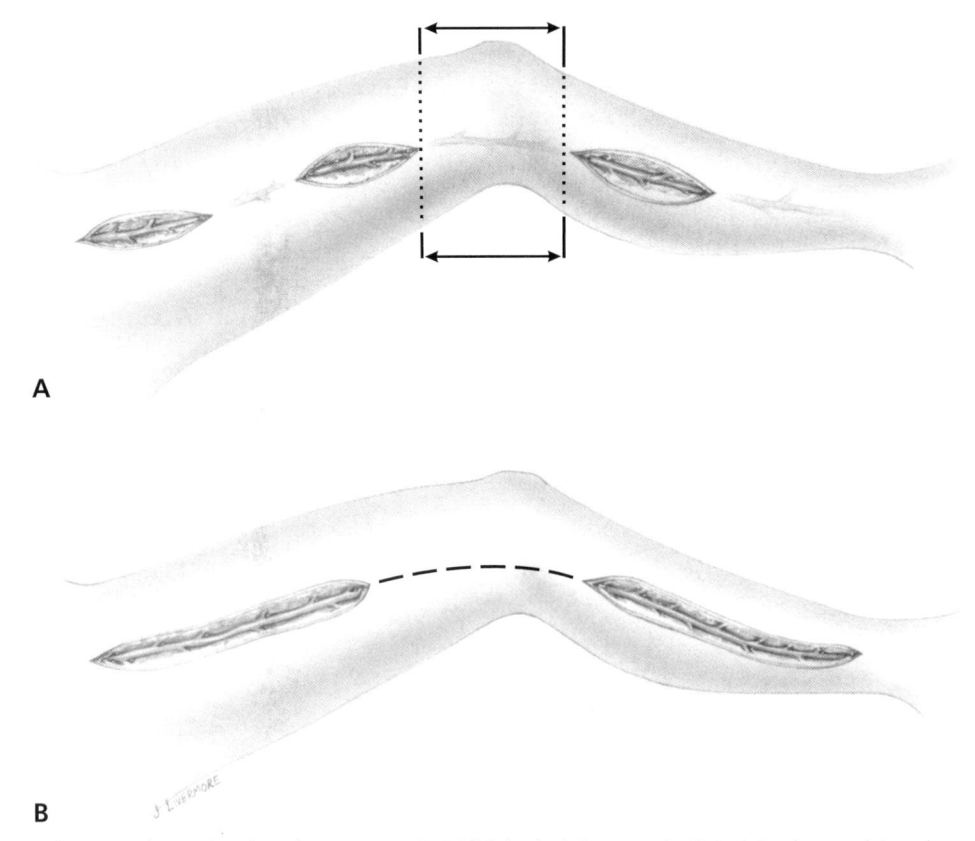

FIG. 9-5. Dissecção aberta da veia safena magna. **A:** Múltiplas incisões na pele. **B:** Incisões longas deixando pontes cutâneas ao longo da articulação do joelho.

Ulceração ou Infecção Cutânea

Se possível, é bom evitar a coleta de veias de membros com evidências de infecção ou ulceração.

Divisão Acidental da Veia

Com o auxílio de um par de tesouras afiadas, a incisão na pele é estendida pelo dedo indicador do cirurgião, que faz um túnel acima da e paralelo à veia safena. Essa técnica evita a divisão acidental da veia safena encontrada mais superficialmente e elimina o desenvolvimento de espaços mortos desnecessários ou retalhos cutâneos redundantes.

Lesão Nervosa

O nervo safeno cursa ao longo da veia safena magna. É preciso ter cuidado para não o dividir a fim de evitar parestesia pós-operatória.

Incisão Cutânea ao Longo do Joelho

A incisão junto à articulação do joelho está sujeita a muita tensão e estiramento em várias direções, conforme a articulação se move. Isso pode dar ao paciente um desconforto importante e interferir na cicatrização satisfatória. Portanto, a pele nessa localidade normalmente não é tocada (Fig. 9-5).

Incisões Cutâneas Interrompidas

Em pacientes diabéticos ou portadores de doença vascular periférica, propensos à cicatrização problemática, são feitas múltiplas incisões na pele, deixando pontes de pele intacta. Isso permite melhor fechamento da ferida e minimiza as alterações isquêmicas ao longo das bordas cutâneas (Fig. 9-5A).

Cicatrização da Ferida

Uma ferida na panturrilha tende a cicatrizar de forma lenta, fato particularmente importante em pacientes idosos diabéticos com doença vascular periférica. O manuseio meticuloso dos tecidos e o fechamento cuidadoso da ferida são obrigatórios.

Talvez seja preferível não coletar veias das panturrilhas de pacientes idosos com diabetes ou doença vascular periférica.

Quando ambas as veias safenas magnas foram extraídas em razão de varicosidade ou removidas para procedimentos anteriores de revascularização, devem-se buscar as veias safenas parvas. Muitas vezes, é possível obter um segmento adequado da veia. Nesses casos, o paciente deve ser preparado e vestido de maneira que a região posterior das pernas possa ser exposta. Homoenxertos criogenicamente preservados se encontram disponíveis em bancos de tecidos na maioria dos centros cardíacos e podem ser uma alternativa nos casos em que nenhuma outra veia autóloga ou conduto arterial está disponível. A patência a longo prazo desses enxertos não é boa em comparação com aquela dos condutos de veia nativa.

Varicosidades

As veias safenas com varicosidades devem ser evitadas. As paredes desses vasos são dilatadas e anormais, e o calibre grande predispõe a menor velocidade de fluxo, possibilidade de trombose e oclusão do enxerto.

Varicosidades Localizadas

É possível detectar varicosidades localizadas ao longo da parede venosa quando a distendemos gentilmente. A aplicação de clipes de metal no tecido redundante paralelo à parede da veia pode excluí-las parcialmente (Fig. 9-6).

Lesão da Íntima

A veia nunca deve ser tracionada ou estirada com objetivo de facilitar a dissecção. A camada intimal é muito delicada e pode sofrer laceração, ocasionando a formação de um nicho para agregação plaquetária e possível oclusão precoce subsequente do enxerto (Fig. 9-7A). É mais provável que isso aconteça quando múltiplas incisões cutâneas são feitas, e a veia precisa ser coletada por baixo das pontes cutâneas.

Distensão Excessiva da Veia

O enxerto venoso deve ser gentilmente distendido; toda pressão excessiva pode acarretar laceração ou ruptura da íntima. Existem dispositivos comercialmente disponíveis para evitar que a pressão intraluminal não exceda 150 mmHg.

Lesão por Avulsão

O estiramento da veia também pode resultar em lesão por avulsão por causa da tensão nos pequenos ramos laterais. Essas lacerações na parede da veia podem ser chuleadas com suturas de Prolene 7-0 ou 8-0 para garantir a hemostasia adequada; entretanto, a integridade da veia permanece rompida.

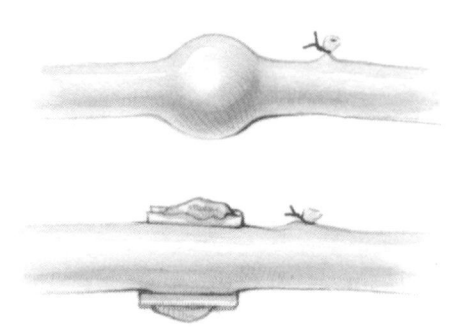

FIG. 9-6. Exclusão de uma varicosidade localizada.

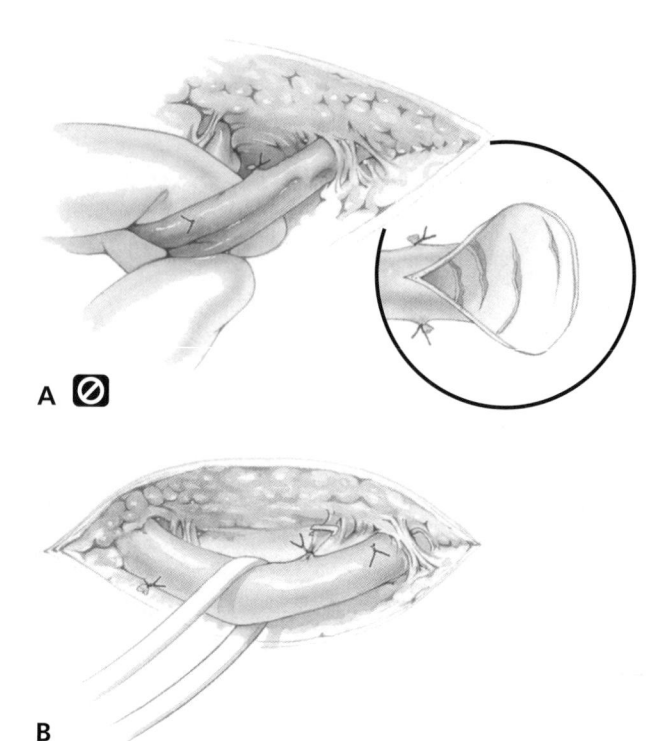

FIG. 9-7. A: Lesões da íntima venosa, ocasionadas por estiramento ou tração. **B:** Retração suave por uma banda elástica.

A veia pode ser gentilmente retraída por meio de bandas vasculares elásticas sempre que necessário (Fig. 9-7B).

Os ramos laterais são identificados e ligados; de modo alternativo, eles podem ser ocluídos com clipes de metal e depois divididos (Fig. 9-8).

Cotos do Ramo

Os ramos devem ser ligados ou clampeados a aproximadamente 1 mm da parede venosa para minimizar a presença de um coto, que pode predispor a formação de trombos e oclusão precoce do enxerto (Fig. 9-9A). Qualquer coto pode ser eliminado com facilidade pela aplicação de um clipe de metal fino por trás do nó, paralelo à parede da veia (Fig. 9-9B).

Estreitamento do Enxerto

Contrariamente, um nó ou clipe de metal nunca deve ocluir parte da própria parede da veia, pois dá origem à constrição localizada (Fig. 9-9C). O nó ou o clipe devem ser removidos com delicadeza. A aplicação de pressão com um porta-agulha forte na alça fechada do clipe de metal separa as 2 extremidades e facilita a remoção. O nó ou o clipe de metal são substituídos ou reaplicados de maneira adequada.

Constrição da Adventícia

O tecido adventício pode, às vezes, ser capturado no nó ao redor de um dos ramos, criando uma constrição loca-

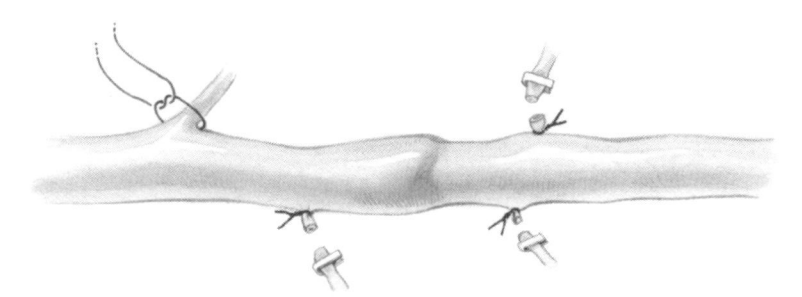

FIG. 9-8. Ligadura ou grampeamento de ramos venosos.

lizada. A banda adventícia deve ser dividida com cuidado com tesouras Potts (Fig. 9-10).

Quando um segmento adequado da veia é dissecado, em seguida é dividido em cada extremidade e removido. Os cotos venosos na área inguinal e no tornozelo são firmemente ligados.

Fechamento da Pele

A ferida no membro inferior é fechada em camadas com suturas absorvíveis. Na região inguinal ou onde a ferida é profunda, uma camada extra de fechamento pode ser necessária. A pele é fechada com material de sutura absorvível fino de maneira subcuticular.

⊘ Drenagem da Ferida

Se a ferida for profunda ou continuar a exsudar sangue, um sistema de drenagem fechado deve ser usado por 24 horas com o objetivo de evitar a formação de hematoma e a possibilidade de infecção.

⊘ Infecção da Ferida

Os pacientes diabéticos ou portadores de doença vascular periférica encontram-se sob maior risco de apresentar essa complicação. Portanto, a ferida precisa ser fechada sem traumas e sem deixar espaços mortos. A hemostasia absoluta precisa ser conseguida antes do início do fechamento. O fechamento da pele subcuticular pode ser reforçado por suturas monofilamentares interrompidas em colchão horizontal, profundamente inseridas, deixadas no local, até que a cicatrização satisfatória seja conseguida, de modo geral, em pelo menos 2 ou 3 semanas.

Indiferentemente da técnica de dissecção, uma cânula com ponta de oliva é introduzida na extremidade distal da veia. A veia é gentilmente distendida com sangue heparinizado autólogo. Todos os ramos que sofreram avulsão são identificados e firmemente ligados com suturas de *silk* 4-0 ou chuleados com suturas de Prolene 7-0 ou 8-0, respeitando todas as precauções já citadas antes (Fig. 9-11).

⊘ Sutura da Parede Venosa

Por vezes, a parede da própria veia no local da avulsão de seus ramos requer fechamento por sutura; isso pode ser conseguido com picadas longitudinais na parede venosa com Prolene 7-0 ou 8-0 ao ser distendida. A sutura transversa dá origem à constrição localizada (Fig. 9-12).

FIG. 9-9. A: Excesso de coto num ramo venoso. **B:** Eliminação do coto por um clipe de metal. **C:** Constrição da veia causada pelo clipe.

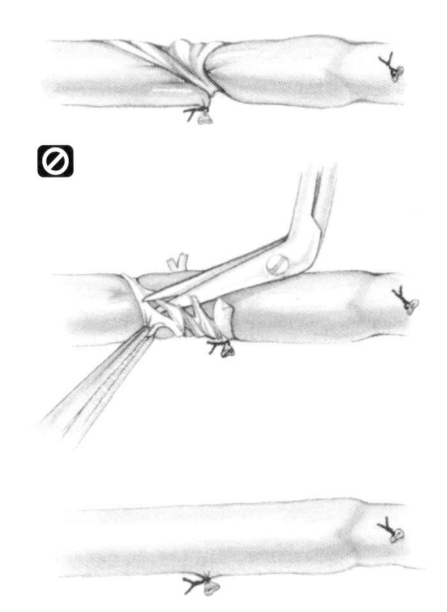

FIG. 9-10. Divisão da banda adventícia para aliviar a constrição.

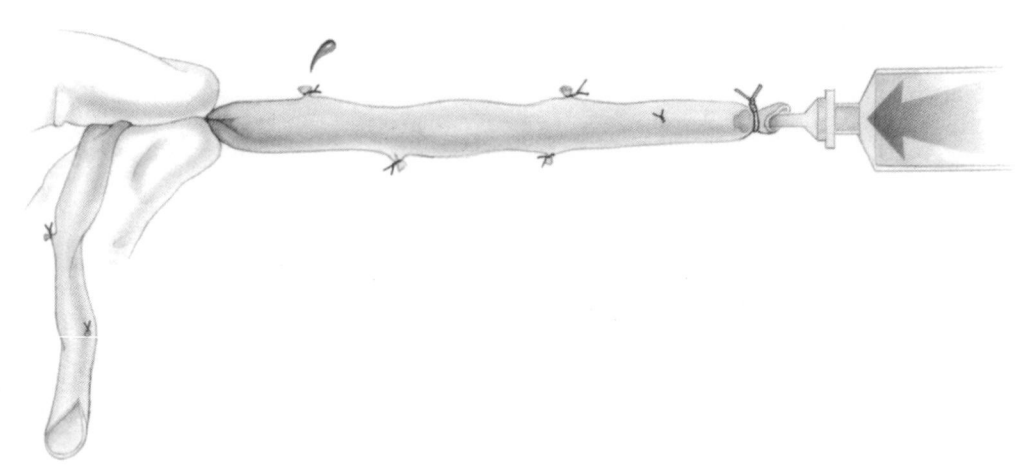

FIG. 9-11. Distensão suave de uma veia.

A extremidade da veia é cortada, evitando qualquer remanescente valvular da íntima, e aparada para que tenha um orifício liso em forma de capuz para anastomose com a artéria coronária (Fig. 9-13).

🆕 *Extremidade da Veia*

Se o calibre da veia for pequeno, a abertura pode ser posteriormente ampliada através da incisão do orifício da veia na extremidade distal.

⊘ *Lesão Ocasionada pelo Valvulótomo*

Alguns cirurgiões apoiam o uso de um valvulótomo para remover os folhetos valvares nas veias safenas. Embora pareça útil em algumas vezes, ele pode criar lesões em casa de botão na parede da veia. Portanto, se o dispositivo for usado, é preciso muito cuidado. Rotineiramente, não se removem os folhetos valvares a não ser que estejam localizados nos sítios de anastomose.

🆕 *Veias da Coxa* versus *Veias da Panturrilha*

Tradicionalmente, a veia obtida da panturrilha adequa-se mais ao calibre das artérias coronárias, além de apresentar poucas, senão nenhuma, válvula e ser capaz de suportar pressão intraluminal mais elevada. Portanto, é mais adequada para a revascularização das artérias coronárias menores. Entretanto, o processo de arterialização normal e a hiperplasia da íntima podem resultar em fechamento precoce de enxerto de condutos de veia safena parva. Apesar de todas as vantagens, a extremidade proximal de um enxerto venoso de calibre menor pode ser muito pequena para a anastomose aórtica padrão. A anastomose proximal terá de ser realizada a uma abertura aórtica menor em vez de um orifício regular.

Revascularização do Miocárdio com Desvio Cardiopulmonar

Embora muitas abordagens tenham sido usadas na última década para a cirurgia de revascularização do miocárdio, inclusive incisões limitadas de toracotomia e técnicas endoscópicas, a esternotomia é considerada a incisão de escolha

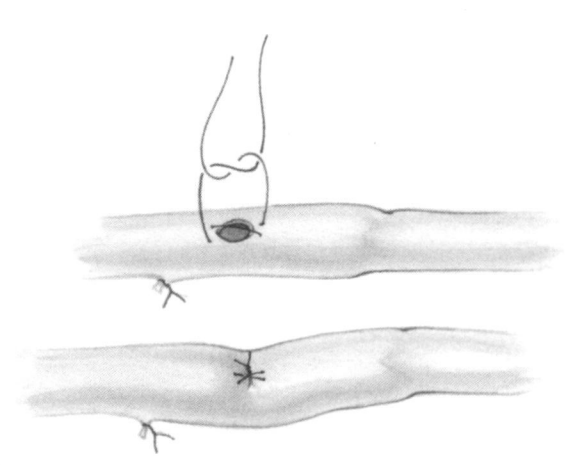

⊘ FIG. 9-12. Fechamento transverso de um ramo avulso causando constrição da veia.

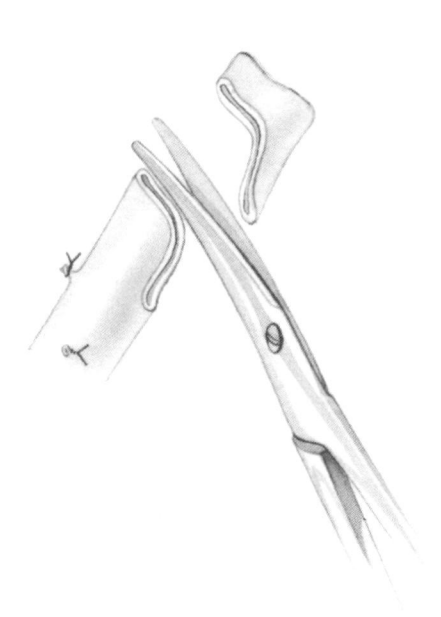

FIG. 9-13. Recorte de uma extremidade venosa para criar um capuz.

na maioria dos casos hoje em dia. Atualmente, um número significativo de casos de revascularização do miocárdio é realizado sem o uso do desvio cardiopulmonar (vide texto subsequente). Entretanto, o desvio cardiopulmonar é, muitas vezes, preferido ou necessário.

A drenagem venosa é realizada por meio de uma única cânula atriocaval na maioria dos pacientes submetidos à cirurgia de revascularização do miocárdio. A canulação bicaval é usada quando existe indicação para procedimentos concomitantes que necessitam de uma abertura no lado direito do coração. O sangue oxigenado retorna ao paciente pela canulação direta da aorta ascendente. Em raras situações, quando a canulação aórtica não é viável por causa da presença de aneurisma na aorta ascendente ou pela calcificação extensiva da parede aórtica, a rota arterial axilar ou femoral é escolhida (vide Capítulo 2).

A aspiração do lado esquerdo do coração pela veia pulmonar superior direita ou pela artéria pulmonar é usada, porém sem necessidade na maioria das vezes (vide Capítulo 4). Em raras situações, quando a reoperação para uma única revascularização da artéria coronária circunflexa é necessária, a toracotomia esquerda constitui uma abordagem alternativa. Nesses casos, o desvio cardiopulmonar é conseguido pela canulação da veia femoral e da artéria femoral (vide técnica descrita no Capítulo 2).

Preservação do Miocárdio

A cardioplegia sanguínea gelada é infundida na raiz aórtica com objetivo de conseguir a parada cardioplégica do coração inicialmente, sendo repetida a cada 10 ou 15 minutos durante o tempo de clampeamento. Solução cardioplégica adicional é infundida diretamente no enxerto venoso após a anastomose distal ser completada. O resfriamento central a 34°C e o soro fisiológico gelado ou na forma de gelo suplementam a proteção do miocárdio. A doença proximal crítica das artérias coronárias principais pode interferir na distribuição uniforme da cardioplegia e evitar a parada cardioplégica completa do miocárdio. A perfusão cardioplégica retrógrada por meio de cateter no seio coronário é um auxiliar útil para a proteção miocárdica ideal durante a revascularização coronariana (vide Capítulo 3).

Em pacientes com oclusão aguda da artéria coronária e infarto iminente, o vaso em questão é enxertado primeiro, para permitir que a solução cardioplégica alcance, pelo enxerto venoso, o território miocárdico envolvido.

NB A administração retrógrada de cardioplegia pode ser particularmente útil, quando condutos arteriais são usados, pois a cardioplegia não pode ser levada pelo enxerto.

NB Pacientes submetidos a novos procedimentos de revascularização da artéria coronária com enxertos venosos patentes, porém doentes, encontram-se sob o risco de embolização de resíduos do enxerto no leito da artéria coronária distal. Nesses casos, indica-se a cardioplegia retrógrada.

NB Quando enxertos arteriais patentes *in situ* estão presentes, a cardioplegia anterógrada não alcança o miocárdio que esses enxertos suprem. Em 1º lugar, os enxertos patentes precisam ser identificados e temporariamente ocluídos com uma pequena pinça *bulldog* atraumática. Depois disso, a cardioplegia sanguínea retrógrada pode ser administrada de maneira efetiva.

NB As soluções cardioplégicas que contêm grande quantidade de potássio nunca devem ser infundidas diretamente nos enxertos venosos, pois podem ocasionar lesões à íntima da parede venosa.

Princípios Gerais de Arteriotomia

Sob desvio cardiopulmonar com o coração parado e descomprimido, as artérias coronárias são digitalmente palpadas à procura de evidências de doença e calcificação. Um local

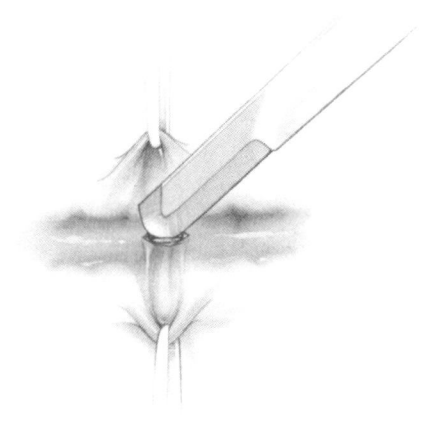

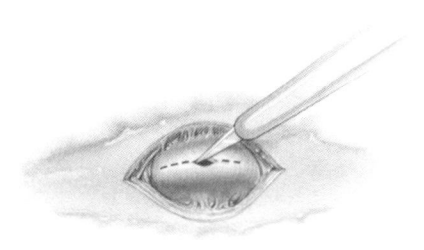

FIG. 9-14. A: Uma lâmina *stroker* é usada para expor a artéria coronária. **B:** Uma lâmina *poker* é usada para incisar a parede anterior de uma artéria coronária.

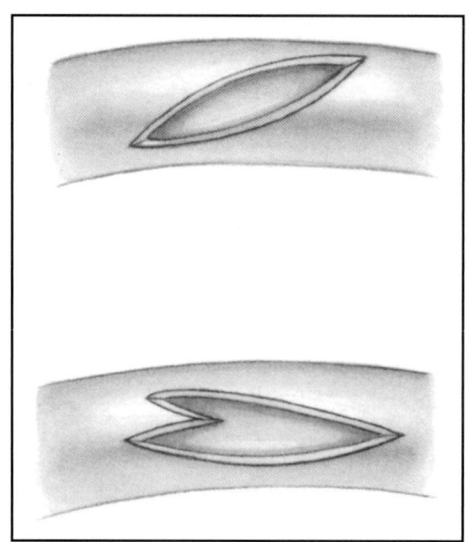

FIG. 9-15. Arteriotomia oblíqua e tentativa de correção criaram um retalho na parede arterial.

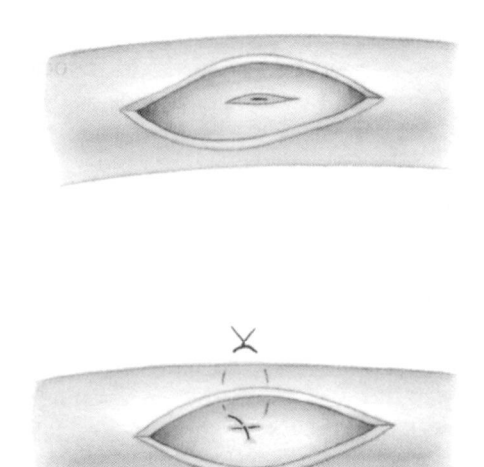

FIG. 9-17. Reparo de uma incisão pela parede posterior de uma coronária com sutura amarrada por fora do vaso.

apropriado de arteriotomia é selecionado. Na medida do possível, é ideal que o local esteja livre de doença. O epicárdio sobrejacente à artéria coronária é incisado e separado lateralmente com um bisturi especial, uma lâmina *stroker* (p. ex., Beaver Mini-Blade A6400, Fig. 9-14A), o que permite melhor inspeção da parede da artéria coronária. Após determinar o local exato da arteriotomia, uma lâmina *stroker* (p. ex., Beaver Microssharp Blade A7513) é usada para incisar a parede anterior da artéria coronária (Fig. 9-14B).

NB O cirurgião precisa memorizar a anatomia exata das artérias coronárias conforme mostrado pelo angiograma, para que o enxerto seja colocado distalmente ao local da obstrução da artéria coronária.

Colocação da Arteriotomia

É preciso ter cuidado para realizar a arteriotomia na linha média da artéria coronária. Uma incisão oblíqua acarreta deformidade da artéria na ponta ou distal à anastomose. Se uma tentativa for feita para corrigir a direção da arteriotomia, um retalho da parede da íntima será criado, produzindo uma anastomose imperfeita (Fig. 9-15).

Lesão à Parede Arterial Posterior

É preciso tomar precauções especiais para não danificar a parede posterior da artéria coronária, o que pode acon-

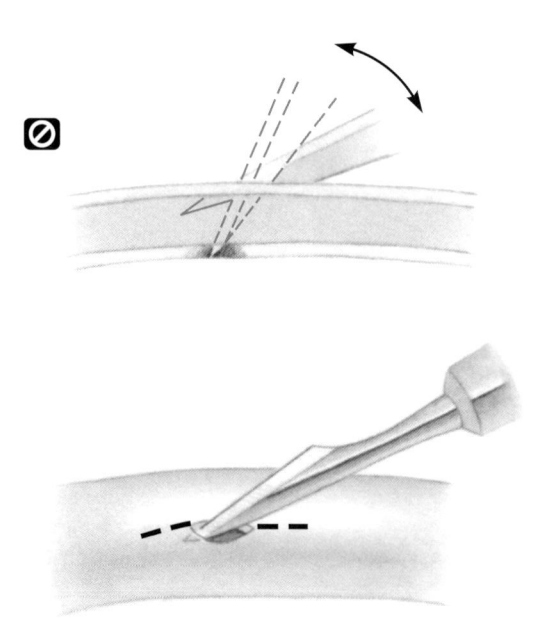

FIG. 9-16. Ângulo perpendicular de uma lâmina danificando a parede posterior da artéria coronária.

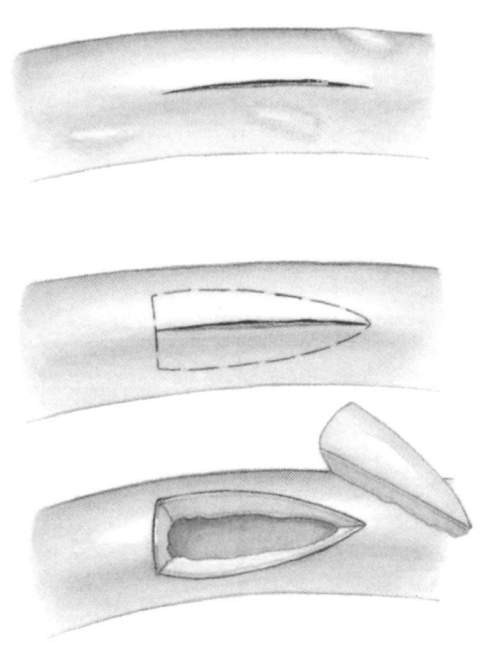

FIG. 9-18. Remoção de um segmento triangular de uma artéria coronária calcificada.

CAPÍTULO 9 • Cirurgia para Doença Coronariana

⊘ Parede Arterial Inflexível, Calcificada

Algumas vezes, a parede arterial é inflexível e extremamente calcificada, tornando a arteriotomia satisfatória impossível para a realização de uma anastomose funcional. Um botão da parede anterior é removido no local de arteriotomia. A técnica implica essencialmente na remoção de um segmento triangular de parede arterial anterior do sítio de anastomose. Caso contrário, a parede arterial calcificada restringe o lúmen da anastomose do enxerto (Fig. 9-18).

A seguir, a arteriotomia é ampliada tanto proximal, quanto distalmente (Fig. 9-19). Existe disponível uma modificação especial da tesoura de Potts para aumentar a artéria coronária em localizações particularmente difíceis. O diâmetro do lúmen da artéria coronária, assim como a presença de placas obstrutivas distais, pode ser avaliado através da inserção suave de sondas calibradas pelo sítio de arteriotomia (Fig. 9-20).

⊘ Placa Obstrutiva Distal

Embora todas as tentativas sejam feitas para identificar um sítio relativamente normal para anastomose, às vezes, placas localizadas na parte inferior da anastomose podem limitar o fluxo e causar oclusão precoce do enxerto. Portanto, é importante aumentar a arteriotomia fazendo o corte pela placa obstrutiva (Fig. 9-21). Similarmente, a abertura distal do conduto é aumentada, e uma anastomose é realizada. Se o segmento obstruído for muito longo, e o procedimento não for viável, um 2º enxerto precisa ser colocado distal ao local da obstrução.

⊘ Lesão da Íntima

A inserção de sondas precisa ser realizada com delicadeza, com todo o cuidado para não forçar uma sonda muita grande no lúmen arterial, para evitar a laceração da íntima.

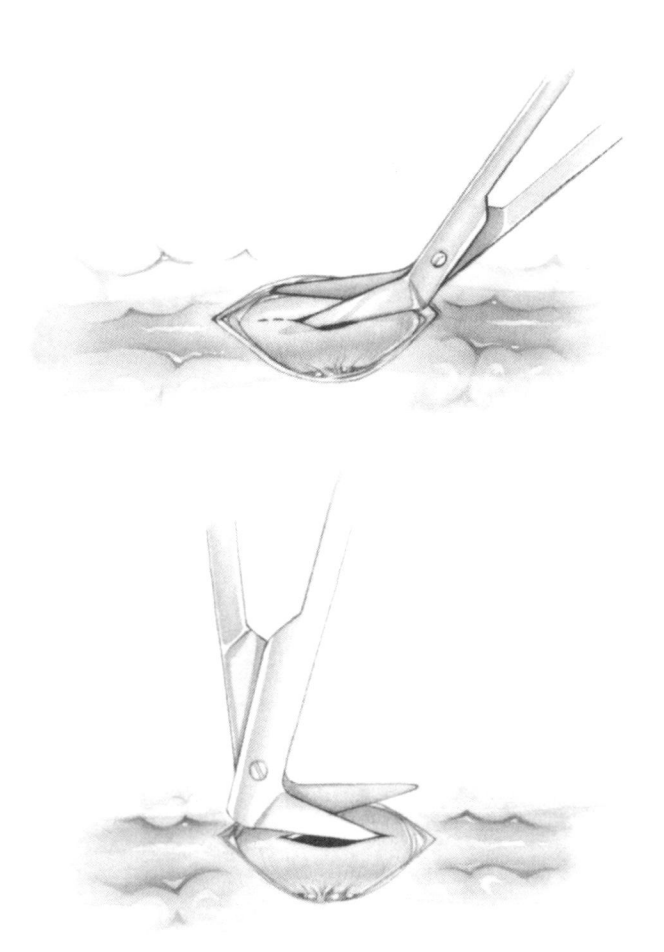

FIG. 9-19. Ampliação da arteriotomia por tesouras Potts.

tecer se o ângulo da lâmina for perpendicular ao vaso. O ângulo deve sempre ter cerca de 45 graus com relação à artéria coronária (Fig. 9-16). Se a parede posterior for incisada através da adventícia pela lâmina, deve ser aproximada por sutura fina de Prolene 8-0 amarrada no lado externo do vaso (Fig. 9-17).

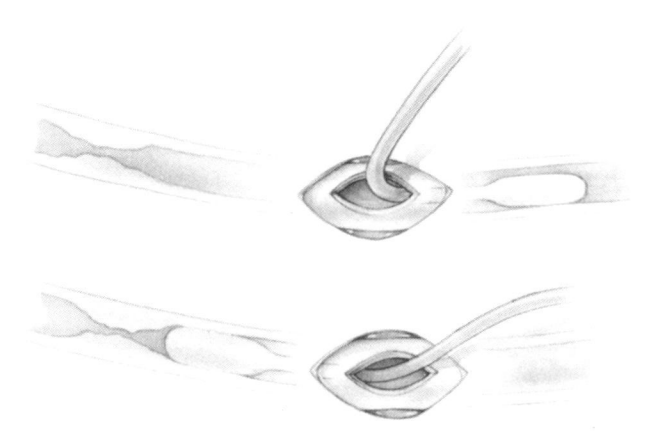

FIG. 9-20. Calibragem do lúmen de artéria coronária com uma sonda.

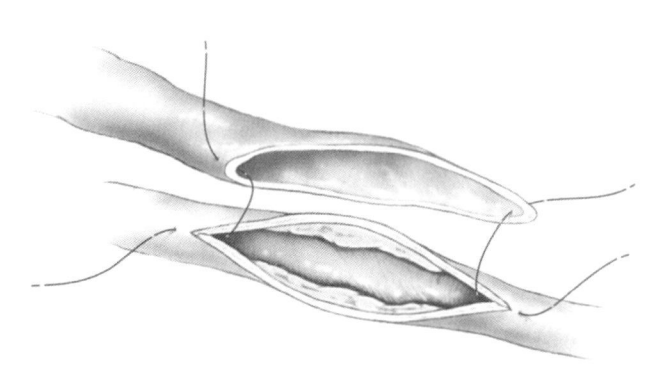

FIG. 9-21. Ampliação de uma arteriotomia através de uma placa obstrutiva.

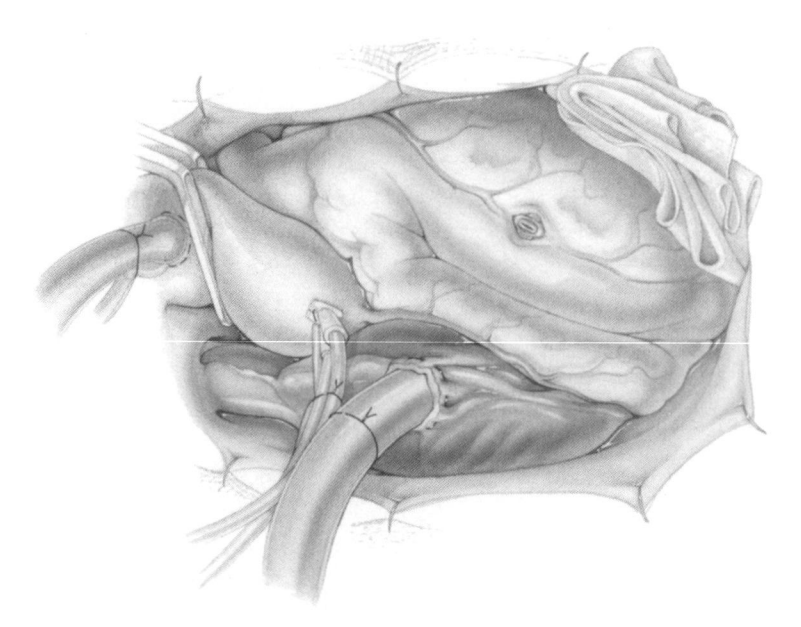

FIG. 9-22. Posicionamento do coração para expor os ramos da artéria coronária anterior.

ⓔ Curso Intramiocárdico da Artéria Coronária

A artéria pode seguir um curso intramiocárdico que precisa ser acompanhado no músculo, e a ponte miocárdica sobre a artéria precisa ser dividida com grande cuidado.

O segmento intramiocárdico da artéria é quase sempre saudável. A divisão da ponte miocárdica precisa ser limitada até o necessário para a realização da anastomose satisfatória. Utilizamos a eletrocoagulação de baixa corrente para cauterizar as bordas da ponte muscular.

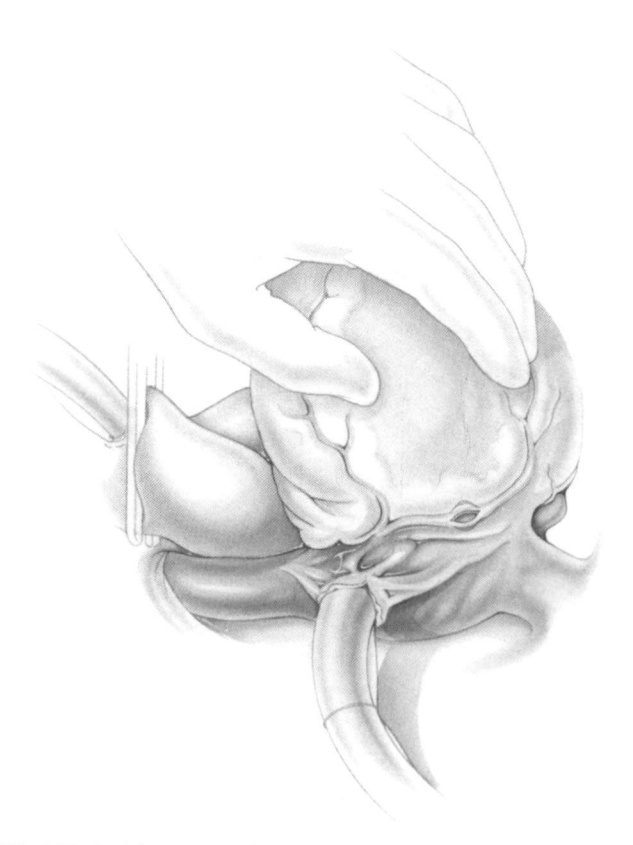

FIG. 9-23. Posicionamento do coração para expor a artéria coronária direita e seus ramos.

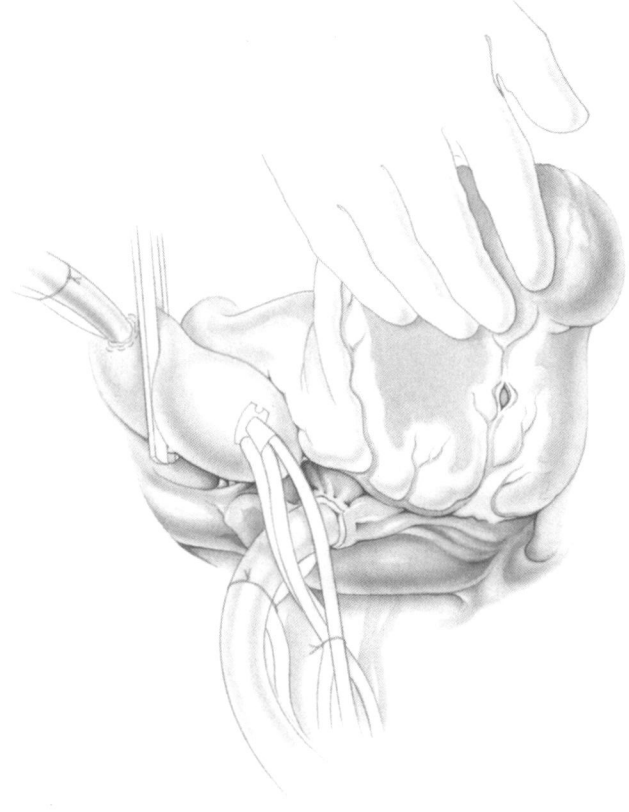

FIG. 9-24. Exposição das artérias posterolateral e descendente posterior.

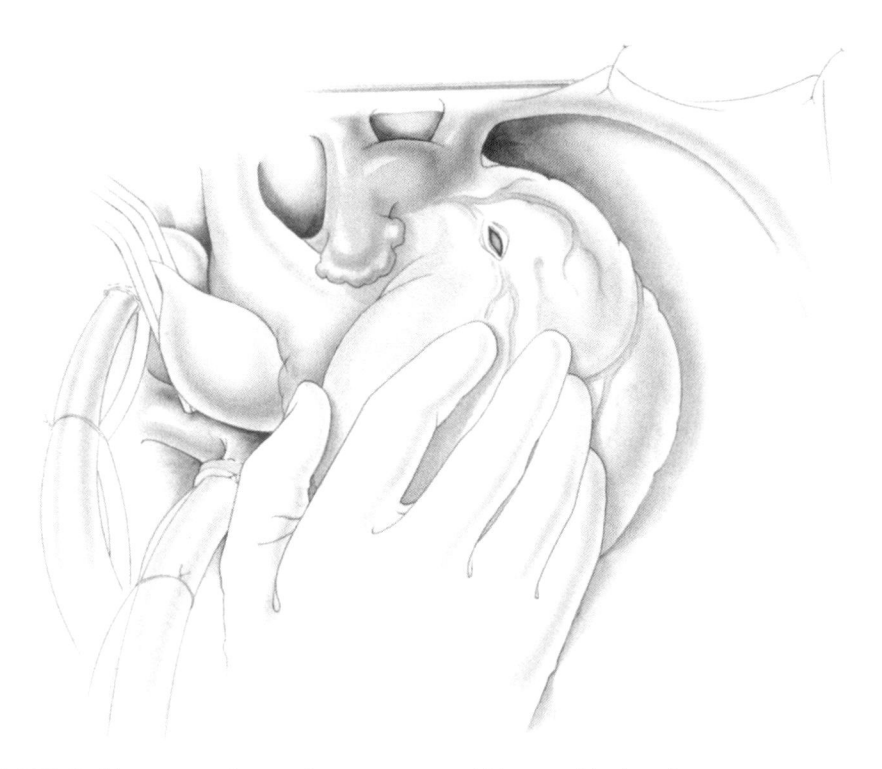

FIG. 9-25. Posicionamento do coração para expor a artéria coronária circunflexa e seus ramos.

Dificuldade de Identificação das Artérias Coronárias

Em alguns pacientes, o tecido adiposo epicárdico ao longo do curso da artéria coronária não permite a identificação precisa do vaso. Sob tais circunstâncias, os ramos laterais da artéria são identificados primeiro e, depois, acompanhados em direção ao tronco originário. A artéria é liberada do tecido adiposo. Quando a artéria DAE não pode ser identificada, pode ser útil localizar a artéria descendente posterior e segui-la ao ápice do coração. A artéria coronária descendente anterior distal deve estar próxima a esse local.

Posicionamento do Coração para Exposição das Artérias Coronárias

Exposição da Superfície Anterior do Coração

Uma **compressa de laparotomia** encharcada de solução salina gelada/congelada é colocada no pericárdio, atrás do coração vazio e flácido. Essa manobra normalmente expõe a superfície anterior do coração muito bem. As artérias coronárias DAE, diagonal e, com alguns ajustes, o ramo intermediário podem ser visualizados com facilidade (Fig. 9-22).

Exposição da Artéria Coronária Direita e seus Ramos

Normalmente, a artéria coronária direita consiste num vaso grande e coberto pelo tecido adiposo epicárdico no sulco atrioventricular direito. Seus ramos distais, as artérias descendente posterior direita e posterolateral tendem a ser mais superficiais conforme cursam em direção ao ápice do coração.

A mesa cirúrgica é elevada, e o paciente é colocado em ligeira posição de Trendelenburg. A margem aguda do ventrículo direito é gentilmente elevada e mantida em posição pela mão do cirurgião assistente. A artéria coronária direita distal e o segmento proximal de seus ramos são trazidos à visão (Fig. 9-23). O epicárdio sobre o sulco atrioventricular é incisado. A artéria coronária direita distal é identificada e dissecada por uma curta distância. Para fornecer exposição

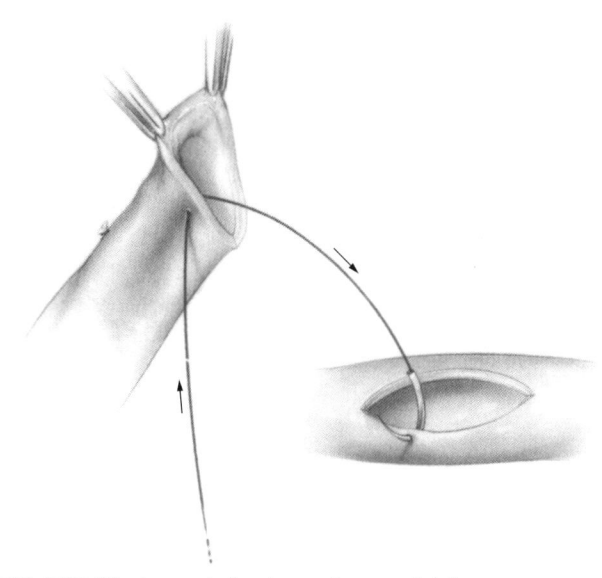

FIG. 9-26. Técnica gradativa de anastomose distal.

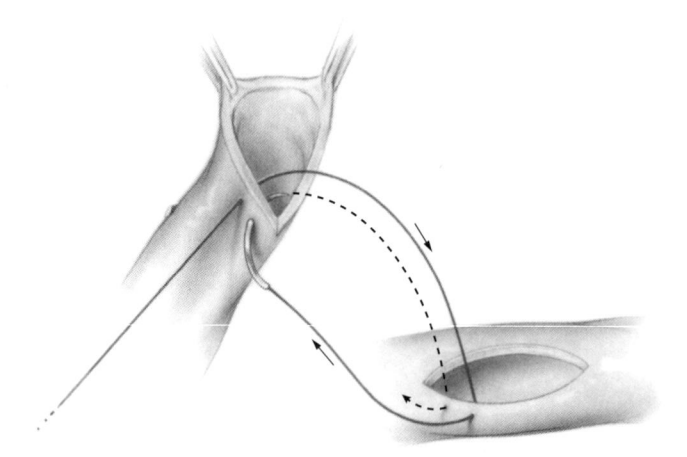

FIG. 9-27. Técnica gradativa de anastomose distal.

das artérias posterolateral e descendente posterior, o ápice do coração é elevado em direção ao ombro direito do paciente (Fig. 9-24).

Exposição da Artéria Coronária Circunflexa e seus Ramos

A mesa cirúrgica é ligeiramente abaixada, e o lado esquerdo é elevado. O coração vazio e flácido é elevado com delicadeza e mantido pela mão direita do cirurgião assistente. Essa manobra, com alguns ajustes mínimos, traz à visão os ramos lateral posterior e marginal obtuso de ambas as artérias coronárias circunflexa e direita (Fig. 9-25).

Técnicas de Anastomose

A técnica de anastomose para todas as artérias coronárias é essencialmente a mesma. A arteriotomia é feita no local selecionado, sendo ampliada até o tamanho de 5 a 7 mm por tesouras Potts. A extremidade distal do conduto precisa ser recortada de forma a apresentar lúmen oblíquo, em forma de capuz, com circunferência pelo menos 25% maior que aquela da arteriotomia (Fig. 9-13). A anastomose distal é iniciada com suturas de Prolene 7-0 ou 8-0 de 30 polegadas, duplamente armadas com agulhas de ponta romba. A 1ª agulha é passada a partir da parte externa do enxerto 2 mm para o lado do cirurgião. A seguir, é passada de dentro para fora do lúmen da artéria coronária, 2 a 3 mm para a direita de sua extremidade distal (Fig. 9-26). Agora, a mesma agulha é passada mais uma vez de fora para dentro do enxerto, adjacente à sutura anterior em sentido horário. Em seguida, a agulha é passada de dentro para fora da artéria coronária, adjacente ao ponto anterior em sentido horário (Fig. 9-27). Essa sequência se repete até a inserção de 4 rodadas de suturas no enxerto de artéria torácica interna ou do enxerto venoso. Por tração suave de ambas as extremidades da sutura de maneira alternada, o enxerto é rebaixado à sua posição (Fig. 9-28).

Tradicionalmente, a veia ou a artéria torácica é sustentada pelo cirurgião assistente com 2 pinças atraumáticas (Fig. 9-26). O ideal é que a pinça segure o tecido adventício do conduto, o que pode ser difícil, sendo toda a espessura da parede, inclusive a íntima, muitas vezes, englobada pela pinça. Isso danifica a parede do conduto e pode levar a fechamento precoce do enxerto.

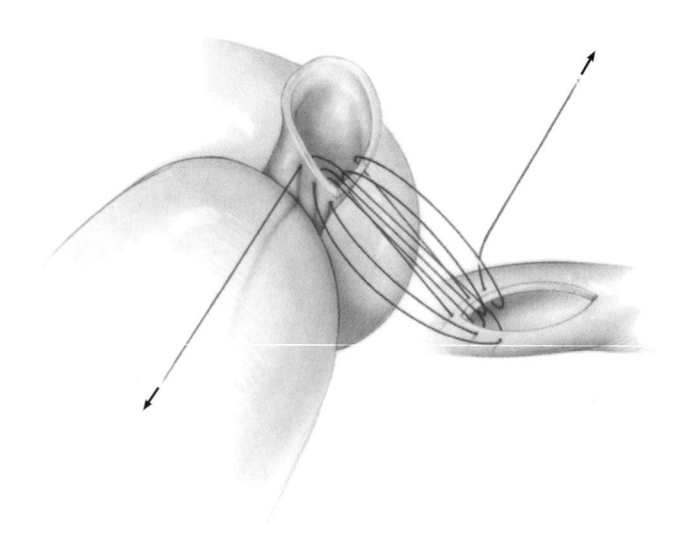

FIG. 9-29. Manutenção de um enxerto venoso entre o dedo indicador e o polegar esquerdos.

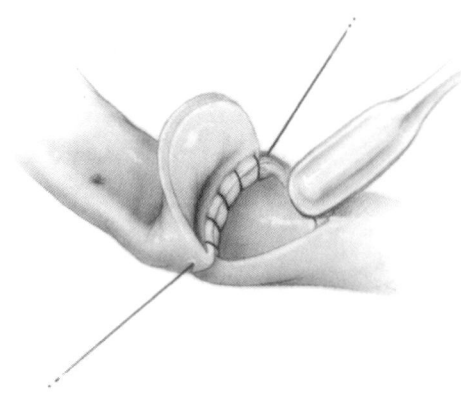

FIG. 9-28. Técnica gradativa de anastomose distal.

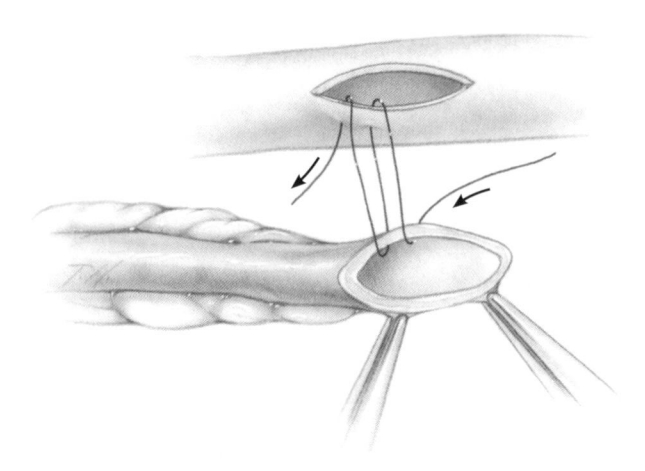

FIG. 9-30. Colocação do conduto no coração perto do sítio de anastomose na artéria coronária.

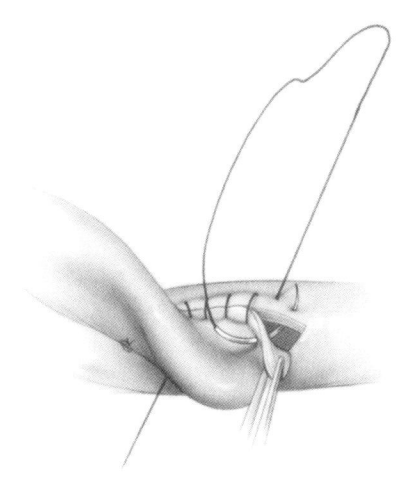

FIG. 9-31. Término de uma anastomose distal.

O conduto pode ser segurado entre o indicador e o polegar do cirurgião; a anastomose é realizada com a mão direita (Fig. 9-29). Essa técnica elimina qualquer possibilidade de lesão do conduto causada pela pinça e não requer a perícia de um cirurgião assistente. Além do mais, embora inicialmente isso possa parecer um pouco sem jeito e difícil, com um pouco de experiência, essa técnica se torna fácil e realmente acelera a anastomose. De modo alternativo, o conduto é colocado no coração, adjacente e paralelo ao sítio de anastomose na artéria coronária (Fig. 9-30). Alguns cirurgiões preferem suspender o conduto com uma fina sutura de tração adventícia. A sequência da sutura permanece a mesma em todas as técnicas descritas.

Ø Extravasamento Anastomótico na Ponta

As suturas na ponta precisam ser extremamente próximas umas das outras com o intuito de minimizar a possibilidade de vazamentos. A colocação subsequente de suturas de reforço nessa área é difícil e pode comprometer o lúmen da anastomose.

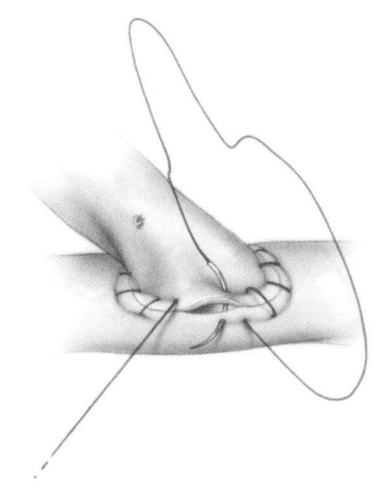

FIG. 9-32. Término de uma anastomose distal.

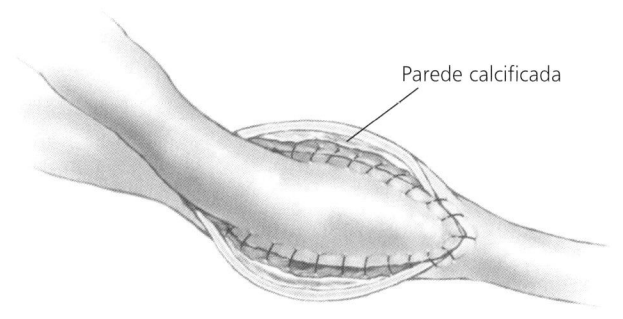

FIG. 9-33. Sutura de um enxerto venoso dentro do lúmen arterial, excluindo um segmento calcificado.

Ø Patência do Lúmen na Ponta da Anastomose

Uma sonda de ponta esférica de tamanho adequado é introduzida no lúmen da artéria coronária, da artéria torácica interna ou do conduto venoso por uma distância curta para garantir a anastomose satisfatória na ponta (Fig. 9-28).

NB Essa sonda pode ser deixada no lúmen da artéria coronária para cessar o fluxo de sangue e permitir a colocação precisa de pontos.

O braço esquerdo da sutura é identificado por uma pinça com ponta de borracha que fornece tração gentil. Damos continuidade com a agulha na outra extremidade da sutura na forma de ponto sobreposto, no lado externo do conduto e interior da artéria coronária (Fig. 9-31), dando sequência à sutura que passa bem ao redor da parte inferior da anastomose (Fig. 9-32).

A agulha deve fazer picaduras pequenas e superficiais bem próximas umas às outras na artéria coronária na parte inferior.

NB A agulha deve incluir um segmento bem fino do epicárdio circundante para minimizar os extravasamentos anastomóticos.

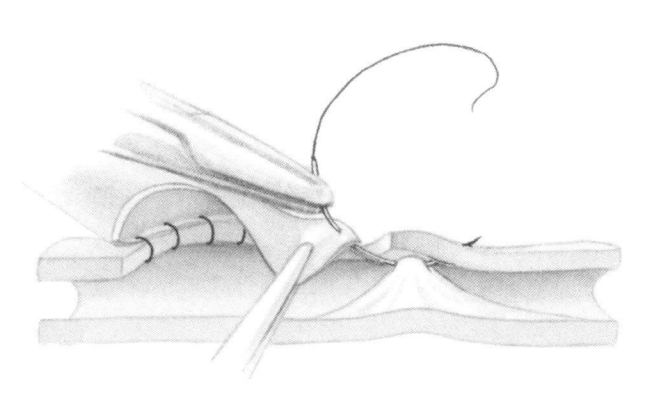

Ø FIG. 9-34. Uma agulha inadvertidamente incorporando a parede posterior na parte inferior de uma anastomose.

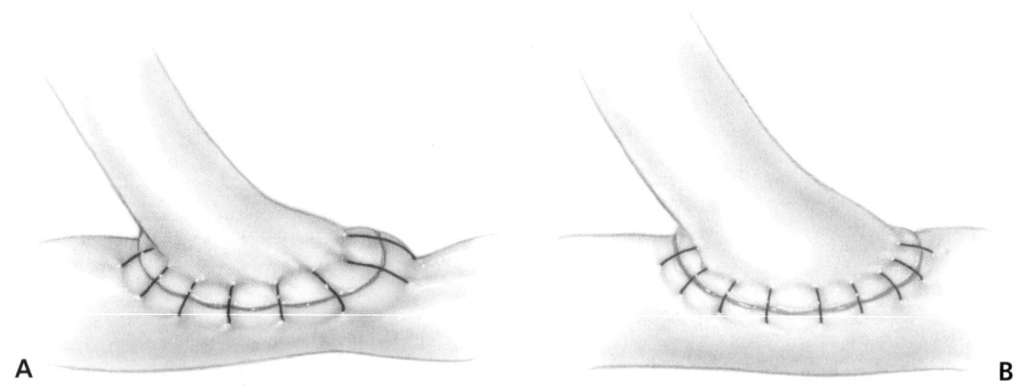

FIG. 9-35. A: Depressões e estreitamento na parte inferior da anastomose. **B:** Suturas pequenas, lado a lado na parte inferior, evitam o estreitamento da anastomose.

Nesse momento, uma sonda de tamanho adequado é introduzida na parte inferior da anastomose para garantir sua patência. Dá-se continuidade à sutura até alcançar a outra extremidade.

Parede Arterial Calcificada

Quando a parede da artéria coronária é altamente calcificada, uma agulha com ponta de diamante e sutura de Prolene 7-0 são usadas para construir a anastomose. Essas agulhas são muito mais fortes e podem perfurar as placas calcificadas com mínima dificuldade. De modo alternativo, quando a borda da parede arterial coronária é calcificada, o enxerto venoso pode ser suturado dentro do lúmen arterial, excluindo o segmento calcificado. Já que o diâmetro da veia é maior que aquele da artéria, o lúmen da anastomose será adequado (Fig. 9-33).

Sutura Inadvertida da Parede Posterior

A parte inferior da anastomose consiste na parte mais crítica, pois determina a capacidade de efluxo do enxerto. Quando o lúmen da artéria é pequeno ou a visibilidade e exposição não são ideais, a agulha pode englobar a parede posterior da artéria (Fig. 9-34). Uma sonda de ponta esférica de tamanho adequado ou uma sonda plástica descartável empurrada por uma curta distância na artéria distal pode permitir a colocação precisa das suturas e evitar a ocorrência dessa complicação.

Constrição na Parte Inferior da Anastomose

Embora a passagem da agulha de dentro da artéria coronária na parte inferior da anastomose certamente minimize a possibilidade de incorporação da parede posterior da artéria, é difícil prever o exato local de saída da agulha na artéria, podendo um segmento mais longo e mais largo de parede arterial ser incluído no ponto. Quando tensionado, o ponto produz algumas ondulações e estenose da anastomose na parte inferior. Todas as precauções devem ser tomadas para evitar essa complicação (Fig. 9-35).

Aparência da Anastomose na Parte Inferior

As suturas devem ser inseridas mais adiante separadamente no enxerto em vez de na artéria coronária na parte inferior da anastomose. Quando o fluxo de sangue é estabelecido, o enxerto irá inchar e fornecer um "capuz" sobre a anastomose.

A solução cardioplégica sanguínea é gentilmente infundida pelo enxerto antes do ajuste da linha de sutura para permitir o escape de ar e evitar a embolização das artérias coronárias. As suturas são tensionadas com cuidado e firmemente amarradas (Fig. 9-36). De modo similar, no caso da artéria torácica interna, a pinça *bulldog* é removida, que é reaplicada após a amarração das suturas, se ainda houver outras anastomoses coronárias para serem feitas.

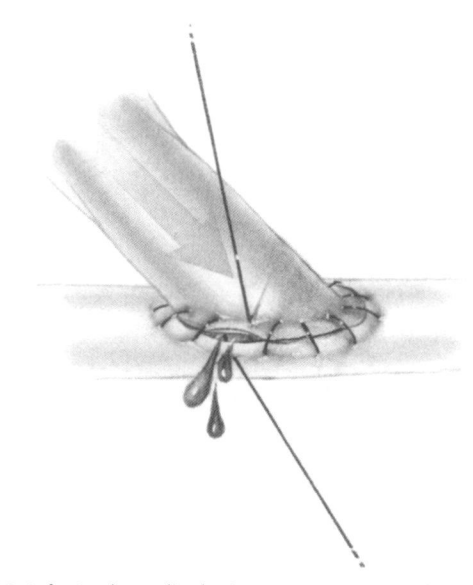

FIG. 9-36. Infusão de cardioplegia um enxerto antes da amarração da sutura.

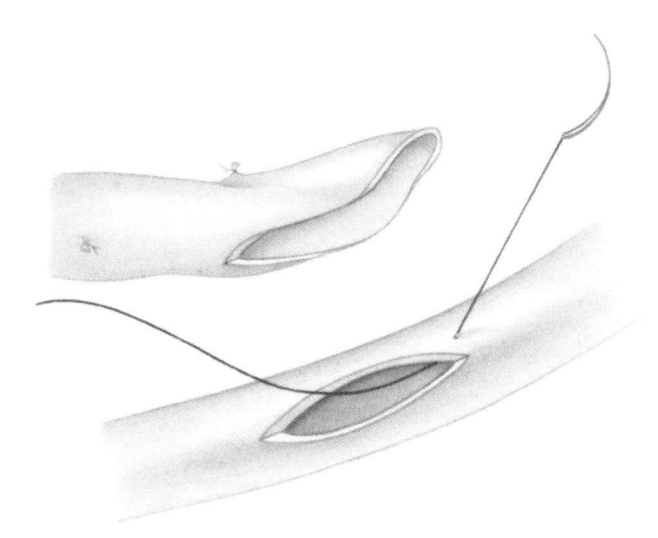

FIG. 9-37. Técnica gradativa para anastomose primária distal.

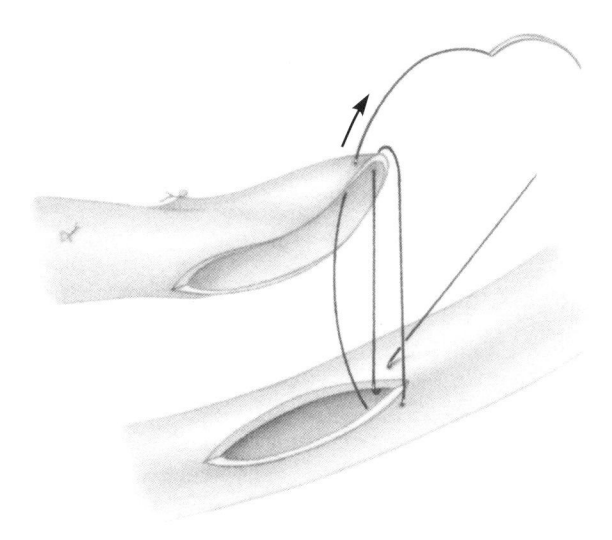

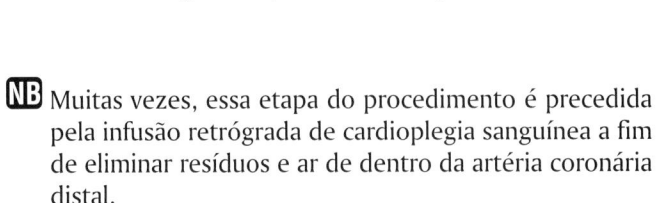

FIG. 9-39. Técnica gradativa de anastomose primária distal.

🆖 Muitas vezes, essa etapa do procedimento é precedida pela infusão retrógrada de cardioplegia sanguínea a fim de eliminar resíduos e ar de dentro da artéria coronária distal.

🆖 Incorporação do Epicárdio na Anastomose

Muitas vezes, o tecido epicárdico em cada lado da arteriotomia coronária é incorporado no processo de sutura para assegurar uma anastomose mais segura.

O pedículo da artéria torácica interna é adicionado ao epicárdio em cada lado do sítio de anastomose com suturas simples de Prolene 6-0. Isso evita que o pedículo sofra torção e, portanto, obstrua o fluxo do vaso.

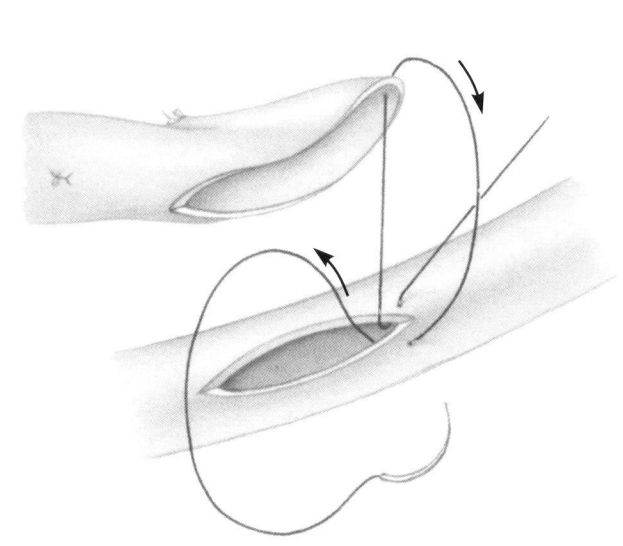

⊘ Achatamento do Pedículo Torácico

Se suturas de emenda forem inseridas muito distantes da artéria coronária, o pedículo pode ser estirado ao enchimento do coração. Essa tração lateral pode comprimir a artéria torácica interna e comprometer o fluxo do enxerto.

⊘ Extravasamento Anastomótico

A infusão de solução cardioplégica sanguínea pelo enxerto venoso revela os vazamentos anastomóticos, que são mais bem controlados nesse momento por sutura separada, com cuidado para não transpassar o lúmen da anastomose. O tecido epicárdico circundante pode ser incorporado na sutura sobre o local de vazamento.

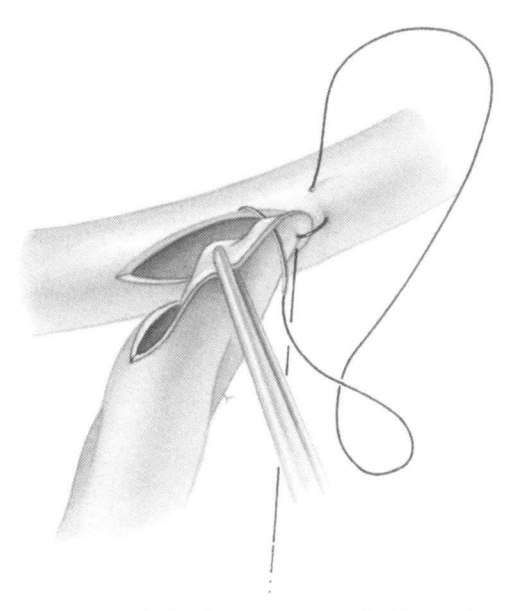

FIG. 9-38. Técnica gradativa para anastomose primária distal.

FIG. 9-40. Técnica gradativa de anastomose primária distal.

Técnicas Alternativas de Anastomose Distal

Técnica da Sutura Interrompida

A anastomose também pode ser realizada com suturas interrompidas; é considerada uma técnica superior, pelo menos em termos teóricos. Muitos cirurgiões combinam ambas as técnicas, contínua e interrompida, reservando a última para a parte inferior da anastomose. Os princípios gerais são os mesmos descritos anteriormente para a técnica de sutura contínua, porém a incidência de vazamentos anastomóticos é consideravelmente maior, requerendo suturas de reforço adicional.

Anastomose Sequencial

Quando a disponibilidade de condutos é limitada, a técnica para anastomose sequencial pode ser útil. No entanto, muitos cirurgiões preferem o uso rotineiro de anastomoses sequenciais para a possível melhora das características do fluxo. Embora a técnica possa ser aplicada a qualquer combinação de vasos, é mais aplicável às artérias coronárias diagonal e DAE ou artérias coronárias direita distal e descendente posterior. Em algumas situações, múltiplas anastomoses distais em sequência com apenas uma anastomose proximal são usadas, porém, em geral, não são consideradas ideais. A técnica de anastomose é a mesma já descrita no texto anterior. Entretanto, o alinhamento das incisões é variável, resultando em configurações laterolaterais, em T, em Y ou em forma de losango.

⊘ Arteriotomia Grande

O cirurgião deve sempre evitar grandes arteriotomias ao realizar anastomoses sequenciais para evitar o achatamento da anastomose.

⊘ Oclusão do Enxerto Distal

A patência da anastomose da artéria coronária mais distal depende das características do fluxo da artéria coronária mais proximal. O alvo mais distal deve ser a artéria coronária maior com o maior fluxo. Se o fluxo na artéria coronária mais proximal for significativamente maior que aquele na artéria coronária mais distal, o segmento do enxerto à artéria coronária mais distal pode ocluir gradativamente.

⊘ Torção do Enxerto

O comprimento do enxerto interposto entre as anastomoses precisa ser correto. O conduto precisa repousar de forma confortável no coração sem torção.

Se todos esses detalhes técnicos forem realizados e aderidos, excelentes resultados a longo prazo poderão ser conseguidos com a técnica de anastomose sequencial.

Anastomose Primária Inferior

Ocasionalmente, o curso da artéria coronária, em particular os ramos da artéria coronária direita, é tal que essa técnica pode facilitar a anastomose. A 1ª agulha de sutura é passada de fora para dentro do lúmen da artéria na parte inferior da anastomose (Fig. 9-37). Em seguida, é passada de dentro para fora do conduto. A mesma agulha é agora passada mais uma vez de fora para dentro do lúmen arterial adjacente, mas para a direita do cirurgião, a sutura anterior (Fig. 9-38) e pelo conduto de dentro para fora (Fig. 9-39). Esse braço da sutura é clampeado. O enxerto é agora rebaixado em sua posição. Nesse ponto, uma sonda de tamanho apropriado é introduzida no lúmen da artéria coronária para garantir a patência da anastomose na parte inferior.

A agulha na outra extremidade da sutura é passada pela parede do enxerto e, depois, pela parede arterial de dentro para fora (Fig. 9-40). A sutura é continuada na forma de pontos sobrepostos até a área bem ao redor da ponta da anastomose (Figs. 9-41 a 9-44). Em seguida, a agulha é clampeada. A outra agulha é passada pela parede arterial de fora para dentro e de dentro para fora do enxerto (Fig. 9-45). A anastomose é, então, completada, e as extremidades da sutura, amarradas após a retirada de ar pela infusão de solução cardioplégica no enxerto (Fig. 9-46).

⊘ Sutura Inadvertida da Parede Posterior

A agulha pode picar a parede posterior da artéria coronária (Fig. 9-47). Essa complicação pode ser evitada, se o lúmen na parte inferior for totalmente visualizado antes da passagem da agulha pelo enxerto (Fig. 9-48). Essa parte da anastomose também pode ser realizada com suturas interrompidas.

Endarterectomia

A função da endarterectomia na doença coronariana é controversa. Muitos cirurgiões já conseguiram excelentes resultados com a técnica e a utilizam ao lidar com todos os ramos

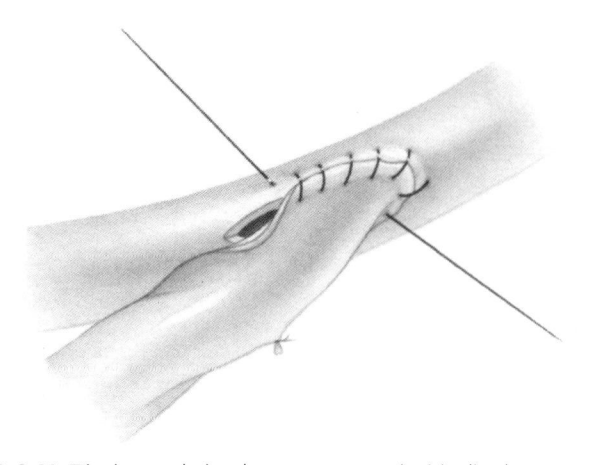

FIG. 9-41. Técnica gradativa de anastomose primária distal.

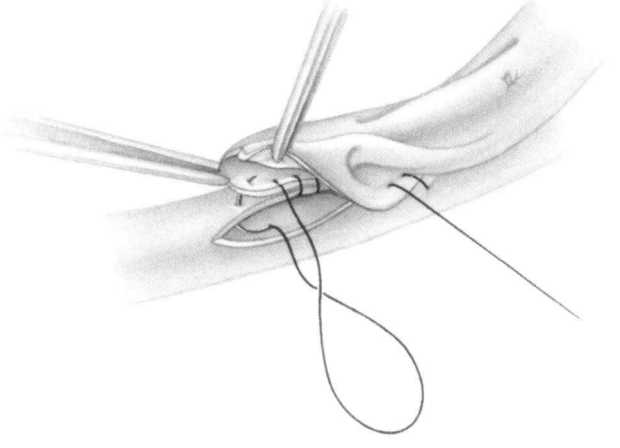

CAPÍTULO 9 • Cirurgia para Doença Coronariana   161

FIG. 9-42.

FIG. 9-43.

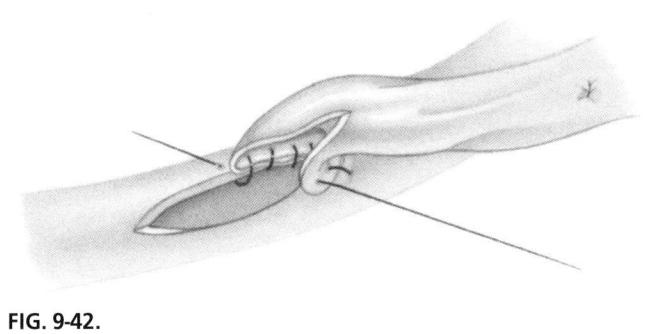

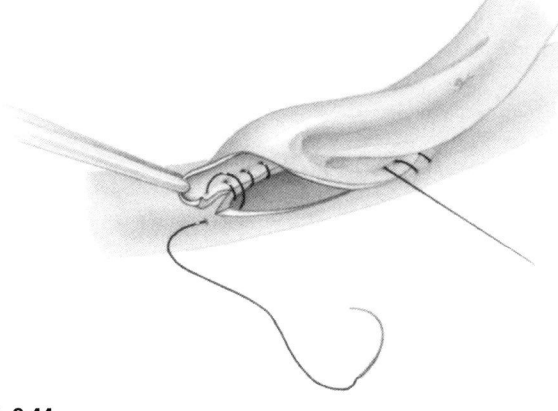

FIG. 9-44.

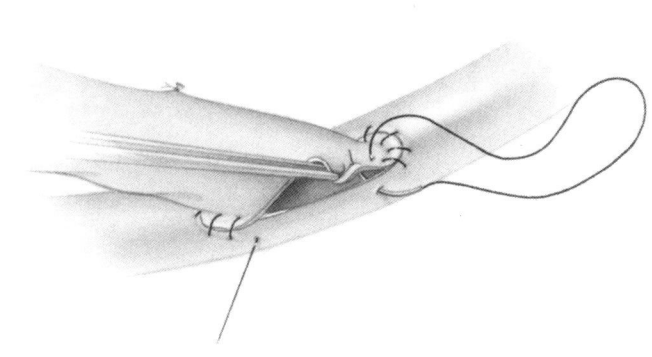

FIG. 9-45.

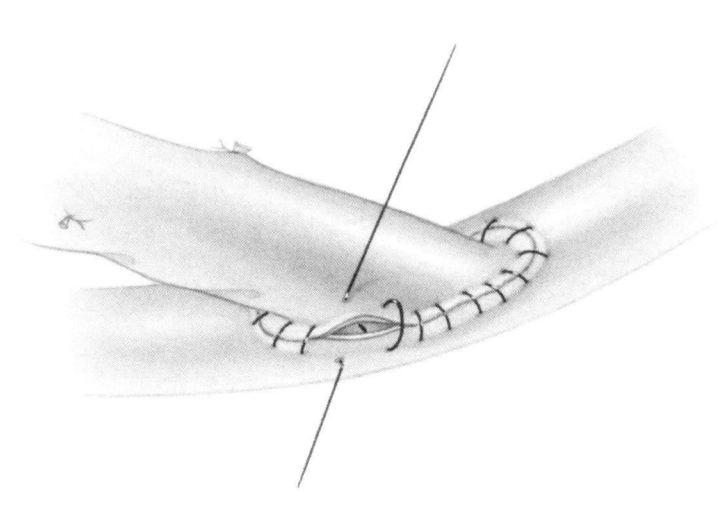

FIG. 9-46.

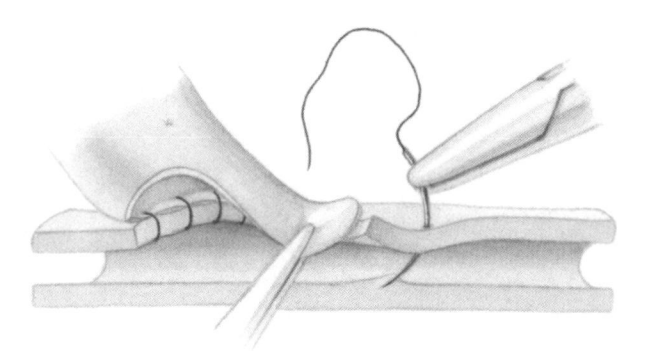

FIG. 9-47. Uma agulha incorporando a parede posterior de uma artéria coronária na parte inferior.

principais das artérias coronárias. Outros demonstram menos entusiasmo e reservam a técnica para a artéria coronária direita distal, enquanto outros não utilizam a endarterectomia em circunstância alguma. Todavia, em muitos casos, a endarterectomia é a única forma de conseguir um lúmen adequado que aceita enxerto. Pode bem ser que as artérias coronárias endarterectomizadas apresentam patência tardia diminuída, e que a técnica leve à maior frequência de infarto do miocárdio perioperatório. Todavia, é uma técnica útil e, quando usada de forma adequada, fornece excelentes resultados.

Técnica

O epicárdio sobre o segmento doente da artéria coronária é incisado. Uma arteriotomia de 1 cm é feita na superfície anterior do vaso da maneira usual. Com um pequeno elevador de endarterectomia, um plano é desenvolvido entre a média cal-

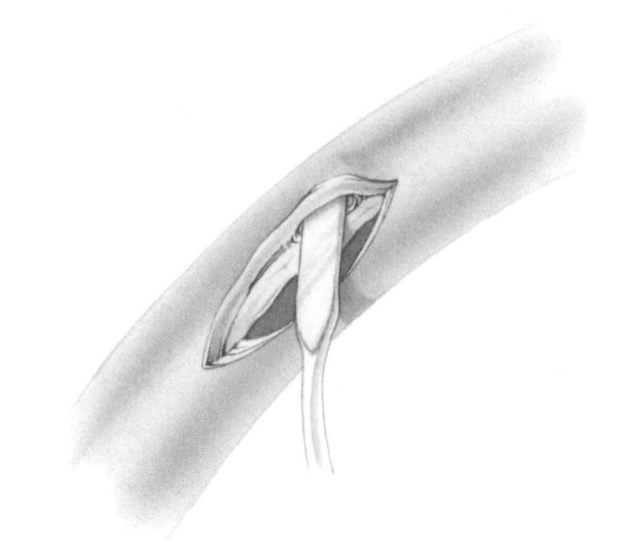

FIG. 9-49. Técnica gradativa de endarterectomia coronária.

cificada e o segmento adventício elástico da parede da artéria coronária. O núcleo calcificado é dissecado da parede arterial circunferencialmente, assim como proximal e distalmente (Fig. 9-49). Com dissector exercendo tração e contratração, a placa calcificada é gentilmente retirada com uma pinça ou um par de fórceps. O núcleo calcificado é retirado proximalmente e, depois, dividido com tesouras. O segmento distal é gentilmente tracionado e retirado até que se torne solto.

Laceração da Parede da Artéria Coronária

Muitas vezes, o núcleo calcificado é tão aderente à parede arterial que sua remoção pode criar uma laceração na parede arterial. A dissecção precisa ser, portanto, realizada com grande cuidado. Se uma laceração acontecer, ela

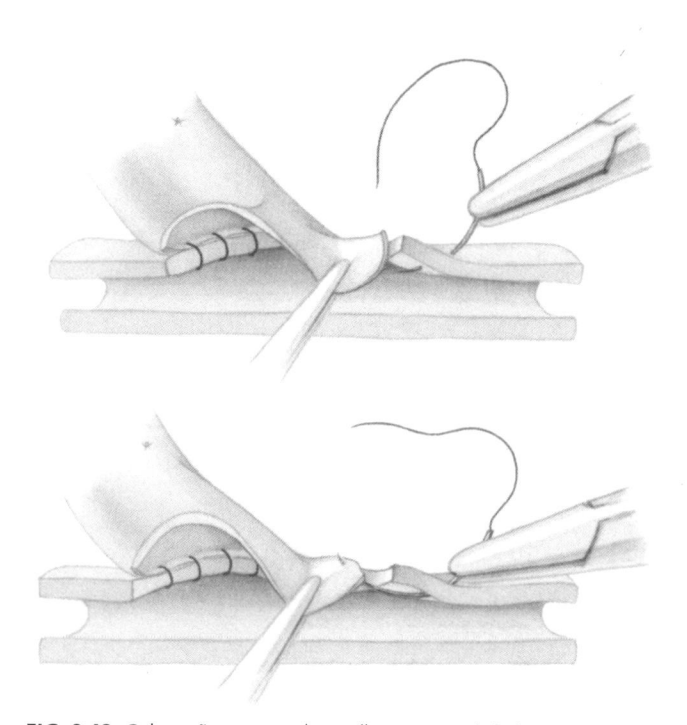

FIG. 9-48. Colocação correta da agulha na parte inferior.

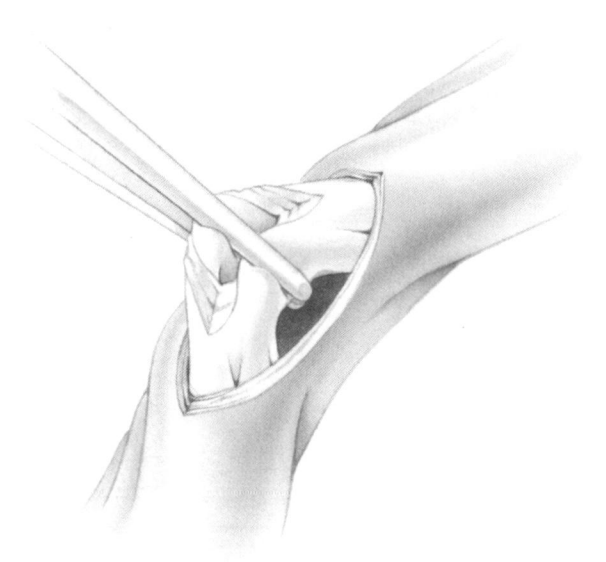

FIG. 9-50. Técnica gradativa de endarterectomia coronária.

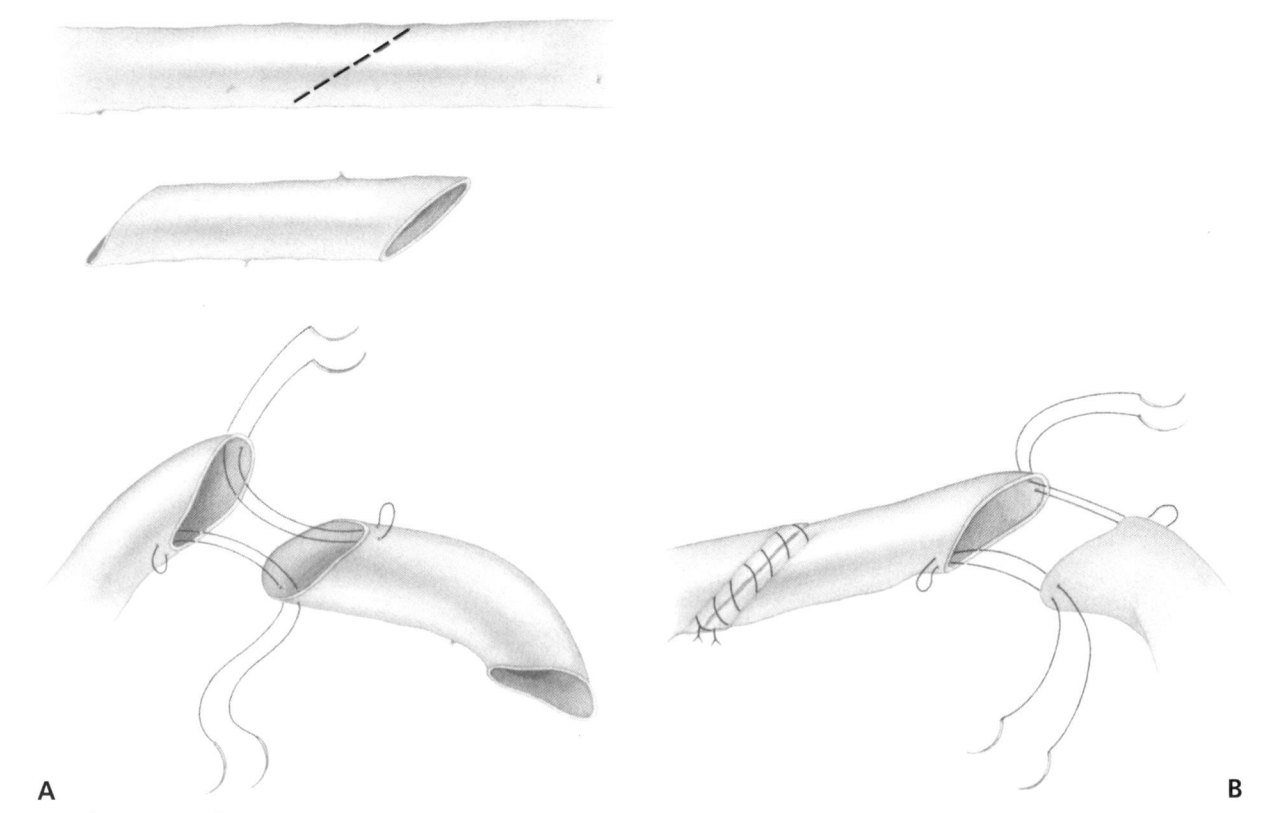

FIG. 9-51. Alongamento de um enxerto venoso com um segmento venoso extra.

deve ser diretamente suturada, contanto que o lúmen seja adequado. De modo alternativo, o local lesado é incorporado na arteriotomia e na anastomose do enxerto venoso.

O lúmen da artéria coronária endarterectomizada é irrigado profusamente para remover quaisquer resíduos, e o enxerto venoso é anastomosado da maneira usual.

⊘ Constrição do Sítio de Anastomose

Muitas vezes, o comprimento da anastomose pode ser um tanto extenso. Deve-se ter cuidado para evitar o efeito constritor em bolsa de tabaco da técnica de sutura contínua.

⊘ Oclusão do Ramo Septal

A liberação da placa calcificada pode ocluir alguns dos ramos arteriais. Isso é particularmente importante sempre que a artéria coronária DAE é endarterectomizada, pois a oclusão total dos ramos septais pode resultar em infarto do miocárdio perioperatório.

NB De preferência, a artéria torácica interna não deve ser usada como conduto, quando a endarterectomia é realizada, pois a artéria torácica interna é propensa à deformação na ponta e influxo comprometido quando existe necessidade de uma arteriotomia longa.

Anastomose Proximal

Com frequência cada vez maior, todas as anastomoses proximais estão sendo realizadas com clampeamento da aorta. Essa técnica parece estar associada à incidência menor de AVE intraoperatório em razão de descolamento de placas calcificadas, causado pela lesão ocasionada pela pinça à aorta. É importante que um cirurgião se comprometa a memorizar o tamanho do coração antes do início do desvio cardiopulmonar e vislumbrar como os enxertos venosos se acomodarão. Com o coração vazio e flácido, o cálculo do tamanho correto do enxerto venoso pode ser difícil. Uma regra boa é calcular o comprimento do enxerto venoso pelo contorno do pericárdio parietal. De modo alternativo, o coração pode ser enchido e o comprimento correto do conduto verificado.

Outra técnica consiste na remoção do clampeamento aórtico e permitir que o coração bata normalmente. Os enxertos venosos são cortados até o tamanho ideal, e as anastomoses proximais são realizadas com uma pinça de mordedura lateral aplicada à aorta.

⊘ Tamanho do Enxerto Venoso

Os enxertos de veia safena tendem a encolher um pouco ao longo do tempo. Se o tamanho for muito pequeno, o encolhimento pode causar tensão na anastomose e predispor o enxerto à falência prematura. O enxerto venoso deve ser dividido em um ponto que assegure um comprimento confortável do enxerto, quando o coração é total-

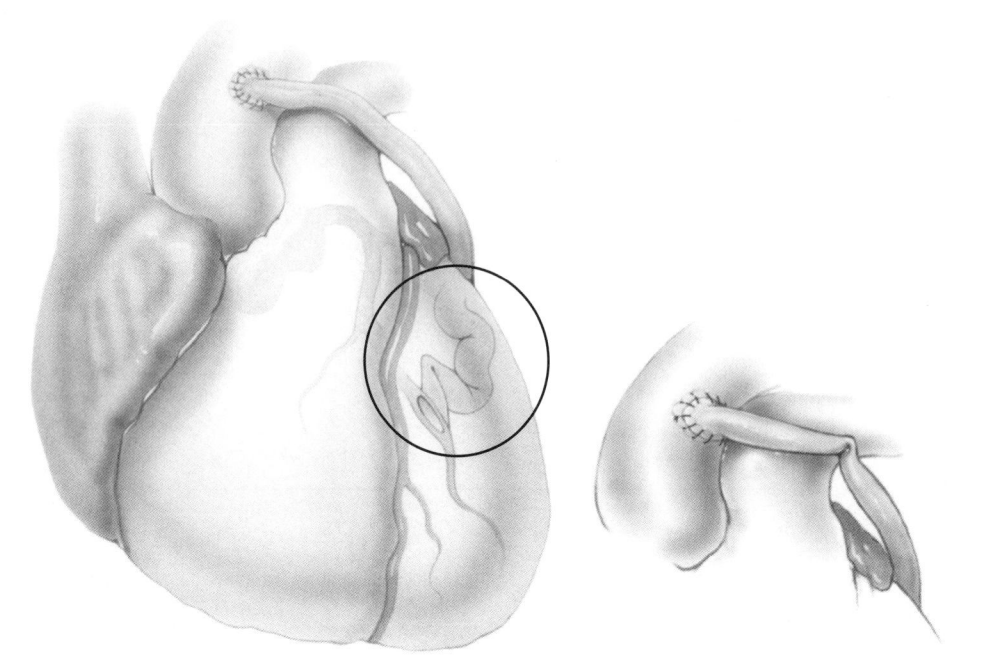

FIG. 9-52. Enxerto venoso muito longo, sofrendo dobra ou distorção por trás do coração. **Detalhe:** Dobra do enxerto ao fechamento do tórax.

mente cheio. Isso necessita de um comprimento extra de 1 a 2 cm.

Caso seja constatado que o enxerto é muito pequeno, ele deve ser reposicionado na aorta. De modo alternativo, a veia deve ser dividida de forma oblíqua e aumentada com um segmento extra de veia (Fig. 9-51).

Deixar o enxerto venoso muito longo pode resultar em torção ou formação de dobras no conduto, quando o coração é colocado de volta à cavidade pericárdica (Fig. 9-51). Às vezes, o enxerto parece ter o tamanho apropriado, mas se dobra quando o tórax é fechado (Fig. 9-52, detalhe). Isso ocorre com mais frequência com os enxertos circunflexos. Nesse caso, o enxerto deve ser encurtado com a desmontagem da anastomose proximal e excisão do comprimento extra antes da ressutura do enxerto à aorta. De modo alternativo, se a aorta for extensivamente doente, o comprimento apropriado da veia pode ser excisado, e as 2 extremidades venosas resultantes, reanastomosadas, com cuidado para

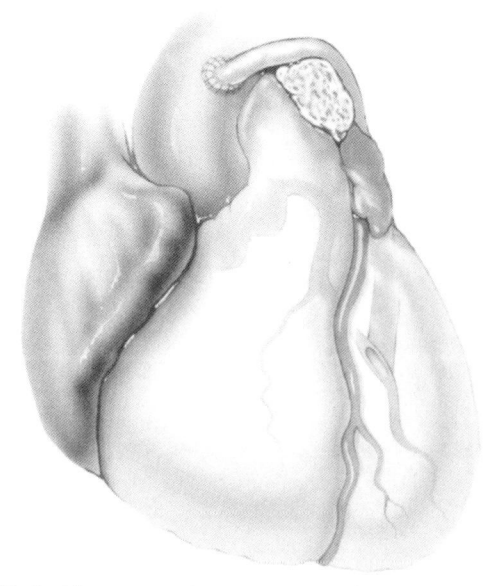

FIG. 9-53. Posicionamento do enxerto venoso ligeiramente longo por trás do apêndice atrial esquerdo após a colocação de um pedaço de Surgicel.

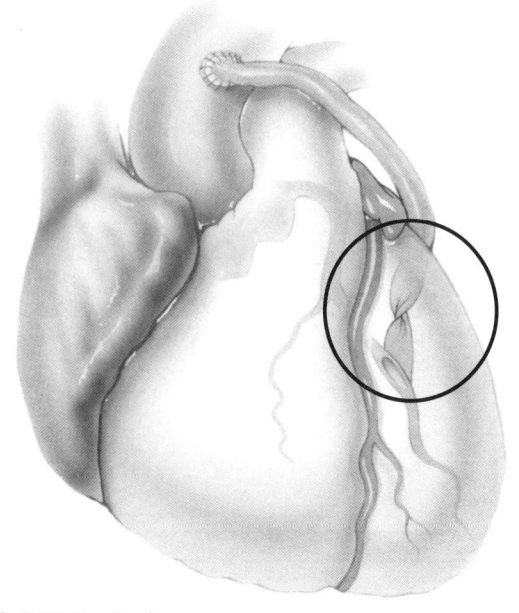

FIG. 9-54. Torção de um enxerto venoso.

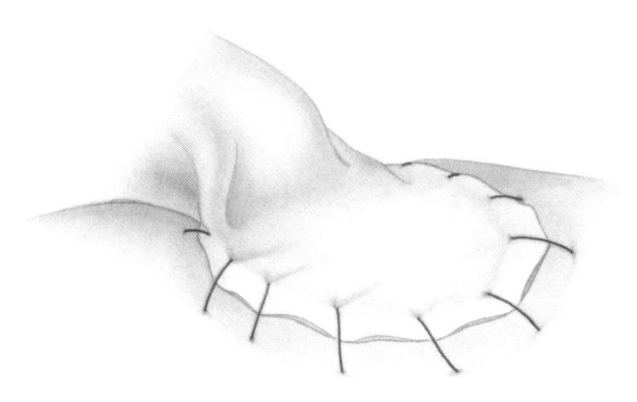

FIG. 9-55. O capuz de um enxerto venoso é achatado em virtude de abertura aórtica muito grande.

não dobrar o enxerto. Muitas vezes, um enxerto ligeiramente muito longo pode ser posicionado bem atrás da aurícula atrial esquerda e mantido no lugar com um pedaço de Surgicel (Fig. 9-53).

Torção do Enxerto

Deve-se tomar o máximo de cuidado para assegurar a acomodação adequada do enxerto sem torção ao longo de seu comprimento, o que pode acontecer particularmente com enxertos venosos na região posterior do coração (Fig. 9-54). Em raras ocasiões quando isso acontece, a anastomose proximal precisa ser refeita. Se por alguma razão isso não for viável, o enxerto venoso pode ser dividido e reanastomosado após ser destorcido. Alguns cirurgiões preferem marcar o enxerto venoso com uma listra azul de metileno para evitar essa complicação.

A extremidade da veia é esculpida para ter uma abertura em forma de capuz, ampla e grande (Fig. 9-13). Isso pode ser conseguido com a divisão da veia cerca de 30 graus obliquamente com relação ao seu comprimento e, depois, com a extensão generosa da incisão para baixo no capuz a fim de criar uma abertura no enxerto venoso pelo menos 20% maior que a abertura aórtica.

Discordância entre a Abertura Aórtica e o Enxerto Venoso

A circunferência do enxerto venoso precisa ser pelo menos 20% maior que a abertura da aorta; caso contrário, a veia sofre achatamento, comprometendo o lúmen (Fig. 9-55).

NB Se o calibre da veia for pequeno, a abertura aórtica deve ser limitada a uma fenda estreita que corresponda à incisão na ponta do enxerto.

NB Se a abertura da aorta for feita inadvertidamente muito grande, a abertura pode ser reduzida ao diâmetro apropriado por sutura em bolsa de tabaco de Prolene 4-0 (Fig. 9-56).

Com uma lâmina de número 11, uma incisão em forma de fenda de 3 a 4 mm é feita no local preciso para cada anastomose proximal. A abertura é ligeiramente dilatada com a ponta de uma pinça. Um saca-bocado descartável é introduzido na abertura em forma de fenda, e uma parte circular da parede aórtica, de 4 a 4,8 mm de diâmetro, é removida (Fig. 9-57).

Descolamento da Parede Intimal

A introdução do saca-bocado no lúmen aórtico precisa ser realizada de forma meticulosa para evitar o descolamento da íntima, o que pode levar à dissecção subsequente da aorta. Quando a parede da aorta é espessa e calcificada, o segmento separado da parede aórtica deve ser incluído no processo de sutura.

Técnica para Anastomose Proximal

A acomodação dos enxertos venosos na artéria coronária diagonal ou DAE assume curso côncavo e profundo para se jun-

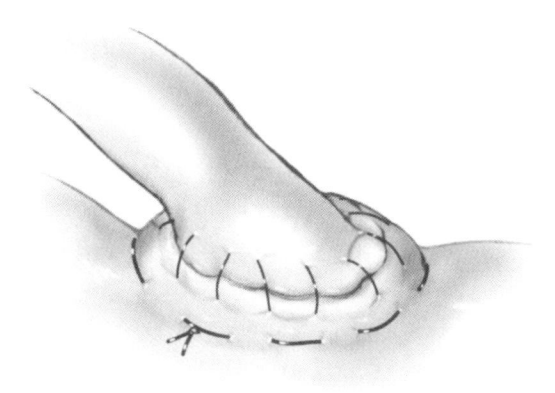

FIG. 9-56. Estreitamento de uma abertura aórtica muito grande com sutura em bolsa de tabaco.

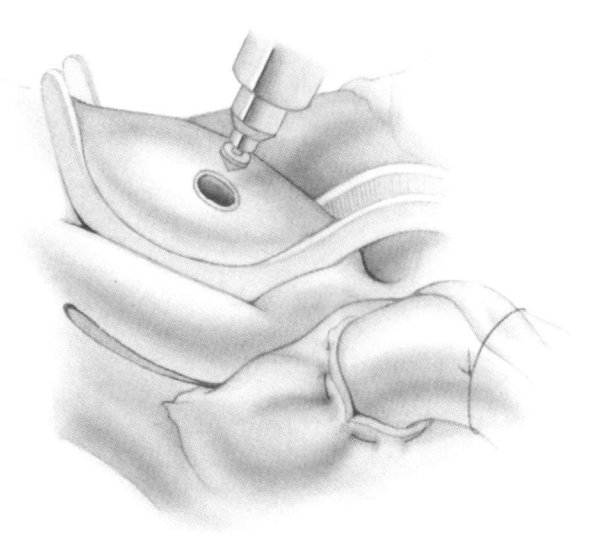

FIG. 9-57. Criação de uma abertura aórtica com um saca-bocado descartável.

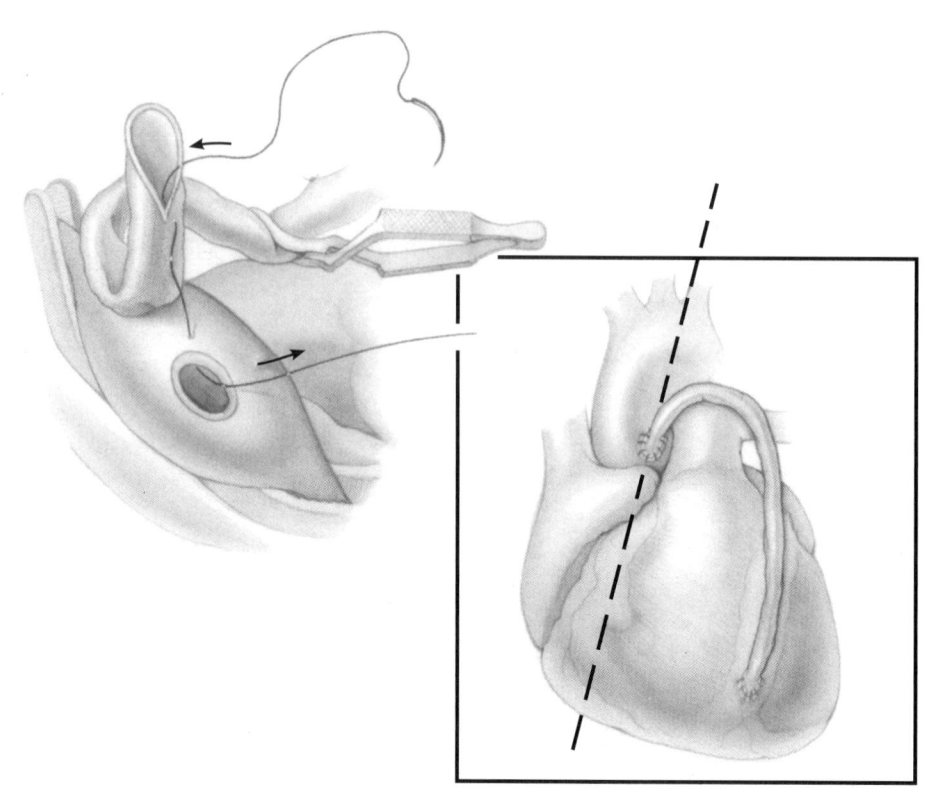

FIG. 9-58. Orientação correta de um enxerto venoso proximal com relação à artéria coronária descendente anterior esquerda ou à diagonal.

tar à aorta de maneira oblíqua na posição em 2 horas no sítio de anastomose (Fig. 9-58). O posicionamento do enxerto com a ponta da anastomose entre as posições de 3 e 5 horas pode resultar em torção do enxerto pela artéria pulmonar quando o coração se enche (Fig. 9-59). Os enxertos do ramo e da marginal obtusa conectam-se à aorta horizontalmente na posição de 3 horas. O enxerto venoso direito distal assume curso ao longo do sulco atrioventricular e une-se à aorta ascendente na posição de 6 a 7 horas, e os enxertos da artéria descendente posterior assumem curso lateral ao átrio e juntam-se à aorta na posição aproximada de 8. Os enxertos no lado direito são anastomosados ao aspecto lateral direito anterior da aorta em ponto relativamente alto na aorta (Fig. 9-60). Isso evita que os enxertos sofram deformações pela veia cava superior ou pelo trato de saída do ventrículo direito (Fig. 9-59B). Sob circunstâncias especiais, os enxertos no lado esquerdo podem ser passados por trás da aorta pelo seio transverso e serem anastomosados ao lado direito da aorta (Fig. 9-61). Essa última técnica é particularmente útil quando existe calcificação do lado esquerdo da aorta ascendente ou

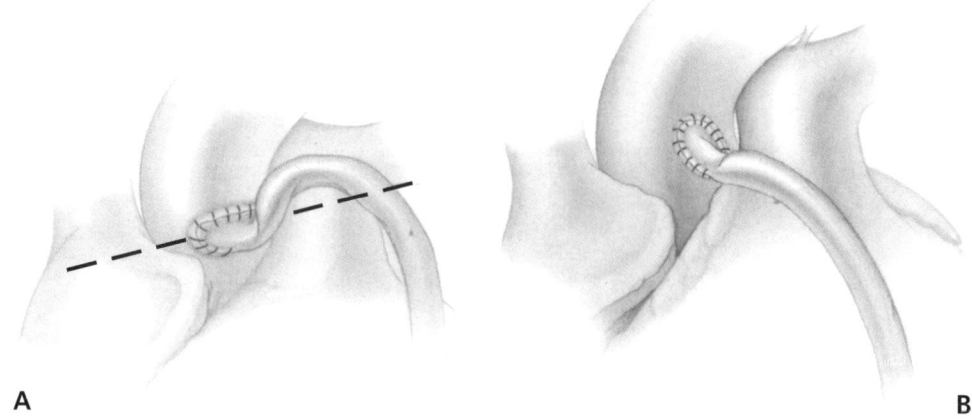

FIG. 9-59. Orientação incorreta de um enxerto venoso proximal, levando à torção da artéria pulmonar. **A:** Um enxerto para a artéria descendente anterior esquerda. **B:** Um enxerto para a artéria coronária direita.

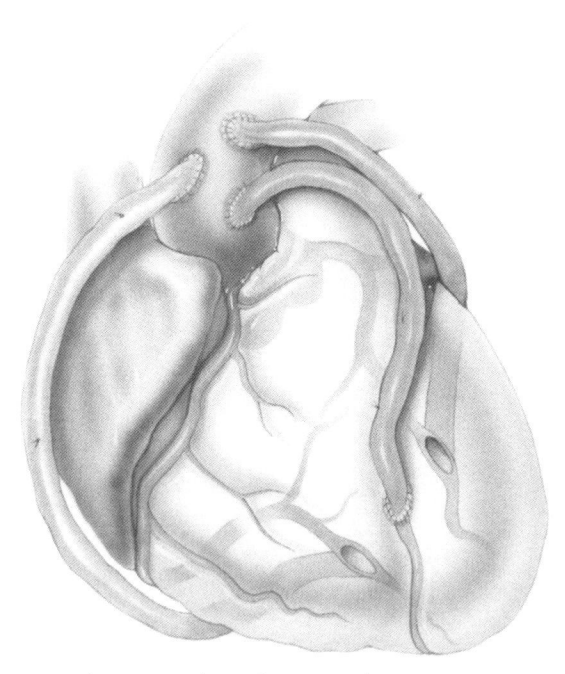

FIG. 9-60. Colocação e orientação correta de enxertos venosos proximais.

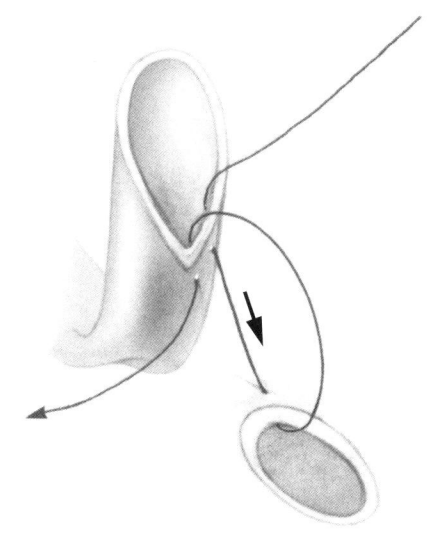

FIG. 9-62. Técnica gradativa de anastomose proximal.

quando a veia é curta. Todavia, essa técnica predispõe o enxerto venoso à possível torção por trás da aorta e torna o controle de qualquer sangramento proveniente de um ramo lateral difícil.

NB O cirurgião precisa sempre prever a possibilidade de que o paciente possa precisar de substituição da valva aórtica em algum momento no futuro. Portanto, as anastomoses proximais devem ser colocadas em algum ponto elevado na aorta para permitir a aortotomia subsequente sem a interferência nos locais dos enxertos proximais.

A anastomose proximal é iniciada com uma sutura duplamente armada de Prolene 5-0 ou 6-0 de 30 polegadas de comprimento. A acomodação precisa e a direção do enxerto venoso são imaginadas. O 1º ponto é passado de dentro do enxerto para fora e, depois, passado de fora para dentro da aorta em sentido anti-horário (Fig. 9-62). Após 3 a 5 rodadas de sutura, o enxerto é inferiorizado em posição, e a agulha é clampeada (Fig. 9-63). A agulha na outra extremidade da sutura é agora passada, de dentro para fora da aorta (Fig. 9-64) e, depois, de fora para dentro do enxerto venoso em sentido horário (Fig. 9-65). Essa sutura sobreposta é continuada para encontrar o outro braço da sutura (Fig. 9-66). Quando todas

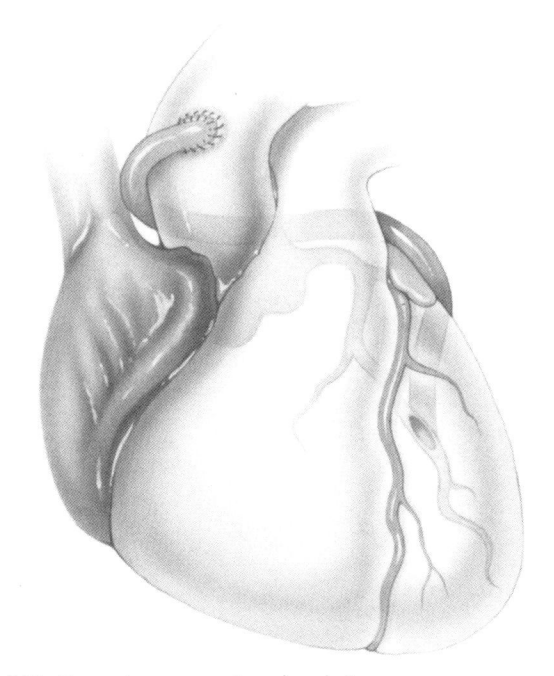

FIG. 9-61. Curso de um enxerto pelo seio transverso.

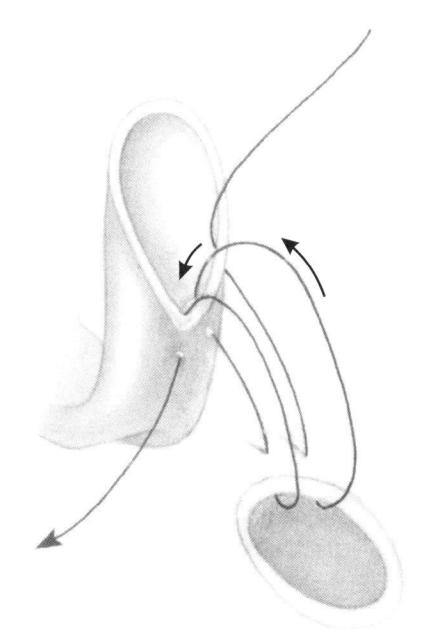

FIG. 9-63. Técnica gradativa de anastomose proximal.

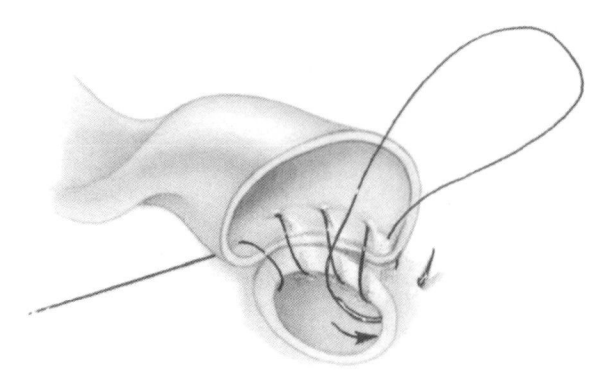

FIG. 9-64. Técnica gradativa de anastomose proximal.

as anastomoses proximais são completadas, os enxertos venosos são ocluídos com pinças *bulldog* atraumáticas. A pressão de perfusão é temporariamente reduzida, e a pinça aórtica é removida. Ao sangue é permitido distender os enxertos venosos e extravasar pelas anastomoses (Fig. 9-67). Essa manobra desloca ar, permite que o enxerto venoso assuma sua forma em capuz e evita a constrição da bolsa em tabaco da anastomose. As extremidades das suturas são amarradas com firmeza. A pressão de perfusão normal é retomada, quando todas as suturas já tiverem sido amarradas.

NB Aorta Calcificada

As anastomoses proximais devem ser colocadas na parede aórtica normal. Os locais calcificados devem ser evitados. Entretanto, as paredes aórticas são algumas vezes muito doentes e, por vezes, calcificadas. Muitas vezes, material "pastoso" é espremido no local da aortotomia; outras vezes, existem placas calcificadas na aortotomia. As bordas da aortotomia não devem apresentar fragmentos. Com uma gaze seca realiza-se a limpeza e, em seguida, afrouxa-se ligeiramente a pinça aórtica para permitir que o sangue jorre da aortotomia e elimine quaisquer partículas ou fragmentos.

Questões técnicas para garantir boas anastomoses proximais incluem uma generosa abertura na veia proximal, pois

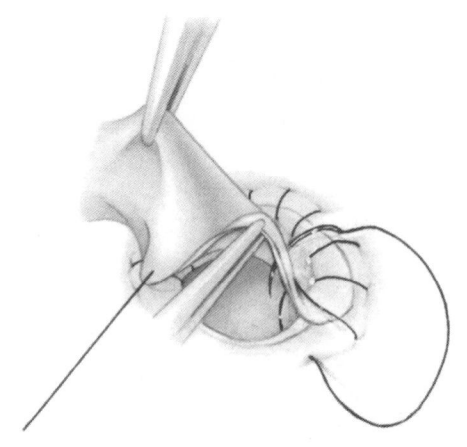

FIG. 9-66. Técnica gradativa de anastomose proximal.

a parede aórtica não é flexível. Além disso, picaduras profundas de todas as camadas da parede aórtica são necessárias.

NB Ultrassonografia Epiaórtica

Alterações ateroscleróticas da aorta são muito comuns em pacientes idosos. A ultrassonografia epiaórtica pode ser usada para detectar áreas ateromatosas localizadas que não podem ser detectadas pela palpação digital. Por vezes, a aorta pode ser estar doente, e os enxertos venosos proximais podem precisar ser substituídos na artéria inonimada. Uma aorta em cano de chumbo totalmente calcificada pode precisar de substituição (vide Capítulo 8).

NB Enxertos Livres das Arteriais Radial e Torácica Interna

Se um enxerto livre de artéria radial ou torácica interna for usado, uma pequena abertura aórtica precisa ser feita. A não ser que a parede aórtica seja muito delgada, pode ser preferível anastomosar o conduto arterial proximal a um enxerto venoso ou retalho venoso ou pericárdico em forma de capuz que já tenha sido fixado à abertura aórtica.

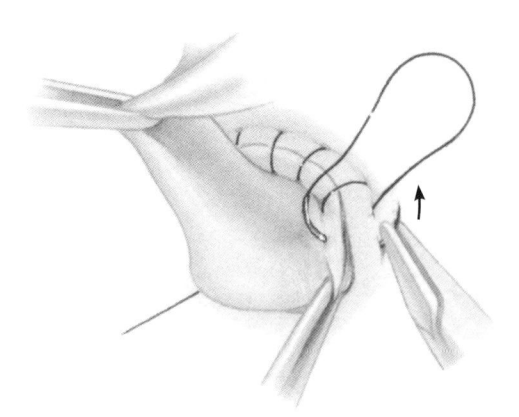

FIG. 9-65. Técnica gradativa de anastomose proximal.

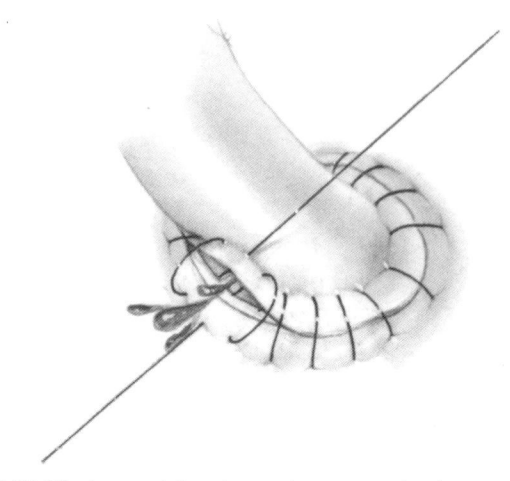

FIG. 9-67. Técnica gradativa de anastomose proximal.

🕮 Marcação da Anastomose Proximal

Para facilitar a localização angiográfica da anastomose proximal no futuro, alguns cirurgiões incorporam um anel radiopaco na linha de sutura proximal.

🕮 Tecido Adventício da Parede Aórtica

Na preparação do sítio de anastomose proximal, o tecido adventício na parede aórtica deve ser incorporado no processo de sutura. Isso é particularmente importante em pacientes idosos com paredes aórticas delicadas. O tecido adventício atua como um reforço "natural", fornecendo segurança à anastomose e adicionando resistência à parede aórtica.

Revascularização do Miocárdio sem Circulação Extracorpórea

Tradicionalmente, a cirurgia de revascularização do miocárdio depende do auxílio do desvio cardiopulmonar para a obtenção de um campo operatório estacionário e sem sangue. Entretanto, apesar dos muitos avanços, o contato do sangue com as superfícies artificiais do circuito do desvio cardiopulmonar continua a produzir uma resposta inflamatória difusa bem documentada que afeta vários sistemas orgânicos e é responsável por uma parcela importante da morbidade não cardíaca após a cirurgia a céu aberto. A cirurgia de revascularização coronária sem circulação extracorpórea tem sido associada à redução da necessidade de transfusão e pode ser preferível em pacientes de alto risco com doença cerebrovascular ou doença calcificante da aorta.

🕮 Contraindicação Relativa da Cirurgia sem Desvio Cardiopulmonar

Os pacientes que apresentaram recentemente infarto do miocárdio com comprometimento do ventrículo esquerdo e pacientes com ventrículos dilatados não são candidatos ideais para os procedimentos sem desvio cardiopulmonar. Similarmente, nos pacientes que apresentam insuficiência mitral diferente da forma leve, a enxertia dos ramos da artéria circunflexa pode causar instabilidade hemodinâmica. Esses pacientes podem ser mais bem tratados pelo procedimento de revascularização com o coração em funcionamento com suporte cardiopulmonar. A aorta não é clampeada, e a cardioplegia não é administrada. O coração é mantido vazio, fornecendo ótima proteção miocárdica e estabilidade hemodinâmica.

Considerações Anestésicas

O objetivo principal da anestesia é manter a estabilidade hemodinâmica durante as várias manipulações do coração durante a cirurgia da coronária sem desvio cardiopulmonar. Idealmente, utiliza-se um cateter oximétrico de artéria pulmonar com o objetivo de medir de forma contínua a saturação de oxigênio venoso e o débito cardíaco. A ecocardiografia transesofágica pode ter valor limitado, quando o coração é deslocado em posição vertical. A chave para evitar a conversão emergencial para o desvio cardiopulmonar é ser pró-ativo, em vez de reativo, otimizando as condições cirúrgicas para evitar a hipotensão e o débito cardíaco baixo. O volume intravascular deve ser reabastecido, pois a causa mais comum de pressão sanguínea baixa é a diminuição do retorno venoso com o posicionamento do coração. O nível de hemoglobina, os eletrólitos e o equilíbrio acidobásico, e os gases do sangue arterial devem ser mantidos dentro da variação normal. Embora o suporte inotrópico possa ser necessário, é mantido num mínimo para evitar a taquicardia, que pode interferir na inserção ideal de sutura e aumentar o consumo de oxigênio pelo miocárdio. O mais importante, a comunicação contínua entre o cirurgião e o anestesista é necessária.

🕮 Posicionamento do Coração

O aspecto mais crítico da cirurgia de revascularização miocárdica sem desvio cardiopulmonar é o posicionamento do coração para a exposição do vaso-alvo de forma adequada sem comprometimento hemodinâmico. Isso pode ser conseguido por meio da colocação estratégica de 4 suturas pericárdicas profundas (Fig. 9-68) e colocação adequada do paciente em várias posições. A 1ª sutura pericárdica é inserida acima da veia pulmonar inferior esquerda bem abaixo do nervo frênico, a 2ª perto da veia cava inferior e as 2 últimas equidistantes numa linha desenhada entre as 2 primeiras suturas. Torniquetes de Rommel são usados para evitar abrasões no epicárdio pelas suturas pericárdicas. Através do aumento sequencial da tensão em cada sutura da veia pulmonar até a veia cava inferior, associada a posicionamento de Trendelenburg da mesa operatória rodada em direção ao cirurgião, o coração pode ser elevado do saco pericárdico para expor a DAE e os vasos-alvo diagonais. De modo geral, a

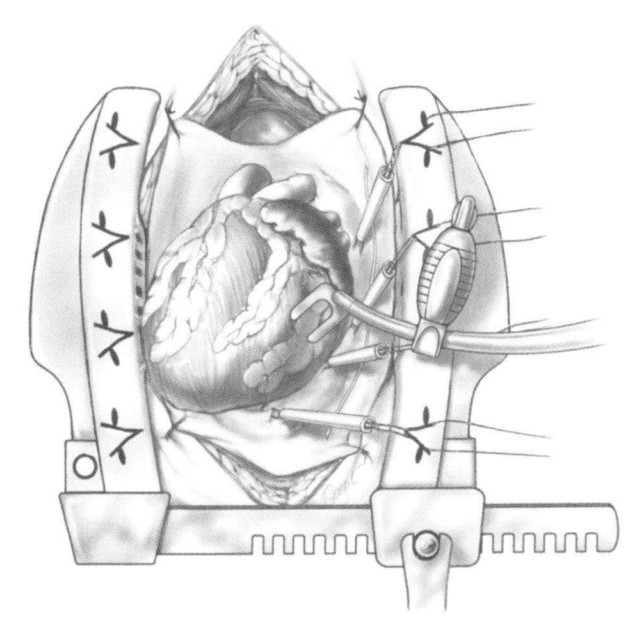

FIG. 9-68. Colocação estratégica de suturas pericárdicas profundas.

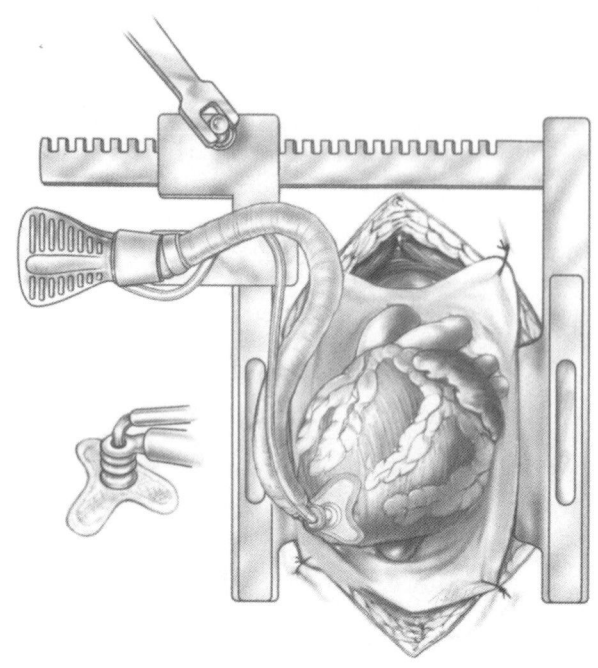

FIG. 9-69. Dispositivo de sucção apical para a exposição de vasos laterais e posteriores.

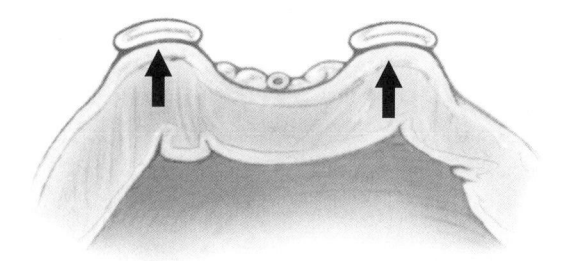

FIG. 9-71. Estabilização-alvo, usando sucção de alta pressão.

elevação do coração até uma posição vertical é relativamente bem tolerada. Dispositivos de sucção apical comercialmente disponíveis (Fig. 9-69) podem ser usados para elevar o coração verticalmente, para que os alvos posteriores e laterais possam ser visualizados. A articulação flexível no ponto da dobradiça do dispositivo do ápice permite que o coração seja livremente torcido em torno de seu próprio eixo longo.

Estabilização Mecânica

Existem vários dispositivos que podem imobilizar localmente a artéria coronária-alvo durante a cirurgia sem desvio cardiopulmonar. O Acrobat System (Guidant, Inc. St. Paul, MN) utiliza tanto a sucção, quanto a compressão (Fig. 9-70) para estabilizar o vaso-alvo. O Octopus System (Medtronic, Inc. Minneapolis, MN) obtém estabilização pela aplicação de sucção de alta pressão ao tecido circundante por meio de vários copos de sucção (Fig. 9-71). O Estech System (Estech, Danville, CA) é outro dispositivo estabilizador com componentes reutilizáveis que combina tanto a tecnologia de compressão, quanto de sucção.

Lesão Miocárdica Causada pelo Estabilizador

É importante que o estabilizador seja usado para a imobilização local apenas do miocárdio. Não deve ser usado como um afastador, pois pode causar comprometimento hemodinâmico.

Vasos Anteriores

Ramo Diagonal e Descendente Anterior Esquerdo

Geralmente, os vasos anteriores são enxertados primeiro. A revascularização da artéria DAE com a artéria torácica interna permite a perfusão imediata de uma porção mensurável de miocárdio.

Às vezes, a artéria diagonal pode precisar ser enxertada antes da artéria DAE, pois o pedículo torácico interno pode tornar difícil a colocação de um estabilizador para imobilização do ramo diagonal.

Esses ramos anteriores são expostos por meio de tração gentil das suturas pericárdicas profundas para rodar o ápice do coração no campo cirúrgico. O estabilizador é colocado no local-alvo com as pontas direcionadas para a base do coração (Fig. 9-72).

A artéria DAE é normalmente enxertada no terço distal até a metade onde o vaso normalmente emerge de sua localização intramiocárdica. Ocasionalmente, o enxerto da artéria é necessário mais proximalmente. A oclusão proximal com uma fita Silastic (vide texto subsequente) é realizada antes da arteriotomia, já que é possível ocorrer sangramento coronário importante. Muitos cirurgiões usam de forma rotineira *shunts* intraluminais para minimizar a isquemia do leito distal.

Ramo Intermediário e Ramo Marginal Obtuso Alto

Muitas vezes, esses ramos são intramiocárdicos e necessitam de enxerto perto da base do coração que não pode ser mobilizado no campo. No entanto, o deslocamento do coração

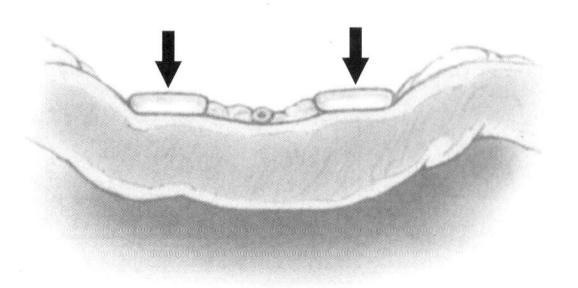

FIG. 9-70. Estabilização-alvo, usando forças compressoras.

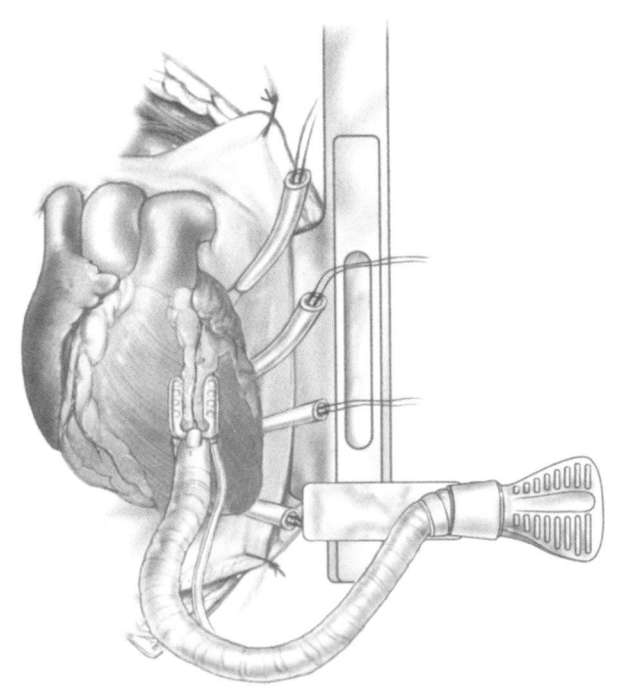

CAPÍTULO 9 • Cirurgia para Doença Coronariana 171

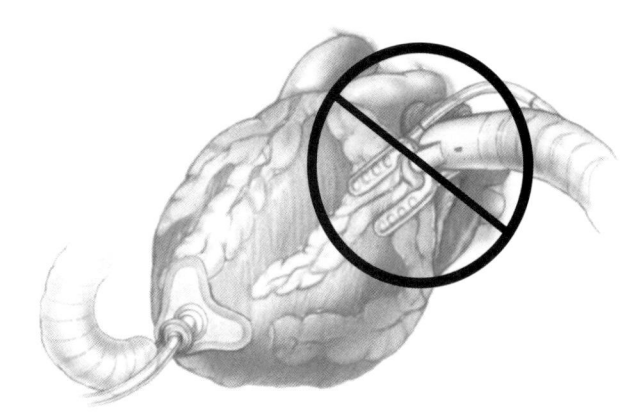

FIG. 9-74. Lesão do apêndice atrial esquerdo, ocasionada pela colocação inapropriada de um estabilizador.

Vasos Posteriores – Ramos Marginais Obtusos

Outros ramos marginais obtusos inferiores podem ser mais bem acessados com o coração em posição vertical e ligeiramente rodado para a direita. O estabilizador é fixado tanto na barra transversal, quanto no lado direito do afastador e colocado com as pontas direcionadas à base do coração (Fig. 9-75).

NB A exposição da artéria coronária circunflexa e de alguns ramos marginais obtusos pode ser difícil às vezes, particularmente quando o ventrículo esquerdo está dilatado. A abertura da pleura direita fornece acesso melhor.

Obstrução do Retorno Venoso

O coração não deve ser rodado excessivamente na tentativa de fornecer melhor exposição do alvo, pois pode causar obstrução do retorno venoso.

FIG. 9-72. Exposição e estabilização da artéria descendente anterior esquerda.

para a posição vertical permite o acesso mais fácil para a arteriotomia e a sutura. O estabilizador é colocado com as pontas em direção à base do coração (Fig. 9-73). A colocação do paciente em posição de Trendelenburg e a rotação da mesa em direção ao cirurgião podem facilitar a exposição.

Lesão do Apêndice Atrial Esquerdo

Embora o estabilizador possa ser posicionado com a ponta direcionada para a base do coração, o sangramento proveniente do apêndice atrial esquerdo pode ocorrer se for permitido esfregar contra o braço do estabilizador (Fig. 9-74).

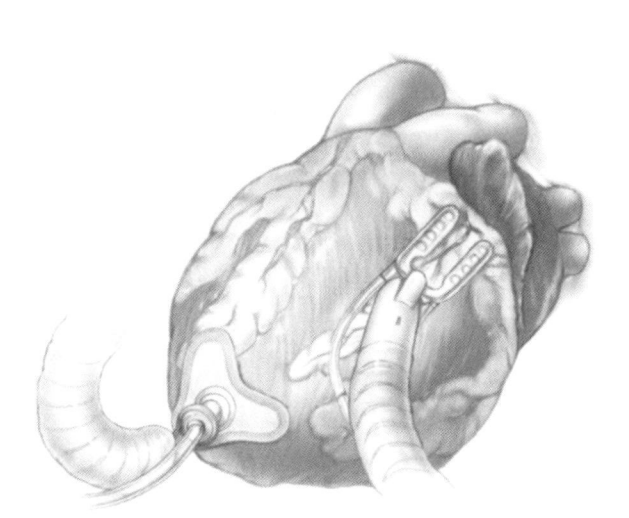

FIG. 9-73. Exposição e estabilização do ramo intermediário e ramos marginais obtusos altos.

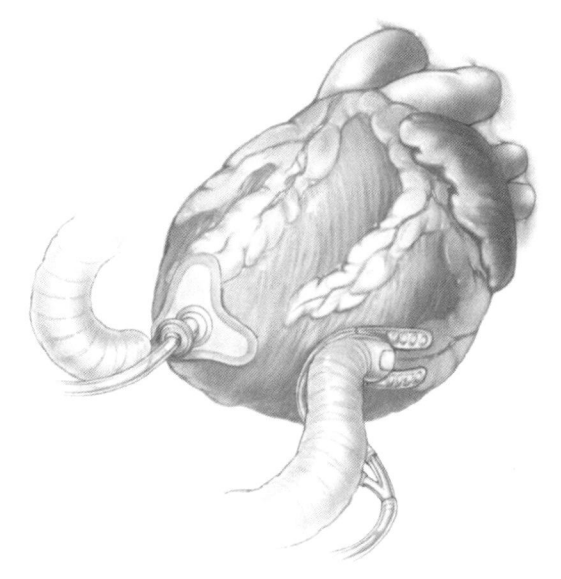

FIG. 9-75. Exposição e estabilização de ramos marginais obtusos.

Vasos Posteriores

Artéria Descendente Posterior
A exposição desse vaso é normalmente muito bem tolerada sem instabilidade hemodinâmica. O coração é deslocado em sentido vertical sem rotação alguma. O estabilizador é fixado ao lado esquerdo do afastador e colocado em direção à base do coração (Fig. 9-76).

Artéria Coronária Direita Distal
De modo geral, é possível conseguir a exposição adequada sem a elevação do coração para fora do tórax. O estabilizador é fixado ao lado direito do afastador com a ponta direcionada para baixo, ao longo do curso da artéria (Fig. 9-77).

NB É preferível enxertar a artéria descendente posterior direita em lugar da artéria coronária principal direita distal. A oclusão da artéria descendente posterior raramente causa problemas hemodinâmicos. Se a própria artéria coronária direita precisar ser enxertada, um *shunt* pode ser necessário para evitar a isquemia e a instabilidade hemodinâmica.

Distensão Ventricular Direita e Bradicardia
Não é incomum que ocorra bradicardia e distensão ventricular direita com a oclusão da artéria coronária direita. Portanto, os clipes jacarés devem ser aplicados ao epicárdio e fixados ao marca-passo antes da oclusão da coronária. De modo alternativo, um *shunt* intraluminal pode ser usado.

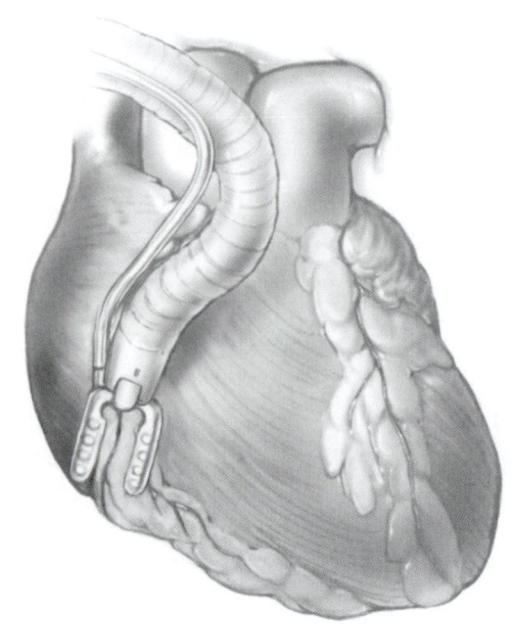

FIG. 9-77. Exposição e estabilização da artéria coronária direita distal.

Conduta da Cirurgia
Assim como na cirurgia da artéria coronária com desvio cardiopulmonar, o coração é exposto por meio de uma esternotomia mediana, e todos os condutos são coletados de maneira usual. A técnica operatória para enxertia de vasos durante um caso sem desvio cardiopulmonar é similar àquela usada na cirurgia com desvio cardiopulmonar. Após a arteriotomia ser feita, um *shunt* intravascular é inserido, e a fita silástica proximal é liberada. Em vasos muito pequenos para *shunt*, a fita silástica é colocada sob tração para controlar o sangramento.

Lesão à Artéria Distal à Anastomose
A oclusão de vaso distal deve ser evitada, pois pode causar lesão da íntima e estenose subsequente (Fig. 9-78).

Um campo sem sangue é obtido com borrifo de CO_2.

Elevação de uma Placa Intimal
O borrifo vigoroso de CO_2 pode tanto elevar uma placa intimal, quanto separar a camada da íntima para causar uma dissecção localizada (Fig. 9-79). O uso de CO_2 deve ser limitado ao tempo em que a agulha passa pelo vaso-alvo e apenas quando há presença de sangue suficiente para obscurecer o campo. O foco deve ser no local de passagem de cada agulha com atenção para a parede posterior e bordas. Não há necessidade de um campo completamente sem sangue.

NB Após cada anastomose distal, retira-se ar do enxerto por meio de irrigação gentil com sangue morno (ou remoção

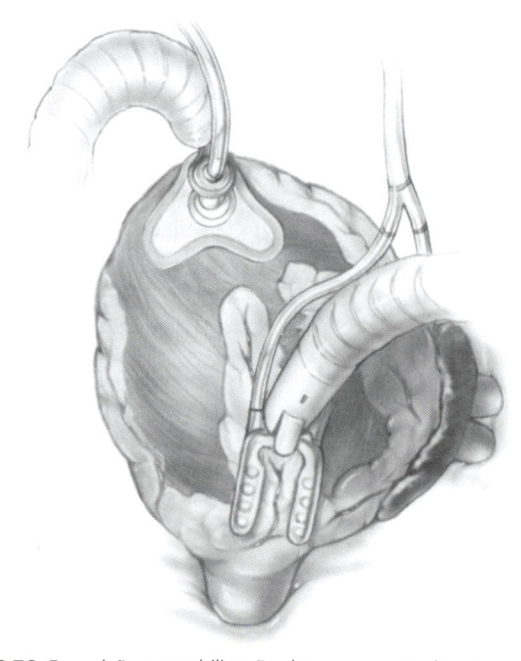

FIG. 9-76. Exposição e estabilização dos vasos posteriores.

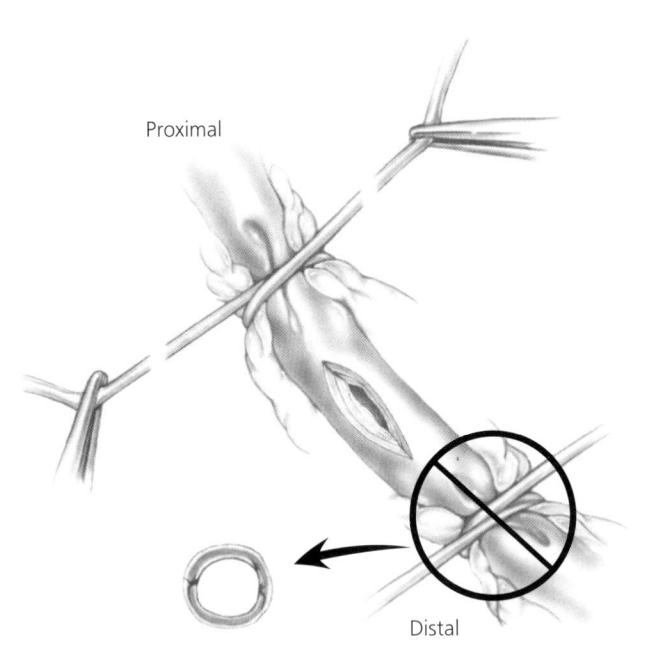

FIG. 9-78. Evitar o uso de oclusão distal.

da oclusão da artéria torácica interna) antes do ajuste e da amarração segura da sutura.

Com a aorta relativamente saudável, as anastomoses proximais do enxerto venoso são realizadas usando uma pinça de oclusão parcial. A pressão arterial sistêmica é reduzida ao nível sistólico de cerca de 100 mmHg antes da aplicação da pinça. A pinça deve ser apertada o suficiente para hemostasia, mas segura o suficiente para não escorregar.

Dissecção Aórtica

A aplicação da pinça muito justa ou durante hipertensão pode causar dissecção aórtica, especialmente nos idosos com fragilidade aórtica.

NB Em pacientes com doença aórtica calcificante ou aterosclerótica em que a pinça de mordedura não pode ser aplicada de forma segura, locais alternativos para anastomose proximal, como a artéria inonimada, podem ser considerados. Outra estratégia para essa situação clínica é uso do sistema Heartstring, se um local na aorta ascendente puder ser identificado. O Heartstring II Proximal Seal System (Boston Scientific) permite a criação de uma anastomose proximal feita à mão sem clampeamento da aorta ascendente (Fig. 9-80).

Revascularização Transmiocárdica

A revascularização transmiocárdica (RTM) é um adjunto ao tratamento cirúrgico da doença coronariana. O *laser* de dióxido de carbono, hólmio:YAG e o *excimer-laser* de cloreto de xenônio já foram todos usados para criar canais na cavidade ventricular esquerda. A RTM com *laser* é usada em pacientes com angina estável apesar da terapia conservadora ideal e com uma região do miocárdio que não pode ser diretamente vascularizada. Nessa população de pacientes, a RTM já demonstrou melhorar os sintomas da angina e é associada à melhor perfusão ventricular esquerda. Embora o mecanismo dos efeitos benéficos da RTM seja desconhecido, acredita-se que o local intramiocárdico da chegada de sangue e/ou angiogênese desempenhem função nesse processo.

NB Os pacientes com frações de ejeção inferior a 30% ou isquemia aguda geralmente não são candidatos à RTM.

NB Embora a RTM seja normalmente aplicada apenas nas áreas do miocárdio que não podem ser diretamente revascularizadas, os pacientes com doenças difusas das artérias coronárias podem beneficiar-se desse tratamento combinado.

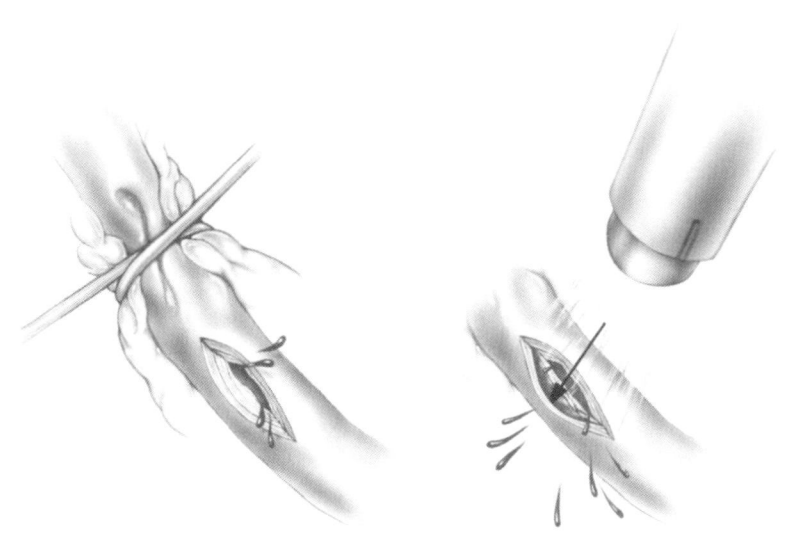

FIG. 9-79. Separação da placa intimal com borrifo vigoroso de CO_2.

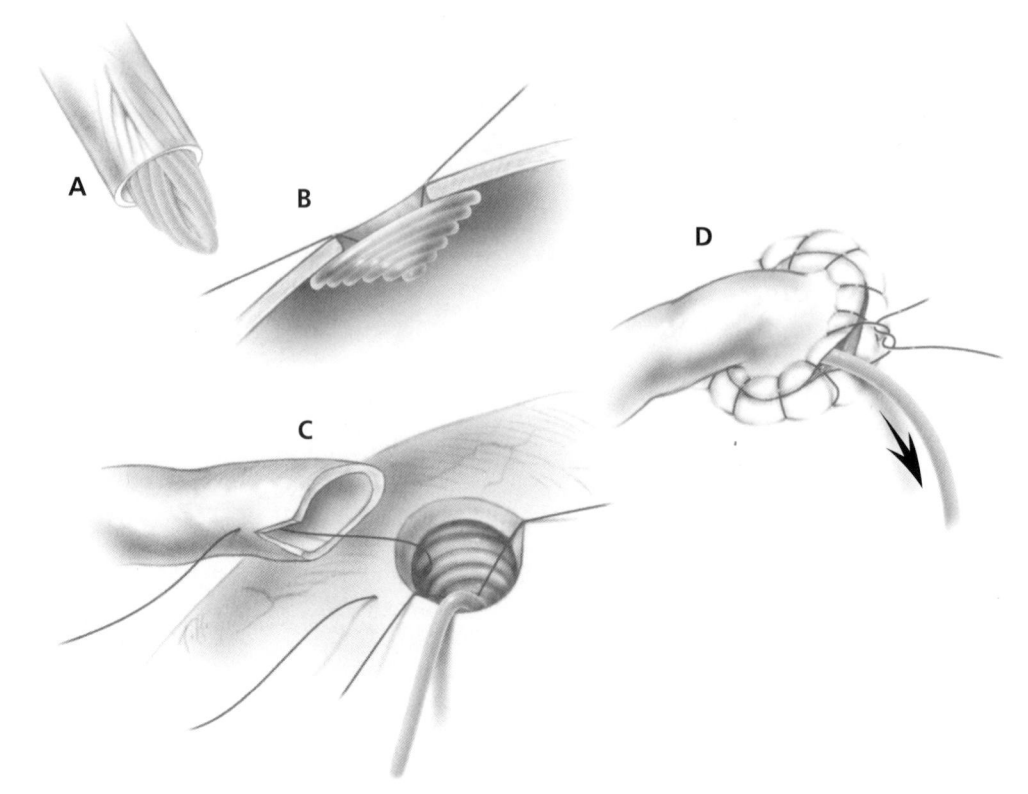

FIG. 9-80. Heartstring II Proximal Seal System para anastomose aórtica proximal.

Técnica

A RTM pode ser realizada na forma de procedimento isolado por meio de toracotomia anterior ou abordagem toracoscópica. Entretanto, tipicamente é realizada após o término da implantação do enxerto, enquanto o paciente ainda se encontra sob desvio cardiopulmonar. A área isquêmica viável é exposta. O *laser* é acionado para criar cerca de 15 a 20 canais separados por 1 cm cobrindo a área isquêmica, mas não diretamente a área revascularizada. É possível observar bolhas na ecocardiografia transesofágica, quando o feixe do *laser* alcança a cavidade ventricular, confirmando um canal completo. O *laser* de dióxido de carbono deve ser sincronizado ao ecocardiograma do paciente, para que o pulso seja fornecido na onda R, para minimizar a probabilidade de arritmia. Após a interrupção do desvio cardiopulmonar e administração de protamina, a maioria dos canais rapidamente se fecha na superfície epicárdica com pressão digital gentil. Ocasionalmente, uma sutura em forma de 8 de Prolene 6-0 pode ser necessária para hemostasia.

NB Muitos cirurgiões combinam o *laser* com a angiogênese terapêutica.

Considerações em Reoperação de Revascularização do Miocárdio

A estratégia cirúrgica para a realização de nova cirurgia coronariana é similar ao procedimento primário. Alguns pontos importantes precisam ser considerados. Precauções gerais relacionadas com a repetição da esternotomia precisam ser tomadas (vide Capítulo 1). É preciso ter cuidado com a possibilidade de um enxerto torácico interno direito *in situ* patente estar presente e cruzando a linha média, ou de um pedículo redundante da torácica interna esquerda, repousando diretamente debaixo do esterno, para evitar a lesão desses enxertos.

Se houver presença de enxerto torácico interno *in situ*, o pedículo precisa ser identificado e mobilizado, se a reoperação for feita com desvio cardiopulmonar e parada cardioplégica do coração. O pedículo precisa ser ocluído por uma pinça *bulldog* atraumática durante o intervalo de clampeamento. A técnica mais segura para a identificação do pedículo torácico interno esquerdo é começar a dissecção a partir do diafragma e proceder em sentido superior. O sítio de anastomose é, portanto, encontrado primeiro, e o pedículo pode ser gentilmente englobado para clampeamento posterior.

NB Se um pedículo torácico sofrer lesão ou divisão, ele deve ser canulado com um cateter com ponta de oliva e perfundido com linha conectada ao cateter arterial femoral. De modo alternativo, o desvio cardiopulmonar é rapidamente conseguido com o uso dos vasos femorais, e o enxerto torácico interno é perfundido a partir do circuito.

NB Existe sempre a preocupação quanto à obtenção de condutos adequados para a reoperação coronariana. É importante avaliar o paciente no período pré-operatório quanto à disponibilidade e qualidade dos condutos restantes. Isso pode implicar em exames de Doppler para identificar segmentos residuais da veia safena magna ou segmentos viáveis das veias safenas parvas. No momento da angiografia, é útil injetar qualquer vaso torácico interno não previamente usado para demonstrar sua patência. Em algumas ocasiões, os vasos torácicos internos são lesados ou ocluídos durante o fechamento torácico e, portanto, não estão disponíveis como condutos para reoperação.

NB Se existe limitação de condutos, devemos considerar anastomoses sequenciais. Essa estratégia também reduz o número de sítios proximais de anastomose na já superlotada e cheia de cicatrizes aorta ascendente.

A aorta ascendente é muitas vezes bastante espessa e doente em pacientes submetidos à reoperação das artérias coronárias. Portanto, de modo geral, é mais seguro realizar todas as anastomoses proximais e distais sob um único período de clampeamento aórtico. O capuz do enxerto venoso antigo normalmente não é doente e fornece uma boa localização para a anastomose proximal.

NB Os enxertos arteriais patentes muitas vezes fornecem locais satisfatórios para a anastomose proximal de enxertos arteriais curtos, que pode ser realizada sem o clampeamento da aorta.

Enxertos venosos safenos doentes, porém patentes, não devem ser manipulados para evitar a embolização de fragmentos no leito da artéria coronária distal. Existem algumas controvérsias quanto à administração da cardioplegia anterógrada em enxertos venosos doentes. Alguns cirurgiões dividem todos os enxertos venosos patentes quando sob desvio cardiopulmonar e removem os resíduos com cardioplegia retrógrada. As 2 extremidades são chuleadas após o término da anastomose distal do novo enxerto.

⊘ Fluxo Inadequado pela Artéria Torácica Interna

Uma artéria torácica interna pode não fornecer fluxo suficiente para uma artéria coronária previamente enxertada com enxerto venoso doente, porém patente. Isso é especialmente verdade se o cirurgião elege a divisão e o chuleio do enxerto antigo para evitar a embolização de fragmentos. Nesse caso, é preferível outro enxerto venoso.

NB Quando se trata do uso da artéria torácica interna, lidar com um enxerto venoso estenótico ou patente é um pouco controverso. Na nossa prática, tendemos a deixar o enxerto venoso antigo intacto e anastomosar a artéria torácica interna à coronária imediatamente distal ao enxerto antigo. Se o enxerto venoso tiver sofrido lesão, é substituído por outro enxerto venoso. Se não existir estenose anastomótica, uma borda de 1 mm do enxerto venoso antigo é deixado no sítio de anastomose distal, e o novo enxerto venoso é suturado a ele. De modo alternativo, outro enxerto venoso e a artéria torácica interna podem ser conectados a essa artéria coronária, com risco de competição do fluxo, causando sinal do barbante do conduto arterial.

NB Muitas vezes, a doença da artéria coronária progride e dá origem a novas lesões estenóticas distais no enxerto ocluído. Nessas situações, o enxerto ocluído precisa ser substituído a fim de fornecer a perfusão do leito coronário proximal. Além disso, um 2º enxerto é necessário para fornecer fluxo além da nova lesão estenótica.

⊘ Lesão ao Pulmão

Algumas vezes, o pedículo torácico interno repousa entre o pulmão e o coração. Se a dissecção for realizada superiormente para localizar o pedículo, o tecido pulmonar é lesado com frequência em vários locais, acarretando extravasamento de ar que pode persistir por vários dias no período pós-operatório.

NB Se o pedículo torácico interno não pode ser seguramente encontrado, a cirurgia pode ser realizada como um procedimento sem circulação extracorpórea ou com parada hipotérmica profunda.

10 Cirurgia para as Complicações Mecânicas do Infarto do Miocárdio

As complicações mecânicas do infarto agudo do miocárdio têm implicações clínicas graves e, geralmente, são associadas a prognóstico ruim. De modo geral, a dor que pode ser seguida de choque e falência ventricular em razão do dano miocárdico importante anuncia o início da isquemia. A gravidade dos sintomas e as manifestações clínicas estão intimamente relacionadas com a magnitude da necrose miocárdica e com a perda da força contrátil.

A necrose da parede ventricular livre pode causar ruptura aguda do miocárdio. A necrose do septo ventricular pode resultar em defeito septal agudo e *shunt* repentino da esquerda para a direita, promovendo instabilidade hemodinâmica. A necrose dos músculos papilares acarreta disfunção ou ruptura dos músculos papilares, causando insuficiência grave da valva mitral.

Primeiramente, os pacientes são estabilizados com tratamento clínico e com contrapulsação por balão intra-aórtico antes de serem submetidos a cateterismo cardíaco e angiografia coronária. A maioria deles requer cirurgia emergencial em razão de choque cardiogênico progressivo e intratável. Sempre que possível, deve-se considerar a cirurgia de revascularização de miocárdio concomitante a fim de conseguir a revascularização completa do miocárdio. Um pequeno subgrupo desses pacientes pode compensar e apresentar tardiamente pseudoaneurisma, aneurisma ventricular esquerdo, defeito de septo ventricular ou insuficiência mitral isquêmica.

Exposição e Canulação do Coração

O coração é exposto por meio de esternotomia mediana. A drenagem venosa é realizada por canulação bicaval, embora uma única cânula arterial grande seja suficiente nos casos em que o coração direito permanece num sistema fechado durante o procedimento. O sangue arterial retorna por canulação aórtica direta.

🆕 Sangramento Contido no Pericárdio

Quando existem evidências de sangramento contido no pericárdio causado por pseudoaneurisma ou ruptura do coração, é prudente canular a aorta por meio de uma pequena abertura no pericárdio sobrejacente à aorta de forma que permita a reposição de volume durante a canulação venosa e o início do desvio cardiopulmonar. De modo alternativo, pode-se considerar a canulação arterial.

🆕 Choque Cardiogênico

A maioria dos pacientes que requer intervenção cirúrgica para o tratamento de complicações mecânicas agudas do infarto do miocárdio encontra-se em choque cardiogênico. Muitos podem encontrar-se sob suporte de bomba com balão intra-aórtico. O desvio cardiopulmonar é iniciado, e o coração é descomprimido por um cateter aspirador introduzido na artéria pulmonar ou na veia pulmonar superior direita no ventrículo esquerdo. O resfriamento central de 30° a 32°C é realizado, e a aorta é clampeada. Solução cardioplégica sanguínea é administrada pela raiz aórtica, seguida de fornecimento retrógrado no seio coronário (vide Capítulo 3).

Ruptura Aguda do Miocárdio

A cardiorrexia constitui um evento letal e dramático. Está sempre quase associada a infarto transmural. Por meio de uma fenda no endocárdio ventricular, o sangue gradativamente extravasa na área do infarto e distende o tecido necrótico. Esse hematoma continua a se expandir e, por fim, rompe o miocárdio. A incidência de ruptura do miocárdio após o infarto do miocárdio é 10 vezes maior que após um defeito septal ventricular ou laceração de músculo papilar. O ventrículo esquerdo está envolvido em 90% de todas as rupturas.

O início repentino do choque cardiogênico 3 a 4 dias após o infarto agudo do miocárdio pode anunciar o desenvolvimento de tamponamento cardíaco decorrente da ruptura do miocárdio. A equalização das pressões no átrio direito, no ventrículo direito em diástole e de oclusão da artéria pulmonar, conforme medida por um cateter de Swan-Ganz, e a aspiração de sangue da cavidade pericárdica são pistas significativas para o diagnóstico preciso.

A exploração cirúrgica imediata pela esternotomia mediana padrão deve ser iniciada. Se o coração tiver realmente rompido, apenas uma cirurgia de salvamento pode obter sucesso. Isso implica em início imediato do desvio cardiopulmonar. O tecido necrótico infartado é removido. Um retalho adequado de Hemashield ou pericárdio bovino é suturado ao miocárdio normal saudável com sutura contínua de Prolene 3-0 reforçada com uma tira de feltro para cobrir o defeito. A linha de sutura pode precisar de reforço com suturas adicionais.

Mais comumente, a ruptura consiste em uma pequena fenda no miocárdio. O segmento infartado torna-se esponjoso, exsudando sangue. Por vezes, pode haver um pequeno orifício pelo qual o sangue jorra. Essa situação pode ser contornada com a sutura de um retalho grande no miocárdio circundante normal sem a ressecção de músculo algum. O tratamento cirúrgico desse tipo de lesão miocárdica tem sido simplificado com o uso de adesivos biocompatíveis, como cianoacrilato ou histoacril. A técnica implica na aplicação de adesivo na superfície relativamente seca de miocárdio infartado e cobertura da área com um retalho de tamanho adequado de feltro de Teflon ou pericárdio bovino. O procedimento não requer suporte de desvio cardiopulmonar e pode ser realizado rapidamente com maior taxa de sobrevida do paciente.

NB A técnica sem sutura para a ruptura de ventrículo esquerdo é um procedimento capaz de salvar vidas. A revascularização do miocárdio não é realizada, e, em geral, esses pacientes são levados diretamente para o centro cirúrgico sem serem submetidos à angiografia coronária.

Ruptura do Septo Ventricular

O septo ventricular recebe sangue dos ramos perfurantes da artéria descendente anterior esquerda e dos ramos perfurantes da artéria descendente posterior. Apesar do suprimento sanguíneo duplo, com frequência não existe fluxo septal colateral. Consequentemente, o septo interventricular permanece bastante vulnerável à isquemia e, em algumas ocasiões, à ruptura após o infarto do miocárdio. Essa situação é bastante observada em pacientes, cujo infarto é resultante de doença de um único vaso. Assim como o aneurisma ventricular, a área anteroapical é o local mais comum; está envolvido em 65% dos pacientes com ruptura septal ventricular. O segmento posterior do septo está envolvido em 17% dos casos e o segmento do meio em 13%; apenas 4% das rupturas envolvem o segmento inferior do septo.

Com frequência, ocorre deterioração hemodinâmica rápida com falência do miocárdio após a ruptura do septo ventricular. O diagnóstico inicial é confirmado pela ecocardiografia e, posteriormente, após o cateterismo cardíaco e a angiografia coronária. O objetivo do tratamento pré-operatório é reduzir o *shunt* da esquerda para a direita, diminuindo a resistência vascular sistêmica, porém, assegurando ao mesmo tempo a pressão sanguínea sistêmica e o débito cardíaco adequados. Uma vez que esses pacientes tendem a morrer de falência de órgão-alvo e não de falência cardíaca, a estabilização imediata temporária é conseguida com o apoio de balão de contrapulsação intra-aórtica, de agentes inotrópicos e diuréticos para manter a perfusão tecidual ideal.

NB Por vezes, é possível ocluir totalmente o *shunt* com o balão do cateter de Swan-Ganz que fora passado pelo septo e estabilizar a hemodinâmica na preparação para o reparo cirúrgico subsequente.

A mortalidade operatória nesse subgrupo de pacientes é relativamente alta, mas, sem a urgência cirúrgica, a maioria deles não sobreviveria.

Técnica de Tratamento Cirúrgico de Defeito do Septo Ventricular

O defeito septal é abordado pela incisão paralela ao curso da artéria coronária descendente anterior esquerda no centro do infarto ventricular esquerdo (Fig. 10-1). O defeito septal e a extensão do tecido necrótico friável circundante são identificados. Com sutura contínua de Prolene de 3-0, um retalho generoso de pericárdio bovino é suturado no lado ventricular esquerdo do septo, com picadas profundas de tecido muscular saudável, normal, o mais distante possível da borda necrótica do defeito. Às vezes, pode haver necessidade de suturas inseridas próximas ao anel da valva mitral. A necrose septal muitas vezes se estende para a ventriculotomia. A protrusão para fora do coração do retalho pericárdico é permitida, assim como sua incorporação no fechamento da ventriculotomia (Fig. 10-2).

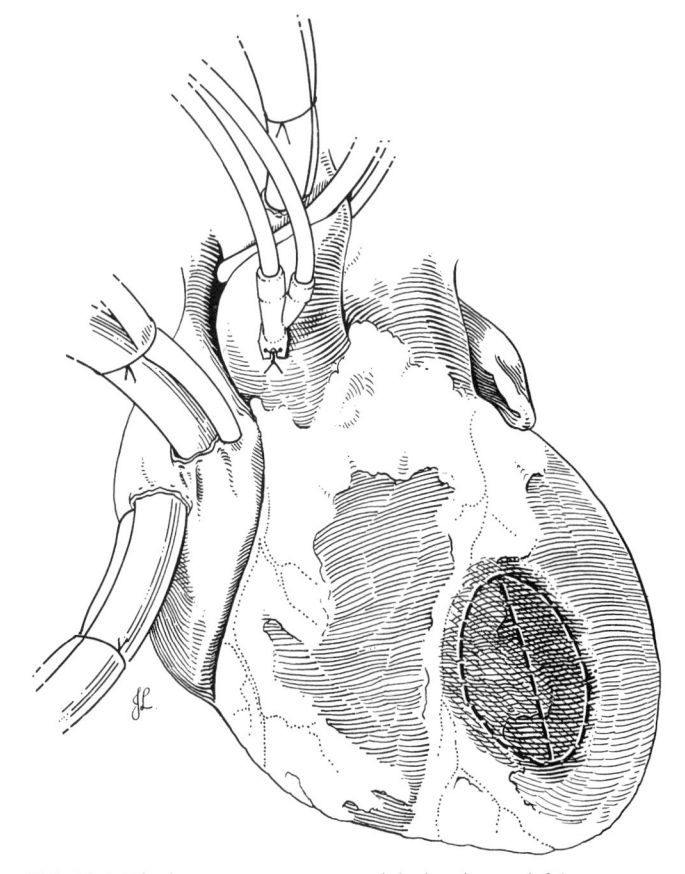

FIG. 10-1. Técnica para o tratamento cirúrgico de um defeito no septo ventricular.

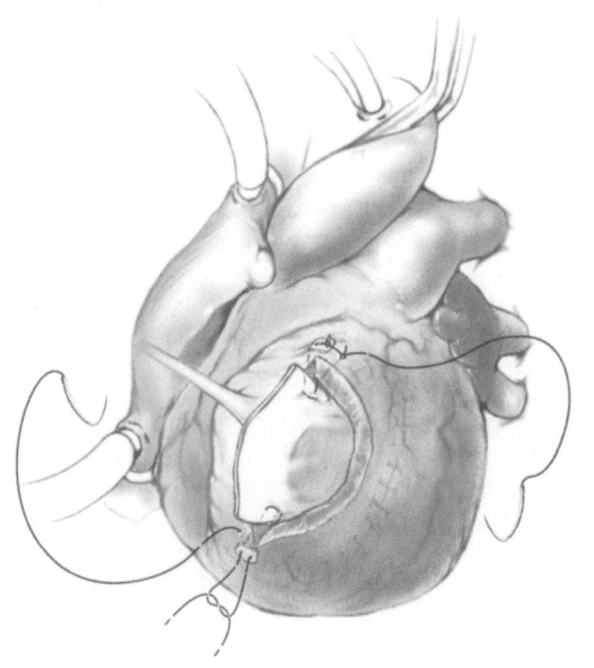

FIG. 10-2. Um retalho generoso de pericárdio bovino é suturado na parede septal normal longe do defeito.

NB *BioGlue Surgical Adhesive* (Cryolife, Inc., Kennesaw, GA) pode ser usado para colar o retalho no septo antes da sutura, fornecendo mais segurança à integridade do reparo.

Essa técnica essencialmente exclui a área infartada. A linha de sutura no septo é inspecionada e verificada quanto à presença de defeitos residuais. É reforçada com múltiplas suturas interrompidas e com feltro. O retalho é ancorado à borda anterior da parede ventricular esquerda com uma sutura reforçada com feltro. Essa técnica é baseada no conceito de que a pressão ventricular esquerda mais elevada força o retalho pericárdico contra todo o septo, obliterando, assim, o defeito septal. Já que as suturas são colocadas no tecido saudável normal, bem longe das bordas necróticas, o reparo é seguro.

Em seguida, a ventriculotomia é fechada com suturas interrompidas de Prolene 3-0 com uma camada de feltro de Teflon em cada lado da incisão, que é reforçada com sutura contínua de Prolene 3-0 e BioGlue.

Quando o defeito septal consiste em uma abertura estreita, em forma de fenda, bem próxima à parede anterior do ventrículo direito, as suturas são primeiramente passadas por uma tira de feltro de Teflon e, depois, pelo tecido septal viável ao longo da borda posterior do defeito, e, mais uma vez, por outra tira de feltro de Teflon no lado ventricular direito do septo (Fig. 10-3A). As suturas são trazidas para fora através da parede anterior do ventrículo direito antes de serem passadas por outra tira de feltro de Teflon. Por fim, as suturas são amarradas, e a ventriculotomia é fechada conforme já descrito anteriormente (Fig. 10-3B). De modo alternativo, pode-se utilizar a técnica de retalho pericárdico único.

Se o ápice do coração sofrer infarto e estiver necrótico, ele é amputado. O tecido viável é reaproximado como um sanduíche por 4 tiras de feltro de Teflon, 1 em cada lado do septo e 1 em cada parede ventricular externa, à esquerda e à direita, com uma série de suturas interrompidas em colchão horizontal (Fig. 10-4).

A abordagem a uma ruptura no aspecto posteroinferior do septo através da parede ventricular esquerda inferior infartada é mais difícil. Muitas vezes, o músculo papilar posteromedial também está envolvido no processo de necrose e a substituição concomitante da valva mitral pode tornar-se necessária. O fechamento do defeito no septo ventricular é realizado pela técnica do retalho, como descrito no texto anterior. Na maioria das vezes, a parede inferior do ventrículo é fechada com um retalho Hemashield de tamanho adequado para não interferir na geometria normal do ventrículo esquerdo. A revascularização da artéria coronária é realizada com cuidado em todos os vasos passíveis de revascularização a fim de garantir a total revascularização do restante do miocárdio.

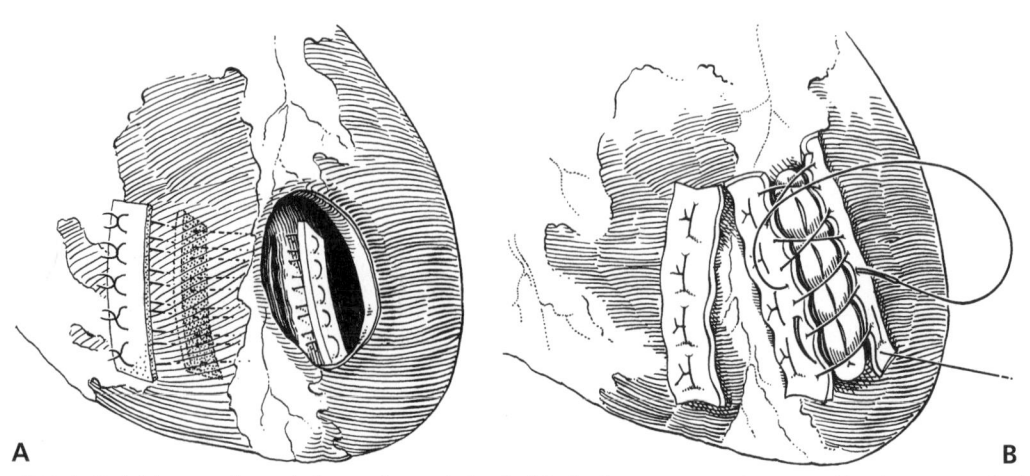

FIG. 10-3. A: O defeito septal ventricular em forma de fenda é fechado com suturas interrompidas, incorporando tiras de feltro de Teflon nos 2 lados do septo e na parede anterior do ventrículo direito. **B:** Os nós são amarrados, e a ventriculotomia é fechada.

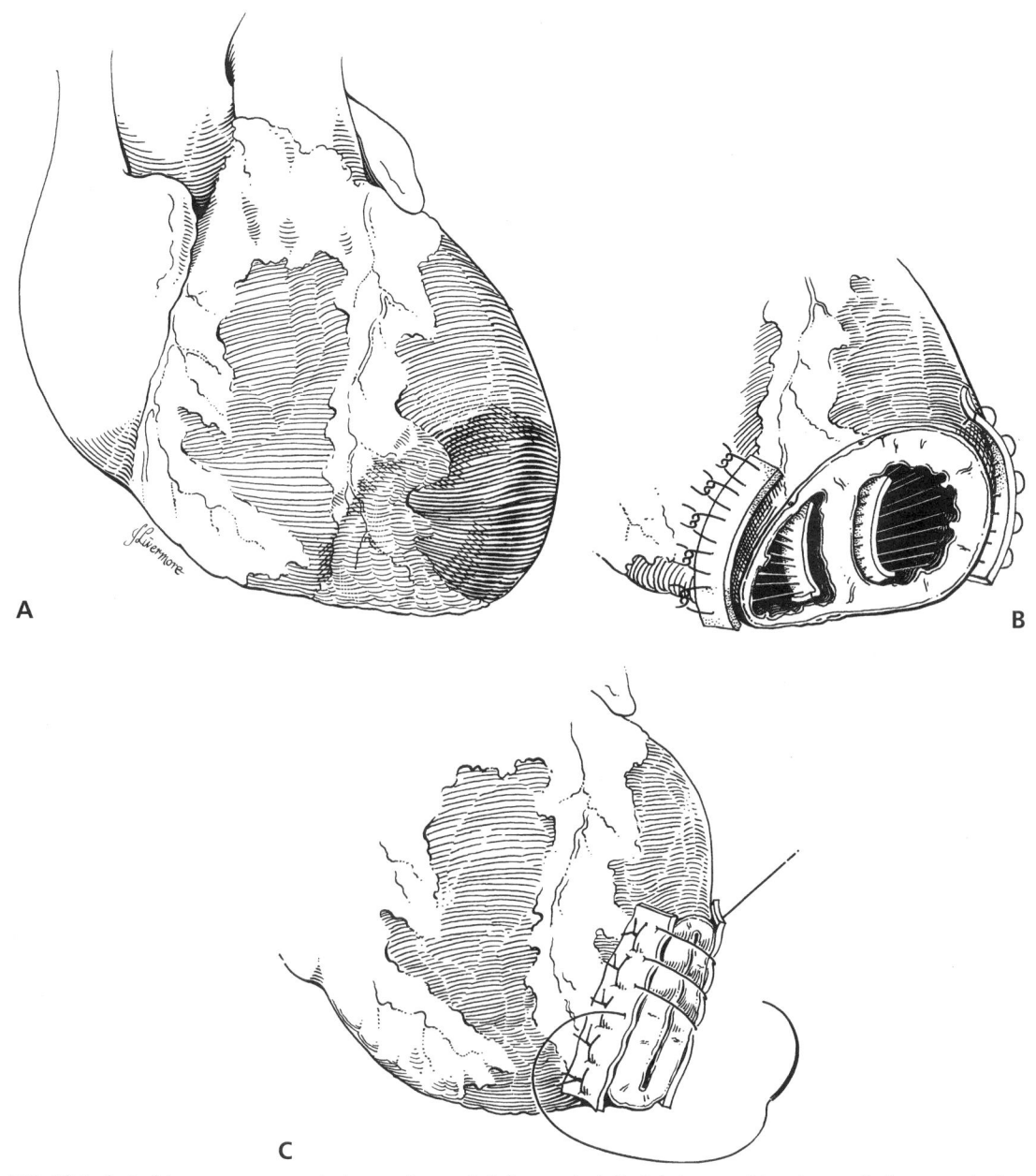

FIG. 10-4. A: Defeito no septo ventricular resultante de infarto apical. **B:** O ápice necrótico do ventrículo esquerdo é amputado. **C:** O defeito septal e as paredes ventriculares são reconstruídos com suturas interrompidas que incorporam tiras de feltro de Teflon.

NB A aplicação liberada de adesivo biológica em todas as linhas de sutura é uma boa ferramenta de hemostasia.

NB Recentemente, tem-se tentado o fechamento percutâneo dos defeitos septais ventriculares pós-infarto no laboratório de cateterismo. Isso pode ser realizado em conjunção com angiografia coronária. Já existe experiência considerável no uso desses dispositivos para o fechamento de defeitos residuais do septo ventricular.

NB Os poucos pacientes que sobrevivem à fase aguda podem apresentar insuficiência cardíaca congestiva posteriormente. Por volta de 3 a 4 semanas após o infarto agudo do miocárdio, um pouco de fibrose se desenvolve nas áreas necróticas de forma que torna os tecidos fortes o suficiente para manter as suturas de maneira segura, e o reparo cirúrgico pode ser realizado com mais facilidade.

Ruptura de Músculo Papilar

O músculo papilar anterolateral apresenta rico suprimento de sangue proveniente tanto da artéria coronária circunflexa esquerda quanto da descendente anterior esquerda. Em 90% dos corações, a artéria coronária direita é dominante e supre o músculo papilar posteromedial. Nos 10% restantes, o suprimento sanguíneo é fornecido pelos ramos do sistema da artéria coronária esquerda. Portanto, o infarto da parede posterior do ventrículo esquerdo frequentemente resulta em necrose do músculo papilar posteromedial. De modo geral, a ruptura do músculo papilar ocorre durante a 1ª semana após o infarto ou depois com reinfarto. Pelo fato de ambos os folhetos da valva mitral se fixarem em cada músculo papilar por meio das cordas tendíneas, o rompimento completo de um deles, geralmente o músculo papilar posteromedial, resulta em insuficiência mitral grave, edema pulmonar agudo e morte, a não ser que a intervenção cirúrgica seja imediata. Uma laceração da cabeça apical de um músculo papilar que suporta um pequeno segmento de apenas um dos folhetos mitrais pode resultar em grau mais brando de regurgitação mitral (Fig. 10-5). A disfunção do músculo papilar é provavelmente mais comum. Se o infarto do miocárdio não for extenso, e a função ventricular esquerda não for gravemente comprometida, esses pacientes conseguem compensar tempo suficiente para serem submetidos à angiografia coronária antes do tratamento cirúrgico de caráter semiurgente.

Com mais frequência, a cirurgia conservadora não será suficiente, pois o músculo papilar infartado é friável e necrótico. Em algumas ocasiões, o músculo papilar rompido pode ser reimplantado, porém pode ser perigoso se o local de reimplantação estiver necrótico. A substituição da valva mitral consiste no procedimento de escolha para a maioria dos pacientes, podendo ser realizada rapidamente com relativa segurança (vide Capítulo 6). A revascularização de artéria coronária em vasos passíveis de revascularização é altamente desejável para revascularizar o miocárdio viável o mais completamente possível.

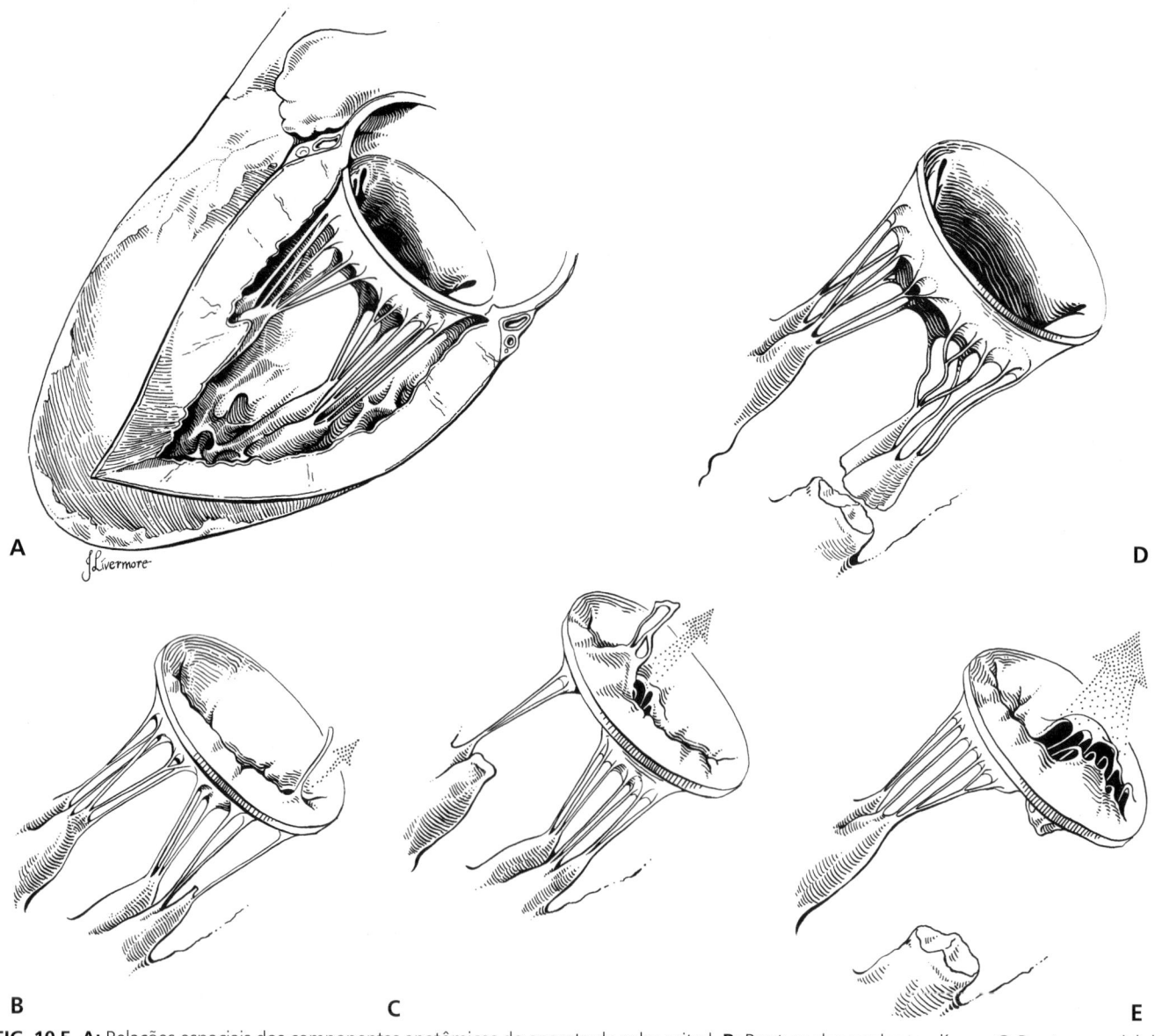

FIG. 10-5. A: Relações espaciais dos componentes anatômicos do aparato da valva mitral. **B:** Ruptura das cordas tendíneas. **C:** Ruptura parcial da cabeça do músculo papilar. **D:** Laceração completa do músculo papilar, originando insuficiência valvular (**E**).

Complicações mecânicas importantes que ocorrem durante a fase aguda do infarto do miocárdio são bastante raras. A maioria dos pacientes após o infarto do miocárdio continua em regime médico e vive uma vida produtiva livre de sintomas. Entretanto, existe um subgrupo de pacientes que desenvolvem sintomas que refletem os efeitos das alterações crônicas secundárias a um infarto do miocárdio antigo. A avaliação diagnóstica desses pacientes com miocardiopatia isquêmica pode revelar a presença de um grande segmento discinético (aneurismático) ou acinético do ventrículo esquerdo, um pseudoaneurisma e/ou doença isquêmica da valva mitral, sendo que todas podem requerer intervenção cirúrgica.

Restauração Ventricular Cirúrgica

Após o infarto do miocárdio, uma discreta cicatriz desenvolve-se, resultando em segmento acinético ou discinético. Tradicionalmente, a restauração ventricular cirúrgica para miocardiopatia isquêmica concentra-se no reconhecimento das bordas do tecido cicatricial e na exclusão da cicatriz por excisão, além de no fechamento primário ou na colocação de um retalho na junção entre a cicatriz e o músculo normal. Mais recentemente, a importância da forma e do tamanho da câmara ventricular tem sido levada em conta. O objetivo da cirurgia da reconstrução do ventrículo esquerdo é conseguir uma cavidade de tamanho normal e converter a forma mais esférica em padrão mais cônico.

Técnica

Inicia-se o desvio cardiopulmonar de maneira-padrão. Normalmente, uma cânula atriocaval única é suficiente para o retorno venoso. A parada cardioplégica do coração é conseguida pela infusão de solução cardioplégica sanguínea hipotérmica na raiz da aorta após o clampeamento da aorta, sendo complementada pela infusão de cardioplegia sanguínea hipotérmica no seio coronário pela técnica retrógrada (vide Capítulo 3). A aspiração do ventrículo esquerdo pela veia pulmonar superior direita ajuda a manter o campo seco. Quando o coração está parado, e o aspirador, vazio, avalia-se a extensão do infarto antigo. O segmento cicatricial da parede ventricular esquerda, desprovido de miocárdio, tende a ser sugado pela sucção do aspirador. O coração é cuidadosamente dissecado do pericárdio. Suturas de tração são inseridas no tecido cicatricial, e uma incisão é feita através dela (Fig. 10-6). Em seguida, a abertura é ampliada, e um pouco do excesso do tecido cicatricial, pode ser excisado de modo a fornecer acesso fácil para a remoção de coágulos sanguíneos de dentro do ventrículo esquerdo e/ou da parede aneurismática (Fig. 10-7).

⊘ Parede do Aneurisma Calcificada Aderente

Em determinadas ocasiões, pode haver reação fibrosa evidente ou, até mesmo, calcificação da parede do aneurisma, tornando difícil sua mobilização e consumindo

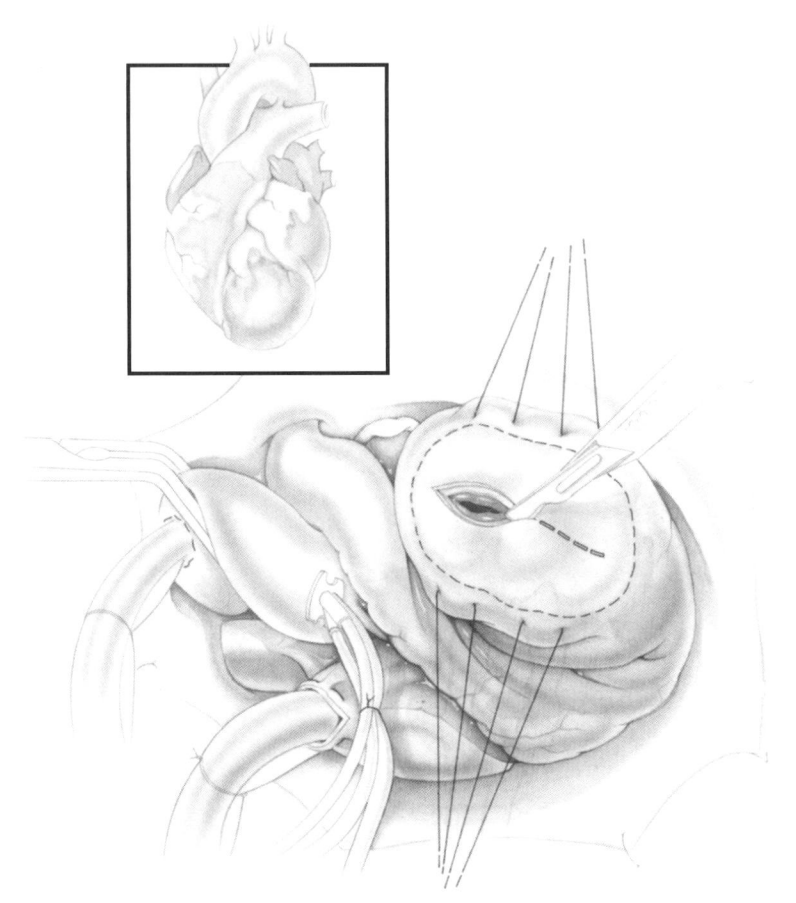

FIG. 10-6. Ventriculotomia pelo tecido cicatricial.

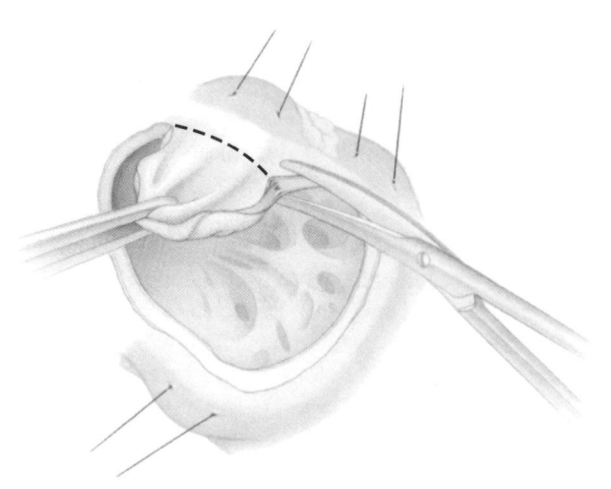

FIG. 10-7. Excisão da parede ventricular com presença de cicatriz.

muito tempo. O segmento envolvido do aneurisma pode ser amputado do coração e deixado aderente ao pericárdio e pleura (Fig. 10-8).

⊘ Deslocamento de Coágulos Sanguíneos

A manipulação e a dissecção para liberar a parede ventricular esquerda do pericárdio são realizadas após o clampeamento da aorta para evitar deslocamento e embolização sistêmica de coágulos de sangue.

⊘ Coágulos Sanguíneos Soltos

Muitas vezes, existem coágulos sanguíneos soltos na cavidade ventricular. Deve-se colocar um chumaço de gaze no trato de saída do ventrículo esquerdo perto da valva aórtica antes da tentativa de remover os coágulos sanguíneos e fragmentos da cavidade ventricular. A gaze evita o escape dos coágulos sanguíneos para a raiz aórtica e a possível embolização nas artérias coronárias. Depois disso, o interior do ventrículo esquerdo é irrigado de forma abundante com soro fisiológico gelado para eliminar qualquer resíduo.

Com uma tesoura de dissecção afiada, uma camada de 3 mm de espessura do revestimento fibroso do endocárdio da cavidade ventricular esquerda é retirada de uma vez a cerca de 1 a 2 cm da borda da área infartada. Isso teoricamente remove qualquer foco anormal de atividade elétrica.

NB Dissecção Radical do Endocárdio

Se um paciente apresenta história de arritmia ventricular, é aconselhável ressecar de maneira radical o endocárdio, enquanto realiza-se o remodelamento do ventrículo esquerdo. O procedimento implica em dissecção de 2 a 3 mm de espessura do endocárdio do ventrículo esquerdo. A ressecção deve ser extensiva, alcançando a base do músculo papilar e a raiz aórtica a fim de assegurar a remoção completa de qualquer foco de arritmogênico. A crioablação da zona de transição entre o tecido cicatricial e o miocárdio em pacientes com aneurisma ventricular pode ser útil. É preciso ter cuidado para não danificar o músculo papilar para evitar insuficiência mitral. A maioria desses pacientes é candidata à implantação de um dispositivo interno cardioversor–desfibrilador.

NB O uso liberal de desfibriladores cardíacos internos e drogas antiarrítmicas têm reduzido de forma marcante a indicação para a ressecção endocárdica.

NB Substituição ou Reparo de Valva Mitral Concomitante

Alguns pacientes apresentam regurgitação mitral importante do ponto de vista hemodinâmico, causada por disfunção do músculo papilar e/ou doença da valva mitral. Todas as tentativas devem ser feitas para reparar a valva tanto pelo ventrículo, quanto pela incisão atrial esquerda separada na maneira tradicional (vide Capítulo 6). Se a valva se encontrar gravemente doente e inadequada para reparo, é substituída pela ventriculotomia. Tenta-se preservar o aparato subvalvular. O tecido valvular excessivo pode ser excisado ou incorporado nas suturas. Suturas reforçadas de Ticron 2-0 são usadas para ancorar a prótese em posição.

⊘ Escolha da Prótese

Apenas a bioprótese ou a prótese mecânica de duplo folheto devem ser usadas na posição mitral, especialmente se implantadas pela ventriculotomia esquerda. Deve-se dar atenção particular à orientação da prótese, que não é familiar a partir do aspecto ventricular esquerdo.

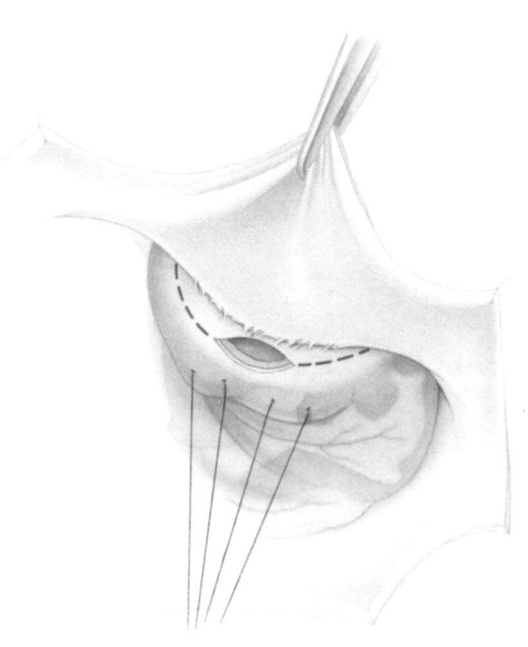

FIG. 10-8. Técnica para deixar a parede ventricular com cicatrizes aderentes ao pericárdio.

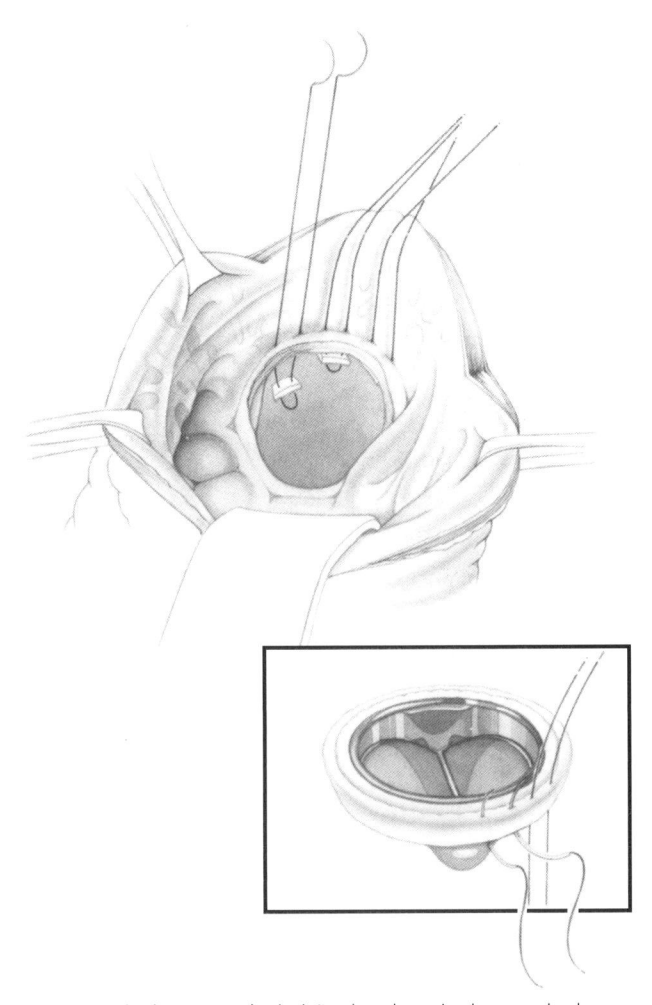

FIG. 10-9. Técnica para substituição da valva mitral por meio de ventriculotomia esquerda.

A direção das suturas parte do átrio esquerdo em direção à cavidade ventricular esquerda. As suturas são passadas a partir do aspecto superior do anel de sutura protética até seu aspecto inferior para que quando as suturas forem amarradas, os nós estejam no lado ventricular esquerdo (Fig. 10-9). É preciso ter cuidado para garantir que os nós das suturas não irão interferir no mecanismo oclusivo da prótese.

O ventrículo deve ser fechado de maneira a restaurar sua geometria normal, o que implica em exclusão dos segmentos acinético e discinético da parede ventricular infartada e, portanto, redução do volume ventricular esquerdo. Uma sutura contínua monofilamentar de 2-0 é inserida profundamente na cicatriz ao longo da borda da parede ventricular esquerda normal e amarrada de forma a criar o efeito em bolsa de tabaco (Fig. 10-10A).

NB Com frequência, o infarto afeta a parede anterior do ventrículo esquerdo, assim como um segmento do septo. Portanto, é importante incluir a borda da cicatriz no septo na sutura em bolsa de tabaco, o que reduz bastante o tamanho do defeito na parede ventricular esquerda e fornece à cavidade ventricular esquerda geometria e forma relativamente normais (Fig. 10-10B).

NB O tamanho "ideal" da cavidade ventricular esquerda pode ser aproximado com medidores de tamanho disponíveis no mercado. O tamanho recomendado da cavidade é de 60 mL por metro quadrado de área de superfície corporal do paciente. O balão de tamanho apropriado é colocado na cavidade ventricular esquerda, e uma sutura de Prolene 2-0 é inserida no tecido cicatricial ao longo da borda do tecido normal. Isso é realizado em bolsa de tabaco sobre o medidor de tamanho, que é removido antes da amarração da sutura.

Um retalho Hemashield é coletado em tamanho e forma condizentes ao defeito e suturado com sutura contínua de Prolene 3-0, com picaduras profundas no tecido cicatricial circundante. A linha de sutura pode precisar de ajuste com um afastador de nervo e de reforço com feltro e algumas suturas interrompidas. O BioGlue pode ser aplicado à linha de sutura para adicionar segurança. Apenas quando o paciente estiver fora do desvio cardiopulmonar e não houver sangramento decorrente do local do retalho, o excesso da parede ventricular esquerda pode ser aproximado sobre o retalho para evitar o acúmulo de sangue e coágulos entre o retalho e a parede ventricular (Fig. 10-10C).

NB Tecido Recobrindo o Retalho Ventricular Esquerdo

A cobertura do retalho ventricular esquerdo com parede infartada minimiza a possibilidade de infecção do enxerto em caso de mediastinite.

A revascularização de artéria coronária em vasos doentes é realizada quando existe a possibilidade de máxima revascularização do coração. É preciso ter cuidado especial para retirar o ar do coração antes da remoção do paciente do desvio cardiopulmonar (vide Capítulo 4).

Pseudoaneurisma

O falso aneurisma pós-infarto constitui um fenômeno raro. Ocorre quando o sangue que extravasa de uma ruptura do miocárdio lentamente se acumula na cavidade pericárdica. As aderências reacionais que se formam limitam o tamanho do pseudoaneurisma. Ecocardiografia dimensional e angiografia ventricular delineiam a lesão de forma bastante vívida. Diferente dos aneurismas ventriculares esquerdos, a ruptura eventual do pseudoaneurisma é quase certa. Portanto, deve-se realizar sempre o tratamento cirúrgico em caráter semiurgente.

A técnica cirúrgica é similar àquela descrita para os aneurismas verdadeiros. Entretanto, os falsos aneurismas apresentam, muitas vezes, paredes muito finas que podem se romper com facilidade durante a dissecção e a manipulação do coração. Portanto, é prudente iniciar o desvio cardiopulmonar através da canulação da veia e artéria femoral (vide Capítulo 2). Uma esternotomia mediana é realizada; a aorta

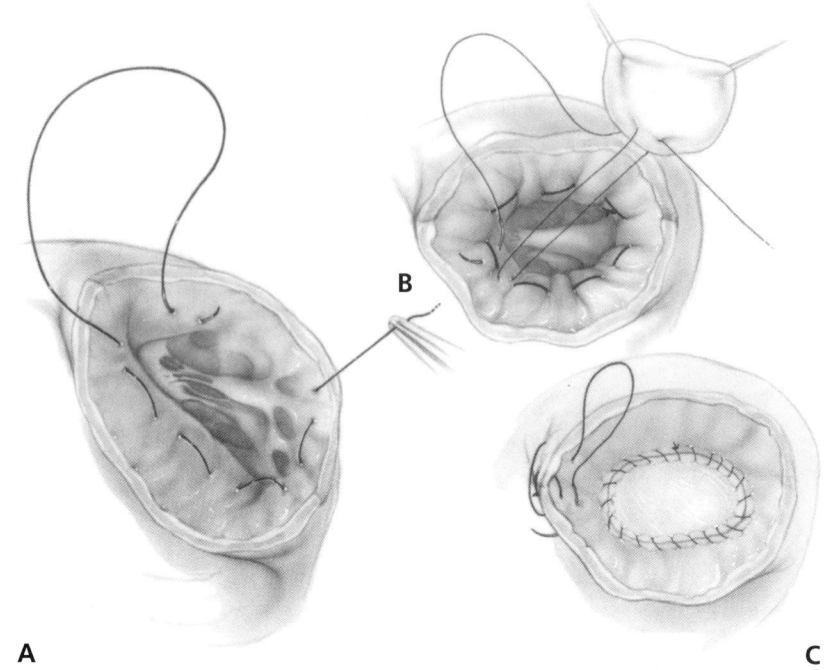

FIG. 10-10. A: Sutura inserida na cicatriz ao longo da borda da parede ventricular esquerda normal.
B: Sutura em bolsa de tabaco, reduzindo o tamanho do defeito. Um pequeno retalho Hemashield é suturado de forma a cobrir o defeito. **C:** O defeito na parede ventricular esquerda é fechado, e a parede aneurismática com cicatriz é aproximada pelo retalho, quando a hemostasia absoluta é conseguida.

é clampeada, e a parada cardioplégica do coração, conseguida antes de lidar com o pseudoaneurisma. Se o pseudoaneurisma se romper antes do clampeamento aórtico, o sangue é removido do campo e levado de volta à bomba por sucção. A aorta é rapidamente clampeada, o sangramento é controlado, e a parada cardioplégica do coração é realizada.

De modo geral, os pseudoaneurismas apresentam pequenas aberturas. O defeito é fechado com um retalho de Hemashield, usando suturas interrompidas de Ticron 3-0 reforçadas com feltro. A linha de sutura é reforçada com sutura contínua de Prolene 3-0. Obtém-se hemostasia absoluta, e ar é retirado do coração (vide Capítulo 4).

Regurgitação Mitral Isquêmica

Além da ruptura parcial ou completa do músculo papilar, o prolapso isquêmico da valva mitral pode ser causado pelo alongamento de um músculo papilar após o infarto. Em algumas ocasiões, a necrose de uma cabeça comissural separada do músculo papilar dá origem à ruptura da corda comissural (Fig. 10-5B). Entretanto, a regurgitação mitral isquêmica encontrada após o período agudo de pós-infarto é predominantemente funcional. Isso é decorrente da dilatação anular secundária ao aumento ventricular esquerdo e/ou remodelamento ventricular esquerdo local da parede inferior, causando deslocamento do músculo papilar com mobilidade restrita dos folhetos mitrais. A abordagem cirúrgica à regurgitação mitral isquêmica crônica requer compreensão precisa dos mecanismos envolvidos (vide Capítulo 6).

Balão de Contrapulsação

Ocasionalmente, os pacientes podem precisar do suporte com balão intra-aórtico após o procedimento cirúrgico cardíaco. A função ventricular esquerda deprimida, a isquemia miocárdica em andamento e as arritmias ventriculares são todas indicadas para a colocação de bomba de contrapulsação.

Técnica para a Colocação de Bomba de Balão Intra-Aórtico

Se o paciente apresentar pulso femoral palpável, o balão intra-aórtico pode ser colocada percutaneamente por meio da técnica de Seldinger. Após a penetração na artéria femoral comum, o fio-guia é passado pela agulha, que é removida. O dilatador é introduzido pelo fio. Em seguida, a bainha é passada pelo fio na artéria. Depois, o cateter com balão desinflado é introduzido pela bainha e posicionado na aorta torácica descendente com uma ponta imediatamente distal à origem da artéria subclávia esquerda. O uso de ecocardiografia transesofágica auxilia no posicionamento adequado do balão intra-aórtico.

Sangramento em Pacientes Heparinizados

Durante ou imediatamente após o desvio cardiopulmonar, o paciente é totalmente heparinizado. O uso da técnica percutânea pode levar à formação de hematoma, à hemorragia retroperitoneal ou a sangramento ao redor da bainha do balão, problemas especialmente prováveis

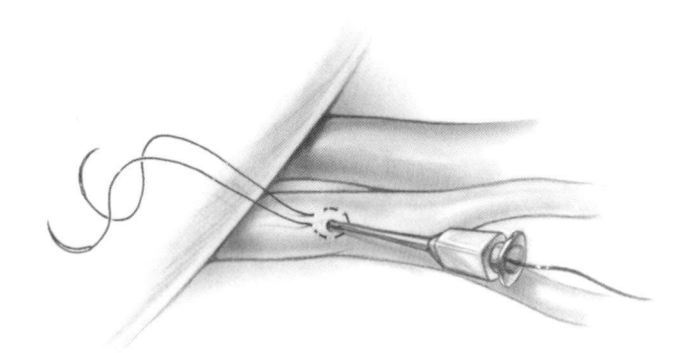

FIG. 10-11. Técnica para a introdução de um cateter-balão intra-aórtico.

se a palpação do pulso femoral for difícil, ocasionando punções inadvertidas na veia femoral ou parede posterior da artéria femoral.

Colocação Inadequada do Cateter-Balão

O cateter-balão deve ser introduzido pela artéria femoral comum. Se for inserido pela artéria femoral superficial, pode causar isquemia da extremidade inferior. O sítio de entrada do balão deve ser caudal ao ligamento inguinal. A colocação acima desse nível pode produzir sangramento de difícil controle pela pressão externa no momento da remoção do cateter-balão.

Manejo da Isquemia da Extremidade Inferior

Se o paciente desenvolver evidências de isquemia do membro inferior após a colocação do balão, a remoção da bainha pode permitir melhor fluxo de sangue distal. De modo alternativo, cateteres-balão de diâmetro menor estão disponíveis e devem ser usados em pacientes com artérias femorais pequenas.

No centro cirúrgico, quando dificuldades são encontradas durante a remoção do desvio cardiopulmonar, a colocação de balão intra-aórtico pode ser útil. Nesses pacientes, muitas vezes não há pulso femoral que possa ser palpado. A exposição limitada da artéria femoral comum é conseguida por meio de uma pequena incisão longitudinal com mínima dissecção. Uma sutura em bolsa de tabaco de Prolene 4-0, incorporando apenas o tecido adventício, é inserida na superfície anterior da artéria femoral comum. A agulha, o fio, o dilatador e o cateter-balão são passados em sequência por esse local em bolsa em tabaco. A sutura é deixada longa, com as extremidades presas por um clipe de metal e escondidas na ferida. A incisão é fechada em camadas ao redor do cateter-balão. Subsequentemente, o balão pode ser removido sob anestesia local no leito do paciente. A arteriotomia femoral é fechada pela simples amarração das suturas de Prolene inseridas anteriormente (Fig. 10-11).

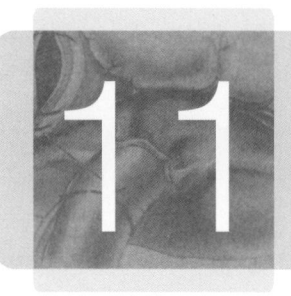

11 Transplante de Coração

O transplante de coração surgiu como uma terapia eficaz para os pacientes com doenças cardíacas em fase terminal. Em 2005, um total de 2.125 transplantes de coração foi realizado nos Estados Unidos. O maior obstáculo à difusão da aplicação do transplante de coração é a escassez de doadores.

Seleção do Doador

A compatibilidade entre o coração do doador e o receptor específico requer a consideração de muitos fatores relacionados tanto com o doador, quanto com o receptor. Esses fatores sofreram mudanças com o passar do tempo. Embora não exista uma idade absoluta máxima para doadores cardíacos, muitos centros estipulam a idade limite entre 55 e 65 anos.

A história de diabetes melito do doador com doença microvascular, de hipertensão de longa data com hipertrofia ventricular esquerda (pelo eletrocardiograma ou ecocardiograma) e de necessidade de altas doses de inotrópicos pode ser associada a risco mais elevado de falência precoce do enxerto. A anormalidade segmentar ou global da mobilidade da parede do coração do doador pode ser relacionada com morte cerebral, e não deve ser considerada uma contraindicação ao transplante. A ressuscitação com hormônio da tireoide ou adição de inotrópicos e/ou vasoconstritores pode levar à melhora da função ventricular esquerda. Depois disso, o doador pode ser reavaliado com ecocardiogramas repetidos ou um cateter de artéria pulmonar.

A compatibilidade do tamanho do doador e do receptor é importante. A subestimação do tamanho pode resultar em incapacidade do coração doador em suportar a circulação do receptor, especialmente se houver evidências de disfunção primária do enxerto. A maioria dos programas requer relação entre o peso do doador e o do receptor de pelo menos 0,7. A superestimação pode causar restrição da fisiologia pela limitação do espaço mediastinal do receptor. Essa questão é particularmente relevante em pacientes cujo coração nativo não está dilatado. A concordância entre o tamanho do doador e o do receptor precisa ser considerada em conjunção com outras variáveis do doador e do receptor (isto é, um coração de doador feminino pode não ser adequado para um receptor do sexo masculino com hipertensão pulmonar, em especial no cenário de hipertrofia ventricular esquerda leve do doador e/ou em período de isquemia prolongada).

De modo geral, recomenda-se que os doadores do sexo masculino com idade superior a 40 anos e aqueles do sexo feminino com mais de 45 anos sejam submetidos à angiograma coronário, se houver disponibilidade. A presença de doença coronária importante (> 50% das lesões) em 2 ou mais artérias coronárias principais geralmente constitui uma contraindicação para a utilização do coração de um doador. Entretanto, para os receptores críticos, os corações doados com discreta estenose coronária podem ser submetidos à revascularização, com o uso de condutos do receptor *ex vivo*, e serem transplantados com resultados aceitáveis a curto prazo.

Sem levar em conta as considerações mencionadas anteriormente, outras contraindicações ao uso de um coração doado incluem sorologia positiva para o vírus da imunodeficiência humana (HIV), sorologia positiva para hepatite C, malignidades do doador que não tumores de cérebro primários e infecção bacteriana sistêmica (em especial, com organismos Gram-negativos).

NB A adequação entre o coração do doador e a situação clínica do receptor é importante. Para os receptores em estado crítico, os critérios relacionados com o doador podem ser menos rígidos, uma vez que continuar na lista de espera ou utilizar um dispositivo de assistência ventricular pode oferecer risco mais elevado de mortalidade.

Solução de Preservação

A solução de preservação ideal garante a integridade microvascular, celular e funcional do coração doado durante a fase isquêmica. A experiência com as soluções de preservação atualmente usadas (Universidade de Wisconsin e Celsior) já demonstrou excelente recuperação funcional do miocárdio, em particular quando o tempo de isquemia é inferior a 6 horas.

A solução da Universidade de Wisconsin consiste em uma solução com base "intracelular" (sódio baixo e potássio elevado) que contém várias classes de moléculas impermeáveis para minimizar o edema celular. Em razão da preocupação com os efeitos deletérios das concentrações elevadas de potássio sobre a microvasculatura, foi desenvolvida a solução de Celsior, que consiste numa solução "extracelular". Além de muitas moléculas impermeáveis, a solução de Celsior também apresenta glutamato, que atua como um substrato para a produção de energia. Vários estudos revelaram que ambas as soluções fornecem proteção similar ao coração do doador durante a preservação. Atualmente, adotamos a solução da Universidade de Wisconsin como a solução de preservação de escolha.

Cirurgia do Doador

Com a chegada do doador ao hospital, o cirurgião receptor revê os registros médicos do doador para assegurar que todos os dados estejam completos e precisos. O doador é posicionado em supino com os braços estendidos na lateral. Já que a maior parte dos doadores é doador de vários órgãos, o doador é preparado desde o pescoço até a região média da coxa. A incisão da esternotomia mediana é realizada conforme já descrito anteriormente. Em hospitais de comunidades menores, uma serra esternal pode não estar disponível, podendo ser usado um bisturi Lebsche. O pericárdio é aberto, e as suturas pericárdicas, inseridas. O espaço pleural direito é amplamente aberto. O coração é sistematicamente examinado quanto ao tamanho, evidência de disfunção ventricular direita, contusão, aneurisma, anormalidade da mobilidade da parede segmentar e presença de frêmito sugestivo de doença valvular cardíaca. O curso das artérias coronárias é palpado à procura de evidências de calcificação ou placas. Se a qualidade do coração do doador for aceitável, essa informação é comunicada ao hospital receptor.

A dissecção do coração do doador é iniciada, liberando a veia cava superior da reflexão do pericárdio até a veia inonimada. Em geral, a veia ázigo é amarrada e dividida para garantir o comprimento suficiente da veia cava superior.

NB Para os receptores com doença cardíaca congênita já submetidos anteriormente a procedimento de Glenn bidirecional ou clássico, um segmento mais longo da veia inonimada pode ser necessário.

A aorta é dissecada distalmente além da origem da artéria inonimada. A agulha para a administração de solução de preservação é inserida na aorta ascendente e fixada (Fig. 11-1). Após as outras equipes de transplante completarem as dissecções de seus respectivos órgãos, administra-se uma dose de 300 unidades de heparina por quilo de peso corporal.

O passo mais importante na coleta do coração é garantir que o coração do doador esteja vazio. O pericárdio no lado direito é incisado no nível do hemidiafragma até a veia cava inferior. Em seguida, a veia cava superior é clampeada, e a veia cava inferior é transeccionada de forma que o sangue do coração seja despejado na cavidade torácica direita.

NB Se os pulmões também estiverem sendo coletados, a exsanguinação precisa ser feita no abdome pela equipe do abdome.

Quando o coração está vazio (em geral após 5 a 10 batimentos), o clampeamento da aorta é aplicado, e a solução de preservação, administrada na raiz aórtica. Medimos a pressão na aorta ascendente e a mantemos entre 50 e 70 mmHg.

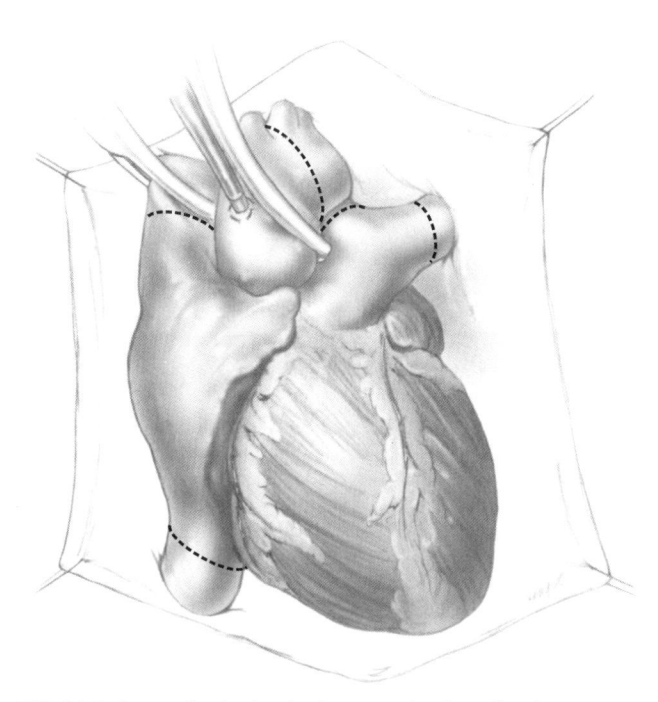

FIG. 11-1. O coração do doador é preparado. A agulha da cardioplegia anterógrada já foi inserida, e o clampeamento aórtico, aplicado.

O ápice do coração é elevado para o lado direito, e a veia pulmonar inferior esquerda é incisada onde se une ao átrio esquerdo (Fig. 11-2). O pericárdio é coberto de gelo com o objetivo de garantir o resfriamento tópico. Administra-se o to-

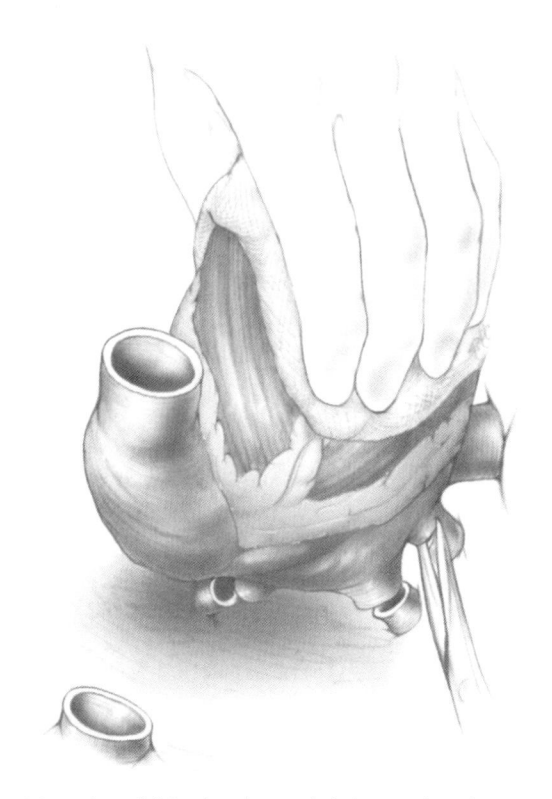

FIG. 11-2. Após a divisão da veia cava inferior, a veia pulmonar inferior esquerda é transeccionada na altura de seu ponto de entrada no átrio esquerdo.

tal de 10 mL por quilo do peso corporal do doador de solução da Universidade de Wisconsin, o que pode levar alguns minutos. Durante esse tempo, o cirurgião receptor precisa garantir que o coração não seja distendido pela palpação frequente do ventrículo esquerdo. Em geral, o coração do doador para de bater após 30 segundos de perfusão com a solução de preservação.

NB Quando os pulmões também estão sendo coletados, a incisão é feita na metade da distância entre a entrada da veia pulmonar inferior esquerda no átrio esquerdo e o sulco atrioventricular. Isso mantém bainhas adequadas de veias pulmonares para a coleta do pulmão.

Quando a infusão da solução de preservação é finalizada, o coração é excisado. A excisão é feita pela divisão da veia cava superior ou veia inominada proximal à pinça. As veias pulmonares restantes são transeccionadas conforme penetram no átrio esquerdo. De outra maneira, se os pulmões forem coletados, damos continuidade à incisão no átrio esquerdo de maneira circunferencial, imediatamente anterior aos orifícios da veia pulmonar. O arco aórtico é transeccionado logo distal à artéria inominada, e a artéria pulmonar principal é dividida. Se os pulmões não forem colhidos, as artérias pulmonares esquerda e direita proximais podem ser divididas para fornecer comprimento extra da artéria pulmonar (Fig. 11-3).

O coração é removido do doador e levado à outra mesa, onde é inspecionado quanto à presença de forame oval patente e de anormalidades valvulares. Se um forame oval patente for encontrado, seu fechamento é realizado com sutura em forma de 8 ou contínua de Prolene pela abertura da veia cava inferior, usando fórceps para a exposição do septo interatrial. As valvas são visualizadas para excluir vegetações, perfurações pequenas ou coágulos que podem não ter sido detectados pelo ecocardiograma pré-operatório. Um pedaço do pericárdio do doador também é coletado e armazenado junto ao coração do doador.

NB Tiras ou reforços de pericárdio do doador são muito úteis para o reforço das linhas de sutura da artéria pulmonar e da aorta.

O coração do doador é envolvido por, no mínimo, 3 sacolas plásticas estéreis e colocado num recipiente de plástico cheio de gelo para o transporte. Vários linfonodos do doador também são levados para a futura reação cruzada.

Cirurgia do Receptor

Um cateter de artéria pulmonar e uma linha arterial são inseridos no receptor, que não é submetido à anestesia geral até a chegada dos resultados satisfatórios do exame do coração doador. Normalmente, admitimos 1 hora desde a incisão na pele até a chegada do coração do doador para os receptores que não foram submetidos à esternotomia prévia. Em pacientes já submetidos à esternotomia anterior, esse período é estendido para 2 horas a fim de fornecer mais tempo à dissecção do coração nativo.

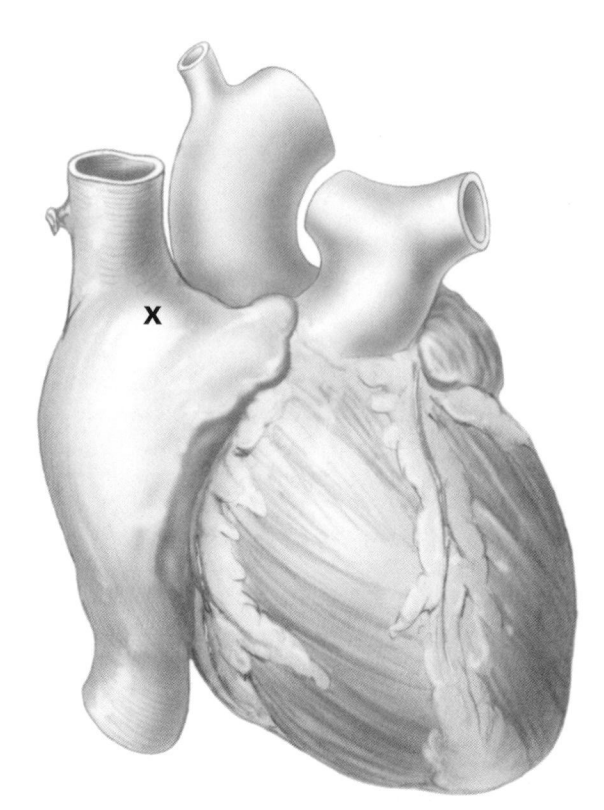

FIG. 11-3. Coração do doador excisado. O nó sinoatrial está marcado com um X.

NB Lesão da Parede Ventricular Direita

Em pacientes com esternotomia prévia e falência biventricular com distensão do ventrículo direito, o cirurgião pode expor a veia e a artéria femoral antes da abertura do tórax. Se o ventrículo direito sofrer lesão durante a abertura do esterno, a canulação femoral e o desvio cardiopulmonar podem ser realizados com rapidez.

Coagulopatia do Receptor

A hemostasia satisfatória é fundamental durante a dissecção do coração nativo do receptor. Os recipientes com falência cardíaca direita, em geral, apresentam congestão hepática e coagulopatia, o que pode produzir perda excessiva de sangue.

Em reoperações, o coração nativo é dissecado de forma a deixar acessíveis as veias cavas superior e inferior e a aorta ascendente para canulação e clampeamento. Com o coração parado, a dissecção é finalizada.

Embolização por Coágulo

Pacientes com doença cardíaca em estágio terminal e hipocinesia global encontram-se sob alto risco de desenvolvimento de trombo ventricular esquerdo. É importante minimizar a manipulação do coração nativo antes do clampeamento da aorta a fim de reduzir o risco de deslocamento de coágulo e possível embolismo.

⊘ Lesão ao Enxerto

Em pacientes já submetidos anteriormente à revascularização da artéria coronária, é importante identificar e proteger a artéria torácica interna esquerda, assim como outros condutos, durante a dissecção do coração. Qualquer lesão ao enxerto ou manipulação que cause espasmo ou embolização distal de fragmentos pode resultar em instabilidade hemodinâmica.

A canulação venosa bicaval e a aórtica são realizadas (vide Capítulo 2). As veias cavas inferior e superior são canuladas o mais distante possível do coração a fim de deixar bainha suficiente de veia cava para as anastomoses livres de tensão com o coração doado. Inicia-se o desvio cardiopulmonar assim que o coração do doador chegar ao centro cirúrgico. O paciente é resfriado a 28°C. O clampeamento da aorta é aplicado, e a cardioplegia é administrada na raiz aórtica até a parada do coração nativo. Os laços ao redor das veias cavas inferior e superior são tensionados, e o coração nativo é excisado.

Técnica Bicaval

A excisão do coração nativo do receptor é iniciada com uma incisão no apêndice atrial direito, a 1 cm e paralelamente ao sulco atrioventricular. A incisão é estendida inferiormente em direção à veia cava inferior. Superiormente, a incisão é estendida pelo teto do átrio esquerdo, entre a veia cava superior e a aorta. Em seguida, a aorta é transeccionada circunferencialmente cerca de 1 cm distal à junção sinotubular. A artéria pulmonar é dividida cerca de 2 cm distal à valva pulmonar. O septo atrial, que agora está exposto, é incisado pela fossa oval. A incisão é estendida superiormente até a abóbada do átrio esquerdo até encontrar a extensão superior da incisão atrial direita. Em seguida, é orientada em direção à base do apêndice atrial esquerdo. Inferiormente, a incisão se estende pela parede atrial esquerda posterior paralelamente ao seio coronário. O aspecto inferior da incisão atrial direita é estendido no aspecto medial da veia cava inferior e posterior ao seio coronário para encontrar a incisão atrial esquerda. Com o ápice do coração elevado para fora do pericárdio, essa incisão é estendida até a base do apêndice atrial esquerdo, completando a excisão atrial esquerda. O coração nativo do receptor é retirado do campo. Uma porção da parede remanescente do átrio direito é removida, deixando bainhas de veias cavas superior e inferior. As bainhas de átrio esquerdo do receptor, das veias cavas inferior e superior, da aorta e do tronco arterial pulmonar são preparadas para anastomose com o coração doado (Fig. 11-4). A hemostasia ideal de músculo exposto na parede atrial esquerda é realizada com eletrocautério antes de levar o coração do doador para o campo operatório. Um aspirador é inserido pela veia pulmonar superior direita do receptor no átrio esquerdo com a ponta na veia pulmonar inferior esquerda. O aspirador é introduzido através de sutura em bolsa de tabaco e conectado à sucção ativa para remover o retorno venoso pulmonar que pode aquecer o coração do doador.

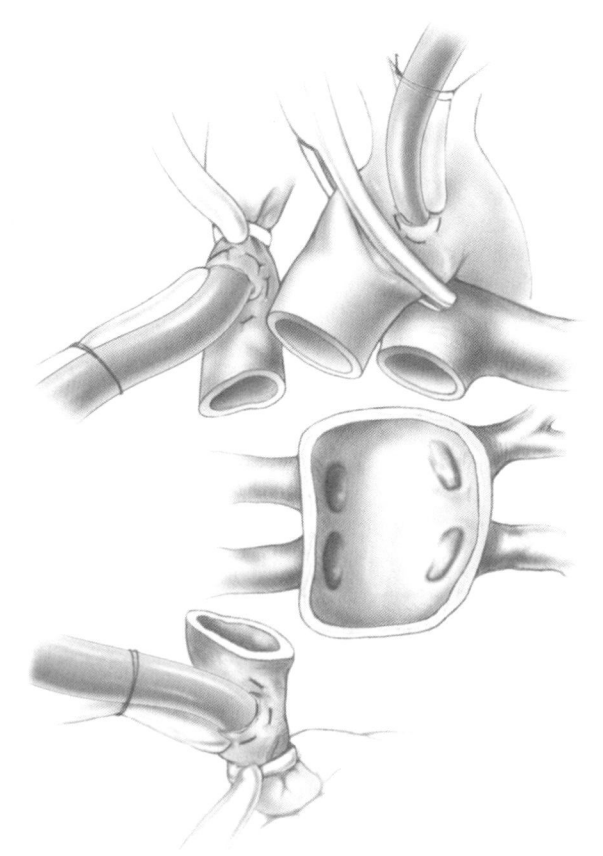

FIG. 11-4. O coração nativo do receptor foi removido, deixando uma bainha de átrio esquerdo. A artéria pulmonar, a aorta e as veias cavas superior e inferior transeccionadas são demonstradas.

⊘ Isquemia Quente do Coração do Doador

Se um aspirador não foi usado, o acúmulo de retorno venoso dos pulmões pode ocasionar aquecimento do coração do doador, o que pode causar impacto negativo na função do aloenxerto.

O coração do doador é inspecionado mais uma vez quanto à presença de forame oval e lesões valvulares pelo cirurgião do implante.

NB Todos os coágulos observados nas valvas são removidos por irrigação com soro fisiológico gelado.

As incisões são feitas conectando os 2 orifícios das veias pulmonares direitas e esquerdas do coração doado. Uma 3ª incisão conecta essas 2 aberturas para criar uma grande bainha atrial esquerda (Fig. 11-5). A aorta e a artéria pulmonar são dissecadas uma da outra. Se o coração do doador for coletado com ramos fixados das artérias pulmonares, eles são incisados posteriormente para criar uma confluência, que é aparada até o comprimento apropriado (Fig. 11-5). A implantação do coração doado é iniciada com a anastomose atrial esquerda, que tem início no nível da auriculeta esquerda (Fig. 11-6). Essa linha de sutura é realizada com Prolene 3-0 e utilização da técnica de borda invertida, aproximando íntima com íntima, o que minimiza o risco de formação de coágulo na linha de sutura.

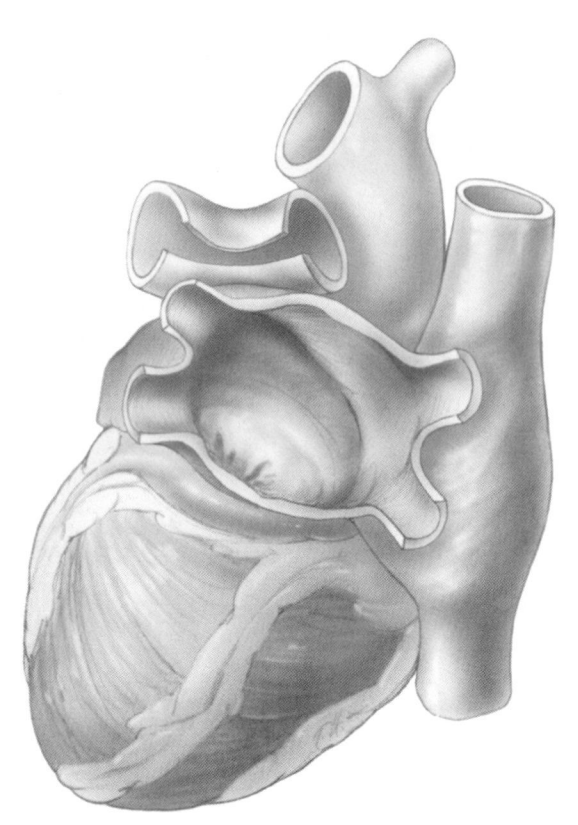

FIG. 11-5. O coração do doador é preparado para o implante.

NB O uso de uma grande agulha circular não cortante permite picaduras suficientes de ambas as paredes do átrio esquerdo do doador e do receptor. Ao incorporar 8 a 10 mm de tecido do receptor e do doador dessa maneira invertida, a hemostasia é garantida com mais segurança. Isso é especialmente importante para a linha de sutura atrial esquerda, que é de difícil exposição após o término do transplante.

A linha de sutura atrial esquerda segue em sentido inferior e, depois, anteriormente à veia pulmonar inferior direita do receptor. A sutura é arrematada, quando a linha de sutura chega no nível da veia pulmonar superior direita. A 2ª agulha é usada para completar a linha de sutura atrial esquerda superiormente. Antes da fixação da linha de sutura, um dreno torácico calibre 12 French irrigado com Plasmalyte gelado é colocado sob visualização direta no ventrículo esquerdo, e a sutura é presa ao redor do tubo torácico. O fluxo do Plasmalyte é iniciado e ajustado em 300 a 500 mL por hora com objetivo de conseguir o resfriamento ideal da cavidade ventricular esquerda.

Mau Alinhamento das Veias Cavas

O cirurgião precisa conhecer as respectivas posições das veias cavas inferior e superior do receptor e do doador enquanto constrói a linha de sutura atrial esquerda. Se as veias cavas inferiores e superiores não estiverem adequadamente alinhadas, essas anastomoses podem ser comprometidas.

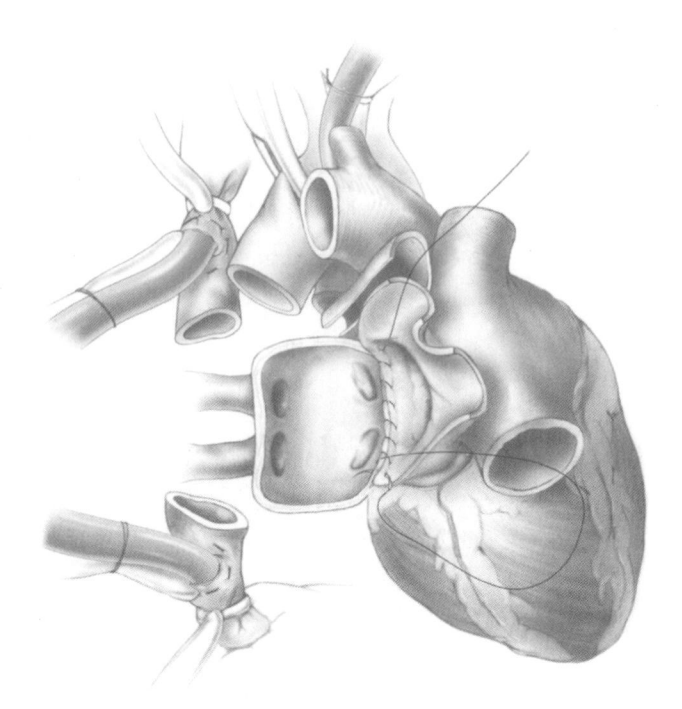

FIG. 11-6. O implante do coração do doador tem início com a anastomose atrial esquerda.

A artéria pulmonar do coração do doador é anastomosada à artéria pulmonar do receptor com sutura de Prolene 4-0. Em pacientes com hipertensão pulmonar preexistente, essa linha de sutura pode ser reforçada com uma tira de pericárdio do doador.

Torção da Artéria Pulmonar

A torção da artéria pulmonar pode ocorrer com o enchimento do coração. É possível que isso ocorra quando deixamos a artéria pulmonar do doador muito longa. Também pode acontecer se a aorta ascendente e a artéria pulmonar do doador não forem dissecadas suficientemente uma da outra. Nos 2 casos, cria-se um gradiente pela anastomose da artéria pulmonar que resulta em hipertensão e disfunção ventricular direita.

Enquanto o paciente é reaquecido, a anastomose aórtica é feita com sutura contínua de Prolene 3-0 (Fig. 11-7). A linha de sutura é sempre reforçada com uma tira de pericárdio do doador. Após o término dessa anastomose, retira-se ar do ventrículo esquerdo antes de dar início à reperfusão do coração. O tubo torácico que foi usado para o resfriamento do interior do ventrículo esquerdo é removido, e a linha de sutura atrial esquerda é fixada.

A solução de reperfusão modificada é administrada na raiz aórtica à pressão de 40 a 60 mmHg por 3 a 5 minutos. Após esse período, a reperfusão modificada é trocada por sangue com depleção de leucócitos até a remoção do clampeamento aórtico.

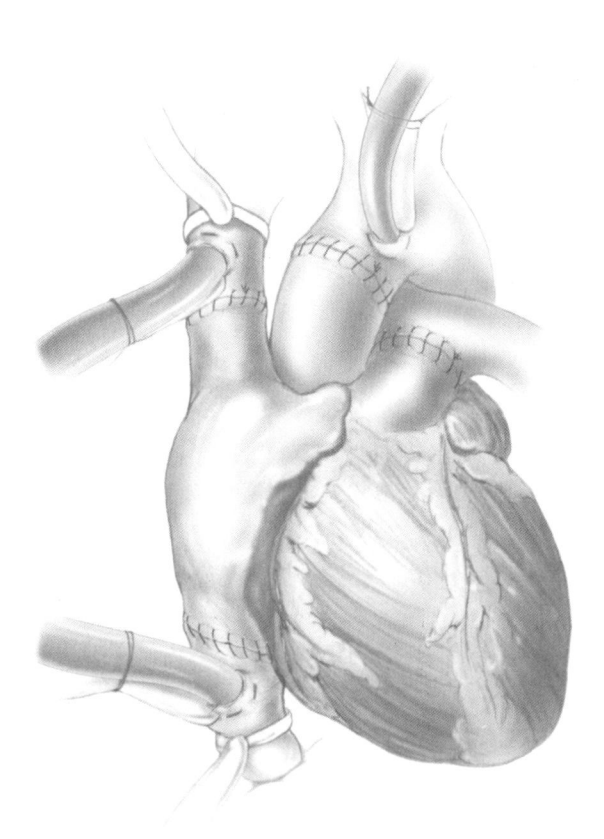

FIG. 11-7. Transplante de coração bicaval finalizado.

🆕 Existem muitos dados experimentais que sugerem que a modificação do reperfusado inicial incrementa a recuperação funcional do miocárdio após a isquemia global ou regional. A modificação do reperfusado inicial envolve leucofiltração, adição de substratos como aspartato, glutamato e glicose para o metabolismo, além de magnésio para minimizar o influxo de cálcio, suplementação com dextrana para reduzir o intumescimento celular e adição de nitroglicerina para assegurar a distribuição homogênea do reperfusado.

Durante esse período de reperfusão, a anastomose da veia cava inferior seguida pela anastomose da veia cava superior é realizada com suturas contínuas de Prolene 4-0. Essas anastomoses são construídas de maneira que o endocárdio é fixado ao endocárdio de maneira invertida. Essa técnica minimiza o risco de formação de coágulo.

⊘ Estreitamento das Anastomoses Cavais

A sutura das cavas deve ser feita com cuidado para evitar o estreitamento ou o efeito em bolsa de tabaco da anastomose, que podem complicar as biópsias endomiocárdicas futuras.

O paciente é removido do desvio cardiopulmonar de forma gradativa. A ecocardiografia transesofágica é sempre usada para avaliar as funções dos ventrículos direito e esquerdo durante esse processo de remoção. Uma linha atrial esquerda é inserida pela veia pulmonar superior direita e fixada em posição com 2 suturas reforçadas de Prolene. Isso permite a mensuração direta das pressões do enchimento ventricular esquerdo durante o período pós-operatório imediato.

⊘ Linha Atrial Esquerda Presa

Após a fixação da linha atrial esquerda, é importante tracionar o cateter para assegurar sua remoção com facilidade no período pós-operatório.

🆕 Treinamento do Ventrículo Direito

A hipertensão pulmonar preexistente e os efeitos do desvio cardiopulmonar na resistência vascular pulmonar podem dar origem à disfunção ventricular direita perioperatória após o transplante de coração. Para minimizar o risco de disfunção ventricular direita e para "treinar" o ventrículo direito do coração do doador, usamos uma estratégia segmentar no desmame do desvio cardiopulmonar. Isso implica em manutenção da pressão de perfusão sistêmica ao mesmo tempo em que se reduz a pós-carga ventricular direita. A técnica consiste em deixar a linha de sutura da anastomose da artéria pulmonar sem amarração e presa. Um aspirador com tubo de 3/4 de polegada (para minimizar o risco de hemólise) é inserido na artéria pulmonar e colocado em sucção em aproximadamente 1 L por minuto. A pressão de perfusão sistêmica é mantida a 60 mmHg ou acima pelo perfusionista. Se a função do ventrículo direito do doador permanecer estável com pressão venosa central aceitável, o aspirador da artéria pulmonar é lentamente reduzido, e o tubo de sucção, removido. A linha de sutura da artéria pulmonar é amarrada. Esse "protocolo de desmame segmentar" tem sido associado à baixa incidência de disfunção ventricular direita pós-operatória. Se a disfunção ventricular direita persistir apesar da terapia inotrópica ideal, usamos inalação de óxido nítrico como adjunto para reduzir a resistência vascular pulmonar no pós-operatório.

⊘ Hipoxemia Pós-Operatória

A persistência de forame oval patente pós-operatória pode levar a *shunt* da direita para a esquerda e hipoxemia, especialmente se a resistência vascular pulmonar for elevada.

⊘ Lesão do Nó Sinoatrial

O nó sinoatrial do coração do doador não deve ser manipulado durante a coleta ou implantação a fim de minimizar o risco de lesão do nó sinoatrial.

Tumores Cardíacos

Tumores Benignos

Mixoma

Os tumores primários do coração são muito raros. Mais da metade dos tumores benignos são mixomas. Embora possam ocorrer em qualquer câmara do coração, a maior parte dos mixomas tem origem no septo interatrial e é observada com mais frequência no átrio esquerdo. Em cerca de 15% dos pacientes, os tumores estão localizados no átrio direito.

O diagnóstico pode ser sugerido pelos sintomas do paciente, muitas vezes relacionados com obstrução do fluxo pelo orifício mitral ou embolização sistêmica. A ecocardiografia confirma o diagnóstico.

Técnica

O coração é exposto por meio de esternotomia mediana. A aorta é canulada de maneira usual, e as veias cavas superior e inferior são diretamente canuladas (vide Capítulo 2). Tudo é feito com muito cuidado para evitar a manipulação dos átrios.

⊘ Canulação Venosa pelo Átrio Direito

A introdução de cânulas grandes nas veias cavas superior e inferior pelo átrio direito pode deslocar fragmentos de tumores, além de tumultuar o campo cirúrgico durante a ressecção do tumor. Portanto, a canulação direita de ambas as veias cavas é sempre preferível.

A aorta é clampeada, e o coração é parado com cardioplegia sanguínea hipotérmica administrada na raiz aórtica (vide Capítulo 3). Laços previamente colocados ao redor das 2 veias cavas são acomodados nas cânulas venosas. Um bisturi de cabo longo número 15 inicia uma incisão oblíqua na veia pulmonar superior direita. A abertura é estendida de forma oblíqua pela parede atrial direita. Dois pequenos afastadores são posicionados nas bordas da atriotomia com o objetivo de expor a cavidade atrial direita, o septo interatrial e qualquer tumor atrial direito que possa existir (Fig. 12-1).

Mixoma Atrial Direito

De modo geral, os mixomas que acometem o átrio direito são volumosos e podem apresentar base relativamente ampla. A incisão é estendida pelo septo interatrial, envolvendo a base do tumor com uma margem de cerca de 5 a 8 mm de parede septal extremamente normal. O tumor é excisado e removido (Fig. 12-1, detalhe).

Mixoma Atrial Esquerdo

Na maioria das vezes, os mixomas que acometem o átrio esquerdo são pedunculados e apresentam base relativamente pequena fixada ao septo. A incisão septal é estendida pelo septo sob visualização direta, e a base do tumor é excisada, deixando uma margem de 5 a 8 mm de tecido septal normal (Fig. 12-2).

⊘ Artéria para o Nó Sinoatrial

A artéria do nó sinoatrial atravessa o septo atrial superiormente. A lesão desse vaso pode resultar em síndrome do nó sinusal. A base de um mixoma nessa proximidade deve ser raspada.

⊘ Lesão ao Nó Atrioventricular

A dissecção próxima ao aspecto anterior do orifício do seio coronário pode causar lesão do nó atrioventricular com bloqueio cardíaco resultante.

NB Em algumas ocasiões, os mixomas podem ter origem na parede atrial. A base do tumor é removida junto com uma margem de parede atrial normal. A ressecção não precisa englobar toda a espessura. Se houver defeito, deve ser aproximado com suturas finas de Prolene ou um retalho de pericárdio autólogo.

O defeito septal é fechado com um retalho de pericárdio autólogo tratado com glutaraldeído ou pericárdio bovino com sutura contínua de Prolene 4-0. A abertura da veia pulmonar superior e a atriotomia direita são fechadas com sutura contínua de Prolene 4-0 (Fig. 12-3). A retirada do ar é realizada, e o clampeamento aórtico, removido.

NB Septo Atrial Espesso

Algumas vezes, o septo atrial se apresenta espesso, com músculo hipertrofiado e tecido adiposo. É importante posicionar o retalho pericárdico na superfície endotelial

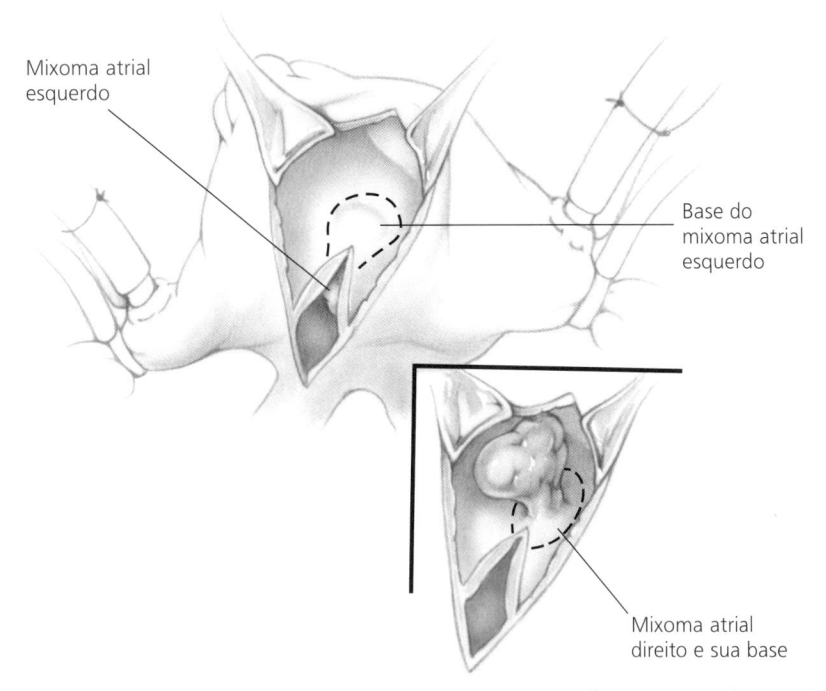

FIG. 12-1. Exposição de um mixoma atrial esquerdo e sua base. **Detalhe:** Exposição de um mixoma atrial direito e sua base.

do lado atrial esquerdo do septo para evitar possível embolismo de tecido adiposo ou formação de trombo (Fig. 12-4).

Rabdomioma

Os rabdomiomas originam-se de miócitos cardíacos e são observados com maior frequência em lactentes e crianças. Normalmente, faz parte do complexo da doença de esclerose tuberosa. A massa acinzentada do tumor muitas vezes desaparece por completo com o passar do tempo. Os rabdomiomas tendem a crescer como tumores múltiplos a partir do septo ventricular, causando obstrução do trato de saída e entrada de ambos os lados do coração. O sintoma mais comum é a falência cardíaca causada pela obstrução da câmara cardíaca ou do orifício valvar.

A cirurgia é indicada antes do 1º ano de vida em pacientes sem esclerose tuberosa quando pode ser possível enuclear o tumor. Infelizmente, os pacientes sintomáticos com esclerose tuberosa muitas vezes apresentam múltiplos tumores grandes, e a cirurgia pouco tem a oferecer.

Fibroma

Um fibroma origina-se de células do tecido fibroso na forma de massa única, e consiste no 2º tumor cardíaco benigno mais comum. A maioria dos fibromas acomete crianças. Classicamente, ele se apresenta como uma massa branca solitária de whorley nos 2 ventrículos que, frequentemente, sofre calcificação. Os sintomas são secundários à obstrução do fluxo de sangue no segmento afetado do coração. Se calcificado,

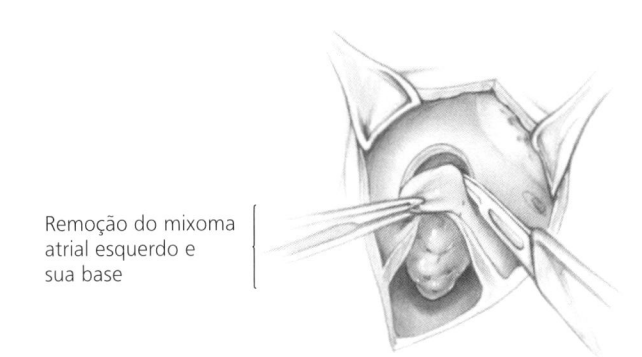

FIG. 12-2. Excisão de um mixoma atrial esquerdo e sua base com generosa margem de parede septal.

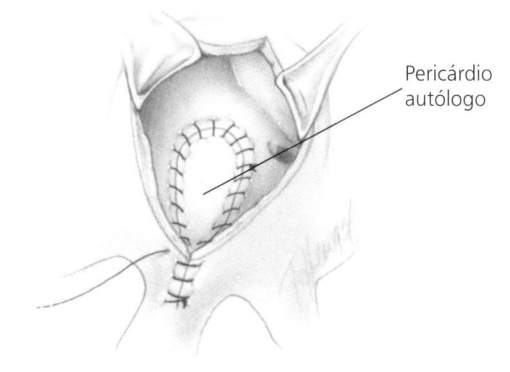

FIG. 12-3. Fechamento de um defeito septal com pericárdio autólogo.

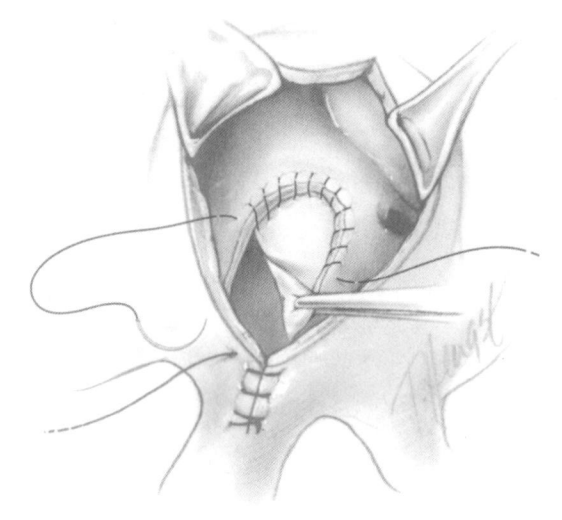

FIG. 12-4. Fixação de um retalho pericárdico no aspecto atrial esquerdo do septo atrial espesso.

pode ser observado na radiografia de tórax. A ecocardiografia confirma a presença e a localização da massa.

A excisão cirúrgica é realizada, se o tumor estiver localizado e puder ser enucleado. Se toda a massa não puder ser removida, o procedimento de ressecção parcial pode ser paliativo. As crianças com fibromas extensos podem ser considerados para o transplante de coração.

Fibroelastoma Papilar

Fibroelastomas papilares são pequenos tumores solitários que lembram vegetações. Muitas vezes, são observados originando-se do aspecto atrial das valvas mitral e tricúspide, podendo envolver estruturas cordais. Os fibroelastomas papilares também podem ter origem na superfície ventricular das valvas aórtica e pulmonar. Esses tumores são geralmente assintomáticos, porém são capazes de obstruir o fluxo e embolizar. Podem ser encontrados de forma acidental no momento da cirurgia ou observados no ecocardiograma, parecendo vegetações nas valvas.

Já que podem causar complicações devastadoras, os fibroelastomas papilares devem ser removidos quando diagnosticados. Deve-se fazer a ressecção conservadora, permitindo reparo da valva em vez de sua substituição.

Lipoma

De modo geral, os lipomas são tumores discretos localizados. Podem ocorrer em qualquer região no coração ou no pericárdio. Geralmente são assintomáticos. Os tumores grandes, que produzem sintomas importantes, devem ser ressecados. Se um lipoma pequeno for constatado de forma acidental durante um procedimento cardíaco, ele deve ser excisado, se não aumentar o risco da cirurgia.

Tumores Malignos

Independentemente do caráter primário ou metastático do tumor, a indicação para cirurgia é determinada pelo tamanho do tumor, pela sua localização e pela ausência de metástases espalhadas além do coração. Se for possível a completa ressecção, a cirurgia constitui um paliativo melhor do que a radiação e/ou quimioterapia apenas. A exposição de malignidades cardíacas complexas do lado esquerdo é difícil no momento da cirurgia. Nesses casos, o autotransplante cardíaco pode permitir que o cirurgião remova por completo o tumor. O coração do paciente é explantado, e o tumor é ressecado. Todos os defeitos resultantes são reconstruídos, e, depois, o coração é reimplantado.

Tumores metastáticos são muito mais comuns que as malignidades primárias do coração. As metástases cardíacas raramente são solitárias. Com frequência, causam derrame pericárdico. De modo geral, o tratamento cirúrgico desses pacientes é limitado ao alívio dos derrames recorrentes através da drenagem pericárdica subxifoide ou janela pericárdica.

Extensão Atrial Direita de Tumores Abaixo do Diafragma

Tumores abdominais e pélvicos podem invadir e crescer na veia cava inferior até alcançarem o átrio direito. O carcinoma de célula renal é o mais comum desses tumores. A cirurgia é abordada por meio de uma incisão abdominal para garantir a ressecionabilidade do tumor renal. Pode ser viável retirar o tumor da veia cava inferior subdiafragmática transabdominalmente. Se isso não for possível, uma esternotomia mediana é realizada, e o desvio cardiopulmonar é conseguido para o resfriamento sistêmico. Durante um curto período de parada circulatória hipotérmica profunda, o átrio direito é aberto, e o cirurgião cardíaco auxilia o urologista a retirar o tumor até o segmento abdominal da veia cava inferior. O desvio cardiopulmonar é reinstituído, o paciente é reaquecido e retirado do desvio de maneira usual.

⊘ Canulação do Átrio Direito

Uma cânula venosa reta ou em ângulo reto é introduzida pela sutura em bolsa de tabaco no átrio direito por uma distância limitada para evitar o contato com o tumor. A cânula de estágio duplo não deve ser usada.

⊘ Coagulopatia

Esses pacientes apresentam problemas importantes com coagulopatia após o desvio cardiopulmonar com hipotermia profunda. Essa técnica deve ser reservada para pacientes, cujo tumor não pode ser removido pela veia cava inferior logo abaixo do diafragma.

13 Cirurgia para Fibrilação Atrial

O procedimento de Maze foi desenvolvido e modificado pelo Dr. James Cox e já provou eficácia no tratamento da fibrilação atrial associada à doença cardíaca isquêmica e valvular e da fibrilação atrial isolada refratária à terapia medicamentosa. A técnica de corte e sutura da cirurgia de Maze III é padrão-ouro com relação às modificações pelo seu índice de cura da fibrilação atrial superior a 95%. Entretanto, esse procedimento aumenta de maneira significativa o tempo de clampeamento da aorta e incorre o risco de sangramento grave da região posterior do coração. Diversas fontes de energia diferentes já foram usadas para a ablação do tecido atrial criando o mesmo padrão de lesão da cirurgia de Maze III em menos tempo e com menos sangramento potencial. Nós temos usado o cateter de radiofrequência irrigado, porém as mesmas linhas de ablação podem ser realizadas com crioablação, energia de micro-ondas, ultrassom focalizado e raio *laser*. Os pacientes com fibrilação atrial crônica submetidos à cirurgia de valva mitral são candidatos a esse procedimento, que adiciona cerca de 20 minutos ao tempo de clampeamento.

Técnica

Utilizamos a esternotomia mediana e realizamos a canulação bicaval padrão. As primeiras incisões e lesões no átrio direito são feitas sob desvio cardiopulmonar com o coração em funcionamento. Após o ajuste dos torniquetes cavais, o apêndice atrial direito é excisado. Uma incisão lateral é feita desde a porção média da base da aurícula amputada se estendendo 3 a 4 cm para baixo (Fig. 13-1).

A incisão no átrio direito começa imediatamente anterior ao sulco interatrial no nível da veia pulmonar superior direita. A incisão é feita para cima, em direção ao sulco atrioventricular, deixando, pelo menos, 1 cm entre essa abertura e a incisão lateral desde a base da aurícula (Fig. 13-2).

O cateter de radiofrequência irrigado é aplicado à superfície endocárdica com objetivo de criar lesões transmurais desde o aspecto posterior da atriotomia direita superiormente no orifício da veia cava superior e inferiormente na veia cava inferior (Fig. 13-2). Um afastador é colocado debaixo da margem superior da atriotomia para expor a base da aurícula amputada, e a lesão da radiofrequência é criada desde seu aspecto medial até o anel da valva tricúspide. Outra lesão é feita conectando a extensão anterior da atriotomia até o anel da valva tricúspide (Fig. 13-3).

⊘ Forame Oval Patente

Se houver presença de um forame oval patente ou de um pequeno defeito no septo atrial, as lesões atriais direitas precisam ser feitas após o clampeamento da aorta ou com fibrilação ventricular induzida para evitar embolismo aéreo. A ausência de um forame oval patente precisa ser confirmada pela ecocardiografia transesofágica no centro cirúrgico antes da instituição do desvio cardiopulmonar.

⊘ Lesões Transmurais

O cateter de radiofrequência irrigado precisa passar lentamente sobre o tecido que sofrerá ablação a fim de produzir uma lesão transmural. Quanto mais espessa a parede atrial, mais tempo a ablação consome. A alteração de cor do endocárdio deve ser aparente.

A abertura na base da aurícula atrial e sua extensão inferior são fechadas com sutura de Prolene 5-0 ou 4-0. O clampeamento aórtico é aplicado, e a cardioplegia anterógrada, administrada. Uma incisão é feita na veia pulmonar superior

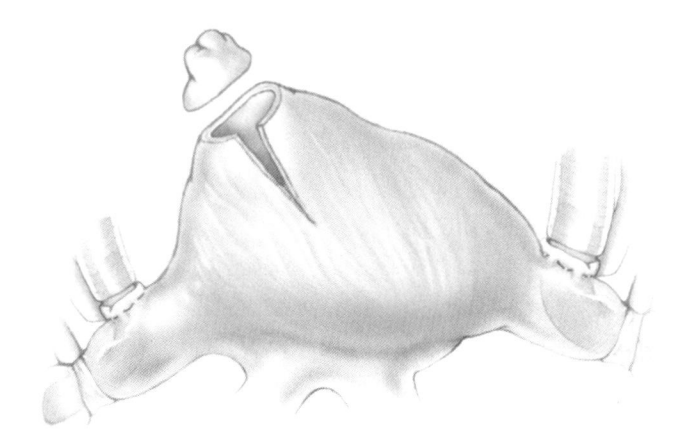

FIG. 13-1. Excisão do apêndice atrial direito e incisão lateral desde a base da aurícula amputada.

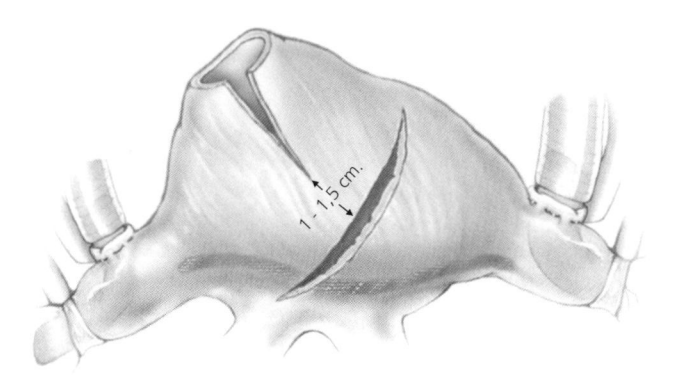

FIG. 13-2. Atriotomia direita imediatamente anterior à veia pulmonar superior direita até o sulco atrioventricular. As lesões de radiofrequência desde a atriotomia nos orifícios das veias cavas inferior e superior são indicadas pelas linhas sombreadas.

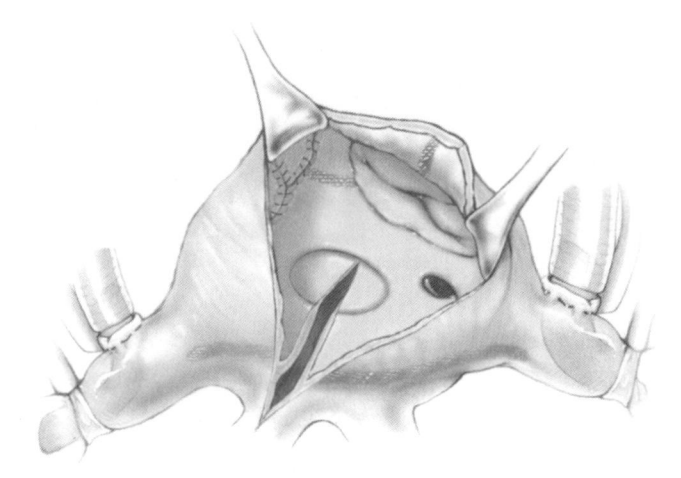

FIG. 13-4. Incisão desde a veia pulmonar superior direita através do septo atrial até a fossa oval.

direita, que é estendida anteriormente até encontrar a atriotomia direita. O septo atrial é aberto na fossa oval (Fig. 13-4). Os afastadores são colocados na região inferior do septo atrial com intuito de expor o interior do átrio esquerdo. As lesões são criadas ao redor dos orifícios das veias pulmonares direita e esquerda, e essas 2 lesões são conectadas superiormente por uma linha reta (Fig. 13-5). O apêndice atrial esquerdo pode ser amputado, e sua base chuleada em dupla camada de sutura de Prolene 4-0 ou uma lesão por radiofrequência pode ser feita ao redor da base da aurícula. Assim, uma linha de ablação é traçada desde o apêndice atrial esquerdo até a linha ao redor das veias pulmonares esquerdas (Fig. 13-5).

Uma linha de ablação é criada a partir da linha que envolve as veias pulmonares esquerdas até o anel posterior da valva mitral. Uma pinça curva é colocada no seio coronário desde o átrio direito para demonstrar o curso do seio coronário. O cateter de radiofrequência faz uma lesão que se estende desde a porção média da linha que conecta as veias pulmonares e o anel mitral posterior até o septo atrial (Fig. 13-5).

Sangramento Proveniente da Base do Apêndice Atrial Esquerdo

Se a base da aurícula sofre ablação com o cateter de radiofrequência e, depois, a aurícula for amputada e chuleada, o tecido que sofreu ablação pode lacerar no enchimento e contração do coração. A aurícula deve ser cirurgicamente amputada ou sofrer ablação com energia de radiofrequência, e não ambos, para evitar essa complicação.

Trombo no Apêndice Atrial Esquerdo

Se houver presença de trombo no apêndice atrial esquerdo, este deve ser amputado.

Estenose dos Orifícios das Veias Pulmonares

O processo de cicatrização que acontece após a ablação por radiofrequência pode produzir fibrose e contração do tecido. As lesões ao redor dos orifícios das veias pulmonares devem ser bem dentro do átrio esquerdo para evitar a formação de cicatriz e estenose da veia pulmonar subsequente.

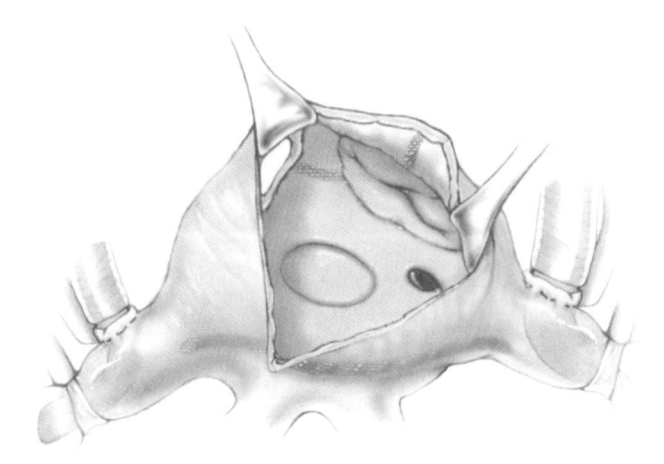

FIG. 13-3. Lesões de radiofrequência desde a aurícula amputada até o anel da valva tricúspide e desde o sulco atrioventricular até o anel tricúspide.

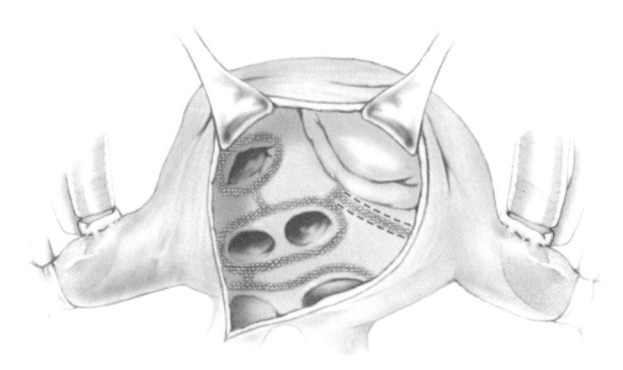

FIG. 13-5. Lesões de radiofrequência dentro do átrio esquerdo (vide texto).

Lesão ao Tecido do Folheto Valvar

A energia da radiofrequência danifica o tecido dos folhetos valvares. Portanto, é preciso ter cuidado na criação das lesões que se estendem até o anel da valva tricúspide e, especialmente, a valva mitral. Em razão dessa preocupação, alguns cirurgiões preferem usar uma criossonda para criar essas lesões, pois a crioablação não danifica de forma permanente o tecido do folheto valvar. Também é importante fazer essas lesões antes de qualquer procedimento de reparo ou substituição da valva.

Lesão à Artéria Coronária Circunflexa

Ao executar a ablação das veias pulmonares esquerdas até o anel mitral, é preciso cuidado, pois a artéria coronária circunflexa repousa nessa região. As lesões transmurais podem lesar essa artéria. Por essa razão, a crioablação pode ser preferível nessa localização. De modo alternativo, o risco de danificar a artéria pode ser reduzido com a manutenção do fluxo pelo vaso durante a ablação, o que é feito pela administração de solução cardioplégica anterógrada.

Lesão ao Esôfago

Embora não aconteça com o cateter de radiofrequência irrigado, a lesão no esôfago tem sido observada com ablação por radiofrequência seca da parede atrial esquerda posterior. O objetivo de qualquer fonte de energia usada na criação de linhas de ablação é conseguir lesões transmurais sem dano aos tecidos e estruturas adjacentes.

Focos Trombogênicos

Foi relatado que as linhas de ablação criadas por algumas fontes de energia resultam em formação de trombo dentro do átrio esquerdo. Pode ser prudente anticoagular todos os pacientes, independente do ritmo cardíaco, com varfarina por pelo menos 3 a 6 meses a fim de evitar essa complicação devastadora.

O procedimento da valva mitral planejado é agora realizado. O afastador debaixo do septo atrial é removido, e as margens da atriotomia direita são retraídas. As lesões da radiofrequência são criadas a partir da extremidade da incisão septal até o aspecto posterior do seio coronário. Outra linha de ablação é feita desde o seio coronário inferiormente na veia cava inferior. Uma lesão final é criada desde o seio coronário até o anel posterior da valva tricúspide (Fig. 13-6). O septo atrial dividido é aproximado com sutura contínua de Prolene 4-0, tendo início na fossa oval e progredindo em direção à veia pulmonar superior direita. Outra sutura é usada para fechar a veia pulmonar superior direita. Essa mesma sutura pode ter continuidade, ou uma 3ª sutura pode ser inserida para fechar a atriotomia direita. As fitas são retiradas das cânulas cavais e permitiu-se que o coração se encha. O clampeamento da aorta é removido, e as manobras para a retirada de ar são realizadas (vide Capítulo 4). Os fios de estimulação temporária ventricular e atrial epicárdicos são aplicados.

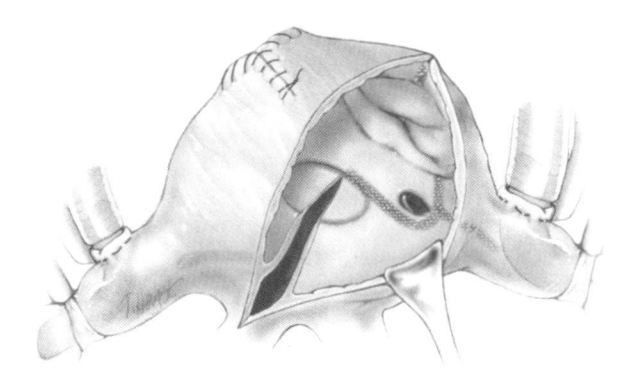

FIG. 13-6. Linhas de ablação finais dentro do átrio direito (vide texto).

As arritmias atriais pós-cirúrgicas são comuns e não querem dizer que a cirurgia não obteve sucesso. Em geral, esses pacientes são mantidos com sotalol ou amiodarona por 3 a 6 meses após a cirurgia.

Abordagens Alternativas

Embora o procedimento de Cox-Maze seja o padrão-ouro, ele foi elaborado para tratar todos os tipos possíveis de fibrilação atrial. Informações mais recentes sugerem que a fibrilação atrial se origina de uma única fonte em muitos pacientes. Com o avanço, técnicas de mapeamento clinicamente aplicáveis são desenvolvidas, e a cirurgia para a fibrilação atrial pode tornar-se mais procurada. A compreensão maior acerca das diferentes fontes de energia usadas para a ablação do tecido atrial deve aumentar o sucesso, minimizando, ao mesmo tempo, as complicações.

A fonte de energia ideal para a realização do procedimento de Maze total ou parcial deve ser rápida e produzir lesão transmural sem causar danos às estruturas circundantes. Seria vantajoso se pudesse ser aplicada por meio de abordagem minimamente invasiva sem o uso de desvio cardiopulmonar. Os sistemas de radiofrequência aquecem o tecido, causando lesão térmica e bloqueio de condução. Os sistemas unipolares foram modificados pela adição de irrigação com objetivo de minimizar a queimadura da superfície, que pode levar à formação de trombo, e de evitar a lesão das estruturas adjacentes, particularmente o esôfago. As pinças bipolares de radiofrequência podem ser usadas no aspecto epicárdico, para assegurar as lesões transmurais e evitar danos ao tecido circundante. Entretanto, nem todas as lesões de Maze podem ser realizadas com o dispositivo bipolar. A crioablação é realizada com eletrodo de óxido nítrico. Sua vantagem é a ausência de vaporização de tecido, resultando em superfície tecidual lisa. Consome 2 minutos para produzir cada lesão transmural. O micro-ondas produz bloqueio de condução por lesão térmica, mas, diferentemente da radiofrequência, não causa queimadura da superfície. É também mais provável que produza a lesão transmural com maior penetração no tecido. O ultrassom focalizado promove o aquecimento profundo, e a necrose por coagulação pode ser fornecida por transdutores planos e tubulares. O *laser* de Nd:YAG e o coagulador infravermelho produzem necrose por fotocoagulação transmural em temperaturas teciduais relativamente baixas sem vaporização tecidual.

As lesões modificadas atualmente usadas apresentam índices de cura da fibrilação atrial significativamente menores que o procedimento de Maze III. O isolamento da veia pulmonar sozinha é o procedimento de ablação mais simples, com índice de sucesso entre de 60 e 70%.

NB As pinças bipolares de radiofrequência podem ser usadas para criar as lesões que circundam a veia pulmonar no coração em funcionamento. Esse procedimento pode ser seguro e rapidamente realizado em pacientes com fibrilação atrial submetidos a cirurgias de revascularização coronária e de valva aórtica.

Muitos cirurgiões realizam a Maze modificada no lado esquerdo, que pode ou não incluir a lesão que conecta as linhas que circundam a veia pulmonar e/ou linha de ablação desde a lesão que circunda a veia pulmonar esquerda até o anel mitral. Esse tipo de lesão demonstra índice de sucesso mais elevado entre 70 e 85%.

Falha do Procedimento

Os pacientes com átrio esquerdo aumentado, fibrilação atrial pré-operatória de maior duração, doença coronariana e/ou idade avançada são menos propensos a responderem ao procedimento modificado de Maze.

Flutter *Atrial Esquerdo Pós-Operatório*

Em razão da preocupação com a lesão da artéria coronária circunflexa, alguns cirurgiões omitem a linha de ablação que conecta a lesão que circunda a veia pulmonar esquerda até o anel mitral. Isso pode permitir a reentrada do istmo esquerdo no pós-operatório, resultando em *flutter* atrial esquerdo que pode ser de difícil controle.

Omissão das Linhas de Ablação Atriais Direitas

Geralmente, concorda-se que a maioria das lesões do lado direito não é necessária na maior parte dos pacientes. Entretanto, as linhas de ablação desde o seio coronário inferiormente na veia cava inferior e do seio coronário até o anel tricúspide posterior devem provavelmente ser incluídas para evitar *flutter* atrial direito (Fig. 13-6).

NB Excisão do Apêndice Atrial Esquerdo

O apêndice atrial esquerdo apresenta diversas funções fisiológicas benéficas em pacientes que estão em ritmo sinusal. Entretanto, provavelmente são contrabalanceadas pelo papel que a aurícula desempenha na formação de trombo em pacientes com fibrilação atrial. A excisão da auriculeta esquerda durante a cirurgia cardíaca em pacientes com fibrilação atrial remove a fonte mais importante de tromboembolismo e tem sido proposta como o tratamento único contra a fibrilação atrial crônica.

SEÇÃO III

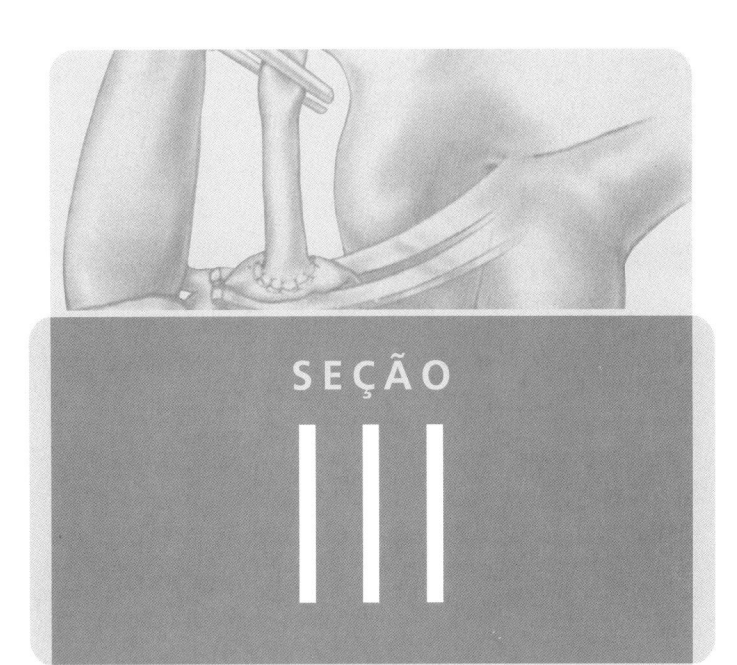

Cirurgia para Anomalias Cardíacas Congênitas

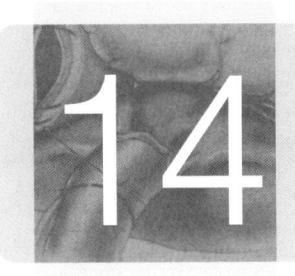

14 Canal Arterial Patente

Incisão

O canal arterial pode ser suficientemente exposto por meio de uma pequena toracotomia anterior esquerda. A toracotomia posterolateral esquerda, limitada no 4º espaço intercostal, dividindo de maneira parcial o músculo grande dorsal e preservando o músculo serrátil anterior, fornece boa exposição e é a mais comumente usada. A incisão na pele pode ser bem curta, em particular nos prematuros.

Anatomia Cirúrgica

O canal arterial cursa paralelamente ao arco aórtico desde o aspecto superior da origem da artéria pulmonar esquerda, passando pelo pericárdio para juntar-se à margem medial da aorta num ângulo agudo em oposição à origem da artéria subclávia esquerda (Fig. 14-1). O tronco do nervo vago esquerdo penetra no tórax, na raiz do pescoço, no sulco entre a artéria subclávia esquerda e a artéria carótida comum esquerda, cruza o arco aórtico e o canal arterial e continua para baixo. O ramo laríngeo recorrente faz uma curva ao redor do canal arterial e se estende para trás e para cima no pescoço. O nervo vago dá origem a muitos outros pequenos ramos que são importantes tributários para os plexos cardíaco e pulmonar. Normalmente, existem linfonodos escondidos no hilo do pulmão esquerdo que, às vezes, estendem-se para cima, perto da margem inferior do canal arterial. O nervo frênico esquerdo penetra no tórax medialmente ao nervo vago e continua para baixo no pericárdio.

Técnica de Exposição e Dissecção do Canal Arterial

O pulmão esquerdo é retraído para baixo para expor o canal arterial. A pleura parietal é dividida longitudinalmente por trás do nervo vago se a intenção for retrair o nervo vago medialmente. Outra alternativa consiste na incisão pleural entre os nervos vago e frênico, quando o nervo vago é retraído lateralmente (Fig. 14-1). A incisão de escolha é estendida superiormente ao longo da artéria subclávia esquerda e inferiormente até o hilo esquerdo. Em seguida, as margens pleurais são suspensas.

No lactente, o canal é exposto por dissecção afiada com tesouras tanto desde cima, quanto de baixo. Uma pinça de ângulo reto é cuidadosamente passada ao redor do canal a fim de criar um plano para sua ligadura ou divisão. O canal pode também ser ocluído pela aplicação de um clipe de metal.

NB Localização do Nervo Laríngeo Recorrente com Retração Medial

Para facilitar a dissecção e a exposição do aspecto posterior do canal arterial, muitos cirurgiões preferem que o nervo vago e o ramo laríngeo recorrente sejam refletidos medialmente na pleura (Fig. 14-2). O cirurgião deve estar consciente de que a tração do nervo em direção à artéria pulmonar faz com que o nervo recorrente se estenda ao longo de um curso diagonal por trás do canal arterial. Portanto, é preciso ter cuidado para garantir que o nervo recorrente não sofrerá lesão durante a dissecção. De outra forma, o nervo vago e seus ramos podem ser isolados e retraídos lateralmente para assegurar sua proteção durante o processo de dissecção da parede posterior do canal.

Exposição Completa do Canal

É preciso ter cuidado especial durante a dissecção próxima ao ângulo entre a artéria pulmonar e o canal arterial, pois o canal é particularmente suscetível à lesão. De modo geral, uma lapela de pericárdio reveste o canal anteriormente, devendo ser dissecada para assegurar a exposição total do canal (Fig. 14-3).

Dissecção da Aorta

A aorta também é dissecada, evitando lesão das artérias intercostais. O aspecto posterior do canal arterial é sempre aderente aos tecidos circundantes, podendo sofrer laceração durante o processo de mobilização. A exposição do aspecto posterior da aorta e do canal arterial pode ser facilitada pela retração da aorta medialmente com pinça atraumática ou fita umbilical ou alça vascular passada ao redor da aorta (Fig. 14-4). Isso permite a dissecção cautelosa sob visualização direta.

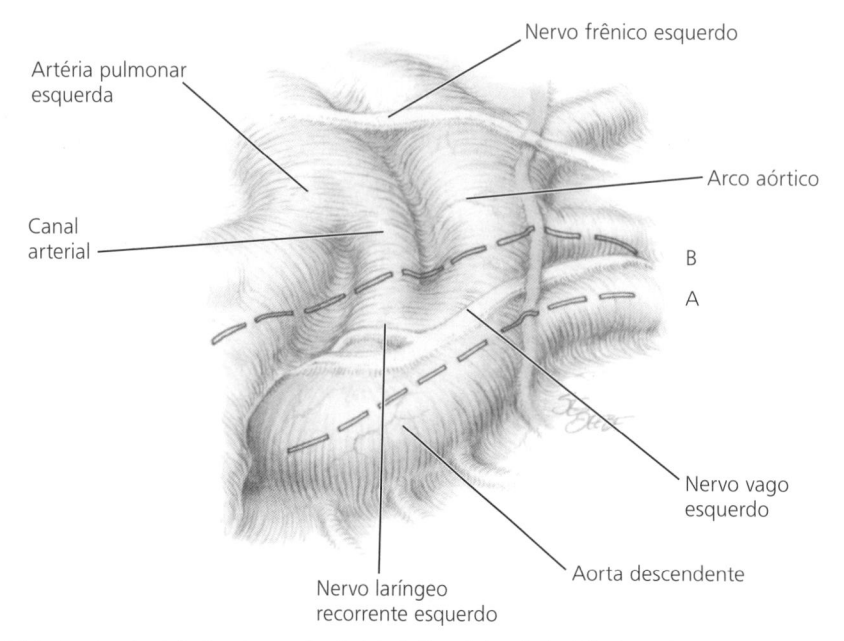

FIG. 14-1. Anatomia cirúrgica do canal arterial. **A:** Essa linha de incisão é usada se o nervo vago for retraído medialmente. **B:** Essa linha de incisão é usada se o nervo vago for retraído lateralmente.

Técnica para Divisão e Ligação do Canal Arterial

Os nervos vago e laríngeo recorrentes são identificados para que não sofram divisão inadvertida. Duas suturas Ethibond fortes são passadas uma a uma por trás do canal, sendo firmemente amarradas (Fig. 14-5). Uma sutura de material mais fino pode atravessar a parede friável do canal arterial e produzir hemorragia. Uma sutura em bolsa de tabaco de Prolene 4-0 pode ser inserida entre as amarras para garantir a completa oclusão do canal (Fig. 14-5, detalhe).

Uma outra alternativa consiste na divisão do canal entre as pinças e chuleio com suturas não absorvíveis finas (Fig. 14-6). Essa técnica é, em particular, útil, quando o canal é excepcionalmente curto e largo. Outra opção é ocluir o canal com 1 ou 2 clipes de metal, técnica especialmente aplicável em prematuros.

Dificuldades de Envolver o Canal

Em algumas ocasiões, a parede posterior do canal arterial pode ser de difícil dissecção, em pacientes mais velhos, em particular. Alças vasculares ou fitas umbilicais

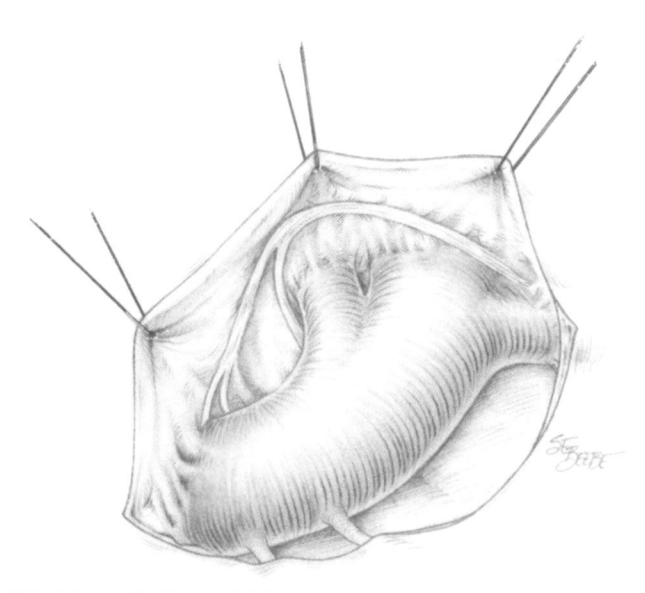

FIG. 14-2. Reflexão medial do nervo vago no retalho pleural.

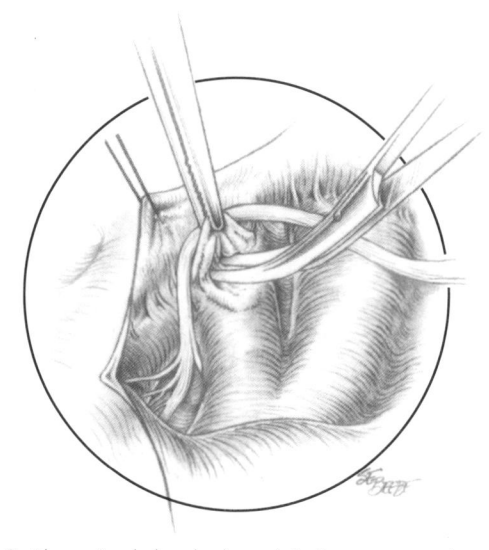

FIG. 14-3. Dissecção da lapela do pericárdio para garantir a exposição completa do canal.

CAPÍTULO 14 • Canal Arterial Patente

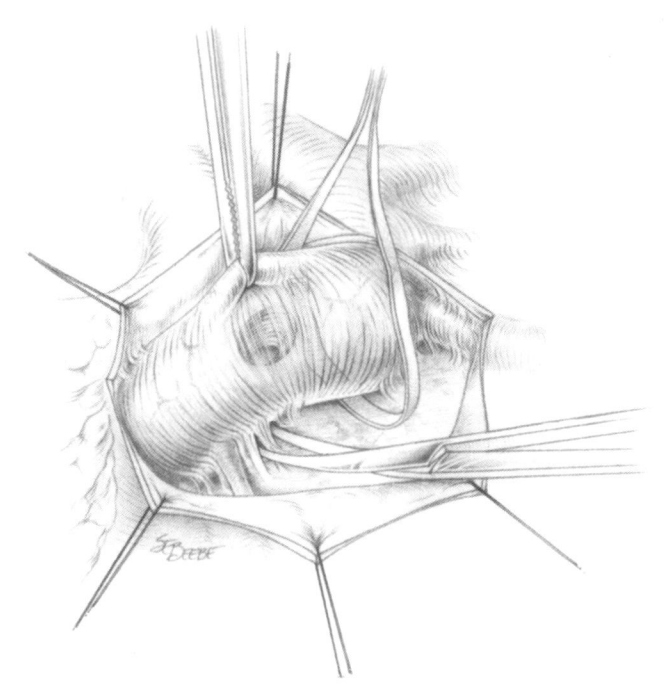

FIG. 14-4. Dissecção da aorta.

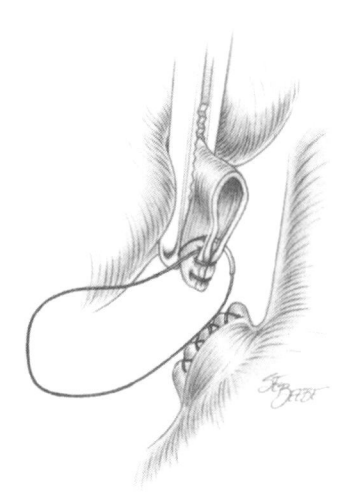

FIG. 14-6. Divisão do canal arterial entre as pinças e sutura com suturas não absorvíveis finas.

passadas ao redor da aorta, acima e abaixo do canal, são usadas para retrair a aorta e dissecar posteriormente, até que a alça ou a fita superior possam ser passadas por trás da aorta para envolver o canal (Fig. 14-7).

⊘ Lesão do Nervo Laríngeo Recorrente durante a Ligação do Canal Arterial

O cirurgião precisa sempre prestar atenção especial ao nervo laríngeo recorrente, que pode ser dividido com facilidade durante a mobilização do canal arterial. Também pode ser capturado na ligadura, pelo clipe de metal ou pela pinça (Fig. 14-8).

⊘ Laceração do Canal Arterial

O canal arterial está sujeito à lesão e laceração em qualquer momento durante a dissecção, ligadura ou divisão, o que resulta em hemorragia massiva. Em geral, a pressão digital exercida sobre o canal controla o sangramento e fornece exposição adequada em campo seco. A aorta pode ser clampeada em caráter temporário acima e abaixo do canal ao longo das fitas umbilicais colocadas previamente, enquanto o canal lacerado é chuleado com suturas não absorvíveis. A extremidade da artéria pulmonar do canal pode ser suturada de maneira similar. Algumas vezes, essa extremidade do canal, se dividida por com-

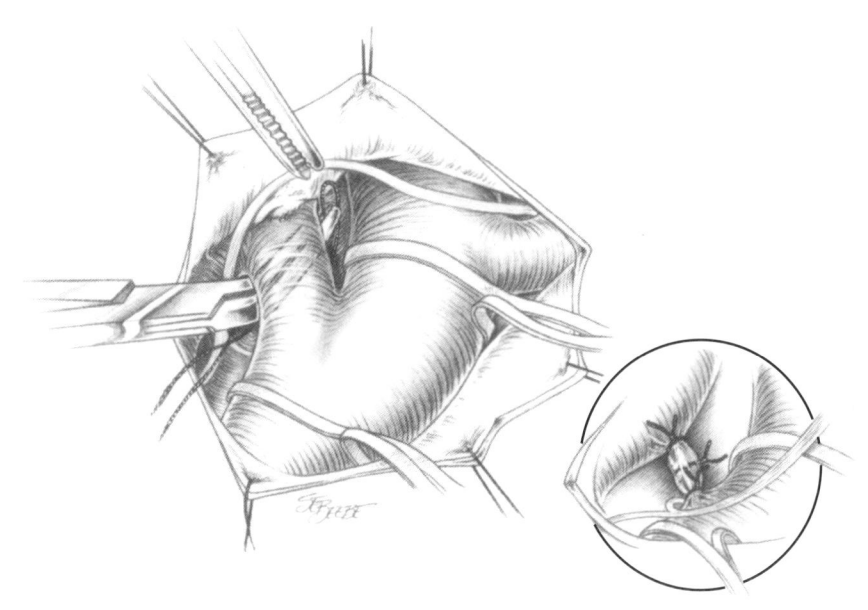

FIG. 14-5. Ligação do canal. **Detalhe:** Fixação da oclusão com suturas em bolsa de tabaco.

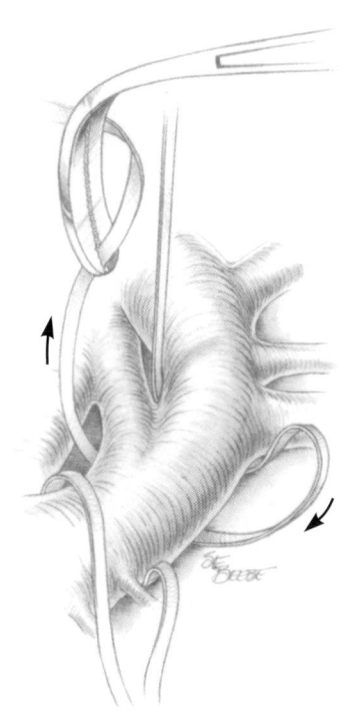

FIG. 14-7. Utilização de fitas umbilicais para facilitar a dissecção por trás da aorta, permitindo que o canal seja envolvido.

pleto, pode retrair medialmente, e sua exposição pode tornar-se impossível. Sob essas circunstâncias, ao mesmo tempo em que controla digitalmente o sangramento, o cirurgião precisa obter acesso ao pericárdio pela incisão longitudinal, anterior ao nervo frênico esquerdo. O controle do sangramento da extremidade do canal é conseguido com a oclusão temporária da artéria pulmonar esquerda desde dentro do pericárdio. Depois disso, a abertura do canal é chuleada sob visualização direita em um campo relativamente seco (Fig. 14-9).

Clampeamento para a Divisão do Canal

Sempre que o cirurgião elege a divisão do canal arterial, é essencial que as pinças sejam aplicadas na aorta e na artéria pulmonar, e não no canal propriamente dito, que é friável e sujeito à ruptura. De forma similar, o canal nunca deve ser diretamente capturado e/ou tracionado.

Ligação Inadvertida do Arco Aórtico

O canal arterial e o arco aórtico precisam ser identificados. Em algumas ocasiões, o canal pode ser muito maior que o arco, que pode ser subdesenvolvido e hipoplásico. Isso pode ser observado em neonatos ou lactentes. A ligação inadvertida do arco em vez de canal é catastrófica e pode ser evitada pela oclusão sequencial do canal e do arco, enquanto é monitorada a pressão arterial do braço esquerdo (Fig. 14-10).

Oclusão do Canal Arterial

É aconselhável ocluir de forma temporária o canal arterial com pinça atraumática antes da ligação ou da divisão. A ocorrência de hipotensão, bradicardia ou alterações na saturação de oxigênio sugere que o paciente apresente anomalia congênita dependente do canal, havendo necessidade de mais estudos diagnósticos.

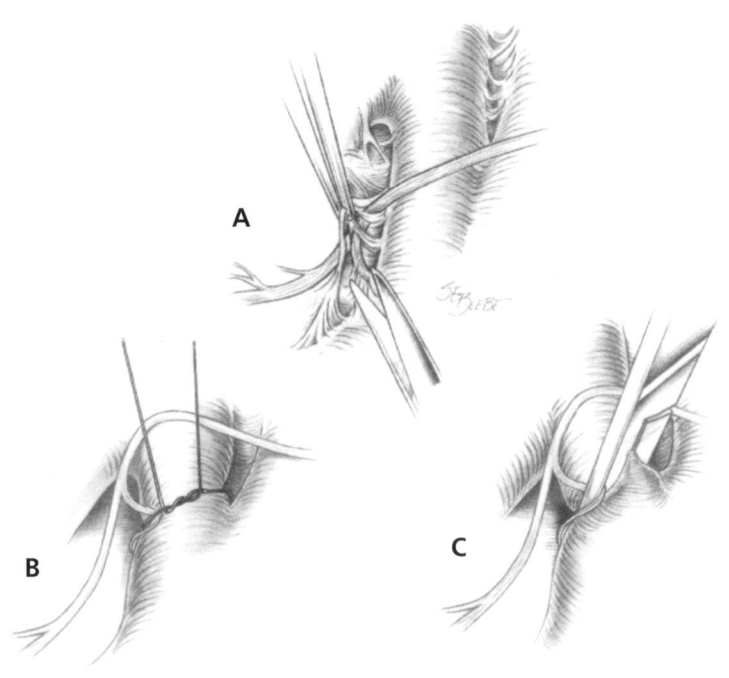

FIG. 14-8. Lesão do nervo laríngeo recorrente durante a mobilização **(A)**, ligação **(B)** e clampeamento **(C)** do canal.

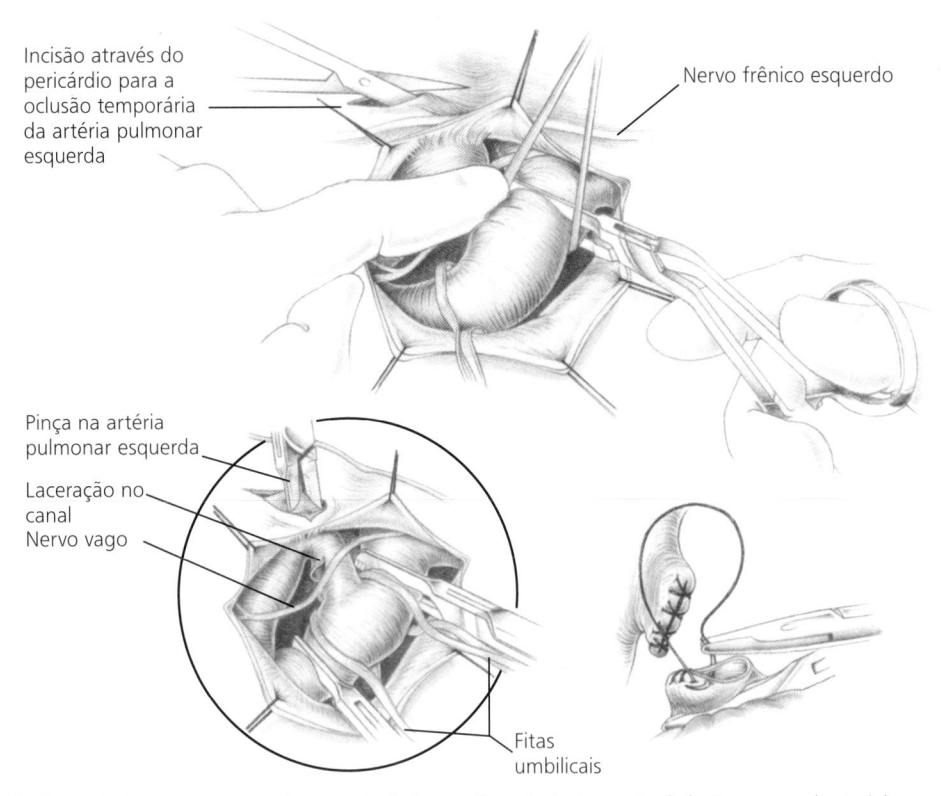

FIG. 14-9. Controle do sangramento decorrente da laceração e do tratamento da lesão no canal arterial.

Fechamento do Canal Arterial em Prematuros

O canal arterial é visualizado por meio de uma pequena toracotomia lateral esquerda no 4º espaço intercostal. A pleura parietal sobre a aorta torácica descendente é incisada. A dissecção mínima com tesouras ou com uma pinça de ponta fina é necessária acima e abaixo do canal. A oclusão do canal com um clipe de metal é o método preferido em crianças prematuras. Um clipe de metal pequeno ou médio é selecionado, dependendo do tamanho do canal. O aplicador de clipe é posicionado sobre o canal arterial, direcionando as pontas do clipe ligeiramente para baixo e para longe da parede da aorta descendente. O canal é ocluído pelo clipe de metal. Não há necessidade de passar um instrumento ao redor do canal.

Erosão ou Corte Causado pelo Clipe

Se as extremidades do clipe estiverem adjacentes à aorta descendente ou ao arco aórtico distal, o clipe pode cortar essas estruturas, resultando em sangramento imediato ou tardio.

Deformação do Clipe de Metal

Alguns aplicadores de clipe podem causar deformidades em forma de tesoura, de modo que as 2 extremidades do clipe de metal acabam por machucar o canal em lugar de oclui-lo. O cirurgião deve testar o aplicador de clipe longe do campo operatório com o objetivo de verificar o fechamento apropriado do clipe antes de utilizar o aplicador no canal propriamente dito (Fig. 14-11).

Laceração do Canal Causada pela Ponta do Instrumento

As tesouras ou pinças usadas na criação da abertura adequada acima e abaixo do canal para a colocação do clipe devem ser rombas, de ponta lisa. O cirurgião precisa ins-

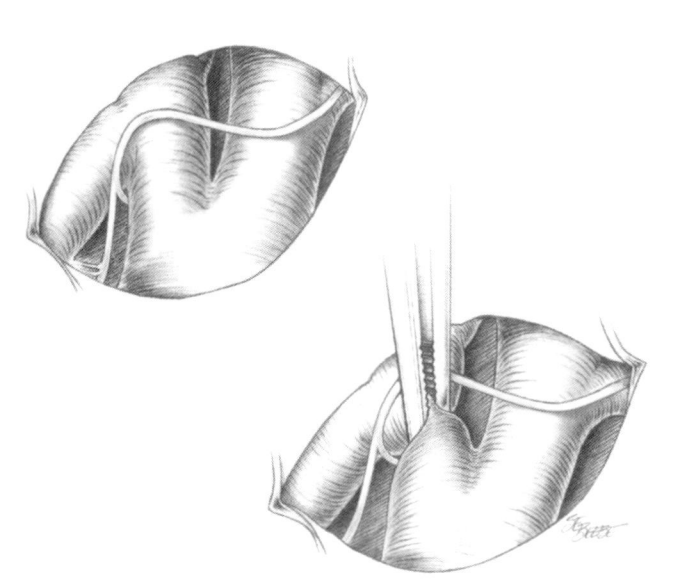

FIG. 14-10. Oclusão temporária do canal arterial para evitar a ligação inadvertida do arco aórtico.

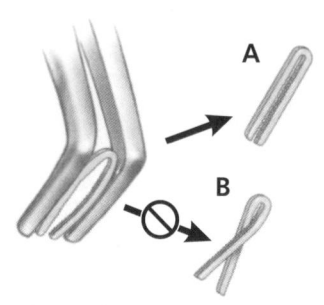

FIG. 14-11. O cirurgião precisa testar o aplicador de clipe para verificar o fechamento simétrico dos componentes do clipe de metal **(A)**, para evitar o uso de aplicador que causa a deformidade do clipe **(B)**.

pecionar o instrumento para se certificar de que não haja nada na ponta que possa lacerar o delicado tecido do canal.

Finalização da Cirurgia

Os bloqueios intercostais são o método mais eficaz na redução da dor pós-operatória da toracotomia. Um agente anestésico local de longa duração é injetado perto do feixe neuromuscular, pelo menos 2 espaços intercostais acima e 2 abaixo do nível da incisão. O dreno torácico é introduzido pela pele e abertura muscular pelo 5º ou 6º espaço intercostal. As suturas trançadas fortes são passadas ao redor das costelas acima e abaixo para reaproximar a abertura. As camadas musculares, os tecidos subcutâneos e a pele são fechados ao redor do dreno torácico, que é conectado a um sistema de sucção em selo d'água. Quando o fechamento da pele alcança o dreno torácico, várias ventilações vigorosas sustentadas são administradas pelo anestesista. O dreno torácico é, então, removido com os pulmões inflados. Uma radiografia torácica obtida no centro cirúrgico confirma a reexpansão do pulmão esquerdo e a ausência do pneumotórax.

⊘ Sangramento Causado pelas Injeções Intercostais

Em pacientes portadores de coagulopatias ou que se encontram sob anticoagulação, os bloqueios intercostais devem ser evitados para não permitir a formação de hematomas extrapleurais ou sangramento intrapleural. Muitas crianças prematuras apresentam trombocitopenia e não devem receber injeções intercostais.

⊘ Colocação de Suturas Pericostais

A sutura deve englobar a parte superior da costela para evitar lesão da veia e da artéria intercostal.

⊘ Lesão ao Pulmão

Se lesão ao pulmão for observada, o dreno torácico deve ser deixado no local em sucção por 12 a 24 horas.

Fechamento Toracoscópico do Canal Arterial

Alguns cirurgiões utilizam técnicas toracoscópicas de fechamento do canal arterial. O risco de lesão do nervo laríngeo recorrente é ligeiramente maior com essa abordagem; entretanto, alguns cirurgiões acreditam que, evitando a incisão de toracotomia, é possível evitar futuras deformidades na parede torácica.

Fechamento Percutâneo do Canal Arterial

O fechamento percutâneo de um pequeno canal arterial com dispositivo oclusivo ou mola pode ser realizado de forma satisfatória, evitando a cirurgia em determinados pacientes.

Calcificação do Canal Arterial

O canal pode estar calcificado e/ou aneurismático, e a simples ligação ou divisão pode não ser viável. Sob essas circunstâncias, a aorta é clampeada superior e inferiormente, e a artéria pulmonar é ocluída de forma temporária desde dentro do pericárdio. A abertura do canal é fechada pela aortotomia longitudinal com retalho de Dacron, GORE-TEX ou pericárdico (Fig. 14-12). Entretanto, pode ser mais fácil e mais seguro fechar a abertura do canal arterial pela artéria pulmonar esquerda sob visualização direta com o paciente sob desvio cardiopulmonar (vide mais adiante).

⊘ Tecido Friável

Se os tecidos forem friáveis, o retalho pode ser suturado com suturas reforçadas interrompidas.

Abordagem Anterior para o Fechamento do Canal Arterial Patente

Uma incisão de esternotomia mediana é usada em lactentes e crianças portadoras de canal arterial patente submetidos a

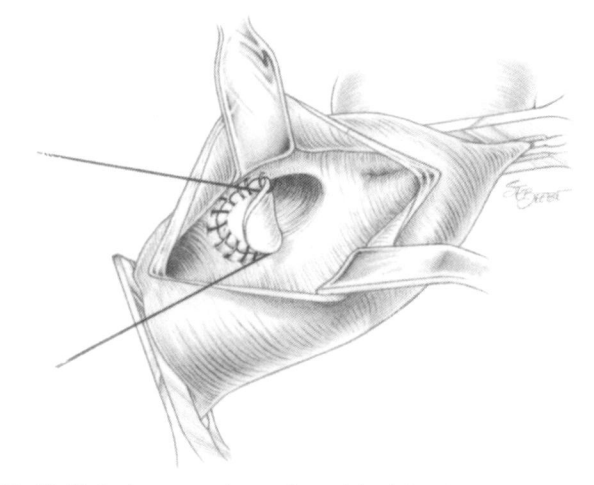

FIG. 14-12. Fechamento do canal arterial calcificado por meio de toracotomia esquerda.

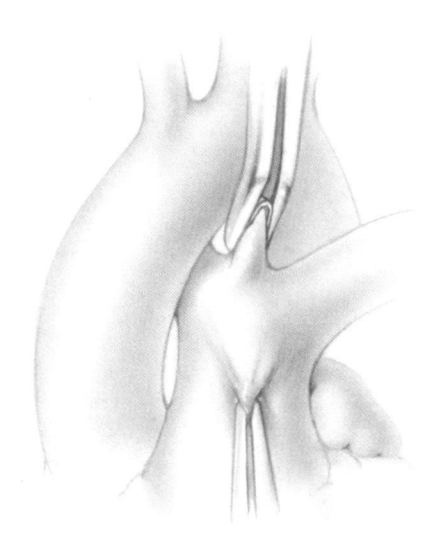

FIG. 14-13. Exposição e oclusão do canal arterial a partir da abordagem anterior.

reparo de outras anomalias cardíacas congênitas. Essa abordagem também é útil em adultos com canais aneurismático, calcificado e não calcificado.

Técnica em Lactentes e Crianças

Antes de dar início ao desvio cardiopulmonar, a aorta ascendente é ligeiramente retraída para a direita, e a artéria pulmonar principal é retraída gentilmente para baixo. Em seguida, o canal é dissecado da artéria pulmonar esquerda e do arco aórtico, usando tesouras e uma pinça de ponta fina. O canal é envolvido com sutura trançada 2-0 e ligado ou ocluído por clipe de metal no início do desvio cardiopulmonar (Fig. 14-13).

⊘ Inundação da Circulação Pulmonar

Com o início do desvio cardiopulmonar, a inundação da circulação pulmonar e a baixa pressão sistêmica estão sujeitas a acontecer a não ser que o canal seja ocluído. Todas as crianças submetidas ao desvio cardiopulmonar são avaliadas quanto à presença de canal patente tanto pelo ecocardiograma quanto pela inspeção direta ou ambos.

⊘ Laceração do Tecido do Canal

O tecido do canal é friável, e precisa-se ter cuidado para evitar que a sutura ou o clipe atravessem o canal, o que resulta em sangramento que pode ser de difícil controle, especialmente no lado aórtico.

⊘ Estenose da Artéria Pulmonar Esquerda

O nó ou o clipe devem ser colocados a distância suficiente da origem da artéria pulmonar esquerda para evitar o estreitamento desse vaso. Isso pode ser resultante de compressão externa exercida pela ligadura ou clipe ou da extrusão do tecido do canal no lúmen da artéria pulmonar esquerda.

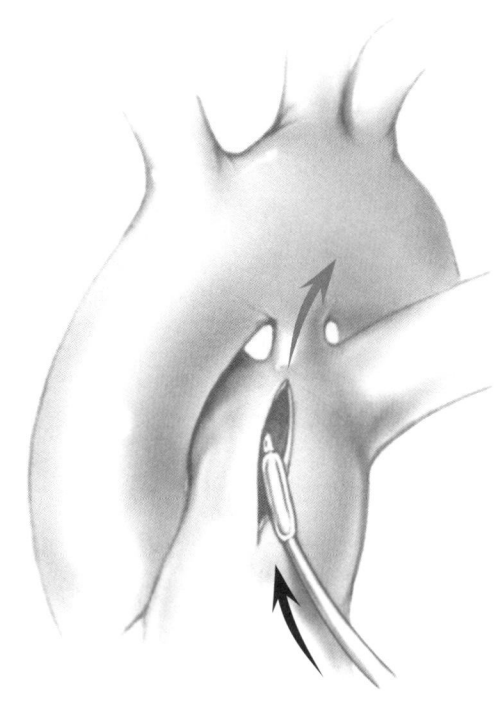

FIG. 14-14. Abertura do tronco arterial pulmonar e colocação de cateter de Foley no canal arterial.

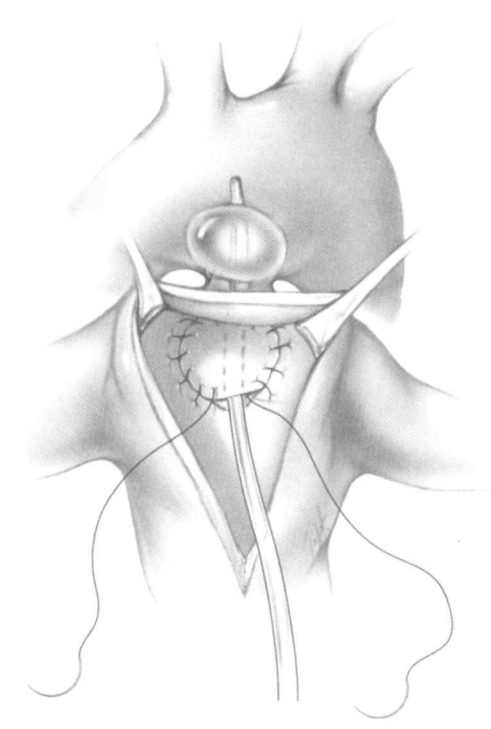

FIG. 14-15. Finalização de fechamento com retalho do lado pulmonar do canal arterial com balão de Foley insuflado.

Técnica em Adultos

O fechamento do canal arterial patente em um adulto pode ser realizado com segurança pela esternotomia mediana sob desvio cardiopulmonar. O paciente é resfriado sistemicamente por 5 a 10 minutos para permitir um breve período de perfusão muito baixa. Durante o baixo fluxo, a artéria pulmonar principal é aberta longitudinalmente. A abertura do canal é identificada, e um cateter de Foley de tamanho adequado é passado pela aorta (Fig. 14-14). Após a insuflação do balão com soro fisiológico, o fluxo pelo canal é controlado pela aplicação de tração no cateter de Foley (a extremidade conectora do cateter precisa ser ocluída para evitar o refluxo de sangue). O fluxo do desvio cardiopulmonar pode ser incrementado ao mesmo tempo em que um retalho de pericárdio autólogo tratado com glutaraldeído é suturado, longe das bordas do orifício do canal, por sutura monofilamentar de 5-0 (Fig. 14-15). Pouco antes da colocação dos últimos pontos, o fluxo da bomba torna-se muito baixo, enquanto o balão de Foley é desinsuflado, o cateter é removido, e as suturas finais, inseridas. O fluxo total é recuperado, e a arteriotomia pulmonar é fechada. O paciente é retirado do desvio cardiopulmonar, quando o reaquecimento sistêmico é finalizado.

⊘ Inundação da Circulação Pulmonar

Durante o resfriamento, o fluxo do canal precisa ser obstruído para evitar o extravasamento do fluxo da cânula aórtica no leito arterial pulmonar. Isso é realizado com pressão digital forçada no tronco arterial pulmonar distal.

⊘ Embolismo Aéreo pelo Canal Arterial

Quando a artéria pulmonar é aberta, um pouco de fluxo precisa ser mantido pela cânula aórtica para evitar embolismo aéreo. Além disso, o paciente pode ser colocado em posição de Trendelenburg para evitar essa complicação.

15 Coarctação da Aorta

Mais de 50% dos lactentes com coarctação da aorta tornam-se sintomáticos durante o 1º mês de vida. Anomalias cardíacas associadas acompanham essa lesão em mais de 75% dos pacientes. Nos neonatos, a infusão de prostaglandina E_1 evita ou inverte a constrição do tecido do canal. Um canal aberto aumenta a perfusão da região inferior do corpo ao permitir *shunt* da direita para a esquerda na aorta descendente. Ao relaxar a extremidade da aorta do canal, a prostaglandina E_1 muitas vezes produz lúmen maior no local da coarctação. Desse modo, a cirurgia pode ser seguramente retardada até que a função ventricular esquerda, que muitas vezes é ruim, melhore, e quaisquer sinais de síndrome de baixo débito cardíaco, como a insuficiência renal, desapareçam. Crianças mais velhas podem apresentar-se com hipertensão da região superior do corpo e/ou sinais e sintomas de diminuição da perfusão da extremidade inferior.

Incisão

Em pacientes com coarctação da aorta isolada, a área envolvida pode ser suficientemente exposta por toracotomia posterolateral esquerda no 4º espaço intercostal. Lactentes com lesões associadas podem ser mais bem servidos com o reparo completo sob desvio cardiopulmonar por meio de esternotomia mediana com período de hipotermia profunda para ressecar ou aumentar o segmento coarctado. Mesmo em lactentes sem outras anomalias cardíacas, o arco aórtico pode ser hipoplásico. Esses pacientes devem ser submetidos à ampliação de todo o arco e da aorta descendente proximal com o uso de retalho sob hipotermia profunda (vide Capítulo 29).

Anatomia Cirúrgica

A coarctação da aorta afeta a junção do arco aórtico, da aorta descendente e do canal arterial em mais de 98% dos pacientes. No entanto, pode acontecer em qualquer lugar ao longo do curso da aorta.

O nervo vago esquerdo penetra na cavidade torácica na raiz do pescoço entre a artéria subclávia esquerda e a artéria carótida comum esquerda, cruzando o arco da aorta e seguindo para baixo anteromedialmente à aorta descendente, atravessando o ligamento arterial. O nervo laríngeo recorrente origina-se no nervo vago, faz uma curva ao redor do ligamento arterial e continua por trás e para cima no pescoço (Fig. 15-1). Pode haver dilatação pós-estenótica imediatamente distal à coarctação. Em pacientes mais velhos, a dilatação pós-estenótica pode ser mais pronunciada e pode haver grande aumento dos vasos colaterais nos músculos da coluna vertebral e dos ombros. Isso pode incluir as artérias intercostais, cujas paredes podem ser tão finas quanto papel, além de friáveis.

Exposição da Coarctação

O pulmão esquerdo é retraído inferior e anteriormente. A pleura parietal é dividida longitudinalmente sobre a artéria subclávia esquerda e aorta torácica descendente pelo segmento da coarctação. As bordas pleurais são, então, suspensas (Fig. 15-1). A artéria subclávia esquerda, o arco aórtico distal até a artéria carótida esquerda e a aorta descendente são mobilizadas desde a raiz do pescoço até uma distância bem abaixo da coarctação. Alças vasculares podem ser passadas ao redor da aorta e da artéria subclávia para facilitar a exposição (Fig. 15-2).

⊘ *Proteção do Nervo Vago e Laríngeo Recorrente*

O nervo vago esquerdo e seu ramo laríngeo recorrente podem sofrer lesão durante a mobilização.

⊘ *Aumento das Artérias Intercostais*

As artérias intercostais geralmente estão aumentadas, apresentando paredes extremamente finas e podendo causar sangramento importante, se traumatizadas.

⊘ *Sangramento Proveniente dos Ramos Aórticos*

As artérias brônquicas podem, em algumas ocasiões, originar-se da superfície posterior da aorta e da artéria subclávia esquerda. Podem sofrer laceração de maneira inadvertida durante a mobilização e a dissecção.

Coartectomia

Sempre que possível, a coartectomia é o procedimento de escolha que implica na remoção dos segmentos estenosados ou hipoplásicos da aorta e do tecido do canal anormal em

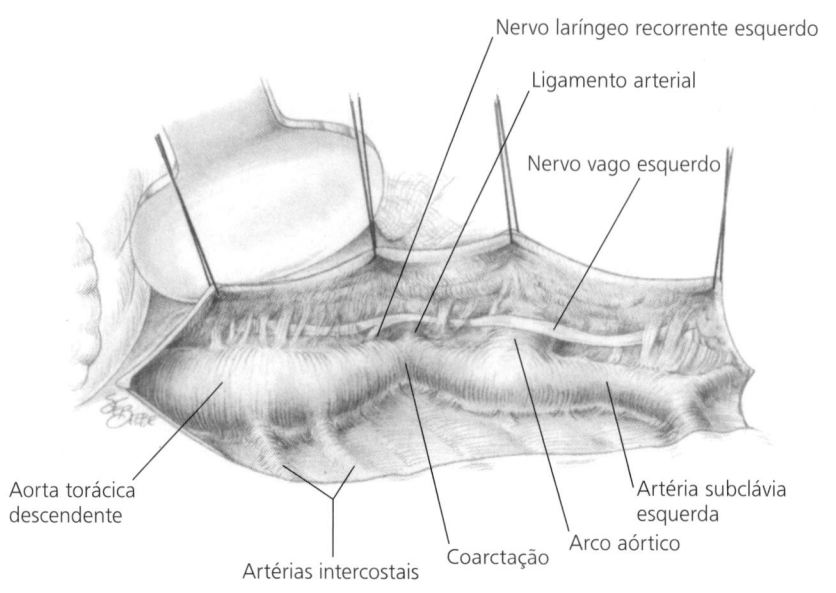

FIG. 15-1. Anatomia cirúrgica de uma coarctação da aorta.

neonatos. Pinças adequadas são selecionadas, em geral, pinças vasculares retas para a aorta descendente e pinça curva para ser aplicada na artéria subclávia esquerda e no arco distal. A aorta descendente é clampeada primeiro e, depois, a pinça proximal é aplicada. O canal arterial ou o ligamento arterial é ligado ou grampeado no lado da artéria pulmonar e dividido para oferecer à aorta mobilidade adicional. O segmento coarctado é excisado, e as 2 pinças são, nesse momento, cuidadosamente manobradas para unir as extremidades aórticas. A anastomose é construída com sutura contínua de Prolene 6-0 ou 7-0 (Fig. 15-3). A pinça distal e, depois, a pinça proximal são removidas, e a anastomose é inspecionada quanto à hemostasia, assim como à ausência de constrição e torção.

Uso de Aproximador

A combinação de pinças atraumáticas retas e em forma de colher com um aproximador é útil. O aproximador permite que as pinças permaneçam imóveis, enquanto as extremidades aórticas são suturadas sem tensão. O campo operatório não é obscurecido pelas mãos do assistente, o que é muito importante em neonatos. De modo alternativo, o cirurgião assistente é responsável por segurar as 2 extremidades da aorta, de forma que a anastomose satisfatória possa ser completada.

Colocação das Pinças

As pinças devem ser posicionadas à distância adequada das linhas de excisão, para fornecer bainhas aórticas suficientes para as suturas. A parede aórtica é elástica e retrai após a transecção de cada extremidade. Pelo menos 5 mm em neonatos e 1 cm em crianças mais velhas são necessários para fixar de maneira satisfatória as anastomoses.

Coarctação Residual

A ressecção inadequada de uma coarctação pode deixar o paciente com doença residual (Fig. 15-4).

Preservação de Máximo de Diâmetro do Lúmen

A anastomose aórtica deve incorporar o lúmen mais largo da aorta para evitar qualquer constrição local. A abertura proximal pode ser aumentada, se necessário, para corresponder à dilatação pós-estenótica do segmento aórtico inferior (Fig. 15-5).

Artérias Intercostais

O 1º grupo de artérias intercostais está, muitas vezes, localizado próximo à extensão distal da coarctação. De modo geral, é possível preservá-lo e oclui-lo temporariamente por pequenas pinças *bulldog* durante a ressecção e

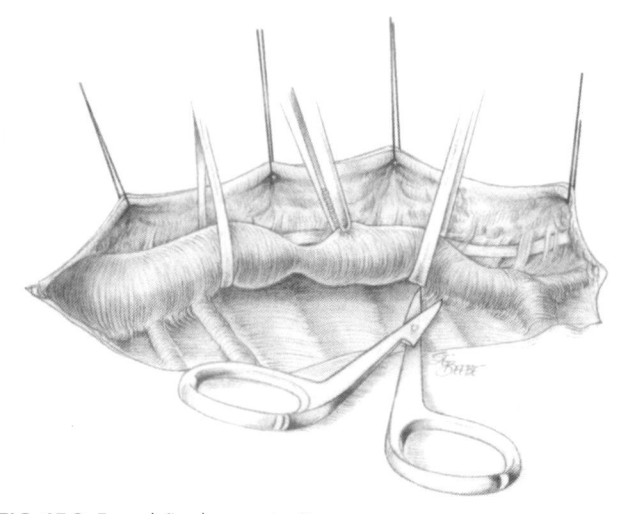

FIG. 15-2. Exposição da coarctação.

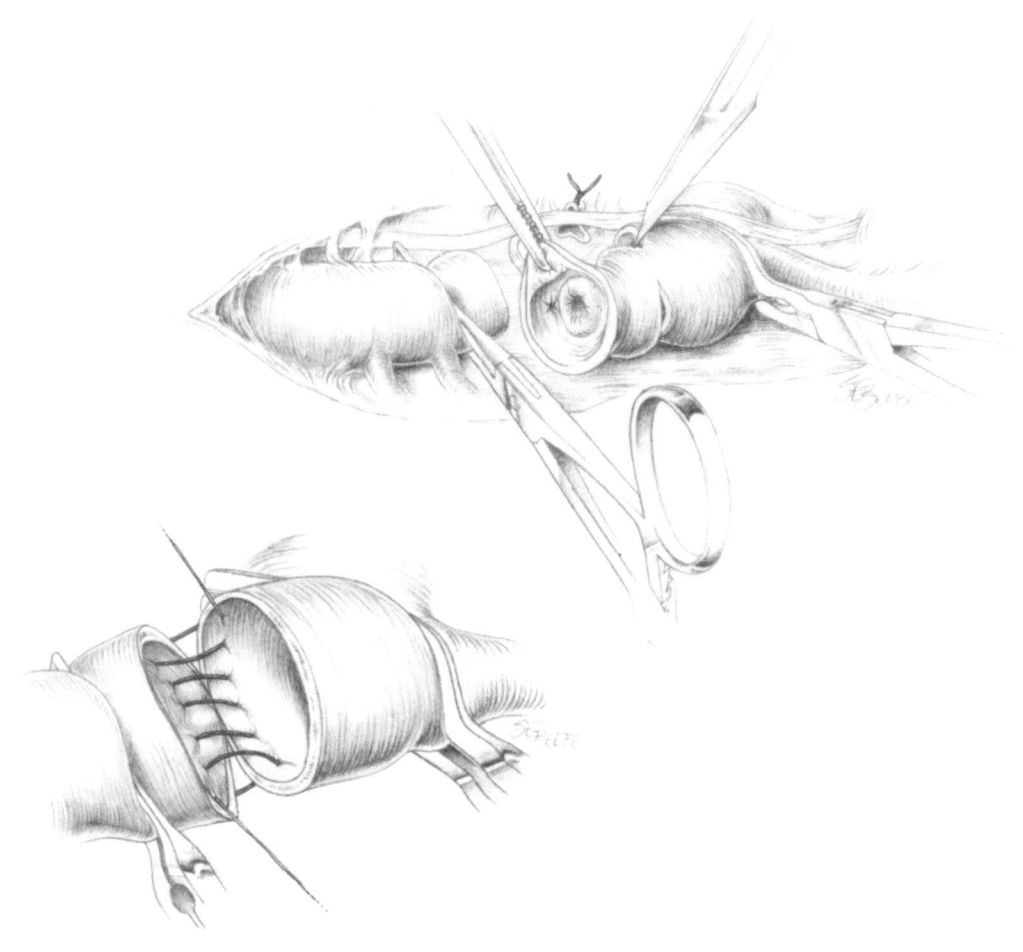

FIG. 15-3. Técnica para coartectomia.

a anastomose. A pinça aórtica distal é inserida abaixo dos 1ºˢ vasos intercostais (Fig. 15-5).

⓪ Suturas Interrompidas em Neonatos

Embora a sutura contínua forneça melhor hemostasia e funcione de forma bastante satisfatória na maioria dos casos, a sutura interrompida no neonato é usada por alguns cirurgiões para reduzir a possibilidade de recidiva de estenose. De modo alternativo, a camada posterior é finalizada com a técnica contínua, e a camada anterior é aproximada por suturas interrompidas. Alguns cirurgiões utilizam suturas absorvíveis, como a polidioxanona (PDS), que, pelo menos teoricamente, asseguram melhor crescimento no sítio de anastomose.

⓪ Hemostasia

Pode haver sangramento ao longo da linha de sutura com necessidade de suturas adicionais. Muitas vezes, pontos adventícios em U são eficazes. Pode ser aconselhável reaplicar em caráter temporário a pinça proximal, para que as suturas possam ser inseridas e amarradas sem tensão na anastomose.

⓪ Isquemia da Medula Espinal

A paraplegia constitui uma complicação devastadora do reparo cirúrgico de coarctação da aorta. Fatores associados à lesão da medula espinal incluem o período de clampeamento prolongado, a temperatura corporal mais elevada e a pressão aórtica distal mais baixa durante o procedimento.

🆕 Hipotermia Leve Intraoperatória

A temperatura corporal central deve ser mantida em 35°C ou menos por intermédio da manutenção da temperatura baixa no ambiente, da utilização de cobertor de

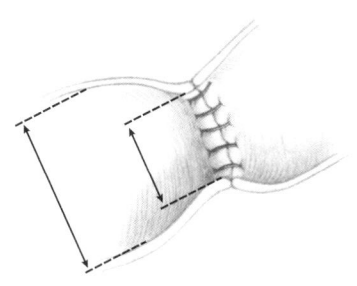

ⓞ FIG. 15-4. Ressecção insuficiente de uma coartectomia.

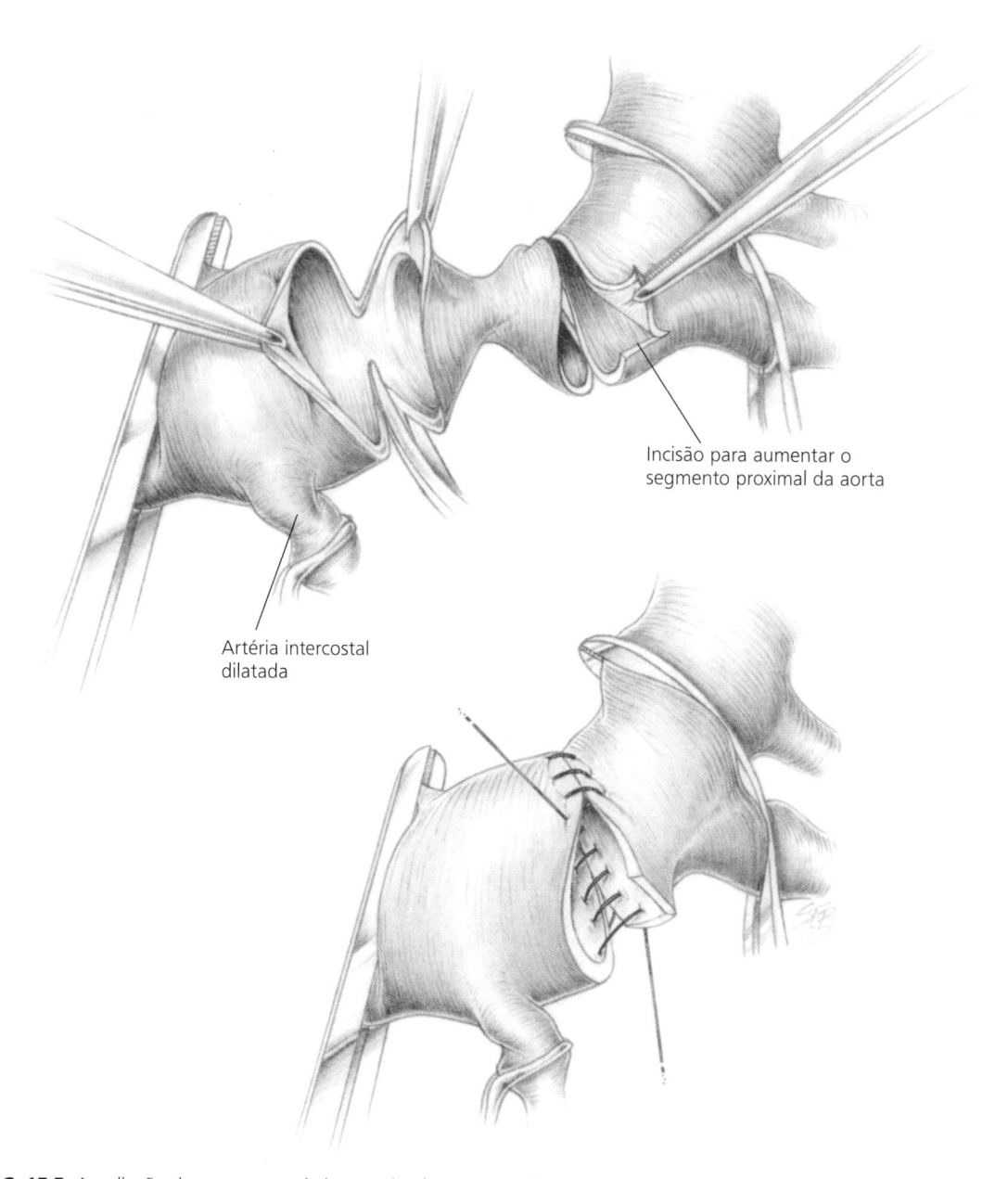

FIG. 15-5. Ampliação do segmento aórtico proximal para garantir o máximo de diâmetro do lúmen.

Legendas da figura:
- Incisão para aumentar o segmento proximal da aorta
- Artéria intercostal dilatada

resfriamento e/ou da irrigação torácica com soro fisiológico gelado com o intuito de minimizar o risco de isquemia da medula espinal durante o período de clampeamento.

⁅NB⁆ Colaterais Pequenos ou Ausentes

Pacientes com subdesenvolvimento dos colaterais tendem a ter pressões de perfusão baixas com o clampeamento da aorta. Isso também é observado em pacientes com origem aberrante da artéria subclávia direita na aorta descendente.

⁅NB⁆ Suporte Circulatório Distal

Para evitar a lesão da medula espinal, o suporte circulatório distal deve ser usado em caso de previsão de tempo de clampeamento superior a 30 minutos ou se o teste de clampeamento da aorta resultar em pressão distal inferior a 50 mmHg. O desvio cardiopulmonar parcial é a técnica preferencial.

Técnica com Desvio Parcial

Esses pacientes devem ser monitorados com as linhas arteriais femoral e radial direita. Após a total heparinização, a aorta descendente abaixo do local de clampeamento previsto é canulada com cânula aórtica por meio de sutura em bolsa de tabaco. O pulmão é retraído posteriormente, e uma incisão longitudinal é feita no pericárdio anterior ao nervo frênico. Uma sutura em bolsa de tabaco é inserida no apêndice atrial esquerdo, e uma cânula venosa é introduzida no átrio esquerdo durante a manobra de Valsalva. A ventilação é continuada, e o fluxo venoso é controlado pelo perfusionista para manter pressão normal na artéria radial direita e pressão femoral acima de 45 mmHg. Após o reparo da coarctação, o paciente é removido do desvio, e a cânula venosa é retirada do átrio esquerdo durante a manobra de Valsalva. A heparina é revertida com protamina, e a cânula aórtica descendente é removida.

Embolismo Aéreo

Para evitar a entrada de ar no átrio esquerdo durante a colocação e a remoção da cânula venosa, o anestesista deve realizar a inflação sustentada dos pulmões até a fixação da sutura em bolsa de tabaco.

Angioplastia com Retalho de Subclávia

Esse procedimento pode ser útil em neonato com segmento de coarctação longo. A artéria subclávia esquerda é bem mobilizada até a origem de seus ramos na raiz do pescoço; todos os ramos são ligados (Fig. 15-6). A pinça proximal é aplicada no arco aórtico imediatamente distal à artéria carótida esquerda, e a aorta descendente é clampeada com uma pinça reta (Fig. 15-7A). De modo alternativo, uma única pinça curva pode ser usada (Fig. 15-7C). A artéria subclávia esquerda é incisada longitudinalmente para baixo ao longo da aorta, bem além do segmento de coarctação. Sempre que houver uma proeminência na coarctação, deve ser excisada (Fig. 15-6C). Em seguida, a artéria subclávia é dividida no nível de seus ramos, dobrada para baixo e suturada na incisão aórtica como um retalho usando 2 suturas contínuas de Prolene 7-0 (Fig. 15-7B).

Síndrome do Roubo da Subclávia

A artéria vertebral precisa ser identificada e ligada separadamente para eliminar a possibilidade de desenvolvimento da síndrome do roubo da subclávia.

Ressecção da Proeminência na Coarctação

A proeminência da coarctação no lúmen da aorta precisa ser removida, mas não muito profundamente de forma a

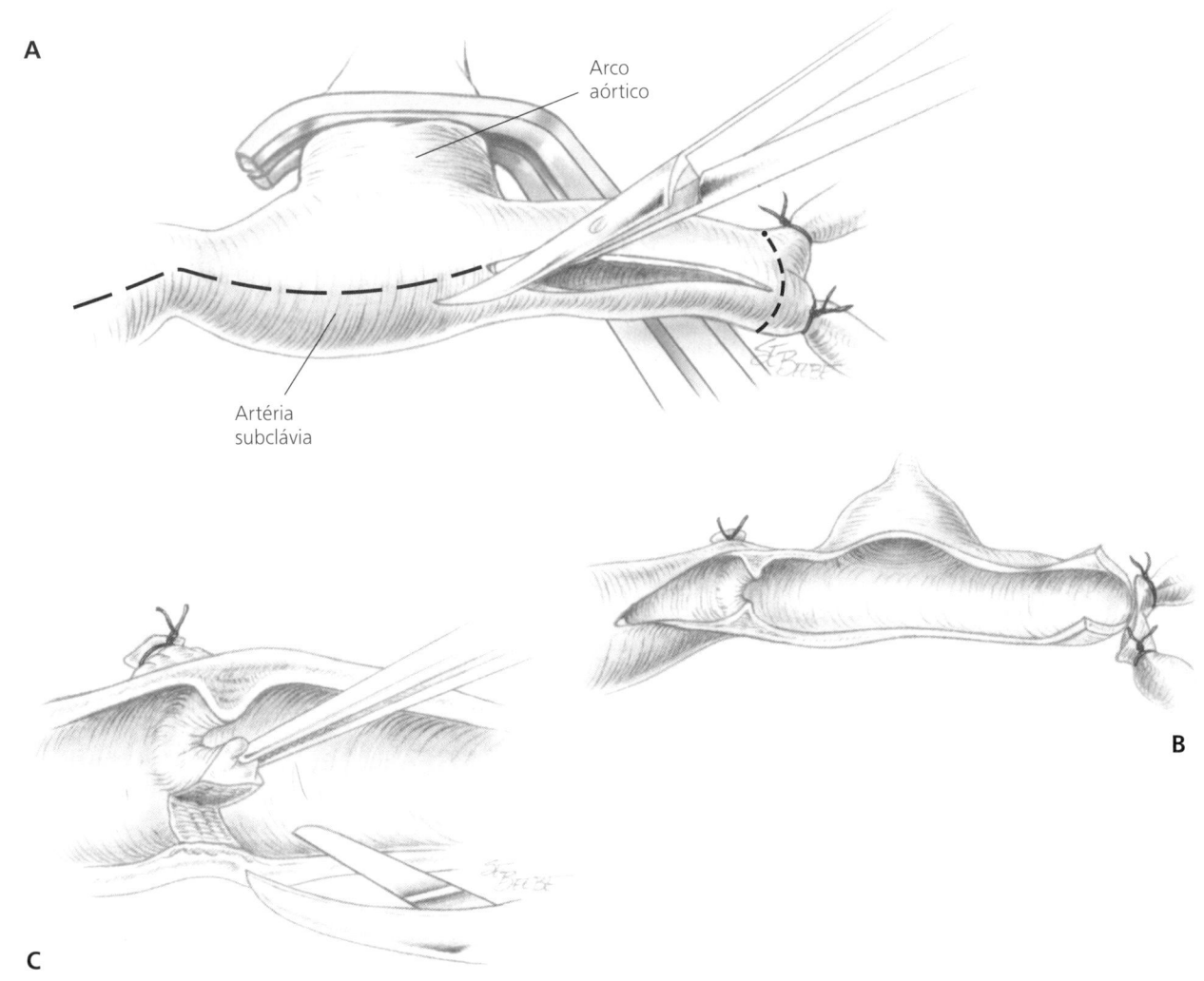

FIG. 15-6. A–C: Técnica para angioplastia com retalho de subclávia: preparo do retalho da subclávia.

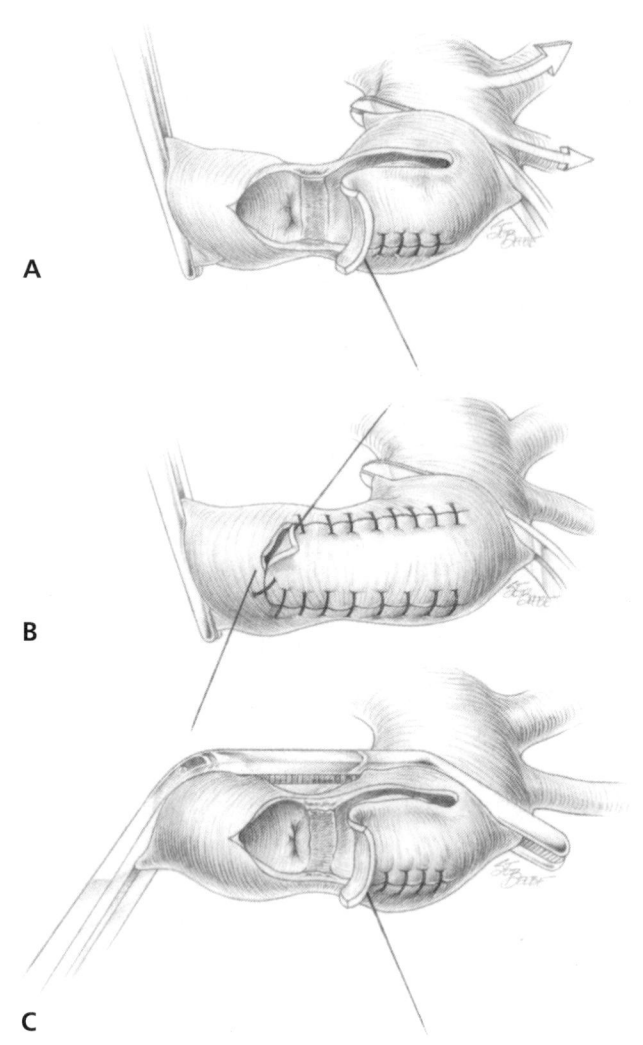

FIG. 15-7. A e B: Técnica para angioplastia com retalho de subclávia usando 2 pinças. Observe que a pinça superior é colocada imediatamente distal à artéria carótida comum esquerda. **C:** Técnica de pinça única.

enfraquecer a parede aórtica posterior. Qualquer perfuração precisa ser suturada com Prolene fino e amarrada no lado externo (Fig. 15-8).

⊘ Artéria Subclávia Curta

A artéria subclávia muito curta não consegue ir além do segmento coarctado, deixando estenose residual (Fig. 15-9). Uma angioplastia com retalho protético em forma de losango (vide texto subsequente) precisa ser feita.

⊘ Estenose Distal

A extremidade distal da anastomose deve ser, pelo menos, 8 a 10 mm distal do local da coarctação. Caso contrário, a cicatrização com fibrose resultante dará origem a recoarctação.

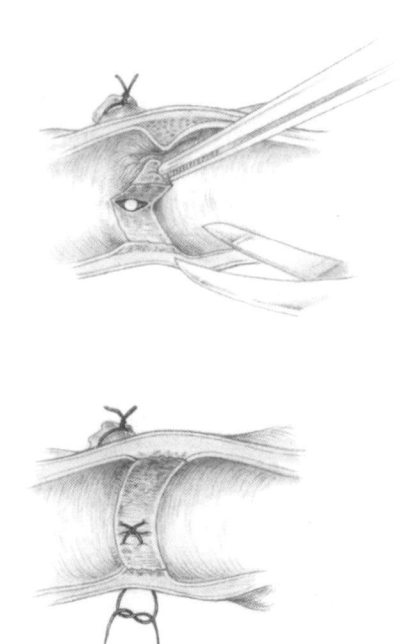

FIG. 15-8. Reparo de uma perfuração na parede aórtica posterior.

⊘ Posicionamento do Retalho da Artéria Subclávia

Idealmente, o retalho da artéria subclávia precisa estender-se sobre a coarctação de forma uniforme. Uma torção na ponta da anastomose resulta em estiramento do retalho subclávio (Fig. 15-10).

⊘ Incisão na Artéria Subclávia e Aorta

A linha de incisão na artéria subclávia e na aorta deve ser reta ao longo do aspecto lateral de ambos os vasos. Qualquer desvio interfere na anastomose satisfatória.

Segmento de Coarctação Longo

Se o segmento de coarctação for muito longo, uma coarctectomia com anastomose terminoterminal ou angioplastia com retalho de subclávia pode não ser viável. Outra opção para crianças mais velhas e adultos consiste na ressecção do segmento da coarctação e na substituição dessa porção da

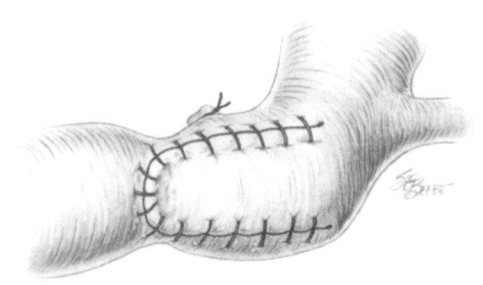

⊘ **FIG. 15-9.** Persistência de estenose residual, quando a artéria subclávia é muito curta para ir além do segmento de coarctação.

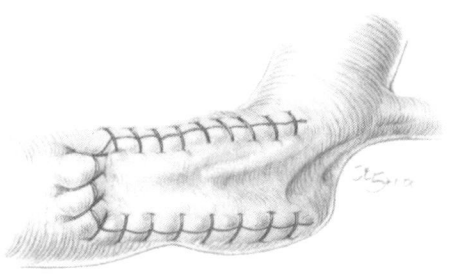

FIG. 15-10. Uma torção na ponta da anastomose, resultando em estiramento do retalho subclávio.

aorta por um enxerto tubular de adulto (Fig. 15-11, vide Capítulo 8).

Uma alternativa à interposição de enxerto é cobrir o defeito com um retalho. Esse procedimento é igualmente útil em casos de recoarctação da aorta. A aorta é clampeada acima e abaixo do segmento de coarctação, conforme já descrito anteriormente. Em seguida, a aorta é incisada longitudinalmente através da lesão. A proeminência da coarctação é excisada, com as precauções usuais. Um retalho grande, em formato de losango de GORE-TEX, Hemashield ou homoenxerto pulmonar é suturado às bordas aórticas com sutura contínua de Prolene 4-0 ou 5-0 (Fig. 15-12).

Recoarctação

A recoarctação pode ocorrer com o crescimento da aorta. Por essa razão, o retalho em formato de losango precisa ser bem grande, produzindo uma protuberância expandida redundante sobre a coarctação (Fig. 15-13). Um retalho esteticamente satisfatório muitas vezes resulta em recoarctação.

Angioplastia de Subclávia Invertida

A hipoplasia do arco aórtico entre as artérias subclávia esquerda e carótida esquerda pode ser tratada com a angioplastia com retalho de subclávia invertido. Em pacientes com combinação de coarctação discreta e hipoplasia importante

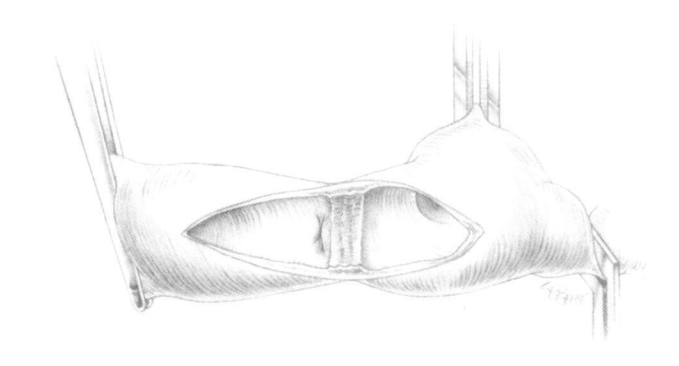

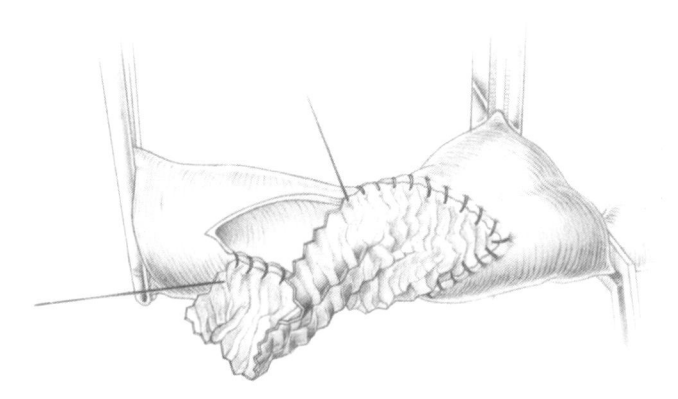

FIG. 15-12. Técnica de angioplastia com retalho em forma de losango.

do arco distal, essa técnica pode ser combinada com a coarctectomia-padrão. O arco distal precisa ser mobilizado, assim como a origem da artéria carótida esquerda e a porção do arco imediatamente proximal a ele. A artéria subclávia esquerda é ligada como na angioplastia com retalho de subclávia clássica. Uma pinça vascular é aplicada na artéria carótida esquerda e no arco aórtico. A outra pinça é colocada na aorta descendente. A artéria subclávia transeccionada é aberta medialmente no arco aórtico, pelo teto do arco distal e na base da artéria carótida esquerda (Fig. 15-14A). O retalho é, então, suturado com suturas de Prolene 6-0 ou 7-0 (Fig. 15-14B).

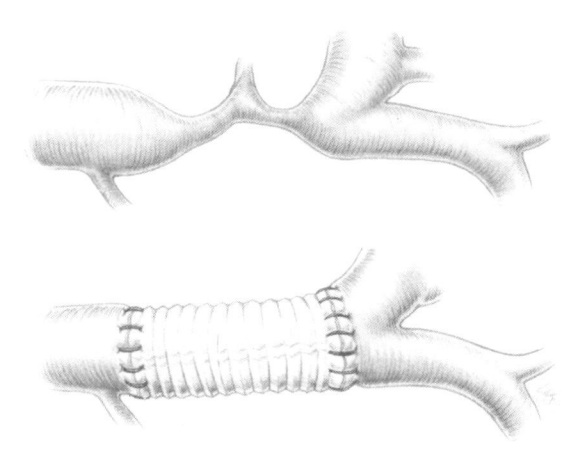

FIG. 15-11. Substituição por enxerto tubular de um segmento de coarctação muito longo.

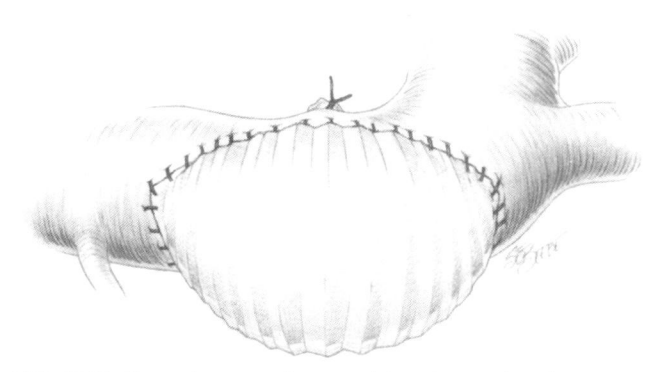

FIG. 15-13. O uso de um retalho especialmente grande evita a recoarctação com o crescimento da aorta.

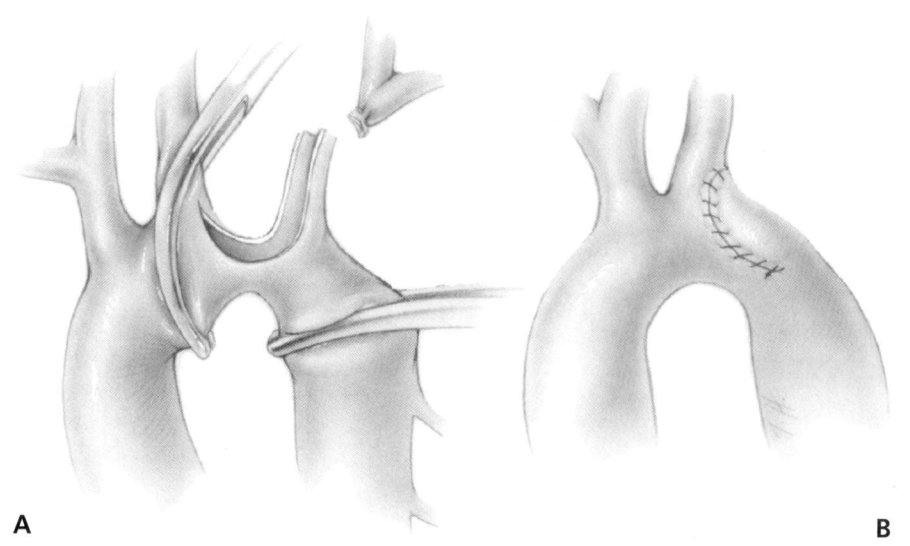

FIG. 15-14. A: A artéria subclávia transeccionada é aberta medialmente pelo teto do arco aórtico. **B:** O retalho subclávio é suturado, aumentando o segmento hipoplásico.

Ressecção Estendida e Anastomose

Se o arco aórtico for significativamente hipoplásico, apenas o reparo da coarctação pode resultar em gradiente inaceitável. Nesses casos, a ressecção estendida com uma anastomose da aorta distal à face inferior do arco aórtico deve ser realizada.

A dissecção e a mobilização extensivas da aorta desde a origem da artéria inominada até a aorta torácica descendente no nível da 3ª ou da 4ª artéria intercostal são realizadas. A ligação e a divisão do canal ou ligamento arterial facilitam a dissecção. Uma pinça vascular curva é colocada na origem da artéria subclávia esquerda e carótida esquerda, assim como no arco aórtico proximal imediatamente além da artéria inominada. Uma pinça reta é colocada na aorta descendente. O segmento coarctado e o tecido do canal são ressecados. Uma incisão é feita agora inferiormente no arco aórtico, enquanto uma 2ª incisão correspondente é feita no aspecto lateral da aorta distal (Fig. 15-15). A aorta descendente é, então, anastomosada à abertura do arco aórtico com sutura contínua de Prolene 6-0 ou 7-0.

⊘ Oclusão da Artéria Inonimada

A pinça do arco precisa não ocluir ou comprometer o fluxo da artéria inominada (Fig. 15-15). A monitoração da pressão na linha arterial radial direita permitirá que esse problema seja detectado e rapidamente corrigido.

⊘ Tensão na Anastomose

A mobilização distal e proximal agressiva evita a tensão na anastomose; isso minimiza o risco de sangramento na linha de sutura e o subsequente desenvolvimento de estenose.

NB Divisão dos Vasos Intercostais

Pode ser necessário ligar e dividir um grupo de artérias intercostais com objetivo de mobilizar a aorta descendente para uma anastomose sem tensão. O sacrifício de mais vasos intercostais pode aumentar o risco de lesão na medula espinal.

Técnicas Alternativas

A maioria dos pacientes com recoarctação pode ser tratada com sucesso com angioplastia por balão com ou sem coloca-

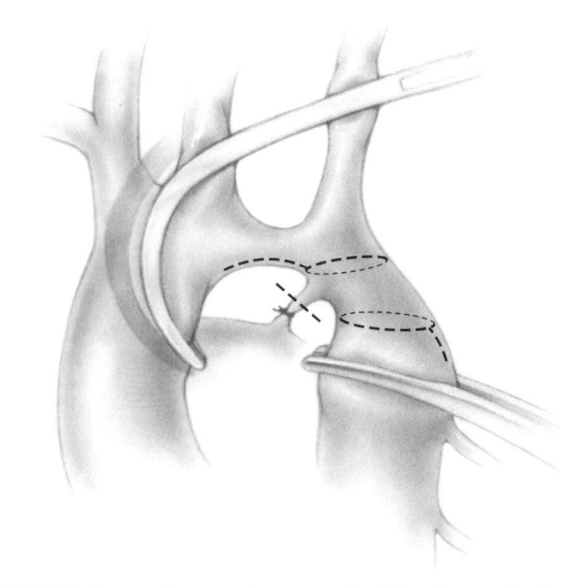

FIG. 15-15. Ressecção e anastomose estendidas da coarctação e do arco hipoplásico. Observe a colocação inadequada da pinça (sombra) na artéria inonimada.

ção de *stent*. A angioplastia por balão também é uma alternativa à cirurgia para coarctações nativas em pacientes com idade superior a 3 meses de idade que apresentam estreitamento aórtico discreto.

Os enxertos extra-anatômicos, como aqueles entre a artéria subclávia esquerda e a aorta descendente ou de aorta ascendente a descendente, são raramente usados atualmente. Mesmo as coarctações mais complexas podem ser lidadas com excisão direta e enxerto de interposição ou retalho de segmento estenosado. Se a abordagem da toracotomia esquerda não for aconselhável, a esternotomia mediana com o uso de desvio cardiopulmonar e hipotermia profunda fornece boa exposição do arco distal e da aorta descendente proximal (vide Capítulo 8).

16 Bandagem de Artéria Pulmonar

Uma vez que a maioria dos neonatos é submetida à correção total das anomalias cardíacas congênitas, a bandagem da artéria pulmonar é apenas indicada para subgrupos específicos de pacientes, em que estão incluídos os pacientes portadores de múltiplos defeitos no septo ventricular muscular ou defeitos ventriculares septais complicados por outras anomalias congênitas não cardíacas. Os pacientes que se apresentam após 4 a 6 semanas de idade com transposição das grandes artérias podem precisar de bandagem da artéria pulmonar preliminar com objetivo de preparar o ventrículo esquerdo para o procedimento de troca arterial (vide Capítulo 25). A bandagem da artéria pulmonar também é realizada em alguns pacientes com corações univentriculares e hiperfluxo pulmonar (vide Capítulo 30).

Incisão

A maioria dos cirurgiões utiliza a esternotomia mediana, pois essa abordagem permite que a anatomia seja avaliada de forma mais precisa. Em alguns pacientes, utiliza-se a incisão de toracotomia esquerda, especialmente se a bandagem for realizada em conjunção com o reparo da coarctação.

Técnica

Por meio da esternotomia mediana, o pericárdio é aberto longitudinalmente após a ressecção do timo (a remoção de todo o timo nessa cirurgia torna a dissecção da reoperação mais fácil). O canal arterial patente, se presente, é ligado primeiro (vide Capítulo 14). A artéria pulmonar principal é dissecada da aorta, e a origem da artéria pulmonar direita é identificada. Uma bandagem de Silastic de 3 a 4 mm é colocada ao redor da artéria pulmonar proximal e ajustada até que a pressão distal na bandagem atinja aproximadamente 1/3 da sistêmica com saturação de oxigênio arterial não inferior a 75% em fração inspirada de oxigênio a 50% (Fig. 16-1). O local da constrição na bandagem torna-se permanente com a aplicação de clipes de aço inoxidável ou suturas interrompidas. Depois disso, a bandagem é fixada na adventícia da artéria pulmonar em vários intervalos com suturas de Prolene de 6-0 ou 5-0 (Fig. 16-1, detalhe).

Por meio de toracotomia esquerda, o pericárdio é incisado anterior e paralelamente ao nervo frênico. A artéria pulmonar principal é isolada, e a bandagem de Silastic é passada ao redor dela e apertada, conforme descrito anteriormente.

⊘ Dano Causado pela Bandagem

A artéria pulmonar pode estar tensa, e sua parede, delgada e friável. O material de sutura regular ou uma bandagem estreita podem atravessar a parede e produzir hemorragia de difícil controle.

⊘ Dificuldade na Passagem da Bandagem ao Redor da Artéria Pulmonar

Pode ser mais fácil e mais seguro passar inicialmente a fita ao redor da aorta e da artéria pulmonar pelo seio transverso e, depois, entre a aorta e a artéria pulmonar.

⊘ Sangramento Problemático

Alguns vasos adventícios na aorta e na artéria pulmonar podem dar origem a sangramento preocupante; esses vasos precisam ser identificados e cauterizados.

⊘ Bandagem Excessiva

O grau do ajuste da bandagem não pode ser muito constritor, pois isso resultará em cianose inaceitável e possível colapso hemodinâmico.

⊘ Bandagem Insuficiente

Muitas vezes, a tensão na bandagem é limitada pela resposta hemodinâmica do paciente. Os pacientes com estenose subaórtica podem não tolerar a constrição adequada da bandagem. Para limitar o fluxo sanguíneo pulmonar nesses pacientes, a ligação da artéria pulmonar, ou a anastomose de Damus-Kaye-Stansel e o procedimento de *shunt* podem ser necessários (vide Capítulo 30).

NB Reoperação Precoce para Ajuste da Bandagem

Não é incomum deixar o centro cirúrgico com a bandagem adequada e já no período pós-operatório imediato desenvolver sinais de que a bandagem está muito justa ou frouxa. Nesse caso, pode haver a necessidade de nova cirurgia. O cirurgião precisa ponderar o risco da reoperação com a continuidade do hiperfluxo pulmonar, com a possibilidade de doença vascular pulmonar e o desencadeamento de falência.

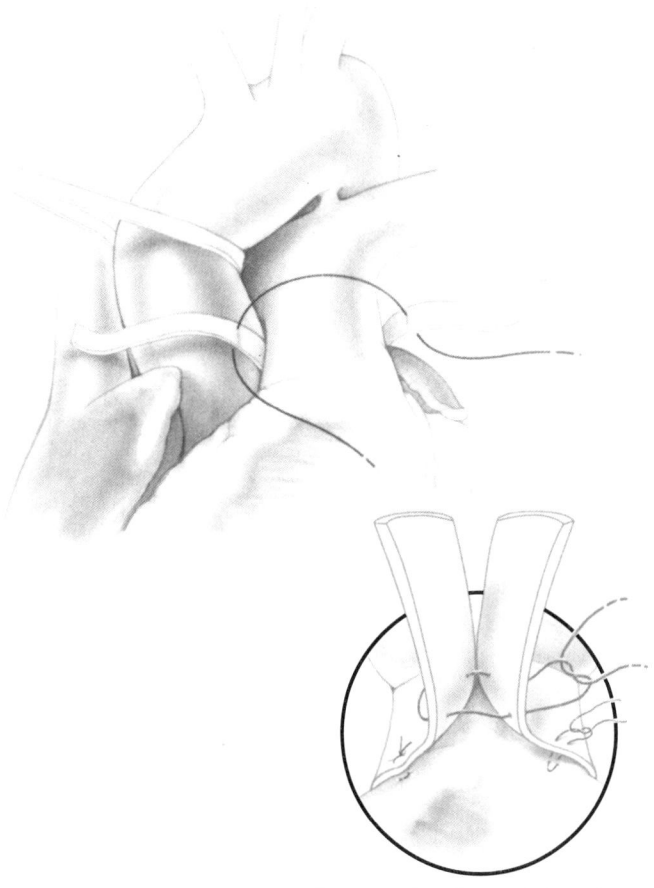

FIG. 16-1. Técnica de colocação de bandagem na artéria pulmonar. A bandagem é ajustada com suturas interrompidas. Fixação da bandagem na adventícia da artéria pulmonar (**Detalhe**).

Colocação muito Proximal da Bandagem

Se a banda for posicionada muito proximalmente, o cume sinotubular da valva pulmonar sofrerá deformação. Para aliviar de forma suficiente o gradiente durante o procedimento de remoção da bandagem, a(s) porção(ões) sinusal(is) da raiz pulmonar muitas vezes precisa(am) ser reparada(as) com retalho, o que pode resultar em incompetência da valva pulmonar. Isso é especialmente problemático, quando o procedimento de troca arterial ou de Damus-Kaye-Stansel é planejado no 2º estágio.

Migração da Bandagem

A bandagem deve ser fixada na adventícia do aspecto proximal da artéria pulmonar principal (Fig. 16-1, detalhe). Essa precaução evita a migração distal da bandagem, estreitando a artéria pulmonar em sua bifurcação e obstruindo os ramos direito ou esquerdo ou ambos.

Após conseguir a constrição ideal da bandagem, ela é fixada, e o pericárdio é aproximado com múltiplas suturas interrompidas. Em seguida, fecha-se a esternotomia mediana ou a toracotomia de maneira usual.

Dispositivo de Bandagem Pulmonar Ajustável

Um dispositivo implantável de bandagem pulmonar com controle telemétrico encontra-se atualmente disponível fora dos Estados Unidos (Flow Watch, EndoArt S.A., Lausanne, Switzerland). Esse dispositivo é capaz de repetir o estreitamento e a liberação da artéria pulmonar no leito, evitando a reoperação. Em virtude de sua forma elíptica, de modo geral, não há necessidade de reconstrução da artéria pulmonar, quando o dispositivo é removido.

Remoção da Bandagem da Artéria Pulmonar

Quando a correção total da anomalia cardíaca é iniciada, a bandagem da artéria pulmonar precisa ser removida. Pode haver a necessidade de reconstrução da artéria pulmonar para eliminar qualquer gradiente pelo sítio da bandagem. Quando uma bandagem de Silastic foi utilizada por um período curto de tempo, a simples remoção da bandagem muitas vezes resulta em ausência de gradiente.

Antes do início do desvio cardiopulmonar, a bandagem é dissecada e removida (Fig. 16-2A). Se um gradiente de pres-

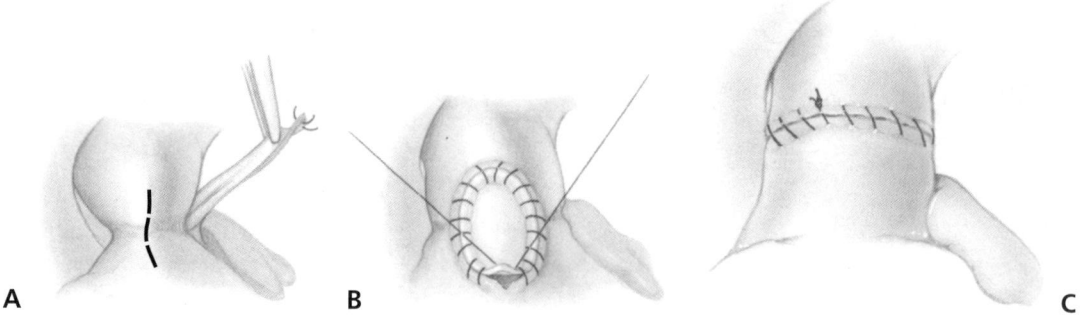

FIG. 16-2. Técnica para remoção da bandagem da artéria pulmonar. **A:** Remoção da bandagem. **B:** Incisão e ampliação com o uso de retalho da artéria pulmonar. **C:** Ressecção do segmento constrito e uma anastomose terminoterminal da artéria pulmonar.

são ou deformidade óbvia forem observados no local da bandagem, a artéria pulmonar é reparada com o paciente sob desvio cardiopulmonar. A artéria pulmonar é incisada longitudinalmente pelo segmento de constrição. Em seguida, um retalho de tamanho adequado de pericárdio autólogo tratado em glutaraldeído ou de GORE-TEX é fixado no defeito com sutura contínua de Prolene 5-0 ou 6-0 (Fig. 16-2B).

Persistência do Gradiente

A ampliação insuficiente da artéria pulmonar principal pode ser responsável pela persistência de gradiente pelo sítio da bandagem.

De modo alternativo, a porção da artéria pulmonar principal envolvida na bandagem pode ser ressecada, e uma anastomose terminoterminal, realizada entre a artéria pulmonar principal proximal e na confluência das artérias pulmonares direita e esquerda (Fig. 16-2C).

Constrição da Anastomose

Todo o tecido fibrótico precisa ser excisado para evitar estenose no local do sítio de anastomose.

Insuficiência da Valva Pulmonar

Quando a bandagem é responsável pela deformidade do cume sinotubular, o uso de retalho anteriormente apenas no seio, muitas vezes, produz insuficiência valvular. Se o paciente não tolerar a incompetência da valva pulmonar, a artéria pulmonar pode ser transeccionada, e os retalhos, usados em todos os 3 seios, conforme descrito para a estenose aórtica supravalvular (vide Capítulo 24).

Incorporação da Bandagem na Artéria Pulmonar

Com o passar do tempo, a bandagem pode incrustar-se na parede da artéria pulmonar e tornar-se subendotelial. A bandagem pode ser dividida anteriormente, mas deixada *in situ*, e a artéria pulmonar, aumentada com angioplastia com retalho. A ressecção com anastomose terminoterminal também pode ser usada, quando essa situação é encontrada.

Em algumas ocasiões, a bandagem pode migrar distalmente para a bifurcação da artéria pulmonar e causar deformidade de seus ramos. A incisão na artéria pulmonar é estendida distalmente nos ramos da artéria pulmonar direita, esquerda ou de ambas, de acordo com a necessidade. O defeito é fechado com um retalho de pericárdio (Fig. 16-3).

Cálculo do Tamanho do Retalho

O retalho pericárdico deve ser grande o suficiente, particularmente em sua extremidade distal, para evitar o gradiente residual.

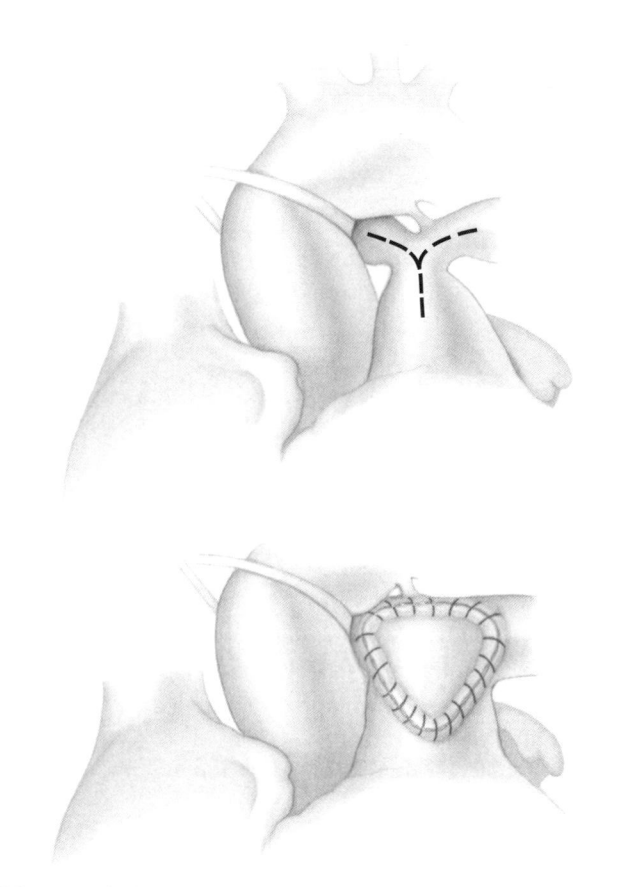

FIG. 16-3. Técnica para colocação de retalho em caso de constrição da artéria pulmonar em sua bifurcação.

17 Anel Vascular e Alça de Artéria Pulmonar

A persistência de ambos os arcos embrionários esquerdo e direito da aorta resulta em desenvolvimento de arco aórtico duplo. A aorta ascendente dá origem aos arcos aórticos direito e esquerdo, que envolvem a traqueia e o esôfago e se unem para formar a aorta torácica descendente. Atuam como um anel, comprimindo a traqueia e o esôfago e causando sintomas obstrutivos (Fig. 17-1). Cada arco dá origem a uma artéria subclávia e uma carótida. Não existe artéria inominada nessa condição. A cirurgia é indicada para os sintomas relacionados com estreitamento do esôfago e/ou traqueia.

Arco Aórtico Duplo

Incisão
A toracotomia posterolateral esquerda no 4º espaço intercostal constitui a abordagem mais comumente preferida. A toracotomia direita é indicada, se o arco aórtico esquerdo for dominante, o que raramente acontece.

Técnica
O pulmão esquerdo é retraído anterior e inferiormente em direção ao diafragma para expor a visão à área do arco aórtico e do canal arterial ou ligamento arterial. A pleura parietal é incisada longitudinalmente na superfície anterior da aorta descendente e da artéria subclávia esquerda. O retalho pleural, contendo o nervo vago e seus ramos, é retraído anteriormente; a dissecção meticulosa é realizada para identificar a anatomia local de forma precisa. O cirurgião deve estar ciente de que a tração do nervo em direção à artéria pulmonar faz com que o nervo recorrente repouse ao longo do curso diagonal por trás do canal ou do ligamento arterial, aumentando, dessa maneira, o risco de lesão nervosa.

A aorta e o canal ou o ligamento arterial são mobilizados por dissecção afiada. O canal ou ligamento é dividido após a ligação de ambas as extremidades.

O arco aórtico menor (normalmente o anterior esquerdo) é dissecado e dividido entre pinças. As extremidades são chuleadas com sutura de Prolene 5-0 ou 6-0 em 2 camadas (Figs. 17-2 e 17-3).

ⓝⓑ Aderências no Esôfago e na Traqueia
Tanto a traqueia quanto o esôfago precisam ser dissecados de quaisquer aderências e bandas fibrosas, para que o estreitamento dessas estruturas possa ser aliviado. Isso implica em liberação das extremidades divididas do arco das estruturas adjacentes.

⊘ Divisão do Canal ou do Ligamento Arterial
O canal ou o ligamento arterial precisam sempre ser duplamente ligados e divididos. Caso contrário, a compressão da traqueia e do esôfago persiste em decorrência da tração para baixo do arco aórtico em direção à artéria pulmonar.

⊘ Lesão ao Nervo Laríngeo Recorrente
Os nervos vago e laríngeo recorrentes são identificados para que não sejam divididos ou traumatizados de maneira inadvertida.

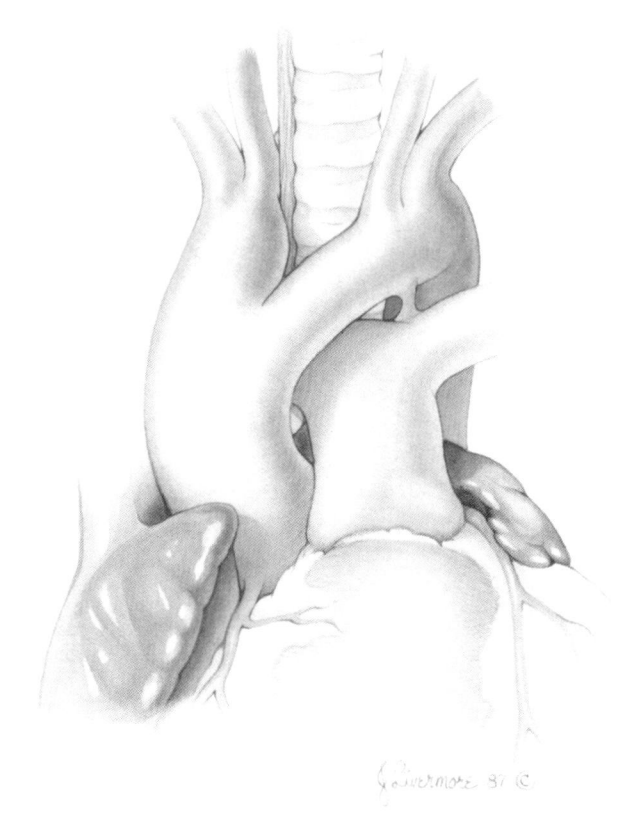

FIG. 17-1. Arco aórtico duplo.

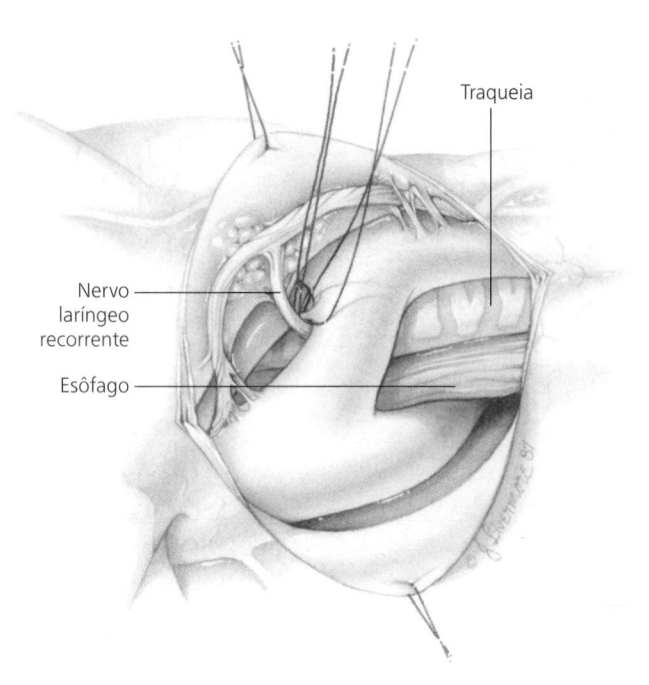

FIG. 17-2. Exposição do arco anterior esquerdo. Observe os nós ao redor do ligamento arterial.

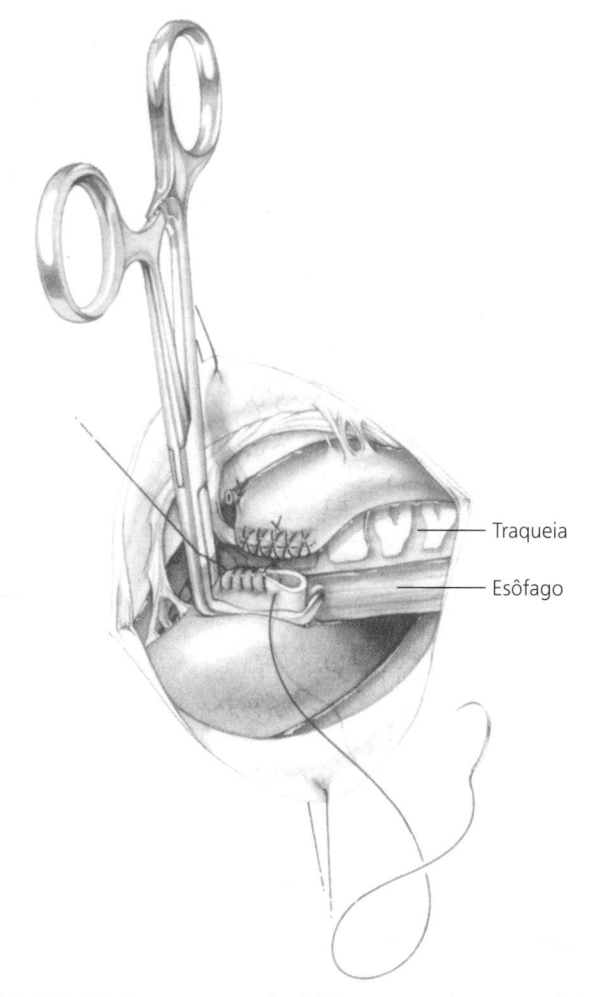

FIG. 17-3. Técnica em etapas da divisão e sutura das extremidades do arco anterior esquerdo.

Divisão do Arco Menor

O menor dos 2 arcos deve ser dividido, caso contrário, uma pseudocoarctação desenvolve-se. Portanto, ambos os arcos são dissecados, e o menor é identificado. Como precaução, manguitos de pressão arterial devem ser colocados em 1 perna e nos 2 braços, e a oclusão experimental do arco menor deve ser realizada para confirmar a ausência de gradiente de pressão antes da divisão.

Alça de Artéria Pulmonar

A alça de artéria pulmonar resulta quando a artéria pulmonar esquerda se origina da artéria pulmonar direita e passa para a esquerda entre a traqueia e o esôfago para alcançar o hilo do pulmão esquerdo. O ligamento arterial estende-se desde o aspecto superior da artéria pulmonar principal até a superfície inferior do arco da aorta. Isso cria um anel vascular que constringe a traqueia, mas não o esôfago (Fig. 14-4). A hipoplasia da traqueia distal, com ou sem anéis cartilaginosos completos, está presente em cerca de 50% desses pacientes.

Incisão

Essa lesão pode ser abordada por meio de toracotomia esquerda e reparada sem o uso de desvio cardiopulmonar. A estenose e a oclusão da artéria pulmonar esquerda têm sido observadas com essa técnica. A maior parte dos cirurgiões prefere a esternotomia mediana com desvio cardiopulmonar, especialmente se a reconstrução da traqueia estiver prevista.

Técnica por Esternotomia Mediana

A incisão de esternotomia mediana padrão é realizada, e o desvio cardiopulmonar é instituído com cânula na aorta ascendente e cânula venosa reta no átrio direito. O procedimento é realizado com o coração em funcionamento.

O canal ou ligamento arterial é duplamente ligado ou dividido. As artérias pulmonares direita e esquerda, além da principal, são extensivamente mobilizados. Com a aorta retraída para a esquerda, a origem da artéria pulmonar esquerda é identificada e dissecada da parte posterior da traqueia. Depois disso, a artéria pulmonar esquerda pode ser liberada do tronco pulmonar e deve ser trazida para a região anterior à traqueia. A abertura resultante da artéria pulmonar principal distal é chuleada com sutura contínua de Prolene 6-0. A artéria pulmonar esquerda é reimplantada mais proximalmente na artéria pulmonar principal, com cuidado para não

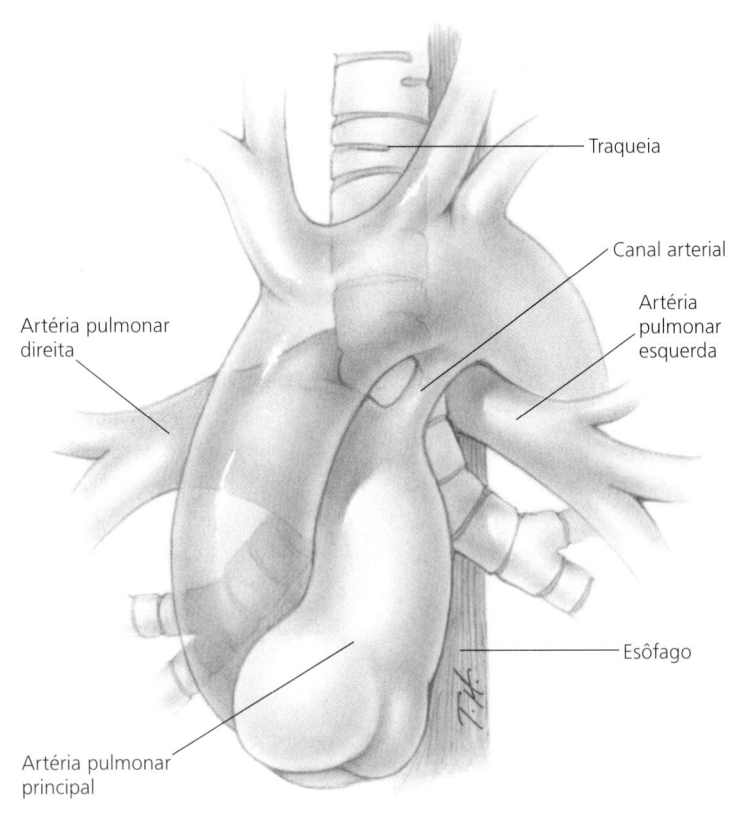

CAPÍTULO 17 • Anel Vascular e Alça de Artéria Pulmonar

FIG. 17-4. Alça de artéria pulmonar. Observe a origem da artéria pulmonar esquerda na artéria pulmonar direita e seu curso por trás da traqueia.

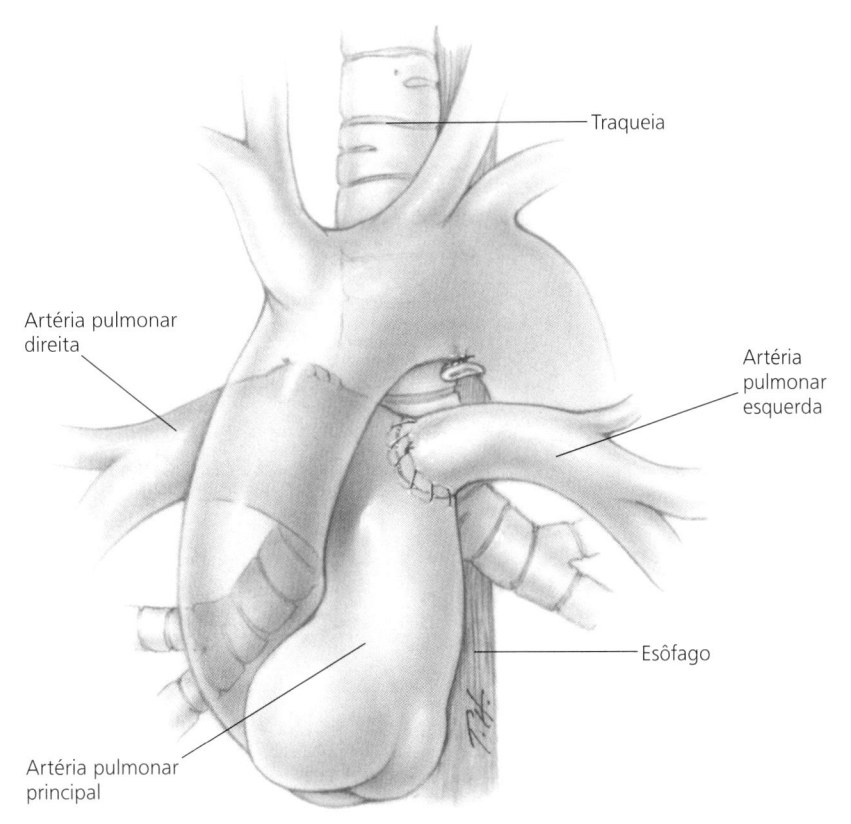

FIG. 17-5. Correção de uma alça de artéria pulmonar. Observe a divisão e a reimplantação da artéria pulmonar esquerda no tronco pulmonar em frente à traqueia.

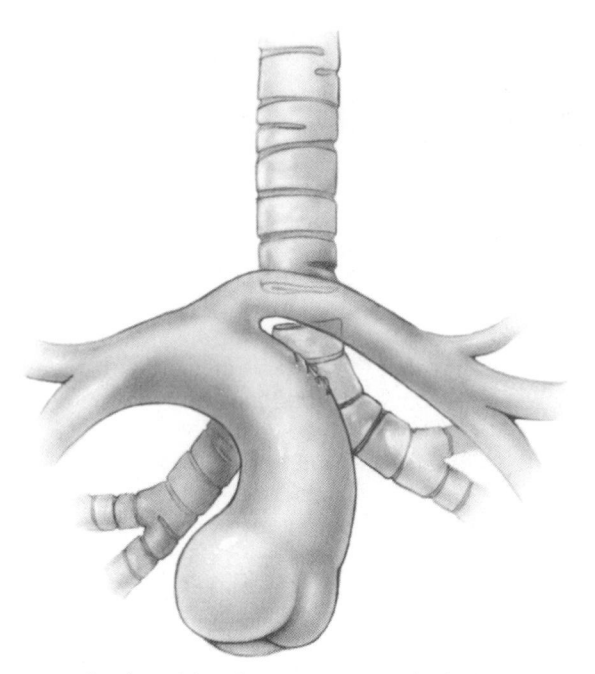

FIG. 17-6. Alça de artéria pulmonar com traqueia distal estenótica. A artéria pulmonar esquerda pode ser trazida anteriormente entre as extremidades divididas da traqueia.

torcer ou dobrar a artéria pulmonar esquerda. Uma arteriotomia generosa é feita no local apropriado na artéria pulmonar principal, e a artéria pulmonar esquerda é recortada de forma oblíqua para corresponder a essa abertura. A anastomose é finalizada com sutura contínua de Prolene 6-0 (Fig. 17-5).

NB Se houver a presença de um segmento estenótico na traqueia, pode ser transeccionada, permitindo que a artéria pulmonar esquerda seja trazida para a região anterior à traqueia pelo espaço entre as 2 extremidades divididas da traqueia (Fig. 17-6). Subsequentemente, a porção estenótica da traqueia é ressecada, e as 2 extremidades, reanastomosadas. A extensão da artéria pulmonar esquerda precisa ser avaliada e, caso sejam notados torções ou estiramentos, a artéria pulmonar esquerda deve ser liberada e reanastomosada mais proximalmente na artéria pulmonar principal.

18 Shunt Sistêmico-Pulmonar

Visto que a maioria das anomalias cardíacas congênitas é tratada com correção total, os procedimentos de *shunt* só são realizados atualmente em alguns pacientes selecionados. Os *shunts* sistêmico-pulmonares oferecem excelente paliativo em pacientes portadores de anomalias cardíacas anatomicamente complexas, em que a alternativa de retardar o reparo definitivo é melhor. Esses *shunts* também são indicados como forma de controle do fluxo sanguíneo pulmonar no tratamento inicial dos neonatos com ventrículo único.

Uma aplicação comum do *shunt* sistêmico-pulmonar dá-se no neonato com circulação pulmonar dependente de canal. A capacidade de manter o canal arterial patente com uma infusão de prostaglandina E_1 permite que esses pacientes sejam estabilizados e submetidos à cirurgia em caráter semiurgente.

Tipos de Shunt

O *shunt* Blalock-Taussig foi introduzido em 1945. Classicamente, consiste na anastomose da artéria subclávia com a artéria pulmonar no lado oposto ao arco aórtico. Entretanto, com algumas modificações técnicas, a artéria subclávia pode ser anastomosada com a artéria pulmonar no mesmo lado do arco aórtico.

Outros procedimentos de *shunt* foram subsequentemente introduzidos. Entre eles estão incluídos o *shunt* de Potts (aorta descendente com artéria pulmonar direita), *shunt* de Waterston (aorta ascendente com artéria pulmonar direita), *shunt* central (interposição de enxerto entre a aorta ascendente e a artéria pulmonar principal) e o *shunt* modificado de Blalock-Taussig (interposição de enxerto tubular de GORE-TEX entre a veia subclávia ou artéria inominada e a artéria pulmonar esquerda ou direita).

O *shunt* de Potts foi abandonado, pois é de difícil execução e fechamento, além de poder causar hiperfluxo e desenvolvimento precoce de doença vascular pulmonar. O *shunt* de Waterston perdeu aceitação em razão da alta incidência de lesão da artéria pulmonar e pela dificuldade de controle da quantidade de fluxo pelo *shunt*. O *shunt* de Blalock-Taussig clássico é raramente usado. Atualmente, a maioria dos cirurgiões realiza *shunt* central ou o *shunt* modificado de Blalock-Taussig por meio de uma esternotomia mediana. A desvantagem relativa dessa abordagem quando existe necessidade de outra esternotomia e dissecção de aderências em procedimento futuro é contrabalanceada pela exposição superior e pela possibilidade de colocar o paciente em desvio cardiopulmonar, caso ocorra instabilidade hemodinâmica. Se o paciente precisar de um 2º procedimento de *shunt* antes do reparo definitivo ou de mais um procedimento paliativo, o *shunt* modificado de Blalock-Taussig por meio de abordagem de toracotomia pode ser indicado.

Shunt de Blalock-Taussig Modificado com Interposição de Enxerto Tubular de GORE-TEX

A interposição de um enxerto tubular de GORE-TEX entre a artéria subclávia ou a inominada e a artéria pulmonar direita ou esquerda consiste no procedimento de *shunt* realizado com maior frequência. Atualmente, a maior parte dos *shunts* é executada por meio de uma esternotomia mediana na forma de procedimento isolado ou como parte de cirurgia paliativa para ventrículo único. Sob essas circunstâncias, indica-se a abordagem pela toracotomia. Independente da abordagem utilizada, não se pode esquecer que o lúmen da artéria subclávia ou inominada constitui o fator limitante do volume do fluxo. Em neonatos, um enxerto de 3,5 a 4 mm é usado; em crianças mais velhas, um enxerto de 5 mm é normalmente selecionado.

Abordagem por Esternotomia Mediana

Essa abordagem oferece várias vantagens. A extremidade pulmonar do *shunt* pode ser colocada mais centralmente, permitindo crescimento melhor e mais uniforme de ambas as artérias pulmonares. O canal arterial pode ser ocluído ao final do procedimento, evitando circulação pulmonar excessiva no período pós-operatório imediato. O canal arterial pode ser ligado, quando a abordagem por toracotomia esquerda é usada, mas raramente pode ser acessado por toracotomia direita. Por fim, se o paciente se tornar instável, o desvio cardiopulmonar pode ser rapidamente iniciado por esternotomia mediana.

Incisão

Utiliza-se a esternotomia mediana padrão com ressecção do timo.

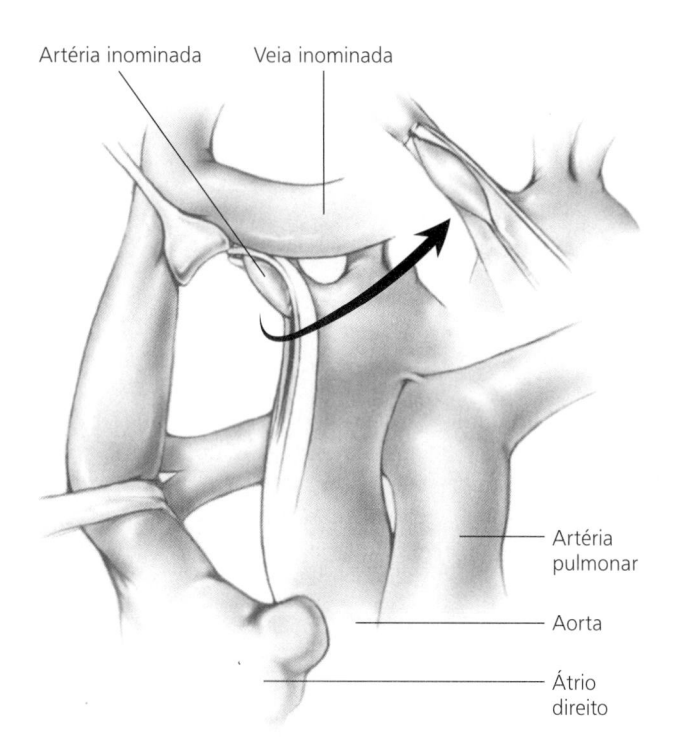

FIG. 18-1. *Shunt* modificado de Blalock-Taussig por meio de esternotomia: aplicação e rotação de uma pinça de mordedura lateral na artéria inominada para expor o aspecto inferior da artéria. Um afastador vascular debaixo da veia inominada aumenta a exposição.

Técnica

Após a abertura do pericárdio, suturas de tração são inseridas nas bordas pericárdicas. A aorta e as artérias pulmonares são dissecadas por tesouras ou eletrocautério. A tração para baixo do tronco arterial pulmonar permite que o canal arterial seja identificado e envolvido por um laço ou liberado dos tecidos circundantes na preparação para o posterior fechamento por clipe de metal. A artéria inominada é dissecada para permitir a aplicação de uma pinça em C. Em seguida, a artéria pulmonar direita é dissecada dos aspectos posteriores da aorta ascendente e da veia cava superior. É mobilizada circunferencialmente, e o ramo do lobo superior direito é identificado.

NB *Uso de Heparina*

Se o *shunt* for realizado sem desvio cardiopulmonar, a heparinização sistêmica (1 mg/kg) é administrada pouco antes da aplicação da pinça na artéria inominada.

O enxerto de GORE-TEX é recortado de forma oblíqua. Uma pinça vascular em C é aplicada na artéria inominada, de forma que o aspecto inferior da artéria seja centralizado na porção excluída (Fig. 18-1). O cabo da pinça é elevado para posicionar a margem inferior da artéria inominada anteriormente. Uma incisão longitudinal é feita na artéria, e uma sutura fina na adventícia é inserida na borda superior da arteriotomia a fim de manter o lúmen aberto. A anastomose é iniciada perto da ponta com sutura de Prolene 7-0 ou 8-0. Com uma extremidade da sutura identificada, a outra agulha é passada de dentro para fora do enxerto na ponta. A sutura é levada até o ponto na metade do caminho e, depois, a mesma agulha é passada de fora para dentro da artéria na ponta. A linha de sutura inferior é finalizada com a mesma agulha, continuando 1 ou 2 picaduras além da parte inferior e dando sequência à linha de sutura por fora do enxerto (Fig. 18-2). A outra agulha é passada de dentro da artéria na ponta, e a sutura é continuada até que as 2 linhas de sutura se encontrem. As suturas são amarradas.

Com a outra extremidade do enxerto ocluída, a pinça vascular na artéria inominada é removida com cautela, e a anastomose é verificada quanto a extravasamentos. O comprimento do enxerto de GORE-TEX é medido de forma que alcance o aspecto superior da artéria pulmonar direita proximal. O enxerto é transversalmente dividido nesse local após a colocação de uma pinça vascular reta no enxerto imediatamente abaixo da anastomose da inominada. Uma outra alternativa consiste na reaplicação de uma pinça em C na artéria inominada com o objetivo de obstruir o fluxo para dentro do enxerto. A artéria pulmonar direita é capturada por uma pinça em C de forma que o aspecto superior fique no meio da pinça. Em seguida, a pinça é rodada para que a incisão longitudinal possa ser feita na margem superior da artéria pulmonar. A abertura arterial deve ter cerca de 2/3 do diâmetro do lúmen do enxerto, já que a artéria pulmonar se estica. Uma sutura duplamente armada de Prolene 7-0 ou 8-0 é passada de dentro para fora da arteriotomia pulmonar na posição de 12 horas. A outra agulha é identificada, deixando metade da sutura finalizada. A 1ª agulha é passada de fora para dentro no enxerto. A porção superior da anastomose é completada dessa maneira, levando a mesma agulha 2 picaduras adiante da posição de 6 horas. A outra agulha é, então, passada de dentro para fora no enxerto, e a sutura é continuada até as 2 suturas se encontrarem (Fig. 18-3). A pinça em C na artéria pulmonar é removida, e as suturas são amarradas. A pinça no enxerto é removida e verifica-se se existe a presença de vazamentos. Um frêmito deve ser sentido pela palpação do enxerto.

NB Shunt *Localizado Centralmente*

A abordagem por esternotomia mediana permite que a extremidade da artéria pulmonar do *shunt* seja colocada o mais centralmente possível. A aorta precisa ser mobilizada e retraída para a esquerda por uma sutura de tração no lado direito da aorta, por um afastador de veia ou pela parte posterior da própria pinça em C (Fig. 18-3).

⊘ *Isquemia Coronariana*

É preciso ter cuidado ao aplicar tração à aorta para evitar a compressão ou torção das artérias coronárias. Se qualquer alteração eletrocardiográfica for observada ou instabilidade hemodinâmica ocorrer, a sutura de tração, o afastador ou a pinça precisam ser reposicionados de imediato.

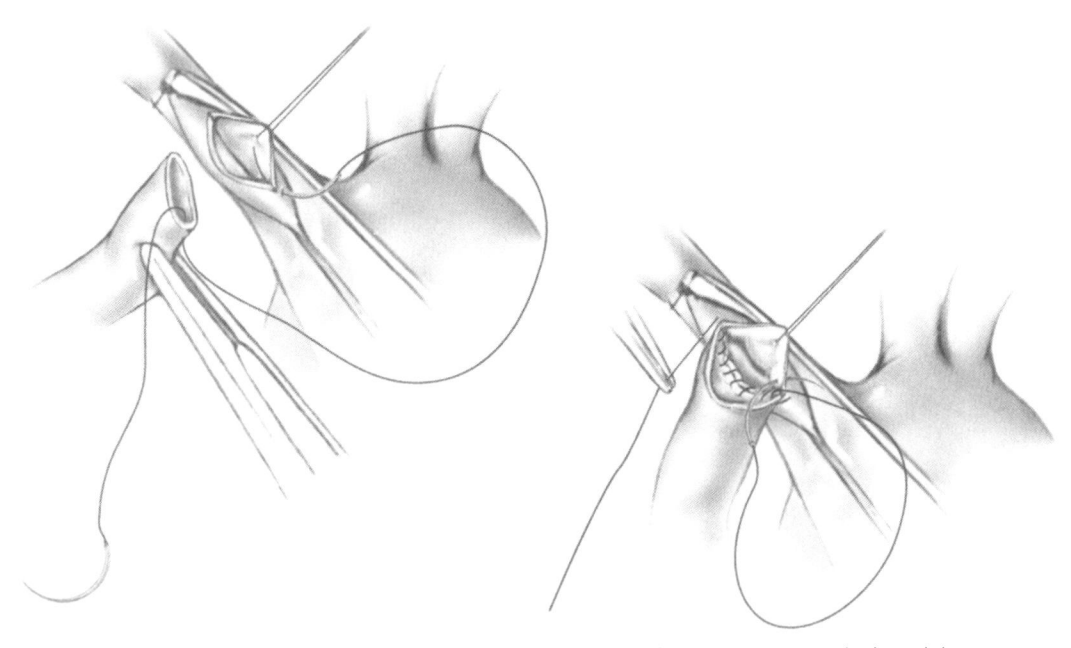

FIG. 18-2. *Shunt* modificado de Blalock-Taussig por meio de esternotomia: anastomose terminolateral de enxerto tubular de GORE-TEX com a artéria inominada. A linha de sutura inferior é finalizada primeiro.

⊘ Inundação Pulmonar

Quando o *shunt* é aberto, e o fluxo por ele é confirmado, o canal arterial, se presente, deve ser ocluído para evitar hiperfluxo pulmonar. Fluxo sanguíneo pulmonar exagerado pode levar à hipoperfusão sistêmica e pressão sanguínea diastólica insuficiente, resultando em isquemia coronária.

⊘ Instabilidade Hemodinâmica com Clampeamento da Artéria Pulmonar Direita

Antes da incisão da artéria pulmonar, a estabilidade hemodinâmica e a oxigenação sistêmica com pinça em C posicionada devem ser avaliadas. A pinça pode interferir no fluxo do canal, e a sua reaplicação mais distal na artéria pulmonar direita pode corrigir o problema. Entretanto, se a dessaturação ou o comprometimento hemodinâmico persistirem após o reposicionamento da pinça, o paciente deve ser colocado em desvio cardiopulmonar durante a realização dessa anastomose.

⊘ Comprimento Incorreto do Enxerto Tubular

A tensão na anastomose devida a enxerto tubular muito curto pode causar sangramento na linha de sutura e exercer tração para cima sobre a artéria pulmonar, o que pode produzir distorção ou estenose da artéria pulmonar direita proximal. O enxerto muito longo pode sofrer torção, comprometendo, assim, o fluxo pelo enxerto.

Ao final do procedimento, o pericárdio é frouxamente reaproximado com 3 ou 4 suturas interrompidas. Um pequeno dreno torácico é introduzido no mediastino anterior antes do fechamento padrão da esternotomia.

Shunt de Blalock-Taussig Modificado à Esquerda

Pode ser preferível inserir um enxerto tubular de interposição de GORE-TEX entre as artérias subclávia e pulmonar por

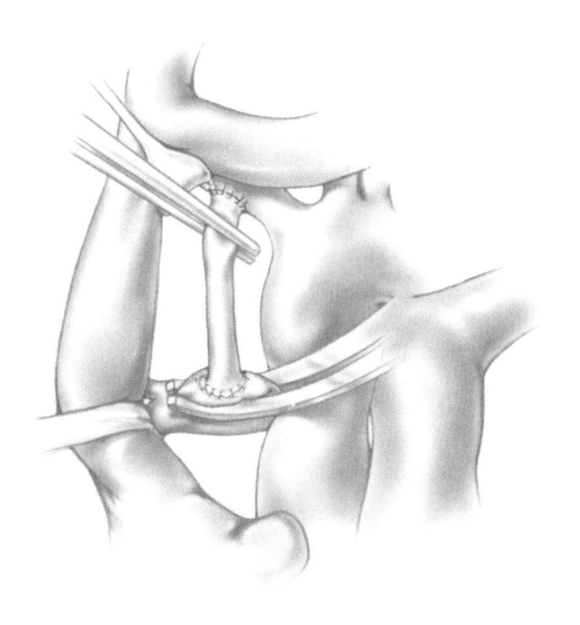

FIG. 18-3. *Shunt* modificado de Blalock-Taussig por meio de esternotomia: finalização da anastomose da artéria pulmonar. A pinça de mordedura lateral foi aplicada para que a margem superior da artéria pulmonar direita fosse exposta.

meio de uma incisão de toracotomia. Isso pode ser aplicado quando uma criança necessita de um 2º procedimento de *shunt* antes do reparo definitivo ou como paliativo. Nesse caso, utiliza-se geralmente a abordagem por toracotomia esquerda. Alguns cirurgiões preferem a abordagem por toracotomia para o *shunt* inicial. Nesse caso, um *shunt* do lado direito pode ser usado, pois é mais fácil de remover. A técnica é essencialmente a mesma para os 2 lados. A descrição a seguir refere-se especificamente ao lado esquerdo.

Incisão

A toracotomia esquerda pelo 4º espaço intercostal fornece a exposição satisfatória.

Técnica

O pulmão esquerdo é retraído inferior e posteriormente, e a anatomia local é avaliada. A artéria pulmonar esquerda é identificada. A pleura parietal sobrejacente é incisada, e a artéria é mobilizada medialmente em direção ao pericárdio e distalmente em direção ao hilo do pulmão.

NB *Identificação da Artéria Pulmonar Esquerda*

Algumas vezes, a identificação exata dos vasos no hilo do pulmão pode não ser clara. Se houver qualquer dúvida quanto à localização exata da artéria pulmonar, ela pode ser traçada desde dentro do pericárdio por meio de uma curta incisão longitudinal no pericárdio, imediatamente anterior e paralela ao nervo frênico esquerdo.

⊘ *Vasos Colaterais*

Em crianças mais velhas, muitos vasos colaterais podem desenvolver-se em razão do reduzido fluxo pulmonar e da cianose marcante. Esses vasos precisam ser cauterizados ou ocluídos com pequenos clipes de metal para evitar o sangramento na área da dissecção.

NB *Identificação do Ramo do Lobo Superior Esquerdo da Artéria Pulmonar*

A divisão da artéria pulmonar esquerda em ramos lobares dentro do hilo precisa ser observada, e o ramo do lobo superior esquerdo, identificado. Isso evita a anastomose do enxerto com o ramo do lobo superior esquerdo.

A artéria pulmonar esquerda, com seus ramos lobares claramente identificados, é preparada para o clampeamento ou o posicionamento dos laços com finas bandas elásticas vasculares. A pleura parietal sobre a artéria subclávia é incisada, e a artéria é mobilizada e dissecada da bainha parietal (Fig. 18-4).

Um enxerto tubular GORE-TEX de 5 mm é o mais comumente usado em crianças mais velhas. Um enxerto tubular de 3,5 a 4 mm é utilizado em neonatos, e um de 6 mm é raramente usado nos pacientes mais velhos. Tendo em vista que o tamanho do lúmen da artéria subclávia constitui o fator limitante ao fluxo de sangue, os enxertos maiores que a artéria subclávia não necessariamente aumentam o fluxo para os pulmões e, portanto, não são responsáveis pela inundação pulmonar, se ocorrer.

A extremidade distal do enxerto é aparada de forma oblíqua. Um segmento apropriado da artéria subclávia é excluído por uma pinça vascular delicada. Uma incisão longi-

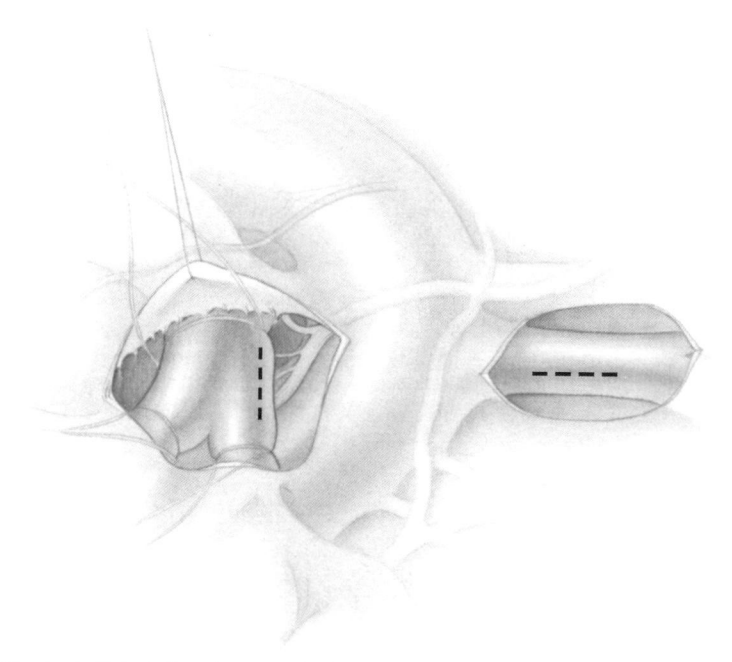

FIG. 18-4. *Shunt* modificado de Blalock-Taussig por meio de esternotomia: visão operatória do hilo pulmonar esquerdo e da artéria subclávia esquerda com laços soltos ao redor da artéria pulmonar esquerda e seus ramos lobares.

tudinal é feita na artéria. Uma fina sutura de tração na adventícia da borda anterior da arteriotomia mantém o lúmen da artéria aberto.

A anastomose é iniciada próxima à parte inferior com sutura de Prolene 7-0. O 1º ponto é passado de dentro do enxerto para fora no ponto inferior e, depois, a mesma agulha é passada de fora da artéria subclávia para dentro na parte distal da arteriotomia (Fig. 18-5A). A sutura é levada até a metade do caminho, e a outra extremidade é identificada. A sutura segue com a mesma agulha ao longo da borda posterior da arteriotomia, passando pela ponta da anastomose; a agulha é clampeada quando se encontra na parte externa do enxerto. A outra agulha é passada de dentro para fora do lúmen arterial e, depois, de fora do enxerto para dentro. A sutura continua até ambas as extremidades se encontrarem e, em seguida, são amarradas (Fig. 18-5B).

Com a outra extremidade do enxerto ocluída temporariamente com fórceps atraumático e delicado, a pinça vascular na artéria subclávia é liberada com o objetivo de detectar o extravasamento anastomótico grave, que pode precisar de reforço de sutura adicional. Depois disso, a pinça é reaplicada. Nesse momento, o pulmão é inflado para levar a artéria pulmonar a seu lugar normal. O comprimento do enxerto tubular de GORE-TEX é avaliado com minúcia; é dividido transversalmente no local adequado, de forma que, quando sua extremidade dividida estiver em aposição próxima à artéria pulmonar esquerda, não estará tensionado nem torcido.

O tronco arterial pulmonar é obstruído com laço ou clampeado o mais proximalmente possível. Os ramos da artéria pulmonar são obstruídos de forma confortável. Outra alternativa consiste na aplicação de delicada pinça em C vascular na artéria pulmonar esquerda. Uma incisão longitudinal é feita no aspecto superior da artéria pulmonar esquerda. A abertura arterial deve ter cerca de 2/3 do diâmetro do lúmen do enxerto (Fig. 18-6A). Uma sutura duplamente armada de Prolene 7-0 é introduzida de dentro do enxerto para fora e de fora da artéria para dentro na posição de 12 horas da anastomose. A sutura é continuada de maneira sobreposta até a 1ª agulha sair do enxerto na posição de 7 horas. Depois disso, essa sutura é arrematada, e a 2ª agulha é inserida de dentro para fora na artéria pulmonar; a sutura segue até encontrar a outra. Antes da amarração das extremidades da sutura, a pinça na artéria subclávia é removida, para que coágulos sanguíneos que possam ter-se acumulado no lúmen do enxerto sejam eliminados. Em algumas ocasiões, o enxerto é irrigado com solução de heparina diluída. A pinça na artéria pulmonar esquerda também é removida, e todos os laços ao redor dos ramos superiores e inferiores da artéria pulmonar são soltos. As extremidades da sutura são firmemente amarradas (Fig. 18-6B). Um frêmito deve ser sentido à palpação do enxerto.

🆖 Uso de Heparina

A heparinização sistêmica com 1 mg por quilo de peso corporal é iniciada antes do clampeamento da artéria subclávia. Embora isso possa prolongar o sangramento do sítio da anastomose, minimiza o risco de trombose precoce do enxerto.

⊘ Enxerto Tubular Muito Curto

A tensão na anastomose devida a enxerto tubular muito curto não apenas promove sangramento na linha de sutura, como também traciona para cima a artéria pulmonar, estreita o lúmen do fluxo distal e pode resultar em fechamento precoce do *shunt*. O ligamento pulmonar inferior pode ser dividido para permitir que o pulmão se mova para cima e para reduzir um pouco da tração sobre a artéria pulmonar no hilo do pulmão. Se essa manobra não corrigir o problema de forma satisfatória, o procedimento de *shunt* precisa ser repetido com um novo enxerto tubular de comprimento adequado.

⊘ Sangramento da Linha de Sutura

O sangramento proveniente da linha de sutura não é incomum. A aplicação de Surgicel ou Gelfoam e trombina no sítio de anastomose por cerca de 5 minutos consegue a hemostasia na maior parte dos casos. Suturas adicionais devem ser evitadas, se possível, pois podem colocar em perigo o lúmen do *shunt*.

⊘ Incisão Transversa Versus Longitudinal na Artéria Pulmonar

A incisão transversa no aspecto superior da artéria pulmonar tem sido apoiada por alguns cirurgiões. No entan-

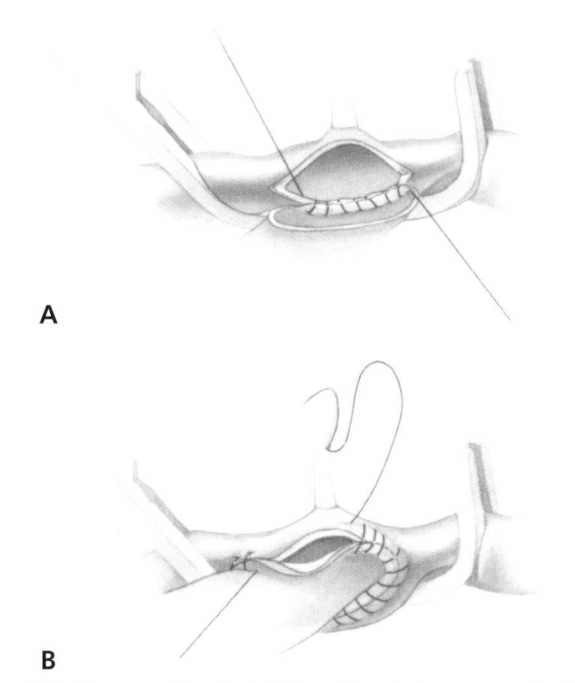

FIG. 18-5. *Shunt* modificado de Blalock-Taussig à esquerda: técnica gradativa de anastomose do enxerto tubular de GORE-TEX com a artéria subclávia esquerda.

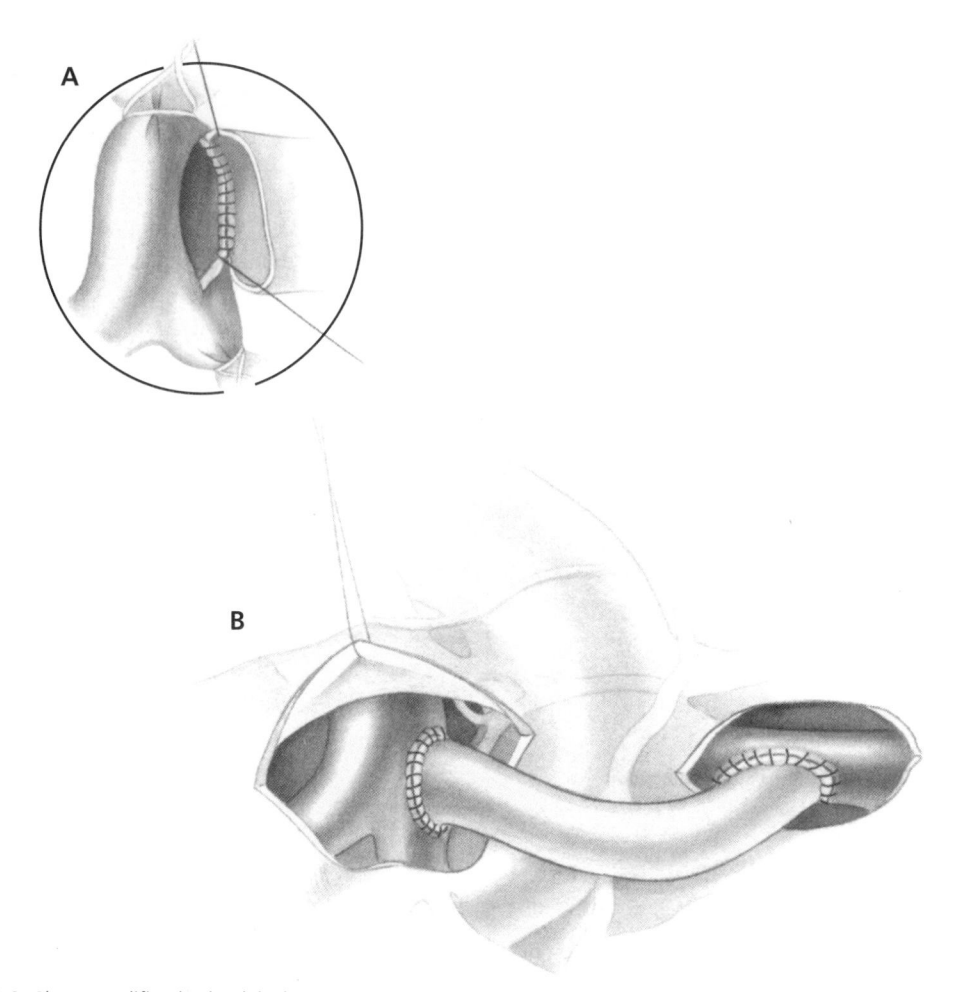

FIG. 18-6. *Shunt* modificado de Blalock-Taussig à esquerda. **A:** Anastomose do enxerto tubular de GORE-TEX com a artéria pulmonar esquerda. **B:** Interposição de enxerto entre as artérias pulmonar esquerda e subclávia esquerda.

to, o risco de deformidade e estenose subsequente da artéria pulmonar parece ser maior com esse tipo de incisão em oposição à abertura longitudinal.

Ao final do procedimento, um pequeno dreno torácico é inserido, e a toracotomia é fechada da maneira usual.

Shunt Central

Esse procedimento implica na interposição de enxerto tubular entre a artéria pulmonar principal e a aorta ascendente. Fornece uma técnica alternativa para os casos em que *shunts* anteriores falharam ou para aqueles em que os ramos da artéria pulmonar são muito pequenos. A abordagem é por meio de esternotomia mediana.

Técnica

A aorta ascendente e o tronco arterial pulmonar são dissecados um do outro. Uma pequena pinça de mordedura lateral é aplicada na artéria pulmonar principal. Uma arteriotomia vertical é feita (Fig. 18-7). Um enxerto tubular de 3,5 a 4 mm de GORE-TEX é aparado de maneira transversal e anastomosado com a artéria pulmonar com sutura contínua de Prolene 7-0. O enxerto de GORE-TEX é clampeado por uma pequena e delicada pinça vascular próximo à anastomose pulmonar, e a pinça da artéria pulmonar é removida. Depois disso, uma pinça de mordedura lateral é aplicada no aspecto lateral esquerdo da aorta ascendente, e uma pequena abertura é feita com bisturi, que é ampliada até o tamanho adequado por saca-bocado aórtico. A outra extremidade do enxerto tubular GORE-TEX é aparada de forma oblíqua e anastomosada à aorta com sutura de Prolene 7-0 (Fig. 18-8). O ar é removido com o desclampeamento do enxerto tubular antes da amarração da sutura no lado aórtico da anastomose. O último passo consiste na remoção da pinça aórtica. Um frêmito deve ser sentido.

Torção do Enxerto

O enxerto tubular GORE-TEX muito longo ou angulado de forma inadequada na sua junção com a aorta está sujeito à torção, podendo causar falência precoce do enxerto. Em alguns casos, pode ser mais simples não aparar o enxerto tubular após a anastomose da artéria pulmonar. O enxerto GORE-TEX é gentilmente tracionado contra o

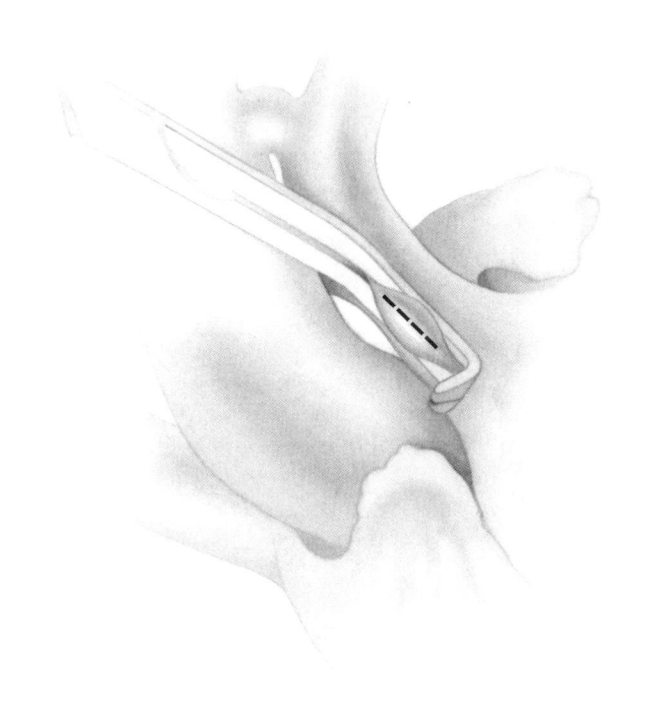

FIG. 18-7. *Shunt* central: isolamento e incisão da artéria pulmonar.

lado da aorta e tanto a aorta quanto o tubo são marcados onde se encontram de maneira confortável. Um orifício de 3,5 a 4 mm é criado no local marcado no enxerto e com uma pinça de oclusão parcial na aorta ascendente, um saca-bocado aórtico é usado para criar uma abertura correspondente. Uma anastomose laterolateral é realizada com sutura de Prolene 7-0. A extremidade distal do enxerto é, então, transeccionada 4 a 5 mm distal à anastomose aórtica e a extremidade é chuleada com sutura de Prolene 7-0 (Fig. 18-9).

Shunt Protético da Artéria Pulmonar Direita–Aorta Ascendente

Em algumas ocasiões, a anatomia do arco aórtico pode tornar a interposição da artéria inominada à artéria pulmonar direita problemática. Nesses casos, um enxerto pode ser colocado desde a aorta ascendente até a artéria pulmonar direita.

NB Fator Limitante do Fluxo Sanguíneo Pulmonar

No *shunt* modificado de Blalock-Taussig com interposição de enxerto tubular de GORE-TEX, o tamanho da artéria subclávia ou inominada constitui o fator limitante do fluxo sanguíneo para os pulmões. No entanto, no *shunt* da artéria pulmonar direita – aorta ascendente, o diâmetro e o comprimento do enxerto tubular são fatores importantes que regulam o fluxo sanguíneo pulmonar. Portanto, com raras exceções, um enxerto tubular de 3,5 a 4 mm deve ser usado para evitar o hiperfluxo pulmonar.

Incisão

É usada a abordagem por meio de esternotomia mediana.

Técnica

Após a remoção do timo, o pericárdio é aberto, e suturas de tração são inseridas. Se o canal arterial for patente, é dissecado circunferencialmente para fechamento posterior após o término do procedimento de *shunt*. A artéria pulmonar direita é mobilizada pela retração gentil da aorta para a esquerda e da veia cava superior para a direita. O ramo do lobo superior da artéria pulmonar direita é identificado de forma que o *shunt* possa ser colocado proximal a ele. Após a heparinização sistêmica (1 mg/kg), uma pinça em C é aplicada na artéria pulmonar direita proximal, posicionando a porção anterior da artéria no centro da pinça. O enxerto tubular GORE-TEX de tamanho adequado é aparado de forma transversal. Uma arteriotomia longitudinal é feita na artéria pulmonar, cerca de 2/3 do diâmetro do enxerto. A sutura de tração é inserida na borda inferior da arteriotomia. Uma sutura duplamente armada de Prolene 7-0 é usada, prendendo uma extremidade e colocando a agulha de dentro para fora da artéria em posição de 12 horas. Em seguida, a mesma agulha é passada de fora para dentro no enxerto, e a sutura é continuada até completar a margem superior da anastomose. A agulha é trazida para fora da artéria na posição de 5 horas e reconhecida. Depois, a outra agulha é passada de dentro para fora do enxerto e usada para completar a linha de sutura inferior. As suturas são amarradas. O enxerto é ocluído, e a pinça na artéria pulmonar, removida. A linha de sutura é inspecionada quanto à presença de vazamentos. Qualquer tração na aorta ascendente é liberada, e a localização da anastomose aórtica é julgada com cuidado. O enxerto é marcado, assim como a aorta ascendente. O enxerto deve ser aparado de forma oblíqua para corresponder à abertura na aorta ascendente sem deformação. Entretanto, muitas vezes é aconselhável criar uma abertura no lado aórtico do enxerto que corresponda à abertura aórtica e construir uma anastomose laterolateral. Esse procedimento é descrito

Após a marcação do enxerto, uma pinça vascular fina é aplicada no enxerto próximo à anastomose da artéria pulmonar. Uma pequena incisão é feita no marco do enxerto e aumentada até o tamanho igual ao do diâmetro do enxerto por um saca-bocado aórtico de 2,8 mm. Depois, uma pinça de mordedura lateral é aplicada na aorta ascendente, para que a área marcada seja centralizada na pinça. Uma pequena incisão é feita e aumentada pelo saca-bocado aórtico. A anastomose laterolateral é construída com utilização de sutura duplamente armada de Prolene 7-0. Uma extremidade é identificada, e a outra agulha é passada de dentro para fora no enxerto e, depois, de fora para dentro da aorta na posição de 8 horas. A sutura é continuada em sentido horário até a posição de 4 horas, onde a sutura é identificada do lado externo do enxerto. A outra agulha é passada de dentro para fora da aorta, e a sutura é continuada até o encontro das suturas. As suturas são amarradas. O enxerto é transeccio-

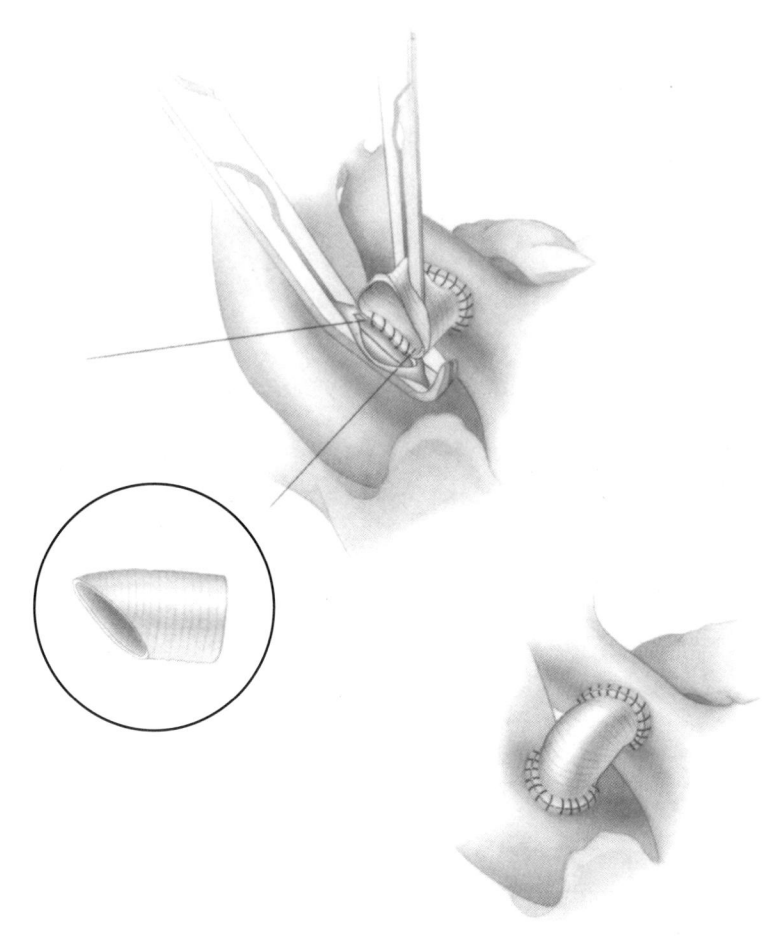

FIG. 18-8. Técnica gradual para a criação de um *shunt* central.

nado cerca de 5 mm distal à anastomose laterolateral e chuleada com sutura de Prolene 7-0, com cuidado para não deformar a anastomose aórtica. De modo alternativo, a extremidade distal do enxerto tubular de GORE-TEX pode ser fechada com um retalho circular de enxerto de GORE--TEX (Fig. 18-10). Antes da fixação dessa linha de sutura, tanto a pinça de oclusão parcial aórtica quanto a pinça reta no enxerto são removidas para a retirada de ar do enxerto. Se o canal arterial for patente, é ocluído com um clipe de metal ou nó forte. O pericárdio é frouxamente aproximado com suturas interrompidas, um pequeno tubo é inserido no mediastino anterior, e o fechamento-padrão da esternotomia é realizado.

Ø Oclusão Aórtica Parcial

A pinça de mordedura lateral precisa ser aplicada com cuidado na aorta ascendente, especialmente em neonatos e lactentes com aortas pequenas para evitar a hipotensão ou isquemia miocárdica secundária ao comprometimento do fluxo coronário. Antes da incisão da aorta, a posição da pinça deve ser testada para garantir que nenhuma alteração hemodinâmica ocorra. Múltiplas reaplicações da pinça em diferentes ângulos podem ser necessárias antes de a colocação satisfatória ser encontrada.

Ø Trombose ou Deformidade do Enxerto Acima da Anastomose Aórtica

O comprimento do enxerto além da anastomose laterolateral é fundamental para essa técnica. Se um compri-

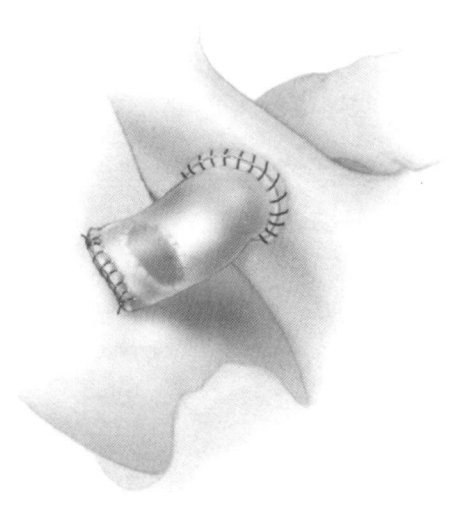

FIG. 18-9. *Shunt* central com anastomose laterolateral aórtica e sutura da extremidade do enxerto tubular de GORE-TEX.

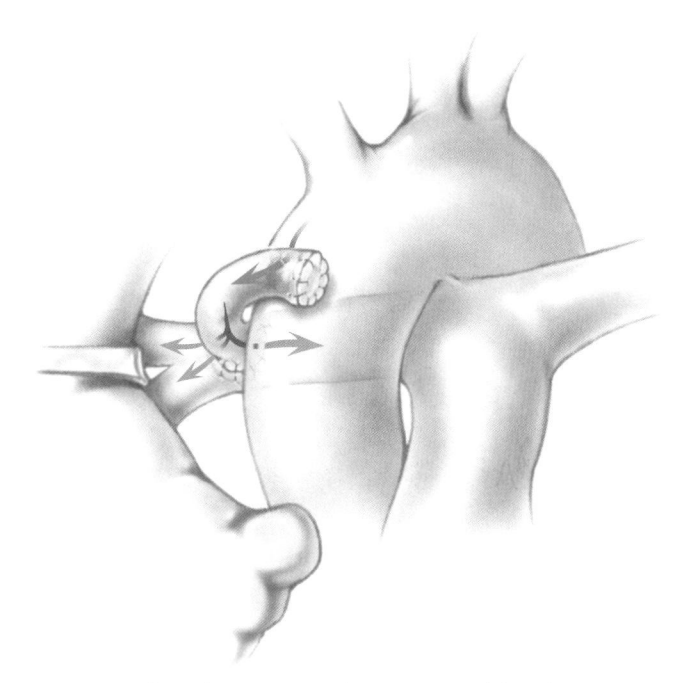

FIG. 18-10. *Shunt* da aorta ascendente com a artéria pulmonar direita completo: observe o retalho circular fechando o enxerto tubular acima da anastomose laterolateral.

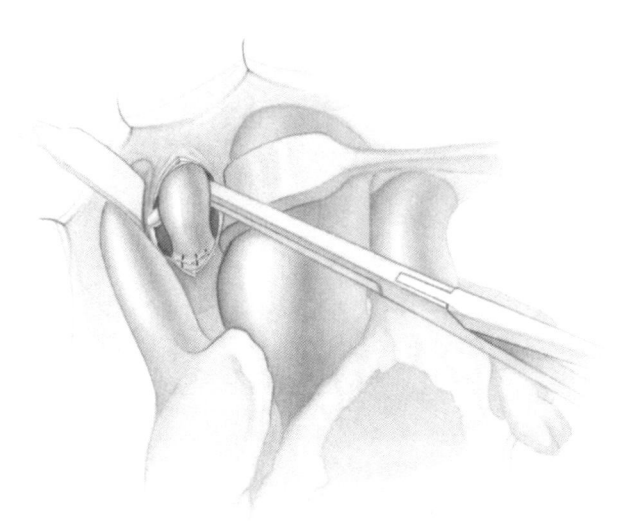

FIG. 18-11. Exposição do *shunt* modificado de Blalock-Taussig à direita.

mento muito grande de enxerto se estender acima da anastomose aórtica, haverá uma área de fluxo relativamente estagnada que pode predispor à trombose no enxerto. Se sobrar pouco enxerto, a linha de sutura pode sofrer deformação ou comprometer o fluxo no enxerto desde a aorta. Se o enxerto tiver sido cortado muito curto, a extremidade pode ser fechada com um pedaço de enxerto circular de GORE-TEX retirado do material de enxerto extra (Fig. 18-10). Isso evita deformidade e minimiza o espaço morto.

Fechamento de *Shunts* Sistêmico-Pulmonares

Todos esses *shunts* devem ser dissecados e expostos para oclusão total imediatamente após o início do desvio cardiopulmonar ao se considerar a correção completa de anomalia ou outros procedimentos paliativos.

*Shunt*s de Blalock-Taussig Modificado à Direita

A aorta e a veia cava superior são retraídas para longe uma da outra, e o pericárdio posterior é incisado acima da margem superior da artéria pulmonar direita. O enxerto tubular de GORE-TEX é identificado e ocluído com 1 ou 2 clipes de metal de tamanho médio ou médio a grande logo após o início do desvio cardiopulmonar (Fig. 18-11).

Dissecção ao Redor da Artéria Pulmonar Direita

Existem muitas aderências e vasos colaterais nessa aérea. A dissecção mínima para isolar o *shunt* deve ser suficiente. Normalmente, não é necessário passar uma gravata de seda ao redor do *shunt*.

Estenose da Artéria Pulmonar Direita

Se houver presença de estenose importante no local de inserção do *shunt* na artéria pulmonar direita, o enxerto tubular deve ser dividido após o início do desvio cardiopulmonar. A extremidade transeccionada deve ser fixada com, pelo menos, 2 clipes de metal de tamanho apropriado ou chuleado com sutura de Prolene 6-0 ou 5-0. Em seguida, o material residual de GORE-TEX deve ser removido da artéria pulmonar direita, e essa área, aumentada com um retalho oval de pericárdio autólogo ou homoenxerto pulmonar.

Divisão do Shunt GORE-TEX

Teoricamente, conforme a criança cresce, o enxerto tubular intacto de GORE-TEX pode causar tração para cima da artéria pulmonar direita, o que pode produzir deformidade e possível desenvolvimento tardio de estenose da artéria pulmonar. Se um comprimento suficiente de enxerto tubular GORE-TEX puder ser dissecado sem sangramento excessivo, o tubo pode ser fixado com 2 clipes de metal em cada lado e dividido para evitar essa potencial complicação tardia.

Shunts de Blalock-Taussig Modificado à Esquerda

O isolamento do *shunt* do lado esquerdo é, de certa forma, mais trabalhoso e pode ser realizado de muitas maneiras. Alguns cirurgiões preferem a abertura da pleura esquerda. O

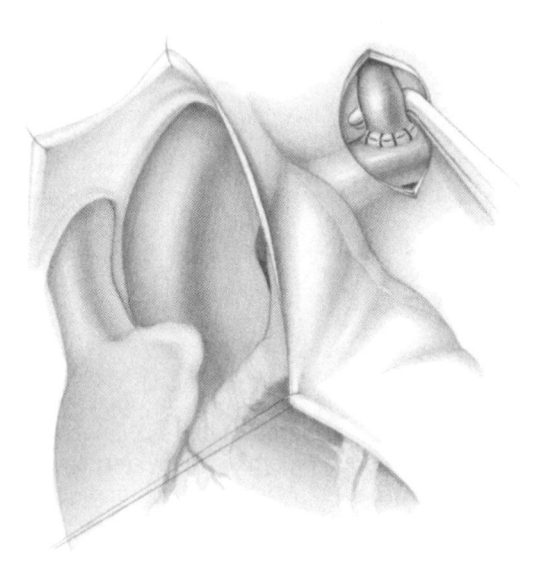

FIG. 18-12. Exposição do *shunt* modificado de Blalock-Taussig à esquerda.

enxerto tubular de GORE-TEX é identificado conforme penetra na artéria pulmonar esquerda (Fig. 18-12). É minimamente dissecado e duplamente grampeado, pouco antes do início do desvio cardiopulmonar. De modo alternativo, a artéria pulmonar esquerda é dissecada desde o pericárdio, e o enxerto tubular de GORE-TEX é grampeado logo acima à sua junção com a artéria pulmonar.

⊘ *Lesão Causada pelo Clipe*

Os clipes precisam ter o tamanho suficiente para ocluir toda a amplitude do enxerto. Clipes menores podem perfurar o enxerto e causar sangramento, além de fechamento do *shunt* de forma incompleta.

NB *Divisão de um* Shunt *de GORE-TEX*

Com os *shunts* de Blalock-Taussig modificados à esquerda, o enxerto de GORE-TEX não é dividido. Nesse caso, com o crescimento da criança, a artéria pulmonar esquerda não é tracionada para cima e, em vez disso, é tracionada para baixo. Mesmo que a artéria subclávia se torne ocluída, não haverá consequências clínicas.

Shunt Central

Com o início do desvio cardiopulmonar, o enxerto tubular GORE-TEX é ocluído com um clipe de metal.

Shunt Protético da Artéria Pulmonar Direita–Aorta Ascendente

O enxerto tubular é cuidadosamente dissecado do aspecto lateral da aorta ascendente e ocluído com um clipe de metal com o início do desvio cardiopulmonar. De modo geral, o tubo de *shunt* é dividido enquanto sob desvio, e as extremidades pulmonar e aórtica são chuleadas com sutura contínua de Prolene 6-0 ou 5-0.

⊘ *Lesão Aórtica*

Muitas vezes, o *shunt* de GORE-TEX é muito aderido ao lado da aorta. O plano correto para a dissecção precisa ser identificado, permanecendo em linha reta no próprio enxerto de GORE-TEX para evitar a entrada na aorta. Se o *shunt* não puder ser dissecado da aorta com segurança, ele deve ser ocluído o máximo possível por fórceps ou pinça vascular, quando o desvio cardiopulmonar é iniciado, e a dissecção finalizada com o paciente sob desvio.

Shunts de Waterston e Potts

Os *shunts* de Waterston e Potts não são mais realizados, porém a familiaridade com as técnicas de fechamento é fundamental para o cirurgião que opera pacientes que foram submetidos a esses procedimentos de *shunt* no passado.

Técnica – *Shunt* de Waterston

A maneira mais fácil de fechar o *shunt* de Waterston é sob desvio cardiopulmonar com o clampeamento da aorta. Após a administração da solução cardioplégica, uma pequena aortotomia transversa é feita, possibilitando o fechamento do *shunt* de dentro da aorta com poucas suturas interrompidas. O método preferencial consiste na liberação da artéria pulmonar direita da aorta e no chuleio do defeito na aorta descendente com sutura contínua de Prolene 5-0. O defeito na artéria pulmonar pode ser fechado transversalmente pela sutura direta ou, de preferência, com um pedaço de retalho de pericárdio autólogo ou homoenxerto pulmonar.

⊘ *Deformidade da Artéria Pulmonar*

Se o *shunt* criar alguma estenose ou torção da artéria pulmonar direita, deve ser reconstruído com um retalho apropriado de pericárdio ou homoenxerto.

⊘ *Inundação da Circulação Pulmonar*

O local do *shunt* precisa ser ocluído com o início do desvio cardiopulmonar, ou inundação do pulmão pode ocorrer. Se isso não for conseguido com fórceps ou pinça vascular, as artérias pulmonares direita e esquerda devem ser envolvidas antes do início do desvio cardiopulmonar e fechadas com laço ou clampeadas.

Técnica – *Shunt* de Potts

O fechamento do *shunt* de Potts é realizado sob desvio cardiopulmonar com hipotermia moderada. O paciente é colocado na posição de Trendelenburg com o coração descomprimido, e a pressão de perfusão é temporariamente reduzida. Uma incisão longitudinal é feita no tronco arterial pulmonar e estendida na artéria pulmonar esquerda. O local de um orifício de *shunt* na artéria pulmonar esquerda é identificado e fechado com um retalho ou sutura em bolsa de tabaco.

⊘ *Inundação da Circulação Pulmonar*

Antes da instituição do desvio cardiopulmonar, o local deve ser identificado por palpação de um frêmito ao longo da artéria pulmonar esquerda. O fluxo do *shunt* pode ser interrompido ou marcantemente reduzido por pressão digital nesse local.

⊘ *Embolismo Aéreo por meio de Abertura Aórtica*

Quando a artéria pulmonar esquerda é aberta, um pouco de fluxo precisa ser mantido pela cânula aórtica para evitar embolismo aéreo.

19 Defeito em Septo Atrial

Os defeitos no septo atrial são relativamente comuns. Estes defeitos surgem em diversos pontos do septo e podem estar associados a outras anomalias congênitas. Além disso, há uma abertura real ou potencial, o forame oval, onde o *flap* da fossa oval desaparece, atrás do limbo septal superior. De modo geral, a maior pressão no átrio esquerdo mantém o *flap* da fossa oval em aposição ao limbo superior septal e, assim, a abertura permanece fechada. Em 20% da população, porém, o forame oval é patente e pode, em algumas circunstâncias, permitir o *shunt*. Quando a pressão no átrio direito aumenta, como na insuficiência cardíaca direita, o septo é distendido, permitindo o aumento do forame oval, com *shunt* atrial significativo.

O defeito em septo atrial do tipo seio venoso ocorre na porção mais alta da estrutura e se estende pelo orifício da veia cava superior, que se torna mal posicionado, ligeiramente à esquerda. Associada a esse defeito, geralmente há uma anomalia na drenagem da veia pulmonar superior direita (Fig. 19-1).

O defeito do tipo fossa oval, também conhecido como *ostium secundum*, é o mais comum. Este defeito ocorre na porção medial do septo, próximo à fossa oval, podendo ser pequeno ou grande. Em algumas ocasiões, o defeito pode ser observado na parte mais baixa do septo, estendendo-se até o orifício da veia cava inferior, que também se torna mal posicionado, deslocado para a esquerda. Este tipo de defeito é, ocasionalmente, denominado defeito do seio venoso do tipo veia cava inferior e pode estar associado à drenagem anômala da veia pulmonar. Raramente, todo o septo pode estar ausente, originando um único átrio comum.

Um defeito baixo no septo interatrial que se estende até a altura dos orifícios da valva atrioventricular é parte do complexo defeito do septo atrioventricular (vide o Capítulo 22).

Anatomia Cirúrgica do Átrio Direito

Embora todo o átrio direito seja morfologicamente moldado em uma única câmara, é formado por 2 componentes: o *sinus venarum* e o apêndice atrial direito (às vezes denominado corpo do átrio). O retorno venoso sistêmico segue a partir de direções opostas, através das veias cavas superior e inferior, até o *sinus venarum*. Esta área de parede regular é a porção mais posterior do átrio direito e se estende entre os orifícios das veias cavas. Do ponto de vista do cirurgião, olhando para o átrio direito, o *sinus venarum* é mais ou menos horizontal, com a veia cava superior entrando pela esquerda e a veia cava inferior (ligada à valva de Eustáquio) vindo da direita (Fig. 19-2).

Logo abaixo e medial ao orifício da veia cava superior, há um feixe muscular, a crista terminal, que ganha proeminência ao circundar o orifício da veia cava superior até a parede lateral direita do átrio e seguindo, para baixo, em direção à veia cava inferior, formando, assim, uma delimitação entre o *sinus venarum* e o apêndice atrial. Este feixe muscular é evidenciado, do lado de fora do átrio, por um sulco, o sulco terminal. Subepicardiamente ao sulco terminal, logo abaixo da entrada da veia cava superior, está o nó sinoatrial, que pode ser vulnerável à lesão de diversas incisões e canulações cirúrgicas comumente realizadas no átrio direito. O restante do átrio direito é formado pelo apêndice atrial, que começa na crista terminal e se estende para frente (para cima, segundo a perspectiva do cirurgião), envolvendo a valva tricúspide e formando uma câmara expandida.

Diferentemente do *sinus venarum* de parede regular, a parede lateral do apêndice atrial possui diversas faixas estreitas de músculo, os músculos pectinados. Estas bandas surgem da crista terminal e atravessam a porção mais anterior do átrio. Funcionalmente, estes músculos dão ao átrio direito a capacidade de bombeamento suficiente à propulsão do influxo venoso, através da valva tricúspide, até o ventrículo direito.

Logo acima do *sinus venarum*, no centro da parede média, está a fossa oval, uma depressão em formato de ferradura ou elipse. O verdadeiro septo interatrial é composto pela fossa oval, com variáveis contribuições de feixes superiores, anteriores e inferiores de músculos límbicos em seu redor. A raiz aórtica está escondida atrás da parede atrial anteromedial, entre a fossa oval e o fim do apêndice atrial direito, bastante trabeculado. Nesta área, segmentos de seios não coronários e do seio de Valsalva estão em próxima aposição à parede atrial. Sua localização pode ser manifestada pela elevação aórtica, um aumento de volume abaixo e ligeiramente à esquerda da fossa oval. A valva aórtica, aqui, pode ser mais

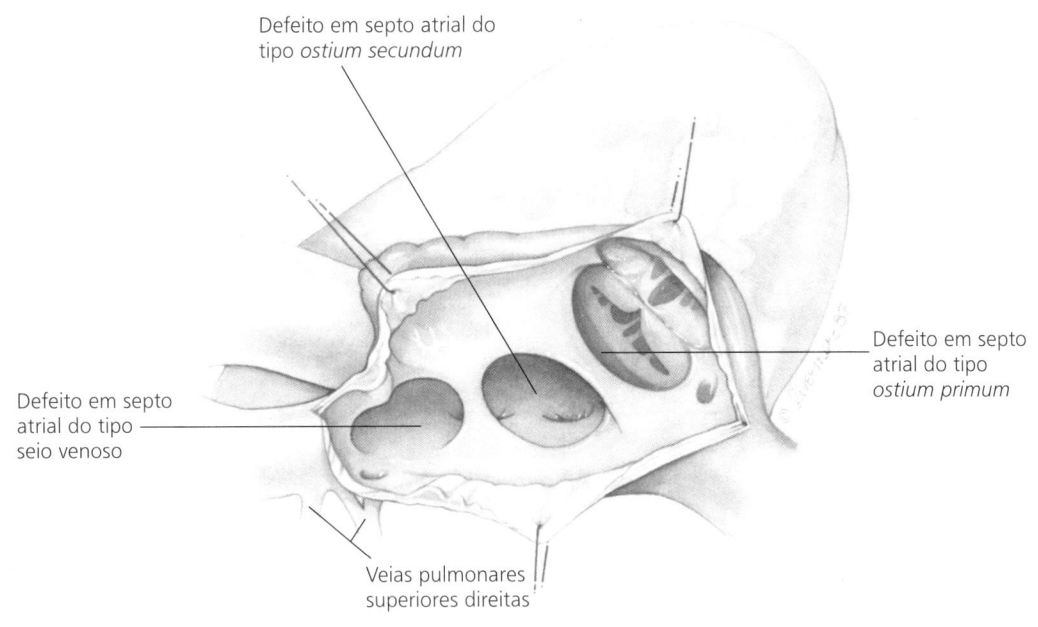

FIG. 19-1. Tipos de defeitos em septo atrial.

claramente visualizada se sua continuidade, pelo corpo fibroso central, com o ânulo da valva tricúspide adjacente for levada em consideração.

Também invisível ao cirurgião é a artéria do nó sinoatrial, que pode correr por esta mesma área. Embora sua origem e trajeto exato sejam imprevisíveis, esta artéria segue um percurso variável em direção ao ângulo cavoatrial superior e ao nó sinusal.

A valva tricúspide está anteroinferiormente localizada no átrio direito, onde se abre no ventrículo direito. O ânulo

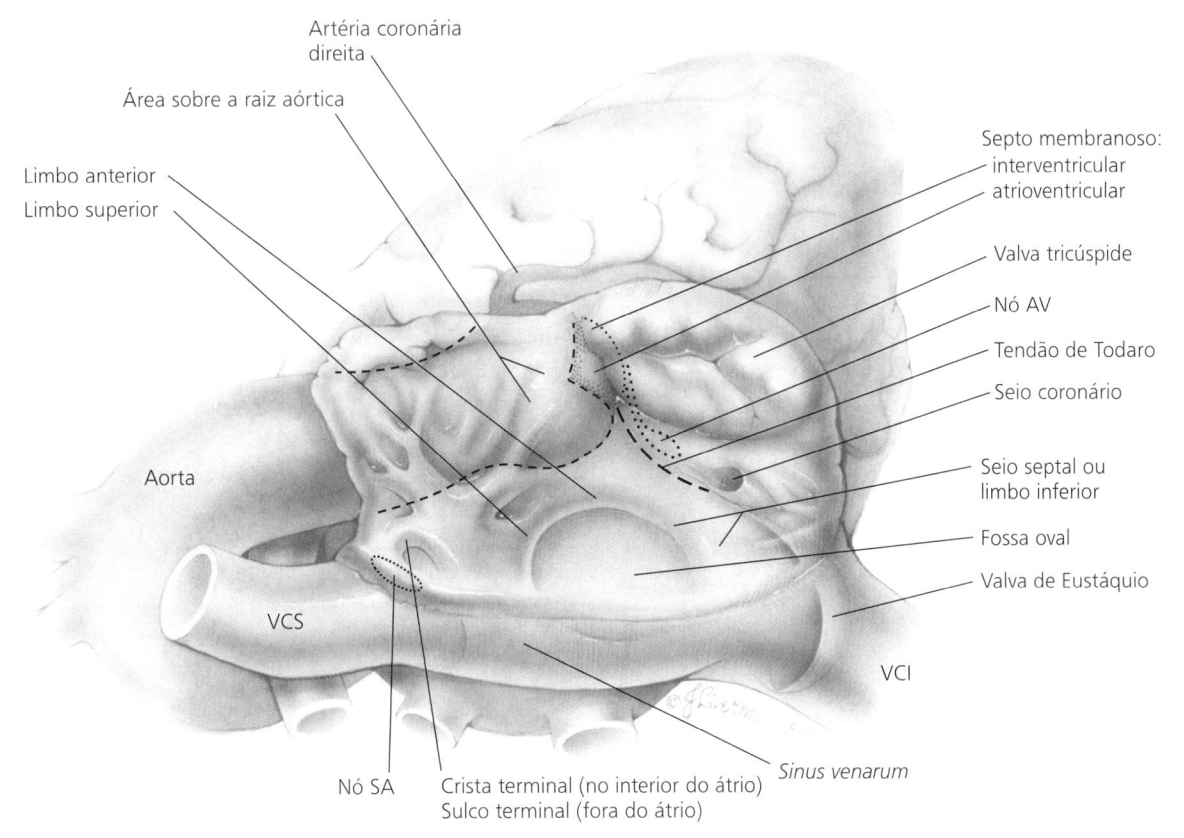

FIG. 19-2. Anatomia cirúrgica do átrio direito. VCS, veia cava superior; SA, sinoatrial; VCI, veia cava inferior; AV, atrioventricular.

da valva tricúspide cruza o septo membranoso, dividindo-o em segmentos atrioventricular e interventricular. O septo membranoso, também denominado fibroso, é uma continuação do corpo fibroso central, por meio do qual as valvas tricúspide, mitral e aórtica estão conectadas. Imediatamente abaixo da seção superior ou atrioventricular do septo, repousa, escondido, o nó atrioventricular. Este nó se situa no ápice do triângulo de Koch, nas bordas do qual estão o ânulo da cúspide septal da valva tricúspide, o tendão de Todaro (correndo intramiocardicamente a partir do corpo fibroso central até a valva de Eustáquio da veia cava inferior) e sua base, o seio coronário. Anderson descreve o tendão de Todaro como uma extensão fibrosa da comissura entre a valva de Eustáquio (da veia cava inferior) e a valva tebesiana (do seio coronário). O tecido de condução passa do nó atrioventricular como o feixe de His, abaixo do septo membranoso, descendo pelo septo muscular interventricular. O seio coronário, drenando as veias cardíacas, situa-se ao lado do tendão de Todaro, entre este e a valva tricúspide.

Incisão

Todas as formas de defeitos em septo atrial podem ser abordadas por meio de uma esternotomia mediana. Muitos cirurgiões usam, atualmente, a abordagem por miniesternotomia inferior ou toracotomia submamária direita para a correção de defeitos simples do tipo *ostium secundum*. Outros preferem a modificação de Brom da incisão da esternotomia mediana, permitindo a exposição total do espaço pericárdico, com resultado cosmético aceitável em pacientes do sexo feminino (vide o Capítulo 1).

Canulação

A aorta ascendente é canulada da maneira usual (vide o Capítulo 2). A veia cava superior é geralmente canulada diretamente, embora possa sê-lo através do apêndice atrial direito. A veia cava inferior é canulada pela parede atrial, logo abaixo de sua origem. Ao redor das duas cavas, então, são passadas as fitas.

NB Canulação Aórtica por Abordagens minimamente Invasivas

A aorta ascendente mais distal não é facilmente acessível por meio da miniesternotomia inferior ou da toracotomia submamária direita. A aorta deve ser canulada em sua porção média, onde o controle de hemorragias é relativamente fácil. Deve-se deixar bastante espaço abaixo da cânula, permitindo a realização de procedimentos de retirada de ar.

NB Exposição da Veia Cava Superior

Um ponto é colocado no apêndice atrial direito. A tração inferior do apêndice permite, na maioria dos casos, a visualização adequada da veia cava superior direita para canulação direta. Caso esta não seja possível, uma cânula venosa reta pode ser passada por uma sutura em bolsa de tabaco no apêndice atrial direito.

NB Veia Cava Superior Esquerda

A veia cava superior esquerda não pode ser canulada com incisões minimamente invasivas. O ecocardiograma pré-operatório deve determinar a presença ou não da veia cava superior esquerda.

Preservação Miocárdica

A parada cardioplégica fria do miocárdio é obtida por meio da infusão de sangue frio na raiz aórtica (vide o Capítulo 3).

De modo alternativo, o fechamento de um defeito simples do tipo *ostium secundum* pode ser conseguido, com segurança, sem o pinçamento da aorta, pela indução de fibrilação ventricular (vide texto a seguir). Esta abordagem é usada com incisões minimamente invasivas, já que, nestas situações, o pinçamento cruzado da aorta pode ser difícil.

Defeito em Septo Atrial do Tipo Seio Venoso

Os defeitos em septo atrial do tipo seio venoso geralmente ocorrem na porção mais alta do septo, próximo ao orifício da veia cava superior, sendo associados à drenagem anômala das veias do lobo pulmonar superior direito na veia cava superior e no átrio direito (Fig. 19-3). Aproximadamente 10% dos pacientes com este tipo de defeito atrial apresentam também persistência da veia cava superior esquerda, que pode ser suspeitada com o achado de um grande seio coronário no ecocardiograma pré-operatório.

Técnica

A veia cava superior é canulada diretamente abaixo de seu sítio de entrada da veia pulmonar anômala mais alta.

A aorta é pinçada de maneira cruzada, e a solução cardioplégica é administrada na raiz aórtica (vide o Capítulo 3). Os laços são, então, posicionadas na veia cava. Uma atriotomia longitudinal é feita, começando 0,5 a 1 cm posterior e paralelo ao sulco terminal. As bordas da incisão são retraídas, permitindo a boa exposição do defeito septal (Fig. 19-3). Caso uma maior exposição seja necessária, a atriotomia é superior e posterolateralmente estendida com a junção entre a veia cava superior e o átrio direito e pela veia cava, conforme necessário.

NB Drenagem do Retorno Venoso da Veia Cava Superior Esquerda

Embora o retorno venoso de uma veia cava superior esquerda persistente possa ser removido pela sucção com

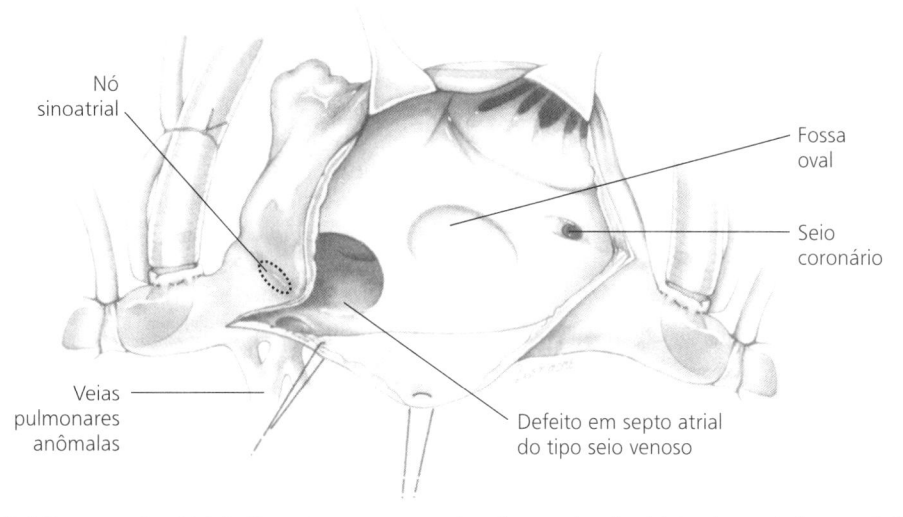

FIG. 19-3. Defeito em septo atrial do tipo seio venoso e a extensão superior da atriotomia, posterior ao nó sinoatrial.

bomba, a canulação direta é a abordagem preferida. Caso uma veia inominada esteja presente e tenha o tamanho adequado, a veia cava superior esquerda pode ser temporariamente ocluída com um laço.

Ø Lesão ao Nó Sinoatrial

A extensão superior da atriotomia pode ter que ser aumentada pela junção atriocaval, próximo à veia cava superior, para permitir a exposição adequada. O nó sinoatrial pode ser lesionado, a não ser que a atriotomia se estenda bem posterior a ele.

Ø Shunt *Persistente da Esquerda para a Direita*

É importante ter certeza de que a fita a redor da veia cava superior está bem acima do nível de drenagem de todas as veias anômalas. Permitir que a drenagem da veia pulmonar atinja a veia cava superior cria um *shunt* residual da esquerda para a direita.

NB Exposição Difícil

A veia ázigo, ao se unir à veia cava superior, pode, às vezes, obscurecer as estruturas ao redor. Neste caso, a veia pode ser ligada e dividida, liberando a veia cava superior e permitindo a melhor exposição das veias pulmonares anômalas.

Um retalho de pericárdio autólogo tratado com glutaraldeído ou GORE-TEX é cortado em tamanho e formato adequados após o exame da extensão do defeito. Com suturas contínuas de Prolene 5-0 ou 6-0, o retalho é suturado ao redor dos orifícios das veias anômalas e pela margem anteromedial do defeito do septo atrial (Fig. 19-4).

Ø Prevenindo a Estenose do Óstio das Veias Anômalas

É preferível colocar diversas suturas pelo retalho e a parede do átrio direito ou da veia cava superior, ao redor das aberturas das veias anômalas, antes de posicionar o retalho. Suturas colocadas com precisão, distantes dos orifícios das veias anômalas, impedem a estenose subsequente.

Ø Obstrução do Retorno Venoso Pulmonar

Quando o defeito no septo atrial é relativamente pequeno, deve ser aumentado, para prevenir a obstrução do retorno venoso pulmonar. Além disso, o retalho deve ser generoso, criando um capuz, quando o coração é preenchido por sangue e permitindo o fluxo desobstruído sob o retalho no átrio esquerdo.

Ø Lesão à Raiz/Valva Aórtica

Deve-se ter cuidado ao estender a abertura do septo atrial, principalmente quando a raiz aórtica está aumentada ou sob pressão. A extensão do defeito do seio venoso à fossa oval deve ser mantida posterior e, se possível, uma pinça deve ser colocada pelo defeito no seio venoso ou forame oval patente e usada para levantar o septo atrial, distanciando-o da raiz aórtica, durante a incisão septal. O aumento da abertura do septo atrial dessa maneira também evita danos à artéria do nó sinusal.

A atriotomia é, então, fechada. Ocasionalmente, isto pode ser feito com uma sutura contínua de Prolene 5-0. Com frequência, um segundo retalho de pericárdio é requerido para impedir o estreitamento da junção entre a veia cava superior e o átrio direito (Fig. 19-4, detalhe).

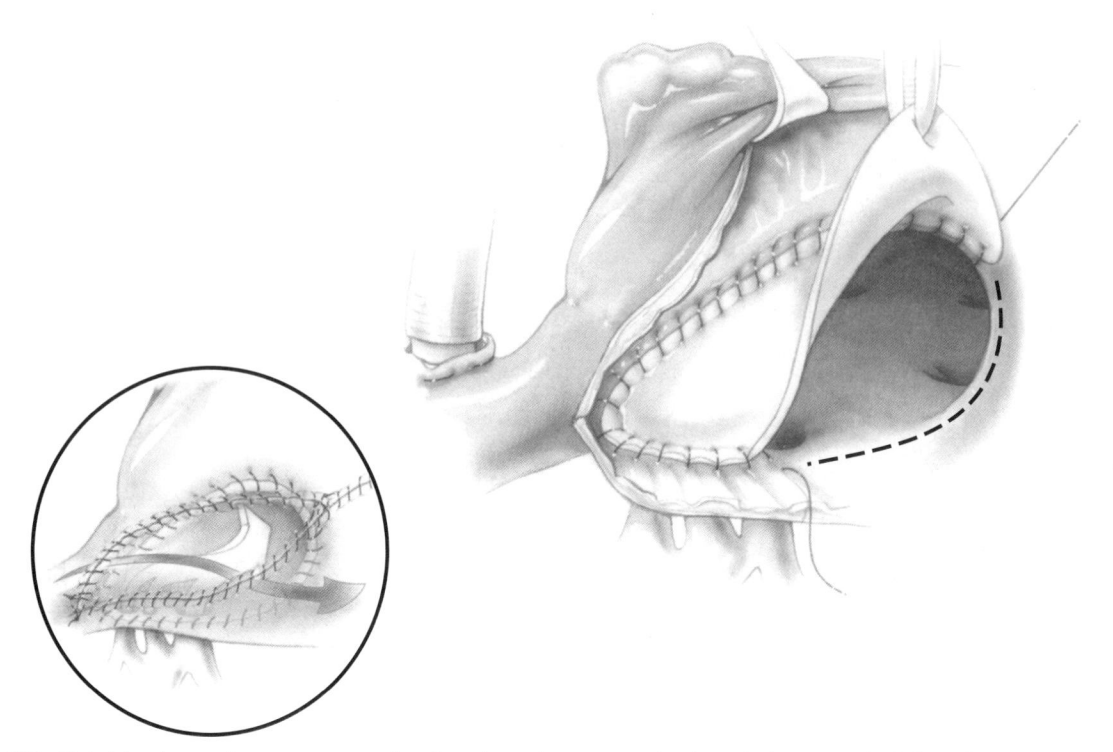

FIG. 19-4. Primeiro tunelamento com retalho das veias pulmonares anômalas e fechamento do defeito do tipo seio venoso no septo atrial. **Detalhe:** Segundo retalho, aumentando a junção entre a veia cava superior e o átrio direito.

Remoção do Ar

Após o anestesiologista inflar os pulmões, o retalho septal é posicionado, e o lado esquerdo do coração é preenchido por sangue, de modo a deslocar quaisquer bolhas de ar localizadas nas veias pulmonares e no átrio esquerdo. O retalho é mantido parcialmente aberto com a ponta do fórceps, enquanto a continuação da ventilação preenche o átrio esquerdo com sangue, e a linha de sutura é feita antes que os pulmões sejam desinflados.

Prevenindo a Obstrução da Veia Cava Superior

Muitas vezes, a atriotomia é estendida pela veia cava superior, permitindo a exposição adequada das veias pulmonares anômalas. O fechamento direto pode causar o estreitamento da veia cava superior e dar origem a uma obstrução subsequente. A não ser que a veia cava superior seja incomumente grande, deve ser aumentada com um retalho de pericárdio (Fig. 19-4, detalhe). De modo alternativo, quando o átrio direito é muito grande, uma atrioplastia V-Y pode ser realizada.

Lesão ao Nó Sinoatrial

Como anteriormente mencionado, a linha de fechamento do átrio e da veia cava superior é bem próxima ao nó sinoatrial. As bordas da atriotomia devem ser manipuladas com cuidado, prevenindo a ocorrência de anomalias de condução causadas por lesões no nó sinoatrial.

Os laços da cava são removidas após o fechamento do átrio, o coração se enche, e a pinça aórtica é removida. A retirada-padrão de ar é realizada, e o paciente é retirado do desvio cardiopulmonar.

Cianose após o Desvio Cardiopulmonar

Se diminuições nas saturações sistêmicas de oxigênio forem observadas após a separação do desvio cardiopulmonar, deve-se considerar a existência de um *shunt* da direita para a esquerda. Isto pode ocorrer quando a veia ázigo é incluída na oclusão das veias pulmonares durante a reparação do defeito em septo atrial do tipo seio venoso. A ligação da veia ázigo corrige esta situação.

Técnica da Divisão da Cava

Alguns cirurgiões usam a técnica de divisão da veia cava superior e anastomose da abertura proximal deste vaso ao apêndice atrial direito para corrigir defeitos em septo atrial do tipo seio venoso. A veia cava superior é dividida logo abaixo da veia pulmonar anômala mais alta, e sua abertura distal é fechada com suturas, com cuidado para não comprometer a abertura da(s) veia(s) anômala(s). Através de uma incisão atrial, pericárdio ou GORE-TEX é usado para ocluir o orifício da veia cava superior até o de-

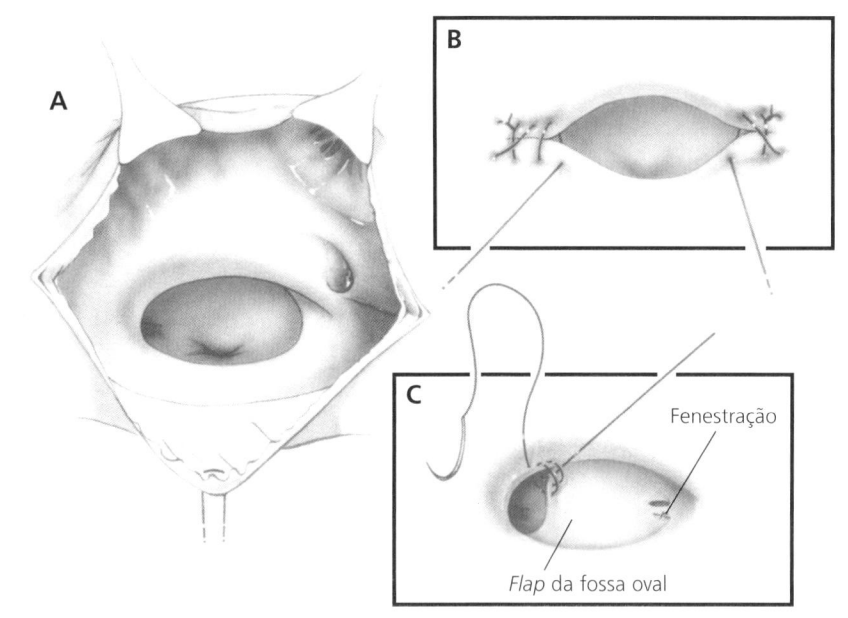

FIG. 19-5. A: Defeito em septo atrial do tipo segundo óstio. **B:** Fechamento direto por sutura de um defeito em septo atrial do tipo segundo óstio. **C:** Uso de *flap* de fossa oval para o fechamento do defeito. As minúsculas fenestrações do *flap* podem ser primariamente suturadas.

feito do seio venoso. Esta técnica evita a realização de uma incisão longa e a colocação de um retalho extenso na veia cava superior, principalmente quando a veia anômala entra bem acima da junção atriocaval. Porém, não recomendamos esta técnica, já que pode haver estenose ou obstrução da veia cava superior. Caso este reparo seja feito, o cirurgião deve garantir que não há tensão na anastomose atriocaval e a excisão de todos os músculos pectinados do apêndice atrial direito.

Defeito em Septo Atrial do Tipo *Ostium Secundum*

Os defeitos do tipo *ostium secundum* são as formas mais comuns de defeitos em septos atriais. Estes defeitos são geralmente extensos e incluem toda a fossa oval (Fig. 19-5A).

Técnica

A aorta é pinçada de forma cruzada, e a solução cardioplégica é administrada na raiz aórtica (vide o Capítulo 3). De modo alternativo, quando uma abordagem minimamente invasiva será utilizada, 2 fios de marca-passo são mantidos no ventrículo direito anterior e conectados a um fibrilador, induzindo uma fibrilação ventricular. Os laços da veia cava são, então, colocados. Uma atriotomia oblíqua é realizada e estendida até o orifício da veia cava inferior. As bordas da incisão são retraídas, permitindo a boa exposição do defeito septal.

Alguns defeitos de *ostium secundum* menores podem ser diretamente fechados. As suturas são colocadas nas extremidades superior e inferior do defeito e continuadas uma em direção à outra, incorporando suas margens (Fig. 19-5B).

Profundidade das Suturas

As suturas devem incorporar o endocárdio espessado dos 2 lados do septo interatrial. O tecido da fossa oval é, geralmente, muito fraco e friável para permitir o fechamento seguro. Suturas profundas ao longo do aspecto superior do defeito devem ser evitadas, já que esta área se sobrepõe à raiz aórtica (Fig. 19-2).

Uso de Flap *de Fossa Oval no Fechamento do Defeito*

Ocasionalmente, o *flap* da fossa oval tem tamanho e qualidade suficientes para permitir o fechamento com uma sutura primária livre de tensão, aproximando a borda superior do *flap* do limbo superior (Fig. 19-5C). Isto é geralmente observado em bebês, cujo forame oval é patente e distendido. A presença de fenestrações no aspecto inferior do *flap*, que possam resultar em defeitos residuais, deve ser sempre checada. Caso tais fenestrações estejam presentes ou o *flap* seja delgado e friável, deve-se proceder ao fechamento com retalho.

A não ser que o defeito seja pequeno e a borda da abertura bastante forte, um retalho de pericárdio autólogo tratado com glutaraldeído ou GORE-TEX é usado para fechar o defeito do tipo *ostium secundum*, eliminando quaisquer tensões pela linha de sutura. Um retalho de tamanho adequado é preparado e posicionado com suturas contínuas de Prolene 5-0 e 6-0 (Fig. 19-6).

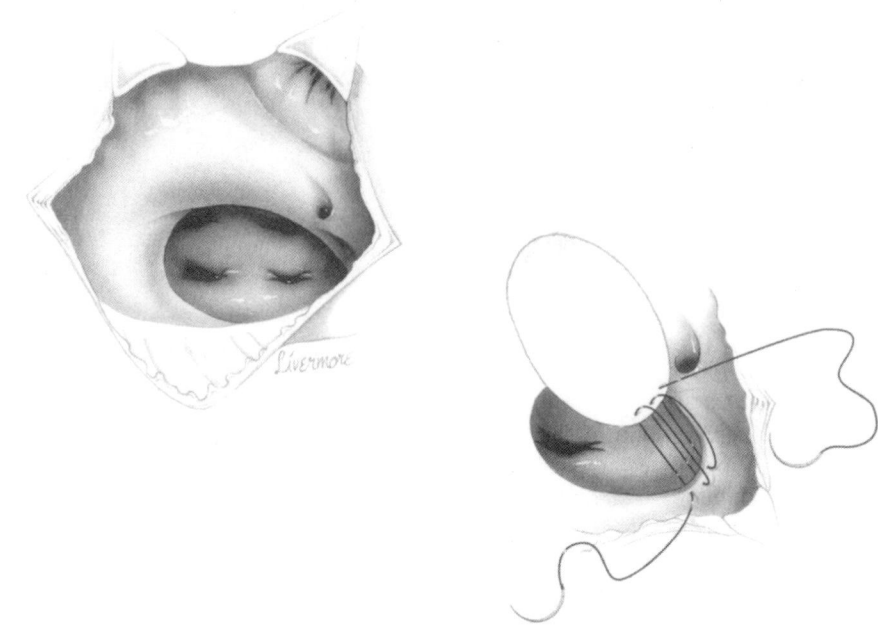

FIG. 19-6. Fechamento com retalho de um defeito em septo atrial do tipo *ostium secundum*.

Extensão do Defeito pela Veia Cava Inferior

Ocasionalmente, o defeito pode estender-se pelo orifício da veia cava inferior, dificultando a exposição. A cânula da veia cava inferior deve ser retraída, permitindo o fechamento da margem sob visualização direta, com uma sutura contínua com Prolene 5-0, incorporando o retalho.

Criação de um Shunt *da Direita para a Esquerda*

A margem inferior livre do defeito deve ser identificada e diferenciada da valva de Eustáquio. A aproximação inadvertida da borda da valva de Eustáquio ao retalho cria um túnel, divergindo a drenagem da veia cava inferior ao átrio esquerdo.

Profundidade das Suturas

Assim como no fechamento direto, a sutura deve incorporar o endocárdio espessado em ambos os lados do septo, mas não o tecido da fossa oval, geralmente muito fino e friável.

Ar no Coração Esquerdo

A melhor maneira de prevenir o embolismo aéreo é evitar sua introdução no lado esquerdo do coração. Seja a cirurgia realizada sob cardioplegia ou fibrilação, deve-se tomar cuidado para não colocar o sugador no defeito do septo atrial. Pedindo para o anestesiologista inflar os pulmões antes da sutura ou do fechamento do retalho, o lado esquerdo do coração enche-se de sangue, deslocando o ar das veias pulmonares e do átrio esquerdo.

Drenagem da Veia Pulmonar Direita no Átrio Direito

A margem posterior do defeito pode ser deficiente a ponto de permitir a drenagem das veias pulmonares direitas diretamente no átrio direito. O retalho deve, então, ser suturado na parede do átrio, anterior aos orifícios da veia pulmonar, permitindo a diversão de sua drenagem atrás do retalho, no átrio esquerdo (Fig. 19-7).

Após a correção do defeito septal, a atriotomia direita é fechada, e os laços da veia cava são liberadas. O coração se enche, e as ventilações são realizadas. Se a aorta estiver pinçada, a pinça é removida, realiza-se a retirada de ar, e o desvio cardiopulmonar é interrompido.

Abordagens minimamente Invasivas

Quando incisões limitadas são usadas, a aorta geralmente não é pinçada. Dois fios de marca-passo são ligados ao ventrículo direito e conectados a um fibrilador após o início do desvio cardiopulmonar. As fitas na veia cava são apertadas e, durante a fibrilação atrial, o átrio direito é aberto. Toma-se cuidado para não colocar o sugador sobre o defeito no septo atrial, impedindo, assim, a entrada de ar no átrio esquerdo. Os pulmões são inflados antes da sutura do retalho. Uma seringa com agulha calibrosa é usada para aspirar a aorta ascendente, quando a fibrilação é interrompida, permitindo o sangramento por 1 a 2 minutos após o enchimento e ejeção do coração.

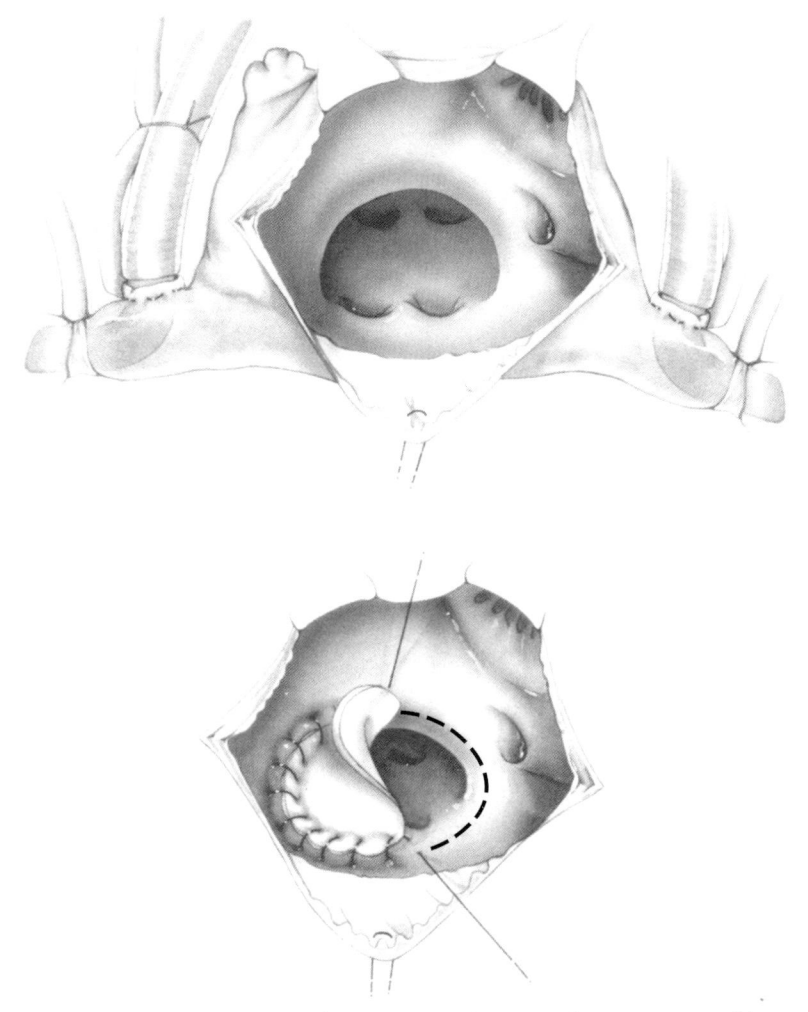

FIG. 19-7. Fechamento com retalho de defeito do tipo *ostium secundum* com mau posicionamento de veias pulmonares direitas no átrio direito. O retalho é suturado anteriormente aos orifícios das veias, para reorientar a drenagem para o átrio esquerdo.

Descontinuação Inadvertida da Fibrilação

O insucesso na manutenção da fibrilação ventricular com o coração aberto pode provocar a ejeção de ar na aorta ascendente, com consequências desastrosas. Os fios de marca-passo devem estar bem suturados no ventrículo direito. As conexões dos cabos devem ser protegidas do contato com metal, o que pode causar um curto-circuito, com perda da corrente fibrilatória.

Desfibrilação

Alguns pacientes retomam, espontaneamente, o ritmo sinusal, quando o fibrilador é desligado. Muitos, porém, necessitam de desfibrilação. Em incisões limitadas, pás pequenas podem ser utilizadas e, com frequência, o sucesso do procedimento requer o uso de valores altos. De modo alternativo, pás externas, presas às costas e à parede torácica anterior do paciente antes da preparação do campo cirúrgico, podem ser usadas.

Fechamento Percutâneo de Defeitos em Septo Atrial

Um número considerável de pacientes com defeitos em septo atrial é atualmente submetido, em laboratórios de cateterismo, à colocação de dispositivos que corrigem estas anomalias. Tais procedimentos são eficazes em pacientes com defeitos do tipo *ostium secundum* que não são muito grandes e apresentam boas margens de todos os lados. Em raras ocasiões, o cirurgião pode ser chamado para operar uma complicação destes procedimentos, como o mau posicionamento ou a embolização do dispositivo ou ainda o fechamento incompleto do *shunt*.

Átrio Comum

Em raras ocasiões, o septo atrial pode estar ausente, originando uma única câmara atrial comum. Outras lesões, como a drenagem venosa sistêmica anômala com presença ou não de veia cava superior esquerda e defeitos no coxim endocár-

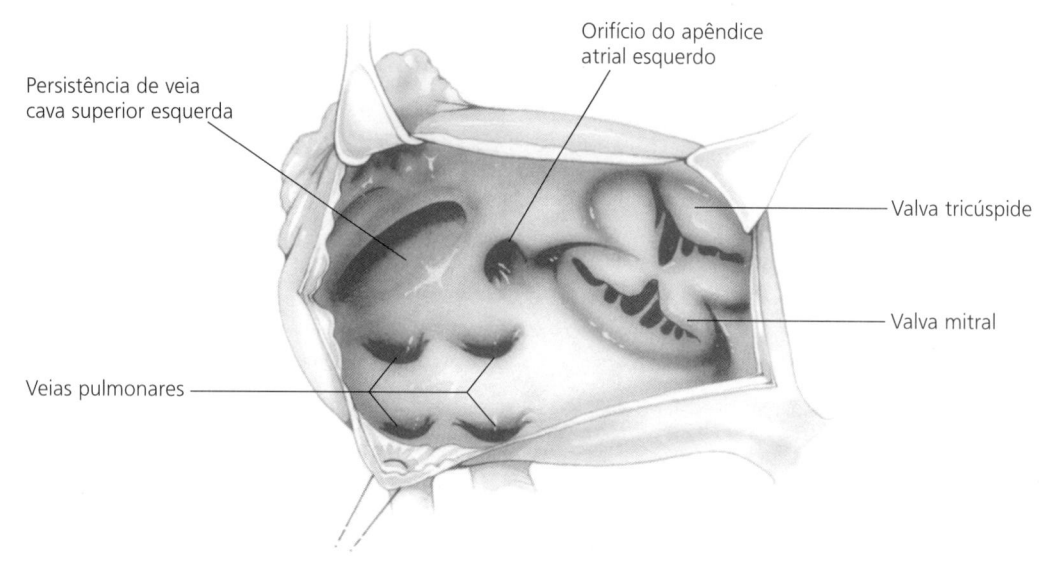

FIG. 19-8. Vista cirúrgica de um átrio único, na ausência de veia cava superior direita, persistência de veia cava superior esquerda em valva mitral em fenda.

dico, podem também coexistir. Cada anomalia deve ser tratada individualmente, com subsequente septação do átrio comum.

Um paciente com ausência completa do septo atrial, ausência de veia cava superior direita, persistência da veia cava superior esquerda e valva mitral com fenda (Fig. 19-8) foi submetido à correção completa, segundo as orientações colocadas a seguir.

A canulação aórtica é realizada da maneira habitual. As fitas são passadas ao redor da veia cava superior esquerda e da veia cava inferior. Estes 2 vasos são diretamente canulados. A aorta é pinçada de maneira cruzada, e a cardioplegia com sangue frio é administrada na raiz aórtica. Os laços ao redor das veias cavas são colocados, e a atriotomia tradicional (acima e paralela ao sulco terminal) é, então, realizada.

NB Dificuldade de Exposição da Veia Cava Superior Esquerda

Caso a canulação direta da veia cava superior esquerda seja difícil, o desvio cardiopulmonar pode ser iniciado com apenas a veia cava inferior canulada. Após o pinçamento cruzado da aorta e a cardioplegia, a veia cava inferior é laçada, a atriotomia é realizada, e a veia cava superior é canulada a partir do átrio direito. Se não colocado anteriormente, um laço pode ser posto ao redor da veia cava superior. Dessa maneira, obtém-se o desvio cardiopulmonar completo.

A fenda na valva mitral é reparada com múltiplas suturas interrompidas (vide o Capítulo 22). Um grande retalho de pericárdio ou GORE-TEX é, então, suturado na parede posterior (Fig. 19-9).

A septação pode ser iniciada na região do ânulo, entre as valvas atrioventriculares. A sutura deve incluir o ânulo e uma pequena quantidade de tecido da valva tricúspide (Fig. 19-9C). A cúspide da valva mitral deve ser poupada, evitando a produção de insuficiência mitral. A sutura é continuada, em sentido horário, ao redor do orifício do seio coronário (que pode estar ausente), de forma a drenar no átrio pulmonar venoso. A mesma sutura é continuada pela parede posterior do átrio, ao redor dos orifícios das veias pulmonares direitas. A outra extremidade da sutura é continuada em sentido anti-horário, abaixo e atrás do orifício da veia cava superior esquerda, até que o retalho assuma a configuração de um septo (Fig. 19-10). O retalho deve ter tamanho generoso; caso haja excessos, estes podem ser cortados antes do término da sutura. Senão, pode ser necessário aumentá-lo, suturando outro retalho ao primeiro.

NB Ressepção de Átrios após Procedimento de Mustard ou Senning

Uma modificação da técnica apresentada no texto anterior pode ser usada em pacientes submetidos à conversão da anatomia de troca atrial ao procedimento de troca arterial (vide o Capítulo 25). Após a remoção da oclusão, cria-se um átrio comum, que deve ser septado.

Retorno Venoso Pulmonar Anômalo Parcial de Lado Direito

O tipo mais comum de retorno venoso pulmonar anômalo parcial de lado direito é observado em associação ao defeito em septo atrial do tipo seio venoso (vide anteriormente). Em

CAPÍTULO 19 • Defeito em Septo Atrial

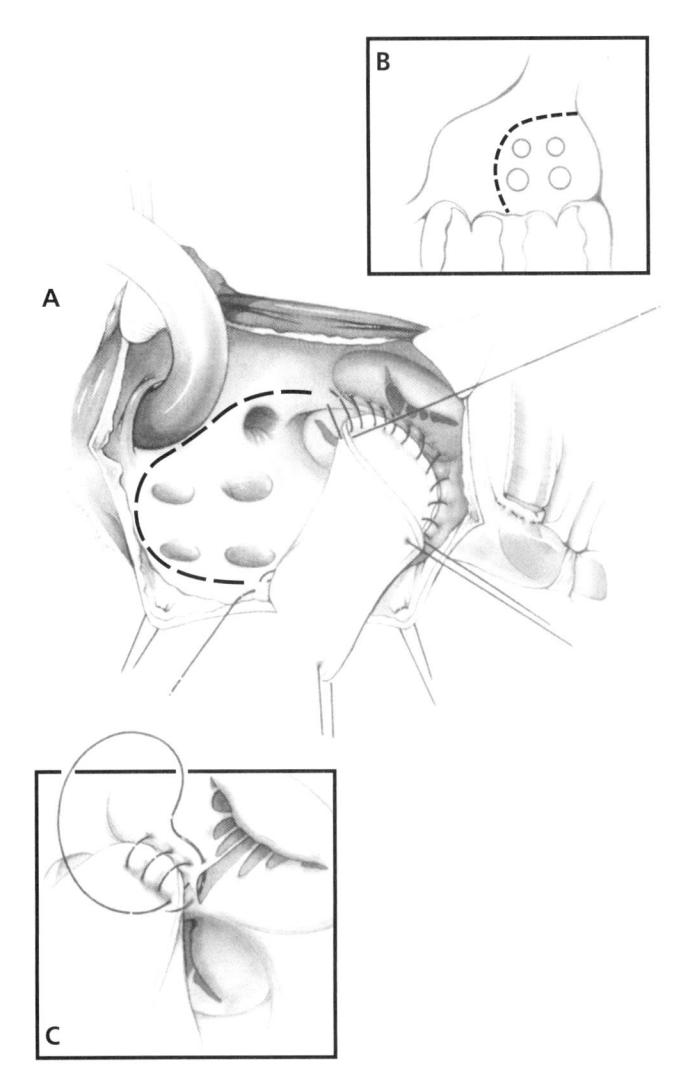

FIG. 19-9. A: Técnica para reparo do defeito mostrado na Figura 19-8. **B:** Ilustração esquemática do reparo. **C:** Sutura do retalho no tecido da valva tricúspide.

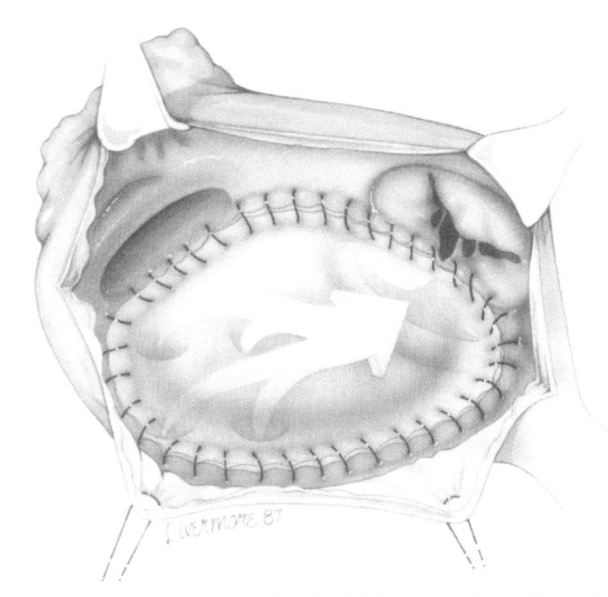

FIG. 19-10. Reparação completa do defeito mostrado na Figura 19-8.

raras ocasiões, a veia pulmonar superior direita entra diretamente na veia cava superior, sem associação a um defeito no septo atrial. O reparo desta anomalia requer a criação de um defeito em septo atrial de tamanho adequado e o fechamento do túnel da veia pulmonar anômala no átrio esquerdo (Fig. 19-4).

A síndrome da cimitarra é composta por uma grande veia pulmonar anômala que drena todo o lado direito do pulmão ou os lobos médio e inferior direitos, passando inferiormente, entrando na veia cava inferior logo abaixo ou acima do diafragma. A técnica de oclusão intra-atrial pode ser usada para tunelar o fluxo do orifício da veia pulmonar anômala na veia cava inferior, até um defeito em septo atrial preexistente ou cirurgicamente criado. De modo alternativo, a veia anômala pode ser ligada, em sua entrada, à veia cava inferior, transeccionada e anastomosada diretamente no átrio esquerdo.

Retorno Venoso Pulmonar Anômalo Parcial de Lado Esquerdo

Como lesão isolada, a drenagem anômala do lobo superior esquerdo ou de todo o pulmão deste lado em uma veia vertical é rara. O reparo cirúrgico pode ser feito por meio de uma toracotomia esquerda, sem desvio cardiopulmonar, caso o diagnóstico esteja correto. Mais frequentemente, esta anomalia é abordada por meio de uma esternotomia mediana.

Técnica

A canulação aórtica–padrão é usada e, na ausência de defeito no septo atrial, uma única cânula venosa pode ser colocada no átrio direito. Sob desvio cardiopulmonar, a veia vertical esquerda é exposta no hilo da veia inominada, e quaisquer ramos sistêmicos são ligados e divididos. A abertura do pericárdio posterior ao nervo frênico pode facilitar a exposição. A relação entre o apêndice atrial esquerdo e a veia vertical é determinada antes do pinçamento da aorta e da parada do coração. Uma pinça em ângulo reto é colocada na veia vertical, em sua junção com a veia inominada. A veia vertical é transeccionada, e suturas de tração são colocadas de forma a manter sua orientação. A extremidade inominada é suturada com Prolene 5-0 ou 6-0. Uma abertura generosa é realizada posteriormente ao apêndice atrial esquerdo, e a veia vertical é agora anteriormente aberta. A veia vertical é anastomosada ao apêndice atrial com sutura contínua com Prolene 6-0 ou 7-0, com cuidado para não a torcer ou distorcê-la (Fig. 19-11). De modo alternativo, o apêndice atrial esquerdo pode ser amputado, e a extremidade aberta da veia vertical, anastomosada à abertura restante. O coração se enche, e a ausência de torções na anastomose é garantida antes da remoção–padrão de ar e do pinçamento cruzado.

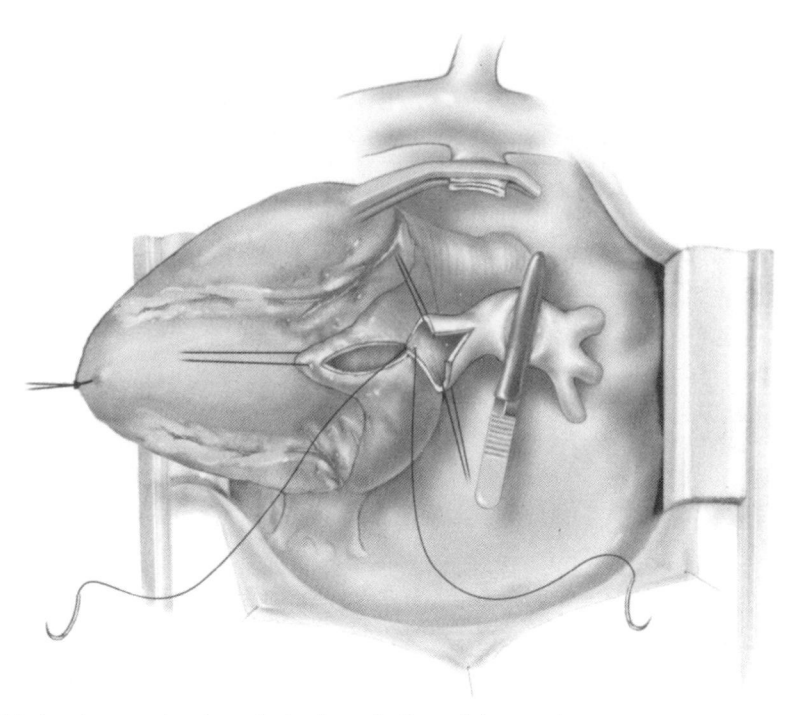

FIG. 19-11. Anastomose da veia vertical até o apêndice atrial esquerdo.

🆕 Gradiente Anastomótico

O ecocardiograma transesofágico intraoperatório confirma a desobstrução do fluxo das veias pulmonares esquerdas para o átrio esquerdo. Caso um gradiente significativo seja observado, a anastomose deve ser revisada.

🆕 Manutenção da Orientação Correta da Veia Vertical

A colocação de uma pinça do tipo buldogue na base da veia vertical, em sua confluência com as veias pulmonares, ajuda a prevenir a torção do vaso.

Conexão Venosa Anômala Total

Em uma conexão venosa pulmonar anômala total, não existe nenhuma continuidade direta entre as veias pulmonares e o átrio esquerdo. Para que um recém-nascido sobreviva, deve haver alguma mistura de circulação através de um pequeno defeito septal atrial ou de um forame oval patente. As veias pulmonares convergem para formar uma confluência venosa pulmonar que, por sua vez, conecta-se ao sistema venoso sistêmico e ao átrio direito. Esta confluência estende-se posterior ao saco pericárdico atrás do coração. A veia pulmonar comum pode raramente ser atrética, uma condição que resulta em morte depois de pouco tempo. A conexão venosa pulmonar anômala também pode ser parcial (vide Capítulo 19).

Em aproximadamente 25% dos pacientes com conexão venosa pulmonar anômala total, a drenagem dá-se diretamente no átrio direito ou no seio coronário. A drenagem nesses casos é, portanto, exclusivamente intracardíaca. Em outros 25% dos pacientes, a drenagem dá-se através das conexões infracardíacas, ou seja, as veias hepática e porta. Em 45% dos pacientes, o canal venoso pulmonar comum drena em uma veia vertical anômala, unindo a veia inominada ou a veia cava superior, desse modo, alcançando o átrio direito de um maneira supracardíaca. Em aproximadamente 5% dos casos, a drenagem é mista, ocorrendo através das 3 conexões ou de qualquer combinação de 2 dessas conexões. Muito raramente, não existe nenhuma conexão com qualquer átrio, exceto por intermédio de alguns vasos colaterais, uma condição referida como atresia da veia pulmonar comum.

Em geral, a ecocardiografia bidimensional pode delinear a anatomia e demonstrar quaisquer anomalias associadas. Raramente, faz-se necessária a cateterização cardíaca ou a imagem de ressonância magnética para pacientes que não foram submetidos à cirurgia cardíaca prévia.

Técnica

Muitos pacientes são recém-nascidos com uma condição cardiorrespiratória instável. Aqueles que apresentam uma obstrução venosa pulmonar são verdadeiras emergências cirúrgicas. Nos recém-nascidos, o procedimento é geralmente realizado durante um período de parada circulatória hipotérmica profunda. Um desvio cardiopulmonar contínuo, usando canulação bicaval com clampeamento transversal da aorta, é usado em pacientes mais velhos.

Faz-se uma esternotomia mediana. O pericárdio é aberto, e a aorta ascendente distal é canulada. Se a parada hipotérmica for ser usada, uma cânula simples é introduzida no átrio direito através do apêndice atrial direito. O desvio cardiopulmonar é iniciado, e o paciente é esfriado por 10 a 15 minutos. Faz-se um clampeamento transversal na aorta, e a solução cardioplégica é administrada na raiz aórtica. O fluxo da bomba é descontinuado e, após drenar o sangue do recém-nascido, faz-se um clampeamento da cânula venosa, e esta é removida.

NB Ligação do Ducto

O ducto deve ser dissecado e ocluído com um laço ou um clipe de metal antes de iniciar o desvio cardiopulmonar.

Tipo Intracardíaco

Faz-se uma atriotomia direita ampla, um pouco abaixo e paralela ao sulco atrioventricular. As bordas são retraídas com suturas finas para prover uma exposição máxima. O lado de dentro do átrio direito é avaliado cuidadosamente para delinear a anatomia precisa. Um forame oval patente ou um defeito septal atrial estão sempre presentes. Pode haver um orifício da veia pulmonar comum abrindo-se no átrio direito, ou as veias pulmonares podem drenar diretamente no seio coronário. Neste último caso, o orifício do seio coronário é um tanto aumentado. O retorno venoso pulmonar é redirecionado para o átrio esquerdo, aumentando-se o defeito septal atrial e usando um retalho pericárdico para desviar as veias anômalas através do defeito septal atrial.

⊘ Tamanho do Defeito Septal Atrial

O defeito no septo deve ser largo o suficiente para permitir um fluxo desobstruído do retorno venoso pulmonar. Mais comumente, ele é aumentado estendendo sua margem inferior em direção ao orifício da veia cava inferior ou ao orifício da veia pulmonar comum.

NB Drenagem no Seio Coronário

Sempre que a veia pulmonar comum retornar ao seio coronário, seu orifício é aumentado na parte superior para alcançar o defeito septal atrial. Essa incisão deve ser bem longe da margem anterior do seio coronário para prevenir lesão ao nódulo atrioventricular e ao sistema de condução (Fig. 20-1). Além disso, a incisão no teto do seio coronário deverá ser estendida para a parede posterior do coração. O defeito resultante no septo atrial é fechado com um retalho pericárdico autólogo, usando-se sutura de Prolene 6-0.

⊘ Suturando dentro do Seio Coronário

A sutura continuada do retalho deve incorporar a parede do seio coronário bem abaixo de sua borda anterior para evitar o sistema de condução. De maneira alternativa, apenas pequenos fragmentos do endocárdio são tomados ao longo da borda anterior do seio coronário.

Quando o retalho é satisfatoriamente suturado no lugar, a atriotomia é fechada com uma sutura de Prolene 6-0 contínua. O coração é enchido com solução salina, a cânula venosa é recolocada, o desvio cardiopulmonar é reiniciado, e o paciente é aquecido. O clampeamento transversal da aorta é removido, e permite-se que o sangue corra livremente pelo local cardioplégico.

Tipo Infracardíaco

Este tipo é, em geral, associado à obstrução e representa uma verdadeira emergência cirúrgica. Durante a fase de resfriamento do desvio cardiopulmonar, o coração é movido para cima e para a direita para expor a veia vertical descendente anômala. Uma sutura de Prolene 5-0 é colocada no ápi-

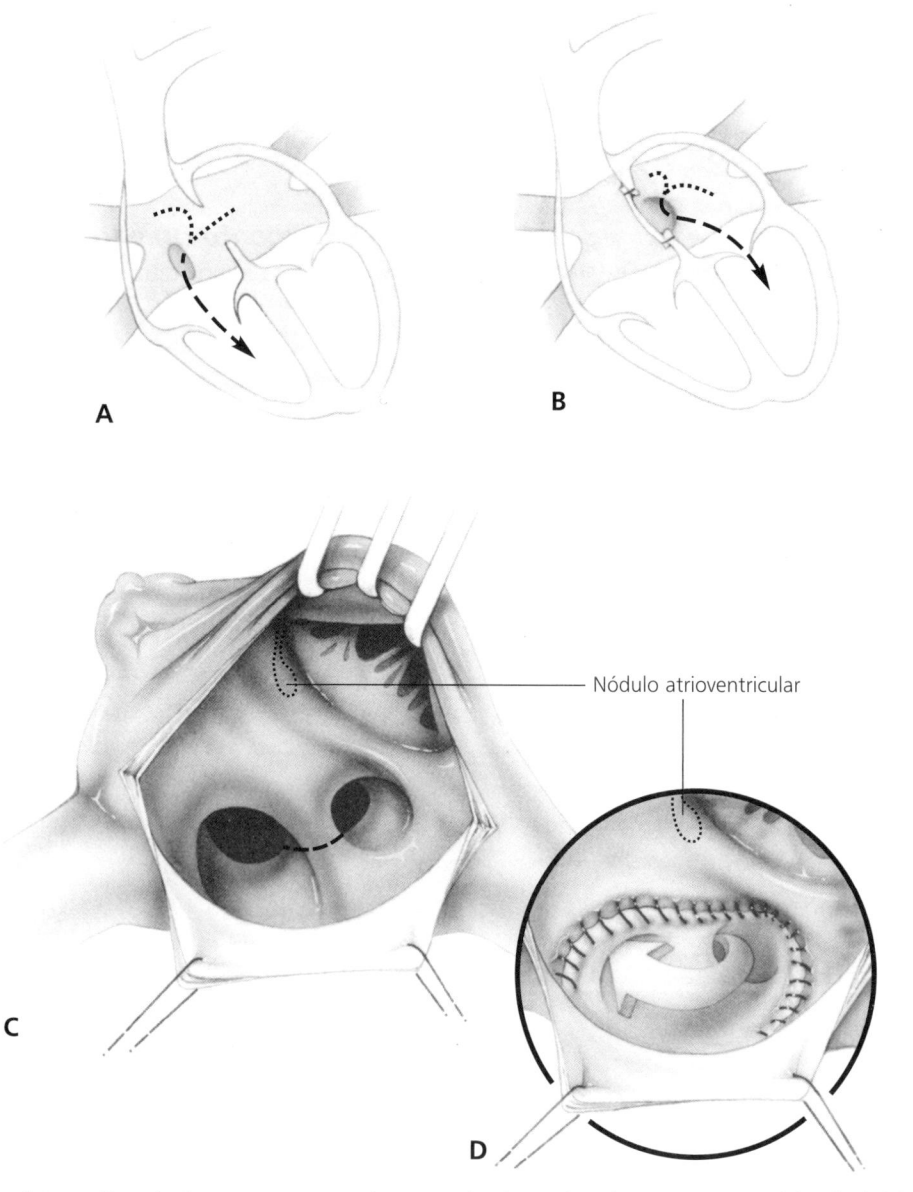

FIG. 20-1. Tipo intracardíaco de drenagem venosa pulmonar anômala total. **A:** Ilustração esquemática do defeito. **B:** Ilustração esquemática da correção do defeito. **C:** Visão operatória da extensão do defeito septal atrial para incorporar o orifício do seio coronário. **D:** Correção da anomalia cobrindo o defeito septal e redirecionando a drenagem venosa pulmonar no átrio esquerdo.

ce do ventrículo esquerdo para simplificar a retração do coração. O pericárdio posterior é aberto, e uma incisão vertical é feita na veia anômala para descomprimir as veias pulmonares (Fig. 20-2). O coração é recolocado no saco pericárdico, até que o resfriamento total seja obtido. Faz-se um clampeamento transversal na aorta e na cardioplegia. Após esvaziar o volume circulante na bomba, a cânula venosa é removida. O coração é mais uma vez erguido para fora do saco pericárdico, e a incisão anterior feita na veia vertical anômala é estendida longitudinalmente ao longo do comprimento da confluência pulmonar.

Uma incisão correspondente é feita na parede atrial esquerda posterior e estendida para o apêndice atrial esquerdo. Um laço colocado no apêndice atrial esquerdo ajuda a expor e a posicionar o átrio esquerdo para a anastomose. É de suma importância para a atriotomia incidir diretamente na abertura da veia pulmonar comum, quando o coração volta a assumir sua posição normal.

O aspecto superior (para a direita) da anastomose é realizado primeiro com uma sutura de Prolene 7-0 contínua. O aspecto inferior (para a esquerda) é concluído de maneira similar (Fig. 20-2C).

Uma pequena atriotomia direita é, agora, realizada para fechar o defeito septal atrial, em geral, um forame oval patente. Se o fechamento da sutura principal parecer comprometer o tamanho atrial esquerdo, um retalho pericárdico autólogo deverá ser usado (vide Capítulo 19). O desvio cardiopulmonar é iniciado de novo, e o paciente é aquecido.

🅝🅑 Aumento da Abertura da Veia Pulmonar Comum

A incisão vertical no canal da veia pulmonar comum poderá ser estendida ligeiramente para a veia pulmonar superior esquerda para permitir uma anastomose maior. No entanto, alguns cirurgiões defendem uma técnica "sem toque", ficando bem longe dos óstios venosos pulmonares individuais para reduzir a incidência da estenose da veia pulmonar pós-operatória. Portanto, pode ser preferível aumentar a anastomose usando a veia vertical dividida (vide texto a seguir).

🅝🅑 Drenagem da Veia Vertical abaixo do Diafragma

De um modo geral, a veia descendente não é ligada porque as conexões venosas sistêmicas ficam obliteradas muito rapidamente. Isso tem a vantagem teórica de permitir a descompressão do canal venoso pulmonar durante o curso pós-operatório inicial. Entretanto, se o átrio esquerdo ou a confluência forem bem pequenos, pode ser útil ligar e dividir a veia vertical e usar esse tecido para criar uma anastomose mais larga. Após dividir a veia vertical no diafragma, ela é aberta longitudinalmente, conforme descrito no texto anterior. Isso cria uma abertura do tipo capuz da confluência venosa pulmonar, que é, então, anastomosada para uma abertura de tamanho similar no átrio esquerdo posterior e no apêndice atrial esquerdo.

⊘ Pressão Arterial Pulmonar Alta

Muitas vezes, é útil inserir um cateter através de uma sutura em bolsa de tabaco no trato de fluxo ventricular direito na artéria pulmonar antes de afastar o desvio cardiopulmonar. Quase todos esses pacientes têm resistência vascular pulmonar elevada, secundária à obstrução venosa pulmonar pré-operatória. Além disso, a maioria dos pacientes tem um átrio esquerdo e um ventrículo esquerdo relativamente pequenos e pode precisar de pressões atriais esquerdas razoavelmente elevadas no início do período pós-operatório. O uso de óxido nítrico rotineiramente nesses pacientes é útil no controle da hipertensão pulmonar, além dos altos níveis de oxigênio inspirado e da hiperventilação. A elevação continuada das pressões arteriais pulmonares próxima às pressões sistêmicas deve gerar preocupações quanto a uma anastomose obstruída. A ecocardiografia transesofágica intraoperatória pode confirmar um fluxo desobstruído a partir da confluência venosa pulmonar no átrio esquerdo.

⊘ Vazamento Anastomótico

Deve-se garantir uma anastomose segura e à prova de vazamento. Um reforço de sutura nesta área é muito difícil e pode romper ou deformar a anastomose.

Tipo Supracardíaco – Incisão Biatrial

Após se obter uma parada hipotérmica profunda, inicia-se uma incisão transversa perto da base do apêndice atrial direito, logo atrás do sulco atrioventricular direito e estende-se em direção ao sulco interatrial. A incisão é, então, continuada em direção ao átrio esquerdo através do septo interatrial e do forame oval (Fig. 20-3).

⊘ Hiperextensão da Incisão Septal

A incisão septal não é estendida muito além do limbo anterior da fossa oval, de modo que ela não termina fora do coração.

Agora, faz-se uma incisão transversal na parede posterior do átrio esquerdo, em direção ao apêndice esquerdo, mas sem tocá-lo. A veia pulmonar comum, que se estende atrás do pericárdio parietal, é identificada, e faz-se uma incisão no pericárdio que a recobre. De modo similar, faz-se uma incisão ampla na veia pulmonar comum ao longo de uma linha tão similar quanto possível à incisão na parede atrial esquerda posterior. Usa-se uma sutura de Prolene 7-0 para fazer a anastomose da parede atrial posterior para a veia pulmonar comum (Fig. 20-4A).

⊘ Sangramento da Linha da Sutura

As suturas devem ser muito bem fechadas, juntando uma boa margem de tecido, para assegurar uma anastomose estanque. O sangramento proveniente desta linha de sutura posterior pode ser muito difícil de controlar.

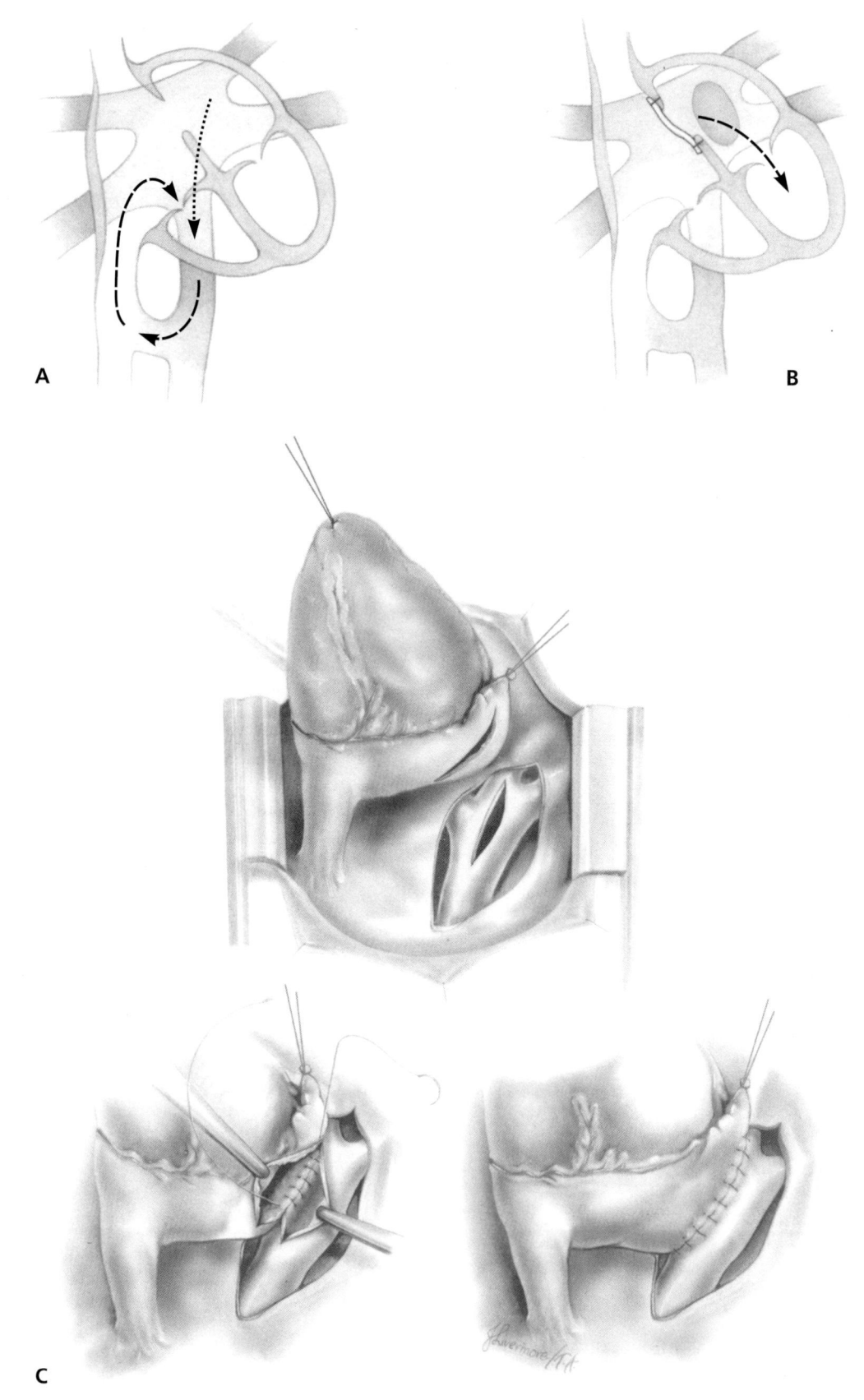

FIG. 20-2. Tipo infracardíaco de drenagem venosa pulmonar anômala total. **A:** Ilustração esquemática do defeito. **B:** Ilustração esquemática da correção do defeito. **C:** Técnica operatória para a correção do defeito.

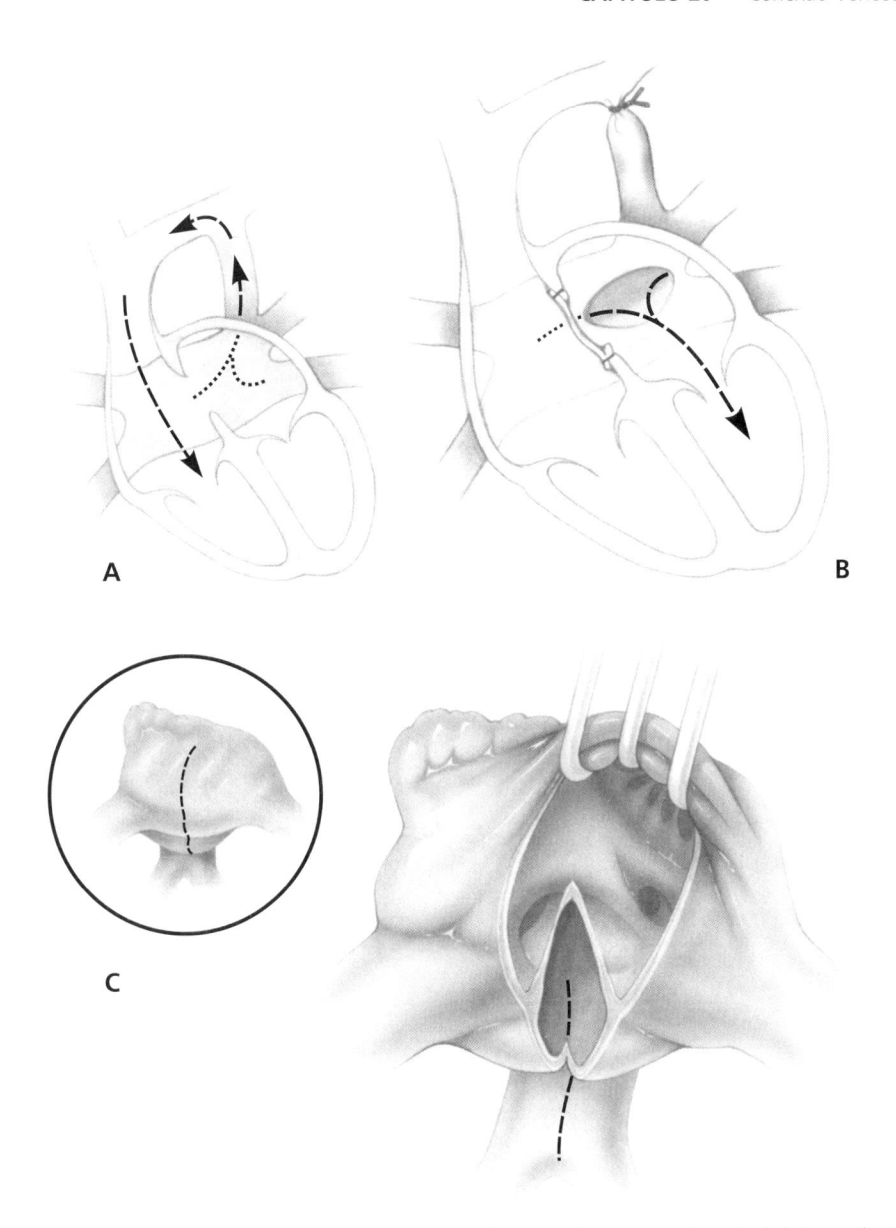

FIG. 20-3. Tipo supracardíaco de drenagem venosa pulmonar. **A:** Ilustração esquemática do defeito. **B:** Ilustração esquemática da correção do defeito. **C:** Incisão biatrial para a correção total do defeito.

O septo atrial e a parede atrial direita são suturados juntos para aproximar a borda posterior da atriotomia direita. Um retalho do pericárdio de tamanho apropriado deve ser usado para aumentar o septo atrial para assegurar o retorno venoso pulmonar desobstruído no átrio esquerdo (Fig. 20-4B). A atriotomia direita é, então, fechada (Fig. 20-4C).

Tipo Supracardíaco – Abordagem Superior

Uma outra técnica para lidar com o tipo supracardíaco é a abordagem superior. A aorta é retraída para a esquerda, e o domo do átrio esquerdo é exposto. Uma ligadura é colocada no apêndice atrial esquerdo. Faz-se uma incisão no pericárdio posterior logo acima do domo do átrio esquerdo, e a confluência venosa pulmonar é identificada. Uma incisão longitudinal é feita ao longo de todo o comprimento da confluência e estendida no orifício da veia pulmonar, se for necessário, para criar uma abertura dilatada. Uma incisão de comparação é feita no aspecto posterior do topo do átrio esquerdo, colocando uma leve tração para a esquerda no apêndice atrial esquerdo (Fig. 20-5). A linha de sutura é iniciada na extensão à esquerda e feita ao longo da borda superior da atriotomia e da borda inferior da confluência venosa. Ela é concluída, unindo-se as 2 bordas restantes.

NB Fechamento do Defeito Septal Atrial

Um forame oval patente ou um pequeno defeito septal atrial, que estão invariavelmente presentes, devem ser fechados da maneira usual através de uma incisão atrial direita.

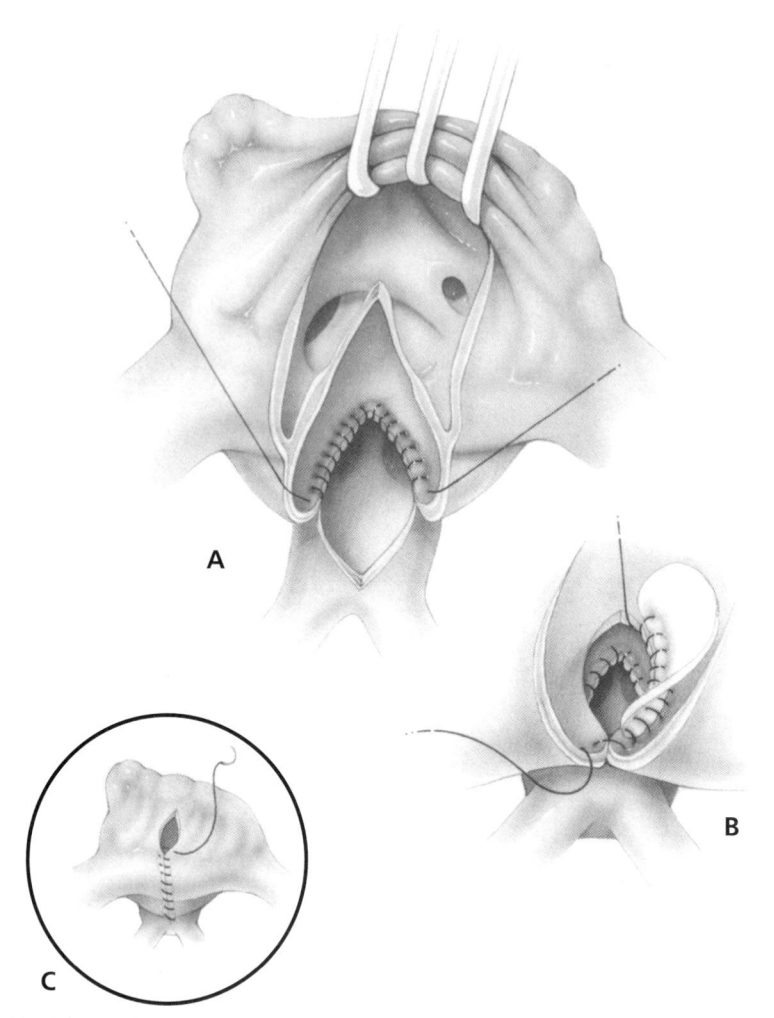

FIG. 20-4. Incisão biatrial e técnica para a correção total do tipo supracardíaco de drenagem venosa pulmonar anômala. **A:** Fazer anastomose da parede atrial esquerda para a confluência venosa pulmonar. **B:** Aumento do retalho da abertura do septo atrial. **C:** Fechamento do átrio direito.

Ligação da Veia Vertical Ascendente

A veia vertical ascendente é envolvida por uma ligadura forte durante o esfriamento. Após o reaquecimento, esta veia pode ser mantida aberta, enquanto o desvio cardiopulmonar é descontinuado. Isso pode servir como um alívio, se as pressões atriais esquerdas forem muito altas. Após se obter uma hemodinâmica estável, a veia é ligada o mais longe possível da confluência venosa.

Obstrução Venosa Pulmonar

A obstrução venosa pulmonar pode ocorrer como uma lesão isolada, mas, muitas vezes, é encontrada após uma reparação da conexão venosa pulmonar anômala total. Ocasionalmente, é vista após outros procedimentos cardíacos congênitos. A patologia envolve uma hiperplasia intimal fibrosa com alguma hipertrofia medial. Ela pode ser limitada a uma estenose anastomótica entre a confluência venosa pulmonar e o átrio esquerdo, ou ela pode envolver os óstios de uma ou mais das próprias veias pulmonares. Em geral, o diagnóstico é feito com uma ecocardiografia bidimensional com Doppler. A imagem de ressonância magnética pode ser especialmente útil na visualização das veias pulmonares patentes com óstios atréticos.

Técnica Convencional

Uma estenose anastomótica isolada é abordada através de uma atriotomia direita e uma incisão vertical no septo atrial. A anastomose estreitada é aumentada, removendo-se o máximo de tecido possível entre o átrio esquerdo posterior e as veias pulmonares (Fig. 20-6). Se houver uma boa aderência entre essas 2 estruturas, não há necessidade de sutura. No entanto, se houver alguma dúvida sobre a integridade das adesões, o endocárdio da parede atrial esquerda e a confluência venosa pulmonar devem ser reaproximados com uma sutura de Prolene 6-0 ou 7-0 contínua. Se houver uma estenose os-

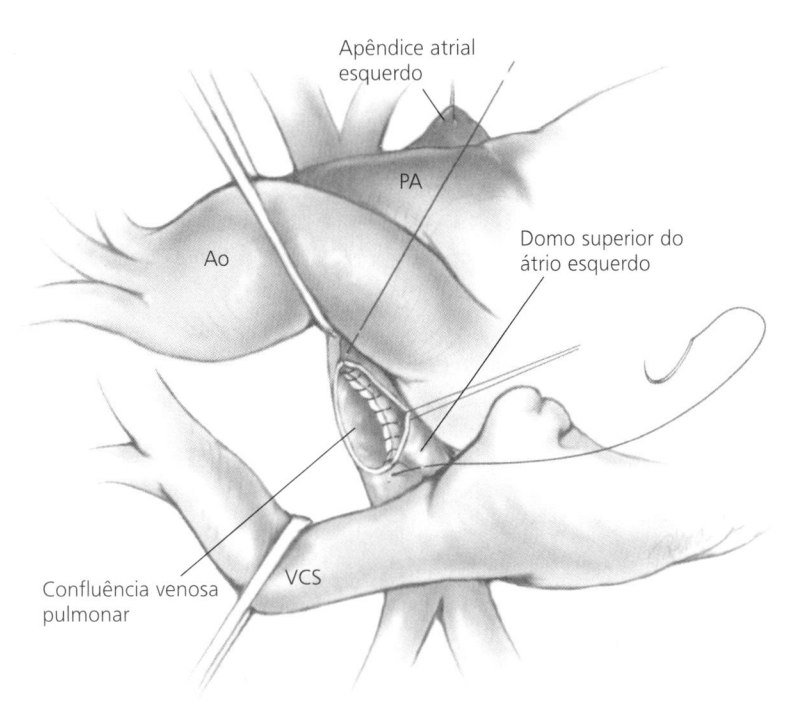

FIG. 20-5. Abordagem superior para o tipo supracardíaco, fazendo-se a anastomose do aspecto posterior do domo do átrio esquerdo para a confluência venosa pulmonar. Ao, aorta; PA, aspecto posterior; VCS, veia cava superior.

tial de 1 ou mais veias pulmonares, ela é tradicionalmente reparada pela endarterectomia do tecido cicatricial ou fazendo-se a incisão e o retalho da veia pulmonar, usando-se o pericárdio, o GORE-TEX ou o tecido atrial. Os resultados desses procedimentos foram decepcionantes com altas taxas de reestenose. Mais recentemente, uma técnica sem sutura mostrou ter melhores resultados.

Técnica sem Sutura

A cirurgia requer que as adesões entre o átrio esquerdo e o pericárdio fiquem intactas. Uma parada circulatória pode ser usada, mas a maioria dos cirurgiões prefere uma canulação bicaval. A veia cava superior é canulada o mais alto possível, e faz-se uma canulação aórtica e da veia cava inferior–padrão.

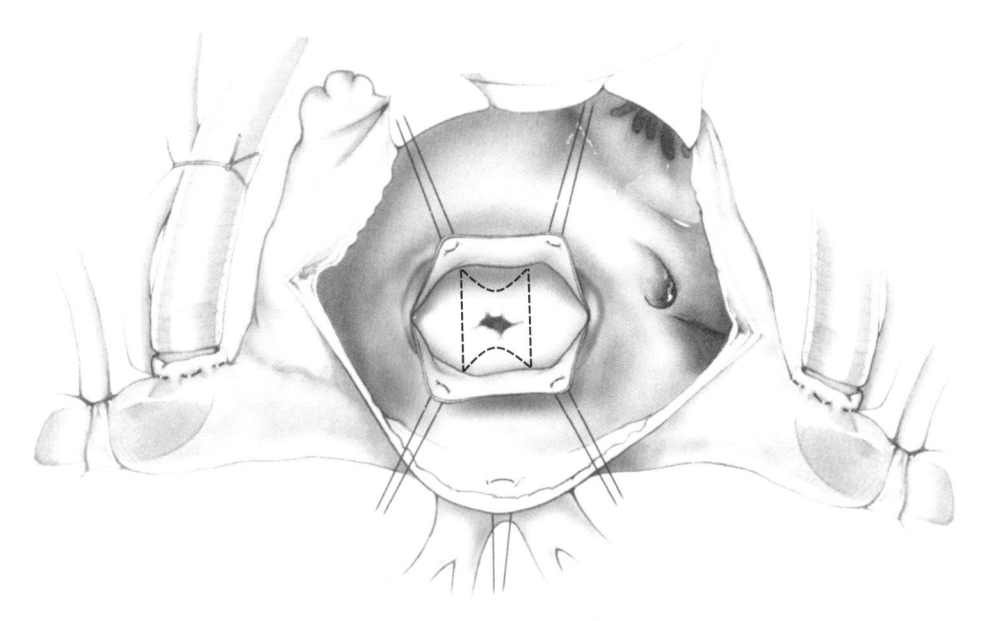

FIG. 20-6. Reparação da estenose da veia pulmonar anastomótica por meio de uma atriotomia direita e incisão transeptal. A ressecção do tecido cicatricial entre o átrio esquerdo e a confluência venosa pulmonar resulta em uma comunicação desobstruída.

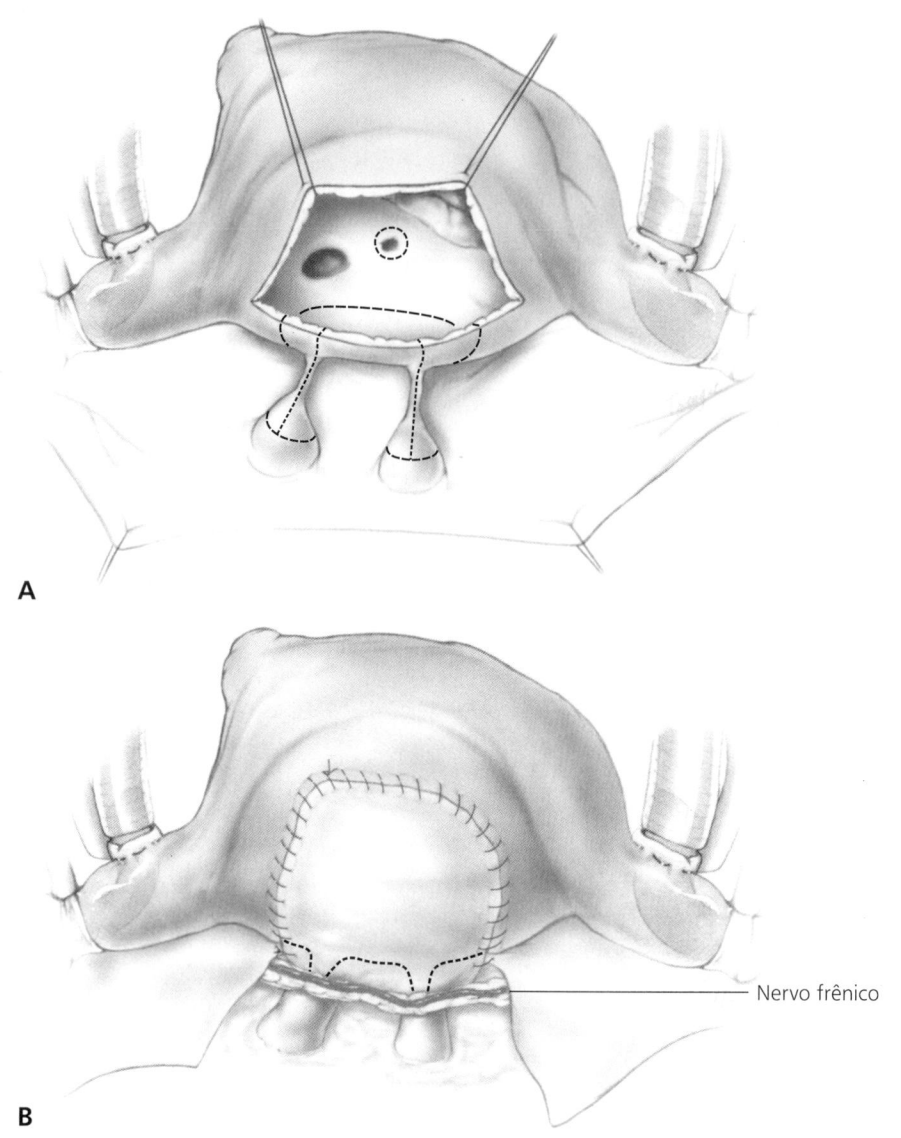

FIG. 20-7. Reparação sem costura do lado direito. **A:** Através de uma atriotomia esquerda padrão, os óstios estenóticos são identificados, e o tecido cicatricial é totalmente excisado *(linhas tracejadas)* ou incisões são feitas através das áreas estreitadas *(linhas pontilhadas)*. **B:** *Flap* do pericárdio suturado nele mesmo e na parede atrial direita.

Após o clampeamento transversal da aorta e da cardioplegia, faz-se uma incisão atrial esquerda logo atrás do sulco interatrial. Os óstios venosos pulmonares estenóticos são identificados. Para envolvimento venoso pulmonar direito, o máximo de tecido cicatricial possível é completamente excisado do átrio esquerdo e fazendo a transecção das veias pulmonares para além da área estreitada. De maneira alternativa, as incisões são feitas através das áreas estenóticas até a reflexão pericárdica (Fig. 20-7A). Um *flap* basal do pericárdio é mobilizado e costurado nele mesmo e na parede atrial direita acima da abertura atrial esquerda, evitando quaisquer suturas no tecido venoso pulmonar. Isso cria uma bolsa neoatrial esquerda, permitindo uma drenagem desobstruída das veias pulmonares direitas abertas no átrio esquerdo (Fig. 20-7).

Quando as veias pulmonares estão envolvidas, a reparação pode ser feita a partir de dentro da cavidade atrial esquerda. Uma porção da parede atrial esquerda é excisada ao redor da(s) veia(s) estenosada(s) (Fig. 20-7A). Através da abertura resultante, a(s) veia(s) pulmonar(es) é(são) dissecada(s) para o pericárdio esquerdo e dividida(s) para além do segmento estenosado (Fig. 20-8). Se houver adesões pericárdicas adequadas, não há necessidade de suturas, e a(s) veia(s) pulmonar(es) esquerda(s) drena(m) no átrio esquerdo através da cavidade pericárdica posterior fechada. Quando as adesões pericárdicas são insuficientes, o pericárdio deve ser suturado para a parede atrial esquerda para longe do óstio venoso pulmonar. Isso pode ser feito de dentro do átrio esquerdo ou de fora, elevando-se o ápice do coração em dire-

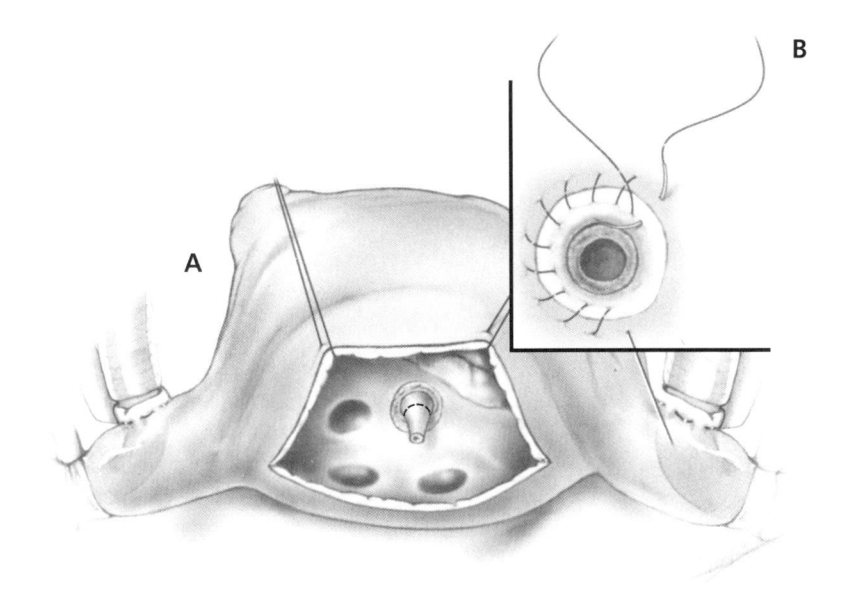

FIG. 20-8. Reparação da obstrução da veia pulmonar inferior esquerda a partir de dentro do átrio esquerdo.

ção ao lado direito. De maneira alternativa, as veias pulmonares esquerdas podem ser tratadas a partir de fora, elevando-se o ápice do coração e abrindo-se o átrio esquerdo e as veias pulmonares estenóticas, conforme descrito para a estenose da veia pulmonar direita. Um *flap* pericárdico é mobilizado e suturado nele mesmo e na parede atrial direita, conforme descrito no texto precedente.

Identificando os Óstios Venosos Pulmonares

Os orifícios das veias pulmonares estenóticas podem ser reduzidos a furos de alfinete e podem ser difíceis de ser identificados.

Lesão do Nervo Frênico

As linhas de suturas tanto da reparação do lado direito quanto da abordagem externa para a reparação da veia pulmonar esquerda chegam perto dos nervos frênicos. Muitas vezes, em uma nova operação, o curso do nervo frênico não pode ser avaliado de dentro do espaço pericárdico. Portanto, é melhor abrir o(s) espaço(s) pleural(is) para verificar a localização do nervo antes de fazer as suturas no pericárdio. Fragmentos superficiais no nervo podem ser tomados ou, em alguns casos, o nervo com seu pedículo pode ser mobilizado para longe do pericárdio (Fig. 20-7B).

Técnica sem Sutura como Procedimento Principal

Alguns cirurgiões estão empregando modificações da técnica sem sutura nos pacientes não operados com anormalidades das veias pulmonares ou em pacientes que tenham alto risco de desenvolver estenose das veias pulmonares. Todas essas técnicas são baseadas na premissa de que fazer a anastomose do átrio esquerdo para o pericárdio ao redor da abertura nas veias pulmonares e na confluência, em vez de nas bordas das próprias veias, irá prevenir o desenvolvimento da hiperplasia intimal e da estenose.

Cor Triatriatum

O *cor triatriatum* é um defeito raro em que as veias pulmonares drenam dentro de uma câmara atrial comum, em geral, localizada atrás e acima do átrio esquerdo verdadeiro. Esta câmara é separada do átrio esquerdo por um diafragma. A câmara superior pode ou não se comunicar com o átrio direito através de um defeito septal atrial ou um forame oval.

Técnica Cirúrgica

Em geral, a cirurgia completa é feita com desvio cardiopulmonar contínuo, usando-se a canulação bicaval. Uma incisão transatrial, começando na veia pulmonar superior direita, proporciona uma excelente exposição. A incisão é estendida através do átrio direito e, então, do septo atrial para a fossa oval (vide a seção Abordagem Oblíquo–Transatrial, no Capítulo 6). Os retratores são colocados abaixo da borda do septo atrial para examinar o átrio esquerdo. A entrada de todas as 4 veias pulmonares deve ser identificada, bem como o apêndice atrial esquerdo e a válvula mitral. A membrana é ressecada, tomando-se o cuidado para não estender a incisão fora do coração.

A incisão no septo atrial pode, então, ser fechada principalmente ou, com mais frequência, com um retalho de pericárdio autólogo preparado com glutaraldeído, usando uma sutura de Prolene 5-0 ou 6-0 contínua. As incisões na veia pulmonar superior direita e no átrio direito são, então, fechadas com uma sutura de Prolene 5-0 ou 6-0 contínua. O paciente é reaquecido, o clampeamento transversal da aorta é removido, e a retirada de ar é realizada da maneira usual.

21 Defeito Septal Ventricular

Um defeito septal ventricular pode ocorrer como uma lesão isolada ou em combinação com outras anomalias.

Anatomia Cirúrgica

O desenvolvimento embriológico do defeito septal ventricular é interessante e tem sido a base para muitas classificações complexas. Preferimos uma classificação proposta por Anderson, que é simples e tem muitas implicações clínicas, particularmente do ponto de vista do cirurgião. Anderson divide os defeitos septais ventriculares nos tipos perimembranoso, subarterial-infundibular e muscular.

A variedade perimembranosa dos defeitos septais ventriculares engloba subgrupos de defeitos que ocorrem próximos ao segmento membranoso do septo interventricular e inclui aqueles defeitos septais comumente vistos na tetralogia de Fallot e nos defeitos septais atrioventriculares (Fig. 21-1). Pelo fato de o curso do tecido de condução estar intimamente relacionado com a borda inferior desses defeitos, um conhecimento preciso da anatomia cirúrgica desta região é muito útil.

O nódulo atrioventricular está situado em sua posição usual, no ápice do triângulo de Koch, cujos limites consistem na inserção septal da válvula tricúspide, no tendão de Todaro e do seio coronário como sua base (Fig. 21-1). O tecido de condução passa do nódulo atrioventricular como o feixe de His, através do corpo fibroso central e do anel tricúspide para o septo ventricular, seguindo um curso ao longo da borda inferior do defeito, em direção ao lado ventricular esquerdo do septo.

Abordagem Cirúrgica

Todas as formas de defeitos septais ventriculares são abordadas por meio de uma esternotomia mediana.

Canulação

O desvio cardiopulmonar com hipotermia sistêmica moderada é usado em muitos pacientes. Em bebês muito pequenos (< 2 kg), pode-se preferir uma parada hipotérmica profunda, usando-se uma cânula venosa simples através do apêndice atrial direito para esfriar e aquecer. Em todos os outros, a veia cava superior é canulada diretamente; de maneira similar, a veia cava inferior é canulada através da parede atrial logo acima da origem da veia cava inferior (vide Capítulo 2). Fitas são, então, passadas ao redor de ambas as cavas.

Preservação Miocárdica

A parada cardioplégica do miocárdio é mantida pela infusão intermitente da cardioplegia sanguínea hipotérmica na raiz aórtica (vide Capítulo 3).

Abordagem Transatrial de um Defeito Septal Ventricular

Quase todos os tipos de canais perimembranoso e atrioventricular dos defeitos septais ventriculares e muitas das variedades musculares podem ser expostos e fechados através do átrio direito. O tipo subarterial-infundibular é mais bem abordado por meio de uma ventriculotomia direita limitada ou preferivelmente de uma arteriotomia pulmonar.

Faz-se um clampeamento transversal na aorta, e a solução cardioplégica é administrada na raiz aórtica. As alças das veias cavas são, então, acomodadas. Uma atriotomia longitudinal ou oblíqua é feita, começando em um ponto de 0,5 a 1 cm anterior e paralelo ao sulco terminal, e é estendida em direção ao orifício da veia cava inferior. As bordas da incisão são, então, retraídas para proporcionar uma boa exposição da válvula tricúspide e do triângulo de Koch (Fig. 21-3).

⊘ Canal Arterial Patente Coexistente

Se houver um canal arterial patente, ele deverá ser ocluído com um clipe de metal antes do início do desvio cardiopulmonar para evitar o hiperfluxo pulmonar e a perfusão sistêmica subideal (vide Capítulo 14).

⊘ Lesão do Nódulo Sinoatrial

O nódulo sinoatrial é vulnerável à lesão da alça ao redor da veia cava superior. Ele também pode ser lesionado, se a atriotomia for estendida muito para cima.

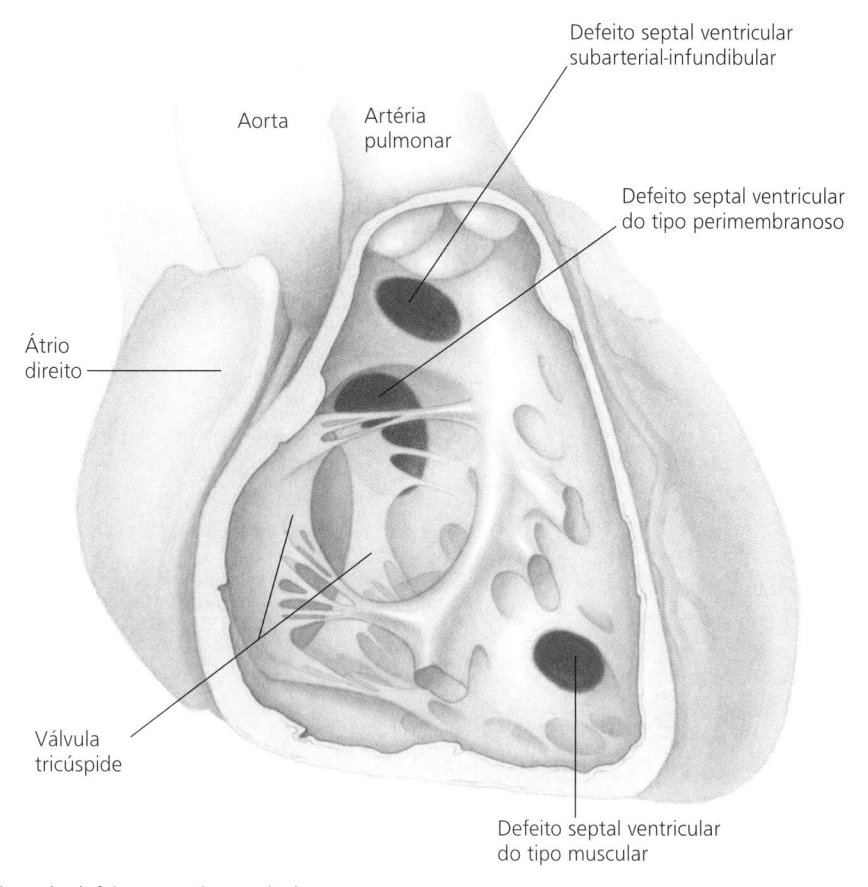

FIG. 21-1. Tipos de defeitos septais ventriculares.

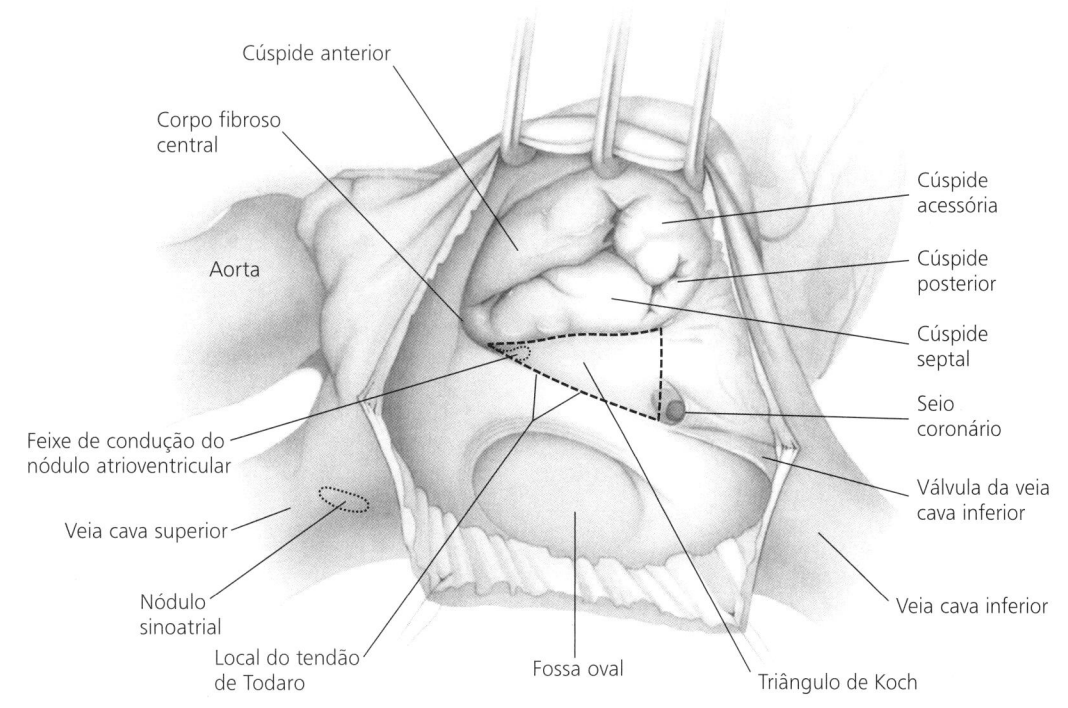

FIG. 21-2. Anatomia cirúrgica do átrio direito.

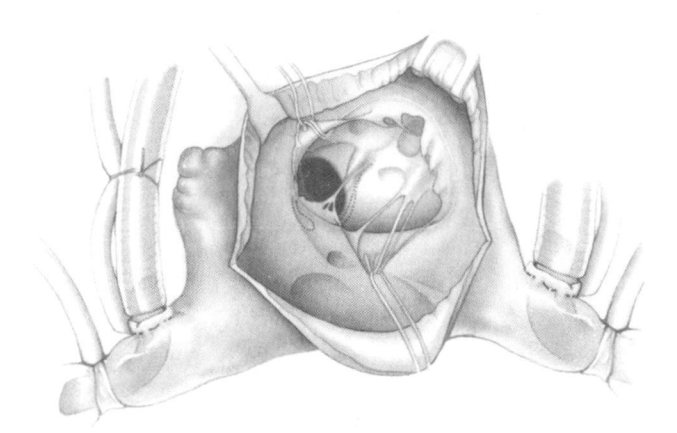

FIG. 21-3. Exposição de um defeito septal ventricular pela retração das cúspides da válvula tricúspide.

Técnica para Fechamento

A cúspide anterior da válvula tricúspide é retraída com uma sutura de Prolene 6-0 ou com um retrator de veia pequena para expor o defeito e suas margens para identificação (Fig. 21-3). O defeito pode ser fechado com uma técnica de sutura contínua, usando Prolene 5-0, ou várias suturas interrompidas de suturas trançadas 4-0 ou 5-0 reforçadas com compressas de feltro de Teflon, ou uma combinação das mesmas.

Técnica da Sutura Contínua

Com uma agulha de curva duplamente armada, meio círculo de Prolene 5-0, a sutura é iniciada na **posição de 12 horas** ao longo da borda muscular. A agulha é, então, passada por um retalho Dacron aveludado, ligeiramente mais largo do que o defeito, mais uma vez, através da borda muscular, e, então, de novo pelo retalho, que é subsequentemente abaixado na posição (Fig. 21-4).

A sutura é continuada na direção contrária aos ponteiros do relógio ao longo da borda superior, que recobre a válvula aórtica, até que a junção fibrosa central do septo, a raiz aórtica e o anel tricúspide sejam atingidos. A agulha é passada pela cúspide septal da válvula tricúspide. Durante o procedimento, a colocação de cada ponto é facilitada pelo assistente, aplicando leve tração na sutura de Prolene.

⊘ Reforçando as Suturas

Ocasionalmente, a borda muscular do defeito ventriculosseptal pode ser bem friável, permitindo que o Prolene fino atravesse. Isso é mais provável que aconteça quando há hipertrofia muscular de longa data associada, como na tetralogia de Fallot. As várias suturas interrompidas reforçadas com compressas são, então, substituídas pela técnica da sutura contínua (Fig. 21-5).

⊘ Lesão à Válvula Aórtica

As cúspides da válvula aórtica situam-se imediatamente abaixo da margem superior do defeito e podem ser perfuradas durante a sutura, se fragmentos profundos forem tomados nesta área (Fig. 21-6).

NB Suturas de Transição

A junção do anel tricúspide, da raiz aórtica e do septo é uma área vulnerável, onde pode ocorrer um defeito residual. Um ponto de transição, incorporando a cúspide da tricúspide, a borda do defeito e o retalho, irá assegurar um fechamento mais seguro (Fig. 21-7). Isso pode ser satisfatoriamente conseguido com uma técnica de sutura interrompida ou contínua.

A outra ponta da sutura de Prolene é, então, continuada no sentido dos ponteiros do relógio; fragmentos superficiais que incluem somente o endocárdio são tomados ao longo da

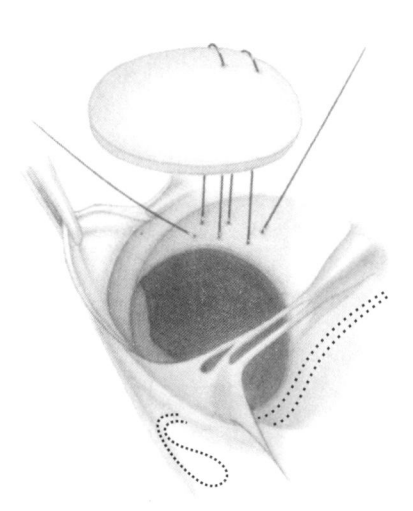

FIG. 21-4. Fechamento com retalho de um defeito septal ventricular, usando uma técnica de sutura contínua.

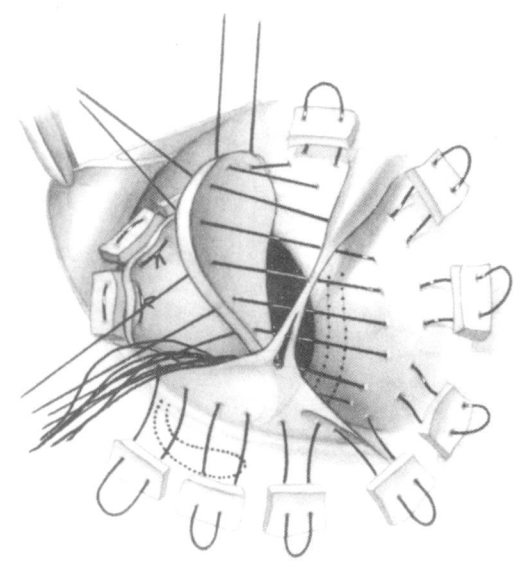

FIG. 21-5. Técnica de sutura interrompida para fechamento de um defeito septal ventricular.

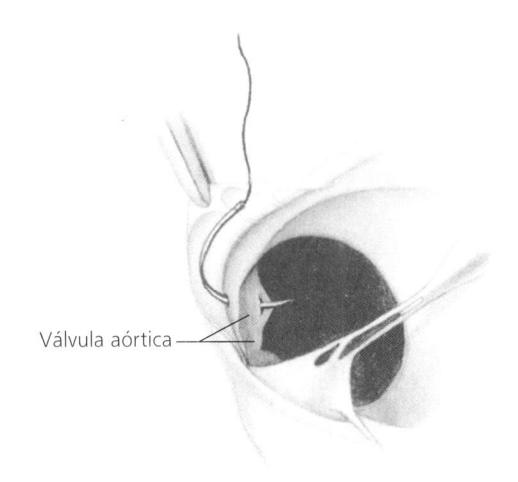

FIG. 21-6. Proximidade de uma cúspide da válvula aórtica para a borda do defeito septal.

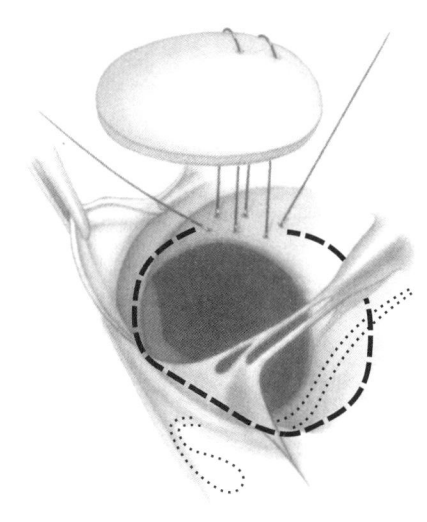

FIG. 21-8. As suturas são colocadas de 3 a 5 mm a partir da borda do defeito inferiormente para evitar o trato de condução.

borda inferior do defeito, até se alcançar a cúspide da tricúspide (Fig. 21-7). De maneira alternativa, a outra ponta da sutura é continuada, movendo-se para fora a uma distância de 3 a 5 mm da borda do defeito para evitar o tecido de condução subjacente (Fig. 21-8).

⊘ Prevenção do Bloqueio Cardíaco

Conforme já descrito, o feixe de His perfura o corpo fibroso central e o anel tricúspide antes de penetrar no septo ventricular, onde ele segue um curso ao longo da margem inferior do defeito em direção ao lado ventricular esquerdo do septo. Em razão do fato de que suturar ao longo deste curso pode ser perigoso e culminar em um bloqueio cardíaco (Fig. 21-9A), fragmentos superficiais rasos são tomados, que incluem somente o endocárdio esbranquiçado perto da borda do defeito. Na realidade, a agulha deve ser visível através do pericárdio translúcido (Fig. 21-9B). Uma abordagem mais conservadora e segura é colocar suturas de 3 a 5 mm a partir da borda inferior do defeito (Fig. 21-8).

NB Interferência das Cordas Tendinosas e dos Músculos Papilares

Se a visão do defeito septal ventricular for obstruída pelas cordas tendinosas ou pelos músculos papilares, a cúspide septal e uma porção da cúspide anterior da válvula tricúspide podem ser separadas, deixando uma borda de 2 a 3 mm de tecido ao longo do anel (Fig. 21-10A). A retração destas cúspides proporciona uma visão desobstruída do defeito septal ventricular (Fig. 21-10B). Após o fechamento do defeito com retalho, as cúspides são suturadas de novo para a borda do tecido das cúspides ao longo do anel com uma sutura de Prolene 6-0 ou 7-0.

A agulha é passada pela cúspide da tricúspide a, aproximadamente, 2 mm do anel no estilo colchão horizontal de volta ao ventrículo esquerdo, tomando um fragmento tipo

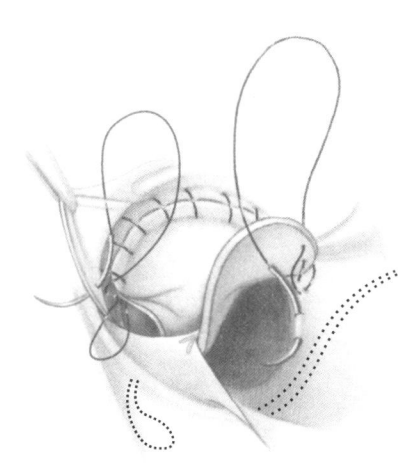

FIG. 21-7. Técnica da sutura contínua para fechamento de um defeito septal ventricular. Observe a agulha superior passando pelo retalho, pela borda muscular e, então, pela cúspide da tricúspide para o ponto de transição completo.

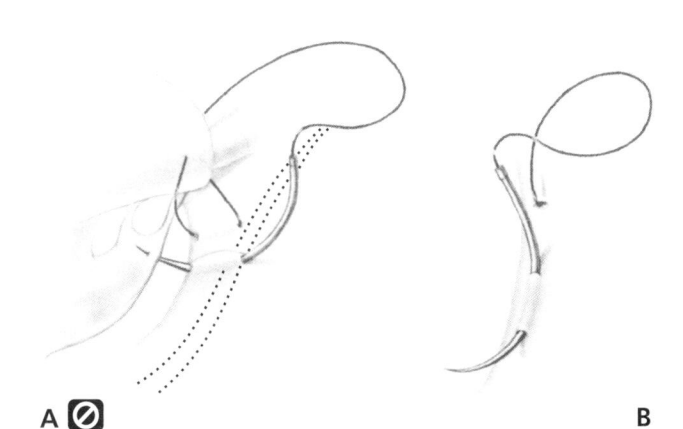

FIG. 21-9. A-B: Os fragmentos rasos do endocárdio previnem a ocorrência do bloqueio cardíaco.

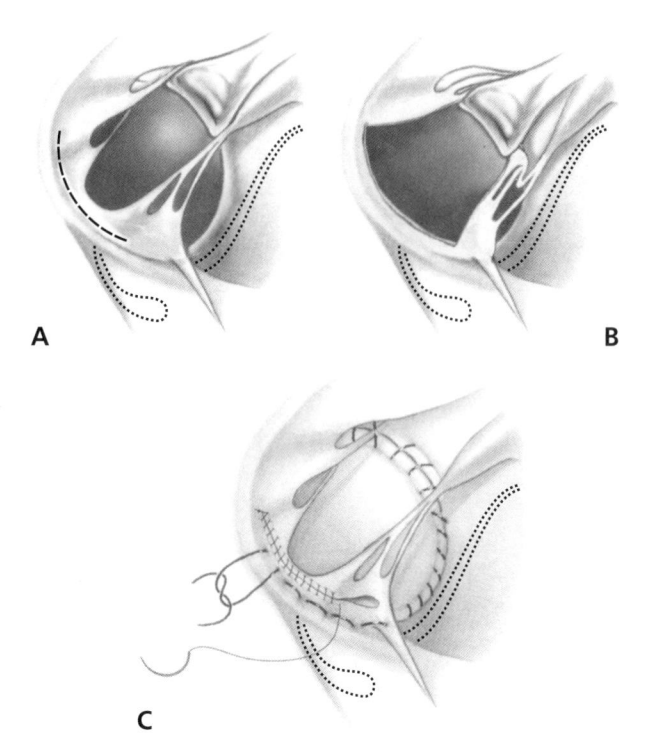

FIG. 21-10. A: Linha de separação das cúspides septal e anterior para proporcionar uma exposição melhorada. **B:** Retração das cúspides separadas. **C:** Concluindo o fechamento do defeito septal ventricular e religando as cúspides à borda anular.

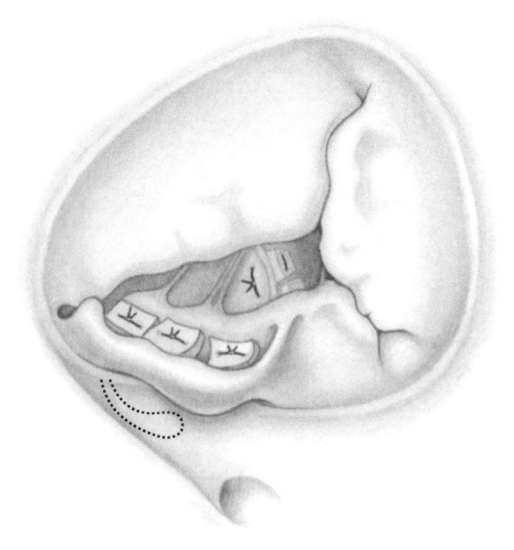

FIG. 21-11. Incorporação do excesso de tecido da cúspide na linha de sutura, resultando na insuficiência da válvula tricúspide.

colchão horizontal do retalho antes de penetrar na cúspide mais uma vez. Esta manobra é continuada no sentido dos ponteiros do relógio até a outra ponta da sutura de Prolene ser atingida, de modo que ambas as pontas da sutura possam ser ligadas uma a outra de maneira ajustada (Fig. 21-10C).

Reforçando as Suturas

A sutura de Prolene pode atravessar o tecido fino da cúspide da tricúspide. A linha da sutura pode ser reforçada com várias compressas ou uma tira do pericárdio autólogo. Com a técnica da sutura interrompida, usam-se suturas com compressas.

Prevenção da Insuficiência Tricúspide

A incorporação de excesso de tecido da cúspide na linha de sutura resulta na insuficiência tricúspide (Fig. 21-11). A linha de sutura ao longo da cúspide da tricúspide não deve exceder a distância de 2 mm do anel tricúspide.

Reparação da Válvula Tricúspide

Após segurar o retalho, o tecido das cúspides anterior e septal é cuidadosamente tracionado para trás sobre o retalho com um gancho de nervo ou uma pinça fina. Muitas vezes, 1 ou mais suturas de Prolene 6-0 interrompidas são usadas para aproximar as cúspides anterior e septal e/ou as cúspides septal e posterior para garantir uma válvula tricúspide competente. A válvula pode ser testada, injetando-se solução salina no ventrículo direito.

Quando a reparação é concluída, a atriotomia é fechada com uma sutura contínua de Prolene 5-0 ou 6-0.

Abordagem Transventricular do Defeito Septal Ventricular

Todos os defeitos septais, exceto aqueles que ocorrem próximos ao ápice ventricular esquerdo, podem ser fechados por meio de uma ventriculotomia direita. Quando há lesões associadas, tal como a estenose infundibular (como na tetralogia de Fallot), pode-se usar uma ventriculotomia vertical. Uma ventriculotomia transversa tem algumas vantagens teóricas, especialmente quando uma artéria coronária aberrante cruza a parede anterior do ventrículo direito (Fig. 21-12).

Evitando as Artérias Coronárias

Todo o cuidado deve ser tomado para evitar dividir a artéria coronária aberrante (Fig. 21-12). Quando a artéria coronária descendente anterior esquerda origina-se da artéria coronária direita, ela passa pela parede anterior do ventrículo direito. Sua divisão acidental resulta em uma grave, e muitas vezes fatal, disfunção miocárdica. Caso isso aconteça, as 2 extremidades do vaso devem ser sobressuturadas, e a artéria torácica interna esquerda colhida e anastomosada para a artéria coronária descendente anterior esquerda mais distal (vide Capítulo 9).

Hipertrofia Infundibular Ocultando a Localização do Defeito

A hipertrofia infundibular pode ocultar a localização do tipo perimembranoso de defeito. As faixas musculares

CAPÍTULO 21 • Defeito Septal Ventricular

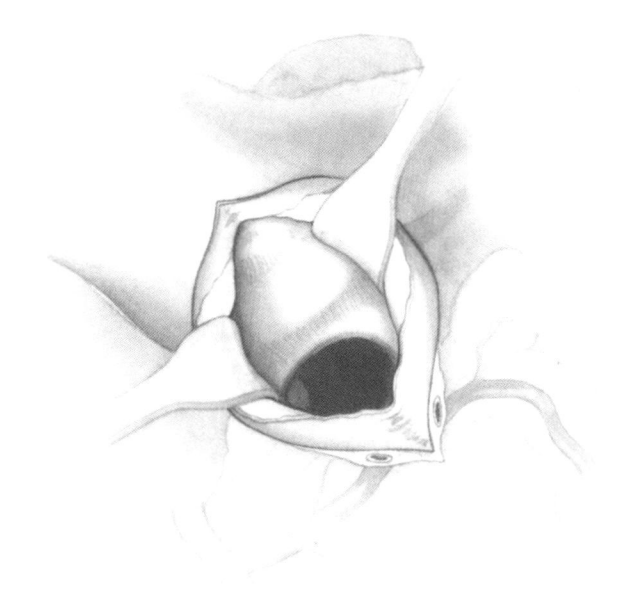

FIG. 21-13. Divisão de uma artéria coronária aberrante por uma ventriculotomia.

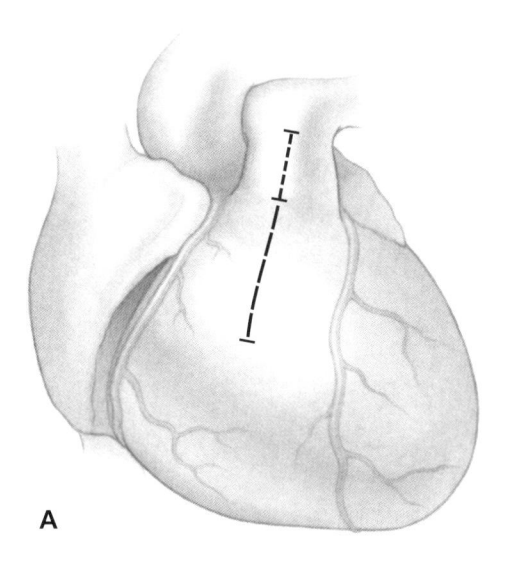

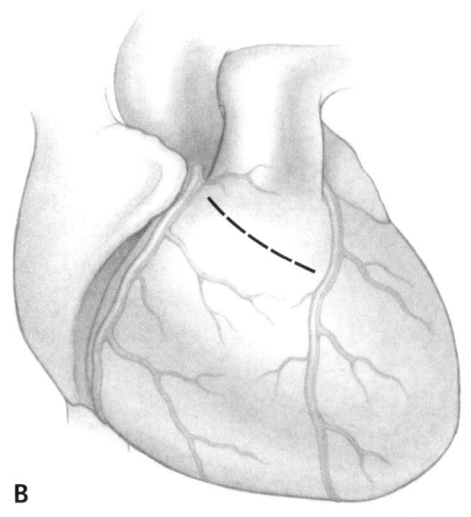

FIG. 21-12. A: Ventriculotomia direita ao longo de todo o comprimento do infundíbulo *(linha tracejada larga)* e arteriotomia pulmonar vertical do anel para a confluência *(linha tracejada pequena)*. **B:** Ventriculotomia direita transversa.

hipertrofiadas devem ser incisadas e/ou excisadas à medida do necessário para aliviar a obstrução do trato de saída. Se a visualização do defeito septal ventricular ainda não for adequada, o defeito deve ser abordado transatrialmente (vide Capítulo 23).

Técnica de Sutura Interrompida

A técnica para fechamento transventricular do defeito septal ventricular perimembranoso é essencialmente a mesma que aquela descrita para a abordagem transatrial. As bordas da incisão de ventriculotomia são retraídas com suturas com compressas finas ou com retratores de veias. As margens dos defeitos são examinadas, e as suturas, interrompidas, duplamente armadas com fio 4-0 ou 5-0 trançadas com compressas finas, são iniciadas na posição de 12 horas, ao longo da borda muscular de maneira evertida. Ambas as agulhas são,

então, passadas por um retalho de veludo Dacron ligeiramente mais largo do que o defeito (Fig. 21-14). Uma leve tração neste ponto melhora a exposição e facilita a colocação do próximo ponto (Fig. 21-15).

A sutura é continuada desta maneira no sentido contrário aos ponteiros do relógio ao longo da borda superior (isso cobre a válvula aórtica) até a junção fibrosa central do septo, a raiz aórtica e o anel tricúspide serem atingidos. A agulha do próximo ponto é passada pelo tecido tricúspide perto do anel, da borda muscular do defeito e do retalho. A outra pon-

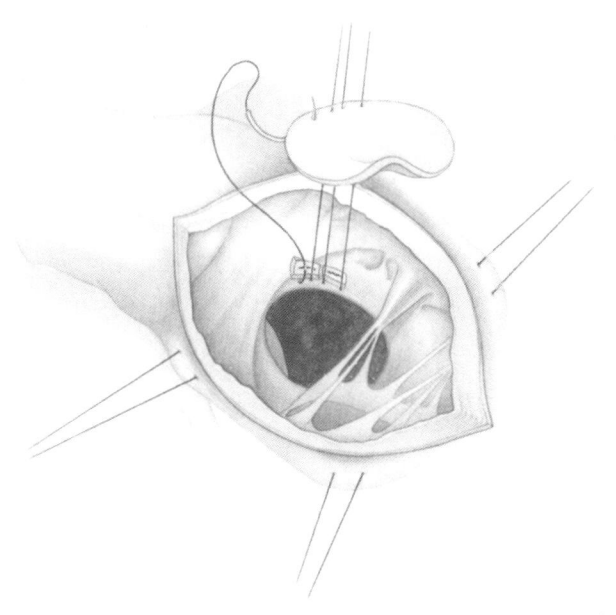

FIG. 21-14. Técnica para fechamento de um defeito septal ventricular pelas suturas interrompidas.

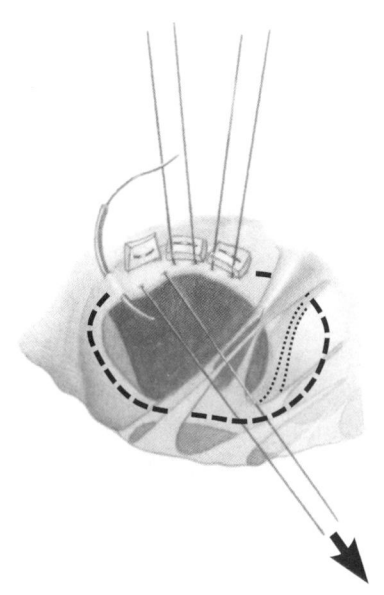

FIG. 21-15. A exposição é melhorada pela leve tração do ponto previamente colocado.

ta da agulha é, agora, passada pelo tecido tricúspide e pelo retalho. Isto é um verdadeiro ponto de transição.

A sutura é, então, continuada do ponto de início no sentido dos ponteiros do relógio, movendo-se para fora, a uma distância de 3 a 5 mm da borda do defeito, para evitar o tecido de condução subjacente. Onde o anel tricúspide se torna parte da borda inferior do defeito, a agulha da próxima sutura é passada pela cúspide da tricúspide, pelo septo muscular de 3 a 5 mm da borda do defeito e pelo retalho. A outra ponta da agulha é, agora, passada pela válvula tricúspide e pelo retalho. As suturas restantes são passadas pelo átrio direito através da cúspide da tricúspide a, aproximadamente, 2 mm do anel antes de serem passadas pelo retalho. Quando todas as suturas estiverem satisfatoriamente colocadas, o retalho é abaixado dentro da posição, e as suturas são unidas ajustadamente (Fig. 21-16). Pode ser preferível colocar todas as suturas primeiro, realizando cada uma separadamente e, então, trazendo cada sutura através do retalho mantido pelo assistente.

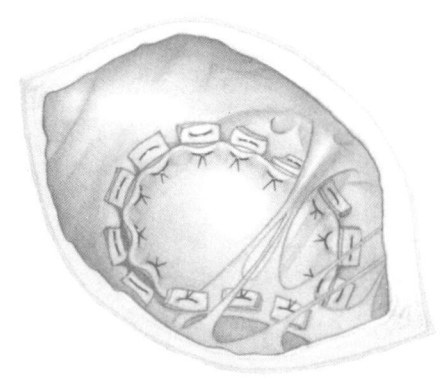

FIG. 21-16. Conclusão do fechamento do retalho do defeito septal ventricular, usando a técnica de sutura interrompida.

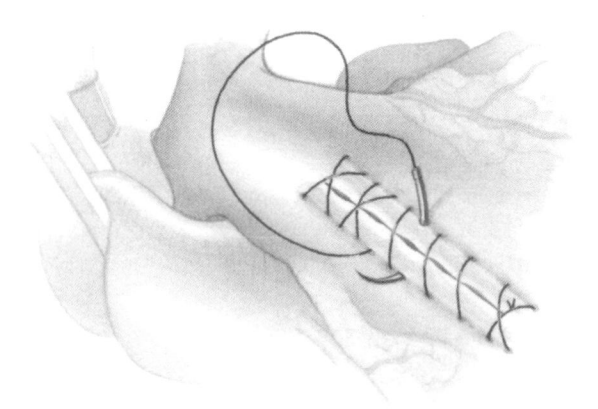

FIG. 21-17. Fechamento da ventriculotomia.

De maneira alternativa, uma sutura de Prolene 5-0 contínua pode ser usada, suturando o retalho no lado ventricular da cúspide septal, de 1 a 2 mm do anel na região da válvula tricúspide. Quando o defeito septal tiver sido satisfatoriamente reparado, a ventriculotomia é fechada com 2 camadas de sutura de Prolene 5-0 contínua (Fig. 21-17).

Lesão à Válvula Aórtica

As cúspides da válvula aórtica situam-se imediatamente abaixo da margem superior do defeito e podem ser perfuradas durante a sutura, se fragmentos profundos forem tomados nesta área. A sutura nesta área deve, portanto, incorporar a crista marginal, que segura bem as suturas.

Prevenção do Bloqueio Cardíaco

O feixe de His perfura o corpo fibroso central e o anel tricúspide antes de cruzar o septo ventricular, e segue um curso ao longo da margem inferior do defeito em direção ao lado ventricular esquerdo do septo. Suturar ao longo deste curso pode, de alguma maneira, ser perigoso e culminar em um bloqueio cardíaco. Ao usar a técnica de sutura interrompida, a abordagem mais segura é colocar as suturas de 3 a 5 mm a partir da borda inferior do defeito.

Suturas de Transição

A junção onde o anel tricúspide forma a margem do defeito é também muito vulnerável a um defeito septal residual. Mais uma vez, um ponto de transição incorporando a cúspide da tricúspide, o septo muscular bem longe da borda do defeito e o retalho (nessa ordem) garante um fechamento mais seguro.

Defeito Septal Ventricular Subarterial

Esses defeitos podem ser associados ao desenvolvimento da insuficiência aórtica. Mesmo se forem pequenos, esses defeitos devem provavelmente ser fechados para prevenir a progressão da insuficiência aórtica e do dano da cúspide da válvula aórtica.

Técnica para Fechamento

Pode-se usar uma ventriculotomia direita; no entanto, a abordagem transpulmonar é preferível. Se houver uma insuficiência aórtica significativa, a válvula aórtica deve ser reparada antes de o defeito septal ventricular ser fechado.

A canulação-padrão é realizada com uma cânula venosa simples. O desvio cardiopulmonar é iniciado, assim como o resfriamento sistêmico moderado. Faz-se um clampeamento transversal na aorta e a solução cardioplégica potássica hipotérmica é infundida diretamente na raiz aórtica. Se a regurgitação aórtica for significativa, uma aortotomia oblíqua é realizada, e a cardioplegia é infundida diretamente nos óstios coronários esquerdo e direito (vide Capítulo 3). Um retrator de veia pequena é colocado na aortotomia para expor a válvula aórtica. Em geral, a cúspide coronária direita é prolapsada e pode ter um comprimento excessivo ao longo da borda livre. Uma sutura de Prolene 6-0 é colocada através do nódulo de Arantius da cúspide coronária esquerda, e a cúspide coronária direita é puxada contra a cúspide esquerda. A mesma sutura 6-0 é passada pelo ponto correspondente na borda livre da cúspide direita, e a sutura é realizada. Esta manobra é repetida, colocando-se uma outra sutura 6-0 através do nódulo de Arantius da cúspide não coronária e, então, através da borda livre oposta da cúspide direita (Fig. 21-18A). Se for observado um comprimento excessivo da borda livre, uma cunha em forma de V do tecido da cúspide é ressecada da porção média, e a cúspide é reaproximada com suturas interrompidas de Prolene 7-0 (Fig. 21-18B). A válvula pode, agora, ser testada com solução salina para garantir a competência antes de cortar as suturas de Prolene 6-0 temporárias.

NB Ressecção Limitada da Cúspide

A ressecção deve ser um tanto menor que a distância entre os 2 pontos, de modo que a borda livre não seja muito curta após as suturas de reparação serem atadas. Além disso, a profundidade da ressecção não deve ser mais do que a metade da altura da cúspide, para garantir a coaptação adequada com as outras cúspides.

NB Nós Atados no Lado Aórtico

As suturas que reaproximam as cúspides devem ser atadas no lado aórtico, de modo a não interferir com a coaptação das cúspides.

NB Plicatura da Borda Livre na Comissura

Uma técnica alternativa envolve dobrar o excesso de tecido das cúspides na comissura e fixá-lo na parede aórtica com uma ou mais suturas de colchão de Prolene 6-0 reforçadas com compressas pericárdicas (Fig. 21-18C). A medição precisa do comprimento excessivo da borda livre é facilitada pela colocação de um ponto Frater temporário através dos pontos centrais das cúspides aórticas. A desvantagem desta técnica é a potencial distorção da comissura com o desenvolvimento da insuficiência aórtica recorrente.

A aortotomia é fechada com uma sutura de Prolene 6-0 ou 5-0 contínua. Neste ponto, uma outra dose de solução cardioplégica pode ser instilada na raiz aórtica, permitindo uma avaliação adicional da competência da válvula aórtica.

A principal artéria pulmonar é aberta transversalmente logo acima das comissuras. Um retrator de veia pequena é, então, colocado através da válvula pulmonar para expor o defeito septal ventricular. Para avaliar ainda mais o grau do prolapso e da insuficiência da válvula aórtica, administra-se a solução cardioplégica sanguínea na raiz aórtica. Todas as cúspides aórticas podem ser visualizadas através do defeito septal se ele tiver, pelo menos, um tamanho moderado. Na realidade, uma das cúspides da válvula aórtica pode estar prolapsando e parcialmente fechando o defeito. Um retalho pericárdico autólogo fixado com glutaraldeído é cortado um pouco mais largo do que o defeito e ligado ao aspecto ventricular direito do defeito, usando uma sutura contínua de Prolene 6-0 ou 5-0. Do lado superior, o retalho deve ser segurado no anel da válvula pulmonar. Nesta área, a agulha é trazida através do retalho e, então, passada pela base da cúspide da válvula. A agulha é, então, colocada de volta através da cúspide e, de novo, através do retalho. Esta linha de sutura trançada é continuada até que a borda do defeito seja vista separada do anel pulmonar. Se o tecido das cúspides for friável, o lado da artéria pulmonar da linha da sutura pode ser reforçado com uma tira fina do pericárdio. Quando a linha da sutura for concluída, as suturas são atadas ajustadamente (Fig. 21-19).

A arteriotomia pulmonar é, então, fechada com uma sutura de Prolene 5-0 ou 6-0 contínua. O clampeamento transversal da aorta é removido após encher o coração, e é feita a retirada de ar através do local cardioplégico. A avaliação por ecocardiograma transesofágico deve confirmar a válvula aórtica competente e o fechamento completo do defeito septal ventricular.

⊘ Lesão à Válvula Aórtica

Em razão do fato de muitas vezes haver uma estreita associação entre o anel das válvulas aórtica e pulmonar com esta anomalia, deve-se ter cuidado ao colocar as suturas ao longo do aspecto superior do defeito septal ventricular. Uma agulha colocada muito profundamente pode incorporar o tecido das cúspides aórticas e resultar em uma insuficiência aórtica significativa. Além disso, se uma das cúspides aórticas estiver prolapsando através do defeito, deve-se ter cuidado para não incorporar ou lesar a cúspide durante o fechamento do defeito.

⊘ Lesão à Válvula Pulmonar

A borda superior do defeito septal é adjacente ao anel pulmonar. O fechamento do defeito acarreta a colocação

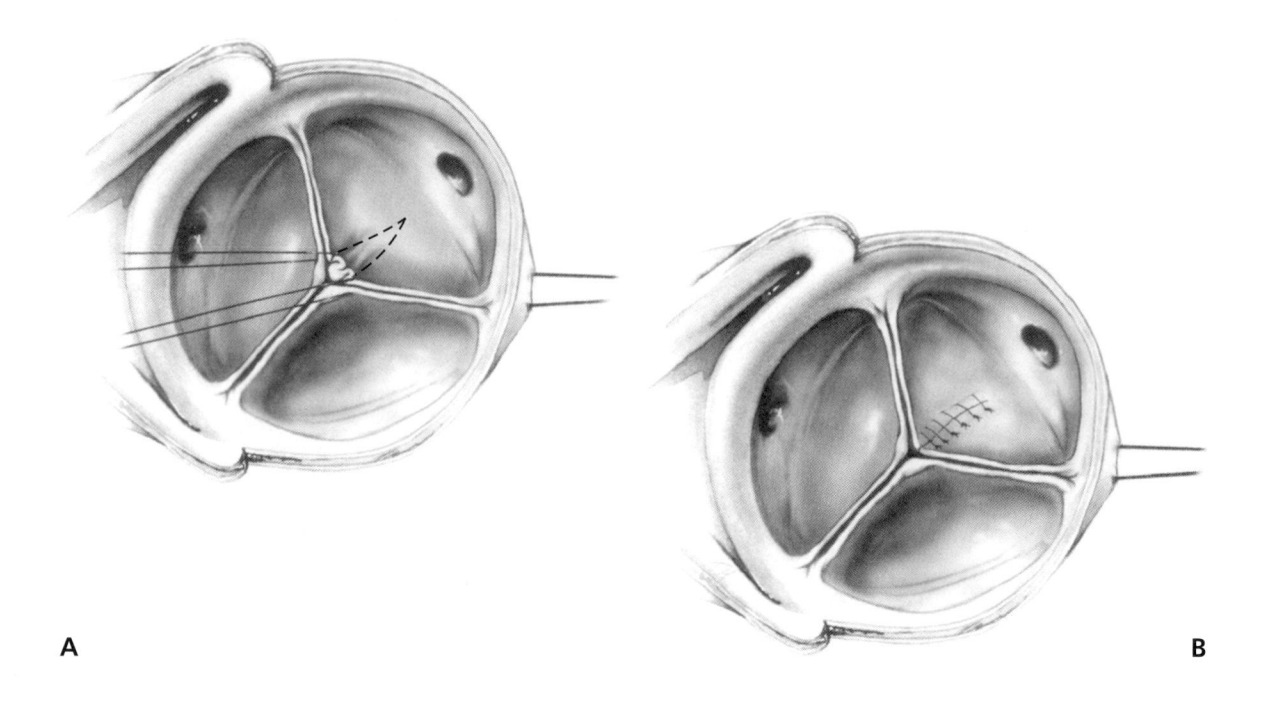

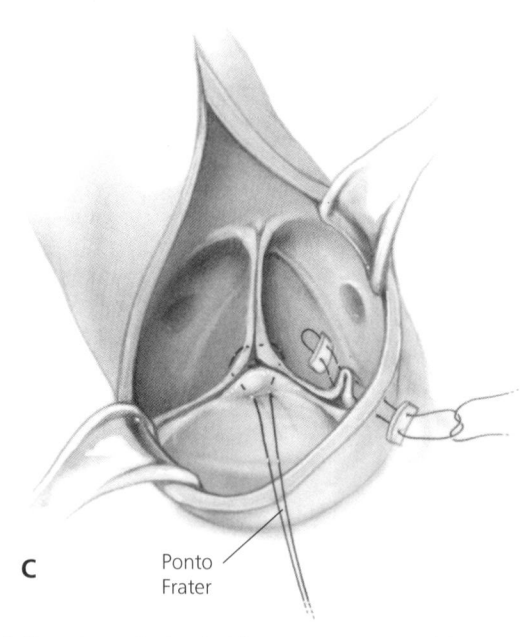

FIG. 21-18. Encurtamento da borda livre alongada da cúspide por ressecção ou dobra. **A:** Colocação das suturas de marcação e ressecção planejada da cúspide. **B:** Reparação da cúspide com suturas interrompidas. **C:** O tecido excessivo das cúspides é dobrado na comissura.

das suturas a partir de dentro da artéria pulmonar no anel. As cúspides da válvula pulmonar podem ser traumatizadas ou perfuradas no processo. O uso de uma tira pericárdica no lado pulmonar para reforçar a linha de sutura pode ser necessário.

Defeitos Septais Ventriculares Musculares

Os defeitos septais ventriculares musculares têm margens completamente musculares e podem correr em qualquer

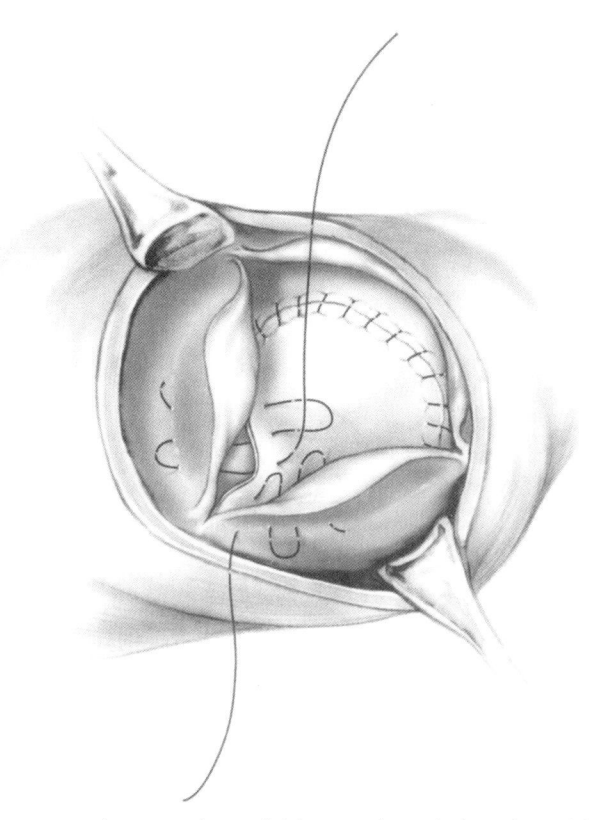

FIG. 21-19. Fechamento de um defeito septal ventricular subarterial através da artéria pulmonar.

lugar no septo muscular. Dependendo de sua localização, os defeitos musculares podem ser abordados através do átrio direito e/ou por meio de uma ventriculotomia direita. No passado, uma ventriculotomia esquerda limitada próxima ao ápice era usada para fechar os defeitos musculares na porção mais distal do septo. No entanto, em razão de significativas mortalidade e morbidade operatórias secundárias à disfunção ventricular esquerda, esta abordagem não é mais usada. Muitos defeitos septais ventriculares musculares podem ser localizados e fechados por meio de uma atriotomia direita, usando um pequeno clampeamento de ângulo direito ou uma sonda de artéria coronária passada pelo forame oval para dentro do ventrículo esquerdo para demonstrar o defeito. Os defeitos septais ventriculares musculares apicais podem ser fechados no laboratório de cateterização cardíaca, usando-se dispositivos de fechamento percutâneo. Recentemente, descobriu-se que o fechamento intraoperatório dos defeitos septais ventriculares musculares com um dispositivo é especialmente vantajoso em pacientes muito pequenos para serem submetidos às técnicas percutâneas, que têm defeitos difíceis de abordar por meio das incisões-padrão. À medida que dispositivos mais novos são disponibilizados, o tratamento dos pacientes com defeitos septais ventriculares musculares múltiplos pode evoluir para a reparação primária usando-se técnicas híbridas cirúrgicas percutâneas e longe da bandagem da artéria pulmonar preliminar.

Defeito em Septo Atrioventricular

Este complexo anatômico tem sido denominado *canal atrioventricular*. O defeito septal é composto pelo segmento inferior de septo atrial e pelo segmento superior, ou porção de influxo, do septo interventricular. As valvas atrioventriculares desenvolvem-se de maneira anormal, porém variada.

Em todas as formas da doença, exceto nas mais brandas, há uma valva atrioventricular comum, composta por 6 cúspides de tamanhos e formatos variáveis e ligados aos músculos papilares (de localização anômala ou não) por cordões tendíneos. Esta valva atrioventricular comum pode ser subdividida em componentes ou segmentos mitral e tricúspide, cada um formado por 3 cúspides. As cúspides que compõem a valva tricúspide são denominadas superior direita, inferior direita e lateral direita, enquanto as que formam a valva mitral são chamadas superior esquerda, inferior esquerda e lateral esquerda (Fig. 22-1).

O fato de que, em corações normais, as cúspides anterior e posterior contribuem com, respectivamente, 1/3 e 2/3 do ânulo da valva mitral, tem importância clínica e anatômica. No defeito em septo atrioventricular, esta relação é invertida; a cúspide posterior (lateral esquerda) contribui com 1/3, enquanto a bicúspide anterior (a junção das cúspides superior e inferior esquerdas) contribui com 2/3 do ânulo da valva mitral (Fig. 22-2).

Do ponto de vista clínico, porém, existem as formas parcial, intermediária e completa do defeito em septo atrioventricular. Na forma parcial, há um defeito no septo interatrial do tipo *ostium primum*. Aqui, as valvas atrioventriculares são ligadas à crista do septo interventricular e, de modo geral, não há comunicação interventricular abaixo das valvas. A cúspide anterior da valva mitral, que possui uma fenda de grau variável, é considerada um componente da estrutura de 3 cúspides (Fig. 22-1B). Na maioria dos pacientes, a valva mitral é competente.

A forma intermediária é similar à forma parcial do defeito em septo atrioventricular. A principal característica que as diferencia é a ligação incompleta das valvas atrioventriculares ao septo ventricular. Isto geralmente resulta no surgimento de várias pequenas comunicações interventriculares. Diversos graus de subdesenvolvimento dos tecidos das cúspides podem também ser observados.

A forma completa do defeito em septo atrioventricular, como o nome implica, corresponde a um defeito no septo atrial inferior e no septo ventricular superior. A configuração e os detalhes da inserção das cúspides atrioventriculares ao septo ventricular são bastante variáveis.

Rastelli estudou canais atrioventriculares obtidos em autópsias realizadas na *Mayo Clinic*, nos Estados Unidos, e propôs uma classificação dos defeitos em septo atrioventricular baseada, essencialmente, no formato, no tamanho, na localização e nos detalhes de inserção da cúspide superior esquerda. No tipo A, comumente observado, a cúspide superior esquerda está sobre o ventrículo esquerdo, sua inserção tendínea é feita na crista do defeito no septo ventricular (Fig. 22-3C).

No tipo B, que é raro, a inserção tendínea da cúspide superior esquerda dá-se no músculo papilar de localização anormal, no aspecto ventricular direito do septo interventricular (Fig. 22-3B). No tipo C, observado com frequência, a cúspide superior esquerda é grande e encontra-se com o defeito no septo ventricular e no ventrículo direito. Suas inserções tendíneas são variáveis (Fig. 22-3C). O tipo de defeito é determinado pelo grau de procidência da cúspide superior esquerda no septo ventricular.

NB *Defeito Não Compensado em Septo Atrioventricular*

Aproximadamente 10% dos pacientes apresentam defeitos não compensados em septo atrioventricular. Quando a valva atrioventricular comum se localiza mais sobre o ventrículo direito, o ventrículo esquerdo e outras estruturas deste lado do coração podem ser subdesenvolvidos. Quando a valva atrioventricular comum se localiza, predominantemente, sobre o ventrículo esquerdo, observa-se hipoplasia do ventrículo direito, acompanhada ou não por obstrução na via de saída pulmonar.

Defeito em Septo Atrial do Tipo *Ostium Primum*

O defeito em septo atrial do tipo *ostium primum* é parte de um complexo defeito em septo atrioventricular, ocasionalmente denominado forma parcial do canal atrioventricular. Clinicamente, um grande óstio primário, geralmente não restritivo, é observado, mas há também uma fenda na cúspide anterior da valva mitral (Fig. 22-4). Nestes casos, a valva mitral deve ser considerada uma estrutura com 3 cúspides, e isto deve ser considerado sempre que se tentar fazer a reparação.

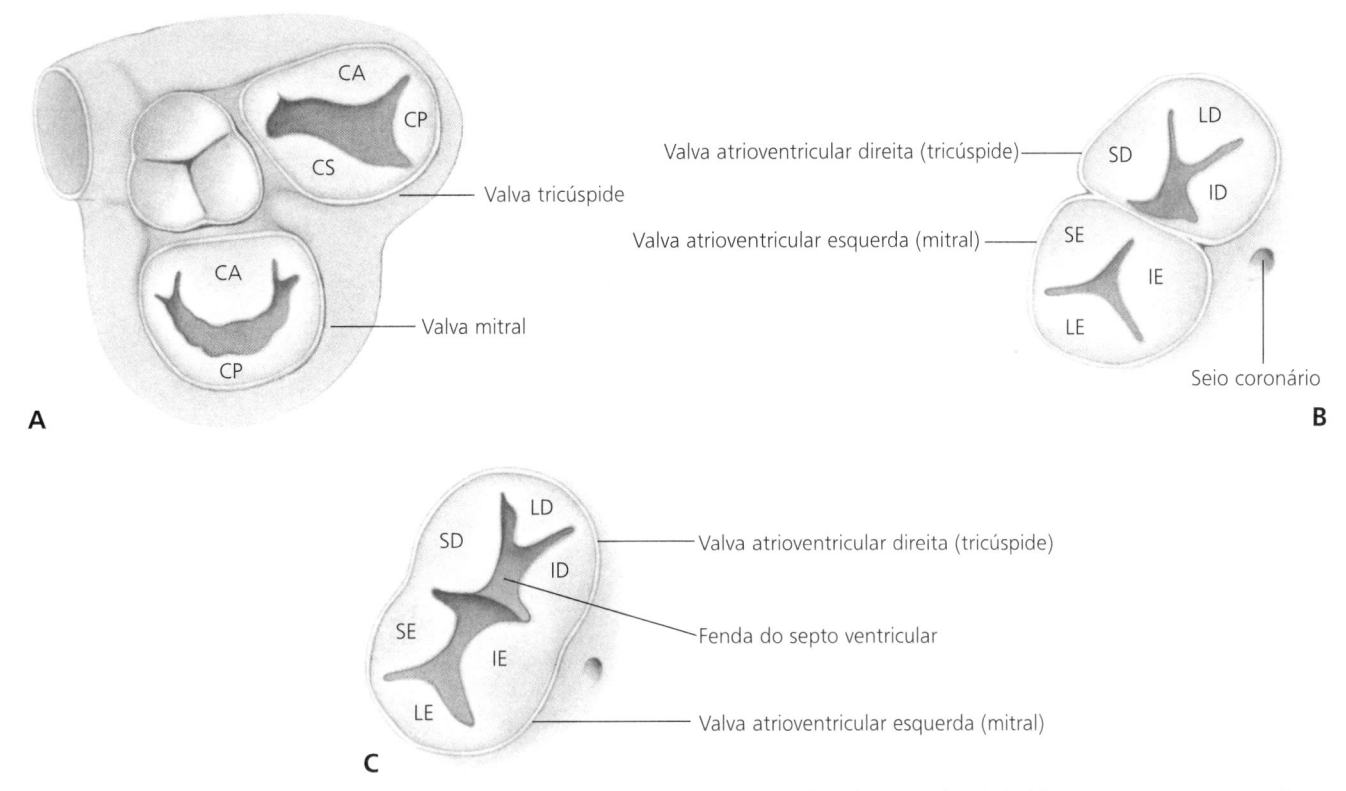

FIG. 22-1. Relação entre as valvas mitral e tricúspide. **A:** No coração normal, os anéis das valvas mitral e tricúspide não estão em contato direto um com o outro. Estes anéis são conectados somente pelo esqueleto fibroso do coração, que cerca o anel aórtico. **B:** Defeito parcial em septo atrioventricular (do tipo *ostium primum*). Os anéis das valvas mitral e tricúspide são fundidos, mas não há comunicação interventricular entre os lados direito e esquerdo do coração. **C:** Defeito completo em septo atrioventricular. CA, cúspide anterior; CP, cúspide posterior; CS, cúspide septal; SE, superior esquerdo; SD, superior direito; LD, lateral direita; ID, inferior direito; IE, inferior esquerdo; LE, lateral esquerda.

Incisão

Esta forma de defeito em septo atrial é geralmente abordada por meio de uma esternotomia mediana. Uma incisão de toracotomia submamária direita pode também ser realizada (vide o Capítulo 1).

Canulação

A aorta ascendente é canulada da maneira usual (vide o Capítulo 2). A veia cava superior é canulada diretamente, enquanto a veia cava inferior é canulada através da parede atrial, logo acima de sua origem. As fitas são, então, passadas ao redor de ambas as cavas. Um aspirador é colocado na veia pulmonar superior direita e posicionado no átrio esquerdo, proximal à valva mitral. (O posicionamento correto pode ser obtido após a abertura do coração.)

Preservação do Miocárdio

A parada cardioplégica fria do coração é obtida e mantida por meio da infusão intermitente da solução adequada na raiz aórtica (vide o Capítulo 3).

Técnica

Uma atriotomia generosa é realizada a partir da base do apêndice atrial direito, até as proximidades do sítio de canulação da veia cava inferior, paralela à fenda atrioventricular. As bordas da atriotomia são retraídas com suturas finas que são, algumas vezes, reforçadas. A presença de regurgitação mitral deve ser cuidadosamente determinada, assim como sua gravidade. Isto pode ser conseguido pela simples injeção de solução salina através da valva mitral. A fenda da cúspide anterior da valva mitral deve, provavelmente sempre, ser fechada, mesmo que não haja incompetência valvar no momento da cirurgia, já que, com o tempo, esta pode desenvolver-se. Isto pode ser conseguido pela aproximação das bordas "em beijo" da fenda, começando no ânulo, com 3 ou 4 pontos simples separados de Prolene 6-0 (Fig. 22-4).

⊘ Fechamento da Fenda

Deve-se tomar cuidado para aproximar, somente, as bordas "em beijo" do tecido da cúspide, que não são as mesmas que as bordas livres da fenda (Fig. 22-4C, D). A incorporação de uma outra extensão da cúspide, assegurando o melhor reparo, geralmente provoca insuficiência val-

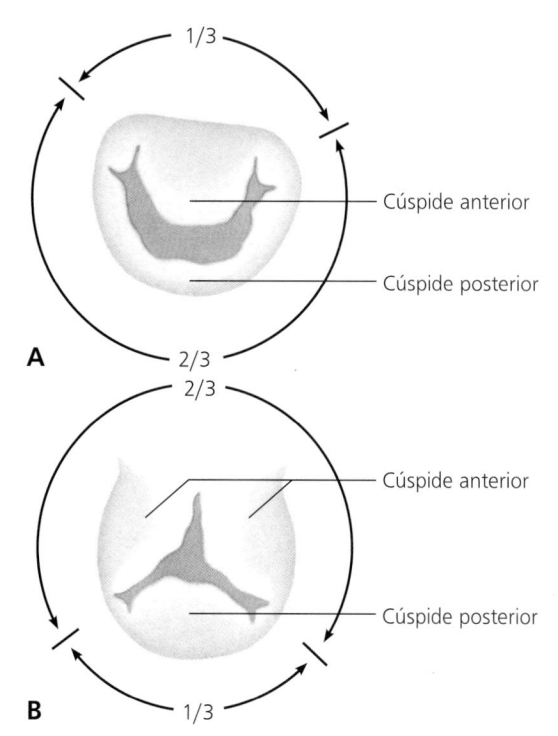

FIG. 22-2. A: Configuração anular da valva mitral normal.
B: Configuração anular da valva mitral na presença de defeito em septo atrioventricular.

var. As bordas da fenda são fortes e bastante fibróticas em pacientes mais velhos e, consequentemente, seguram bem as suturas. Em bebês, o tecido valvar pode ser um pouco friável. Nestes casos, suturas horizontais reforçadas com segmentos de pericárdio podem ser usadas no fechamento da fenda.

É incomum que haja incompetência valvar significativa no defeito do tipo *ostium primum*. Quando isto ocorre, a reconstrução deve ser agressiva (vide a seção sobre Reconstrução da Valva Mitral, no Capítulo 6). Se o defeito do tipo *ostium primum* for pequeno e não permitir a visualização completa da valva mitral, o orifício no septo atrial deve ser ampliado em direção à fossa oval.

Distorção da Cúspide Anterior

Na maioria dos pacientes, não é necessário fechar completamente a fenda. Na verdade, a reaproximação da porção central da fenda pode distorcer a cúspide anterior, empurrando-a em direção ao ventrículo esquerdo e causando insuficiência valvar mitral.

Quando o reparo da valva mitral foi satisfatoriamente completado, o defeito no septo atrial é fechado com um retalho de pericárdio autólogo. Uma sutura dupla com Prolene 5-0 ou 6-0 é iniciada no meio do anel comum, entre as valvas tricúspide e mitral, incorporando pequenos trechos do tecido da cúspide da tricúspide, onde se encontra com a mitral (Fig. 22-5B). A sutura é continuada em ambas as direções, até atingir os anéis superior e inferior.

Incorporação da Cúspide da Mitral

Para impedir a possibilidade de desenvolvimento de incompetência mitral ou seu aumento, a sutura não deve incorporar a cúspide da mitral. O tecido da tricúspide deve ser incluído exatamente onde é aderente ao septo ventricular subjacente.

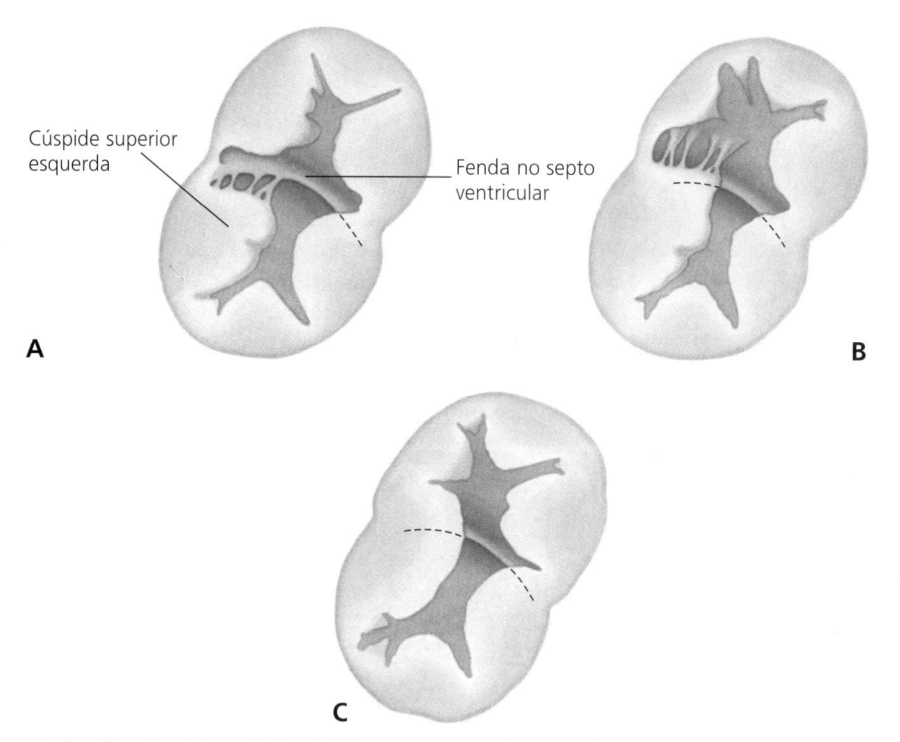

FIG. 22-3. Classificação de Rastelli dos defeitos em septo atrioventricular. **A:** Tipo A. **B:** Tipo B. **C:** Tipo C.

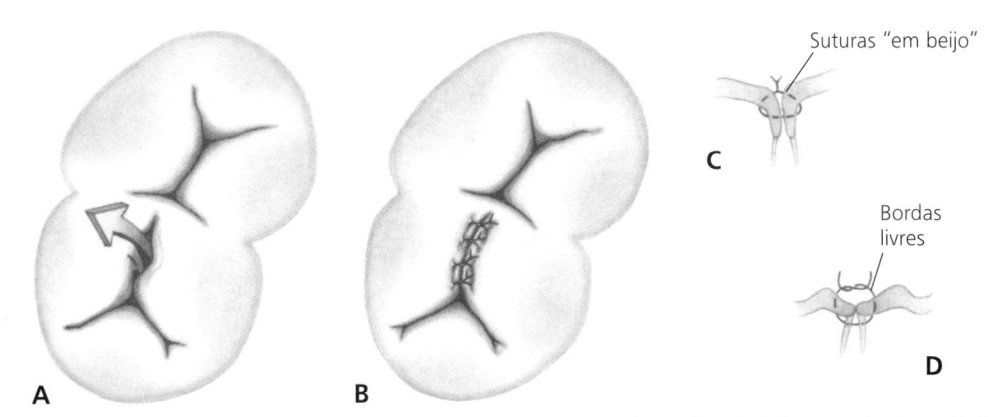

FIG. 22-4. A: Regurgitação pela fenda. **B:** Reparo da fenda. **C:** Bordas da fenda "em beijo". **D:** Bordas livres da fenda.

Após completar a linha de sutura pela crista do septo, a altura do retalho pericárdico deve ser cuidadosamente medida. Um retalho muito curto traciona o anel para cima, podendo provocar insuficiência mitral. O retalho é cortado do tamanho e do formato adequados, e as 2 agulhas são usadas para completar a linha de sutura. A atriotomia é, então, fechada, com uma sutura contínua de Prolene 5-0 ou 6-0. Procede-se à retirada do ar e à remoção da pinça aórtica. O aspirador colocado na raiz aórtica permite o extravasamento de sangue sobre o campo operatório ou é conectado à sucção até a obtenção de boas ejeções ventriculares.

Risco ao Tecido de Condução

Suturas profundas na área entre o anel da tricúspide e o seio coronário podem danificar o tecido de condução e produzir bloqueio cardíaco. Todas as precauções devem ser tomadas para evitar tal evento catastrófico, incorporando somente pequenos trechos superficiais de tecido (a agulha deve ser visível através dele) desta região. Os primeiros trechos são aqueles próximos ao anel da valva mitral (Fig. 22-5B). De modo alternativo, o lado do retalho correspondente à mão direita pode ser deixado um pouco maior e suturado ao redor do orifício do seio coronário, que passa a drenar sob o retalho, no átrio esquerdo, prevenindo o bloqueio cardíaco (Fig. 22-6).

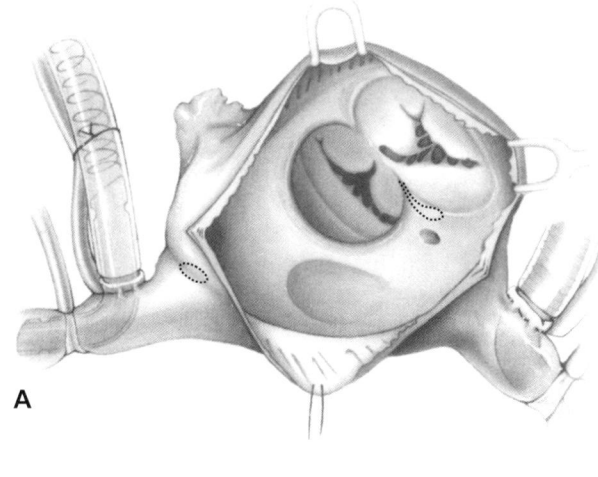

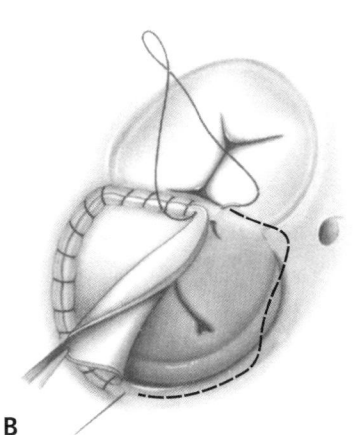

FIG. 22-5. A: Exposição de um defeito em septo atrial do tipo *ostium primum*. **B:** Técnica para sutura do defeito.

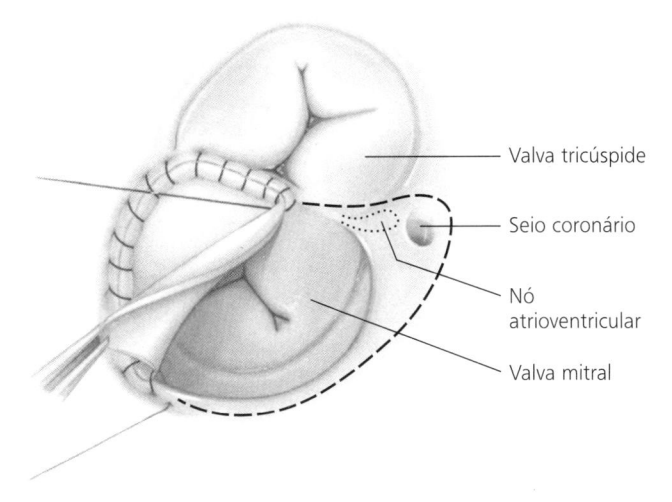

FIG. 22-6. Técnica alternativa para reparo de um defeito em septo atrial do tipo *ostium primum*.

Prevenção da Hemólise

Um retalho de pericárdio autólogo fixado em glutaraldeído deve ser usado. O uso de Dacron ou GORE-TEX pode causar hemólise, se até mesmo um pequeno jato regurgitante mitral atingir o retalho.

Defeito Completo em Septo Atrioventricular

O fator mais crucial a ser considerado durante a realização da cirurgia para correção do defeito em septo atrioventricular é a competência da valva mitral. As técnicas de 1 ou 2 retalhos podem ser usadas.

Canulação

Em bebês pequenos, com peso inferior a 2 kg, a parada circulatória hipotérmica permite a exposição ideal. Na maioria dos pacientes, porém, a canulação direta da veia cava superior e da veia cava inferior em sua junção com o átrio direito é realizada. A colocação de cânulas venosas não deve causar tensão indevida no aparato valvar. A canulação da aorta é realizada da maneira habitual. Quando a parada hipotérmica é usada, uma única cânula venosa é colocada pelo apêndice atrial direito, para resfriamento e reaquecimento, sendo removida durante o período de parada circulatória. Durante o desvio cardiopulmonar de fluxo contínuo, um aspirador é colocado pela veia pulmonar superior direita e posicionado proximal à valva mitral, quando o coração é aberto.

Técnica dos 2 Retalhos

Uma atriotomia generosa é realizada logo abaixo do apêndice atrial direito, em direção à veia cava inferior e paralela à fenda atrioventricular. As bordas da atriotomia são retraídas com suturas, às vezes reforçadas. Pequenos retratores de cúspides são usados, aumentando a exposição. A anatomia funcional e patológica é determinada de forma precisa. Injeta-se solução salina nos ventrículos, para determinar as relações de coaptação entre as cúspides inferior e superior. Uma sutura de Prolene 6-0 é usada para aproximar as cúspides esquerdas, superior e inferior, no ponto de coaptação no plano do septo ventricular. Isto faz a marcação para estabelecimento do futuro anel comum (Fig. 22-7). Com frequência, é necessário incisar as cúspides esquerdas superior e/ou inferior até o anel, para melhor exposição e fechamento mais seguro do defeito no septo ventricular. Quaisquer inserções tendíneas secundárias no septo ventricular que possam interferir no fechamento do defeito são seccionadas, embora tais inserções geralmente sejam preservadas e o retalho fixo ao lado ventricular direito da crista entre elas. Um retalho de veludo de Dacron semicircular, de tamanho adequado, é aplicado no aspecto ventricular direito do septo ventricular (ge-

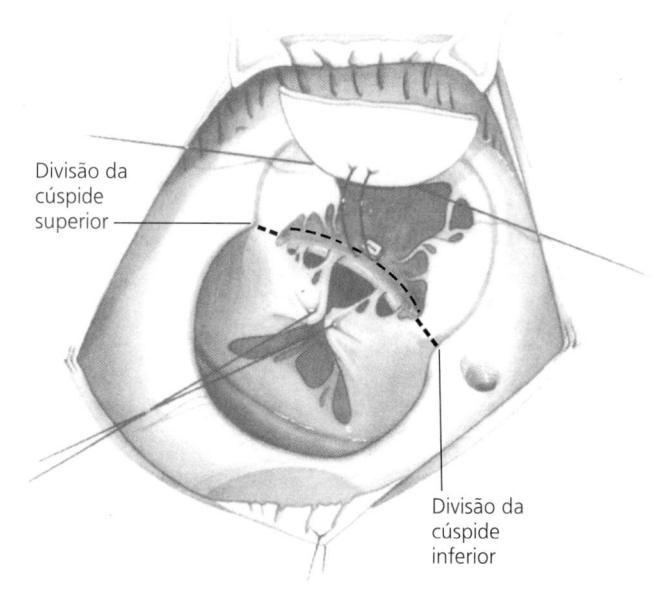

FIG. 22-7. Reparo de um defeito em septo ventricular em um defeito atrioventricular completo. A linha pontilhada mostra as divisões propostas das cúspides inferior e superior.

ralmente, começando pelo meio) com suturas duplas de Prolene 5-0. O 1º trecho da sutura pode ser reforçado (Fig. 22-7).

Divisão das Cúspides Unidas

Ao decidir onde fazer a incisão nas cúspides superior e inferior, os cordões tendíneos podem ajudar a definir a linha de separação entre os componentes dos lados direito e esquerdo. É de grande importância, porém, deixar uma quantidade adequada de tecido no lado esquerdo, já que, com frequência, as cúspides são divididas mais à direita do lado ventricular.

Prevenção do Bloqueio Cardíaco

O nó atrioventricular repousa no septo atrial, imediatamente anterior ao seio coronário. O feixe de His estende-se do nó atrioventricular, através do corpo fibroso central, até os ventrículos, sob a parte membranosa do septo interventricular. A sutura do retalho no septo ventricular deve ser bem abaixo da borda do defeito, de modo a não provocar qualquer lesão à condução.

A tração gentil auxilia a realização da sutura nas 2 direções, até atingir os anéis superior e inferior. As agulhas são, então, trazidas pelas cúspides inferiores e superiores, e as 2 extremidades da sutura são unidas.

Altura do Retalho Colocado no Septo Interventricular

A ressuspensão das cúspides das valvas à altura adequada é importante. A altura do retalho colocado no septo

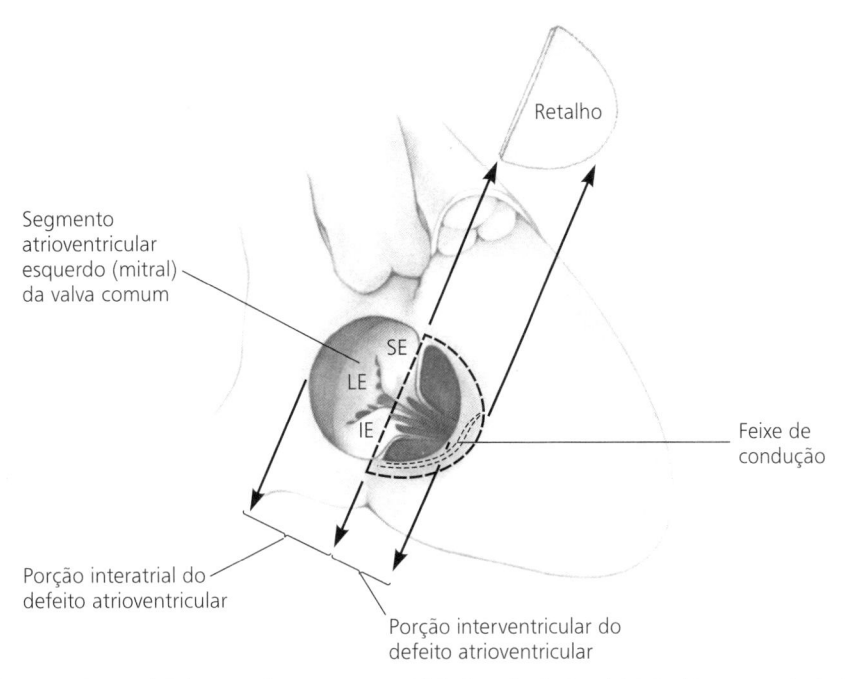

FIG. 22-8. Diagrama de um defeito completo em septo atrial, visto da direita. A tricúspide ou a metade direita da valva comum, assim como o restante do coração foram removidos, para mostrar as dimensões para a confecção do retalho interventricular. A borda superior do retalho suspende as cúspides à altura de seus anéis, e a borda inferior estende-se abaixo da crista muscular no lado direito do defeito interventricular, de modo que a sutura não lesione o feixe de condução. SE, superior esquerdo; LE, lateral esquerdo; IE, inferior esquerdo.

interventricular, portanto, deve corresponder ao plano das cúspides da valva atrioventricular durante a injeção de salina nos ventrículos (Fig. 22-8).

Um grande retalho de pericárdio é, então, adequadamente confeccionado para cobrir o defeito no septo atrial. A linha de sutura que cruza a valva atrioventricular comum incorpora o tecido da cúspide, assim como o retalho de veludo de Dacron, usado no fechamento do defeito no septo ventricular. Caso as cúspides não tenham sido incisadas, uma sutura festonada contínua é usada. Se o tecido da cúspide for dividido, deve-se tomar muito cuidado para incorporar seus 2 lados, ou seja, os tecidos direito e esquerdo da valva atrioventricular, assim como o retalho de veludo de Dacron interventricular e o retalho pericárdico interatrial. A melhor forma de fazê-lo é com diversas suturas horizontais reforçadas de Prolene 6-0, passadas primeiro pelo componente das cúspides da tricúspide, depois pela borda superior do retalho de Dacron, pelo tecido das cúspides da mitral e, por fim, pela borda inferior do retalho pericárdico. Todas as suturas são colocadas e realizadas separadamente, e, então, o retalho pericárdico é abaixado até o local indicado e fixado.

⊘ Deformação da Anatomia da Cúspide

A incorporação excessivamente zelosa do tecido da cúspide atrioventricular durante a sutura pode encurtar a altura da cúspide e produzir incompetência valvar.

Após o estabelecimento da continuidade dos retalhos ventricular e atrial, este último é retraído até a cavidade atrial direita, e a fenda entre as cúspides inferior e superior esquerdas é aproximada com pontos separados, unindo as bordas "em beijo". A competência da valva atrioventricular esquerda é testada por meio da injeção de solução salina no ventrículo esquerdo (Fig. 22-9A). O fluxo regurgitante observado na comissura lateral inferior e/ou lateral superior pode ser controlado com suturas pericárdicas reforçadas horizontais de Prolene 5-0 ou 6-0 na comissura correspondente (Fig. 22-9B). O fluxo regurgitante central trivial pode ser tolerado, mas todos os esforços devem ser feitos para a obtenção da valva mais competente possível. Algumas vezes, a anuloplastia, com sutura dupla com Prolene 5-0 pelo anel da mitral, de comissura a comissura, dá os melhores resultados. Uma almofada pericárdica é colocada em ambas as extremidades da linha dupla de sutura, que é presa a um dilatador de Hegar correspondente ao diâmetro mitral Z-zero para o tamanho do paciente (Fig. 22-9C).

A altura correta do retalho pericárdico é, então, cuidadosamente determinada, e este é preparado de acordo. O retalho pericárdico é suturado às bordas do defeito no septo atrial, deixando o seio coronário do lado direito ou esquerdo, como descrito na reparação de defeito do tipo *ostium primum* (Figs. 22-5B e 22-6). Isto é conseguido com uma sutura de Prolene 5-0 ou 6-0. Caso o seio coronário deva ser deixado no átrio direito, deve-se ter cuidado para deixar trechos superficiais de tecido nas proximidades do tecido de condução.

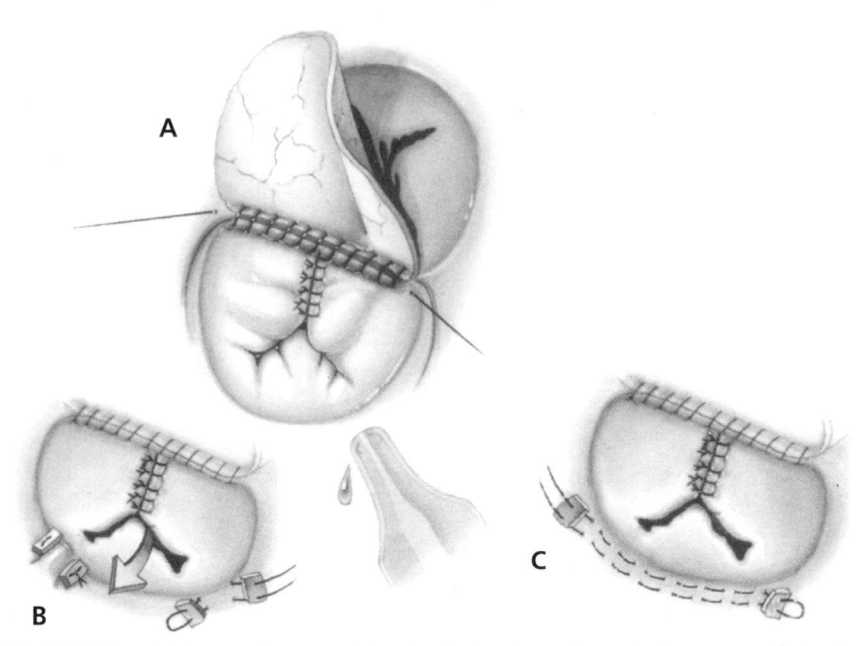

FIG. 22-9. A: Retalho atrial com sutura completa através da valva atrioventricular comum. **B:** Anuloplastia mitral com suturas reforçadas nas comissuras. **C:** A sutura da anuloplastia foi feita sobre o dilatador Hegar de tamanho adequado.

Pressão Alta no Átrio Esquerdo

Após a separação do desvio cardiopulmonar, a pressão no átrio esquerdo pode ser aumentada, secundariamente à incompetência da valva mitral ou à disfunção ventricular esquerda. Se o seio coronário for colocado no lado atrial esquerdo do retalho, a pressão coronária venosa eleva-se, podendo prejudicar a perfusão arterial coronária.

Competência Valvar

A incompetência valvar residual moderada a grave não é bem tolerada. Ocasionalmente, é melhor proceder a uma supercorreção e produzir uma estenose branda do que aceitar uma insuficiência valvar mitral, mesmo que esta seja discreta.

Retalho de Altura Incorreta

Um reparo valvar perfeito pode ser distorcido, provocando incompetência valvar mitral, caso o retalho colocado no septo ventricular ou atrial seja muito alto ou muito baixo.

Técnica de 1 Retalho

Antes da canulação, um trecho grande de pericárdio é colhido, colocado em glutaraldeído e lavado em solução salina. Após a abertura do átrio direito, as cúspides são avaliadas, enchendo os ventrículos com solução salina. A coaptação das cúspides inferior e superior, que se sobrepõem ao septo ventricular, é avaliada. As bordas das cúspides inferior e superior são suturadas com Prolene 6-0, para determinação do ponto de partição da valva atrioventricular comum em direita e esquerda.

A distância entre os 2 pontos dos lados opostos do anel, onde a crista septal ventricular encontra a fenda atrioventricular, é mensurada. Isto determina a largura do retalho à altura do anel. Se o retalho for muito largo, o anel da valva atrioventricular esquerda será maior, o que pode provocar regurgitação mitral. Caso se acredite que o tecido da valva atrioventricular esquerda seja insuficiente, a largura do retalho deve ser menor do que a distância medida entre os 2 pontos do anel. Isto reduz o tamanho do anel da valva atrioventricular esquerda e ajuda a criar uma valva competente.

Nas cúspides inferior e superior, quase sempre é necessário fazer incisões que permitam a colocação do retalho pericárdico. Estas incisões devem ser feitas em uma linha paralela e sobreposta à crista do septo ventricular e se estender até a altura do anel (Fig. 22-10).

Inadequação do Tecido da Valva do Lado Esquerdo

As cúspides superior e inferior devem ser divididas mais para o lado ventricular direito, garantindo a existência de uma quantidade adequada de tecido do lado esquerdo para confecção de uma valva mitral competente.

O retalho pericárdico é fixado no aspecto ventricular direito do defeito, começando na porção média, com uma sutura contínua de Prolene 5-0. A linha de sutura é continuada, entrando e saindo dos cordões tendíneos, até que o anel da valva atrioventricular seja atingido, tanto inferior quanto

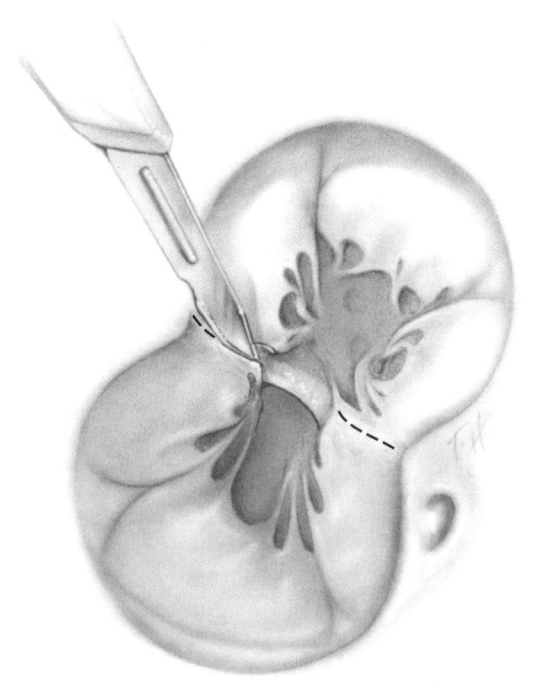

FIG. 22-10. Divisão das cúspides sobrepostas à crista septal ventricular.

superiormente (Fig. 22-11). Com a união das 2 extremidades desta sutura contínua, o retalho pericárdico é fixado no átrio, e as cúspides são suspensas até a altura correta, tensionando, gentilmente, as estruturas tendíneas. Os componentes do lado esquerdo (mitral) e do lado direito (tricúspide) são religados ao retalho pericárdico com uma sutura contínua de Prolene 6-0, presa às 2 extremidades do retalho pelos pontos anteriormente feitos com Prolene 5-0. A fixação da cúspide ao pericárdio é, então, reforçada com múltiplos pontos horizontais reforçados de Prolene 5-0 ou 6-0 (Fig. 22-12A, B). As suturas de tração nas bordas superiores do retalho pericárdico permitem que o cirurgião faça sua deflexão para a frente e para trás, para visualizar o lado esquerdo e, então, o lado direito do reparo.

A fenda entre os componentes superior e inferior das cúspides da valva atrioventricular esquerda é aproximada com pontos separados, conforme descrito no texto anterior. A valva atrioventricular é novamente testada com solução salina, e quaisquer áreas de regurgitação são detectadas e reparadas como discutido na seção referente à técnica com 2 retalhos. O restante do retalho pericárdico é fixado ao defeito no septo atrial como anteriormente descrito (Fig. 22-13).

Técnica com 1 Retalho e Fechamento Direto do Defeito Ventricular

Recentemente, alguns cirurgiões têm defendido o fechamento direto, com sutura, do defeito em septo ventricular em pacientes com a forma completa do defeito em septo atrioventricular. Esta técnica envolve a colocação de pontos separados reforçados de poliéster 5-0 no aspecto ventricular direito da crista septal, evitando o tecido de condução. Estas suturas são trazidas pelas cúspides superior e inferior interligadas e, então, através do retalho pericárdico usado no fechamento do defeito atrial. Caso o tecido da cúspide do lado esquerdo for insuficiente, as suturas são desviadas mais para a direita, criando

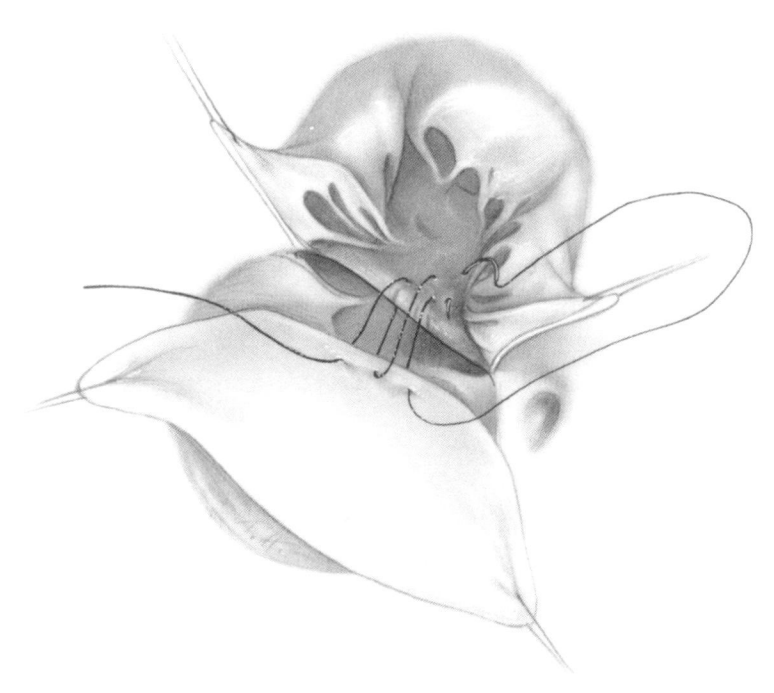

FIG. 22-11. Ligação de um retalho de pericárdio ao aspecto ventricular direito do defeito.

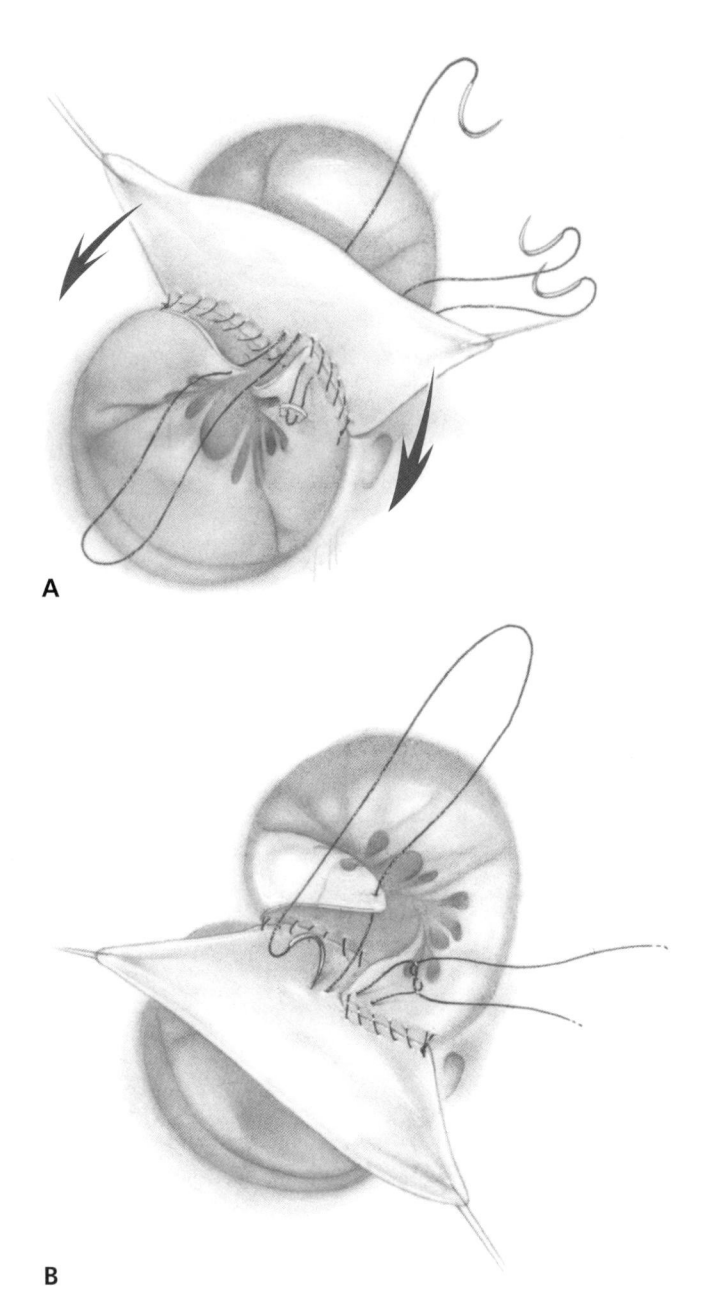

FIG. 22-12. Ligação dos componentes das valvas mitral e tricúspide ao retalho pericárdico. A sutura contínua é completada inferiormente, e pontos separados reforçados são colocados, a partir do lado esquerdo, pelo componente mitral e, a seguir, pelo componente tricúspide, prendendo-o do lado direito. **A:** Vista do lado esquerdo. **B:** Vista do lado direito.

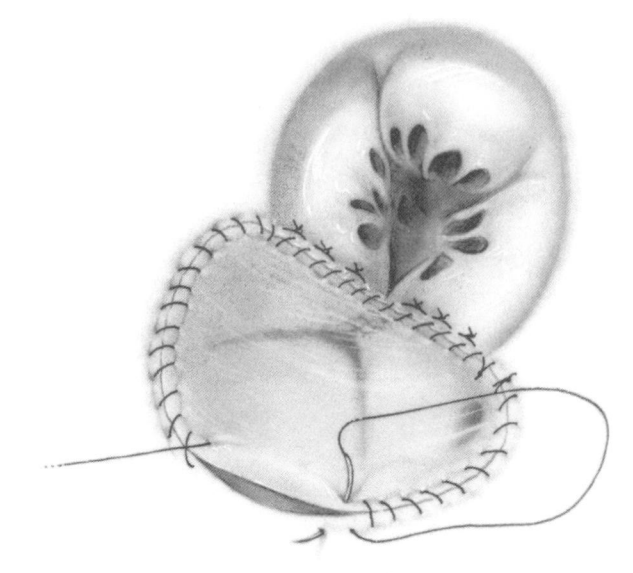

FIG. 22-13. O restante do retalho pericárdico é usado para fechar o defeito no septo atrial.

uma valva mitral maior. A fenda entre as cúspides esquerdas inferior e superior é fechada com pontos separados de Prolene 6-0 ou 7-0. No septo ventricular, as suturas são firmes, fechando o defeito. A valva mitral é testada com solução salina e, caso necessário, as suturas de anuloplastia são colocadas conforme descrito no texto anterior. O retalho pericárdico é fixado com suturas contínuas de Prolene 6-0, incorporando pequenos trechos de tecido entre o anel, inferiormente, e o seio coronário, evitando o nó atrioventricular.

Indicações de Pacientes

Esta técnica simplificada deve ser usada de maneira criteriosa. Caso o defeito no septo ventricular seja muito profundo, a tensão requerida para empurrar as cúspides em direção ao septo pode fazer com que as suturas saltem do músculo ou ainda provocar distorção da valva e, consequentemente, uma insuficiência mitral inaceitável. Ao menos teoricamente, este fechamento direto do defeito no septo ventricular pode causar obstrução à via de saída ventricular esquerda. Uma modificação desta técnica, fechando, diretamente, as extensões mais superiores e/ou inferiores do defeito, com colocação do retalho no outro lado ou no meio do defeito, pode ser útil.

Finalização da Cirurgia

A atriotomia direita é fechada com uma sutura contínua de Prolene 6-0 ou 5-0. Caso a cirurgia tenha sido realizada com desvio cardiopulmonar, o reaquecimento é iniciado durante o fechamento do defeito no septo atrial. Após o fechamento do átrio direito, a pinça aórtica é removida, e os procedimentos de retirada do ar são realizados. Caso a cirurgia tenha sido feita sob parada circulatória, o coração é preenchido com solução salina após o fechamento da atriotomia direita. O desvio cardiopulmonar é reiniciado, a pinça aórtica é removida durante a retirada do ar pela aorta ascendente, e o reaquecimento é realizado da maneira habitual.

Defeito Não Compensado em Septo Atrioventricular

Os pacientes com defeitos não compensados no septo atrioventricular para a direita frequentemente apresentam subdesenvolvimento das estruturas à esquerda. Muitos destes pacientes não são candidatos ao reparo biventricular e devem ser submetidos a um procedimento inicial do tipo Norwood, seguido pelo estadiamento até a realização da cirurgia completa de Fontan (vide os Capítulos 30 e 31). Os pacientes com defeitos não compensados no septo atrioventricular para a esquerda podem tolerar a abordagem biventricular, deixando um defeito restritivo no septo atrial. De modo alternativo, podem existir candidatos para a reparação de 1 ou meio ventrículo, combinando o procedimento de septação com uma anastomose cavopulmonar bidirecional (vide o Capítulo 31).

23 Obstrução da Via de Saída do Ventrículo Direito

A via de saída do ventrículo direito é composta pela câmara ventricular direita (ou infundíbulo), pela valva pulmonar, pelas artérias pulmonares principal, direita e esquerda e pelos ramos arteriais pulmonares periféricos. A obstrução pode ocorrer em um sítio específico ou acometer muitos segmentos da via de saída do ventrículo direito. A obstrução da via de saída do ventrículo direito está comumente associada a outras anomalias cardíacas.

Ventrículo Direito de 2 Câmaras

É composto por uma banda muscular hipertrofiada, que cria uma obstrução entre a via de entrada e a porção infundibular do ventrículo direito. Um ramo marginal da artéria coronária direita, agudamente aumentado, frequentemente se sobrepõe à área de obstrução. Com maior frequência, o ventrículo direito de câmara dupla está associado ao defeito em septo ventricular do tipo perimembranoso.

Técnica para Reparo

O desvio cardiopulmonar com canulação bicaval é usado. Após o pinçamento cruzado da aorta e a administração do cardioplégico, uma ventriculotomia direita transversa é feita logo acima da banda muscular suspeita de obstrução (Fig. 23-1). Esta pode ser identificada pela sobreposição de um ramo coronário aumentado, pela palpação externa do ventrículo direito à procura de um espessamento proeminente ou ainda pela cuidadosa aferição das pressões antes do início do desvio cardiopulmonar. Ao retrair a margem inferior da ventriculotomia, uma abertura circular pode ser observada, sendo frequentemente recoberta por tecido fibroso. Esta obstrução é, a princípio, incisada anteriormente. Após a identificação dos músculos papilares da valva tricúspide, o restante da obstrução é excisado. O defeito no septo ventricular deve, agora, ser aparente. Este defeito pode ser fechado por meio de ventriculotomia direita ou de uma incisão separada no átrio direito, trabalhando pela valva tricúspide (vide o Capítulo 21). A ventriculotomia direita é, então, fechada com uma sutura contínua de Prolene 5-0.

⊘ Identificação Errônea do Defeito do Septo Ventricular

A abertura circular visualizada através da ventriculotomia direita pode, ao 1º exame, parecer um defeito em septo ventricular. Deve-se tomar cuidado para identificar a localização da valva tricúspide, evitando este erro.

Tetralogia de Fallot

Uma anomalia anatômica composta por um defeito em septo ventricular, obstrução da via de saída do ventrículo direito com resultante hipertrofia desta câmara cardíaca e dextroposição da aorta foi descrita por Fallot, em 1888. As crianças acometidas geralmente apresentam cianose branda a moderada e podem apresentar episódios intermitentes de hipóxia.

A anatomia deve ser cuidadosamente definida, de modo a planejar o tratamento destes pacientes. A ecocardiografia pode demonstrar a presença de outros defeitos no septo ventricular, delinear o curso inicial das artérias coronárias direita e esquerda e determinar o tamanho das artérias pulmonares principal e direita e esquerda proximais. O cateterismo cardíaco é reservado para os pacientes que têm o diagnóstico ecocardiográfico incompleto, quando há suspeita de existência de vasos colaterais aortopulmonares ou pacientes submetidos a processos paliativos prévios.

Abordagem Gradual

Diversos centros relataram a obtenção de resultados satisfatórios em neonatos com tetralogia de Fallot submetidos ao

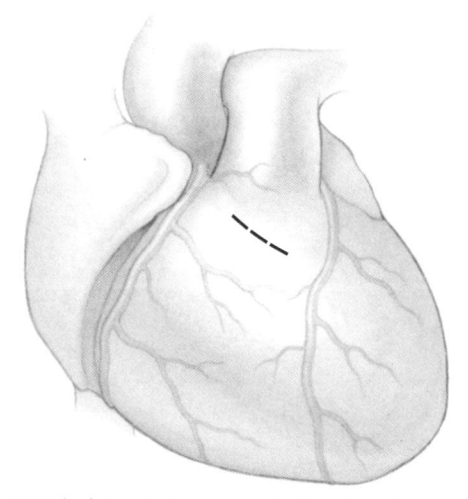

FIG. 23-1. Ventriculotomia transversa direita acima do ramo coronário aumentado sobreposto à banda muscular.

reparo completo. Com a disponibilização dos resultados a longo prazo do reparo da tetralogia de Fallot, porém, a insuficiência ventricular direita, um problema significativo, e suas causas estão sendo elucidadas. Hoje, acredita-se que a regurgitação pulmonar desempenha um papel importante no desenvolvimento da disfunção ventricular direita. Por esta razão, alguns cirurgiões recomendam uma abordagem gradual em pacientes que requerem o reparo antes dos 4 a 6 meses de idade. Os pacientes que se tornam sintomáticos no início da vida e/ou dependem do ducto arterioso tendem a apresentar valvas pulmonares pequenas e geralmente requerem a colocação de um retalho transanular. Ao realizar o procedimento inicial de *shunt* (vide o Capítulo 18) e retardar o reparo definitivo, até que o peso do paciente chegue a 6 kg, espera-se preservar a valva nativa ou seu anel.

Além disso, 3 a 5% dos pacientes com tetralogia de Fallot apresentam uma artéria coronária descendente anterior esquerda, anômala originária da artéria coronária direita. O trajeto da artéria coronária descendente anterior esquerda através da via de saída do ventrículo direito pode impossibilitar a realização de uma ventriculotomia adequada para o alívio da obstrução. Caso seja necessário submeter estes pacientes à cirurgia nos primeiros meses de vida, um procedimento com *shunt* é preferido. Alguns destes pacientes podem ser submetidos a um reparo transatrial, que é mais bem realizado em pacientes com pelo menos 5 kg de peso. Muitos deles, porém, necessitarão de um conduto entre o ventrículo direito e a artéria pulmonar como parte do reparo, e é melhor retardar a realização deste procedimento até os 12 a 18 meses de idade.

Técnica para Reparo Completo

Com uma esternotomia mediana, a exposição é excelente. Um retalho generoso de pericárdio é colhido, fixo a um pedaço de plástico por meio de clipes de metal, colocado em uma solução de glutaraldeído a 0,6% por 6 a 8 minutos e, então, enxaguado com solução salina. Tal tratamento fixa o pericárdio e, portanto, reduz as chances de dilatação do retalho por aneurisma. Caso o paciente tenha sido submetido a um *shunt* sistêmico-pulmonar prévio, a dissecção é circunferencial, permitindo o fechamento com clipe de metal no início do desvio cardiopulmonar (vide o Capítulo 18). Na ausência do *shunt*, a manipulação antes da canulação deve ser mínima, evitando a ocorrência de episódios de hipóxia.

Além de confirmar a anatomia por meio da ecocardiografia transesofágica, o exame externo do coração é realizado. O cirurgião procura por uma artéria coronária anômala que atravesse a via de saída do ventrículo direito, avalia o tamanho da artéria pulmonar principal e seus ramos e verifica a distância entre a valva aórtica e a artéria descendente anterior esquerda, que indica a extensão da via de saída do ventrículo direito. Estas observações ajudam a determinar a abordagem cirúrgica. Uma via de saída hipoplásica indica a necessidade de realização de ventriculotomia direita e a probabilidade de colocação de um retalho transanular.

A canulaça-padrão, bicaval e aórtica, é usada para iniciar o desvio cardiopulmonar. Um aspirador é colocado pela veia pulmonar superior direita até o ventrículo esquerdo. Após o resfriamento sistêmico, de 28°C a 32°C, a aorta é pinçada, e a solução para cardioplegia fria é infundida na raiz aórtica (vide o Capítulo 3). Em pacientes com obstrução muscular infundibular discreta e anel pulmonar adequado, o reparo pode ser feito pela abordagem transatrial.

Técnica Transatrial

Após a parada cardioplégica, as fitas ao redor da veia cava são colocadas, e uma atriotomia direita oblíqua é realizada. A cúspide septal da valva tricúspide é retraída, permitindo a exposição do defeito no septo ventricular e a via de saída do ventrículo direito. Um sugador de cardiotomia é colocado no óstio infundibular, e tesouras de dissecção são usadas para ressectar, circunferencialmente, os músculos e tecidos fibrosos. Uma pinça de ângulo reto é, então, utilizada para identificar as bandas musculares hipertrofiadas. Com a pinça colocada, cada banda muscular é dividida com um bisturi número 15, seccionando-a até atingir a pinça. A borda seccionada da banda é, então, presa com um fórceps e ressectada com tesouras afiadas. Após o término da ressecção da musculatura hipertrofiada, deve ser possível visualizar a valva pulmonar (Fig. 23-2). Uma valvotomia pode ser realizada, invertendo as cúspides e, quando necessário, incisando as comissuras. O ânulo é medido com um dilatador de Hegar, garantindo a abertura adequada da valva, conforme a idade do paciente (vide o Apêndice).

⊘ Criação de Orifício em "Casa de Botão" no Ventrículo Anterior Direito

Durante a ressecção da musculatura da via de saída do ventrículo direito, deve-se ter cuidado para não perfurar a parede anterior. A parte externa do coração deve ser checada de maneira intermitente. Caso um orifício seja criado, deve ser fechado, geralmente, com um retalho pericárdico (vide o texto a seguir).

⊘ Ressecção nas Proximidades do Defeito em Septo Ventricular

É importante limitar a ressecção do músculo ao longo da margem anterior do defeito no septo ventricular, já que isto pode comprometer a sutura do retalho em sua borda.

O defeito no septo ventricular é fechado com um retalho de veludo de Dacron um pouco maior do que ele. O retalho pode ser fixado com uma sutura contínua de Prolene 5-0 ou múltiplos pontos separados com fio trançado 5-0 e almofadas de feltro (vide o Capítulo 21).

Técnica Transventricular

Alguns cirurgiões preferem a abordagem por ventriculotomia direita nos pacientes com tetralogia de Fallot. Dentre as vantagens desta técnica, incluem-se a capacidade de ressecção de todos os feixes musculares que provocam obstrução

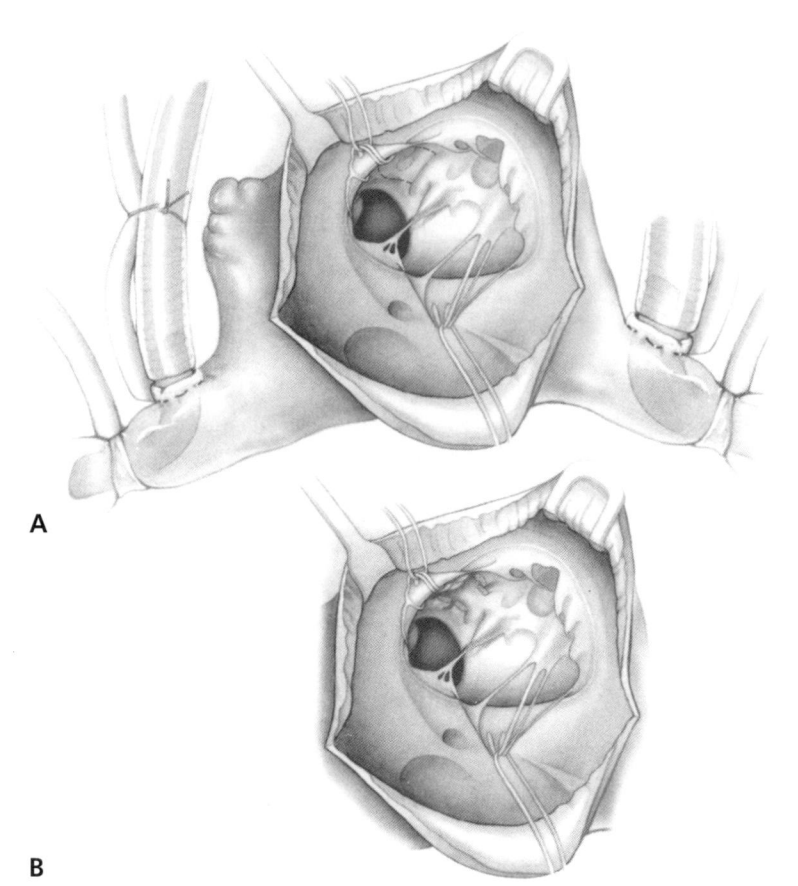

FIG. 23-2. A: Exposição do defeito em septo ventricular e obstrução ao fluxo de saída do ventrículo direito pela valva tricúspide.
B: Ressecção infundibular completa; é possível visualizar a valva pulmonar.

por visualização direta e a ampliação do infundíbulo subdesenvolvido com um retalho. As possíveis desvantagens são a cicatrização do ventrículo direito, que pode originar disfunção ventricular e arritmias. Mesmo quando a abordagem transventricular é utilizada, tenta-se, ao máximo, preservar as cúspides da valva pulmonar, e evita-se a colocação de um retalho transanular.

Uma ventriculotomia vertical direita é realizada, e as bordas são retraídas com suturas reforçadas. Os feixes musculares infundibulares hipertrofiados são incisados e seletivamente excisados, conforme necessário à abertura da via de saída (Fig. 23-3). O defeito em septo ventricular de tipo grande e mal alinhado pode agora ser visualizado e fechado com um retalho de veludo de Dacron, usando uma sutura contínua de Prolene 5-0. Com esta técnica, a tração no retalho, feita pelo assistente, facilita a colocação do próximo ponto. As suturas são iniciadas na posição 1 hora e continuadas em sentido horário ao redor do anel da tricúspide, incorporando pequenos trechos do endocárdio espessado até o anel aórtico, onde são presas na posição 8 horas (Fig. 23-4). A outra agulha é, então, utilizada para completar a linha de sutura.

NB *Limitação da Ventriculotomia Direita*

Para melhor preservação da função ventricular direita, a extensão da ventriculotomia deve ser limitada àquela necessária à abertura da porção hipoplásica do infundíbulo.

Dificuldade de Exposição do Defeito em Septo Ventricular

Caso a ventriculotomia direita deva ser estendida para permitir a exposição adequada ao fechamento do defeito no septo ventricular, é preferível abrir o átrio direito e fechar o defeito pela valva tricúspide. A separação da cúspide anterior da valva tricúspide pode ajudar a exposição da porção externa do defeito (vide o Capítulo 21).

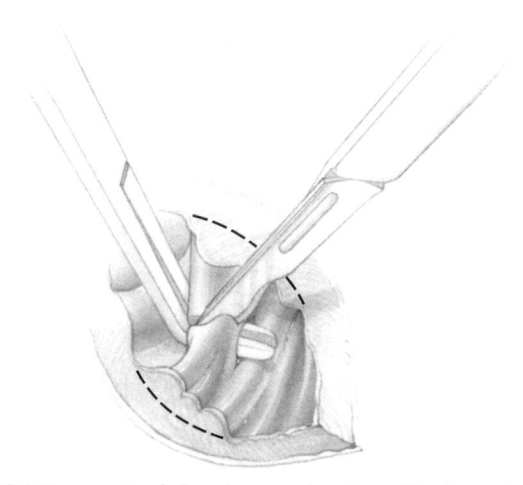

FIG. 23-3. Transecção da banda muscular. O pontilhado mostra as linhas de ressecção para excisão do músculo hipertrofiado.

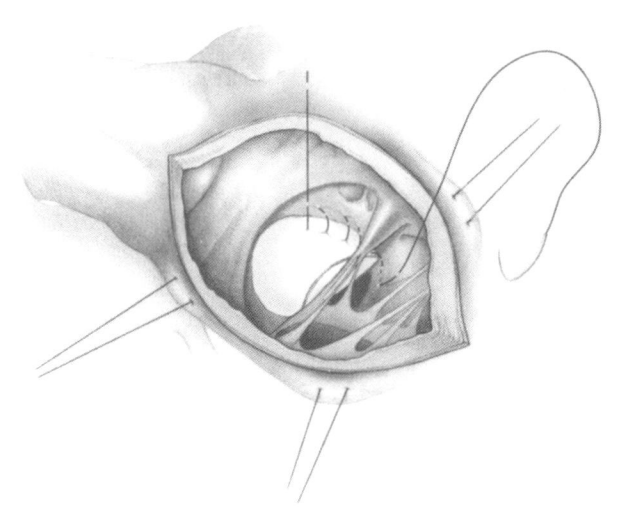

FIG. 23-4. Técnica de sutura contínua para fechamento do defeito em septo ventricular através de ventriculotomia direita.

ⓞ Ressecção Extensa das Bandas Musculares

Quando uma ventriculotomia direita é realizada, a ressecção muscular pode ser mais limitada, já que o próprio retalho abrirá a via de saída. A ressecção agressiva provoca mais cicatrizes endocárdicas, que podem levar ao desenvolvimento de disfunção ventricular direita.

ⓞ Lesão à Valva Aórtica

As cúspides da valva aórtica estão imediatamente abaixo da margem superior do defeito e podem ser perfuradas durante a sutura caso pontos profundos sejam dados nesta área (Fig. 23-5). Em tal região, portanto, as suturas devem incorporar a crista marginal; esta estrutura retém os pontos da maneira adequada.

A valva pulmonar e seu anel são avaliados com dilatadores de Hegar. A valvotomia pulmonar, se necessária, é realizada trazendo as cúspides para baixo, dentro da ventriculotomia.

Abordagem Transpulmonar à Valva Pulmonar e seu Anel

Sempre que uma abordagem transatrial ou transventricular é usada, a avaliação da valva pulmonar pode ser difícil, quando o trabalho é feito por baixo. Nestes casos, uma incisão vertical separada é feita na artéria pulmonar principal. Muitos cirurgiões preferem usar, em todos os pacientes, uma abordagem transpulmonar à valva pulmonar. Após a inspeção da valva e a finalização da valvotomia, um dilatador de Hegar de tamanho adequado é passado, se preciso, até o ventrículo direito (vide o Apêndice). Caso o anel não possa ser adequadamente aberto com a passagem de dilatadores sequencialmente maiores, a incisão na artéria pulmonar é estendida por ele, somente até onde é necessário. Esta incisão deve ser feita pela comissura anterior da valva pulmonar, reduzindo a quantidade de insuficiência pulmonar.

NB Artéria Coronária Anômala

A abordagem transatrial-transpulmonar pode ser usada em alguns pacientes que apresentam uma artéria coronária anômala que cruza a via de saída do ventrículo direito. Nestes casos, se a extensão transanular da arteriotomia pulmonar for necessária, a incisão deve ser paralela ao vaso anômalo, e um retalho de formato adequado é usado para maximizar a abertura da via de saída do ventrículo direito (Fig. 23-6).

Os orifícios das artérias pulmonares direita e esquerda são, então, avaliados. Caso seja observada uma estenose na saída da artéria pulmonar esquerda, a arteriotomia pulmonar pode ser realizada, conforme necessário, até se obter alívio. O estreitamento da artéria pulmonar direita, se presente, é mais bem manejado através da extensão da arteriotomia até a superfície anterior do vaso, atrás da aorta. Neste caso, um

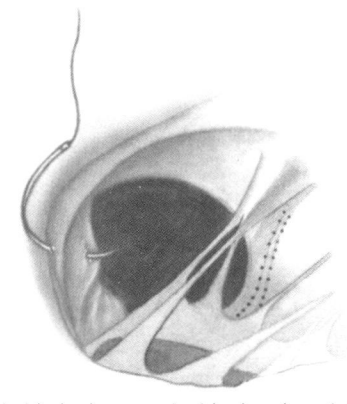

FIG. 23-5. Proximidade de uma cúspide de valva aórtica na margem do defeito septal.

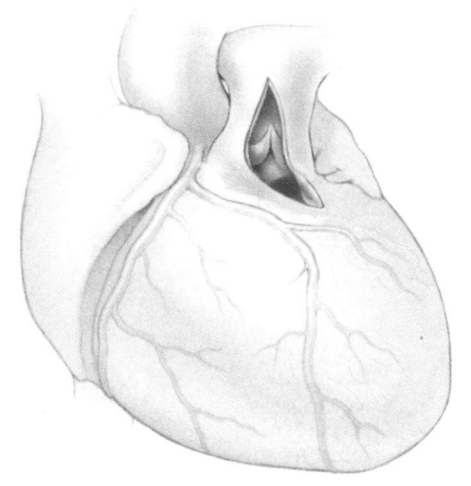

FIG. 23-6. Arteriotomia pulmonar, estendendo-se do anel ao infundíbulo, paralela à artéria coronária anômala.

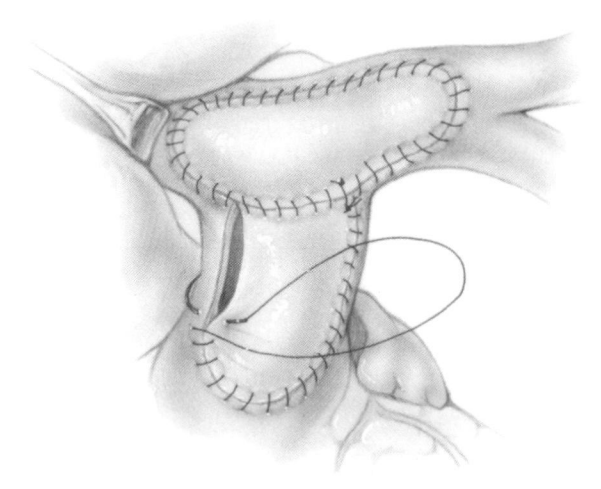

FIG. 23-7. Técnica dos 2 retalhos para ampliação das artérias proximal direita e pulmonar esquerda.

retalho retangular separado é usado para ampliar a abertura da artéria pulmonar direita e/ou esquerda (Fig. 23-7).

Caso o anel seja de tamanho adequado, a arteriotomia pulmonar pode ser suturada com pontos contínuos de Prolene 6-0 ou fechada com um retalho de pericárdio autólogo, ampliando a artéria pulmonar principal ou a artéria pulmonar esquerda, conforme indicado. Quando utilizado na ampliação da artéria pulmonar esquerda, o retalho deve ser confeccionado com uma extremidade quadrada, otimizando o procedimento. A ventriculotomia direita é, então, fechada com um retalho oval alongado de pericárdio autólogo ou GORE-TEX, usando uma sutura contínua de Prolene 5-0.

Caso o infundíbulo e o anel sejam hipoplásicos, o uso de um retalho transanular é requerido. Muitos cirurgiões usam um retalho com uma valva monocúspide feita de pericárdio, GORE-TEX ou excisada de um grande homoenxerto pulmonar (Fig. 23-8A). O retalho pode ser estender apenas até a artéria pulmonar principal, caso as artérias pulmonares direita e esquerda sejam de tamanho adequado (Fig. 23-8B). Frequentemente, a artéria principal distal e a origem da artéria pulmonar esquerda são pequenas e, assim, a incisão transanular estende-se por esta última (Fig. 23-9A). O retalho deve ser confeccionado de tal forma que a dimensão da nova artéria pulmonar seja igual ou ligeiramente maior que o valor Z-zero da valva pulmonar, baseada na área superficial corpórea do paciente (vide o Apêndice). Quando uma monocúspide é utilizada, o retalho é confeccionado de modo que a posição da cúspide da valva está à altura do ânulo (Fig. 23-8A e C). O retalho é fixado a partir da abertura da artéria pulmonar distal, com uma sutura contínua de Prolene 5-0 ou 6-0. Caso um retalho pericárdico padrão seja utilizado, a colocação de um dilatador de Hegar na nova artéria pulmonar principal pode auxiliar o alcance da altura do ânulo da valva pulmonar. O retalho pode, então, ser cortado para se ajustar sobre o dilatador de Hegar antes de ser suturado (Fig. 23-9B).

Ao completar a colocação do retalho na artéria pulmonar e/ou ventrículo direito, o reaquecimento sistêmico é iniciado. Na presença de um defeito em septo atrial ou forame oval patente, este é fechado e, caso o átrio direito tenha sido aberto, também é fechado. O aspirador da aorta ascendente é manejado após a remoção do pinçamento cruzado.

NB *Cirurgia em Neonatos*

Quando o reparo completo da tetralogia de Fallot é realizado em neonatos, o forame oval patente geralmente é deixado aberto. Caso haja hipertensão pulmonar e/ou disfunção ventricular direita no período pós-operatório, o *shunt* da direita para a esquerda, em nível atrial, pode manter as pressões de enchimento do lado esquerdo e o débito cardíaco sistêmico em níveis adequados. A consequente dessaturação é, de modo geral, bem tolerada. Uma vez que neonatos não apresentam hipertrofia ven-

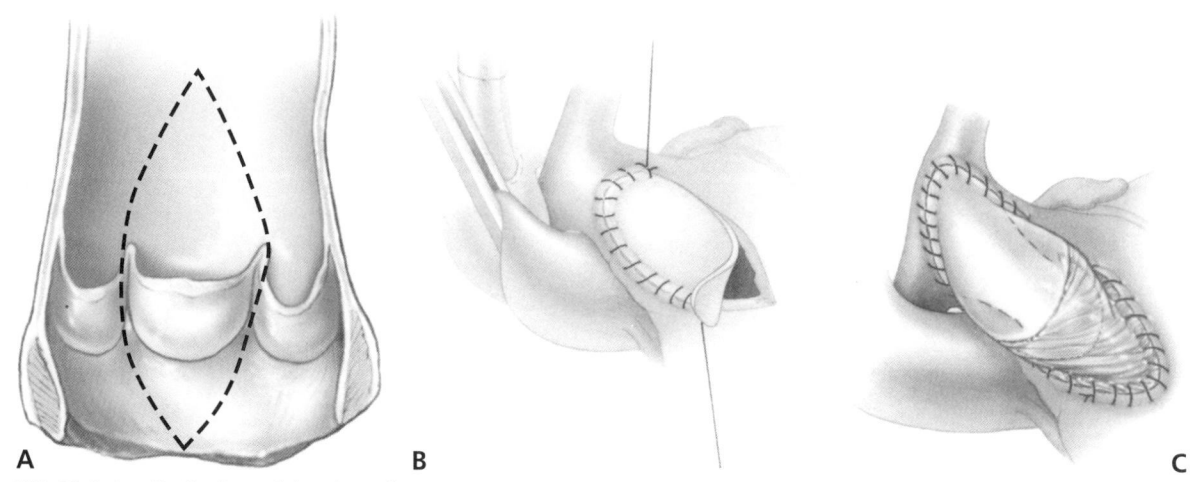

FIG. 23-8. Ampliação do anel da valva pulmonar. **A** e **C:** Com retalho monocúspide homólogo. **B:** Com retalho pericárdico.

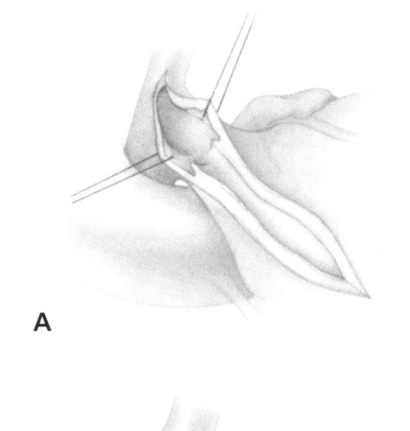

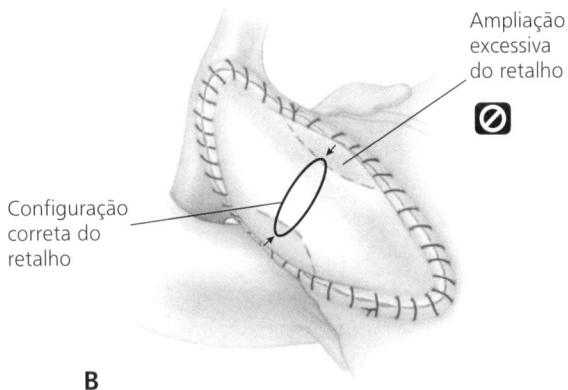

FIG. 23-9. Ampliação da via de saída do ventrículo direito.
A: Ventriculotomia direita, estendendo-se pelo anel e pela artéria pulmonar esquerda. **B:** Configuração correta do retalho.

tricular direita secundária, somente a ressecção da musculatura da via de saída do ventrículo direito é, de modo geral, necessária.

Ao fim do desvio cardiopulmonar, as pressões no ventrículo direito, na artéria pulmonar e no ventrículo esquerdo são diretamente aferidas ou estimadas por meio de ecocardiografia transesofágica. A pressão no ventrículo direito deve ser menor que 70 a 80% da pressão ventricular esquerda. Caso a pressão ventricular direita seja maior que este valor, e o retalho transanular não tenha sido colocado, o desvio cardiopulmonar deve ser reiniciado antes da realização deste último procedimento. Se o retalho já tiver sido usado, o sítio de obstrução deve ser localizado por ecocardiografia ou múltiplas aferições da pressão proximal ao retalho ou pela sua extensão ou ainda distal à via de saída do ventrículo direito. Caso uma obstrução passível de correção seja identificada, o desvio cardiopulmonar deve ser reiniciado, e a reconstrução da via de saída do ventrículo direito deve ser revista. Se a pressão ventricular direita permanecer alta apesar de estas intervenções, e o paciente estiver instável, deve-se considerar a possibilidade de criação de um pequeno defeito no septo atrial ou um orifício no retalho que recobre o defeito no septo ventricular. Isto pode ser feito em desvio cardiopulmonar, durante um breve período de pinçamento cruzado da aorta.

⊘ Má Exposição dos Ramos das Artérias Pulmonares

Antes de colocar o paciente em desvio cardiopulmonar, as artérias pulmonares principal e direita devem ser completamente dissecadas da aorta. Isto permite a aplicação do pinçamento cruzado aórtico sem limitar a exposição ou distorcer a artéria pulmonar principal distal e a origem da artéria pulmonar direita.

⊘ Largura do Retalho na Via de Saída

A largura do retalho colocado no anel pulmonar deve ser generosa, de modo a eliminar grande parte do gradiente entre o ventrículo direito e a artéria pulmonar. É melhor aceitar um gradiente brando a moderado a criar uma insuficiência pulmonar aberta. O novo diâmetro do anel não deve ser muito maior que o tamanho Z-zero do anel pulmonar recomendado para o paciente (Fig. 23-9B).

⊘ Estenose do Retalho Distal

A extremidade inferior do retalho deve ser oval ou quadrada, minimizando o risco de subsequente estenose da anastomose.

Atresia Pulmonar e Defeito em Septo Ventricular

A anatomia intracardíaca da atresia pulmonar e do defeito do septo ventricular lembra aquela observada na tetralogia de Fallot, exceto pela ausência de conexão entre a via de saída do ventrículo direito e a artéria pulmonar. Os subtipos anatômicos vão desde aqueles pacientes com artérias pulmonares bem desenvolvidas e conectadas a todos os segmentos broncopulmonares àqueles que apresentam artérias pulmonares hipoplásicas, em que as artérias aortopulmonares colaterais são importantes fontes de sangue pulmonar, até o grupo composto por indivíduos em que não há artérias pulmonares mediastinais verdadeiras presentes. Neste último grupo de pacientes, todos os segmentos broncopulmonares são supridos, exclusivamente, pelas artérias aortopulmonares colaterais.

Durante o planejamento da abordagem cirúrgica a ser empregada nestes pacientes, é importante identificar todas as artérias aortopulmonares colaterais no momento do cateterismo cardíaco. Pequenas artérias aortopulmonares colaterais podem ser embolizadas no laboratório de cateterismo. Vasos colaterais maiores que suprem uma área significativa de parênquima pulmonar devem ser separados da aorta e anastomosados a um ramo da artéria pulmonar, em um processo denominado unifocalização. Este processo pode requerer uma ou mais toracotomias, para incorporar o maior número possível de artérias aortopulmonares colaterais antes da realização do reparo completo. De modo alternativo, a unifocalização dos colaterais dos 2 pulmões pode ser realizada de uma única vez, através de uma esternotomia mediana ou incisão em concha, com a opção de conexão das artérias pulmonares unifocalizadas ao átrio direito com um conduto de homoenxerto e fechamento ou não do defeito no septo ventricular.

Os pacientes com artérias pulmonares bem desenvolvidas são geralmente dependentes do ducto arterioso patente para que o fluxo sanguíneo pulmonar seja adequado. Estes bebês requerem tratamento com prostaglandina E_1 e um procedimento de *shunt* ainda no período neonatal (vide o Capítulo 18). O reparo completo pode, então, ser realizado entre 1 e 2 anos de idade.

Os pacientes com artérias pulmonares hipoplásicas e confluentes são, inicialmente, submetidos a um procedimento de *shunt*. O melhor crescimento da artéria pulmonar, porém, pode ser conseguido pelo estabelecimento precoce do fluxo de sangue pulmonar a partir do ventrículo direito. Isto pode ser conseguido por meio da realização da ampliação com retalho da via de saída do ventrículo direito pela artéria pulmonar principal, através do segmento atrésico, sem desvio cardiopulmonar, o que pode ser um tanto quanto perigoso. De modo alternativo, um homoenxerto de artéria pulmonar pode ser inserido entre o ventrículo direito e a confluência deste vaso, usando-se o desvio cardiopulmonar e deixando o defeito em septo ventricular aberto.

Fenômeno de Roubo

Caso as grandes artérias aortopulmonares colaterais não sejam temporária ou permanentemente ocluídas antes do início do desvio cardiopulmonar, uma quantidade significativa de sangue arterial que retorna da bomba escapa por estes vasos até o leito arterial pulmonar. Isto cria uma pressão de baixa perfusão para os sistemas orgânicos vitais, incluindo o cérebro, podendo provocar graves déficits no sistema nervoso central.

Distensão Ventricular

Se o fluxo das artérias aortopulmonares colaterais não puder ser completamente controlado, o retorno sanguíneo excessivo para o ventrículo direito acaba por distender esta câmara cardíaca. Assim, a colocação de um aspirador pela veia pulmonar superior direita até o átrio e o ventrículo esquerdos é geralmente necessária (vide o Capítulo 4).

Em pacientes com ausência de artérias pulmonares verdadeiras e grandes artérias aortopulmonares colaterais, o reparo completo apenas pode ser realizado, caso a unifocalização adequada dos vasos que suprem a maioria dos segmentos broncopulmonares tenha sido conseguida. O reparo, então, consiste na conexão de segmentos unifocalizados, no fechamento do defeito em septo ventricular e na colocação de um conduto valvado do ventrículo direito até a conexão.

Técnica para Reparo Completo

A canulação aórtica e bicaval padrão é realizada. Antes de iniciar o desvio cardiopulmonar, quaisquer *shunts* entre artérias sistêmicas e pulmonares são dissecados. Com o início do desvio cardiopulmonar, o *shunt* é ocluído, geralmente com 1 ou 2 grandes clipes metálicos. O reparo intraventricular é realizado como na tetralogia de Fallot (vide texto anterior). Caso a distância entre a via de saída do ventrículo direito e a artéria pulmonar principal for menor do que 1,0 cm, a ventriculotomia direita é estendida pelo segmento atrético até esta última (Fig. 23-9A). Quaisquer estenoses nas artérias pulmonares direita e esquerda são manejadas conforme anteriormente descrito para a tetralogia de Fallot. Um retalho retangular de pericárdio autólogo ou GORE-TEX ou, ainda, um retalho monocúspide é usado no fechamento da abertura da artéria pulmonar e do ventrículo direito, com suturas contínuas de Prolene 5-0 ou 6-0 e colocação de pontos pelas bordas epicárdicas da conexão atrética incisada.

Gradiente através do Retalho Transanular

Na área do segmento atrético, o retalho deve ser suficientemente generoso, para garantir que um dilatador de Hegar de tamanho adequado possa passar pelo enxerto pericárdico completo, em forma de tubo, resultante desta anastomose.

Caso a distância entre o ventrículo direito distal e a artéria pulmonar proximal seja muito grande, ou se as artérias pulmonares forem muito pequenas, um conduto valvado de homoenxerto é usado. Nestes casos, antes do pinçamento cruzado da aorta, a confluência da artéria pulmonar deve ser dissecada e liberada. Um homoenxerto aórtico ou pulmonar de tamanho adequado é, então, preparado. A artéria pulmonar principal distal, ou a confluência da artéria pulmonar, é aberta, e a anastomose distal é realizada de ponta a ponta, entre o homoenxerto e a artéria pulmonar, usando uma sutura contínua de Prolene 6-0 (Fig. 23-10). A extremidade proximal do homoenxerto é, então, diretamente suturada na margem superior da incisão da ventriculotomia direita. A sutura é iniciada na porção arredondada da anastomose e continuada dos 2 lados, até 1/3 ou metade da circunferência do homoenxerto que foi anastomosada à abertura ventricular direita. Um retalho em formato de capuz, de pericárdio autólogo ou GORE-TEX, é, então, suturado na porção anterior da circunferência do homoenxerto e na abertura restante no ventrículo direito, usando suturas contínuas de Prolene 5-0 ou 6-0 (Fig. 23-11). O restante do procedimento é completado como na tetralogia de Fallot.

Confluência da Artéria Pulmonar Hipoplásica

As pequenas artérias pulmonares devem ser abertas de forma ampla, estendendo a incisão à superfície anterior dos ramos esquerdo e direito até os hilos dos 2 pulmões. Um retalho retangular separado, de pericárdio autólogo, é, então, anastomosado às bordas desta abertura, usando uma sutura de Prolene 5-0 ou 6-0. A extremidade distal do homoenxerto é, então, anastomosada a uma abertura no próprio retalho. De modo alternativo, um homoenxerto de artéria pulmonar pode ser empregado e sua porção de bifurcação ser utilizada na ampliação da confluência da artéria pulmonar hipoplásica.

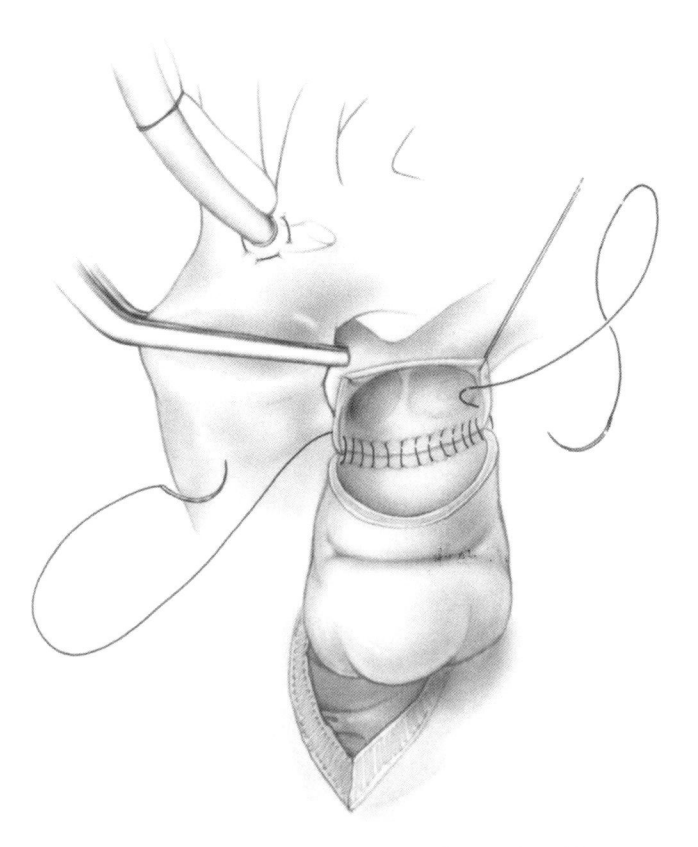

FIG. 23-10. Anastomose do homoenxerto pulmonar à artéria pulmonar.

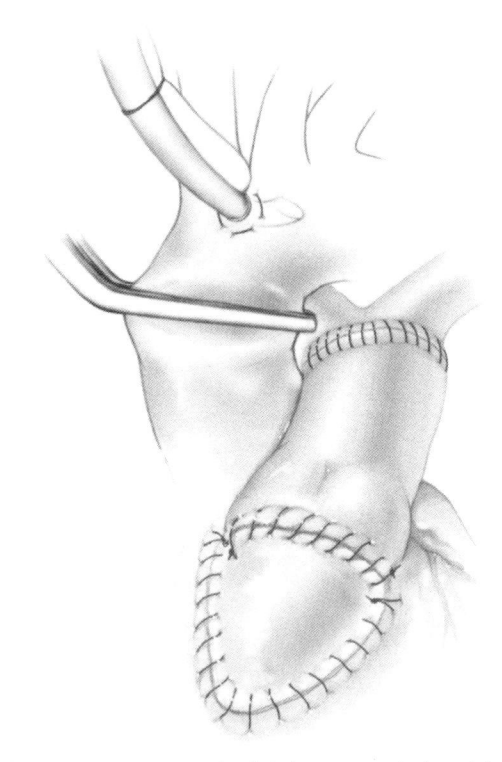

FIG. 23-11. Anastomose proximal do homoenxerto à ventriculotomia direita, anteriormente aumentada pelo retalho pericárdico.

Tetralogia de Fallot com Artéria Coronária Anômala

Muitos pacientes com tetralogia de Fallot e uma artéria descendente anterior esquerda anômala, a partir da artéria coronária direita, podem requerer um conduto valvado. O enxerto proximal é suturado a uma abertura no ventrículo direito, abaixo do curso do vaso anômalo. Uma vez que o fluxo pelo ânulo pulmonar nativo é preservado, a extremidade distal do homoenxerto é confeccionada como um capuz e anastomosada à abertura longitudinal das artérias pulmonares principal e esquerda.

Aneurisma de Homoenxerto Pulmonar

Na presença de estenoses na artéria pulmonar, o homoenxerto pulmonar de parede fina pode dilatar-se e, até mesmo, formar um aneurisma. Em pacientes com pressão arterial pulmonar elevada, a colocação de um homoenxerto aórtico pode ser mais adequada.

Falência do Homoenxerto

Os homoenxertos aórticos e pulmonares podem calcificar e se tornarem estenóticos. Os homoenxertos pulmonares, porém, tendem a permanecer desobstruídos por um período maior.

Disponibilidade de Condutos de Homenxerto

Muitos defeitos cardíacos congênitos requerem o uso de um conduto entre o ventrículo direito e a artéria pulmonar. Embora os homoenxertos sejam, geralmente, preferidos, sua disponibilidade limitada, principalmente em tamanhos pequenos, é um problema significativo. Diversos outros tipos de condutos valvados foram usados, incluindo bioproteses compostas, xenoenxertos, pericárdio autólogo e veias jugulares bovinas. Estas últimas são promissoras e encontradas em todos os tamanhos. Quando um conduto de veia jugular bovina é utilizado, deve-se tomar cuidado para não o deixar muito longo, além de interromper ao menos a porção anterior da anastomose distal. Estas precauções, assim como o cuidadoso enxágue antes da implantação, são necessárias à prevenção da ocorrência de estenose distal. Além disso, alguns cirurgiões reduzem homoenxertos maiores, criando um conduto valvado de 2 cúspides com aproximadamente 2/3 do diâmetro da estrutura original.

Síndrome da Ausência da Valva Pulmonar

A síndrome da ausência da valva pulmonar é observada em aproximadamente 3% dos casos de tetralogia de Fallot. Em raras ocasiões, pode ocorrer como uma lesão isolada ou associada a outras anomalias cardíacas. Caracteristicamente, não há desenvolvimento das cúspides das valvas pulmonares. O anel da valva pulmonar é normal ou um pouco pequeno, mas as artérias pulmonares centrais são bastante dilatadas. Os neonatos e bebês apresentam graves sintomas respiratórios relacionados com a compressão dos troncos brônquicos principais pelos aneurismas das artérias pulmonares centrais. Estes bebês necessitam de atenção cirúrgica imediata. As crianças maiores podem apresentar poucos sintomas, ou mesmo nenhum, e ser operadas de forma eletiva. A correção cirúrgica completa é composta pelo fechamento do defeito em septo ventricular (se presente), pelo pregueamento das porções ampliadas da artéria pulmonar e pela colocação de um homoenxerto entre o ventrículo direito e a artéria pulmonar.

Técnica

Uma esternotomia mediana é realizada, e grande parte do timo é retirada, auxiliando a exposição das artérias pulmonares centrais. Um retalho de pericárdio é colhido e fixado em uma solução de glutaraldeído a 0,6%. A aorta é, então, dissecada e liberada da artéria pulmonar principal e da artéria pulmonar direita, que são mobilizadas para fora dos hilos dos pulmões. A canulação aórtica é realizada nas proximidades da saída da artéria inominada, no lado direito do vaso, de forma a manter a cânula fora do sítio cirúrgico. A canulação bicaval é realizada, e o desvio cardiopulmonar é estabelecido. Procede-se ao resfriamento sistêmico a 28°C. A aorta é, então, pinçada de forma cruzada, e a parada cardioplégica fria do coração é conseguida por meio da infusão da solução adequada na raiz aórtica. Uma ventriculotomia direita vertical alta é realizada, podendo ser estendida, conforme necessário. Os músculos infundibulares hipertrofiados são divididos e ressecados. Isto leva à visualização do defeito no septo ventricular, que é fechado com um retalho, como anteriormente descrito. A artéria pulmonar principal, anormalmente dilatada, é, então, dissecada e liberada posteriormente, sendo seccionada logo acima do ânulo da valva pulmonar. Este vaso é dividido distalmente, à altura de sua bifurcação, e as porções redundantes da parede das artérias pulmonares direita e esquerda são ressecadas (Fig. 23-12). O defeito nas artérias pulmonares direita e esquerda é, então, parcialmente fechado, com uma sutura contínua de Prolene 5-0 ou 6-0. Estas suturas são continuadas até a área de confluência das artérias pulmonares, deixando uma abertura grande o suficiente para acomodar o homoenxerto de tamanho adequado. As linhas de sutura são, então, fixas com pontos separados (Fig. 23-13).

O homoenxerto é preparado, e a anastomose distal à abertura da artéria pulmonar é completada com uma sutura contínua de Prolene 5-0. A extremidade proximal do homoenxerto é suturada, posteriormente, ao anel transectado da valva pulmonar, com pontos contínuos de Prolene 5-0 ou 6-0. Quando a linha de sutura atinge as bordas da ventriculotomia direita, é fixa com pontos separados. Um retalho de pericárdio ou GORE-TEX é suturado na porção anterior do homoenxerto e nas bordas da ventriculotomia direita (Fig. 23-11). O restante do procedimento é completado, conforme descrito no texto anterior, sobre a tetralogia de Fallot.

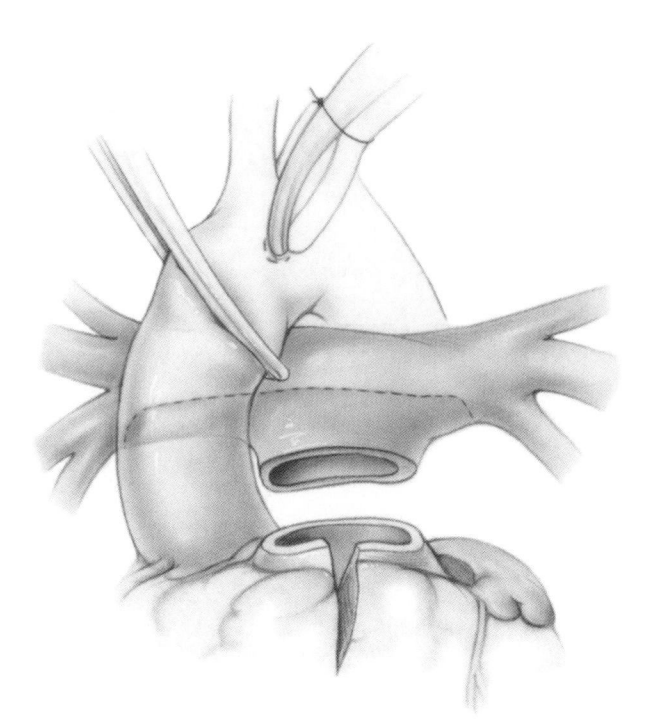

FIG. 23-12. Síndrome da ausência da valva pulmonar: ventriculotomia e ressecção das porções dilatadas da artéria pulmonar principal e seus ramos.

Torção do Homoenxerto

O homoenxerto não deve ser longo demais, pois pode torcer-se e criar um gradiente entre o ventrículo direito e a artéria pulmonar.

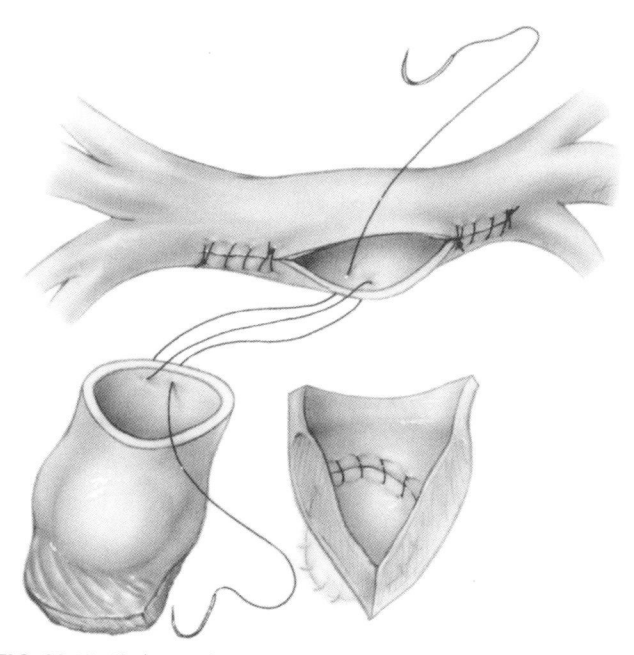

FIG. 23-13. Síndrome da ausência da valva pulmonar: reconstrução das artérias pulmonares direita e esquerda e inserção de homoenxerto.

⊘ Compressão do Homoenxerto pelo Esterno

Caso a reaproximação das 2 bordas do esterno pareça comprimir o homoenxerto, a esternotomia deve ser reaberta, e a cavidade pleural direita ser amplamente aberta. Isto permite que o homoenxerto se desloque para a esquerda, onde não será pressionado pelo fechamento do esterno. Se, durante a cirurgia, o homoenxerto parecer repousar imediatamente sob o esterno, o procedimento pode ser planejado de modo a evitar a compressão. Uma abordagem é suturar a extremidade distal do homoenxerto na abertura da artéria pulmonar esquerda, em vez de fazê-lo na confluência. Uma 2ª opção é usar um homoenxerto aórtico, não pulmonar, e orientá-lo de modo que a curva repouse sobre o lado da mão esquerda.

NB Prevenção da Obstrução Residual das Vias Aéreas

A parede posterior pressurizada da confluência da artéria pulmonar pode continuar a comprimir o tronco brônquico principal após a cirurgia. A bifurcação deve ser completamente dissecada das estruturas posteriores subjacentes; além disso, quaisquer bandas fibrosas entre a artéria pulmonar e os brônquios devem ser divididas.

De modo alternativo, uma manobra de Lecompte é realizada, seccionando a aorta ascendente e trazendo a confluência pulmonar anterior à aorta (vide o Capítulo 25). Ocasionalmente, um curto segmento de aorta ascendente deve ser excisado, antes que as 2 extremidades sejam reaproximadas. Esta técnica requer a extensa mobilização das artérias pulmonares no hilo de ambos os pulmões e a ligação e divisão do ducto ou ligamento arterioso. Uma arterioplastia pulmonar de redução é completada antes da colocação do conduto valvado do ventrículo direito até a confluência da artéria pulmonar.

Atresia Pulmonar, Septo Interventricular Intacto

Os pacientes geralmente apresentam cianose no 1º dia de vida. A administração de prostaglandina E_1 é iniciada, para manter a patência do ducto arterioso. O diagnóstico é feito com base no ecocardiograma, que mostra o tamanho da cavidade ventricular direita, o tamanho e a competência da valva tricúspide, o tamanho das artérias pulmonares e o tamanho da comunicação interatrial. Nesta anomalia, o tamanho do ventrículo direito vai de diminuto a maior que o normal. Dez por cento dos pacientes apresentam obstruções significativas de 1 ou mais artérias coronárias, com comunicações fistulosas da cavidade ventricular direita às artérias coronárias distais. O cateterismo cardíaco é necessário à identificação destas anomalias da circulação coronária.

O manejo inicial destes pacientes depende da anatomia presente. Os pacientes com ventrículo direito pequeno, aonde o diâmetro da valva tricúspide é menor que 6 a 8 mm, devem ser submetidos a um *shunt* de Blalock-Taussig modificado. Da mesma maneira, os pacientes com dilatação do ventrículo direito e regurgitação tricúspide grave, assim como aqueles com estenoses significativas, envolvendo mais de 1 dos 3 sistemas coronários epicárdicos, também devem ser submetidos a um procedimento de *shunt* (vide o Capítulo 18).

Os pacientes com ventrículos direitos maiores e valvas tricúspides competentes devem ser submetidos a um procedimento de abertura da via de saída desta câmara cardíaca. Caso o ventrículo direito seja apenas levemente hipoplásico, o *shunt* sistêmico-artéria pulmonar concomitante pode não ser necessário. A maioria destes pacientes, porém, é mais beneficiada pelo procedimento combinado na via de saída e um *shunt* de interposição com GORE-TEX da artéria inominada à artéria pulmonar proximal direita.

Técnica Cirúrgica

Uma incisão de esternotomia mediana é feita. Um pedaço de pericárdio é colhido e fixado em uma solução de glutaraldeído a 0,6%. Caso a utilização de um retalho monocúspide seja planejada, um homoenxerto pulmonar deve ser preparado. A aorta é canulada, e uma única cânula reta ou de ângulo reto é colocada pelo apêndice atrial direito, para a drenagem venosa. O ducto arterioso é dissecado e fechado com um *clip* metálico para o início do desvio cardiopulmonar. Uma vez que o forame oval patente esteja sempre aberto, a aorta deve ser pinçada de forma cruzada, prevenindo a ocorrência de embolia aérea sistêmica, e a cardioplegia deve ser usada, para proteger o coração. Suturas de tração são colocadas na artéria pulmonar principal, e uma arteriotomia vertical é realizada. A placa da valva pulmonar é visualizada; se o infundíbulo for patente e o anel tiver um bom tamanho, uma valvotomia ou valvectomia pode ser realizada. Se não, a incisão é feita no anel atrético e no ventrículo direito. O retalho de pericárdio ou monocúspide, previamente preparado, colocado e fixo com suturas contínuas de Prolene 7-0. O *shunt* sistêmico-artéria pulmonar é construído após a remoção da pinça aórtica (vide o Capítulo 18). Com a remoção da pinça, a ventilação é iniciada, e o desvio cardiopulmonar é interrompido. O forame oval patente é deixado aberto.

⊘ Cianose Pós-Operatória

A disfunção diastólica ventricular direita aumenta o *shunt* da direita para a esquerda, em nível atrial, pelo forame oval patente. Caso um retalho transanular seja colocado sem a realização de um procedimento de *shunt*, a oxigenação sistêmica pode ficar inaceitavelmente baixa. Se o *shunt* não for feito, o ducto arterioso deve ser deixado aberto e ocluído apenas temporariamente, durante o desvio cardiopulmonar. A administração de prostaglandina E_1 pode ser gradual e lentamente interrompida no período pós-operatório e, se necessário, ser mantida por 3 a 4 semanas. Ao fim deste período, caso a oxigenação inadequada persista, o paciente deve voltar ao centro cirúrgico para a realização de um *shunt* sistêmico-artéria pulmonar.

Reparo Definitivo

Com 1 ou 2 anos de idade, estes pacientes devem ser avaliados em um laboratório de cateterismo cardíaco. Os pacientes com lesões obstrutivas comprovadamente significativas em mais de uma artéria coronária principal devem ser encaminhados ao transplante cardíaco ou ser submetidos a um procedimento estadiado de Fontan (vide o Capítulo 31). Em outros pacientes, a adequação do ventrículo direito e da valva tricúspide deve ser avaliada. Isto pode ser conseguido por meio da oclusão temporária com balão da comunicação interatrial. Caso a pressão atrial direita permaneça abaixo de 20 mmHg, enquanto um débito cardíaco sistêmico adequado é mantido, o reparo nos 2 ventrículos deve ser tolerado. Se a oclusão temporária da abertura do septo atrial não for tolerada, indica-se a realização de um procedimento de Fontan ou ainda do assim chamado reparo de 1 ventrículo e meio. Este último consiste na combinação da conexão entre o ventrículo direito e a artéria pulmonar com uma anastomose bidirecional entre a veia cava superior e a artéria pulmonar (vide o Capítulo 31).

Em pacientes que podem tolerar a abordagem biventricular, a cirurgia é composta pela revisão do retalho colocado na via de saída do ventrículo direito, caso qualquer obstrução residual seja observada durante o cateterismo cardíaco, e o fechamento da comunicação interatrial e do *shunt* sistêmico-artéria pulmonar. Se o fluxo de saída do retalho for satisfatório, o defeito no septo atrial e o *shunt* podem ser fechados no laboratório de cateterismo.

⊘ *Regurgitação Tricúspide*

Na presença de regurgitação tricúspide significativa, uma valva de homoenxerto deve ser colocada na via de saída do ventrículo direito, e a tricúspide é reparada.

Estenose Pulmonar e Septo Ventricular Intacto

De modo geral, a valva tem formato de domo, e suas três cúspides são unidas, deixando uma pequena abertura central. Ocasionalmente, as cúspides são espessadas e displásicas, causando a obstrução. O anel da valva pulmonar pode ser hipoplásico, mas, geralmente, apresenta tamanho normal. A maioria destes pacientes pode ser tratada no laboratório de cateterismo cardíaco, com uma valvuloplastia com balão. Às vezes, porém, a intervenção cirúrgica é necessária.

Técnica do Reparo

Em neonatos, a valvotomia pulmonar pode ser realizada sem desvio cardiopulmonar. Frequentemente, é preferível realizar a valvotomia pulmonar em todos os pacientes, por meio de uma esternotomia mediana com desvio cardiopulmonar.

A canulação aórtica e bicaval é realizada. Após o início do desvio cardiopulmonar, uma incisão longitudinal é feita na superfície anterior da artéria pulmonar. As comissuras da valva pulmonar são incisadas, incluindo o anel. A comissurotomia deve ser generosa a ponto de produzir algum grau de insuficiência. Caso as cúspides da valva sejam hipoplásicas ou displásicas, pode ser necessário ressecar toda a valva.

Ocasionalmente, o anel da valva pulmonar é hipoplásico. Nestas circunstâncias, a arteriotomia é estendida pelo anel até a via de saída do ventrículo direito, e a abertura resultante é fechada com um retalho de pericárdio autólogo ou uma monocúspide, usando suturas de Prolene 5-0 ou 6-0 (Fig. 23-9).

Nova Cirurgia na Via de Saída do Ventrículo Direito

Muitos pacientes submetidos à cirurgia na via de saída do ventrículo direito durante o reparo da cardiopatia congênita acabarão precisando de uma nova intervenção, para tratamento de disfunções nesta via de saída. Dentre tais disfunções, estão a estenose do conduto entre o ventrículo direito e a artéria pulmonar, ou seu tamanho reduzido, e uma regurgitação pulmonar significativa, que provoca dilatação e disfunção ventricular direita. Atualmente, muitos pacientes assintomáticos com insuficiência pulmonar são encaminhados ao tratamento com base em achados à ressonância magnética, com o objetivo de prevenir a disfunção ventricular direita irreversível. O manejo cirúrgico destes pacientes é centrado no alívio de qualquer obstrução na via de saída e na colocação de uma valva pulmonar competente.

Técnica

Muitos pacientes apresentam aneurismas nos condutos ou retalhos colocados na via de saída, que podem ser posicionados diretamente abaixo do esterno. Uma tomografia computadorizada pré-operatória pode definir a anatomia e permitir a instituição de desvio cardiopulmonar pelos vasos femorais antes da realização da esternotomia em pacientes de alto risco. Se não, as canulações aórtica e bicaval-padrão são realizadas. Na ausência de defeito residual no septo ventricular ou atrial, o procedimento é realizado no coração aquecido e batendo. Os homoenxertos são usados para reparar condutos anteriores, ressectando todo o tecido fibrótico e calcificado e aumentando, adequadamente, as aberturas ventriculares direita e/ou pulmonares. Retalhos de pericárdio bovino ou GORE-TEX são usados para recobrir a anastomose proximal (Fig. 23-11).

Os pacientes já submetidos à colocação de retalhos na via de saída frequentemente apresentam adelgaçamento e tecido cicatricial na superfície anterior do ventrículo direito. Nestes pacientes, deve-se realizar o remodelamento do ventrículo direito, pela ressecção ou pregueamento da porção

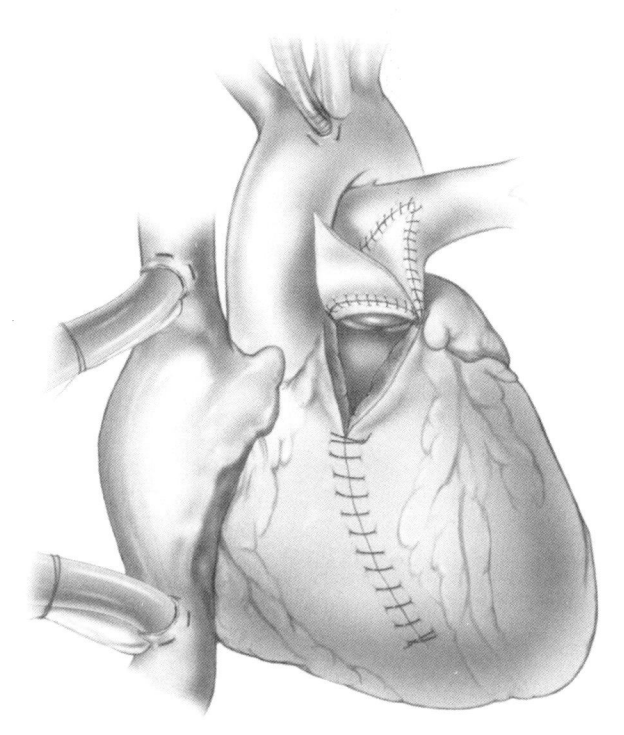

FIG. 23-14. Ressecção e reaproximação da parede anterior do ventrículo direito e colocação de valva protética na via de saída.

adelgaçada, assim como pela excisão do retalho anterior, que geralmente está calcificado. Uma fileira dupla de suturas de Prolene 4-0, reforçada, se necessário, com tiras de feltro, é usada para reaproximar a parede anterior do ventrículo direito (Fig. 23-14). Em pacientes mais jovens, uma valva de homoenxerto é inserida (vide texto anterior). Em crianças mais velhas e pacientes adultos, uma bioprótese é fixa no anel do paciente, posteriormente, com uma sutura contínua de Prolene 4-0. Anteriormente, um retalho de pericárdio bovino ou GORE-TEX, em formato de diamante, é usado no fechamento da abertura da artéria pulmonar, com uma sutura contínua de Prolene 5-0. À altura da valva, o retalho é fixo ao anel protético pela continuação da sutura com Prolene 4-0, que é, então, fixada (Fig. 23-14). A porção restante do retalho é empregada no fechamento da abertura no ventrículo direito, continuando a sutura com Prolene 5-0. O paciente é, agora, retirado do desvio cardiopulmonar, e o fechamento-padrão é completado.

Próteses de Tamanhos Maiores

A fixação, abaixo do anel pulmonar, ao músculo infundibular, posteriormente, permite a colocação de próteses maiores.

Valva Tricúspide

Muitos pacientes com regurgitação pulmonar crônica e disfunção ventricular direita apresentam insuficiência tricúspide ao menos moderada e devem ser submetidos, concomitantemente, a uma anuloplastia nesta valva (vide o Capítulo 7).

Implante Percutâneo de Valva Pulmonar

A implantação percutânea de valvas pulmonares é um campo em evolução e pode permitir que alguns pacientes com disfunção na via de saída ventricular direita não sejam submetidos a cirurgias. Os pacientes com retalhos transanulares extensos, porém, não são, atualmente, candidatos a esta tecnologia, e esta abordagem pode não permitir o remodelamento do ventrículo direito.

Apêndice

Tamanho da Via de Saída Pulmonar

O diâmetro interno da porção mais estreita da via de saída pulmonar é determinado pela passagem de dilatadores de Hegar calibrados, de tamanhos cada vez maiores, através da valva pulmonar até a artéria pulmonar. Os resultados de Rowlatt et al. (Rowlatt UF, Rimoldi HJA, Lev M. The quantitative anatomy of the normal child's heart. Pediatr Clin North Am 1963;10:499) permitem que o cirurgião determine se o anel e/ou via de saída ventricular direita são adequados a um dado paciente. Com os diâmetros mostrados, há uma possibilidade de somente 15% de que a relação entre a pressão ventricular direita e a pressão ventricular esquerda seja maior que 0,65.

Área Superficial Corpórea (m²)	Diâmetro (mm = Tamanho do Hegar/3)
0,15	5,9
0,20	7,3
0,25	8,4
0,30	9,3
0,35	10,1
0,40	10,7
0,45	11,3
0,50	11,9
0,55	12,3
0,60	12,8
0,65	13,2
0,70	13,5
0,75	13,9
0,80	14,2
0,90	14,8
1,0	15,3
1,2	16,2
1,4	17,0
1,6	17,6
1,8	18,2
2,0	18,7

Nota: O tamanho do Hegar é calculado pela multiplicação do diâmetro por 3.

24 Obstrução da Via de Saída do Ventrículo Esquerdo

Estenose Aórtica Congênita

Na estenose aórtica congênita, os achados patológicos podem variar. A valva pode ser bicúspide, tricúspide ou unicúspide, e as comissuras podem ser fundidas em qualquer combinação. O orifício funcional da valva aórtica, porém, está em geral entre a cúspide esquerda e a cúspide não coronária, enquanto as outras cúspides e comissuras são fundidas e deformadas em diversos graus.

Bebês ou neonatos com estenose aórtica crítica podem requerer intervenção urgente. Os neonatos podem estar à beira da morte, em grave acidose metabólica. Nestes pacientes, a infusão de prostaglandina E_1 pode melhorar a circulação, reabrindo o ducto arterioso. Em tais casos, é muito importante diferenciar a estenose aórtica crítica e isolada de uma forma da síndrome de hipoplasia do coração esquerdo que requer a realização do procedimento de Norwood modificado (vide o Capítulo 30). Embora a valvuloplastia percutânea com balão seja realizada em neonatos e bebês portadores de estenose aórtica crítica com resultados satisfatórios, a cirurgia ainda é indicada a alguns pacientes.

Técnica da Valvotomia

Uma abordagem por esternotomia mediana é utilizada. A valvotomia cirúrgica é realizada sob desvio cardiopulmonar. A canulação é realizada com uma cânula aórtica padrão e uma única cânula venosa no apêndice atrial direito. O desvio cardiopulmonar é iniciado, e o ducto arterioso é fechado com um ponto firme ou um clipe metálico. A aorta é pinçada de forma cruzada, e a solução cardioplégica é administrada (vide o Capítulo 3). A aorta é transversalmente incisada, a valva aórtica é exposta, e sua anatomia é cuidadosamente estudada. Uma lâmina número 15 é usada na incisão das comissuras fundidas até 2 mm do anel aórtico (Fig. 24-1).

Insuficiência Aórtica

Nestes bebês tão doentes, o propósito da cirurgia é aliviar a obstrução na via de saída do ventrículo esquerdo da maneira mais eficaz possível, sem produzir insuficiência aórtica. O excesso de zelo durante a incisão das comissuras ou a divisão da ráfia rudimentar provoca, somente, insuficiência aórtica, podendo ser necessário proceder à substituição da valva aórtica (Fig. 24-2).

Alívio Inadequado da Obstrução

Por outro lado, o alívio inadequado da obstrução pode não auxiliar a criança como deveria. A experiência é responsável pelo bom julgamento necessário para realização da incisão na extensão correta, na área exata, de uma valva aórtica deformada.

Exposição da Valva Aórtica

Quando a aorta é pequena, a aortotomia oblíqua, em vez de transversa, permite a melhor exposição da valva aórtica.

Conhecimento da Obstrução Subvalvar

É de extrema importância inspecionar a área aórtica subvalvar e descartar a presença de um diafragma fibroso ou de outras formas de obstrução à via de saída ventricular esquerda. Um dilatador de Hegar de tamanho adequado pode ser usado para a avaliação precisa do orifício valvular e da via de saída do ventrículo esquerdo.

Cúspides Aórticas gravemente Deformadas ou mal Desenvolvidas

Uma comissurotomia satisfatória, com resultados bons e duradouros, depende de quão bem a valva foi inicialmente formada. Quando há grave deformidade e mal desenvolvimento da valva aórtica, o alívio cirúrgico da via de saída do ventrículo esquerdo é apenas temporário e paliativo. Estes subgrupos de pacientes devem ser acompanhados com cuidado, para que uma forma mais definitiva de tratamento possa ser realizada antes que a disfunção ventricular esquerda se torne permanente.

Ressecção do Diafragma Subvalvar

Uma borda fibrosa, muscular ou membranosa de tecido, originária dos 2/3 anteriores da via de saída ventricular esquerda, pode estar presente 1 cm abaixo do anel aórtico. As cúspides da valva aórtica são gentilmente retraídas, com fitas retratoras estreitas. O diafragma muscular é, então, excisado com uma lâmina número 15 (Fig. 24-3A, B). Esta camada de tecido anormal pode também ser mobilizada e enucleada em

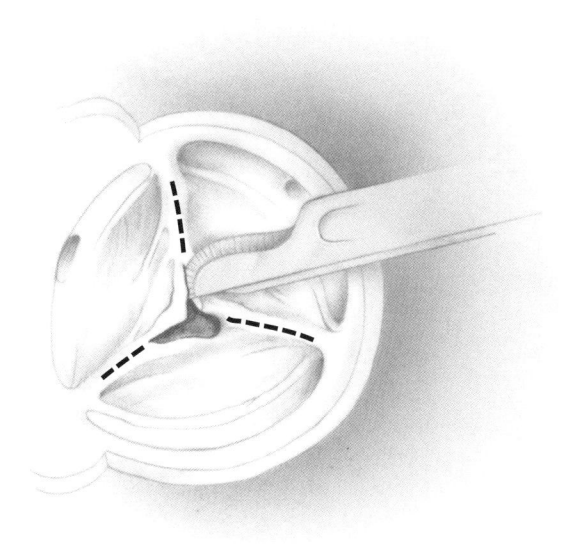

FIG. 24-1. Técnica para realização de comissurotomia aórtica.

toda sua circunferência, com uma espátula de endarterectomia.

🆕 Miotomia ou Miectomia

Uma miotomia ou miectomia limitada, envolvendo o septo espessado, é recomendada, prevenindo a possível persistência de uma obstrução residual significativa (Fig. 24-3C). Isto pode ajudar a prevenir a recidiva da membrana, observada em uma incidência maior quanto mais jovem é o paciente no momento da realização da 1º cirurgia.

⊘ Defeito em Septo Ventricular

Um segmento substancial de tecido fibromuscular anormal pode ser excisado e removido da área do septo sem produzir um defeito interventricular. Caso tal complicação ocorra, o defeito deve ser identificado e fechado.

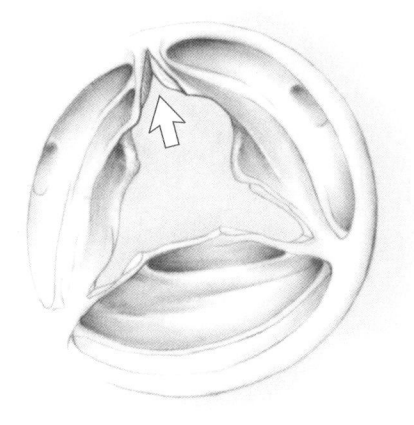

FIG. 24-2. Incisão excessivamente zelosa das comissuras, provocando insuficiência aórtica.

Suturas pregueadas são essenciais à proteção do tecido muscular friável.

⊘ Lesão ao Tecido de Condução

Apenas o tecido fibroso branco deve ser mobilizado e removido da área imediatamente abaixo da metade direita da cúspide direita e da comissura entre as cúspides direita e não coronária. Se não, o tecido de condução pode ser danificado, causando bloqueio cardíaco (Fig. 24-3B).

⊘ Insuficiência Valvar

Ocasionalmente, o tecido membranoso adere à parte de baixo da cúspide coronária direita da valva aórtica. Este tecido, portanto, deve ser meticulosamente dissecado, sem danificar a valva aórtica, evitando o desenvolvimento de insuficiência valvar.

⊘ Lesão à Valva Mitral

Ocasionalmente, a lesão pode estender-se e tornar-se aderente à cúspide anterior da valva mitral; neste caso, deve ser dissecada com o máximo cuidado. Lesões à valva mitral, nas proximidades de seu anel, podem resultar em uma abertura para o átrio esquerdo.

Miocardiopatia Hipertrófica Obstrutiva

A miocardiopatia hipertrófica obstrutiva geralmente não é uma lesão cirúrgica. Muitos pacientes respondem a β-bloqueadores ou bloqueadores de canais de cálcio. Em alguns pacientes, os marca-passos cardíacos de 2 câmaras podem ser úteis. Em pacientes muito sintomáticos, a miectomia do septo ventricular é um tratamento estabelecido. Um segmento relativamente espesso (com 1 cm de profundidade e 1,5 cm de largura) de parede septal, que se estende até a base dos músculos papilares, é excisado e removido (Fig. 24-4).

🆕 Exposição do Septo Hipertrofiado

Muitos cirurgiões usam uma abordagem transaórtica. A exposição é facilitada pela extensão oblíqua da aortotomia para baixo, até o anel não coronário, e pela colocação de suturas reforçadas logo acima das comissuras. Tracionando estas suturas, o septo hipertrofiado pode ser visualizado. Após a ressecção inicial, um pequeno retrator pode ser colocado no septo e puxado para cima, em direção ao anel aórtico, permitindo a visualização e a ressecção da porção apical do septo.

🆕 Cirurgia na Valva Mitral

Quando o movimento sistólico anterior da cúspide anterior da valva mitral é um componente significativo da

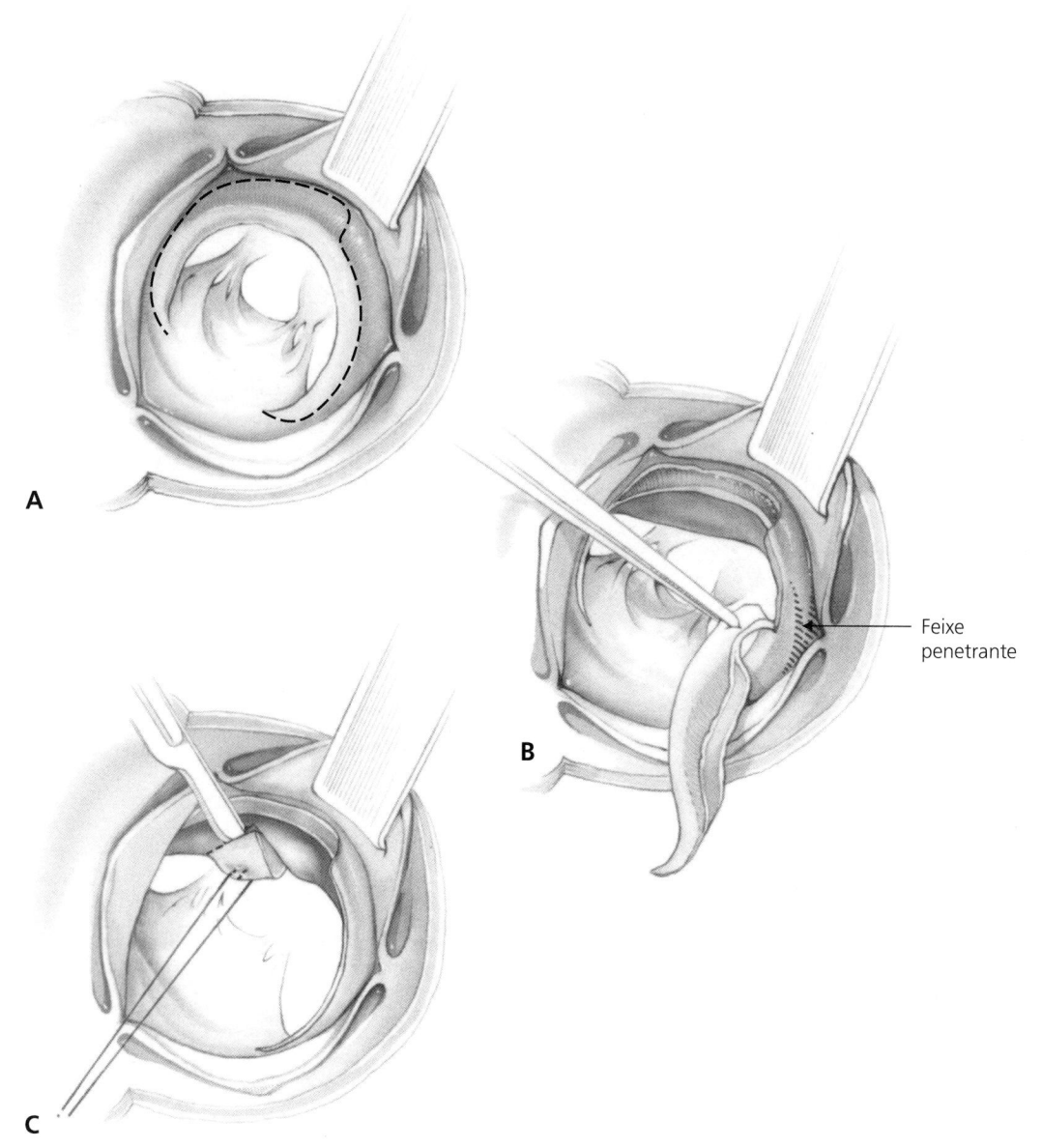

FIG. 24-3. Ressecção de um diafragma subvalvar. **A:** As linhas pontilhadas mostram a extensão da ressecção.
B: Nas proximidades do feixe penetrante, somente o tecido fibroso branco é ressecado. **C:** Como precaução adicional contra o alívio inadequado de uma obstrução, uma miectomia limitada é também realizada.

obstrução da via de saída do ventrículo esquerdo, a miectomia septal geralmente resolve a alteração do movimento e qualquer regurgitação mitral. Alguns pacientes, porém, apresentam anomalias associadas ao aparato subvalvar mitral, que devem ser reconhecidas e tratadas no momento da cirurgia. Dentre estas, incluem-se a inserção anômala do músculo papilar diretamente na cúspide anterior da valva mitral e a inserção anormal dos cordões tendíneos no septo ventricular. Se presentes, os cordões anormais são ressecados, e quaisquer áreas de fusão do(s) músculo(s) papilar(es) ao septo ou parede livre são divididas. Às vezes, um procedimento de valvuloplastia para desviar a altura de coaptação da valva, posteriormente, pode ser necessário. Isto pode envolver o pregueamento da cúspide anterior e/ou posterior, geralmente combinada com uma anuloplastia. Uma técnica simples que pode ser eficaz é a colocação de um ponto de Alfieri a 1 cm das bordas livres, conectando a porção central das cúspides anterior e posterior (vide o Capítulo 6). Em raros casos, a valva mitral deve ser substituída por uma prótese de baixo perfil, ressecando todo o aparato subvalvar anterior. Quando combinadas à miectomia, estas técnicas aliviam a obstrução.

Cúspide Errante

Todos os cordões anômalos ligados à borda livre da cúspide anterior devem ser preservados, impedindo que esta se movimente de maneira errante.

⊘ Embolia por Fragmentos Musculares que Caem na Cavidade Ventricular

Durante o processo de excisão do músculo hipertrofiado, fragmentos podem cair na cavidade ventricular esquerda, causando embolia. Isto pode ser prevenido, em algum grau, pela tração do segmento a ser excisado com um ponto de Prolene 4-0 ou 5-0 (Fig. 24-4). Um fórceps de biópsia pode ser usado na ressecção do músculo da porção mais apical do septo. Deve-se tomar cuidado para remover todos os detritos do interior da cavidade ventricular esquerda.

NB Exposição Inadequada

A exposição pelas cúspides aórticas retraídas pode ser inadequada. O músculo responsável pela obstrução pode ser removido por meio de uma atriotomia esquerda, através da valva mitral.

NB Ablação Alcoólica do Septo

Recentemente, uma técnica de cateterismo, que injeta álcool puro na artéria perfurante septal, foi usada com sucesso na produção de um infarto septal e na diminuição do gradiente através da via de saída do ventrículo esquerdo. O papel deste procedimento precisa ser mais bem delineado.

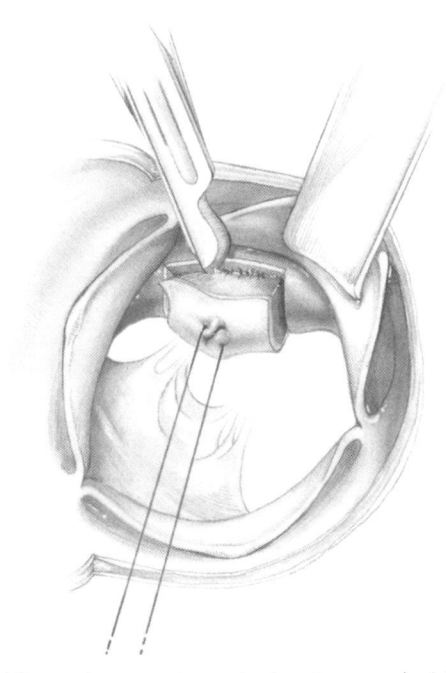

FIG. 24-4. Miectomia para tratamento da estenose subaórtica hipertrófica idiopática. Duas incisões longitudinais, uma abaixo da comissura entre as cúspides direita e esquerda e a outra abaixo do ponto mais baixo da cúspide direita, são realizadas. Estas incisões são conectadas a uma outra, 1 cm abaixo da valva, e uma cunha de músculo septal é excisada.

Obstrução do Túnel Ventricular Esquerdo

Quando a via de saída do ventrículo esquerdo está difusamente obstruída por um túnel congenitamente estreito, nenhuma das técnicas já mencionadas é significativamente eficaz. Um conduto ventricular esquerdo apical, até a aorta ascendente ou descendente, é uma alternativa, mas não muito escolhida. A septoplastia aortoventricular de Rastan-Konno, embora um tanto quanto radical, proporciona resultados satisfatórios. Em bebês e crianças, o procedimento de Rastan-Konno (substituindo a raiz aórtica por um autoenxerto pulmonar, completando a ventriculosseptoplastia e reconstruindo a via de saída do ventrículo esquerdo com um homoenxerto pulmonar) é a cirurgia de escolha neste diagnóstico.

Septoplastia Aortoventricular de Rastan-Konno

As canulações bicaval e aórtica são feitas da maneira usual. Em desvio cardiopulmonar, a aorta é pinçada de forma cruzada, e a parada cardioplégica do coração é conseguida por meio das técnicas usuais (vide o Capítulo 3). A aorta é anteriormente excisada, em direção longitudinal. A incisão é, então, estendida para baixo, sob visualização direta, até a raiz da aorta.

⊘ Direção da Aortotomia

A direção da aortotomia deve ser o mais distante possível, à esquerda do óstio da artéria coronária direita, mas sem atingir a comissura entre os seios direito e esquerdo. Isto previne a ocorrência de lesões no óstio da artéria coronária direita.

A superfície anterior da via de saída do ventrículo esquerdo é, então, obliquamente incisada, a partir da raiz aórtica, para baixo, até uma distância suficiente que permita a boa exposição do septo interventricular (Fig. 24-5). De modo alternativo, a ventriculotomia direita é feita antes e, então, estendida para cima, até a raiz aórtica.

⊘ Lesão na Valva Pulmonar

A via de saída do ventrículo esquerdo deve ser aberta antes da secção do anel aórtico, garantindo que a valva pulmonar nativa não seja lesionada. Após a realização deste procedimento, não é infrequente a observação de insuficiência pulmonar tardia.

⊘ Distribuição Anormal dos Ramos da Artéria Coronária Direita

Durante a incisão do infundíbulo, deve-se ter em mente a possibilidade de distribuição anormal dos ramos da artéria coronária direita pela via de saída do ventrículo esquerdo, para suprimento da massa ventricular deste lado, de modo a prevenir a ocorrência de lesão isquêmica no coração.

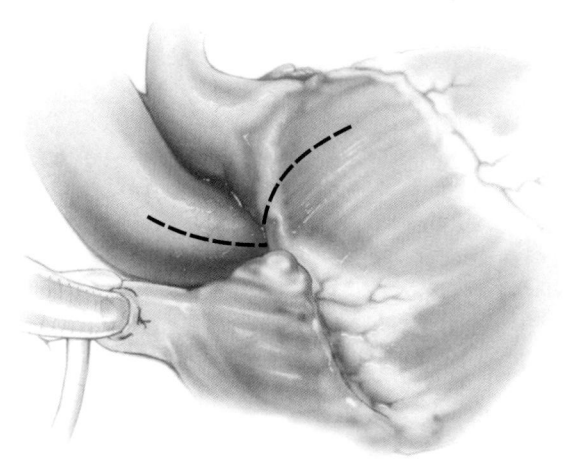

FIG. 24-5. Incisão oblíqua na raiz aórtica e incisão no ventrículo esquerdo, para exposição do septo interventricular na septoplastia de Rastan-Konno.

A aortotomia é, então, obliquamente continuada para baixo, através do anel aórtico, até o septo interventricular excessivamente espessado (Fig. 24-6). As cúspides aórticas distorcidas são, então, removidas.

Infarto Septal

A divisão da artéria septal aberrante pode provocar um infarto septal.

Um retalho oval de Hemashield, de tamanho adequado e largura generosa, é suturado no lado ventricular direito do septo interventricular, até a altura do anel da valva aórtica ressecada (Fig. 24-7).

Reforço das Suturas no Septo Interventricular

O septo interventricular é espesso e friável; uma sutura contínua de Prolene pode rasgá-lo, causando vazamentos e um *shunt* pelo septo. A linha de sutura pode ser reforçada com uma tira de feltro ou almofadas de Teflon no lado ventricular direito e/ou esquerdo do septo (Fig. 24-7). O uso de pontos separados reforçados resulta em uma coaptação superfície a superfície entre o retalho e o septo, reduzindo a possibilidade de extravasamentos (Fig. 24-7B).

Maximização da Ampliação

Para maximizar a via de saída do ventrículo esquerdo, o retalho de Hemashield é suturado no lado ventricular direito do septo.

Pontos separados são inseridos no anel aórtico e, à altura desta estrutura, no retalho (vide o Capítulo 5). Após a inserção das suturas pelo anel protético, a prótese é colocada, satisfatoriamente, em sua posição (Fig. 24-7). A prótese pode ser suturada ao Hemashield com pontos separados ou contínuos.

Escolha da Prótese

Pela sua calcificação precoce em crianças, os tecidos valvares com *stent* não são utilizados. Valvas mecânicas biscúspides ou discoides de baixo perfil são as preferidas, caso o autoenxerto pulmonar não seja possível ou contraindicado.

Linha de Sutura

Uma nova sutura contínua deve ser iniciada no anel da valva e seguir até que o retalho esteja colocado sobre a incisão da aortotomia. A linha de sutura septal, portanto, é bem presa à altura da prótese. Isto separa a sutura próxima ao septo interventricular daquela próxima à aortotomia (Fig. 24-8).

Um retalho triangular generoso de Hemashield, pericárdio bovino ou pericárdio autólogo é suturado nas bordas da via de saída do ventrículo esquerdo e no 1º retalho, à altura da valva

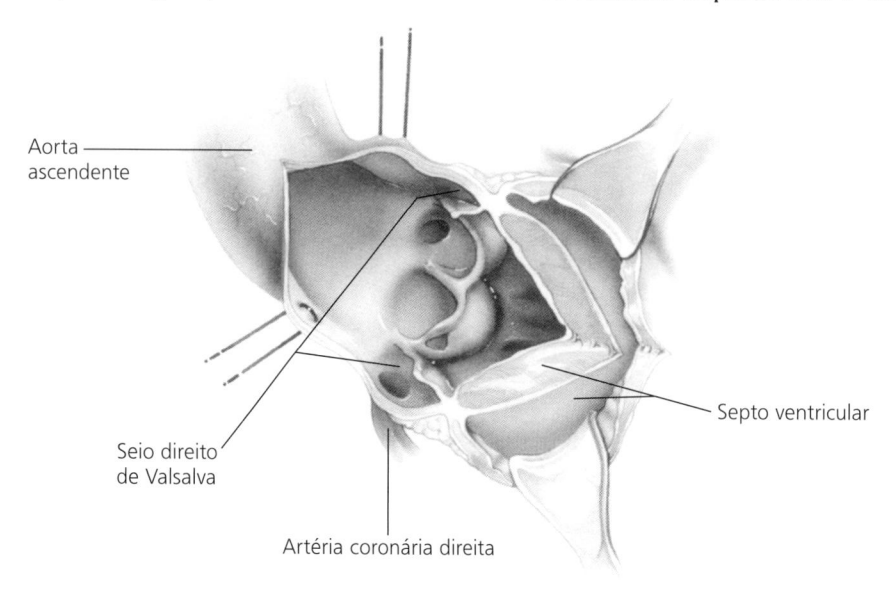

FIG. 24-6. Continuação da aortotomia oblíqua no septo interventricular.

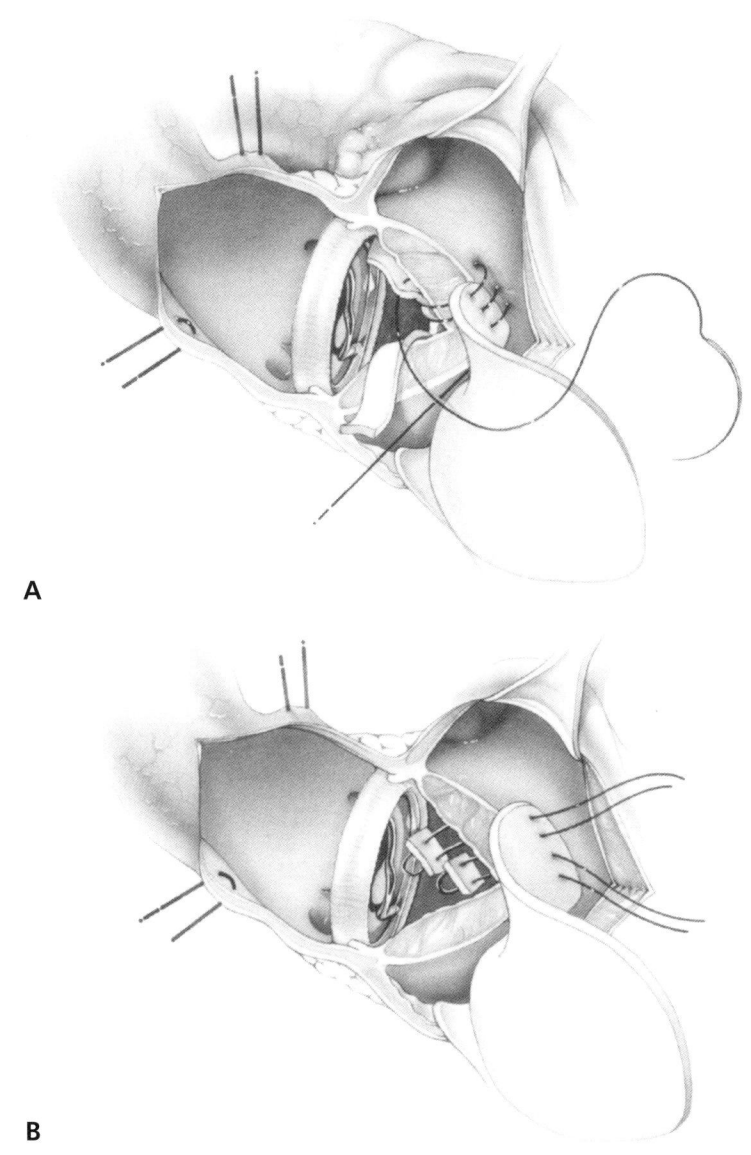

FIG. 24-7. Retalho oval suturado sobre o lado ventricular direito do septo interventricular, através do anel protético e subindo pela aortotomia. **A:** Uma sutura contínua é reforçada com uma tira de feltro de Teflon. **B:** Uma técnica alternativa utiliza pontos separados reforçados.

protética (Fig. 24-9). De modo alternativo, um grande retalho pericárdico é suturado no ventrículo direito e estendido sobre o retalho aórtico, assegurando a homeostasia.

Reforço da Linha de Sutura

Se a parede do ventrículo esquerdo parecer delgada e friável, a linha de sutura pode ser reforçada com feltro de Teflon.

Após o fechamento da aortotomia, o coração é cheio, e as manobras-padrão de retirada de ar são realizadas (vide o Capítulo 4).

Substituição Estendida da Raiz Aórtica com Homoenxerto Aórtico ou Autoenxerto Pulmonar

Em bebês e crianças, existem muitos problemas associados às valvas mecânicas. Uma técnica alternativa é combinar o conceito de substituição de raiz aórtica com reimplante de artérias coronárias ao conceito de septoplastia aortoventricular. As incisões aórticas, ventriculares direitas e septais são similares àquelas anteriormente descritas para o procedimento de Rastan-Konno. As artérias coronárias são excisadas com uma generosa porção

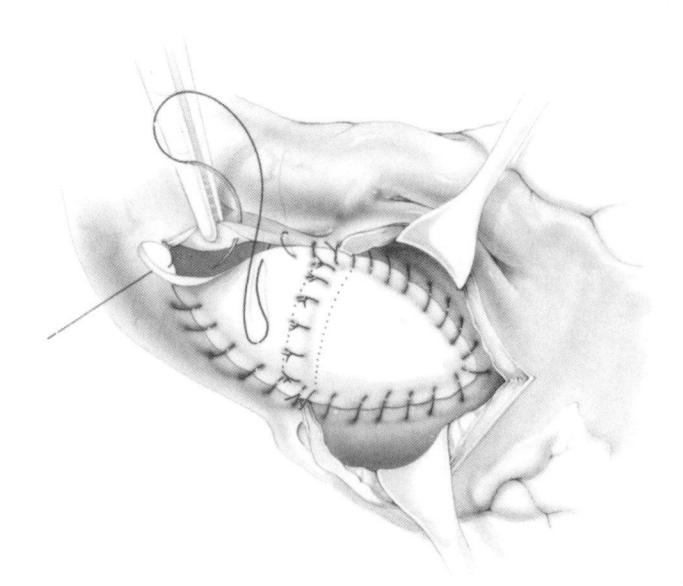

FIG. 24-8. Uma sutura contínua é usada para unir o retalho à abertura da aortotomia.

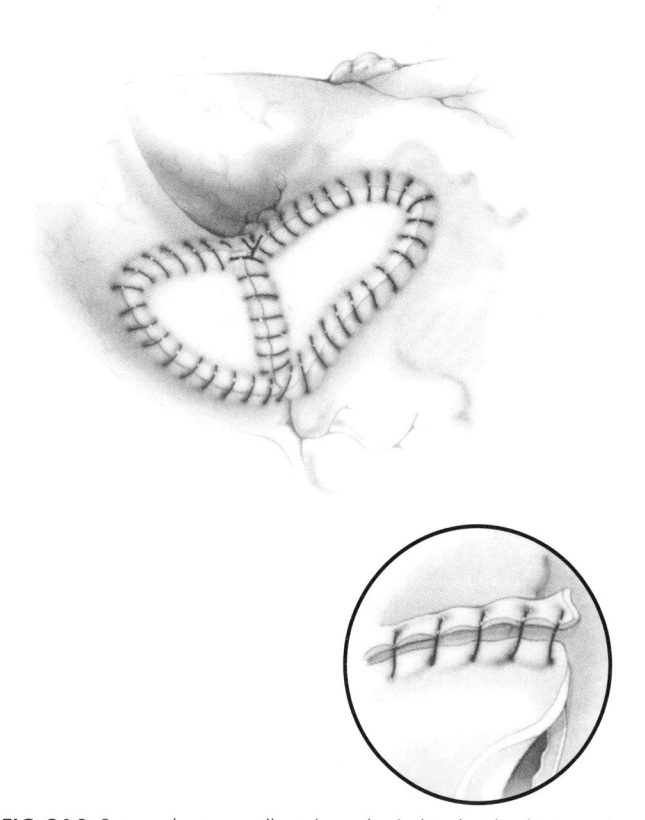

FIG. 24-9. Sutura de um retalho triangular às bordas da abertura do trato de saída do ventrículo direito e à raiz aórtica. **Detalhe:** Reforço da sutura com feltro de Teflon.

de parede aórtica e mobilizadas. A valva aórtica e a aorta ascendente proximal são excisadas. Caso um homoenxerto aórtico seja utilizado, é orientado de modo que a cúspide de inserção anterior da valva mitral possa ser usada para recobrir a incisão no septo ventricular. Se um autoenxerto pulmonar for utilizado, um pedaço triangular da parede ventricular direita pode ser deixado fixo ao anel da valva pulmonar durante a coleta. Este músculo pode, então, ser usado para recobrir o defeito no septo interventricular. A substituição da raiz aórtica e o reimplante dos óstios coronários são finalizados conforme descrito no Capítulo 5. O defeito existente no ventrículo direito é, então, fechado com um pedaço de pericárdio autólogo ou bovino. O retalho é suturado às bordas da incisão da ventriculotomia direita e ao anel da valva do homoenxerto ou do autoenxerto.

🆘 *Orientação do Homoenxerto Aórtico*

Quando se deixa a cúspide anterior da valva mitral ligada ao homoenxerto aórtico, para usá-la para recobrir o defeito no septo ventricular, o homoenxerto deve ser orientado em uma única direção. Isto pode criar complicações para o reimplante dos óstios coronários. De modo alternativo, a cúspide mitral pode ser excisada, e o septo ventricular, ampliado com um retalho triangular de Hemashield, que é, então, suturado ao anel do homoenxerto aórtico.

Procedimento de Rastan-Konno Modificado

Na presença de estenose difusa de segmento longo, com uma valva aórtica competente e anel aórtico de tamanho adequado, a realização de um procedimento de Rastan-Konno modificado é indicada.

O desvio cardiopulmonar com canulação bicaval e pinçamento cruzado da aorta é utilizado. Uma incisão oblíqua é feita no infundíbulo do ventrículo direito, abaixo da valva pulmonar (Fig. 24-5). Esta incisão é estendida à altura do anel aórtico, imediatamente à esquerda do óstio coronário direito. Uma incisão longitudinal é feita no septo ventricular, estendendo-se imediatamente abaixo do anel aórtico até a comissura entre os seios coronários esquerdo e direito, proximalmente ao septo, após a área de obstrução. O músculo septal espessado é ressecado da via de saída do ventrículo esquerdo. Um retalho oval de Hemashield é, então, usado para fechar o defeito, com pontos separados horizontais reforçados do ventrículo esquerdo até o septo e daí ao lado direito da câmara cardíaca (Fig. 24-10). A abertura no ventrículo direito é, então, fechada com um retalho de pericárdio.

🚫 *Lesão à Valva Aórtica*

Antes de fazer a incisão septal, uma pequena aortotomia, para permitir a visualização da valva aórtica e seu anel, pode ser útil. Uma pinça de ângulo reto, passada pela valva aórtica, pode identificar o local adequado para a realização da incisão septal.

🚫 *Lesão ao Sistema de Condução*

A incisão no septo deve ser feita bem à esquerda do óstio coronário direito, evitando o sistema de condução.

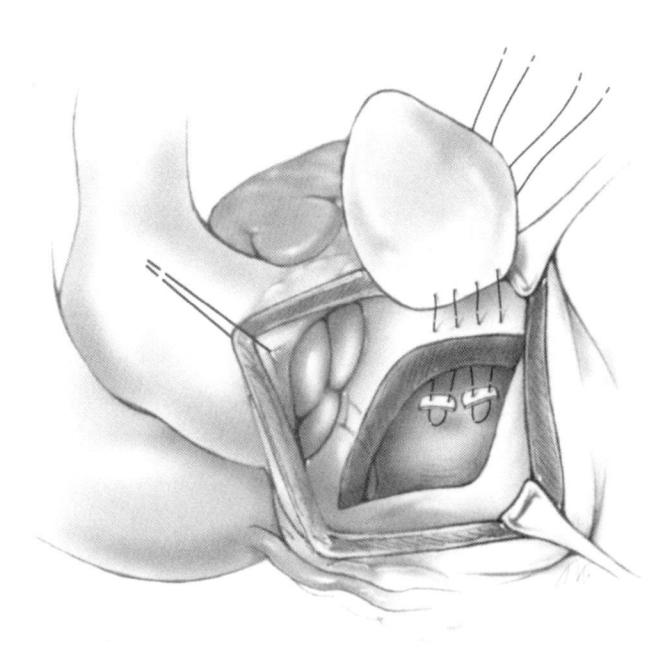

FIG. 24-10. Procedimento de Rastan-Konno modificado: incisão septal e colocação de suturas horizontais reforçadas do ventrículo esquerdo até o ventrículo direito.

⊘ Abertura Septal Inadequada

No septo ventricular, a incisão deve ser estendida o máximo possível proximalmente, até o alívio completo do estreitamento da via de saída do ventrículo esquerdo.

Estenose Aórtica Supravalvar

Uma aortotomia oblíqua permite a boa exposição. Se a estenose envolver apenas a aorta ascendente, a excisão da estria fibrosa e a sutura de um retalho de tamanho adequado de Hemashield ou GORE-TEX, em formato de diamante, pode aliviá-la (Fig. 24-11). O tipo de estreitamento supravalvar que é causado pela estria fibrosa, porém, geralmente se estende até o anel e as comissuras. Esta estria fibrosa deve ser meticulosamente excisada, liberando as cúspides aórticas.

⊘ Ampliação da Aorta Ascendente com Retalho

A lesão supravalvular pode ser extensa e afetar grandes trechos da aorta ascendente. Esta lesão pode requerer uma extensa ampliação com retalho, do seio coronário à artéria inominada. A largura do retalho deve ser maior, permitindo o crescimento somático, o que previne a recidiva tardia da estenose (Fig. 24-12). Os pacientes com síndrome de William podem apresentar um segmento longo de estreitamento de toda a aorta ascendente, necessitando, às vezes, da substituição do vaso até a artéria inominada e, possivelmente, também do arco aórtico.

⊘ Lesão às Cúspides Aórticas

Durante a excisão da estria fibrosa, as cúspides da valva aórtica devem ser protegidas. Lesões às cúspides aórticas podem produzir insuficiência aórtica.

⊘ Extensão da Obstrução até os Seios Aórticos

Às vezes, a estria fibrosa continua, estreitando e distorcendo 1 ou mais seios aórticos. Após a remoção da estria, os seios de Valsalva acometidos podem necessitar de ampliação, com um retalho de pericárdio autólogo tratado com glutaraldeído ou Hemashield, aliviando a obstrução (Fig. 24-13).

⊘ Lesão ao Óstio da Artéria Coronária Esquerda

A remoção de uma estria fibrosa da região do seio coronário esquerdo deve ser realizada com cuidado, sempre tendo em mente a possibilidade de ocorrência de lesões no óstio correspondente.

O grau de obstrução supravalvar pode ser grave a ponto de levar à indicação de uma forma mais extensiva de tratamento. Um procedimento eficaz foi desenvolvido por Brom, com excelentes resultados. Nesta técnica, a aorta é completamente transectada logo acima do segmento estenótico (Fig. 24-14). O lúmen da área estenótica raramente é maior que 6 a 8 mm de diâmetro, mensurados com um dilatador de Hegar; por meio de um cálculo simples, estima-se que a circunferência da estenose seja de, aproximadamente, 18 mm, e que a largura de cada segmento entre as comissuras seja de 6 a 8 mm.

A raiz aórtica, os seios de Valsalva e os óstios da artéria coronária estão, frequentemente, dilatados. Uma incisão vertical curta é feita pelo seio não coronário, até a altura da largura máxima da aorta proximal (Fig. 24-15). Isto melhora a exposição e permite a inspeção meticulosa da lesão (Fig. 24-16). Incisões similares são realizadas nos outros 2 seios coronários; o lúmen estenótico é, agora, completamente aberto (Fig. 24-17).

⊘ Incisões nos Seios Coronários

Nos seios coronários, as incisões nunca devem estender-se além do ponto de largura máxima do segmento aórtico proximal (Fig. 24-15). Se estas incisões forem mais profundas, os retalhos distorcerão a base da valva, resultando em incompetência aórtica.

⊘ Distorção dos Óstios Coronários

Para prevenir a ocorrência de distorção dos óstios coronários com subsequente retalhoplastia, as incisões no seio coronário devem ser feitas à direita do óstio coronário esquerdo e à direita do óstio coronário direito (Fig. 24-18).

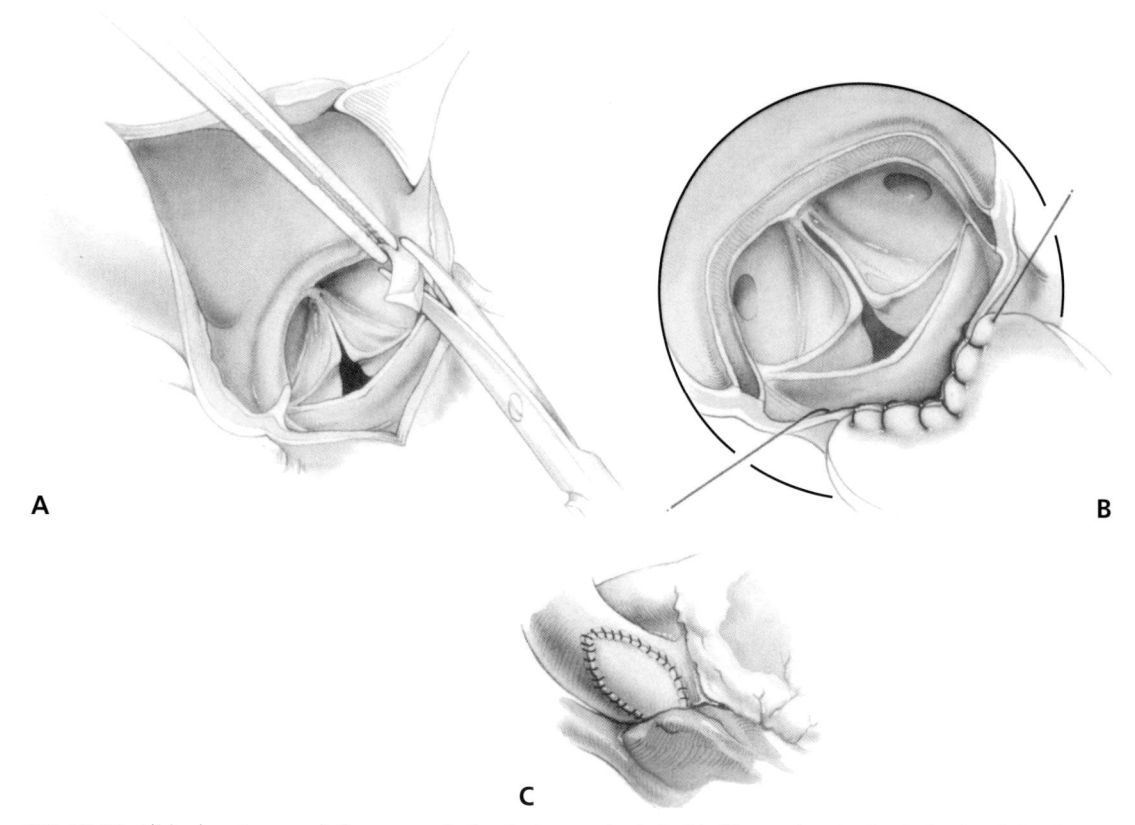

FIG. 24-11. Alívio da estenose aórtica supravalvular. **A:** A camada de tecido fibroso é excisada. **B:** A raiz aórtica é ampliada pela extensão da aortotomia no seio não coronário de Valsalva. **C:** O defeito é coberto com um retalho grande.

Obstrução do Óstio Coronário Esquerdo

Raramente, o tecido fibroso pode envolver o óstio esquerdo, e o orifício pode permanecer estenótico após a excisão da estria. Nestes casos, a incisão no seio esquerdo é feita até a artéria coronária principal esquerda, podendo ser, se necessário, continuada até sua bifurcação. Esta abertura é, então, fechada com um retalho triangular de pericárdio autólogo, conforme descrito no texto a seguir, para reconstruir o seio e aliviar a estenose coronária.

O anel normal da valva aórtica é medido com um dilatador de Hegar de tamanho adequado. A circunferência do anel é de, aproximadamente, 3 vezes o seu diâmetro ou o tamanho do Hegar. Se o diâmetro do anel aórtico (tamanho do Hegar) for igual a 24 mm, por exemplo, sua circunferência será de 24 mm × 3, ou seja, 72 mm. Se o lúmen do segmento estenótico for de 6 mm (tamanho do Hegar), sua circunferência é de 6 mm × 3, ou 18 mm.

A partir destas observações, fica claro que o segmento estenótico da aorta deve ser ampliado em 54 mm (72-18 mm) para ser compatível com o tamanho do anel da valva aórtica. Uma vez que esta ampliação deve ser feita entre as 3 comissuras, cada retalho pericárdico deve ter 54 mm ÷ 3, ou 18 mm, de largura em sua borda superior (Fig. 24-19).

O pericárdio autólogo tratado com glutaraldeído é usado no preparo de retalhos triangulares com medidas específicas; neste exemplo, um triângulo isósceles, com base de 18 mm e altura igual à distância entre o segmento estenótico e a largura máxima da aorta proximal (Fig. 24-19) é o tamanho necessário. Os retalhos de pericárdio são suturados com Prolene 6-0 ou 7-0 (Fig. 24-19).

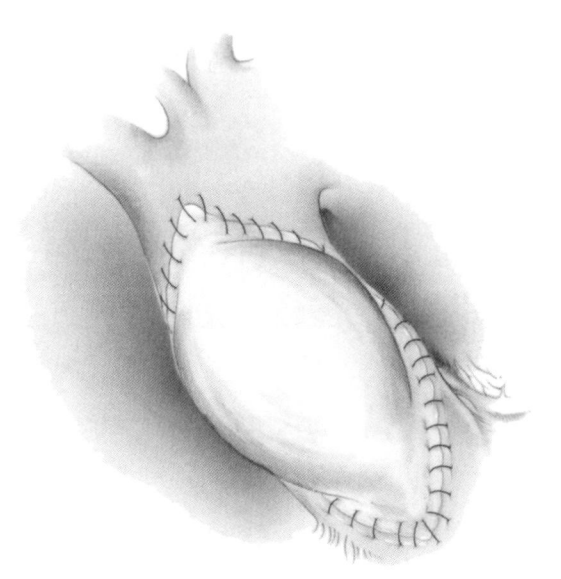

FIG. 24-12. Ampliação, com retalho, da aorta ascendente.

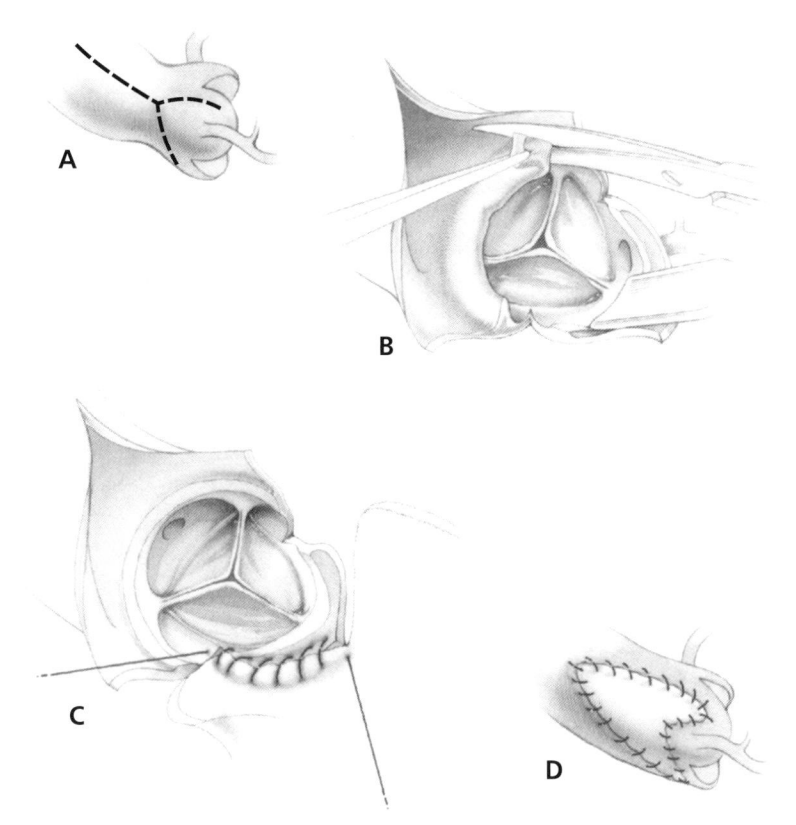

FIG. 24-13. Alívio de obstrução nos seios aórticos. **A:** A aortotomia é estendida inferiormente, até os seios de Valsalva não coronário e direito. **B:** A camada fibrosa é removida. **C** e **D:** O pericárdio é incorporado como um retalho, ampliando os 2 seios aórticos e a aorta ascendente.

As 2 extremidades aórticas são agora anastomosadas, ponta com ponta, com uma sutura contínua de Prolene (Fig. 24-20).

Estreitamento do Segmento Aórtico Distal

NB Ocasionalmente, o lúmen da aorta ascendente, logo acima do segmento estenótico, pode ser pequeno quando comparado com a aorta proximal recém-construída. Esta discrepância pode ser retificada pela maior ressecção da aorta distal ou pela realização de uma incisão vertical em seu lúmen.

Em um certo grupo de pacientes, pode ser possível realizar a reconstrução de ponta a ponta da aorta, sem o uso de retalhos pericárdicos. A aorta distal é anastomosada à raiz aórtica por meio de incisões contrárias, formando 3 línguas de tecido aórtico (Fig. 24-21).

NB Tensão da Anastomose

A aorta deve ser bem mobilizada para ter o comprimento adequado, minimizando, assim, qualquer tensão na anastomose.

Manejo da Obstrução na Via de Saída do Ventrículo Esquerdo Associado a outras Anomalias Cardíacas

Interrupção do Arco Aórtico com Defeito em Septo Ventricular

Os pacientes com interrupção do arco aórtico e defeitos no septo ventricular frequentemente apresentam alguma forma

FIG. 24-14. Transecção da aorta acima do segmento estenótico.

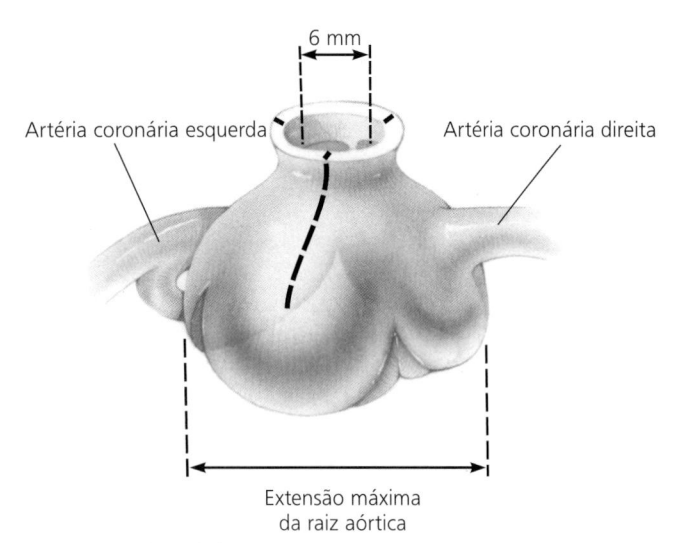

298 SEÇÃO III • Cirurgia para Anomalias Cardíacas Congênitas

FIG. 24-15. Linha de incisão no seio não coronário.

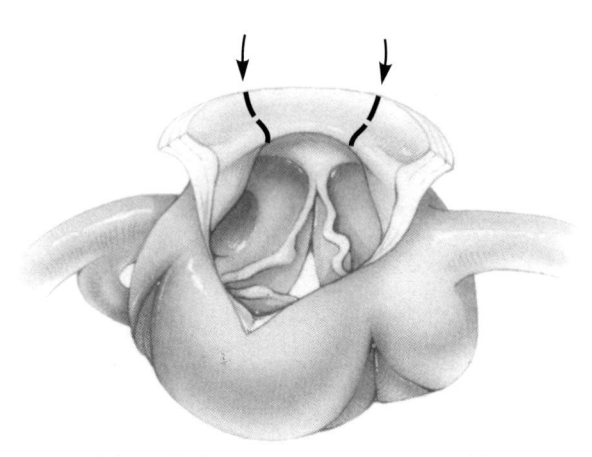

FIG. 24-16. Linha de incisão nos outros 2 seios coronários.

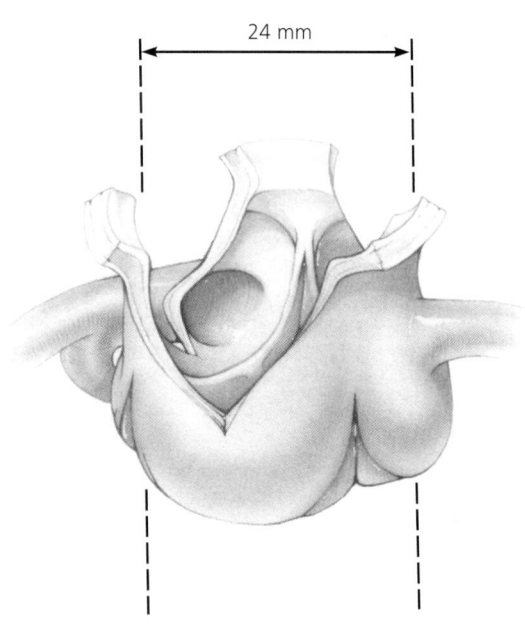

FIG. 24-17. Estenose completamente aberta.

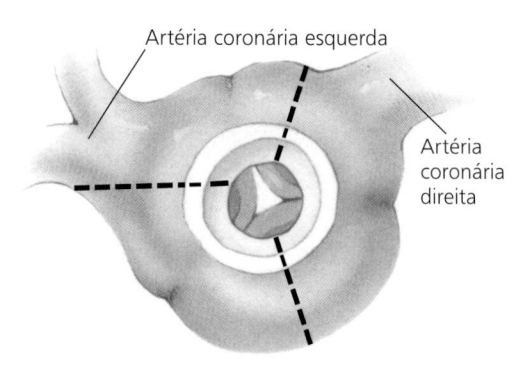

FIG. 24-18. Colocação de incisões para impedir a distorção dos óstios das artérias coronárias.

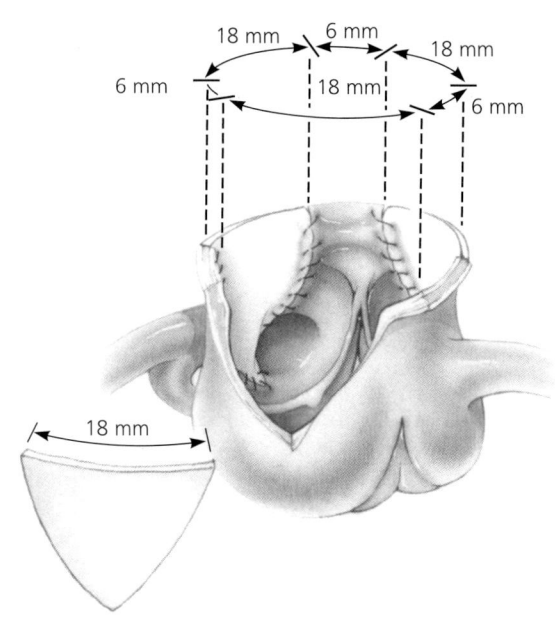

FIG. 24-19. Exemplo das medidas necessárias à ampliação precisa da estenose.

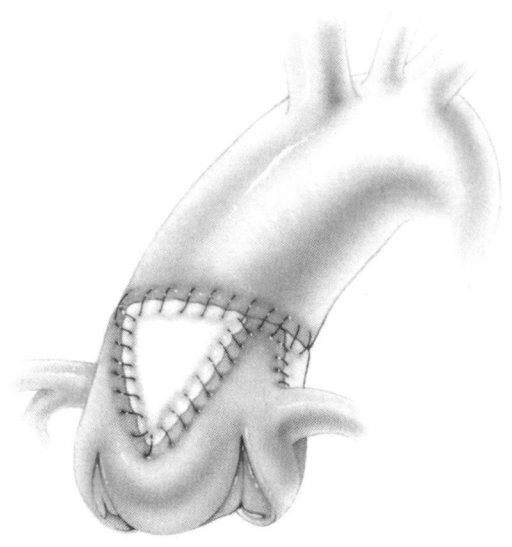

FIG. 24-20. Reparo completo da estenose.

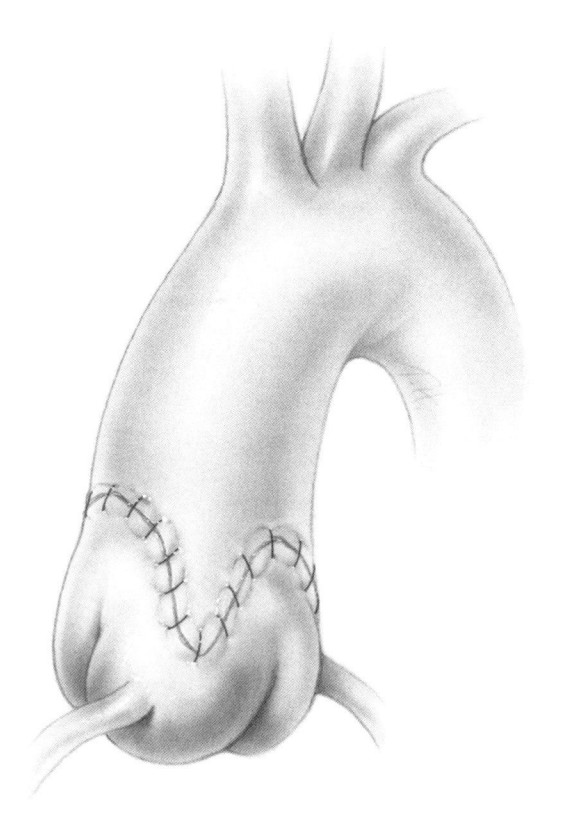

FIG. 24-21. Reparo completo da reconstrução terminoterminal da aorta.

de obstrução na via de saída do ventrículo esquerdo. Esta obstrução pode ocorrer em nível valvar, com uma valva bicúspide ou anel aórtico pequeno. A causa mais comum é o desvio posterior do cone septal.

Os pacientes com anéis de tamanho adequado, mas diâmetros subaórticos inferiores a 4 mm, são candidatos à incisão ou ressecção do músculo do cone septal antes do fechamento do defeito no septo ventricular. Com maior frequência, isto é conseguido por meio de uma abordagem por atriotomia direita, realizando uma miotomia ou miectomia do cone septal antes da colocação do retalho para a correção do defeito no septo ventricular (vide o Capítulo 21). De modo alternativo, o defeito no septo ventricular pode ser abordado por uma arteriotomia pulmonar. Um retalho, cortado um pouco menor que o defeito, é fixo ao lado esquerdo do cone septal, empurrando o septo anteriormente e abrindo a área subaórtica.

Obstrução Recorrente

Um número significativo de pacientes submetidos à cirurgia por apresentarem esta lesão requer a realização de um novo procedimento, em razão de obstrução da via de saída do ventrículo esquerdo. Esta obstrução pode ser secundária a questões valvares ou ao desenvolvimento de uma membrana subaórtica ou de um estreitamento muscular. Estes pacientes, portanto, devem ser monitorados com atenção.

Transposição de Grandes Artérias com Defeito em Septo Ventricular e Obstrução da Via de Saída do Ventrículo Esquerdo

O reparo cirúrgico tradicional para a transposição de grandes artérias com defeito em septo ventricular e obstrução da via de saída do ventrículo esquerdo é o procedimento de Rastelli. Neste procedimento, o retalho é colocado sobre o defeito no septo ventricular de tal modo que dirige a via de saída do ventrículo esquerdo para a aorta (nestes casos, a ambos os grandes vasos); além disso, coloca-se um conduto entre o ventrículo direito e a artéria pulmonar principal. Os resultados a longo prazo do procedimento de Rastelli são um pouco desapontadores, sendo observados disfunção ventricular esquerda tardia e morte súbita. Além disso, os pacientes com defeitos restritivos ou com septo ventricular estreito, ou ainda ventrículos direitos pequenos, podem não ser candidatos ao procedimento de Rastelli. Uma abordagem alternativa envolve a translocação da aorta, que passa ao ventrículo esquerdo, eliminando a necessidade de uso de um grande septo protético intracardíaco.

Técnica

Através de uma incisão de esternotomia mediana, o desvio cardiopulmonar é conseguido, com canulação da aorta distal e das 2 cavas. O ducto ou ligamento arterioso é duplamente ligado e dividido. Após o resfriamento a 28°C, faz-se o pinçamento cruzado da aorta, e a cardioplegia é administrada na raiz aórtica. A raiz aórtica é excisada da via de saída do ventrículo direito, deixando uma borda de 5 mm de músculo abaixo do anel (Fig. 24-22A). Esta manobra é similar à técnica usada na excisão de um autoenxerto pulmonar (vide o Capítulo 5). A artéria pulmonar é transectada logo acima da valva, e as cúspides da valva pulmonar são excisadas. O anel da valva pulmonar e o cone septal são incisados, até o defeito em septo ventricular (Fig. 24-22B). A continuidade entre os anéis pulmonar e mitral é, agora, aparente. A raiz aórtica é deslocada posteriormente, sem rotação, e posicionada sobre o ventrículo esquerdo. A metade posterior da raiz aórtica é anastomosada ao anel pulmonar, com uma sutura contínua de Prolene 5-0 ou 6-0 (Fig. 24-23A). O retalho que recobrirá o defeito no septo ventricular é cortado do tamanho e formato adequados e preso ao lado ventricular direito do septo, inferiormente, e à porção anterior da raiz aórtica, superiormente (Fig. 24-23B). Isto pode ser conseguido com uma sutura contínua ou pontos horizontais separados e reforçados.

Dobramento das Artérias Coronárias

Durante a translocação da raiz aórtica, as artérias coronárias devem ser mobilizadas por uma distância suficiente à prevenção de qualquer distorção, tensão ou dobramento. Alguns cirurgiões preferem separar uma das artérias coronárias, ou ambas, como botões, antes de mover a raiz aórtica. Após fixar a aorta em sua nova localização,

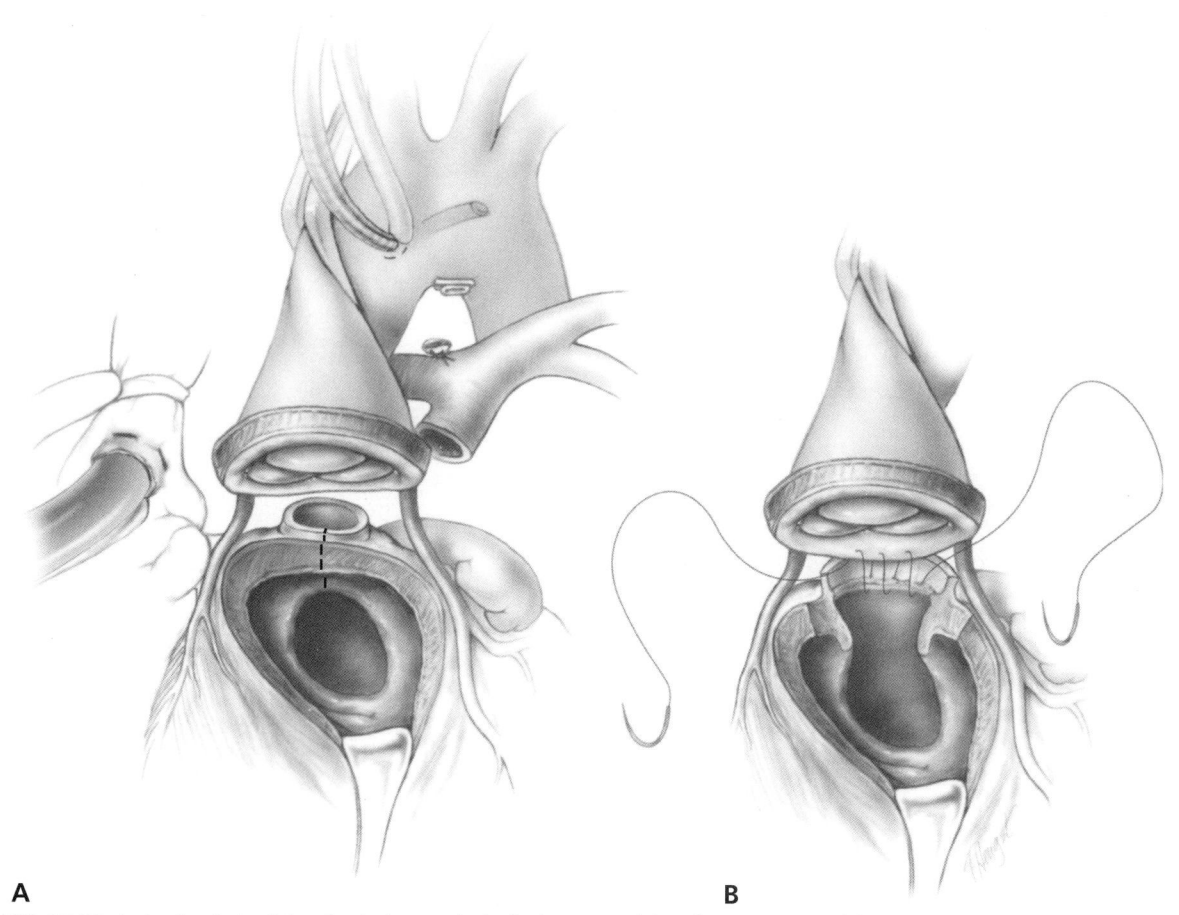

FIG. 24-22. A: A raiz aórtica foi excisada do ventrículo direito, e a artéria pulmonar proximal foi dividida. A linha pontilhada mostra a localização da incisão no cone septal. **B:** O anel pulmonar é incisado, atravessando o cone septal até o defeito no septo ventricular.

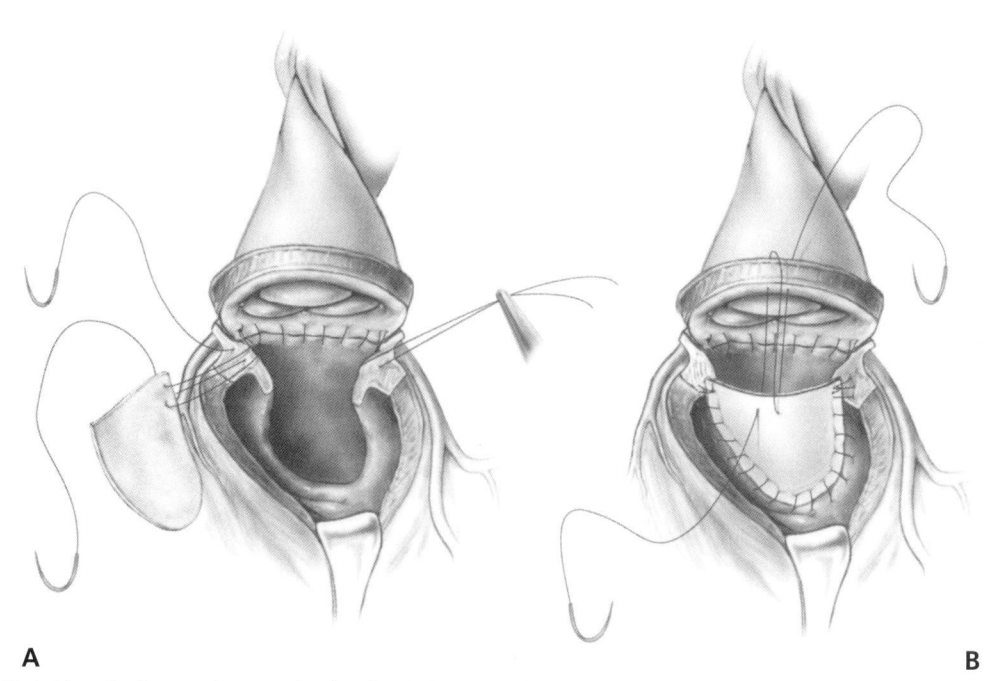

FIG. 24-23. A: Ligação da metade posterior da raiz aórtica ao anel pulmonar. **B:** Sutura do retalho no defeito em septo ventricular e a metade anterior da raiz aórtica.

os botões coronários podem ser recolocados na raiz aórtica, na mesma posição. De modo alternativo, caso pareça que a recolocação, nestes pontos, vai distender ou torcer as artérias coronárias, os sítios de coleta podem ser recobertos com um retalho de pericárdio autólogo. Os novos sítios de implantação na raiz aórtica são, então, identificadas e as aberturas criadas com um pequeno perfurador coronário, com cuidado para não lesar as cúspides da valva aórtica. A anastomose do botão coronário à aorta é feita com uma sutura contínua de Prolene 7-0 ou 8-0. As técnicas envolvidas na mobilização e na reanastomose das artérias coronárias são similares àquelas usadas durante o procedimento de troca arterial (vide o Capítulo 25).

Insuficiência Aórtica

A raiz aórtica deve ser cuidadosamente suturada ao anel pulmonar e ao retalho colocado sobre o septo ventricular, prevenindo a ocorrência de insuficiência valvar. A anastomose deve manter a geometria do anel aórtico, sem distorcer nenhuma das cúspides. Deve-se ter cuidado para que as suturas não atravessem as próprias cúspides valvares.

A aorta ascendente é transectada, e uma manobra de Lemcopte é realizada, trazendo a artéria pulmonar anterior à aorta (Fig. 24-24). A raiz aórtica é religada à aorta ascendente por meio de uma sutura contínua de Prolene 5-0 ou 6-0.

Mobilização das Artérias Pulmonares Direita e Esquerda

As artérias pulmonares direita e esquerda devem ser completamente mobilizadas para fora da reflexão pericárdica. O ducto ou ligamento arterioso também deve ser dividido. Isto permite que a confluência da artéria pulmonar seja posicionada anteriormente à aorta, sem qualquer tração, o que pode distender e estreitar a artéria pulmonar principal e/ou as artérias pulmonares direita e esquerda.

Extensão da Aorta Ascendente

Muitas vezes, é necessário ressectar um curto segmento da aorta ascendente antes de sua anastomose na raiz aórtica. Isto impede que a aorta se protrua anteriormente quando pressurizada e comprima o aspecto posterior da confluência pulmonar.

O pinçamento cruzado da aorta pode ser desfeito, e a via de saída do ventrículo direito é reconstruída, enquanto o reaquecimento é completado. Nestes pacientes, a artéria pulmonar principal geralmente é hipoplásica. Para ampliar a artéria pulmonar principal, uma incisão vertical é feita anteriormente e estendida até a confluência. A via de saída do ventrículo direito pode agora ser reconstruída. A metade posterior da artéria pulmonar principal é suturada ao defeito no septo ventricular, à altura da linha de sutura aórtica (Fig. 24-25). Um retalho de pericárdio autólogo tratado com glutaraldeído é, então, suturado na abertura restante do ventrículo direito,

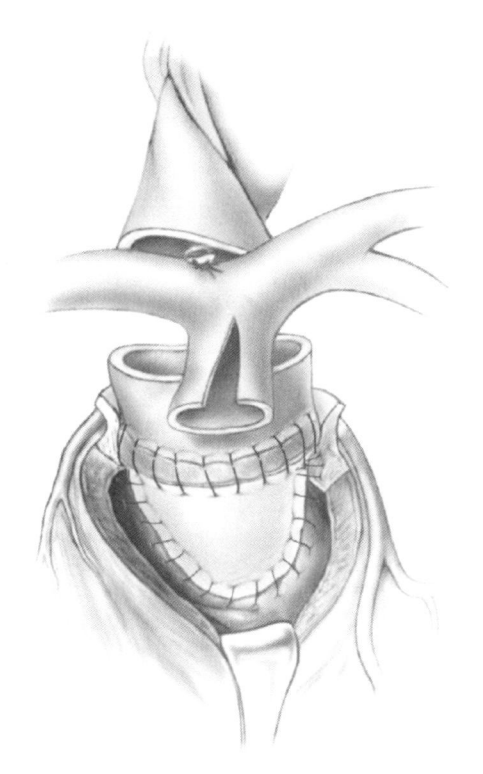

FIG. 24-24. A aorta ascendente é dividida, permitindo a realização da manobra de Lecompte.

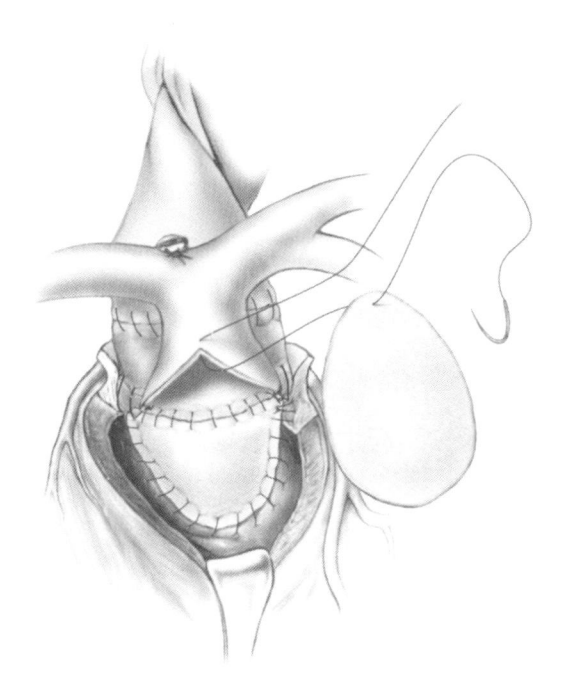

FIG. 24-25. A metade posterior da artéria pulmonar principal ampliada é suturada ao retalho septal, à altura da linha de sutura da aorta.

inferiormente, e na artéria pulmonar, superiormente, completando a reconstrução.

⊘ Lesão à Valva Aórtica

Ao fazer a sutura posterior conectando a artéria pulmonar principal à via de saída do ventrículo direito, deve-se tomar cuidado para não lesionar a valva aórtica. Suturando o próprio material do retalho septal, logo abaixo da linha de sutura aórtica, esta complicação é evitada.

NB Conduto entre o Ventrículo Direito e a Artéria Pulmonar

De forma alternativa, um homoenxerto pulmonar pode ser interposto entre a abertura ventricular direita e a artéria pulmonar principal ampliada (vide o Capítulo 27). Novamente, o aspecto posterior do homoenxerto deve ser cuidadosamente suturado ao retalho no septo ventricular, logo abaixo da linha de sutura aórtica, evitando lesões na valva aórtica.

25 Transposição de Grandes Vasos

A transposição das grandes artérias é uma malformação congênita em que o coração apresenta concordância atrioventricular e discordância ventriculoarterial. Os achados clínicos, portanto, são uma aorta anterior originária do ventrículo direito morfológico e uma artéria pulmonar que se origina do ventrículo esquerdo morfológico. Outros defeitos congênitos podem também estar associados à transposição das grandes artérias.

Hoje, a correção anatômica da transposição das grandes artérias associada ou não a defeitos no septo ventricular é o procedimento de escolha. Quando o septo interventricular está intacto, a cirurgia de troca arterial deve ser realizada, enquanto o ventrículo esquerdo ainda é preparado para lidar com as pressões sistêmicas. Após 2 a 3 semanas de idade, as alterações na espessura e na geometria da parede ventricular esquerda podem impedir o sucesso do procedimento de troca arterial. Se a pressão ventricular esquerda for menor que 60% da pressão sistêmica, uma abordagem em 2 estágios, envolvendo a bandagem da artéria pulmonar, com ou sem a realização de um *shunt* sistêmico-pulmonar, seguida pelo procedimento de troca arterial durante a preparação do ventrículo esquerdo, é necessária. De modo alternativo, um procedimento, denominado de troca atrial (cirurgia de Mustard ou de Senning), pode ser realizado.

Os procedimentos de Mustard ou de Senning são projetados para a obtenção de uma nova rota para os retornos venosos nos 2 átrios; isto envolve a canalização do retorno venoso sistêmico das veias cavas para o átrio esquerdo, através da valva mitral até o ventrículo esquerdo e pela artéria pulmonar aos pulmões. Similarmente, o retorno venoso pulmonar, a partir das veias pulmonares, é direcionado ao átrio direito e, através da valva tricúspide, até o ventrículo direito, que funciona como um ventrículo sistêmico, bombeando o sangue para a aorta. Exceto pela fossa oval rompida, encontrada caso uma septostomia paliativa com balão tenha sido realizada, a anatomia cirúrgica dos átrios direito e esquerdo é, essencialmente, normal. O acompanhamento a longo prazo de pacientes submetidos ao procedimento de Senning ou Mustard mostra uma alta incidência de arritmias atriais e uma taxa significativa de disfunção ventricular direita tardia. O reparo fisiológico com um destes dois procedimentos, porém, pode ser indicado em pacientes com transposição dos grandes vasos e estenose associada da valva pulmonar, obstrução não passível de ressecção da via de saída ventricular esquerda ou algumas anomalias das artérias coronárias que podem, de maneira proibitiva, aumentar o risco do reparo anatômico. Um procedimento de troca atrial pode ser parte da abordagem cirúrgica em pacientes que apresentam lesões cardíacas congênitas complexas e, portanto, todos os cirurgiões que atendem pacientes portadores de cardiopatias congênitas devem ter os procedimentos de Mustard e Senning em seu armamento cirúrgico.

Anatomia Cirúrgica

Em corações que apresentam transposição das grandes artérias, a espessura da parede ventricular direita é maior que a normal ao nascimento e, a seguir, aumenta de maneira progressiva. Caso o septo ventricular esteja intacto e não haja estenose pulmonar, a espessura da parede ventricular esquerda não aumenta após o nascimento e, após 2 a 3 meses, é relativamente pequena.

A aorta é, mais comumente, diretamente anterior à artéria pulmonar; às vezes, porém, os grandes vasos estão lado a lado, com a aorta à direita. As artérias coronárias geralmente se originam dos seios aórticos, de frente para a artéria pulmonar. O seio que não está de frente, portanto, é o anterior. De acordo com a convenção de Leiden, o seio 1 está do lado da mão direita, e o seio 2 é o próximo, em sentido anti-horário, a partir do seio não coronário que não está de frente. Aproximadamente 70% dos pacientes apresentam artérias coronárias descendente anterior esquerda e circunflexa originárias de um único tronco do seio 1, e uma artéria coronária direita do seio 2 (Fig. 25-1A). A artéria coronária descendente anterior esquerda é originária do seio 1, e as artérias coronárias direita e circunflexa são advindas do seio 2 em aproximadamente 15% dos casos (Fig. 25-1B). Raramente, todas as 3 artérias coronárias principais são originárias de um único seio, mais comumente o de número 2. Em alguns destes casos, a artéria coronária descendente anterior esquerda ou a artéria coronária principal esquerda pode ser intramural.

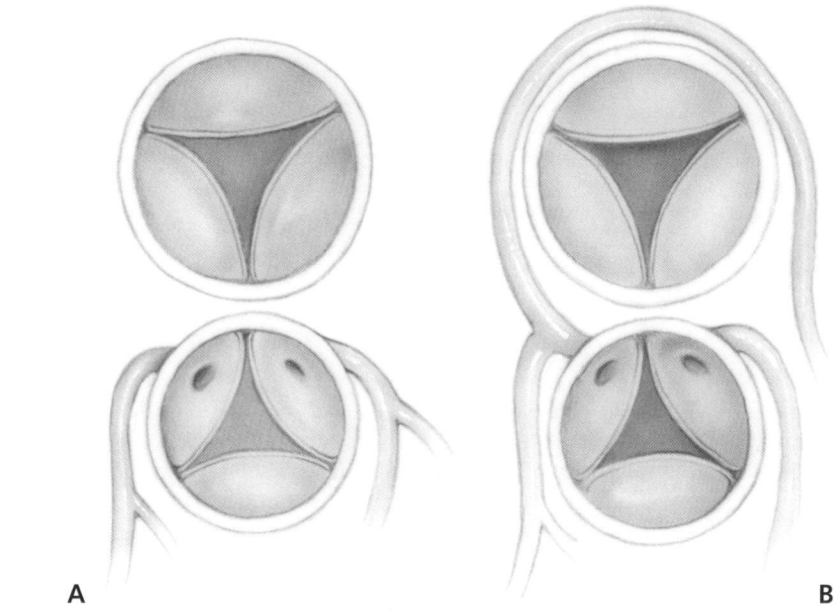

FIG. 25-1. A e **B:** Configuração da artéria coronária (vide o texto).

Anatomia Cirúrgica do Átrio Direito

Embora o átrio direito seja morfologicamente moldado em uma única câmara, é formado por dois componentes: o seio venoso e o apêndice atrial direito (às vezes denominado corpo do átrio). O retorno venoso sistêmico flui em direções opostas pelas veias cavas superior e inferior até o seio venoso. Esta área de parede macia é a porção mais posterior do átrio direito e se distende entre os orifícios das veias cavas. Do ponto de vista do cirurgião que olha para baixo, para o átrio direito, o seio venoso é mais ou menos horizontal, com a veia cava superior entrando a partir da esquerda e a veia cava inferior (ligada à valva de Eustáquio) vindo da direita (Fig. 25-2).

Logo abaixo e medial ao orifício da veia cava superior, surge a crista terminal, um feixe muscular que ganha proeminência ao circundar este vaso até a parede lateral direita do átrio e que continua inferiormente, em direção à veia cava inferior, formando, portanto, o limite entre o seio venoso e o apêndice atrial. Este feixe muscular é evidenciado no exterior do átrio por uma fenda, o sulco terminal. Repousando subepicardialmente ao sulco terminal, logo abaixo da entrada da veia cava superior, está o nó sinoatrial, que pode ser vulnerável à lesão causada por diversas incisões cirúrgicas e canulações comumente realizadas no átrio direito. O restante do átrio direito é formado pelo apêndice atrial, que se inicia na crista terminal e se estende anteriormente (para cima, segundo a perspectiva do cirurgião) para envolver a valva tricúspide e formar uma câmara expandida.

Em contraste com o seio venoso de parede macia, a parede lateral do apêndice atrial apresenta múltiplas bandas musculares estreitas, os músculos pectinados. Estas bandas são originárias da crista terminal e passam acima da porção mais anterior do átrio. Funcionalmente, tais bandas suprem o átrio direito com capacidade de bombeamento suficiente para propelir o influxo venoso pela valva tricúspide até o ventrículo direito.

Logo acima do seio venoso, no centro da parede medial, está a fossa oval, uma depressão em formato de ferradura ou elipse. O verdadeiro septo interatrial é composto pela fossa oval, com contribuições variáveis dos feixes musculares límbicos superiores, anteriores e inferiores que o cercam. A raiz aórtica está escondida atrás da parede atrial anteromedial, entre a fossa oval e o término do apêndice atrial direito altamente trabeculado. Nesta área, segmentos dos seios de Valsalva não coronário e direito estão em íntima aposição à parede atrial. Estes seios podem ser localizados no montículo aórtico, um espessamento encontrado acima e ligeiramente à esquerda da fossa oval. A presença da valva aórtica, aqui, pode ser visualizada com maior clareza ao se considerar sua continuidade, pelo corpo fibroso central, até o anel da valva tricúspide adjacente.

Também invisível para o cirurgião está a artéria do nó sinoatrial, que corre por esta mesma área. Embora sua origem e localização exatas sejam imprevisíveis, esta artéria segue um trajeto variável em direção ao ângulo cavoatrial superior e o nó sinusal.

A valva tricúspide está localizada anteroinferiormente no átrio direito, onde se abre no ventrículo direito. O anel da valva tricúspide cruza o septo membranoso, dividindo-o em segmentos atrioventricular e interventricular. O septo membranoso, ou fibroso, é uma continuação do corpo fibroso central, por meio do qual as valvas tricúspide, mitral e aórtica estão conectadas.

Imediatamente abaixo da seção superior ou atrioventricular do septo membranoso, repousa, oculto, o nó atrioventricular. Este nó se situa no ápice do triângulo de Koch, cujas fronteiras são o ânulo da cúspide septal da valva tricúspide,

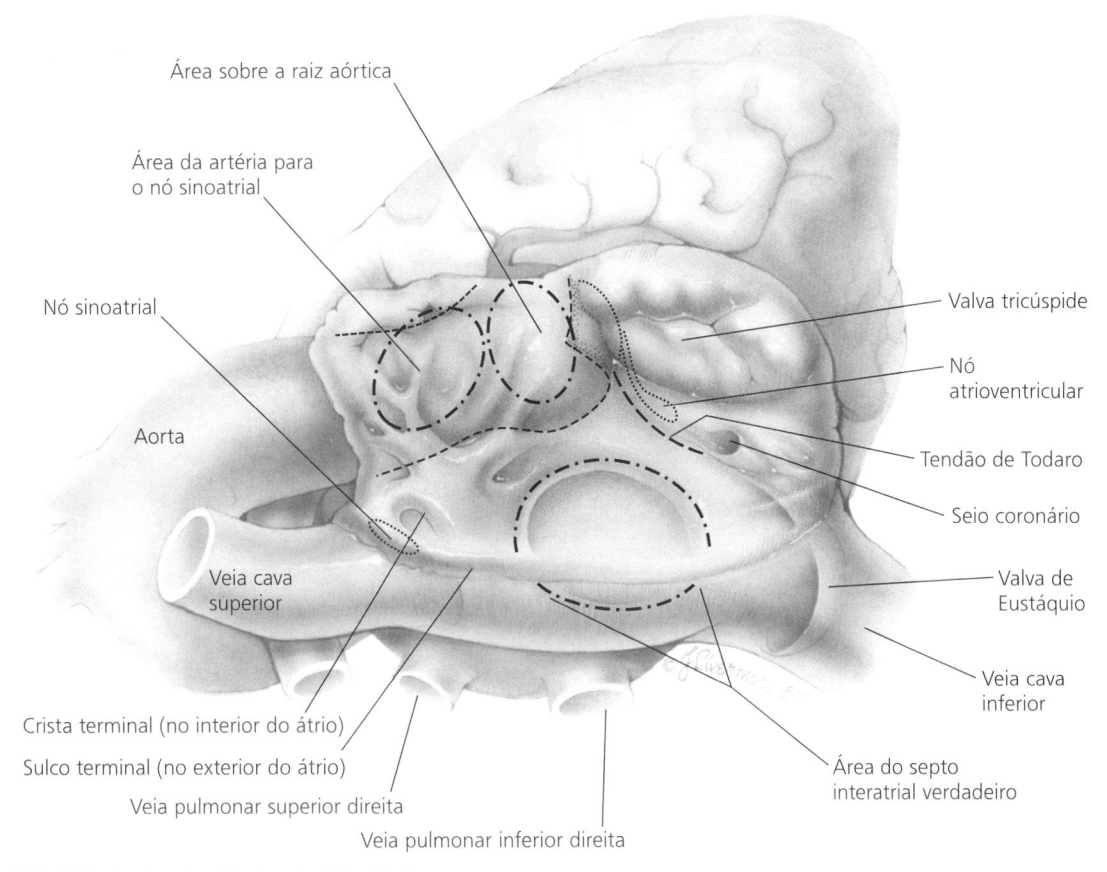

FIG. 25-2. Anatomia cirúrgica do átrio direito.

o tendão de Todaro (que corre por dentro do miocárdio, do corpo fibroso central até a valva de Eustáquio da veia cava inferior) e sua base, o seio coronário. Anderson descreve o tendão de Todaro como a extensão fibrosa da comissura entre a valva de Eustáquio (da veia cava inferior) e a valva tebesiana (do seio coronário). O tecido de condução segue a partir do nó atrioventricular, como feixe de His, sob o septo membranoso e, para baixo, até o septo muscular interventricular. O seio coronário, drenando as veias cardíacas, está situado ao longo do tendão de Todaro, entre este e a valva tricúspide.

Cirurgia de Troca Arterial

Incisão
Uma esternotomia mediana é realizada, com remoção do timo.

Preparo
Um pedaço retangular de pericárdio é colhido e tratado com glutaraldeído. Neste momento, a relação entre os grandes vasos e a anatomia coronária pode ser confirmada.

Canulação
A aorta ascendente é canulada o mais distalmente possível. A canulação direta das 2 cavas é realizada. Com o início do desvio cardiopulmonar, o ducto arterioso é ocluído em sua extremidade aórtica, com um ponto firme ou um *clip* metálico. O ducto arterioso é, mais tarde, dividido, suturando o lado da artéria pulmonar com Prolene 6-0 ou 7-0. Um aspirador é colocado na veia pulmonar superior direita. Durante o resfriamento, a aorta ascendente é dissecada e liberada da artéria pulmonar principal, e as artérias pulmonares direita e esquerda são mobilizadas para os primeiros ramos no hilo de cada pulmão. Grande parte da dissecção, se não toda, é realizada por eletrocauterização com baixa corrente.

Inundação do Leito Pulmonar
Assim que o desvio cardiopulmonar é instituído, o ducto arterioso deve ser ocluído, prevenindo o extravasamento da cânula aórtica nos pulmões.

Transecção das Grandes Artérias
O pinçamento cruzado da aorta é realizado imediatamente proximal à cânula. Uma dose de solução para cardioplegia fria é administrada, por meio de uma borboleta, na aorta ascendente, aproximadamente 1 cm acima da valva. A aorta é, então, transectada nesta altura, e suturas de tração são colocadas logo acima das 3 comissuras da valva aórtica e presas (Fig. 25-3). A artéria pulmonar é transectada à altura da saída da artéria pulmonar direita, e suturas de tração são

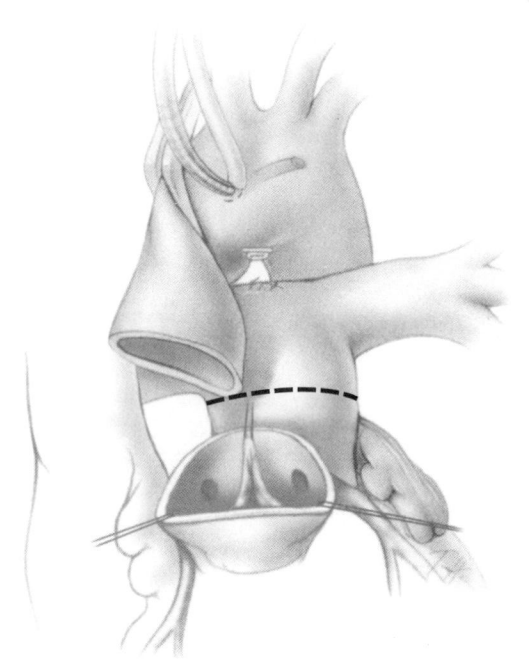

FIG. 25-3. A aorta ascendente foi transversalmente seccionada. Note o ducto arterioso dividido e a linha de transecção na artéria pulmonar principal.

colocadas logo acima das comissuras e presas. A valva pulmonar é inspecionada, para descartar a presença de anomalias significativas, já que esta será a nova valva aórtica.

🔲 Anomalias na Valva Pulmonar

O estado da valva pulmonar é geralmente definido pelo ecocardiograma transtorácico pré-operatório e pelo ecocardiograma transesofágico intraoperatório. A suficiente competência da valva e a ausência de estenoses devem ser confirmadas antes da excisão das artérias coronárias.

A confluência da artéria pulmonar é trazida anteriormente à aorta ascendente distal (Fig. 25-4). A porção mais proximal da aorta distal transectada é, então, tracionada com um fórceps ou pinça vascular reta. O pinçamento cruzado inicial é, então, reaplicado na aorta ascendente, proximal à confluência da artéria pulmonar e o mais alto possível (Fig. 25-4). Esta técnica, denominada manobra de Lemcopte em homenagem ao cirurgião que primeiro a descreveu, evita a necessidade de colocação de um conduto de interposição para conectar a base da nova artéria pulmonar à sua confluência.

⊘ Distorção da Aorta Ascendente Distal

Ao reposicionar o pinçamento cruzado da aorta, deve-se tomar cuidado para não distorcer a aorta e criar uma torção na linha de sutura.

⊘ Excisão dos Óstios Coronários

Os óstios coronários e, pelo menos, 2 a 3 mm da parede aórtica a seu redor são excisados como línguas de tecido

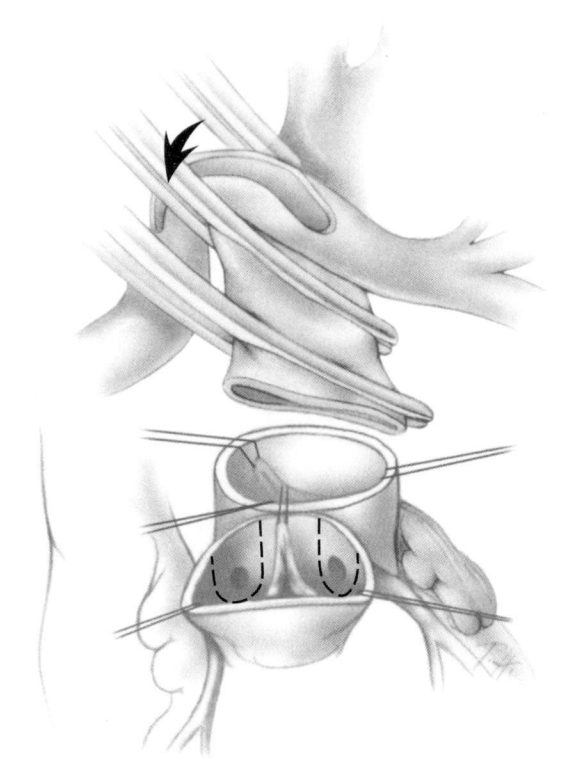

FIG. 25-4. A manobra de Lecompte: A confluência da artéria pulmonar é trazida para a frente da aorta, e um 2º grampo aórtico é colocado. As setas mostram a recolocação do grampo aórtico distal, abaixo da confluência da artéria pulmonar. As linhas pontilhadas indicam a excisão das línguas coronárias.

(Fig. 25-4). As artérias coronárias principais são mobilizadas do epicárdio, por vários milímetros, usando um eletrocauterizador de baixa corrente.

⊘ Dobramento das Artérias Coronárias

A dissecção adequada das artérias coronárias deve ser realizada de modo a permitir a translocação satisfatória de cada óstio coronário ao seio correspondente da artéria pulmonar. A mobilização insuficiente pode tensionar a anastomose coronária ou provocar o dobramento da artéria coronária.

🔲 Mobilização da Artéria Coronária Direita

Em raras ocasiões, pode ser necessário ligar e dividir os ramos dos cones para mobilizar, adequadamente, a artéria coronária direita.

🔲 Óstios Justacomissurais

Quando a origem de 1 ou ambos óstios coronários é imediatamente adjacente à comissura, esta deve ser excisada. Isto pode causar uma leve insuficiência da nova valva pulmonar.

🅝🅑 Artéria Coronária Intramural

Um pedaço generoso de parede aórtica deve ser incluído na língua de tecido que contém o óstio coronário, evitando danos à porção intramural da artéria coronária.

Reimplante da Artéria Coronária

Os sítios de reimplante dos óstios coronários são determinados segurando as artérias coronárias mobilizadas contra os seios de face anterior da raiz pulmonar, garantindo que não se crie uma distorção no trajeto proximal das artérias coronárias. As artérias coronárias podem ser reimplantadas na raiz pulmonar como línguas de tecido, fazendo uma incisão em U no local adequado (Fig. 25-5). De modo alternativo, os *flaps* coronários são religados como botões de tecido, ajustando sua extremidade distal antes de completar a sutura. Neste caso, uma pequena incisão é realizada no local de reimplante da coronária na raiz pulmonar. Um pequeno trecho aórtico é introduzido neste orifício e usado na criação de uma abertura de tamanho adequado. A artéria coronária é suturada à abertura na raiz pulmonar com Prolene 7-0 ou 8-0 (Fig. 25-6). Após cada anastomose coronária, a solução de cardioplegia fria é infundida diretamente sobre cada óstio, com uma cânula de ponta de oliva de 2 mm, permitindo a observação da ocorrência de qualquer distorção ou dobramento do vaso.

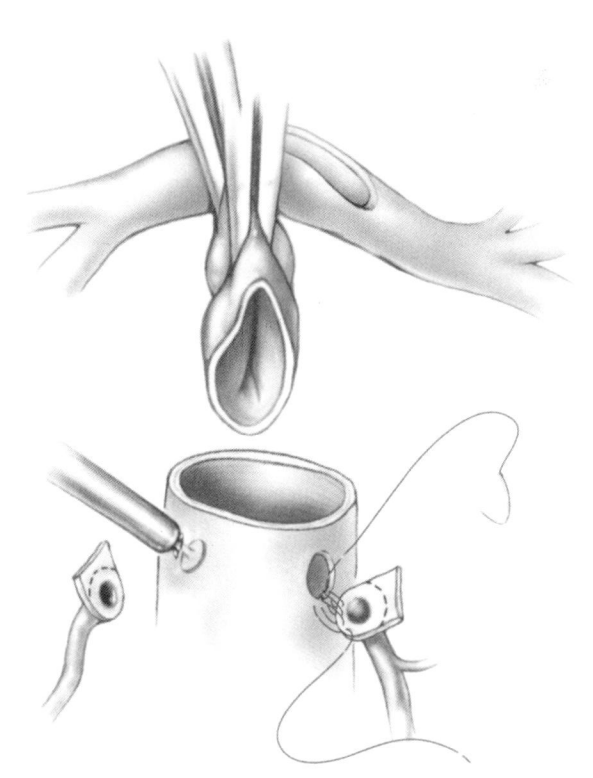

FIG. 25-6. Religação dos óstios coronários como botões à raiz pulmonar.

Caso algum problema seja detectado, deve ser retificado, liberando as bandas adventícias ou epicárdicas restritivas ou refazendo a anastomose.

⊘ Torção da Artéria Coronária

Alguns cirurgiões preferem excisar os óstios coronários da raiz aórtica como botões, em vez de línguas de tecido. Quando esta técnica é utilizada, deve-se tomar muito cuidado para prevenir a rotação e a distorção do botão durante o reimplante.

🅝🅑 Artéria Coronária Circunflexa Originária da Artéria Coronária Direita

Se a artéria coronária circunflexa for originária da artéria coronária direita, um portal pode ser criado na neoaorta, prevenindo o dobramento da porção inicial do ramo circunflexo (Fig. 25-7). De modo alternativo, o óstio da artéria coronária direita pode ser reimplantado na neoaorta, em um ponto mais alto. Quando a artéria circunflexa se origina da artéria coronária direita, a artéria pulmonar deve ser transectada o mais distalmente possível, permitindo o reimplante mais elevado do botão coronário direito. Ocasionalmente, a anastomose deve ser realizada na aorta ascendente, distal à linha de sutura que une a neorraiz aórtica à aorta distal (Fig. 25-8).

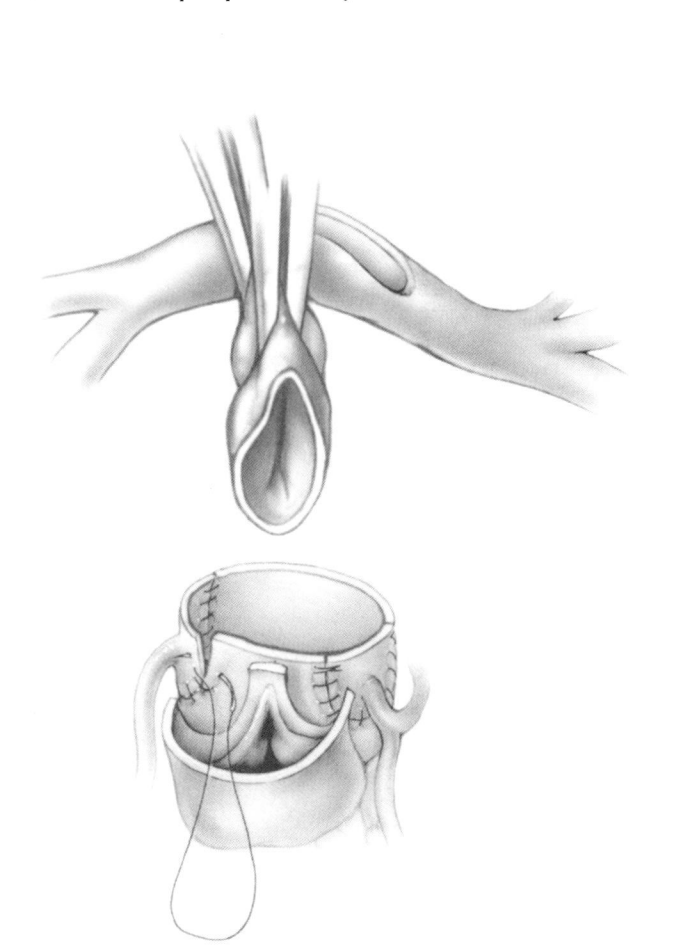

FIG. 25-5. Religação das línguas coronárias à raiz pulmonar.

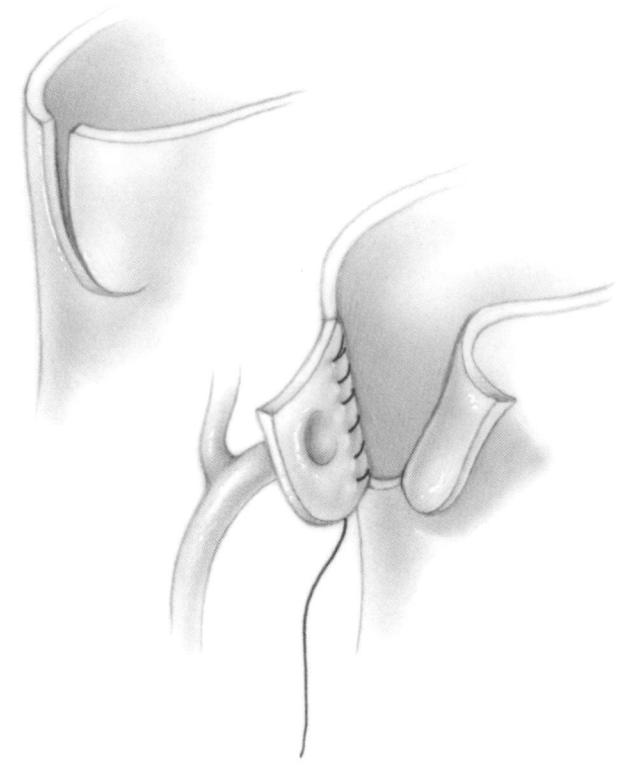

FIG. 25-7. Técnica do alçapão *(trapdoor)* quando a artéria coronária circunflexa é originária da artéria coronária direita.

🆕 Artéria Coronária Intramural

Uma incisão rasa, em formato de U, é feita na neoaorta proximal, adjacente à localização da língua de tecido aórtico previamente preparada, contendo o(s) óstio(s) coronário(s). A borda superior da língua aórtica é suturada à porção menor desta abertura em U na neorraiz aórtica, com Prolene 7-0 (Fig. 25-9A). A linha de sutura é presa em ambas as extremidades. A neorraiz aórtica é anastomosada, posteriormente, à aorta ascendente, prendendo a sutura, de ambos os lados, onde há o encontro com a anastomose da artéria coronária. Um retalho de pericárdio autólogo, do tamanho adequado, é colhido e suturado de forma a criar um teto convexo sobre o restante da abertura (Fig. 25-9B). Esta técnica permite que a artéria coronária mantenha sua orientação original e minimiza o risco de torção ou tensão de seu curso inicial.

⊘ Lesão às Neocúspides Aórticas

Deve-se tomar cuidado durante a confecção da abertura na neorraiz aórtica, utilizando primeiramente o bisturi e depois o perfurador, protegendo as cúspides de lesões. O assistente pode, gentilmente, retrair a cúspide com o dorso de um fórceps fino.

Reconstrução da Aorta

A aorta ascendente distal é anastomosada à neorraiz aórtica com pontos contínuos de Prolene 6-0 ou 7-0 (Fig. 25-10).

🆕 Diferença de Tamanho entre a Neorraiz Aórtica e a Aorta Ascendente

Caso haja uma discrepância entre o diâmetro da aorta ascendente distal e a neorraiz aórtica, o excesso de tecido geralmente pode ser pego pela linha de sutura posterior. A apreensão do tecido anteriormente pode distorcer as anastomoses das artérias coronárias. Isto é ainda mais observado, quando as artérias coronárias são reimplantadas como *flaps*.

🆕 Hemostasia da Linha de Sutura Posterior

Deve-se tomar cuidado para garantir a hemostasia da linha de sutura aórtica, em especial posteriormente, porque esta passa a ser relativamente inacessível após a finalização do reparo.

🆕 Grandes Vasos Lado a Lado

Quando a aorta e a artéria pulmonar estão lado a lado, a manobra de Lemcopte pode não ser realizada. A aorta ascendente distal é lateralmente mobilizada e anastomosada à base neoaórtica.

Reparo Intracardíaco

O defeito em septo atrial ou a septostomia atrial com balão e um defeito em septo ventricular, se presentes, são fechados pela incisão da atriotomia direita (vide os Capítulos 19 e 21). De modo alternativo, um defeito no septo ventricular pode ser fechado por uma das valvas semilunares. Caso isto seja feito pela valva posterior (pulmonar), deve-se tomar cuidado para evitar o sistema de condução. Após o fechamento do átrio direito, o pinçamento cruzado da aorta pode ser remo-

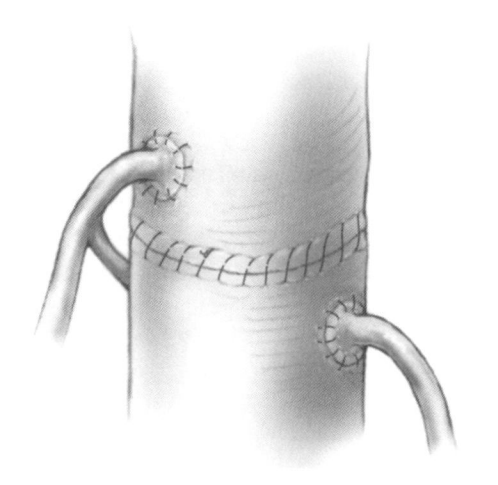

FIG. 25-8. Colocação de uma anastomose da artéria coronária direita acima da anastomose da raiz da neoaorta da aorta ascendente.

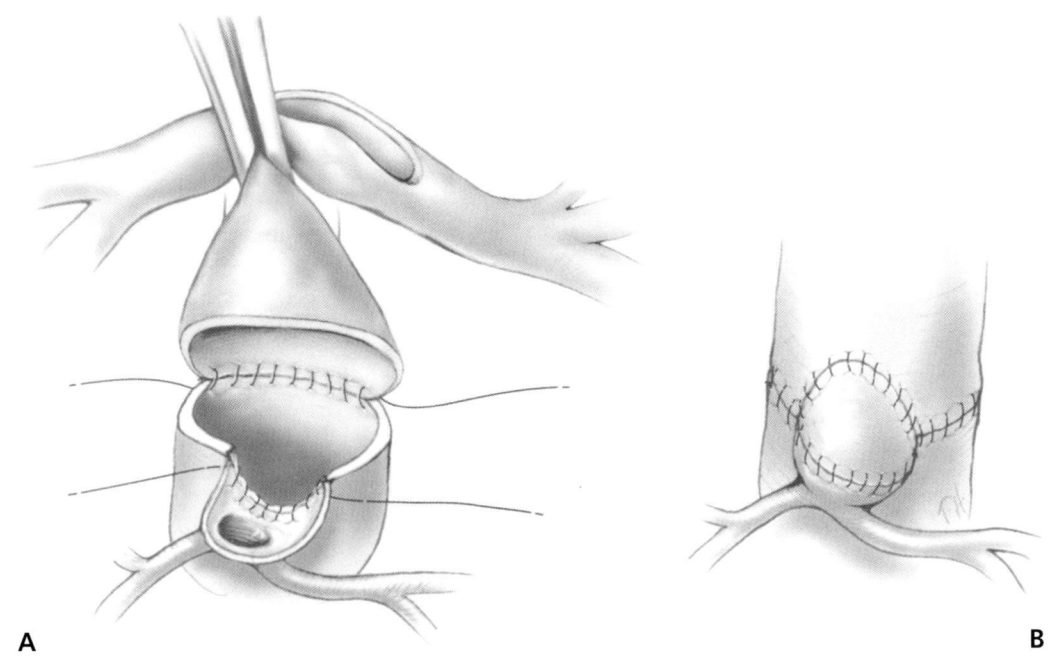

FIG. 25-9. A: Anastomose de uma única artéria coronária intramural à neoaorta, mantendo a orientação original do óstio coronário. **B:** Uso de um capuz pericárdico, para completar a anastomose.

vido e deixado no lugar até que a reconstrução da artéria pulmonar seja terminada. Se deixado no lugar, outra dose de solução de cardioplegia é administrada, por meio de borboleta, na raiz da neoaorta, permitindo que o cirurgião cheque o posicionamento e o enchimento das artérias coronárias, assim como as linhas de sutura, à procura de hemorragias.

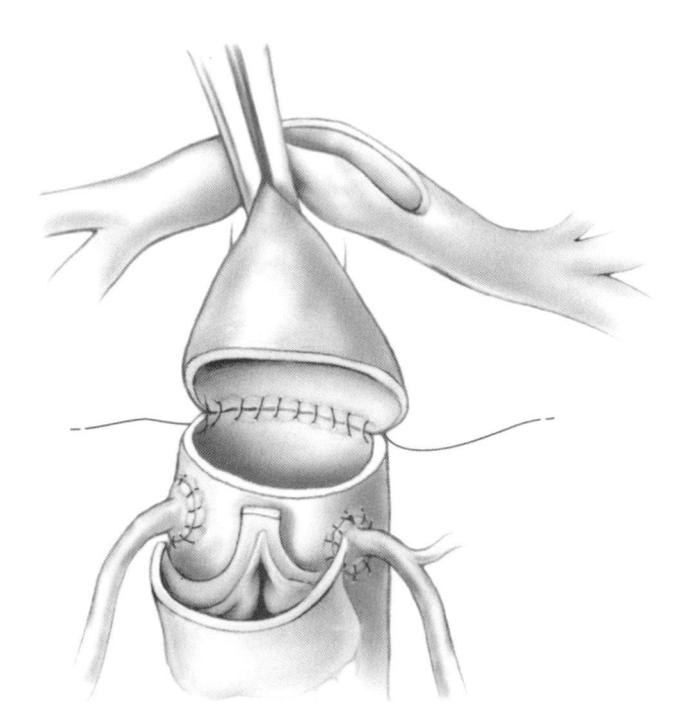

FIG. 25-10. Anastomose da raiz da neoaorta à aorta distal.

Reconstrução da Artéria Pulmonar

Caso o pinçamento aórtico deva ser mantido, é agora movido para a aorta ascendente, acima da confluência da artéria pulmonar. O defeito criado na neobase pulmonar é preenchido com um retalho retangular de pericárdio tratado com glutaraldeído. O retalho deve ser, aproximadamente, 2 vezes mais longo que o neosseio pulmonar restante. Uma incisão longa ou em formato de V é feita no meio da borda maior do retalho. Este é encaixado na comissura posterior da neobase pulmonar. O retalho é suturado com pontos contínuos de Prolene 6-0 ou 7-0. A raiz da neoaorta resultante é, então, anastomosada à confluência da artéria pulmonar, com uma sutura de Prolene 6-0 (Fig. 25-11).

⊘ Estenose Supravalvar Pulmonar

Uma complicação tardia bem reconhecida dos procedimentos de troca arterial é a estenose supravalvar pulmonar. Sua ocorrência pode ser minimizada, deixando-se um trecho generoso de pericárdio durante a reconstrução da neorraiz pulmonar.

NB Grandes Vasos Lado a Lado

Quando a manobra de Lemcopte não é realizada, a confluência da artéria pulmonar é suturada com Prolene 6-0. Uma abertura longitudinal é feita na porção inferior da artéria pulmonar direita. A base da neoartéria pulmonar reconstruída é anastomosada a esta abertura na artéria pulmonar direita com uma sutura de Prolene 6-0.

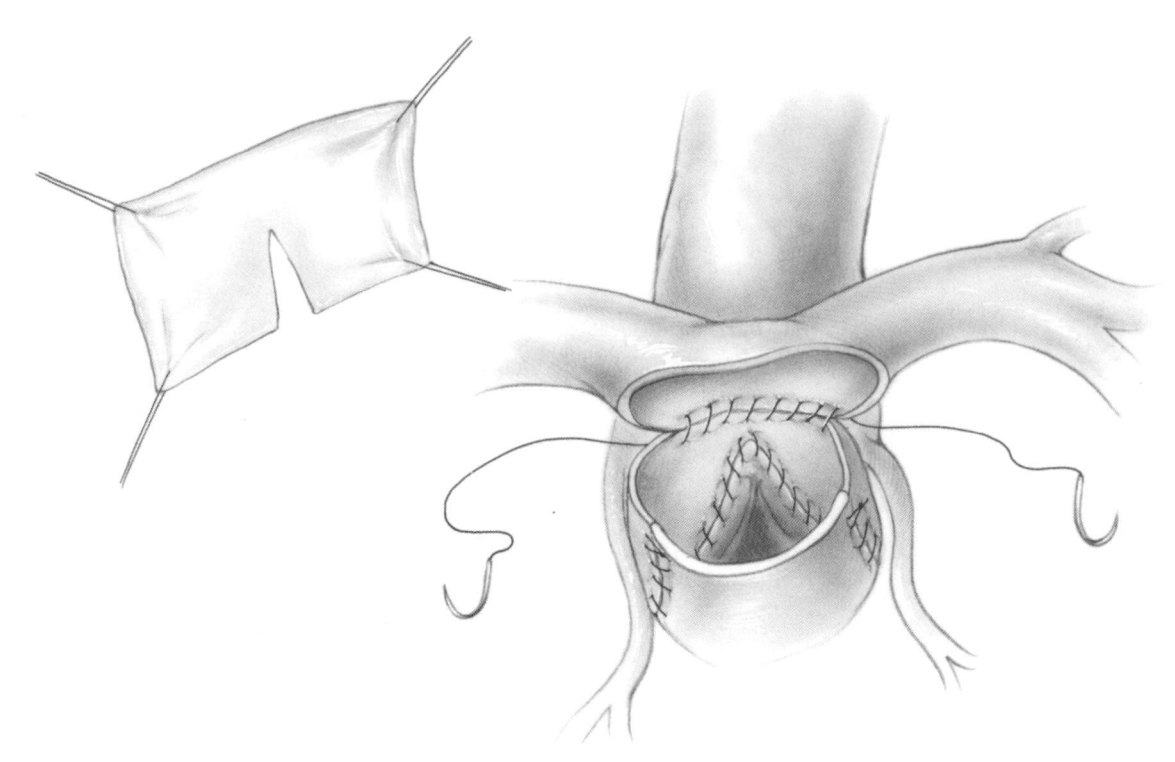

FIG. 25-11. Reconstrução da raiz da neoaorta pulmonar com pericárdio e sua ligação à confluência da artéria pulmonar.

Finalização da Cirurgia

O pinçamento cruzado da aorta é desfeito, e a retirada do ar é realizada pelo orifício da agulha cardioplégica, que é subsequentemente fechado com pontos horizontais reforçados de Prolene 7-0. Quando o reaquecimento é completado, o paciente é retirado do desvio cardiopulmonar, com o cuidado de não sobrecarregar o coração.

Exame da Perfusão Coronária

Após a remoção da pinça cruzada da aorta, o coração é examinado quanto à perfusão em todas as distribuições coronárias. As anomalias da perfusão devem ser corrigidas. A maior mobilização da artéria coronária em questão pode ser necessária, ou a anastomose coronária pode precisar ser reposicionada. Caso seja determinado que a anatomia coronária não é adequada à nova revisão, ou que o paciente não é capaz de tolerar outro período de pinçamento cruzado, o procedimento de desvio deve ser realizado. De modo geral, isto consiste na mobilização da artéria torácica direita ou esquerda da parede torácica, como um conduto *in situ*. Este vaso é anastomosado à artéria coronária acometida. Ocasionalmente, a artéria subclávia esquerda pode ser distalmente ligada, transectada e sua extremidade distal anastomosada à artéria coronária descendente anterior esquerda proximal ou circunflexa.

Arritmias

Os distúrbios de ritmo durante o reaquecimento ou logo após o término do desvio cardiopulmonar são, com maior frequência, secundários a problemas na perfusão coronária. Sua causa deve ser identificada e corrigida assim que possível.

Distensão das Artérias Coronárias

A superextensão do coração, no período imediatamente posterior ao desvio, pode distender as artérias coronárias transpostas. Isto pode diminuir o fluxo coronário. Nas primeiras 24 a 48 horas após o procedimento, portanto, a administração de volumes deve ser feita de maneira cuidadosa, de modo a evitar esta complicação possivelmente fatal.

Hemorragia na Linha de Sutura

A hemorragia pode ser um problema, em razão das extensas linhas de sutura. A hemostasia deve ser checada após a remoção do pinçamento cruzado aórtico. Os sítios hemorrágicos devem ser cuidadosamente suturados com pontos horizontais adventícios reforçados de Prolene 7-0. Caso se observe sangramento da aorta após o término do desvio cardiopulmonar, sua reinstituição pode ser necessária. Pode ser preciso desfazer a anastomose da artéria pulmonar para acessar a linha de sutura aórtica.

Espasmo da Artéria Coronária

As artérias coronárias transpostas são suscetíveis a espasmos após o término do desvio e nos períodos pós-operatórios iniciais. Nestes pacientes, a infusão intravenosa de nitroglicerina é indicada. Uma solução de cálcio deve ser administrada, por via intravenosa, com cuidado, para prevenir a ocorrência de espasmos na artéria coronária.

Transposição das Grandes Artérias Congenitamente Corrigida

A transposição das grandes artérias congenitamente corrigida é uma cardiopatia congênita em que há discordância atrioventricular e ventriculoarterial. Fisiologicamente, esta combinação permite uma circulação normal, desde que outros defeitos não estejam presentes. A maioria destes pacientes também apresenta defeitos em septos ventriculares, anomalias em valvas cardíacas e/ou alterações de Ebstein da valva tricúspide. A abordagem cirúrgica tradicional é o reparo apenas das lesões associadas. Isto deixa o paciente com o ventrículo direito morfológico e a valva tricúspide como o ventrículo sistêmico e a valva atrioventricular. Mais recentemente, alguns centros têm defendido a realização de um reparo anatômico, o procedimento de "dupla troca", em certos grupos de pacientes. Os pacientes que apresentam 2 ventrículos adequados e uma valva pulmonar normal são submetidos à troca atrial de Senning ou Mustard. Se a valva pulmonar não for adequada à troca arterial, um procedimento de Senning e Rastelli pode ser uma opção, caso exista um defeito no septo ventricular que se preste a defletir o ventrículo esquerdo morfológico na valva aórtica. Teoricamente, um procedimento de dupla troca deve melhorar o prognóstico a longo prazo destes pacientes, que frequentemente desenvolvem regurgitação tricúspide progressiva e insuficiência ventricular direita, tornando o ventrículo esquerdo morfológico em ventrículo sistêmico e colocando a valva tricúspide anormal na circulação pulmonar de menor pressão. A seleção adequada de pacientes, porém, é crítica, e muitos indivíduos requerem a realização de um procedimento de bandagem em múltiplos estágios, para preparar, fisicamente, o ventrículo esquerdo.

Ao realizar a cirurgia de dupla troca, a troca arterial ou atrial pode ser realizada antes. Algumas modificações, em ambos os procedimentos, podem ser necessárias, dada a bandagem prévia da artéria pulmonar e as considerações anatômicas.

NB Fechamento do Defeito em Septo Ventricular

O defeito em septo ventricular é fechado através da valva mitral. As suturas são colocadas no lado do ventrículo direito morfológico do septo, evitando o sistema de condução.

NB Bandagem Pulmonar Prévia

A dissecção entre a aorta e a artéria pulmonar deve ser realizada com cuidado, na presença de uma banda pulmonar previamente colocada. A raiz pulmonar proximal (neoaorta) pode estar dilatada. Isto pode requerer excisões em V do tecido dos seios, antes da transferência coronária, garantindo a competência da valva.

Além disso, a área da banda deve ser excisada ou ampliada, prevenindo a ocorrência de estenose supravalvar e distorção da junção sinotubular.

Procedimento de Senning

Canulação

A aorta ascendente distal é canulada; nas veias cavas superior e inferior, cânulas de ângulo reto são usadas. O sítio da cânula da veia cava superior deve ser o mais alto possível, acima da junção cavoatrial (Fig. 25-12). A canulação de cada uma das cavas deve ser feita com cuidado, minimizando a interferência do retorno venoso e evitando a ocorrência de hipotensão e graves arritmias. O desvio cardiopulmonar pode ser iniciado após a inserção da 1ª cânula, o que facilita a colocação da 2ª cânula. Sob hipotermia moderada, a aorta é pinçada de maneira cruzada, e a solução de cardioplegia é administrada na raiz aórtica.

Incisão Atrial

O acesso ao interior do átrio direito é conseguido por meio de uma incisão longitudinal, realizada 3 a 4 mm anterior e paralela ao sulco terminal (Fig. 25-13).

NB Comprimento da Incisão

A incisão deve ser bem distante do nó sinoatrial, e sua extensão superior deve ser limitada a 0,5 cm da margem superior do átrio direito. Caso uma extensão maior seja necessária, a incisão pode ser ampliada até o apêndice atrial direito (Fig. 25-13).

NB Direção da Incisão

Somente depois que o cirurgião tiver inspecionado a porção anterior do átrio direito é que a incisão deve ser inferiormente estendida, para que possa ser direcionada para a inserção lateral da valva da veia cava inferior (valva de Eustáquio) (Fig. 25-13).

Septo Atrial

A fossa oval é geralmente rompida quando uma septostomia com balão foi anteriormente realizada. O *flap* septal trapezoide é confeccionado, começando na porção mais anterior do forame oval, e é incisado, superiormente, por uma distância de, aproximadamente, 7 mm. A direção da incisão é, então, alterada, em direção à margem superior da veia pulmonar superior direita e se estende até a base do septo interatrial. Da mesma maneira, uma incisão na porção inferior da fossa oval é continuada, para baixo, em direção à margem inferior da veia pulmonar inferior direita (Fig. 25-14). As margens nuas

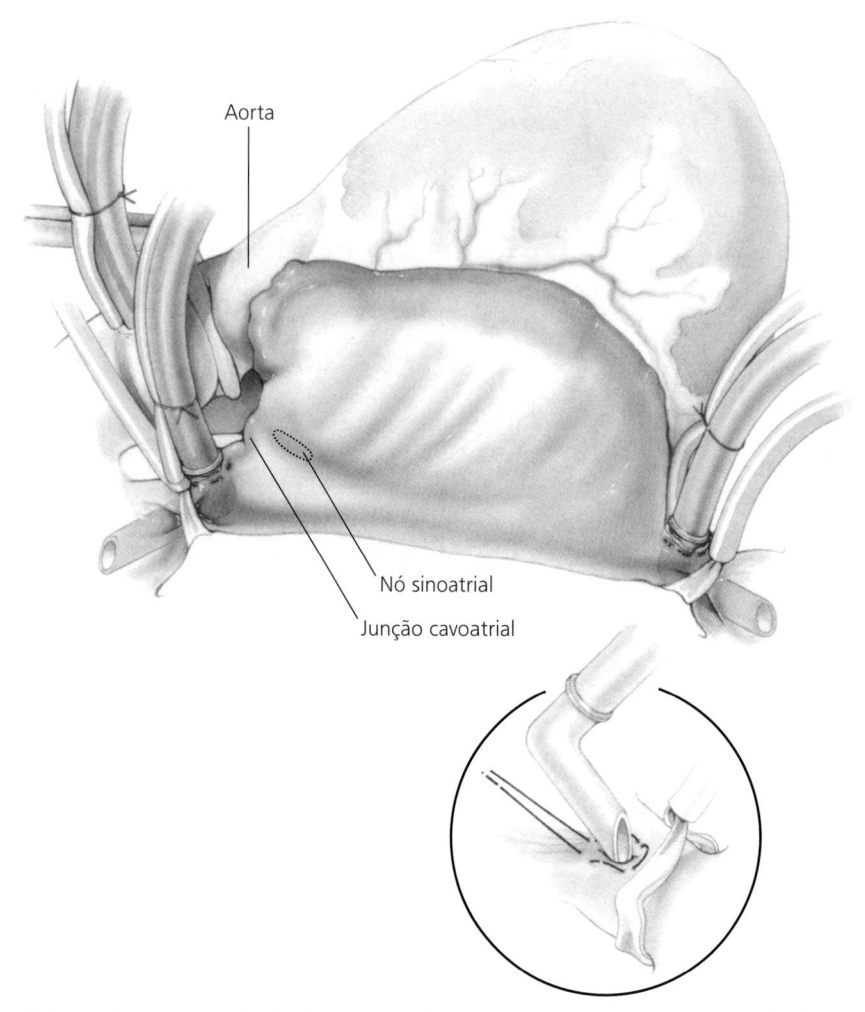

FIG. 25-12. Técnica para canulações da cava. **Detalhe:** Canulação direta, usando uma cânula de ângulo reto.

do septo são, então, endotelizadas com pontos separados de Prolene 6-0 ou 7-0, pegando porções superficiais e aproximando o endotélio (Fig. 25-14, detalhe). Este *flap* de septo atrial é agora conectado à sua base, que corresponde, do lado de fora do átrio, ao sulco interatrial.

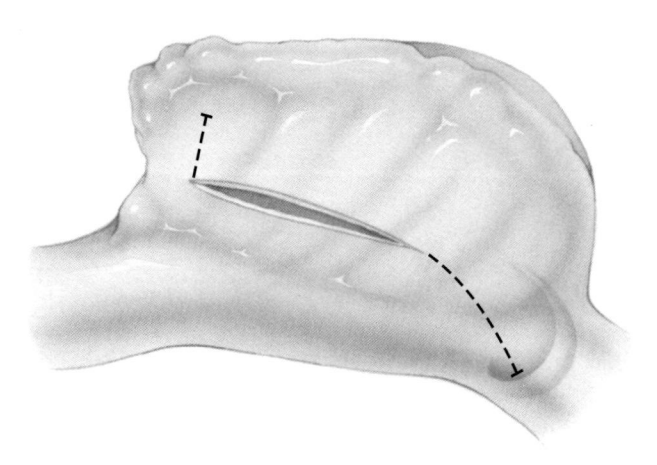

FIG. 25-13. Atriotomia.

Lesão à Artéria do Nó Sinoatrial

A artéria do nó sinoatrial atravessa o quadrante anterossuperior da parede medial do átrio direito. O desenvolvimento do *flap* de septo atrial deve poupar o suprimento vascular do nó sinoatrial, sem desviar anteriormente a extensão superior da incisão.

Perfuração da Parede Medial do Átrio Direito

Da mesma maneira, a direção da incisão superior no septo é significativa. Caso a incisão seja desviada anteriormente, em direção ao monte muscular aórtico, pode acabar no pericárdio, do lado de fora do coração. Se isto acontecer, deve ser imediatamente detectado, e o defeito, reaproximado com diversas suturas finas de Prolene.

Tratos Preferenciais de Condução

Existem 3 tratos preferenciais de condução ou bandas musculares que unem o nó sinoatrial ao nó atrioventricular (Fig. 25-15). Estas estruturas provavelmente corres-

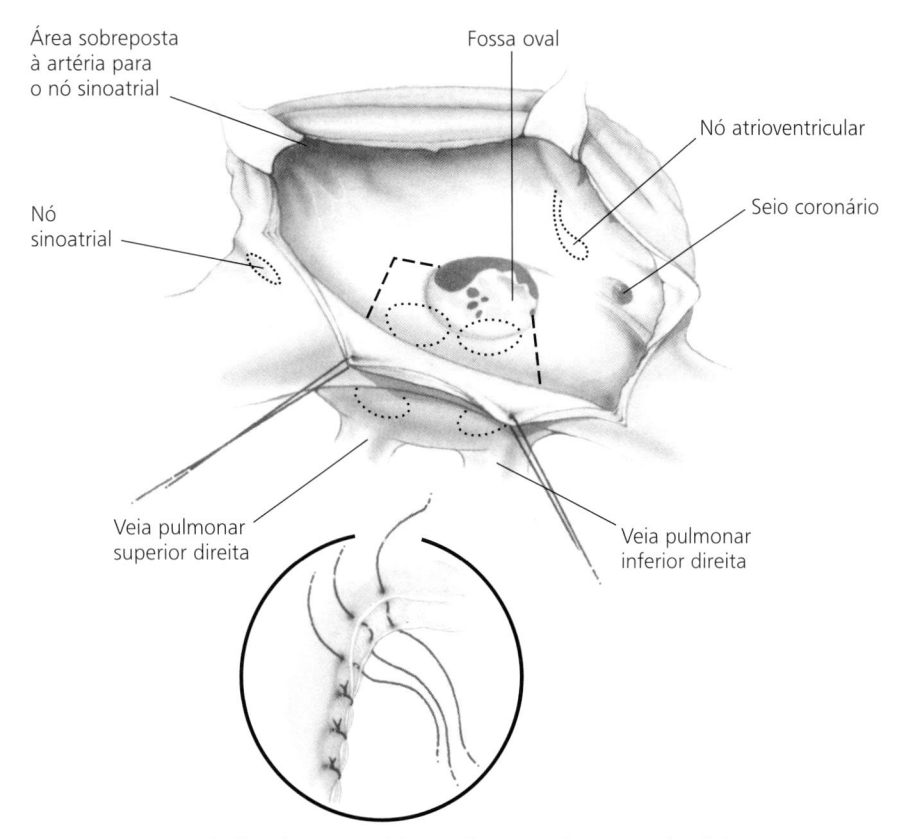

FIG. 25-14. Preparação de *flap* de septo atrial. **Detalhe:** Aproximação endotelial.

pondem à crista terminal e aos feixes de músculos límbicos. O trato de condução anterior passa anteriormente à fossa oval e ao seio coronário. O trato médio também repousa anteriormente à fossa oval, mas pode passar através do seio coronário ou imediatamente posterior a ele. O trato preferencial posterior cruza a parede posterior do átrio direito, entre as veias cavas e, então, curva-se para frente, em direção ao seio coronário. Durante o desenvolvimento do *flap*, o trato médio é, na maioria dos casos, sacrificado. Deve-se tomar muito cuidado para impedir a ocorrência de lesões nas demais vias de condução.

O defeito no *flap* da fossa oval é recoberto com um retalho de GORE-TEX ou pericárdio autólogo, tratado com glutaraldeído. O tamanho do *flap* de septo atrial assim desenvolvido é notavelmente constante e apresenta, em bebês de 6 a 12 meses de idade, base de aproximadamente 3 cm, altura de 2 cm e lado anterior de 1,5 a 2 cm.

Tamanho Inadequado do Flap

O *flap* muitas vezes deve ser ampliado com um retalho de GORE-TEX ou pericárdio autólogo tratado com glutaraldeído, suturado com pontos contínuos de Prolene 6-0 (Fig. 25-16).

Rompimento da Fossa Oval

Um segmento de fossa oval geralmente está rompido, em razão da realização prévia de uma septostomia com balão. Também é delgado e, às vezes, apresenta múltiplas perfurações. Este segmento deve ser excisado, já que pode rasgar-se na linha de sutura, produzindo um defeito no septo atrial recém-construído.

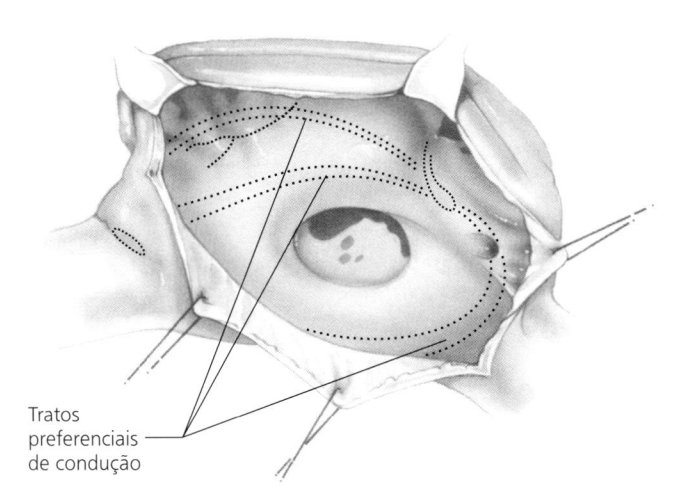

FIG. 25-15. As 3 vias principais e preferenciais dos tecidos de condução, unindo o nó sinoatrial ao nó atrioventricular.

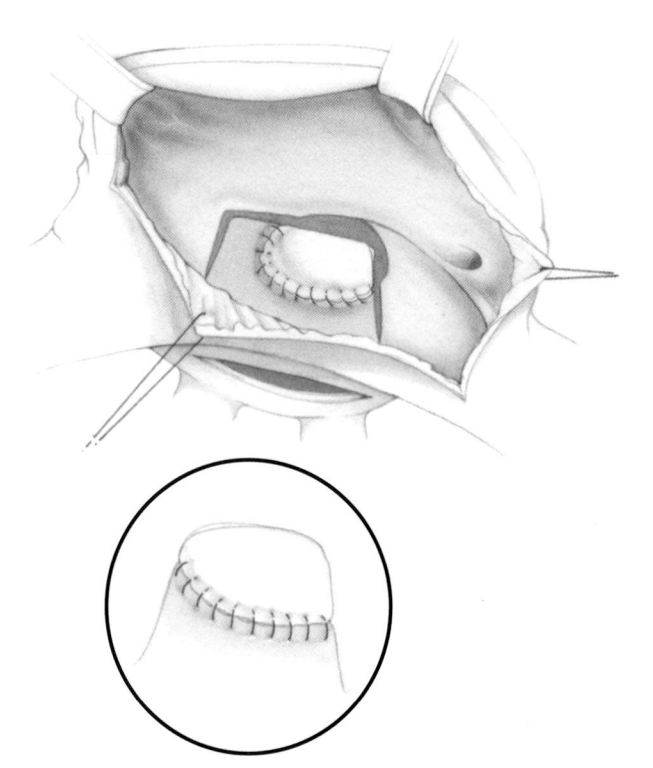

FIG. 25-16. Ampliação do *flap* septal com um retalho de pericárdio autólogo ou GORE-TEX.

A fenda interatrial é dissecada e liberada, o máximo possível, à parede posterior do átrio. A tração no *flap* septal permite a visualização do átrio esquerdo e das veias pulmonares. Uma incisão longitudinal é feita paralela ao sulco do átrio esquerdo e posterior a ele (Fig. 25-16).

Pequena Abertura do Átrio Esquerdo

Uma incisão transversa pode ser feita na veia pulmonar direita superior ou entre as veias pulmonares direitas superior e inferior, fazendo com que a abertura no átrio esquerdo seja maior.

Flap Septal

O *flap* septal deve ser móvel o suficiente, para que possa ser levemente rotacionado sem causar qualquer tensão. O ponto médio da margem anterior do *flap* é suturado à parede do átrio esquerdo, atrás do apêndice atrial esquerdo, iniciando imediatamente em frente das veias pulmonares esquerdas superior e inferior e entre elas, com uma sutura contínua dupla de Prolene 6-0. A linha de sutura é continuada, superior e inferiormente, pela parede posterior do átrio esquerdo até a base do *flap*.

Obstrução das Veias Pulmonares Esquerdas

O *flap* deve ser de tamanho adequado ou ficará sob tensão, o que obstrui os orifícios das veias pulmonares esquerdas.

Extravasamentos da Linha de Sutura

A linha de sutura deve ser checada, à procura de extravasamentos, com um afastador de nervo, impedindo a ocorrência de qualquer *shunt* pós-operatório.

Sutura da Borda Anterior do Segmento Posterior

A borda anterior do segmento posterior do átrio direito é suturada à porção anterior do defeito septal, entre as valvas mitral e tricúspide. As suturas são continuadas superior e inferior ao redor das margens laterais dos orifícios das veias cavas superior e inferior (Fig. 25-17).

Lesão ao Nó Atrioventricular

A linha de sutura, quando continuada para baixo, em direção à veia cava, deve passar atrás do seio coronário, evitando a ocorrência de lesões ao nó atrioventricular.

Obstrução da Veia Cava Inferior

O aspecto medial da valva de Eustáquio da veia cava inferior, quando bem desenvolvido, é um ponto de referência importante, por indicar o limite medial do orifício da veia cava inferior. A aproximação do *flap* da parede atrial à margem medial da valva de Eustáquio garante a adequação do canal de influxo para a veia cava inferior.

Subdesenvolvimento ou Ausência da Valva de Eustáquio

Em caso de subdesenvolvimento ou ausência da valva de Eustáquio, uma cânula venosa de tamanho adequado pode ser introduzida pelo apêndice atrial esquerdo e pelo defeito recém-construído no septo atrial até a veia cava inferior. O *flap* de parede atrial é, então, suturado usando a cânula como *stent* (Fig. 25-18).

Obstrução da Veia Cava

Caso a sutura atinja os orifícios da veia cava superior ou inferior, a resultante constrição pode obstruir o retorno venoso. Na veia cava superior, isto pode ser particularmente problemático (Fig. 25-19).

Sutura da Borda Posterior do Segmento Anterior

A borda posterior do segmento anterior da parede atrial direita é agora suturada à abertura atrial esquerda e à região ao redor dos canais das cavas (Fig. 25-20).

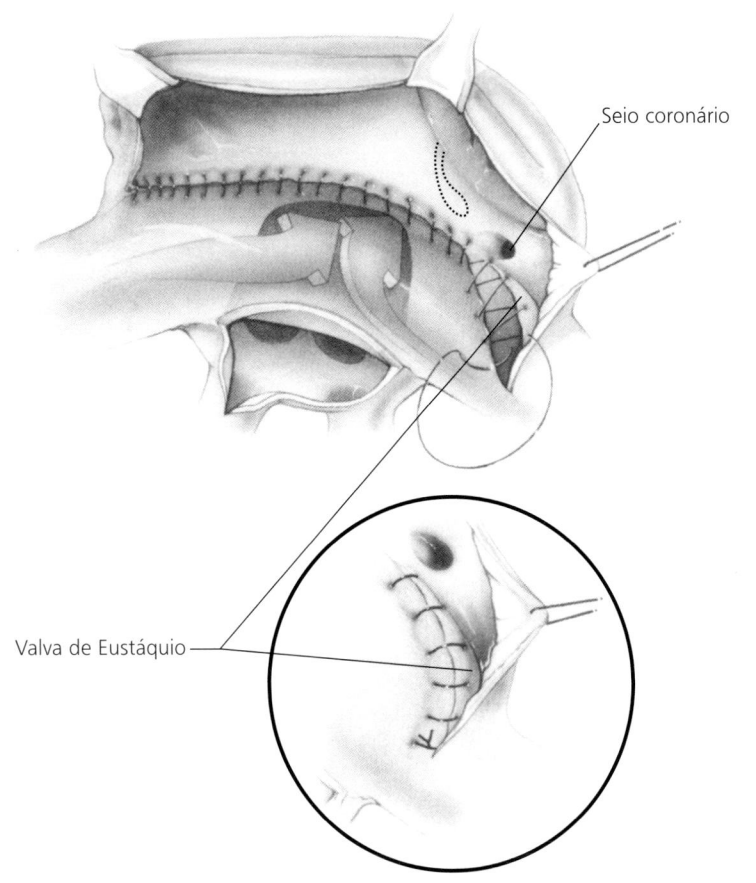

FIG. 25-17. Direção da linha de sutura para prevenir a ocorrência de lesões no nó atrioventricular.
Detalhe: Visualização em aumento maior da linha de sutura abaixo do seio coronário.

⊘ Lesão ao Nó Sinoatrial

Para prevenir lesões ao nó sinoatrial, a sutura é feita com pontos separados, 0,5 a 1 cm acima da junção cavoatrial superior. De modo alternativo, trechos superficiais são pegos pela sutura contínua com Prolene 6-0 ou 7-0.

⊘ Constrição da Veia Cava

Os laços das veias cavas são afrouxados, para que ambos os vasos se enchem, ficando completamente distendidos, antes de dar continuidade à sutura. Isto previne a ocorrência de constrições nas veias cavas.

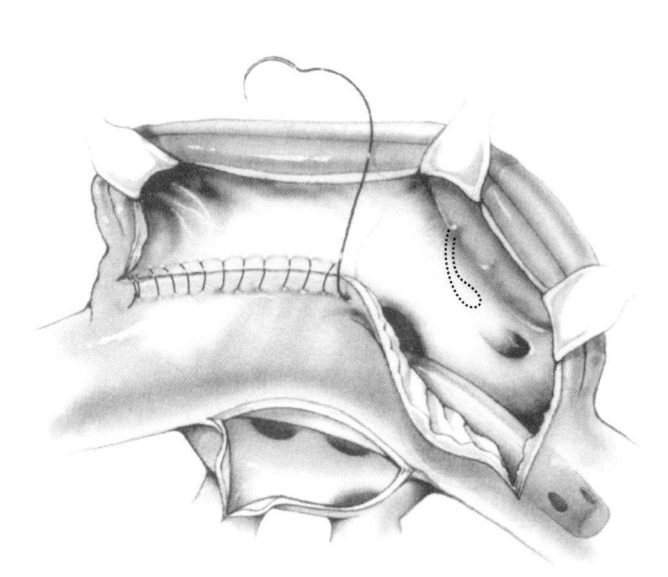

FIG. 25-18. Introdução de uma cânula venosa na veia cava inferior em caso de ausência ou hipodesenvolvimento da valva de Eustáquio, diminuindo o fluxo.

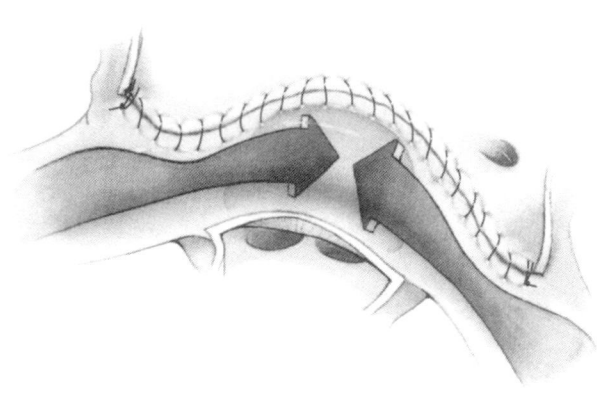

FIG. 25-19. Obstrução do retorno venoso em razão da constrição dos orifícios da veia cava.

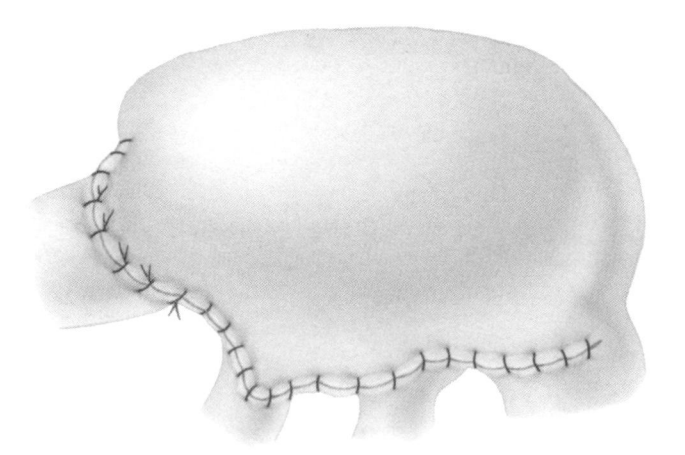

FIG. 25-20. Fechamento do átrio direito.

ⓔ *Inadequação da Parede Atrial Direita*

Ocasionalmente, a porção anterior da parede atrial direita pode não ser uma cobertura satisfatória para a nova câmara venosa sistêmica e permitir a formação de uma câmara venosa pulmonar generosa. Este problema pode ser solucionado pela adição de um retalho de pericárdio ou GORE-TEX, aumentando a parede do átrio direito (Fig. 25-21). Isto é bastante útil quando há sobreposição dos apêndices atriais. Nestes casos, a parede atrial é sempre pequena, e a ampliação com retalho torna-se obrigatória. Em alguns pacientes que serão submetidos ao procedimento de troca dupla, a parede livre do átrio direito morfológico é estreita, e mais tecido é necessário para a ampliação do átrio venoso pulmonar. Um segmento de pericárdio *in situ*, ao longo do lado direito do coração, pode ser usado em vez de um retalho separado, pegando pequenos trechos sobre o nervo frênico.

Procedimento de Mustard

A incisão, a canulação e a proteção miocárdica são realizadas como no procedimento de Senning.

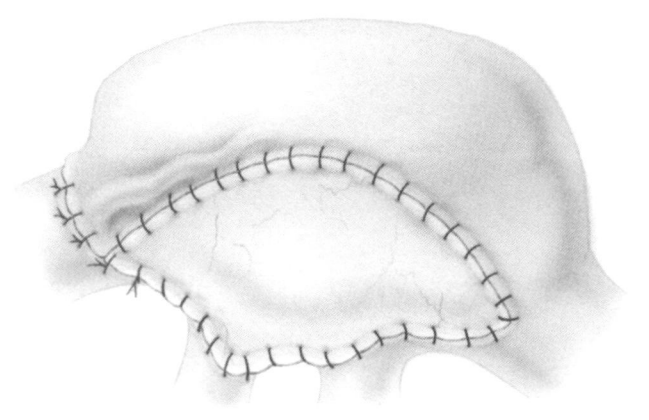

FIG. 25-21. Uso de retalho de pericárdio autólogo ou GORE-TEX para a ampliação da parede do átrio direito.

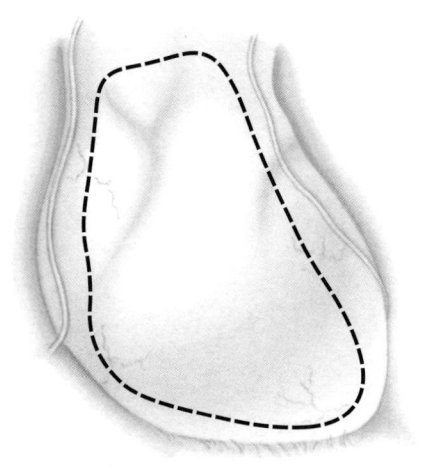

FIG. 25-22. Segmento de pericárdio usado como septo no procedimento de Mustard.

Septo

O pericárdio é dissecado e liberado do timo e das reflexões pleurais. Um grande segmento de pericárdio é removido com cuidado, evitando lesionar os nervos frênicos (Fig. 25-22). O pericárdio é, então, cortado do tamanho e formato adequados. O formato retangular usado no passado tem sido gradualmente substituído pelo formato cuneiforme ou de halteres. O septo de Brom, em formato de calça, apresenta a vantagem de considerar todas as dimensões intra-atriais de maneira detalhada (Fig. 25-23).

A maior complicação do procedimento de Mustard, além da arritmia, é a obstrução do sistema venoso sistêmico ou pulmonar, que pode ser atribuída ao mau funcionamento do septo. O entendimento claro e preciso da anatomia funcional do procedimento de Mustard é essencial à prevenção de outras complicações. O septo atrial deve ser excisado o mais completamente possível (com cuidado para não lesionar a artéria do nó sinoatrial e as vias preferenciais de condução; vide os riscos na seção sobre o procedimento de Senning). O septo, então, torna-se o novo septo interatrial e funciona como parte do trato de influxo para drenagem das veias cavas pela valva mitral.

🄽🄱 *Margem Posterior do Septo*

A margem posterior do septo deve ser 0,5 cm maior do que os diâmetros combinados das 2 veias pulmonares esquerdas (cada um pode ser mensurado com dilatadores de Hegar calibrados). Em bebês com menos de 6 meses de idade ou peso inferior a 5 kg, as veias pulmonares têm, aproximadamente, 7 mm de diâmetro. Nestes pacientes, a margem posterior do septo, portanto, tem entre 2 e 2,5 cm (Fig. 25-24).

🄽🄱 *Largura do Septo*

A distância entre as veias pulmonares esquerdas e o resquício de septo atrial, em seu ponto médio, corresponde

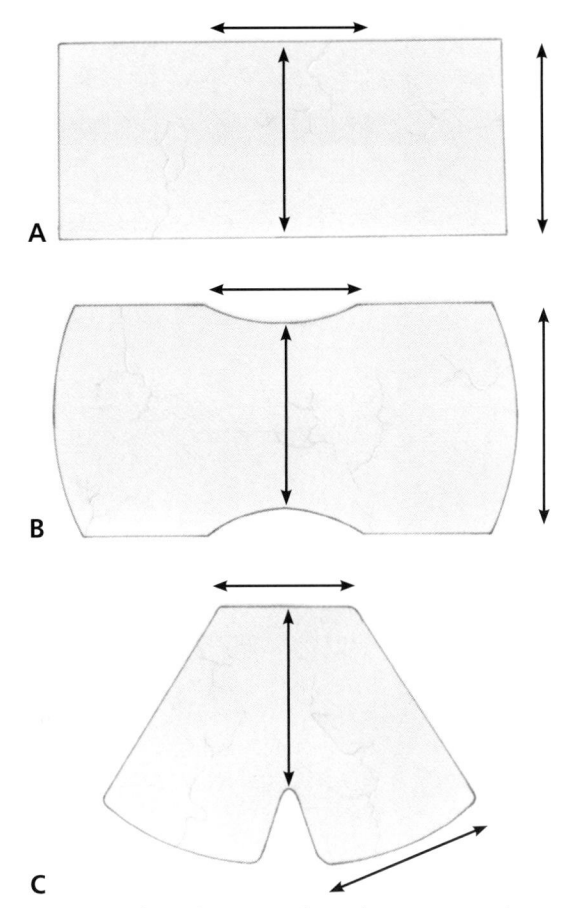

FIG. 25-23. Tamanhos e formatos adequados para o uso do pericárdio como septo. **A:** Tamanho retangular tradicional. **B:** Formato de Dumbbel. **C:** Formato de calça. Veja a explicação das dimensões na legenda da Figura 25-24.

à largura da parede lateral do novo átrio venoso sistêmico. A largura do septo deve ser a mesma, já que este agora funciona como septo interatrial e forma parte do trato de influxo para drenagem das veias cavas superior e inferior no novo ventrículo pulmonar, através da valva mitral. Esta distância é de 3 cm em bebês e entre 3,5 e 5 cm em crianças mais velhas (Fig. 25-24).

Técnica para Preparo do Septo

O tamanho das aberturas das veias cavas deve ser observado, e as 2 partes do septo devem ser amplas o suficiente para serem suturadas longe dos orifícios destes vasos. Isto geralmente corresponde a 2,5 a 4 cm, dependendo do tamanho do paciente (Fig. 25-24). Independentemente do material usado no septo, o tamanho e o formato adequados são fatores significativos na prevenção de complicações. Por esta razão, Brom projetou padrões metálicos para diferentes faixas etárias. Este padrão é colocado na lâmina de pericárdio e usado como molde para o corte do septo com bisturi. O GORE-TEX é mais fácil de manipular do que o pericárdio e é pouco provável que sofra encolhimentos ou deformações, sendo, assim, o material de escolha de alguns cirurgiões. O pericárdio não tratado pode encolher em cerca de 2/3 de seu tamanho original. Quando o pericárdio autólogo é tratado com glutaraldeído, porém, é fixado e, com o passar do tempo, sofre alterações mínimas. Ainda assim, a parede atrial normal deve ser dilatada e ampliada, de modo a manter os volumes adequados. Em qualquer caso, o encolhimento do septo é geralmente limitado, em grande parte, pelo grau de tensão criado pela linha de sutura. Somente a atenção aos detalhes na preparação de um septo de tamanho e formato adequados e sua sutura meticulosa previnem muitas das complicações frequentemente associadas à realização deste procedimento.

Incisão no Átrio Direito

O átrio direito é aberto com uma incisão oblíqua, anterior e paralela ao sulco terminal, e suas bordas são suspensas com o pericárdio ou toalhas cutâneas.

Lesão ao Nó Sinoatrial

O nó sinoatrial é sempre suscetível a lesões causadas pela canulação, pela passagem da fita ao redor da veia cava superior e pela atriotomia. A incisão deve ser bem distante do nó sinoatrial, e sua extensão superior deve ser limitada a 0,5 cm da margem superior do átrio direito. Caso uma maior extensão seja necessária, a incisão pode ser anteriormente ampliada até o apêndice atrial direito (Fig. 25-13).

Excisão do Septo Atrial

O septo atrial, incluindo a fossa oval (que pode já ter sido rompida por uma septostomia com balão anteriormente realizada), é agora parcialmente excisado. A linha de incisão é iniciada no forame oval e é estendida, superiormente, em direção ao centro do orifício da veia cava superior, por uma curta distância (aproximadamente 7 mm). A incisão é, então, continuada posteriormente, em direção à base do septo interatrial e, por fim, curva-se inferiormente (paralela ao septo) (Fig. 25-25). Uma incisão é feita a partir da margem anterior da fossa oval, inferiormente, evitando o seio coronário, e estendida em direção ao óstio da veia cava inferior. O resquício de septo é agora removido, e suas bordas são endotelizadas com pontos separados de Prolene 6-0 (Fig. 25-25, detalhe). Esta técnica garante a remoção segura do maior segmento possível de septo atrial.

Excisão do Septo

A artéria do nó sinoatrial atravessa o quadrante anterossuperior da parede atrial. A excisão do septo deve poupar o suprimento vascular do nó sinoatrial. Isto pode ser conseguido, iniciando-se a excisão pelo forame oval, superiormente, e, então, a continuando posteriormente, em direção ao sulco interatrial (Fig. 25-25).

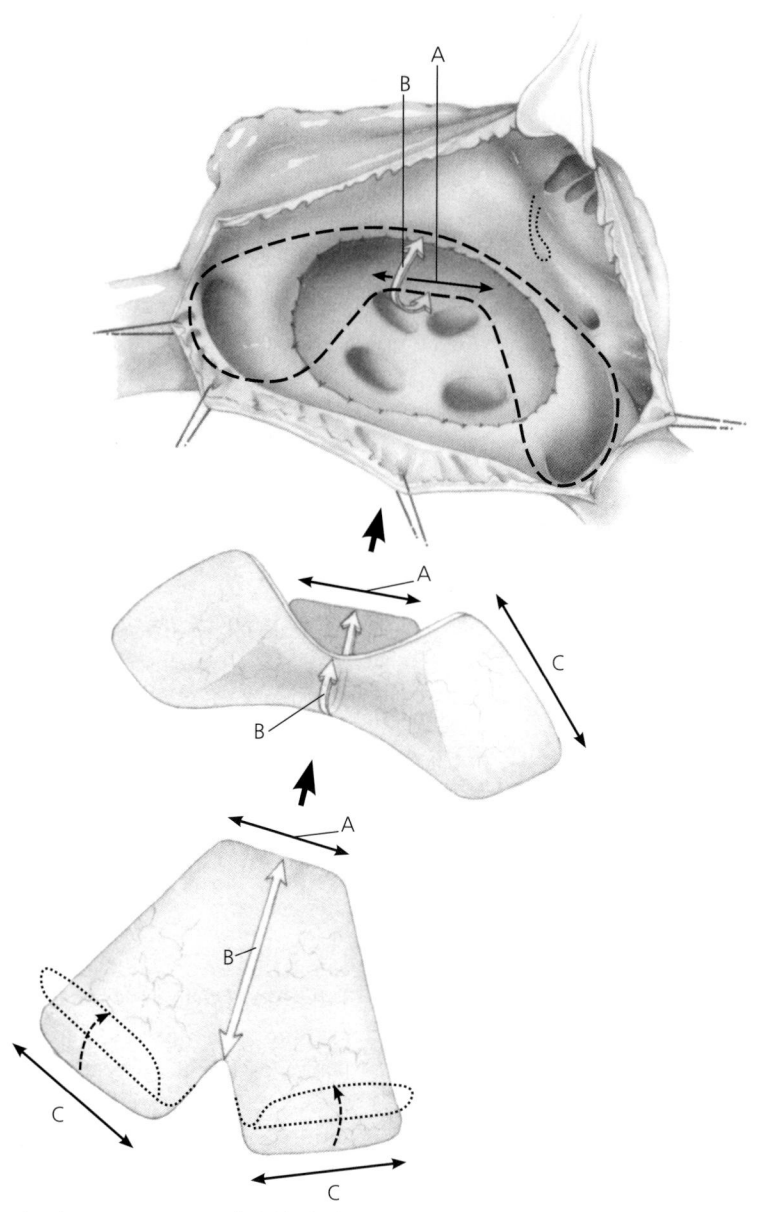

FIG. 25-24. O tamanho do septo corresponde à idade do paciente. A margem dorsal **(A)**, em bebês pequenos, é de 2 a 2,5 cm. A largura do septo **(B)** é de, aproximadamente, 3 cm em bebês e entre 3 e 5 cm em crianças mais velhas. As aberturas da cava **(C)** têm entre 2,5 e 4 cm.

Tratos Preferenciais de Condução

Existem 3 tratos preferenciais de condução que unem o nó sinoatrial ao nó atrioventricular (Fig. 25-15). Estes tratos provavelmente correspondem à crista terminal e aos feixes de músculos límbicos. O trato anterior é anterior à fossa oval e ao seio coronário. O trato médio também repousa anteriormente à fossa oval, mas pode passar através do seio coronário ou imediatamente posterior a ele. O trato preferencial posterior cruza a parede posterior do átrio direito, entre as veias cavas e, então, curva-se para a frente, em direção ao seio coronário. Embora o trato médio e o trato posterior sejam mais suscetíveis ao sacrifício durante a excisão do septo atrial, todas as precauções devem ser tomadas para não lesionar o trato de condução anterior.

Inserção do Septo

O septo é suturado com pontos contínuos de Prolene 5-0 ou 6-0, começando entre a veia pulmonar superior esquerda e o apêndice atrial esquerdo. A linha de sutura continua pela parede posterior do átrio esquerdo, em direção à base do aspecto mais lateral da veia cava superior e, então, se curva,

CAPÍTULO 25 • Transposição de Grandes Vasos

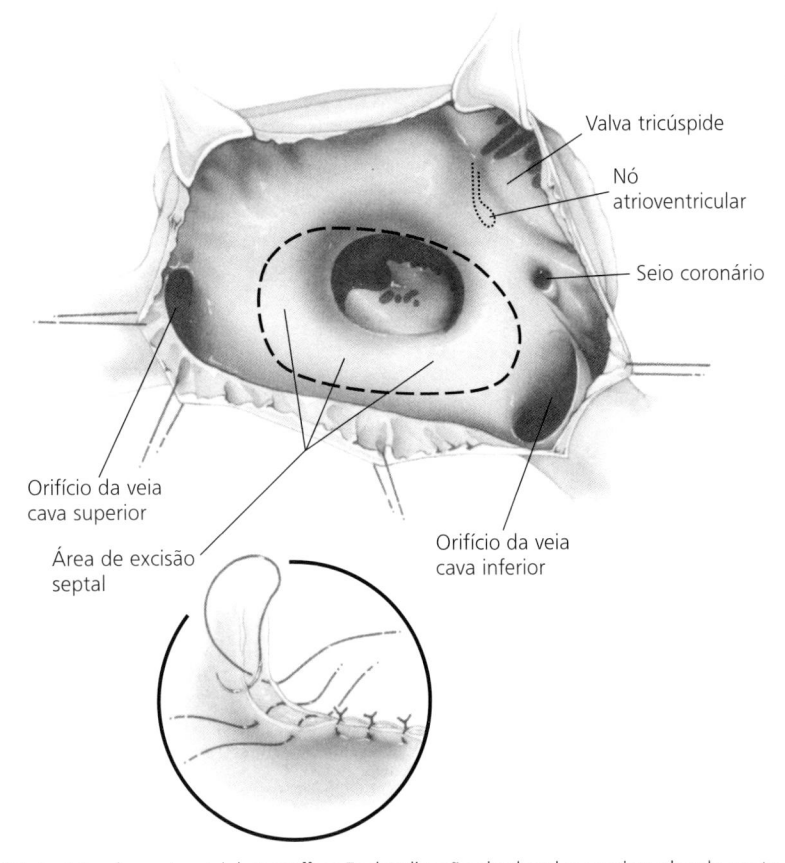

FIG. 25-25. Excisão do septo atrial. **Detalhe:** Endotelização das bordas seccionadas do septo.

gradualmente, pela parede do átrio direito, ao redor do orifício da veia cava superior, antes de seguir pela borda do já seccionado septo atrial (Fig. 25-26).

Da mesma forma, a outra extremidade da sutura é continuada pela margem da veia pulmonar inferior, pela parede atrial posterior e em direção à margem lateral da valva de Eustáquio da veia cava inferior. A sutura, então, se curva ao redor do orifício da veia cava inferior até a parede atrial direita antes de retornar pela borda seccionada do septo atrial, atrás do seio coronário, até ser unida à outra extremidade (Fig. 25-27).

Obstrução das Veias Pulmonares

A linha de sutura deve estar a uma boa distância dos orifícios das veias pulmonares, evitando obstruí-las.

Direção das Pernas Cavais do Septo

As pernas cavais do septo devem se estender obliquamente em direção às margens laterais das veias cavas superior e inferior, diminuindo a possibilidade de obstrução das veias pulmonares por futura constrição da estrutura (Fig. 25-28).

Prevenção da Obstrução da Veia Cava Superior

Deve-se tomar muito cuidado para garantir a amplitude da abertura da veia cava superior, distanciando a sutura das margens do orifício. A incorporação de pequenos trechos da parede atrial direita e, a seguir, segmentos relativamente maiores de septo, levando ao seu balonamento, reduzem a possibilidade de futura obstrução da veia cava superior (Fig. 25-29A).

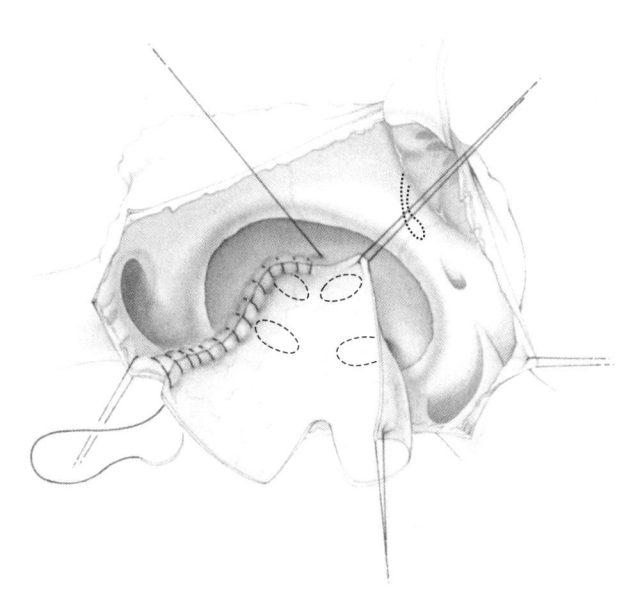

FIG. 25-26. Técnica para inserção do septo: Primeiras suturas.

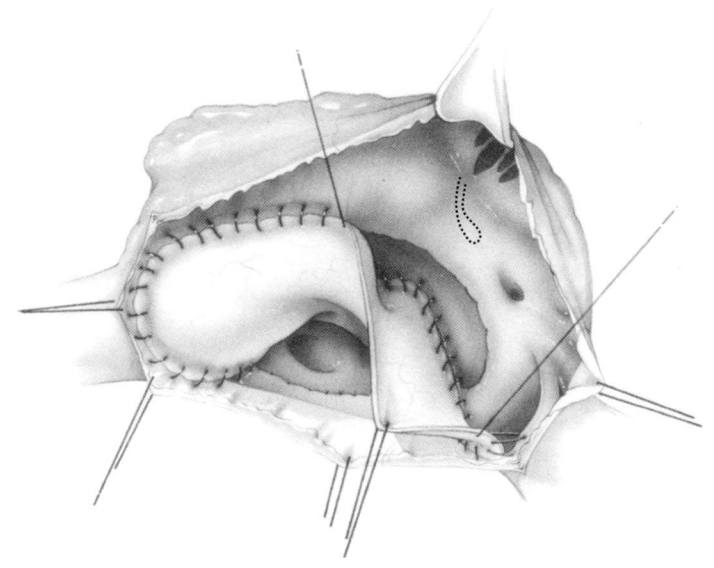

FIG. 25-27. Técnica para inserção do septo: Completando as suturas.

⊘ Prevenção da Obstrução da Veia Cava Inferior

As mesmas precauções devem ser tomadas para prevenir a ocorrência de obstrução da veia cava inferior. A linha de sutura do septo é continuada pela borda da valva de Eustáquio, de modo a não obstruir o orifício da veia cava inferior (Fig. 25-29B).

NB Relação entre o Seio Coronário e o Septo

Dada a grande proximidade dos tratos de condução e do nó atrioventricular com o seio coronário, a linha de sutura do septo é continuada atrás desta última estrutura. Isto permite que sua drenagem se misture ao retorno venoso pulmonar (Fig. 25-30).

⊘ Extravasamentos na Linha de Sutura

Com o auxílio de um gancho fino de nervo, o cirurgião deve checar a linha de sutura, à procura de possíveis vazamentos, que podem, neste momento, ser corrigidos com outros pontos, prevenindo a ocorrência de *shunt* pós-operatório. Isto também pode ser conseguido pela liberação das fitas das cavas e pela oclusão temporária

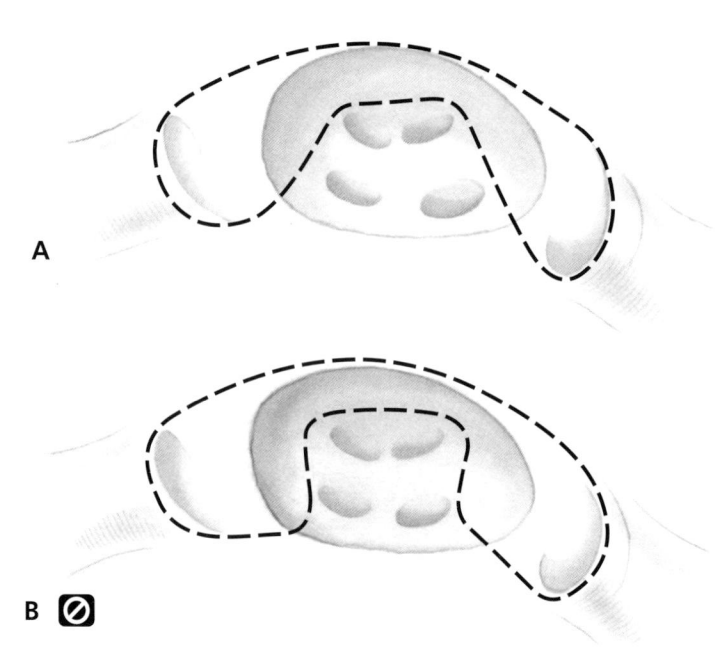

FIG. 25-28. Direção das pernas cavas do septo. **A:** Correta. **B:** Incorreta.

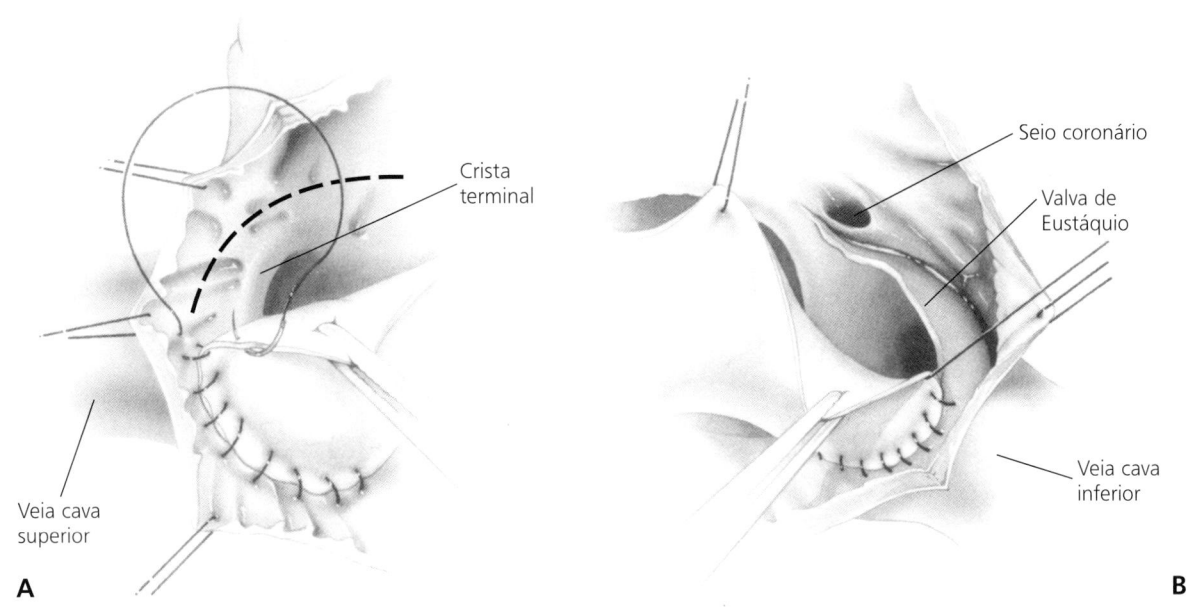

FIG. 25-29. Técnica para impedir futuras obstruções no orifício da veia cava superior **(A)** e da veia cava inferior **(B)**.

das cânulas venosas. O septo é inflado, revelando quaisquer possíveis extravasamentos, dando também oportunidade para avaliar seu tamanho e configuração.

Obstrução da Valva Mitral

Caso o septo apresente alguma redundância, o orifício da valva mitral pode ser obstruído durante a diástole. O excesso de material deve ser excisado (Fig. 25-31).

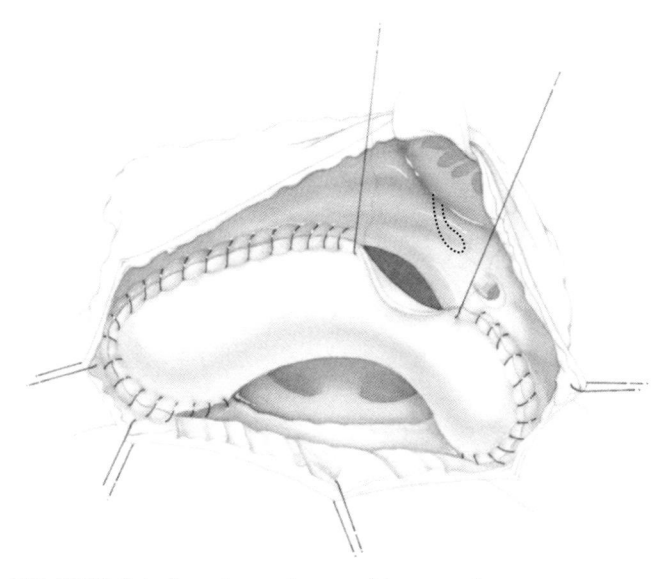

FIG. 25-30. Relação entre o seio coronário e o septo.

Manejo das Complicações Tardias do Procedimento de Mustard

Deterioração Hemodinâmica

A deterioração hemodinâmica episódica, no período pós-operatório imediato, pode ser pela redundância do septo que, intermitentemente, protrui-se pela valva mitral, obstruindo o retorno venoso (Fig. 25-31A). Este problema pode ser facilmente diagnosticado por meio da realização de um ecocardiograma bidimensional. O paciente deve ser submetido a outra cirurgia, assim que possível, onde área de redundância é excisada, e o defeito, suturado (Fig. 25-31B).

Extravasamento do Septo

Extravasamentos pequenos são relativamente comuns na maioria dos pacientes. Ocasionalmente, o extravasamento é extenso a ponto de levar à indicação de realização de uma nova cirurgia. Durante o procedimento, o fechamento primário pode ser possível, mas, mais comumente, um retalho de GORE-TEX ou pericárdio é usado para refazer o tecido encolhido e reduzir a tensão da linha de sutura (Fig. 25-32).

Obstrução da Veia Cava Superior

A obstrução da veia cava superior pode ter sequelas importantes, relacionadas com a elevação da pressão venosa central na porção superior do corpo. A obstrução geralmente se deve à inadequação da largura e do comprimento do membro superior do septo ou pela grande proximidade entre a

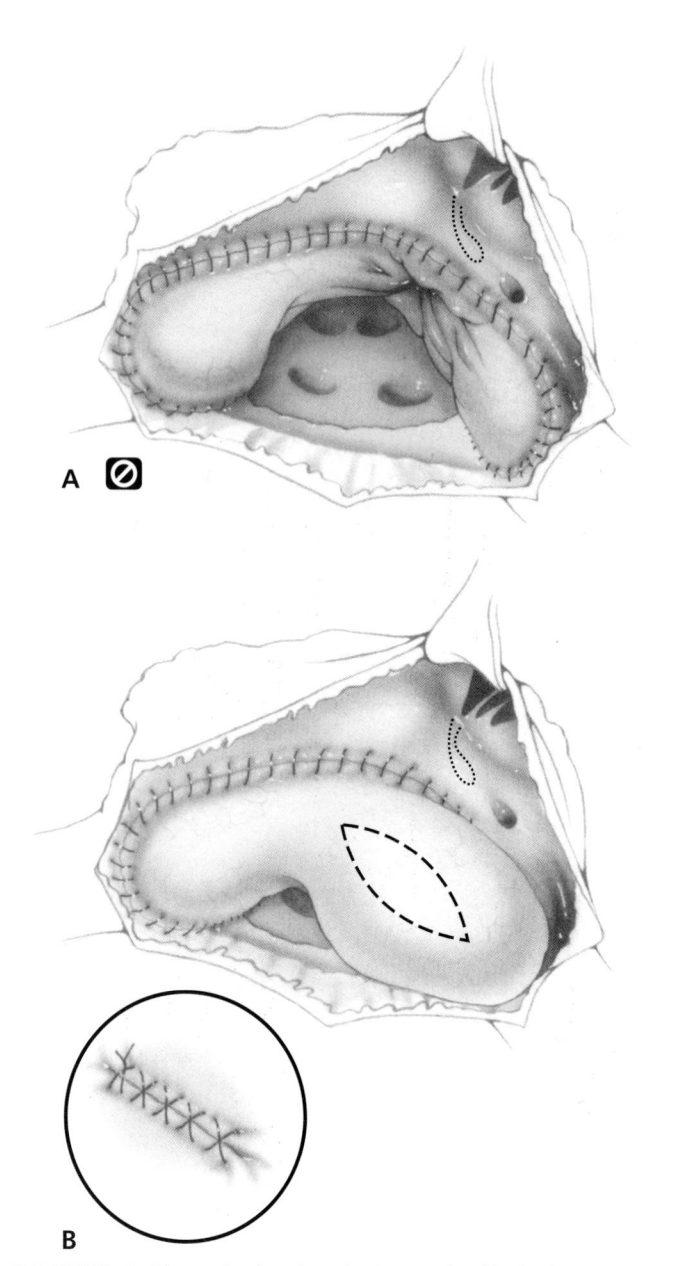

FIG. 25-31. A: Obstrução da valva mitral por redundância do septo. **B:** Excisão da redundância, prevenindo obstrução do orifício da valva mitral durante a diástole.

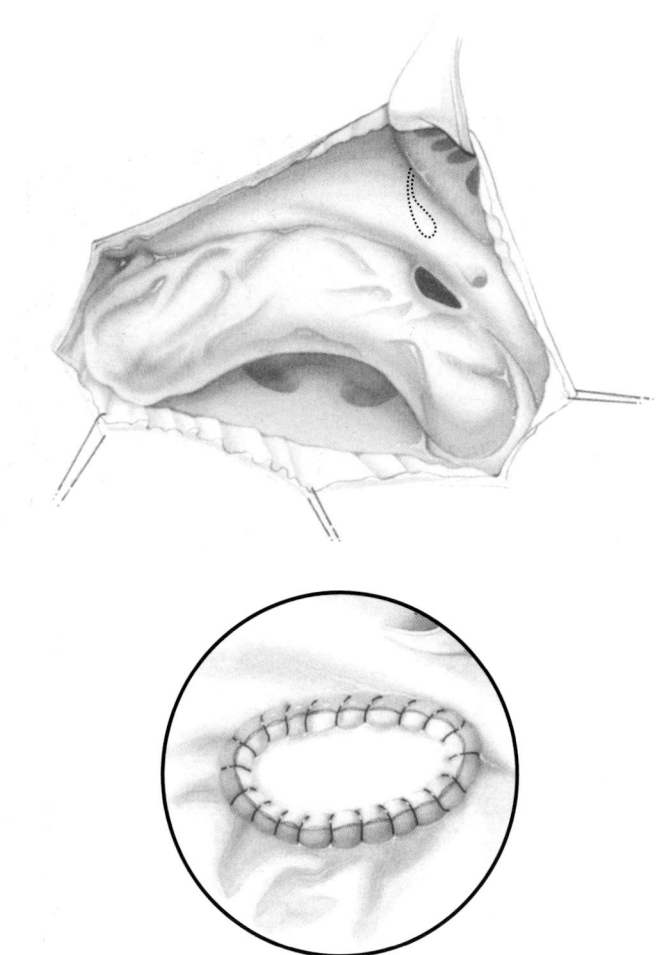

FIG. 25-32. Colocação de retalho em um septo defeituoso.

Obstrução da Veia Cava Inferior

A obstrução da veia cava inferior é menos observada, mas, quando ocorre, pode ser abordada da mesma maneira que a obstrução da veia cava superior.

NB A estenose do septo venoso sistêmico, envolvendo a porção superior ou inferior da veia cava, pode, na maioria dos casos, ser tratada, com sucesso, por meio da dilatação com balão em um laboratório de cateterismo cardíaco.

Obstrução das Veias Pulmonares

A fibrose e a cicatrização ao redor do lúmen das veias pulmonares podem obstruir o retorno venoso. Estes pacientes devem ser submetidos à correção cirúrgica. A técnica compreende a extensão da atriotomia direita, cruzando o sulco interatrial entre as veias pulmonares superior e inferior por

sutura e o óstio da veia cava superior. A não ser que o gradiente através do óstio da veia cava seja mínimo, estes pacientes devem ser submetidos à correção cirúrgica da obstrução. No momento da nova cirurgia, o septo parece espessado, encolhido e rugoso. É incisado longitudinalmente, e o influxo da veia cava superior é ampliado pela sutura de um retalho, de tamanho adequado, de GORE-TEX. O átrio direito é também ampliado com um retalho do mesmo material (Fig. 25-33).

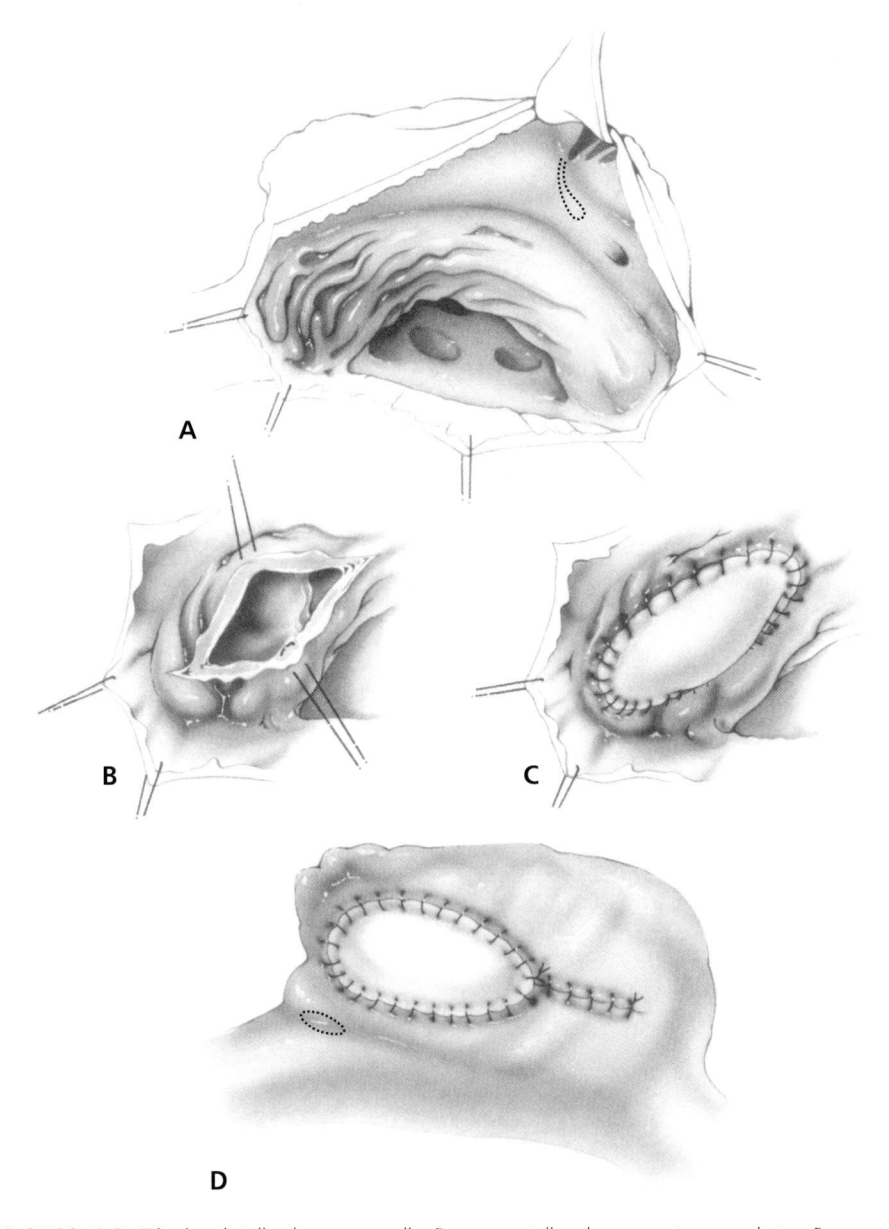

FIG. 25-33. A-D: Técnica detalhada para ampliação com retalho de um septo com obstrução.

uma curta distância. O defeito pode ser reparado pela colocação de um retalho de tamanho adequado; de modo alternativo, o pericárdio parietal pode ser suturado às bordas da atriotomia, em um ponto bem acima das veias pulmonares. Isto amplia, significativamente, o trato de influxo pulmonar. O restante da atriotomia direita pode ser fechado diretamente ou com um retalho separado de pericárdio ou GORE-TEX. De modo alternativo, caso a obstrução das veias pulmonares tenha causado hipertensão pulmonar, o ventrículo esquerdo pode ser preparado para a realização de um procedimento de troca arterial. Se a pressão arterial for, pelo menos, 2/3 da sistêmica, um procedimento de troca arterial combinado, a remoção do septo interatrial e a resseptação do átrio podem ser realizados em um estágio.

26 Janela Aortopulmonar

Uma janela aortopulmonar é uma anomalia relativamente rara, que ocorre como um defeito isolado ou associado a outras lesões congênitas, como defeito em septo ventricular ou atrial, interrupção do arco aórtico e tetralogia de Fallot. O defeito classicamente ocorre entre a artéria pulmonar principal e a aorta, logo acima da altura dos seios de Valsalva (Fig. 26-1A). Ocasionalmente, o defeito pode ter origem na artéria pulmonar direita (Fig. 26-1B). Em raros casos, a artéria pulmonar direita pode realmente ter uma origem anômala separada da aorta (Fig. 26-1C). Existem muitos sistemas de classificação para a janela aortopulmonar, mas o uso dos termos proximal, distal, total e intermediário auxilia o planejamento da abordagem. Os defeitos proximais possuem uma borda inferior mínima; nos distais, a borda superior é pequena. Grande parte da aorta ascendente está acometida na janela aortopulmonar total. Na forma intermediária, as bordas apresentam circunferências adequadas, e o fechamento com um dispositivo percutâneo é possível.

Embora a simples ligação ou divisão entre pinças tenha sido realizada com sucesso no passado, o fechamento do defeito sob visualização direta, com auxílio de desvio cardiopulmonar, é agora o método de escolha. Esta técnica previne a ocorrência de complicações hemorrágicas graves, pela fragilidade das paredes dos grandes vasos, e permite o fechamento preciso das várias formas do defeito. O diagnóstico é feito com ecocardiograma, e o fechamento da janela aortopulmonar é indicado sem demora, prevenindo a possibilidade de desenvolvimento de doença vascular pulmonar.

Técnica

Por meio de uma esternotomia mediana padrão, a aorta é distalmente canulada no arco aórtico, e uma única cânula venosa é colocada no átrio direito. As fitas são colocadas ao redor das artérias pulmonares direita e esquerda, e o ducto arterioso é ocluído com um clipe metálico. No início do desvio cardiopulmonar, as fitas nas artérias pulmonares são afrouxadas. Um aspirador é colocado na veia pulmonar superior direita, e o resfriamento a 28°C é realizado. A aorta ascendente é pinçada na saída da artéria inominada. A solução de cardioplegia é administrada na raiz aórtica, e a aorta ascendente é incisada longitudinalmente, entre 2 suturas de tração com Prolene. A incisão se estende de logo abaixo da pinça aórtica até o ponto acima da comissura entre as cúspides direita e não coronária. O defeito é identificado, e um retalho de pericárdio autólogo tratado com glutaraldeído ou GORE-TEX é usado para fechar o defeito, com pontos contínuos de Prolene 5-0 ou 6-0 (Fig. 26-2). A linha de sutura é anteriormente completada, e, a seguir, ambas as agulhas são passadas ao redor do vaso e amarradas. A aortotomia é, então, fechada, com uma sutura contínua de Prolene 5-0 ou 6-0.

De modo alternativo, uma incisão é feita na porção anterior da própria janela. A abertura da artéria pulmonar direita, e os óstios das artérias coronárias esquerda e direita são identificados. Um retalho de pericárdio ou GORE-TEX é suturado às bordas posterior, superior e inferior da janela. Nas margens da incisão, a sutura é continuada, passando pela borda da artéria pulmonar, pelo retalho e, então, pela parede aórtica, até que toda a abertura seja fechada. Dessa maneira, o retalho fica entre a aorta e a artéria pulmonar, fechando a janela (Fig. 26-3).

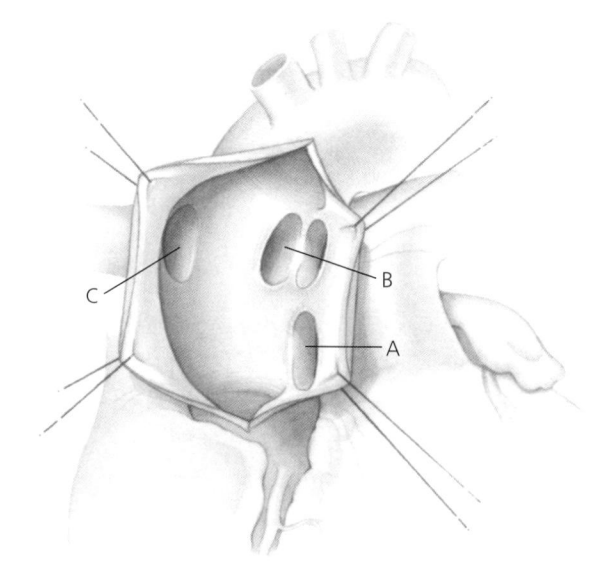

FIG. 26-1. Tipos de janela aortopulmonar. **A:** Defeito logo acima da altura dos seios de Valsalva. **B:** Defeito na origem da artéria pulmonar direita. **C:** Origem anômala da artéria pulmonar direita na aorta.

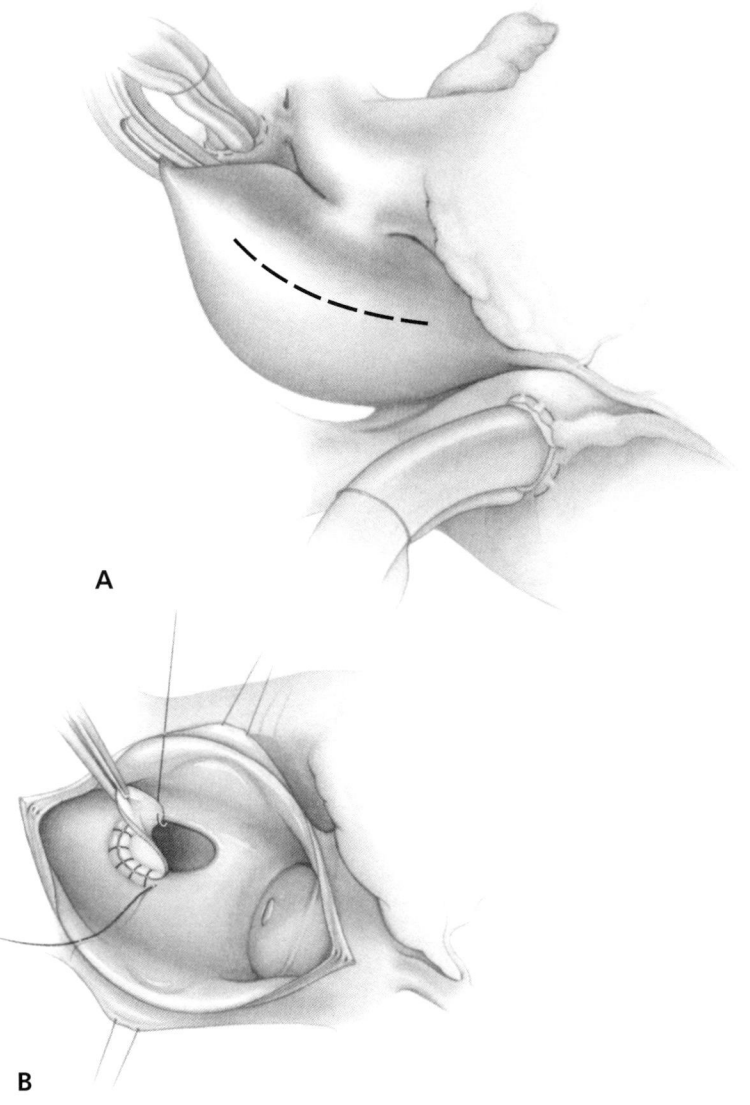

FIG. 26-2. Técnica para fechamento de uma janela aortopulmonar. **A:** Incisão da aorta. **B:** Fechamento do defeito com retalho.

A pinça aórtica é removida, e a retirada do ar é completada. O paciente é reaquecido e retirado do desvio cardiopulmonar.

Canulação Aórtica

A canulação aórtica deve ser realizada na porção mais alta da aorta ascendente ou, preferencialmente, no arco aórtico, de modo que o pinçamento cruzado ainda permita a boa visualização do defeito.

Oclusão das Artérias Pulmonares

As artérias pulmonares direita e esquerda devem ser ocluídas com fitas antes do início do desvio cardiopulmonar, impedindo a inundação da circulação pulmonar. As fitas devem ser mantidas durante a administração da solução de cardioplegia na raiz aórtica.

Lesão ao Óstio Coronário Esquerdo

A margem inferior de um defeito proximal pode estar bem próxima ao óstio da artéria coronária esquerda; o fechamento do defeito, portanto, deve ser realizado de tal forma que evite a ocorrência de lesões ao óstio coronário.

Origem Anômala das Artérias Coronárias

Ocasionalmente, a artéria coronária direita e, raramente, a artéria coronária esquerda podem originar-se do tronco pulmonar, nas proximidades da borda do defeito. Nestes casos, o retalho deve ser modificado, formando um septo entre a abertura coronária e a aorta.

Estenose da Artéria Pulmonar

Quando o defeito envolve as origens de ambas as artérias pulmonares, o retalho no interior da aorta deve ser

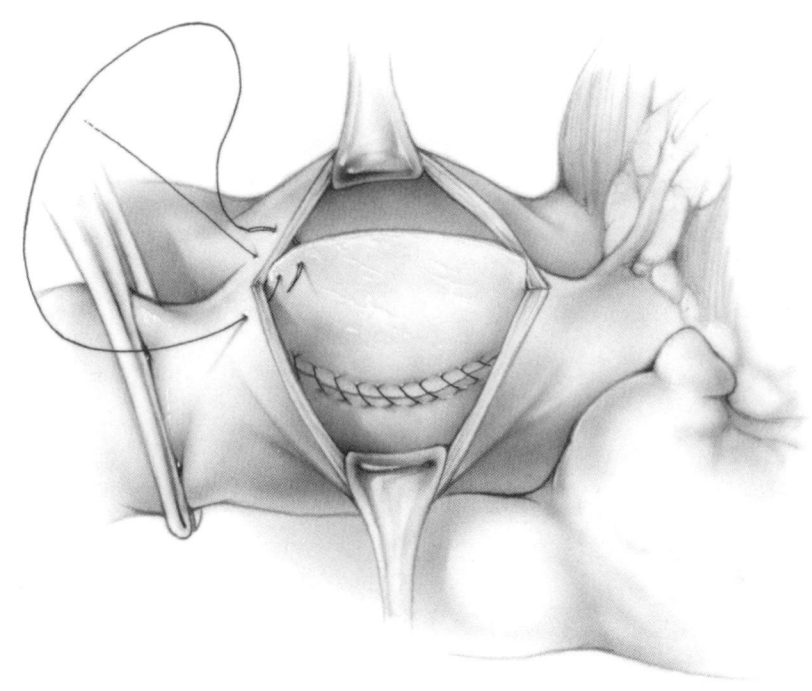

FIG. 26-3. Fechamento de uma janela aortopulmonar com um retalho em sanduíche.

suturado bem longe das margens do defeito, prevenindo a ocorrência de estenose da artéria pulmonar direita ou esquerda.

🆖 Origem Anômala da Artéria Pulmonar Direita na Aorta

Caso a artéria pulmonar direita apresente uma origem anômala na aorta, é separada desta e anastomosada à artéria pulmonar principal, com uma sutura contínua de Prolene 6-0. O defeito criado na aorta é, então, fechado com um retalho de GORE-TEX de tamanho adequado ou um segmento de homoenxerto pulmonar.

⊘ Má Exposição do Defeito

Pode ser difícil expor e reparar, adequadamente, um defeito distal, dado o pinçamento cruzado da aorta. Nestes casos, um breve período de parada hipotérmica permite a remoção das pinças para identificação do defeito e colocação do retalho.

27 Tronco Arterioso

O tronco arterioso é caracterizado pela emergência de um único tronco arterial comum do coração, atravessando o septo interventricular. A artéria pulmonar principal ou as artérias pulmonares direita e esquerda originam-se da lateral ou do aspecto posterior da artéria do tronco, em distâncias variáveis acima de sua valva. Mais comumente, a valva do tronco é tricúspide e atravessa um defeito alto no septo ventricular. Quase metade das valvas possui 2 ou 4 cúspides; todas as valvas do tronco exibem graus variáveis de displasia e podem apresentar regurgitação e/ou estenose. Muitas vezes, a artéria pulmonar principal origina-se do lado esquerdo do tronco arterioso e divide-se em ramos direito e esquerdo que seguem, da maneira usual, a seus respectivos pulmões. Esta forma foi classificada, por Collett e Edwards, como tipo I. No tipo II, as artérias pulmonares direita e esquerda têm origens adjacentes, da porção lateral ou posterior da artéria do tronco. No tipo III, cada artéria pulmonar se origina de diferentes partes da artéria do tronco (Fig. 27-1). O tipo IV, em que os pulmões são supridos por 2 artérias pulmonares originárias da aorta torácica descendente, não é mais considerado um tronco arterioso verdadeiro, mas uma forma de atresia pulmonar acompanhada por um defeito no septo ventricular. Dentre as anomalias associadas, estão a interrupção do arco aórtico, assim como anomalias nas artérias coronárias.

Muitos centros agora realizam o reparo primário do tronco arterioso logo após o diagnóstico, prevenindo o desenvolvimento de doença vascular pulmonar irreversível. A bandagem da artéria pulmonar não é mais recomendada, dada sua alta mortalidade. Em neonatos sintomáticos que respondem ao tratamento medicamentoso para insuficiência cardíaca, a cirurgia pode ser retardada por algumas semanas. A manutenção dos sintomas deve levar à intervenção cirúrgica imediata. Os pacientes diagnosticados com mais de 12 meses de idade devem ser submetidos a um cateterismo cardíaco pré-operatório, para a avaliação da resistência vascular pulmonar e da possibilidade de reparo.

Incisão
Uma esternotomia mediana é a abordagem de escolha.

Técnica
A aorta ascendente é canulada o mais distalmente possível, e as 2 veias cavas são canuladas. A anatomia é bem avaliada, e as artérias pulmonares direita e esquerda são circunferencialmente dissecadas. Fitas são passadas ao redor das artérias pulmonares, para que ambas possam ser ocluídas imediatamente antes do início do desvio cardiopulmonar.

NB Posicionamento da Cânula Aórtica
A cânula aórtica deve ser colocada à altura da artéria inominada, garantindo a exposição adequada das artérias pulmonares após o pinçamento cruzado da aorta.

Alagamento dos Pulmões
É essencial dissecar ambas as artérias pulmonares, para que estas possam ser circundadas e ocluídas, assim que o desvio cardiopulmonar seja iniciado. Isto impede que o fluxo arterial da bomba siga para os pulmões, prejudicando a perfusão sistêmica e coronária e a inundação da circulação pulmonar.

Quando o desvio cardiopulmonar é iniciado, as fitas das artérias pulmonares são afrouxadas, e o resfriamento sistêmico é realizado.

Insuficiência da Valva do Tronco
Na presença de insuficiência da valva do tronco, o coração pode ser distendido, assim que o desvio cardiopulmonar é iniciado. Um aspirador deve ser imediatamente colocado pela veia pulmonar superior direita até o ventrículo esquerdo (vide o Capítulo 4). Se a regurgitação for grave, uma grande parte da linha aórtica pode ser retirada pelo escape ventricular esquerdo, prejudicando a perfusão sistêmica. Neste caso, a artéria do tronco deve ser imediatamente pinçada e aberta, de modo que a solução cardioplégica possa ser administrada diretamente nas artérias coronárias.

O tronco é pinçado de forma cruzada, e a solução cardioplégica é administrada em sua raiz. A artéria pulmonar principal é liberada da artéria do tronco (Fig. 27-2A), e o defeito é fechado, geralmente de maneira horizontal, com uma sutura contínua de Prolene 6-0 (Fig. 27-2B). Nos defeitos de tipo II ou III, as artérias pulmonares são liberadas, deixando uma margem de tecido aórtico conectado às suas origens. O defeito formado na artéria do tronco é fechado.

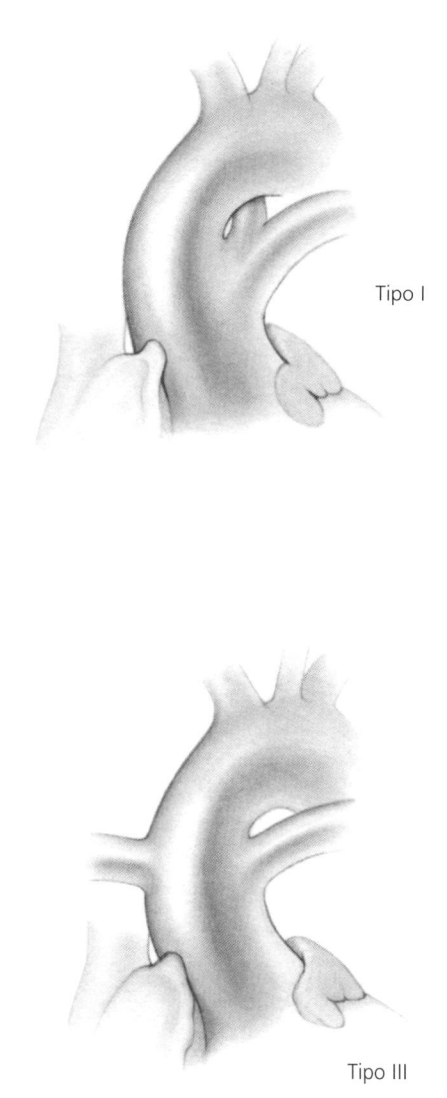

FIG. 27-1. Formas de tronco arterioso.

Defeito Extenso na Aorta

Caso o defeito seja muito extenso ou se o fechamento direto da artéria do tronco (agora aorta) possa distorcer a valva do tronco ou a aorta, um retalho de pericárdio autólogo ou GORE-TEX, de tamanho adequado, é usado (Fig. 27-2C).

Adequação do Tecido ao Redor das Artérias Pulmonares

As artérias pulmonares direita, esquerda e principal devem ser excisadas com o tecido que as rodeia. Geralmente, isto é conseguido com a transecção da artéria do tronco logo acima das artérias pulmonares e pela realização de uma anastomose terminoterminal da aorta ascendente à raiz do tronco. Nesta técnica, é necessário mobilizar, adequadamente, a aorta ascendente distal, o arco aórtico e os vasos do arco, impedindo que a linha de sutura aórtica seja submetida a tensões indevidas.

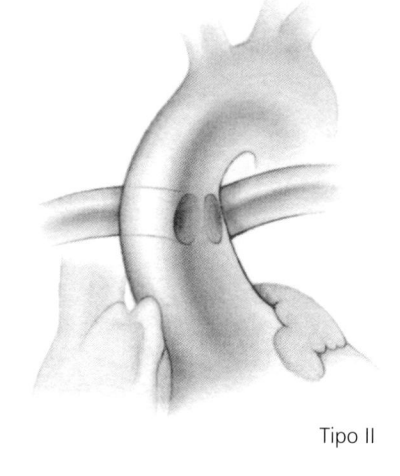

Lesão ao Óstio Coronário

A artéria coronária esquerda pode ser localizada na porção alta da parede posterior da raiz do tronco. Deve-se tomar cuidado ao fechar o defeito aórtico, evitando lesionar a artéria coronária esquerda.

Proteção Cardioplégica Inadequada

As fitas das artérias pulmonares devem ser mantidas até que a solução cardioplégica seja administrada. Caso contrário, a cardioplegia escapará para a circulação pulmonar, atingindo o leito coronário em quantidades inadequadas. Na presença de insuficiência significativa da valva do tronco, a solução para cardioplegia é administrada, diretamente, nos óstios coronários.

Uma ventriculotomia direita, alta e longitudinal, é realizada, e o defeito no septo ventricular é identificado. De modo geral, o defeito septal é do tipo infundibular subarterial com margem inferior espessa (Fig. 27-3). Ocasionalmente, o

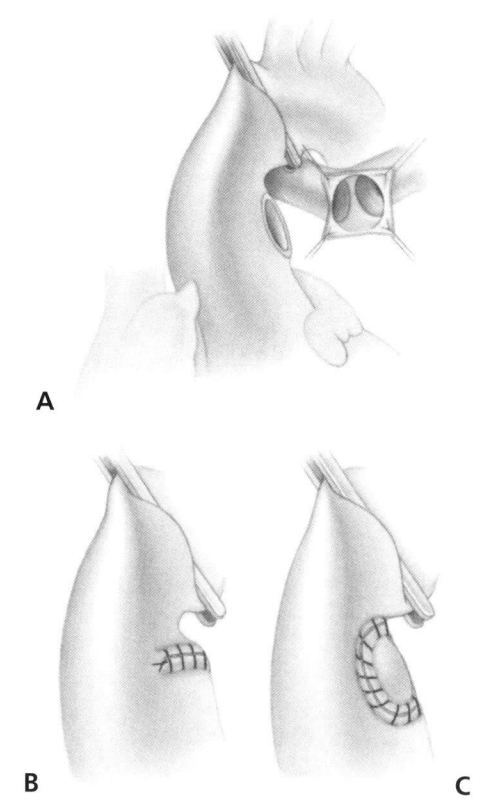

FIG. 27-2. A: Liberação da artéria pulmonar do tronco arterial. **B:** Fechamento direto do defeito resultante. **C:** Fechamento do defeito com retalho.

defeito pode ser do tipo perimembranoso grande, estendendo-se até o anel da valva tricúspide.

Ramos Anormais das Artérias Coronárias

A ventriculotomia, na superfície anterior do ventrículo direito, deve ser posicionada de modo a evitar as artérias coronárias principais. A artéria coronária descendente anterior esquerda é particularmente suscetível quando é originária da artéria coronária direita.

Elevação Excessiva da Ventriculotomia Direita

Deve-se tomar cuidado ao estender superiormente a ventriculotomia, evitando seccionar ou lesionar a valva do tronco e seu anel.

Reparo da Valva do Tronco

Caso a regurgitação da valva do tronco seja branda a moderada, a maioria dos cirurgiões recomenda uma abordagem conservadora. A junção sinotubular pode ser estreitada, caso pareça que isto possa melhorar a coaptação das cúspides displásicas. A aorta é transeccionada logo acima da borda sinotubular. Após a excisão das artérias pulmonares, uma cunha de tecido é anteriormente removida da aorta distal, de modo que, quando fechado, o novo diâmetro da aorta distal será o novo diâmetro sinotubular. A raiz aórtica é simetricamente incorporada durante o processo de sutura, aproximando os segmentos aórticos proximal e distal. Na presença de insuficiência valvar branda a moderada, alguns cirurgiões fecham o defeito criado pela excisão das artérias pulmonares do tronco de forma longitudinal. Isto leva ao pregueamento da junção sinotubular e pode aumentar a coaptação das cúspides da valva.

Nos casos de insuficiência moderada a grave, um procedimento de reparação deve ser realizado. Nestes casos, o tronco deve ser dividido logo acima das artérias pulmonares, e a solução para cardioplegia é administrada diretamente nos óstios coronários. Após a excisão das artérias pulmonares como uma confluência, a valva é cuidadosamente inspecionada. Caso a valva seja tricúspide, as suturas subcomissurais, em 1 ou mais comissuras, podem aumentar a coaptação central das cúspides. Mais comumente, as valvas que apresentam insuficiência significativa são quadricúspides. Estas valvas podem ser convertidas a tricúspides aproximando as margens de 2 cúspides e reforçando o reparo com suturas subcomissurais, aumentando sua coaptação. De modo alternativo, a cúspide menor da valva quadricúspide e a parede aórtica a ela ligada podem ser excisadas. Uma sutura subcomissural é feita para aproximar as 2 cúspides adjacentes e preguear este segmento do anel. O defeito criado na raiz do tronco é reaproximado com pontos contínuos de Prolene 6-0. Isto reduz o tamanho do anel e da junção sinotubular (Fig. 27-4). A aorta distal é reduzida em tamanho, pela ressecção de uma cunha de tecido de largura similar, e as 2 extremidades são reaproximadas com 1 sutura contínua de Prolene 6-0.

Estenose Aórtica

Frequentemente, um gradiente significativo através da valva do tronco é observado ao ecocardiograma pré-operatório. Isto pode gerar preocupações acerca da realização do reparo da valva que apresenta insuficiência. É importante lembrar, porém, que a valva do tronco não somente lida com o fluxo regurgitante, mas também carreia todo o fluxo sanguíneo pulmonar. O gradiente mensurado através da valva é artificialmente elevado pelo grande volume que a atravessa; este volume, porém, será bastante reduzido pela separação da circulação pulmonar e pela correção da regurgitação.

Artéria Coronária Anômala

Óstios coronários de localização anômala e artérias coronárias intramurais podem estar presentes. A anatomia coronária deve ser cuidadosamente delineada antes da realização do reparo valvar, evitando a ocorrência de lesões nestes vasos.

Teste do Reparo Valvar

Após a reconstrução da aorta, a valva pode ser visualizada através da ventriculotomia direita (Fig. 27-3B). O pinçamento cruzado da aorta pode ser temporariamente

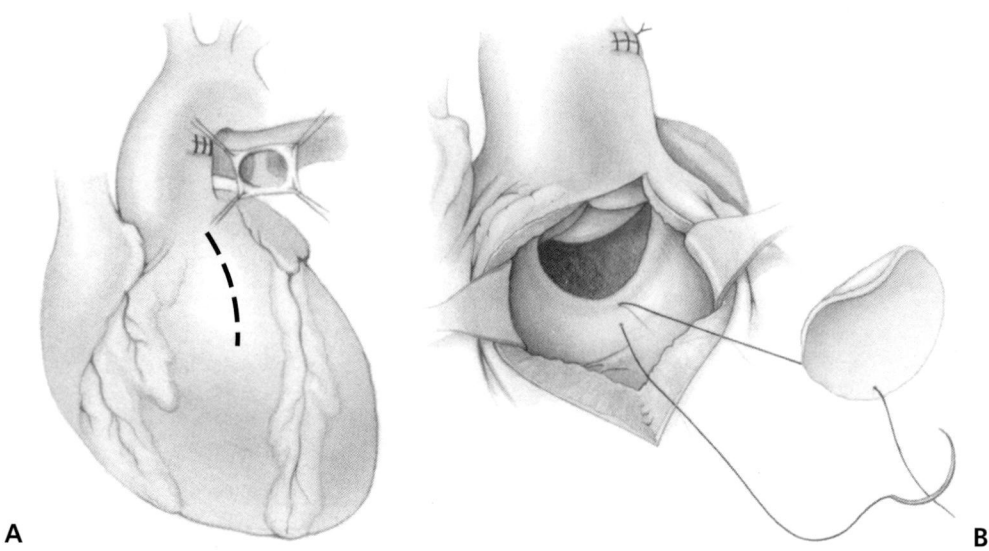

FIG. 27-3. Técnica para o fechamento do defeito associado em septo ventricular. **A:** Ventriculotomia direita. Note as suturas de tração na confluência pulmonar separada. **B:** Fechamento do defeito em septo ventricular com retalho. Note a proximidade entre a valva do tronco e a ventriculotomia e o defeito em septo ventricular.

removido, ou a solução de cardioplegia pode ser administrada na raiz aórtica. A quantidade de regurgitação pode ser estimada e, caso considerada inaceitável, a aorta é reaberta. Outras tentativas de reparo valvar podem ser realizadas. Somente a persistência de uma grave regurgitação deve levar à realização de substituição da valva com um homoenxerto (vide o Capítulo 5).

O defeito no septo ventricular é fechado com um retalho de Dacron, usando uma sutura contínua de Prolene 5-0 ou 6-0 (Fig. 27-5). A borda superior do retalho encontra a borda superior da ventriculotomia e é incorporada na linha de sutura do conduto entre o ventrículo direito e a artéria pulmonar. O pinçamento cruzado da aorta é desfeito, e as manobras de retirada de ar são realizadas. A construção da conexão entre

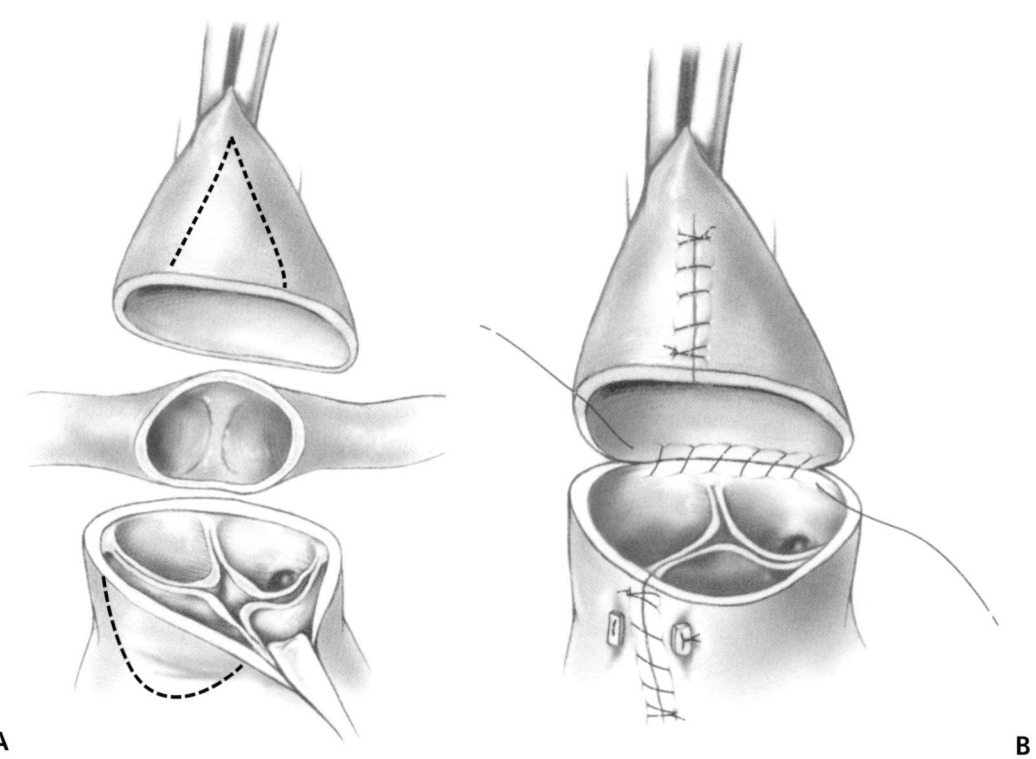

FIG. 27-4. Valvoplastia do tronco. **A:** Excisão de uma cúspide e da parede aórtica a ela conectada. **B:** Reconstrução de uma nova raiz, com ajuste da aorta ascendente distal. Anastomose entre a raiz reconstruída e a aorta ascendente.

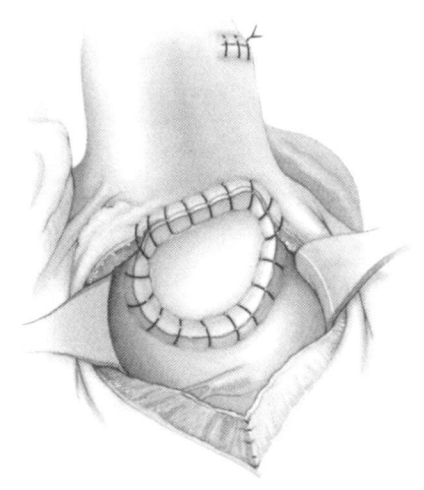

FIG. 27-5. A borda superior do retalho colocado sobre o defeito em septo ventricular encontra a borda superior da ventriculotomia.

o ventrículo direito e o pulmão é conduzida durante o reaquecimento.

Distensão do Ventrículo Esquerdo

Caso haja regurgitação aórtica residual, o ventrículo direito pode ser distendido após a remoção das pinças aórticas. Esta distensão pode responder à descompressão manual até que o coração esteja aquecido o suficiente para a ejeção.

Patência do Forame Oval

Em pacientes com menos de 2 a 3 meses de idade, o forame oval patente é normalmente deixado aberto, permitindo a descompressão da circulação do lado direito durante o início do período pós-operatório.

Idealmente, um homoenxerto pulmonar ou aórtico é usado na reconstrução da via de saída do ventrículo direito. Mais recentemente, condutos de veia jugular bovina têm sido usados, e existem raízes pulmonares ou aórticas suínas em tamanhos menores. A artéria pulmonar distal é construída da maneira adequada. Quatro suturas de tração são usadas na adventícia, mantendo a orientação correta (Fig. 27-3A).

Conexões Não Valvadas entre o Ventrículo Direito e a Artéria Pulmonar

Alguns cirurgiões recomendam a realização de conexões diretas, usando tecido autólogo ou um retalho de pericárdio ou GORE-TEX, para a reconstrução da via de saída do ventrículo direito. Embora esta abordagem permita o crescimento e possa reduzir a necessidade de realização de novos procedimentos cirúrgicos na via de saída do ventrículo direito, deixa o bebê com uma insuficiência pulmonar que pode ser mal tolerada.

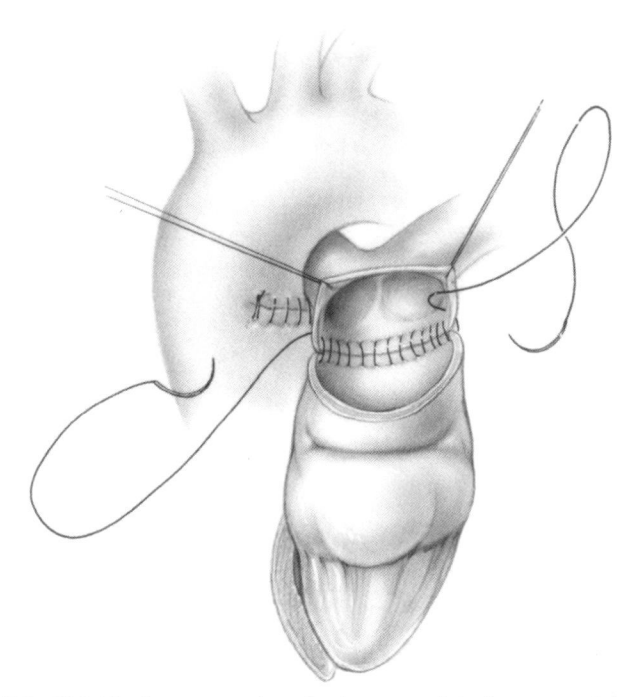

FIG. 27-6. Técnica para a colocação de um conduto (homoenxerto) do ventrículo direito até a artéria pulmonar. Aspecto posterior de uma anastomose distal.

Artéria Pulmonar de Lúmen muito Pequeno

O lúmen da artéria pulmonar pode ser aumentado pela extensão da abertura em seus 2 ramos. Um segmento de homoenxerto pode ser usado para recobrir estas aberturas.

O homoenxerto ou conduto é confeccionado na extensão adequada e anastomosado à artéria pulmonar com uma sutura de Prolene 5-0 ou 6-0. A camada posterior da anastomose é a 1ª a ser completada (Fig. 27-6).

Extensão do Homoenxerto

O homoenxerto deve ser seccionado logo acima das comissuras da valva. Caso o homoenxerto seja muito longo, há distorção da bifurcação da artéria pulmonar.

Extravasamentos da Anastomose da Parede Posterior

Um extravasamento da anastomose da parede anterior é praticamente impossível de controlar após o término da cirurgia. Por esta razão, trechos pequenos de tecido, próximos uns dos outros, devem ser incorporados.

A anastomose anterior distal é completada, e a sutura é terminada. A extremidade proximal do homoenxerto é anastomosada à ventriculotomia direita, começando posteriormente, usando pontos contínuos de Prolene 5-0 (Fig. 27-7). Após aproximadamente 40% da circunferência ter sido ligada

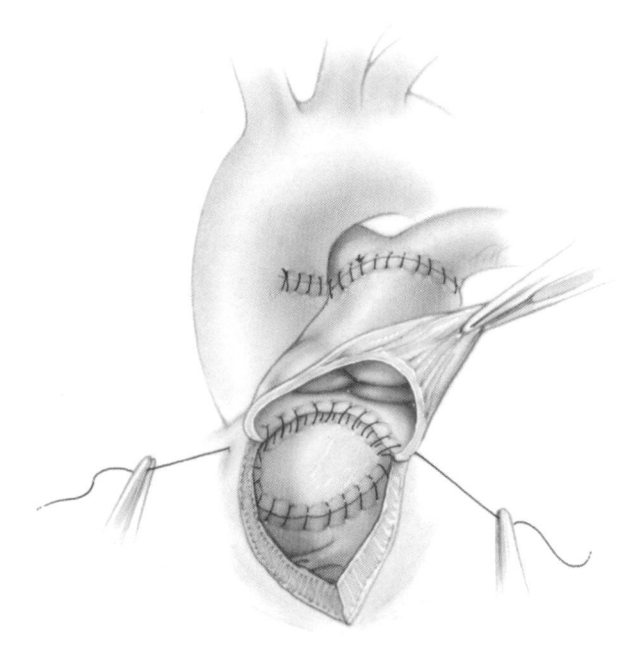

FIG. 27-7. Técnica para a colocação de um homoenxerto do ventrículo direito até a artéria pulmonar.

dessa maneira, o restante da abertura é fechado com um retalho triangular de pericárdio autólogo tratado com glutaraldeído, com pontos contínuos de Prolene 5-0 ou 6-0. O retalho é ligado à circunferência anterior do homoenxerto e ao restante da abertura da ventriculotomia direita (Fig. 27-8, detalhe). Caso um homoenxerto aórtico seja utilizado, pode ser orientado, de modo que a cúspide anterior da valva mitral repouse anteriormente. Este tecido pode ser usado, em vez de retalho triangular de pericárdio, no fechamento da ventriculotomia direita restante (Fig. 27-8).

NB Orientação do Homoenxerto Aórtico

De modo alternativo, pode ser vantajoso orientar o homoenxerto aórtico de modo que sua curvatura maior fique voltada para a esquerda. Isto pode prevenir a ocorrência de compressão do homoenxerto, quando o tórax é fechado, evitando o desenvolvimento de insuficiência valvar e o estreitamento do conduto.

Torção do Conduto

Deve-se tomar cuidado ao realizar a anastomose proximal, mantendo a orientação correta do homoenxerto e evitando distorcer a confluência da artéria pulmonar.

Quando o procedimento é completado, e o paciente é reaquecido, o processo de remoção de ar é finalizado, e o desvio cardiopulmonar, interrompido.

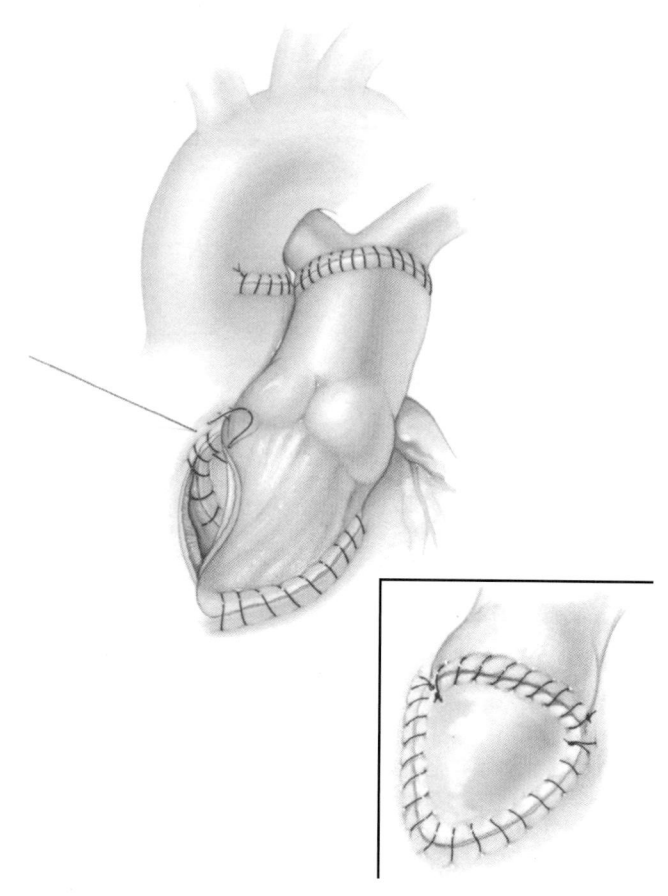

FIG. 27-8. Colocação completa de um conduto homoenxerto aórtico do ventrículo direito até a artéria pulmonar. **Detalhe:** Ampliação de uma anastomose proximal com pericárdio durante a utilização de homoenxerto pulmonar.

Tronco Arterioso com Arco Aórtico Interrompido

Estes pacientes são candidatos ao reparo primário simultâneo de ambas as lesões. A aderência à técnica de mobilização extensa da aorta descendente e do arco é especialmente importante (vide o Capítulo 29). Uma anastomose direta entre a aorta descendente e o arco geralmente pode ser conseguida superiormente; a abertura inferior é recoberta com um retalho de homoenxerto. Além disso, a divisão completa do tronco, proximal às artérias pulmonares, desvia a nova aorta para a direita após a remoção das artérias pulmonares e a reanastomose das 2 extremidades. Estas manobras devem minimizar o risco de compressão do brônquio esquerdo. Alguns cirurgiões descobriram que a realização da manobra de Lemcopte pode ser útil, translocando a bifurcação pulmonar anterior à artéria do tronco e evitando o estreitamento da janela aortopulmonar e a compressão da artéria pulmonar direita.

28 Anomalia de Ebstein

A anomalia de Ebstein é uma doença rara. A anatomia patológica é composta pelo deslocamento parcial ou total do orifício da valva tricúspide para o ventrículo direito. As inserções de todas as cúspides da valva são anormais, principalmente das cúspides septal e posterior, que são displásicas e deslocadas para baixo. Isto dá origem a uma extensão do átrio direito no ventrículo direito, criando uma porção "atrializada" no ventrículo direito, acima da valva. A cúspide anterior é grande e geralmente apresenta uma inserção anormal, às vezes obstruindo a cavidade ventricular direita. O nó atrioventricular e o feixe de condução repousam no triângulo de Koch, como no coração normal, mas, em razão do deslocamento para baixo da valva, sob a junção atrioventricular verdadeira, o ventrículo atrializado separa o feixe penetrante da valva. Um defeito em septo atrial ou um forame oval patente é geralmente observado (Fig. 28-1).

Apresentação

Existem diversas variações anatômicas da anomalia de Ebstein. Na forma menos grave, há um ventrículo direito verdadeiro, de volume adequado. Estes pacientes apresentam cianose muito branda e podem ser assintomáticos mesmo quando adultos. A forma mais grave consiste na atrialização quase completa do ventrículo direito. Os pacientes com esta forma de doença são diagnosticados ainda neonatos e apresentam cardiomegalia extensa, grave insuficiência cardíaca, cianose e acidose.

Cirurgia em Neonatos

Os neonatos que necessitam de ventilação mecânica e dependem da administração de prostaglandina E_1 para manter a patência do ducto arterioso apresentam prognóstico universalmente ruim, quando submetidos ao tratamento medicamentoso. A abordagem cirúrgica é projetada para criar uma fonte confiável de fluxo pulmonar, reduzir a cardiomegalia extensa e prevenir o desenvolvimento de grave insuficiência tricúspide. Caso o ventrículo seja tripartido, com via de saída do ventrículo direito aberta e tecido valvar adequado, um procedimento reparador pode ser realizado. Muitos neonatos com sintomatologia grave apresentam anatomia desfavorável e grande dilatação do lado direito do coração, com invasão do ventrículo esquerdo e dos pulmões. Um procedimento de exclusão ventricular direita descomprime o lado direito e pode melhorar o quadro apresentado por estes pacientes tão doentes. Este procedimento cria uma fisiologia ventricular única, permitindo a futura realização do procedimento de Fontan (vide o Capítulo 31).

Técnica

Uma esternotomia mediana é usada, e as canulações aórtica e bicaval padrão são realizadas. O ducto arterioso é ligado com a instituição do desvio cardiopulmonar. O resfriamento a 28°C é conduzido. A aorta é pinçada de maneira cruzada, e a solução para cardioplegia fria é administrada na raiz aórtica. As fitas ao redor da cava são colocadas, e o desvio cardiopulmonar é continuado, em fluxo de baixa perfusão. O átrio direito é aberto por uma incisão oblíqua. Um retalho de pericárdio autólogo tratado com glutaraldeído é suturado à altura anatômica do anel da valva tricúspide, desviando para o átrio direito verdadeiro na área do sistema de condução. Uma fenestração é criada no retalho, com um perfurador coronário de 4 mm, e o septo atrial é excisado (Fig. 28-2).

⊘ Lesão ao Sistema de Condução

No passado, o retalho era suturado na parede atrial direita, acima do seio coronário, evitando o tecido de condução. Isto, porém, aumentava o fluxo sanguíneo no ventrículo direito excluído e elevava a pressão venosa coronária. Suturando o lado interno do seio coronário, pode-se evitar a ocorrência de lesões ao sistema de condução, e o seio coronário permanece no átrio direito.

NB Obstrução à Via de Saída do Ventrículo Direito

Antes da introdução da fenestração do retalho, os pacientes com estenose ou atresia pulmonar requeriam a colocação de um pequeno homoenxerto pulmonar entre o ventrículo direito e a artéria pulmonar, para descompressão desta câmara cardíaca. A fenestração permite a descompressão adequada do ventrículo direito sem o uso de um homoenxerto. Isto simplifica e encurta o procedimento, evitando a necessidade de uma nova intervenção na via de saída do ventrículo direito.

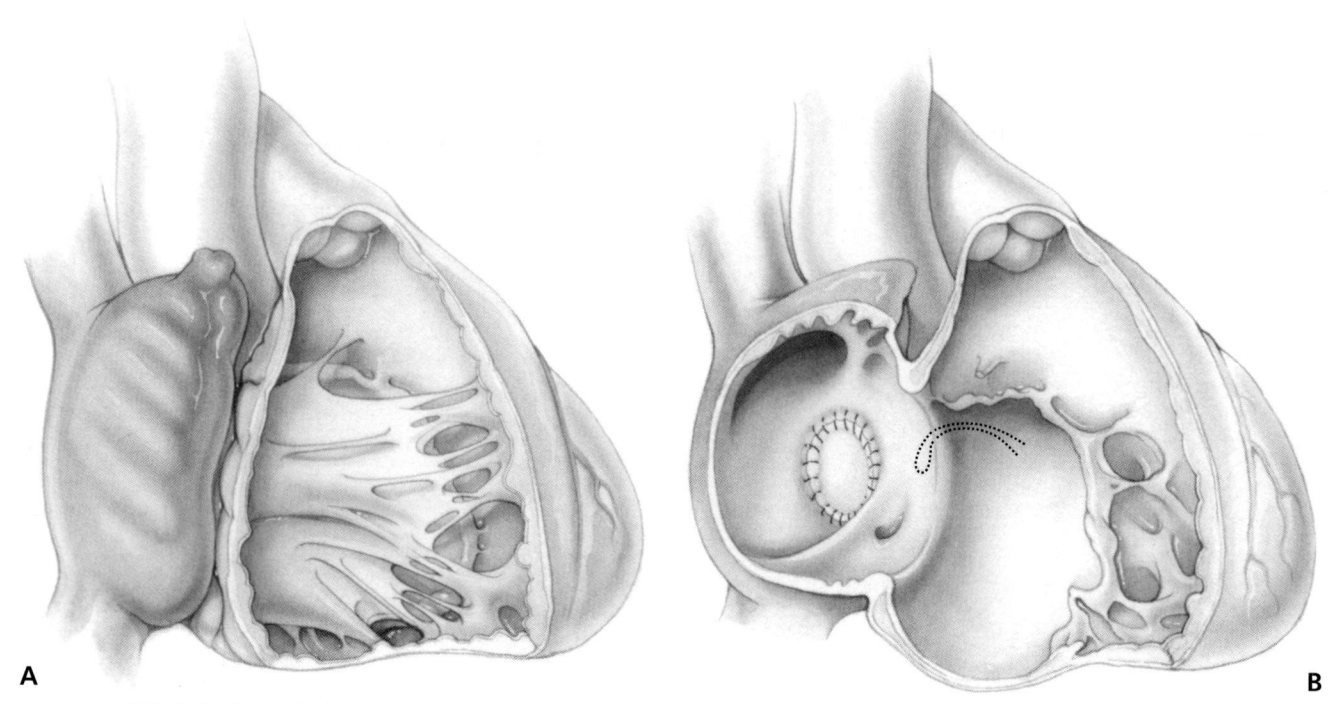

FIG. 28-1. Vista cirúrgica da anomalia de Ebstein. **A:** Vista oblíqua anterior direita do coração, após secção da parede anterior do ventrículo direito. A cúspide anterior anormalmente grande e suas múltiplas ligações anômalas, mostradas neste coração, algumas vezes impedem o fluxo de sangue em direção ao ventrículo distal e o fluxo de saída pulmonar. **B:** Mesma vista de **(A)**, mas com remoção da parede anterolateral do átrio direito e da cúspide anterior da tricúspide, mostrando a área dilatada dos ventrículos atrializados e os remanescentes deslocados das cúspides septal e posterior da tricúspide. O defeito no septo atrial foi fechado com um retalho.

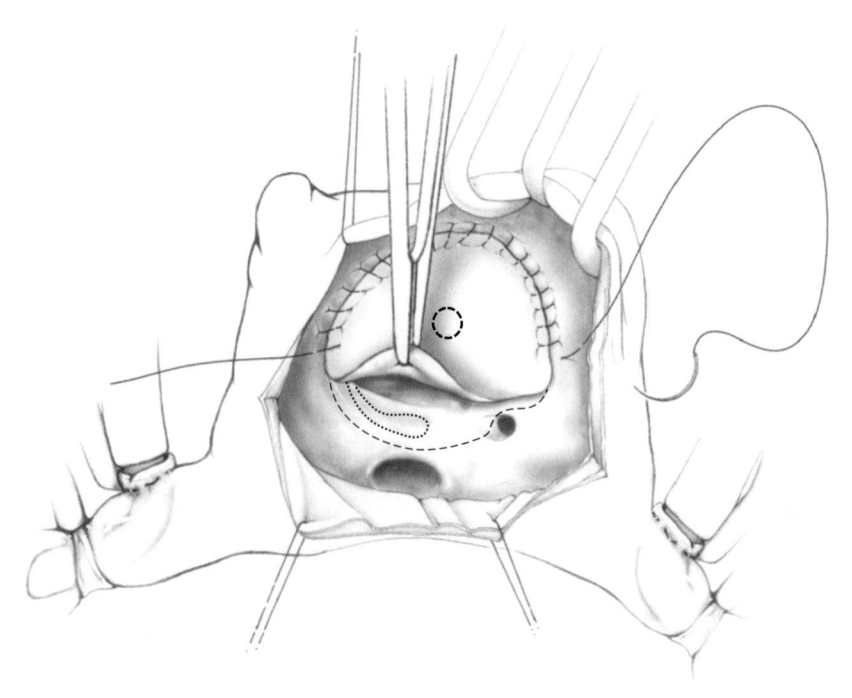

FIG. 28-2. Um retalho de pericárdio é suturado ao redor do orifício ventricular direito, com desvio para o átrio direito verdadeiro (linha pontilhada). Uma fenestração de 4 mm é criada.

🆘 Incompetência da Valva Pulmonar

Na presença de insuficiência pulmonar significativa, a artéria pulmonar principal deve ser dividida, e suas extremidades, suturadas. Isto impede o fluxo reverso do *shunt* sistêmico-pulmonar para o ventrículo direito.

O átrio direito excessivamente aumentado tem seu tamanho reduzido, com a excisão de sua parede livre. Dependendo da extensão da atrialização do ventrículo direito, um pregueamento pode ser realizado. A atriotomia é, então, fechada com pontos contínuos de Prolene 6-0. O pinçamento cruzado da aorta é desfeito. Durante a fase de reaquecimento, um retalho de interposição de 3,5 a 4,0 mm de GORE-TEX é colocado da aorta ascendente à artéria pulmonar principal ou da artéria inominada à artéria pulmonar direita. Este *shunt* deve permanecer pinçado até imediatamente antes do término do desvio cardiopulmonar.

🆘 Pregueamento do Ventrículo Direito

A descompressão do ventrículo direito pela fenestração pode minimizar a necessidade de pregueamento do ventrículo direito. Caso este seja realizado, deve-se tomar cuidado para evitar o dobramento da artéria coronária direita.

🆘 Reparo Biventricular

Caso a cúspide direita seja grande e possa mover-se livremente, o reparo biventricular pode ser realizado. Nestes pacientes, pode ser necessária a colocação de um retalho ou homoenxerto na via de saída do ventrículo direito, além do reparo na valva tricúspide. O defeito no septo atrial é apenas parcialmente fechado, deixando uma abertura de 3 mm. Isto permite um *shunt* da direita para a esquerda, mantendo o débito cardíaco adequado. As baixas saturações sistêmicas de oxigênio criadas são aceitas durante as primeiras semanas após a realização do procedimento. No período pós-operatório, os pacientes com hematócritos altos e que foram submetidos à anestesia geral prolongada apresentam melhor prognóstico.

Cirurgia após a Infância

Muitos pacientes não apresentam sintomas até a adolescência ou a vida adulta. Dentre os sintomas, incluem-se insuficiência cardíaca, secundária à insuficiência tricúspide e à disfunção ventricular direita, e cianose, devida ao *shunt* da direita para a esquerda pelo forame oval ou defeito em septo atrial. Muitos destes pacientes podem ser submetidos a reparos biventriculares cirúrgicos, projetados de modo a restaurar a função normal da valva tricúspide e melhorar a contratilidade do ventrículo direito. Tradicionalmente, 1 dentre 2 abordagens é utilizada. A 1ª é o pregueamento do anel da tricúspide acompanhada ou não pelo pregueamento transverso da câmara atrializada. A outra abordagem envolve a mobilização extensa da cúspide anterior, trazendo o anel funcional até o anel verdadeiro da tricúspide, e o pregueamento longitudinal da câmara atrializada. Mais recentemente, alguns cirurgiões defendem uma abordagem simplificada, reparando a valva tricúspide à altura do anel funcional e pregueando, seletivamente, a câmara atrializada, mas apenas se esta tiver a parede fina. Caso a insuficiência tricúspide esteja além de branda a moderada após o reparo, a substituição da valva, preservando a função ventricular direita a longo prazo, é indicada. Em pacientes em que a contratilidade do ventrículo direito está prejudicada, alguns grupos realizam, de forma rotineira, uma anastomose cavopulmonar bidirecional ao fim do procedimento.

Técnica

Uma esternotomia mediana é a abordagem usual. A canulação aórtica e bicaval é realizada, e o *bypass* cardiopulmonar é iniciado. A preservação do miocárdio é conseguida com a administração da solução potássica de cardioplegia fria na raiz aórtica, após o pinçamento cruzado deste vaso. Esta etapa pode ser complementada pela técnica retrógrada (vide o Capítulo 3).

Uma atriotomia longitudinal é feita 1 cm posterior e paralela ao sulco atrioventricular. As bordas da atriotomia são retraídas com suturas, e a exposição da valva tricúspide é facilitada pelo uso de retratores de tamanho adequado. Os pacientes que apresentam vias de condução acessórias podem ser submetidos à ablação pré-operatória no laboratório de cateterismo cardíaco. De modo alternativo, a divisão cirúrgica ou crioablação das vias localizadas pode ser realizada. Um procedimento de Maze do lado direito é indicado, caso haja histórico de fibrilação ou *flutter* atrial (vide o Capítulo 13).

Quando uma cúspide anterior é grande e possui inserções relativamente normais, o pregueamento anular, excluindo o ventrículo atrializado, muitas vezes resulta em uma valva tricúspide competente. Os anéis posterior e septal, deslocados (até um ponto adjacente ao seio coronário), são empurrados para cima, até o átrio direito, à altura da junção atrioventricular. Isto é conseguido com pontos separados de Ticron 3-0, reforçados com Dacron ou pericárdio em ambos os lados (atrial e ventricular) (Fig. 28-3).

⛔ Lesão à Artéria Coronária

As suturas de pregueamento ventricular devem ser feitas com cuidado, após a identificação da artéria coronária direita e de seus ramos, evitando lesões diretas às artérias coronárias ou sua distorção, que podem causar infarto do miocárdio.

⛔ Lesão ao Tecido de Condução

Dada a proximidade entre o nó atrioventricular e o feixe de His, a colocação de suturas, estendendo-se entre a cúspide septal e o átrio direito verdadeiro, é perigosa, principalmente à esquerda do seio coronário.

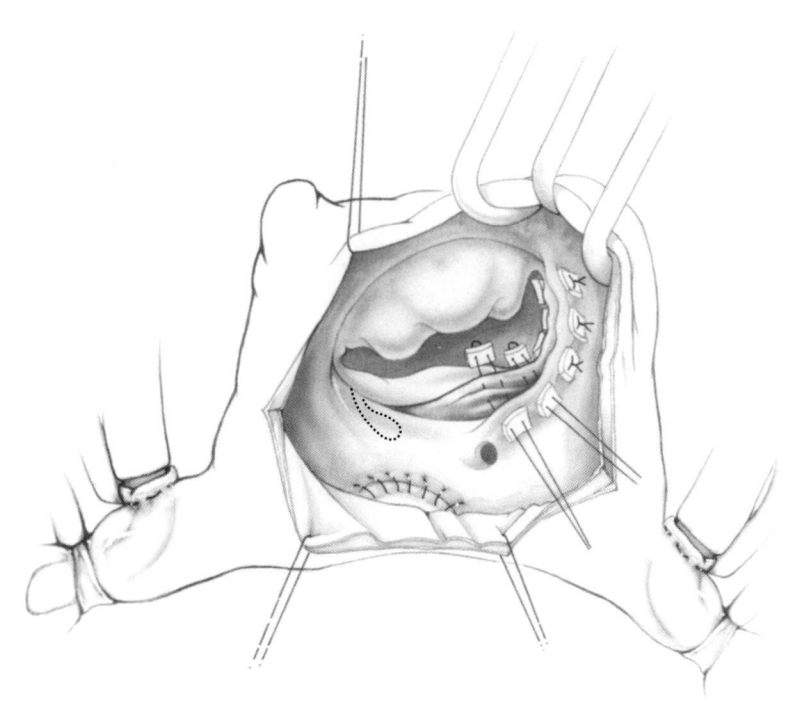

FIG. 28-3. Reparo de uma valva tricúspide e obliteração do ventrículo atrializado com suturas reforçadas.

⊘ Criação de uma Cavidade Aneurismática

As suturas reforçadas são colocadas dentro e fora da porção atrializada do ventrículo direito, de modo que, ao serem presas, a câmara é completamente obliterada, sem a formação de aneurisma (Fig. 28-3).

NB Bicuspidização

Dependendo da anatomia, é, algumas vezes, possível excluir a cúspide posterior por meio de uma anuloplastia modificada, convertendo a valva tricúspide em uma valva bicúspide (ou, se a cúspide septal for muito displásica, em uma valva monocúspide), eliminando, assim, qualquer insuficiência tricúspide residual (Fig. 28-4). Isto é conseguido por meio da constrição do segmento posterior do anel com pontos separados reforçados de Ticron 3-0.

Em uma técnica alternativa, defendida por Carpentier, a cúspide anterior é temporariamente liberada da comissura anterosseptal, até a junção com a cúspide posterior, caso esta esteja presente (Fig. 28-5A). A mobilização extensa é conseguida pela divisão das conexões fibrosas das cúspides da parede muscular do ventrículo direito. Os espaços intercordões, nas cúspides, podem requerer uma fenestração conservadora.

O segmento atrializado do ventrículo direito pode agora ser claramente visualizado. Este segmento é pregueado com diversos pontos separados de Ticron 3-0, e o tamanho do anel posterior é similarmente reduzido, de modo a obter uma geometria ventricular relativamente normal. Pode também ser necessário preguear a parede atrial redundante atrás do seio coronário, com uma sutura contínua de Prolene 4-0. A cúspide anterior é, então, religada ao anel fibroso, usando uma sutura contínua de Prolene 5-0. Este reparo é, muitas vezes, reforçado por uma anuloplastia em anel (Fig. 28-5B).

⊘ Excesso de Tração nas Cúspides

Caso o músculo papilar anterior esteja mal posicionado, deve ser seccionado, em sua base, e reimplantado em um nível mais alto, no septo ou na parede ventricular, com suturas reforçadas de Prolene 3-0.

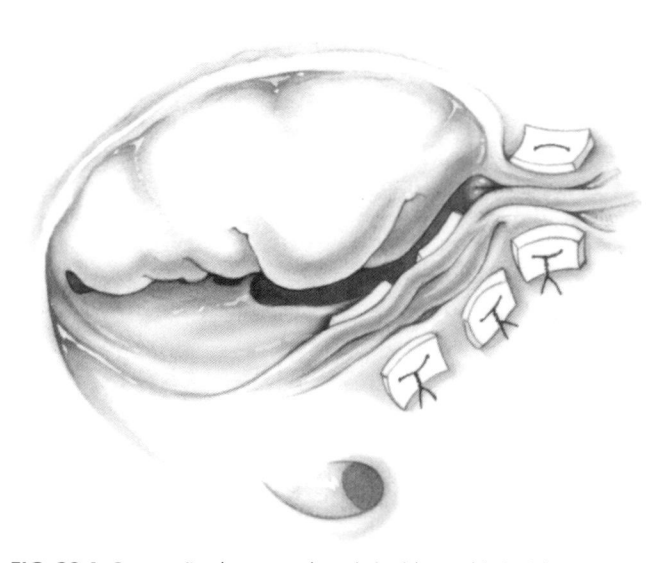

FIG. 28-4. Conversão de uma valva tricúspide em bicúspide.

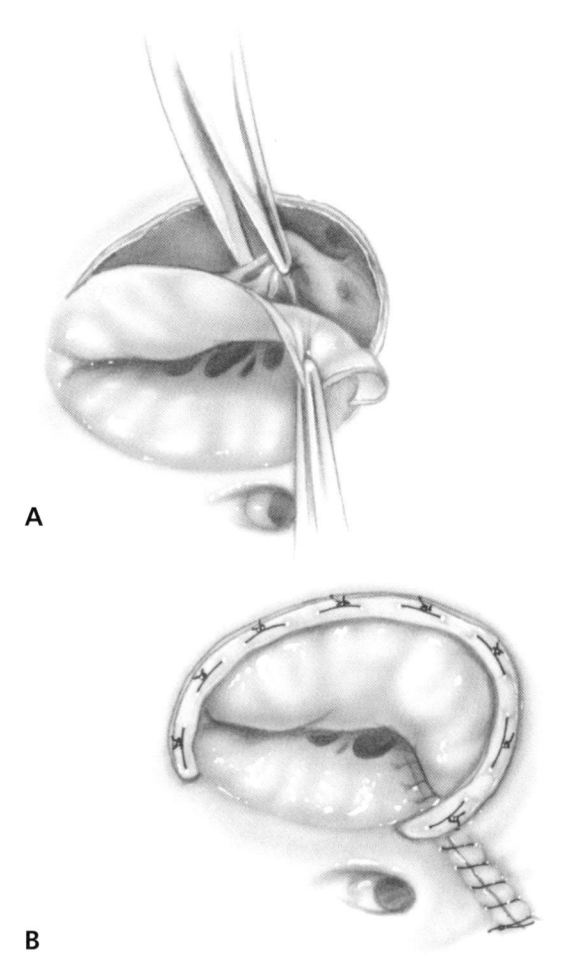

FIG. 28-5. A: A cúspide anterior é liberada do anel, expondo as bandas fibrosas e dividindo-as. **B:** O ventrículo atrializado e o tecido atrial redundante são pregueados. A cúspide anterior é reconstruída, e o anel é reforçado.

ⓞ *Lesão ao Sistema de Condução*

O pregueamento do átrio direito deve ser realizado do lado direito do seio coronário, evitando o sistema de condução.

🆕 *Anastomose Cavopulmonar Bidirecional*

Caso a função ventricular direita esteja prejudicada, uma anastomose cavopulmonar bidirecional pode reduzir a pré-carga ventricular direita, podendo aumentar a sobrevida do paciente.

Este procedimento elimina o acesso por cateter das extremidades superiores nos pacientes que podem necessitar de futuros procedimentos de ablação ou de marca-passos. Uma vez que alguns destes pacientes apresentam disfunções ventriculares associadas, é importante documentar as baixas pressões atrial e pulmonar do lado esquerdo antes da realização de um *shunt* cavopulmonar bidirecional (vide o Capítulo 31).

🆕 *Fechamento do Defeito em Septo Atrial*

O forame oval patente ou o defeito no septo atrial deve ser fechado com suturas primárias ou um retalho de pericárdio ou GORE-TEX (vide o Capítulo 19). Se a função do ventrículo direito for marginal, um defeito ajustável no septo atrial, cercado por uma sutura reforçada realizada sobre uma fita, pode ser deixado e fechado mais tarde, sob anestesia local, quando a contratibilidade desta câmara cardíaca aumentar (vide o Capítulo 31).

Substituição da Valva Tricúspide

Quando a anomalia produz obstrução no ventrículo direito, a valva tricúspide é excisada e substituída por uma prótese adequada. Caso uma insuficiência tricúspide de grau maior que branda a moderada esteja presente após o reparo valvar, a substituição é indicada. Os tecidos das cúspides septal e posterior são ressecados, mas o tecido da cúspide anterior é frequentemente incorporado na técnica de sutura de ancoragem da prótese. Pela localização ambígua do sistema de condução, causada pelo deslocamento da tricúspide, a parede atrial verdadeira acima do seio coronário é usada para construir o novo anel, em que a prótese é sutura com diversos pontos separados reforçados de Tevdek 2-0 (vide o Capítulo 8).

ⓞ *Lesão ao Tecido de Condução*

A incorporação da parede atrial verdadeira, em vez do anel septal, no processo de sutura previne a ocorrência de danos no sistema de condução. De modo alternativo, um retalho de pericárdio autólogo ou bovino tratado com glutaraldeído pode ser suturado na parede do átrio direito, começando na comissura anterosseptal, continuando acima da altura do nó atrioventricular e dentro do seio coronário e de volta ao anel posterior. O anel de sutura da valva é, então, ligado a este retalho, evitando a colocação de pontos no anel do septo.

29 Arco Aórtico Interrompido e Hipoplásico

Arco Aórtico Interrompido

A interrupção do arco aórtico é uma doença rara, em que a sobrevida depende da patência do ducto arterioso. Um defeito no septo ventricular é frequentemente observado e pode estar associado à obstrução da via de saída do ventrículo esquerdo, pelo mau alinhamento do cone septal. Dentre as demais anomalias associadas, incluem-se a valva aórtica bicúspide, o tronco arterioso e a janela aortopulmonar. O arco aórtico pode ser interrompido em 1 de 3 sítios. A interrupção pode ser imediatamente distal à artéria subclávia direita (tipo A), entre a artéria carótida esquerda e a artéria subclávia esquerda (tipo B) ou entre a artéria inominada e a artéria carótida esquerda (tipo C) (Fig. 29-1). O tipo B é a forma mais comum de arco aórtico interrompido, e o tipo C é muito raro.

Arco Aórtico Hipoplásico

A hipoplasia do arco aórtico pode ser acompanhada ou não por uma discreta coarctação. A hipoplasia do arco proximal, entre a artéria inominada e a artéria carótida esquerda, é definida pelo diâmetro inferior a 60% do apresentado pela aorta ascendente. O arco aórtico distal, entre a artéria carótida esquerda e a artéria subclávia esquerda, é considerado hipoplásico, quando seu diâmetro é 50% inferior àquele apresentado pela aorta ascendente. Um arco aórtico hipoplásico pode ser associado a um defeito no septo ventricular e a outras lesões cardíacas congênitas.

Os pacientes com arcos aórticos interrompidos ou hipoplásicos geralmente são diagnosticados logo após o nascimento, quando o ducto arterioso se fecha, e o fluxo para a aorta descendente é interrompido ou gravemente restrito. O baixo débito cardíaco, com acidose metabólica, é logo evidente. A infusão de prostaglandina E_1 é imediatamente iniciada, para reabrir o ducto arterioso e perfundir a aorta distal. Quando o estado geral do paciente melhora, e o baixo débito é corrigido, a realização de uma intervenção cirúrgica semiurgente é contemplada. O reparo completo, em um estágio, do arco aórtico e dos defeitos cardíacos associados, é a técnica preferida.

Incisão

Uma esternotomia mediana é realizada. Grande parte do timo é removida, permitindo a mobilização adequada dos ramos do arco aórtico.

Canulação

Tradicionalmente, a parada hipotérmica profunda é realizada em cirurgias que envolvem o arco aórtico. Mais recentemente, a perfusão cerebral de baixo fluxo durante a reconstrução do arco têm sido defendida, evitando ou minimizando a parada circulatória e a isquemia cerebral.

Uma sutura em bolsa de tabaco é colocada no lado direito da aorta ascendente distal, próxima à origem da artéria inominada. Em pacientes que apresentam interrupção do arco aórtico, uma segunda sutura em bolsa de tabaco é colocada proximal à artéria pulmonar principal. As artérias pulmonares direita e esquerda são dissecadas e envoltas em torniquetes de Silastic. Em casos de interrupção do arco aórtico, a canulação arterial dupla, com cânulas aórticas 8 a 10-F, é obtida com o uso de um conector em Y na linha arterial. Uma única canulação aórtica é usada nos casos de hipoplasia do arco aórtico. A cânula atrial direita é, então, colocada, por meio de uma sutura em bolsa de tabaco, no apêndice atrial direito. Caso existam defeitos intracardíacos a serem resolvidos, a canulação bicaval é realizada. Um aspirador é colocado através da veia pulmonar superior direita (vide o Capítulo 4). Com o início do desvio cardiopulmonar, as fitas das artérias pulmonares direita e esquerda são apertadas, impedindo a inundação do leito pulmonar.

Técnica – Geral

Enquanto o resfriamento é conduzido, a artéria inominada, a artéria carótida comum esquerda e a artéria subclávia esquerda são mobilizadas e fitas são passadas a seu redor. O ducto arterioso também é dissecado, e a aorta descendente é mobilizada distalmente, além da altura do brônquio esquerdo. Também durante este período, as lesões intracardíacas são reparadas após o pinçamento cruzado da aorta e a administração da solução cardioplégica na raiz aórtica. Seguindo o procedimento intracardíaco, a cânula aórtica é avançada pela artéria inominada, e a fita ao redor deste vaso é apertada. O fluxo da bomba é reduzido a 10 a 20 mL por quilograma

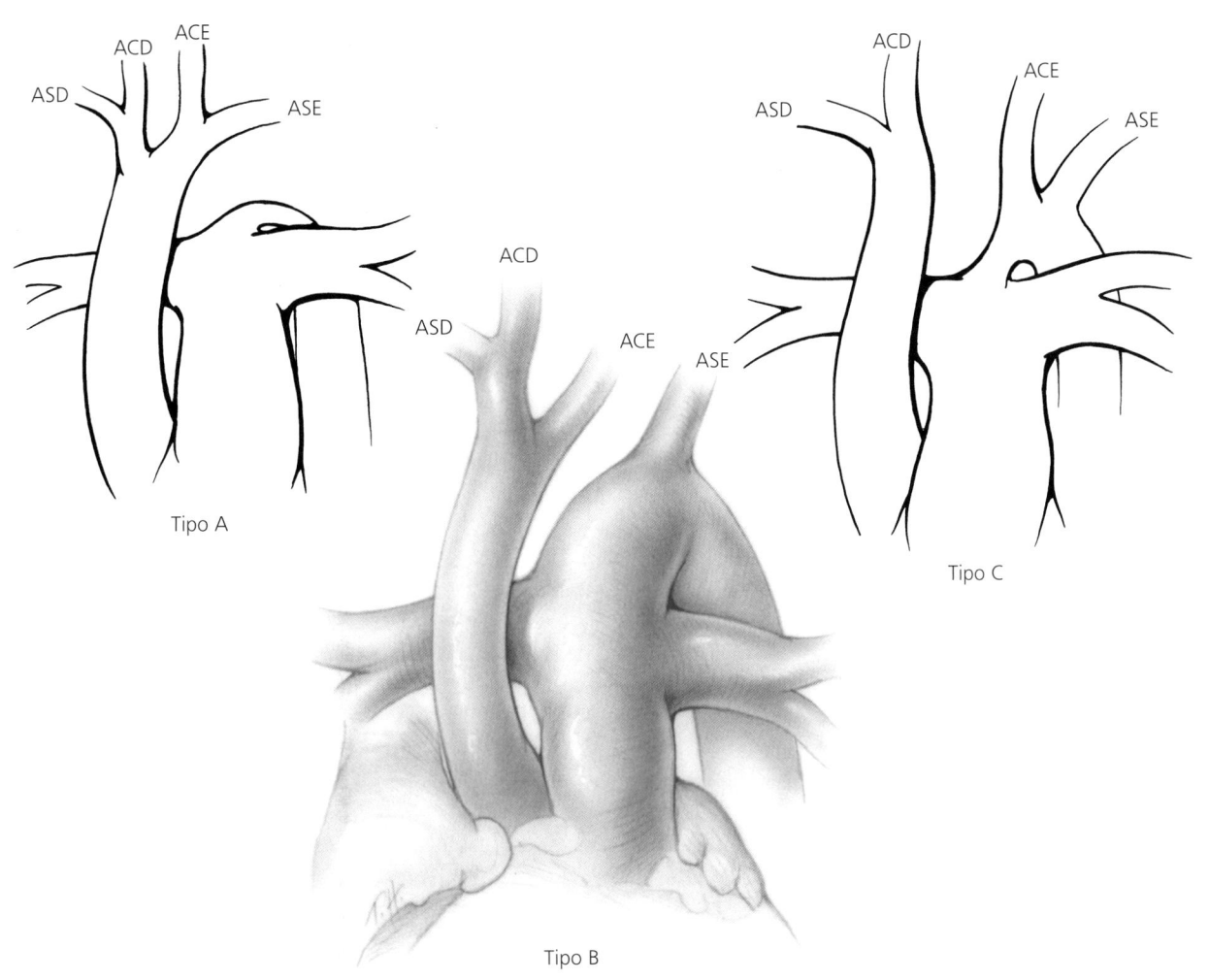

FIG. 29-1. Arco interrompido, tipos A, B e C. ASD, artéria subclávia direita; ACD, artéria carótida direita; ACE, artéria carótida esquerda; ASE, artéria subclávia esquerda.

por minuto e ajustado de modo a manter uma pressão radial direita de 30 a 40 mmHg. Os torniquetes na carótida e na subclávia esquerdas são afrouxados, e uma pinça vascular curva é aplicada à aorta descendente distal.

Artéria Subclávia Direita Anômala

Caso a artéria subclávia direita apresente uma origem anômala na aorta descendente, a pressão na artéria temporal direita deve ser monitorada durante a perfusão cerebral em baixo fluxo.

Técnicas Alternativas de Canulação

Quer a lesão cardíaca requeira um *shunt* sistêmico-pulmonar ou não, o cirurgião pode escolher suturar um tubo de GORE-TEX de 3 a 3,5 mm, de maneira terminolateral, à artéria inominada, mantendo uma cânula com ponta de oliva ou arterial pequena no interior do enxerto. A perfusão cerebral em baixo fluxo é, então, realizada, após o pinçamento da saída da artéria inominada. De modo alternativo, um breve período de parada hipotérmica é usado para abrir o arco. A cânula arterial é, então, colocada na artéria inominada, sob visualização direta. O torniquete ao redor da artéria inominada é afrouxado, e a perfusão cerebral de baixo fluxo é iniciada. O reparo do arco pode agora ser feito.

Antes de laçar as pontas dos vasos e iniciar a perfusão cerebral de baixo fluxo, coloca-se gelo ao redor da cabeça do paciente.

Técnica – Arco Aórtico Interrompido

O ducto arterioso é dividido, e sua extremidade na artéria pulmonar é suturada com Prolene 6-0 ou 7-0. Todo o tecido do ducto na extremidade aórtica deve ser agressivamente ressecado. Uma incisão é realizada ao longo do aspecto posterolateral da aorta ascendente distal. A abertura pode ser ampliada para aproximar o lúmen da aorta descendente, estendendo a incisão pela carótida esquerda (na interrupção do tipo B) ou pela artéria subclávia esquerda (na interrupção do tipo A). A pinça vascular curva anteriormente colocada na aorta descendente é usada para aproximar este vaso do segmento aórtico proximal, sem tensioná-lo. Os 2 segmentos

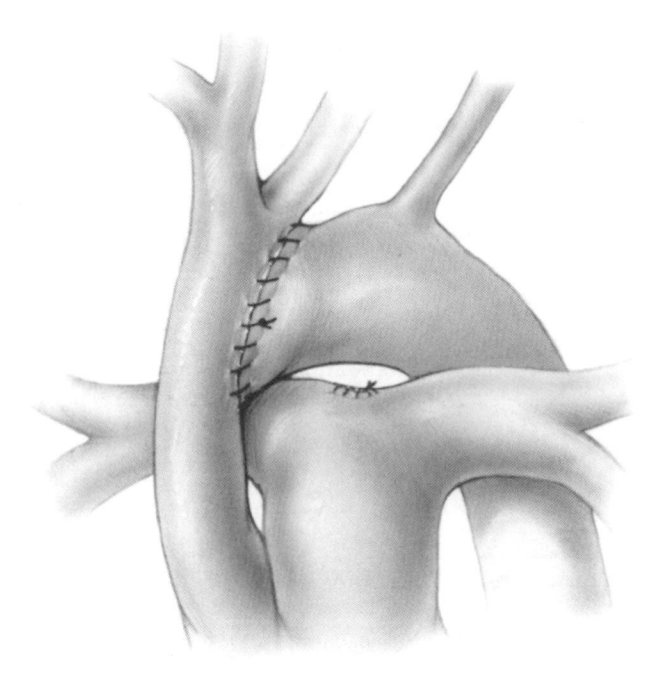

FIG. 29-2. Reparo primário completo de arco interrompido do tipo B. O tecido do ducto foi removido, e toda a aorta descendente é anastomosada ao aspecto posterolateral da aorta ascendente distal.

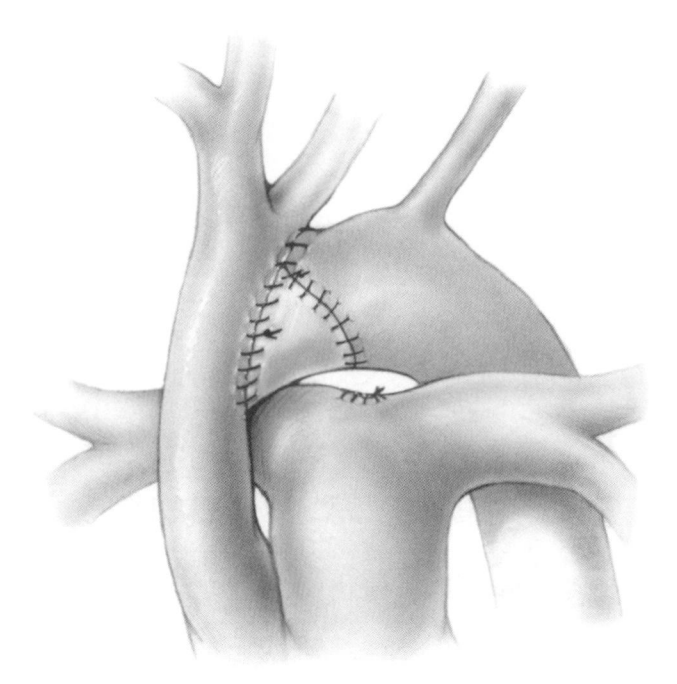

FIG. 29-3. Anastomose direta parcial da aorta descendente à aorta ascendente distal com o uso, inferiormente, de um retalho de homoenxerto pulmonar.

aórticos são, então, anastomosados com uma sutura contínua de Prolene 6-0 ou 7-0, de maneira terminolateral (Fig. 29-2). De modo alternativo, o aspecto superior da aorta descendente é anastomosado diretamente à abertura da aorta ascendente distal. A abertura inferior é, então, recoberta com um retalho de homoenxerto pulmonar em formato de diamante (Fig. 29-3).

⊘ Artéria Subclávia Direita Anômala

Ocasionalmente, em casos de interrupção do arco aórtico do tipo B, a artéria subclávia direita é originária da aorta descendente superior. Pode ser necessário ligá-la de forma dupla e dividi-la para mobilizar, adequadamente, o segmento aórtico descendente e garantir que a anastomose não seja tensionada.

NB Crescimento da Linha de Sutura

Alguns cirurgiões usam a sutura de polidioxanona nesta anastomose. Não há evidências definitivas acerca da incidência menor de estenose anastomótica. A sutura de Prolene exerce menos tensão sobre o tecido e, portanto, pode ser acompanhada com maior facilidade, permitindo a distribuição uniforme da tensão por toda a linha de sutura, reduzindo o risco de hemorragia. Acredita-se que as suturas de Prolene 6-0 ou 7-0 se partam, conforme a criança cresce.

NB Obstrução do Brônquio Esquerdo

O brônquio principal esquerdo está posicionado atrás da aorta ascendente, próximo à aorta descendente e à artéria pulmonar esquerda. Um efeito de estrangulamento sobre o brônquio principal esquerdo pode ser causado pela mobilização inadequada dos ramos do arco aórtico e da aorta descendente antes da anastomose direta. A aorta descendente deve ser liberada dos tecidos adjacentes distalmente, a um ponto além do brônquio esquerdo, prevenindo a ocorrência desta complicação. Isto é especialmente observado na interrupção de tipo B, onde a distância entre os 2 segmentos é maior.

NB Em raras ocasiões, apesar da mobilização adequada dos vasos do arco e da aorta descendente, a anastomose direta parcial ou total, com ampliação com retalho, não é possível. Caso isto ocorra na interrupção do tipo B, a artéria subclávia direita pode ser duplamente ligada e dividida, aumentando a mobilidade do segmento aórtico descendente (Fig. 29-4). De modo alternativo, a artéria subclávia direita pode ser usada para criar um tubo extensor, composto pela parede da artéria subclávia, lateralmente, e pelo retalho de homoenxerto pulmonar, medialmente. A artéria subclávia é distalmente dissecada até seus primeiros ramos, ligada nesta altura e seccionada. Na interrupção do tipo A, a artéria subclávia é longitudinalmente aberta, em seu aspecto lateral, a partir da extremidade distal do arco. A artéria é inferiormente refletida e suturada ao aspecto lateral da aorta descendente, com pontos contínuos de Prolene 7-0. Na interrupção de tipo B, a incisão pelo comprimento da artéria subclávia estende-se em seu aspecto medial, a partir da extremidade da aorta descendente. Neste caso, é desviada superiormente e anastomosada ao aspecto superior do arco

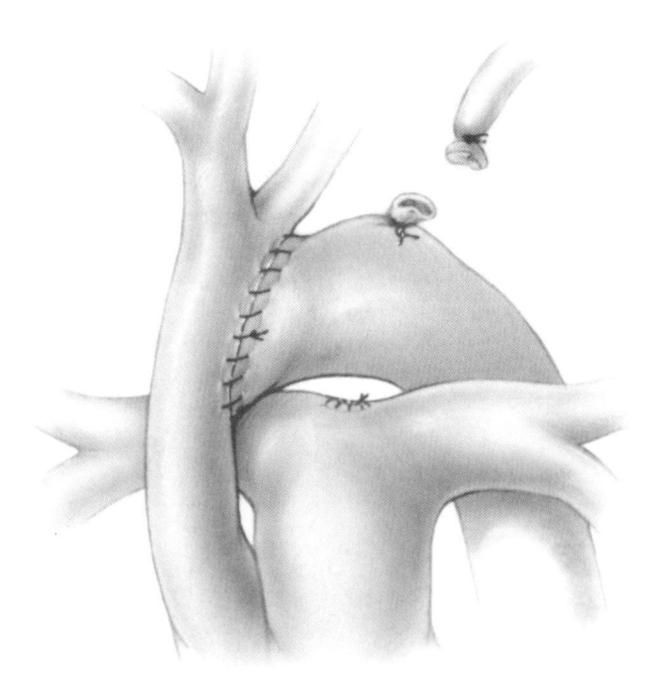

FIG. 29-4. Caso a anastomose apresente tensão excessiva, a divisão da artéria subclávia esquerda permite a maior mobilização do segmento aórtico descendente.

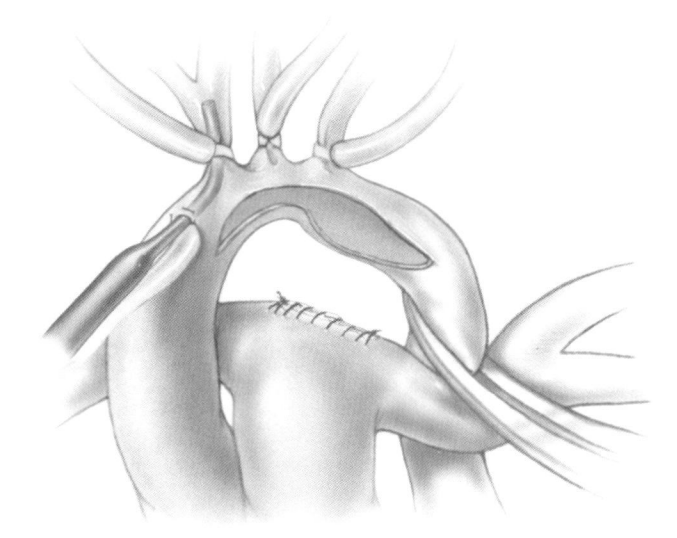

FIG. 29-5. Arco aórtico hipoplásico: divisão e ressecção do tecido do ducto e abertura do aspecto inferior do arco. A cânula aórtica foi avançada pela artéria inominada, dada a baixa perfusão cerebral.

distal. Em ambos os tipos de interrupção, a abertura restante na parte de baixo do arco e no aspecto medial da aorta descendente é recoberta com um retalho de homoenxerto pulmonar.

Técnica – Hipoplasia de Arco Aórtico

O ducto arterioso é dividido, e a extremidade pulmonar é suturada com Prolene fino. Todo o tecido do ducto deve ser excisado. A abertura criada na parte de baixo do arco aórtico é agora estendida distalmente, até a aorta descendente. Tesouras reversas de Potts ou lâminas de Beaver são usadas para incisar a parte de baixo do arco, da abertura do ducto até a aorta ascendente (Fig. 29-5). Um retalho retangular do homoenxerto pulmonar é suturado na abertura, começando na extremidade aórtica descendente com Prolene 7-0 (Fig. 29-6). A linha de sutura posterior é colocada antes de completar a porção anterior da anastomose.

Tecido Residual do Ducto

Deixar tecido do ducto no arco aórtico pode causar sangramento da linha de sutura ou até mesmo deiscência do retalho colocado nesta área, em decorrência da friabilidade. O tecido residual do ducto pode também provocar constrição tardia e estenose do arco aórtico.

Obstrução Recorrente do Arco

Uma das causas mais importantes de estreitamento recorrente do arco aórtico após o reparo cirúrgico da hipoplasia é a ressecção incompleta do tecido do ducto. Por esta razão, muitos cirurgiões excisam, circunferencialmente, a porção da aorta ligada ao ducto. A extremidade distal, resultante do arco, e a extremidade proximal da aorta descendente são anastomosadas de maneira terminoterminal, em seus aspectos posterolaterais, com uma sutura contínua de Prolene 7-0 (Fig. 29-7). Ambas as extremidades do ponto são presas. Uma incisão longitudinal é realizada na parede anteromedial da aorta descendente, separando, assim, qualquer tecido residual do ducto. Um retalho de homoenxerto proximal é, então, usado na reconstrução da abertura restante do arco e da aorta descendente com uma sutura contínua de Prolene 7-0 (Fig. 29-8).

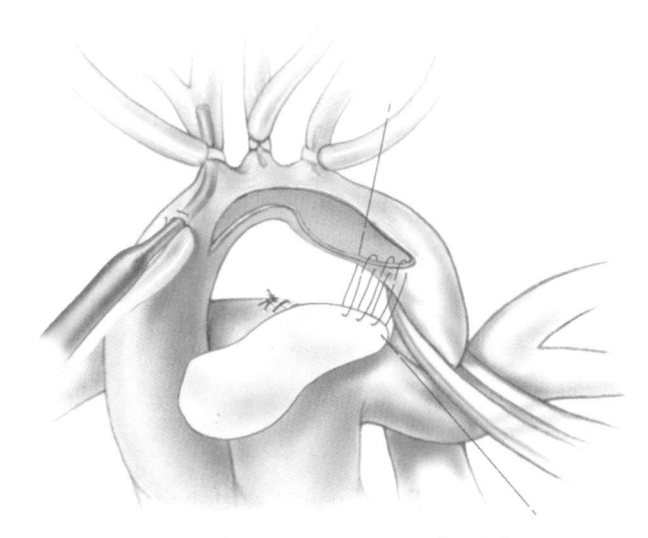

FIG. 29-6. Ampliação do arco aórtico com retalho de homoenxerto pulmonar.

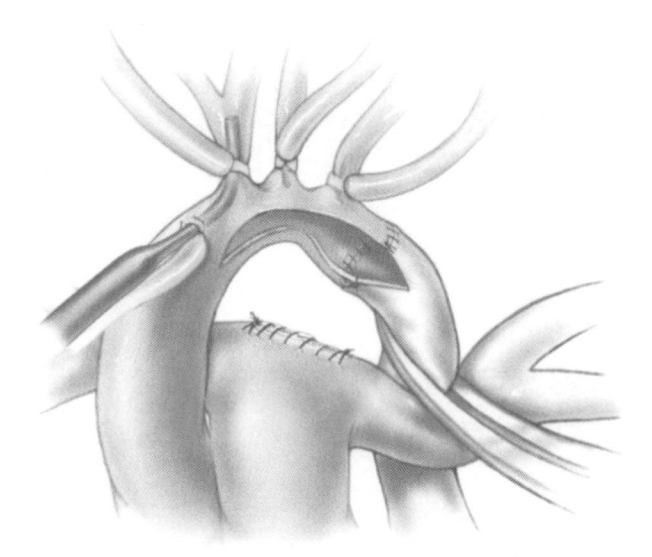

FIG. 29-7. A aorta periductal é circunferencialmente excisada. O aspecto posterolateral da aorta descendente e do arco distal é reaproximado.

NB Coarctação Discreta

Caso haja uma discreta coarctação do segmento de aorta, esta é ressecada. Com a mobilização adequada da aorta descendente, uma anastomose terminoterminal entre a aorta descendente e a parte de baixo do arco aórtico pode ser realizada. Uma contraincisão é feita lateralmente na aorta descendente e no aspecto inferior do arco aórtico. A anastomose é completada com uma sutura contínua de Prolene 7-0 (vide o Capítulo 15).

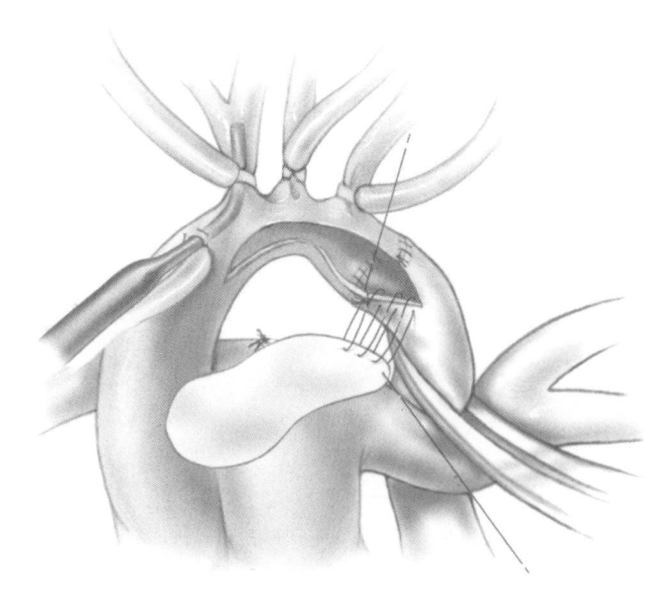

FIG. 29-8. A abertura restante do arco e a aorta descendente proximal são fechadas com um retalho de homoenxerto pulmonar.

Finalização da Cirurgia

Imediatamente antes de prender a linha de sutura do reparo do arco, retira-se o ar da aorta ascendente distal, removendo a pinça da aorta descendente. A cânula arterial é agora tracionada em direção à aorta ascendente. Os torniquetes das artérias inominada, carótida esquerda e subclávia esquerda são removidos, e o desvio cardiopulmonar total é interrompido. Os defeitos intracardíacos presentes são geralmente reparados em desvio de fluxo total, com pinçamento cruzado da aorta, antes ou depois da reconstrução do arco. Após o término do reaquecimento, o desvio cardiopulmonar é interrompido da maneira habitual.

Sangramento

Caso haja tensão excessiva na anastomose do arco, a ocorrência de sangramentos é razoavelmente comum. A friabilidade do tecido também contribui para o risco de sangramento, e, frequentemente, a retenção do tecido do ducto na linha de sutura é a causa. O sangramento de orifícios feitos pela agulha pode responder à aplicação tópica de cola de fibrina. O sangramento contínuo pode responder à colocação de pontos superficiais adventícios em forma de 8 ao redor do sítio danificado. Danos maiores requerem a reinstituição do desvio cardiopulmonar, do resfriamento sistêmico e da perfusão cerebral de baixo fluxo, para que a reconstrução do arco seja refeita. Isto pode requerer uma maior mobilização da aorta descendente e/ou a ressecção do tecido retido do ducto.

Lesão ao Nervo Recorrente da Laringe e ao Nervo Frênico

Durante o reparo da interrupção ou hipoplasia do arco aórtico, o nervo recorrente da laringe e o nervo frênico são suscetíveis a lesões. Deve-se prestar muita atenção à identificação e proteção destes nervos.

NB Compressão Pós-Operatória do Brônquio Esquerdo

Apesar da mobilização excessiva da aorta descendente, alguns pacientes apresentam sinais de compressão do brônquio esquerdo após o reparo do arco. Tradicionalmente, esta complicação é tratada por meio da fixação da aorta ascendente à parte de trás do esterno. Os resultados deste procedimento são inconsistentes, e a aortopexia pode ser contraindicada, caso a realização de outros procedimentos cardíacos seja antecipada, como em pacientes com um único ventrículo. A ampliação do comprimento da aorta ascendente ou do arco aórtico com um enxerto tubular pode ser necessária e é geralmente feita com um conduto de GORE-TEX ou Hemashield.

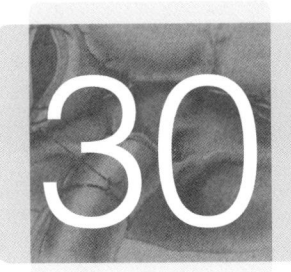

30 Princípio de Norwood

A síndrome da hipoplasia do coração esquerdo é a forma mais comum de cardiopatia congênita onde há apenas um ventrículo completamente desenvolvido. Esta síndrome também é a 4ª doença mais comum entre os defeitos cardíacos congênitos sintomáticos no 1º ano de vida. Dentre suas características anatômicas, incluem-se a atresia da valva aórtica ou a estenose grave, com hipoplasia significativa ou ausência do ventrículo esquerdo. A aorta ascendente é pequena, com, geralmente, apenas 2 a 3 mm de diâmetro, e há hipoplasia ou atresia da valva mitral. O ducto arterioso patente é a única via para manutenção da perfusão sistêmica em níveis adequados.

Outros complexos com ventrículo único podem ser observados, com obstrução evidente ou possível da via de saída do ventrículo esquerdo. Dentre estes, incluem-se a atresia da valva tricúspide, com transposição das grandes artérias e ventrículos únicos e câmaras da via de saída do ventrículo esquerdo. O estreitamento do forame bulboventricular pode provocar obstrução subaórtica. Neste subgrupo de pacientes, a bandagem da artéria pulmonar pode predispor ao desenvolvimento de obstrução subaórtica.

O princípio de Norwood pode ser aplicado a todos os pacientes com morfologia ventricular única e obstrução real ou possível do fluxo sistêmico. Este princípio envolve a criação ou a preservação da hemodinâmica e da anatomia ideais, em preparação para a realização, com sucesso, do procedimento de Fontan.

Na fase paliativa inicial, existem 3 importantes conceitos básicos:

1. A aorta deve ser associada, diretamente, ao ventrículo único, de tal modo a permitir que o fluxo entre esta estrutura e a circulação sistêmica seja desobstruído e possibilitar o crescimento.
2. O fluxo sanguíneo pulmonar deve ser regulado, evitando o desenvolvimento de doença vascular pulmonar e minimizando a sobrecarga de volume no ventrículo único, para preservar, a longo prazo, a função ventricular. Isto deve ser conseguido sem distorcer as artérias pulmonares.
3. Na presença de estenose ou atresia da valva atrioventricular do lado esquerdo, uma grande comunicação interatrial deve ser criada, evitando o desenvolvimento de obstrução venosa pulmonar e hipertensão.

Estágio I da Reconstrução Paliativa para Tratamento da Síndrome da Hipoplasia do Coração Esquerdo

O diagnóstico pode ser feito, no período pré-natal, pelo ecocardiograma fetal, permitindo, então, o planejamento do manejo do neonato a partir do parto. O manejo pré-operatório inclui a infusão contínua de prostaglandina E_1 para manutenção da patência do ducto arterioso. A sobrevivência destes pacientes depende do equilíbrio da circulação pulmonar e sistêmica. Uma comunicação interatrial restritiva limita o hiperfluxo pulmonar, e a realização de uma septostomia atrial com balão ou lâmina pode provocar deterioração hemodinâmica, devendo ser evitada. Além disso, a hiperventilação e as maiores concentrações inspiradas de oxigênio podem diminuir a resistência vascular pulmonar, aumentando o fluxo sanguíneo pulmonar à custa da perfusão sistêmica. A hipoventilação em ar ambiente é, com frequência, indicada a estes pacientes.

Tradicionalmente, esta cirurgia é realizada em parada hipotérmica profunda, para reconstrução da aorta. Mais recentemente, técnicas utilizando a perfusão cerebral seletiva, para evitar ou minimizar a parada circulatória, estão sendo adotadas em muitas instituições.

Incisão
Uma esternotomia mediana é realizada, e o timo, excisado.

Canulação
Uma sutura em bolsa de tabaco, de Prolene 6-0, é colocada na parede anterior da artéria pulmonar principal, aproximadamente 1 cm acima do nível da valva, e no apêndice atrial esquerdo. As artérias pulmonares direita e esquerda são envoltas em fitas Silastic. A linha arterial é presa a 1 conector em Y e 2 segmentos de tubos, sendo 1 ligado a 1 cânula arterial reta, e o outro a 1 cateter com ponta de oliva, que é pinçado. Após a retirada do ar da cânula arterial, esta é introduzida por diversos milímetros na artéria pulmonar, e a sutura em bolsa de tabaco é apertada. Uma única cânula venosa é colocada no apêndice atrial direito e o desvio cardiopulmonar é iniciado. As fitas ao redor das artérias pulmonares são tracionadas, evitando o fluxo sanguíneo pulmonar e garantindo a perfusão sistêmica satisfatória. Durante o período de resfriamen-

to, a aorta ascendente é dissecada e afastada da artéria pulmonar principal, e os ramos do arco aórtico são mobilizados. As artérias inominada, carótida esquerda e subclávia esquerda são alçadas com fitas Silastic em torniquetes. O arco aórtico distal e a aorta descendente são mobilizados até a altura do brônquio esquerdo, sendo dissecados. Independentemente do tipo de *shunt* planejado para o fluxo sanguíneo pulmonar, um enxerto tubular de GORE-TEX, de 3,0 a 3,5 mm, é anastomosado à artéria inominada, com uma sutura contínua de Prolene 7-0.

NB Antes da canulação, coloca-se gelo ao redor da cabeça do paciente.

Procedimento

Após o resfriamento por, pelo menos, 10 a 15 minutos a uma temperatura de 18°C, um 2º membro do circuito arterial é lavado e preso ao tubo de GORE-TEX. De modo alternativo, uma única linha arterial é utilizada, e, durante um breve período da parada hipotérmica, a cânula é removida da artéria pulmonar e colocada no enxerto tubular. Os torniquetes anteriormente colocados são usados na oclusão da artéria inominada proximal, da artéria carótida esquerda e da artéria subclávia esquerda (Fig. 30-1). A cânula colocada na artéria pulmonar é removida. Uma pinça curva é colocada na aorta descendente distal. A bomba de fluxo é reduzida para 10 a 20 mL por quilograma por minuto e ajustada para manter a pressão radial direita entre 30 e 40 mmHg.

NB Na presença de uma artéria subclávia direita, a pressão na artéria temporal direita deve ser monitorada.

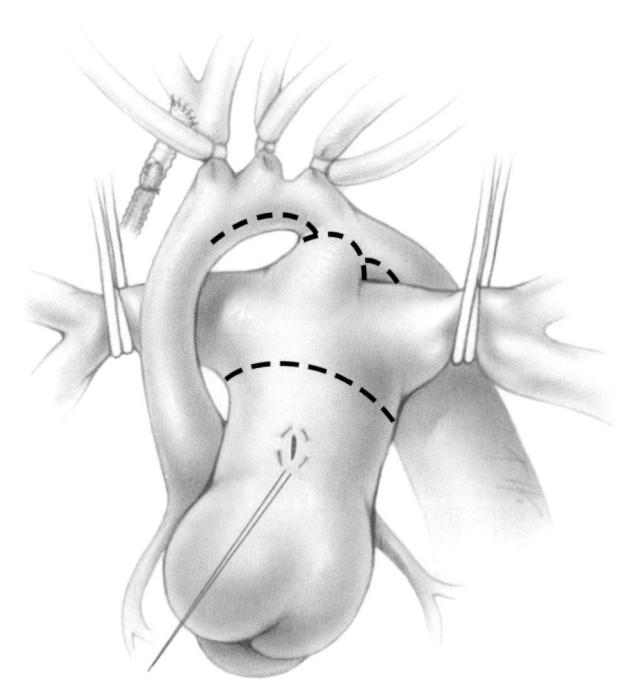

FIG. 30-1. Oclusão das artérias pulmonares durante o resfriamento. O tubo de GORE-TEX é anastomosado à artéria inominada, garantindo a perfusão cerebral. Torniquetes são colocados ao redor das artérias inominada, carótida esquerda e subclávia esquerda durante a perfusão cerebral de baixo fluxo.

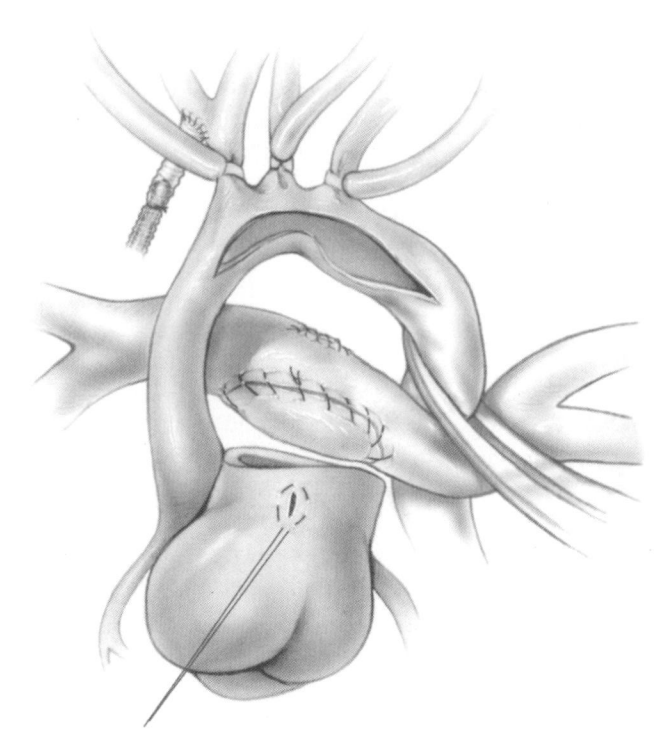

FIG. 30-2. Transecção da artéria pulmonar principal e fechamento da confluência com retalho. Sutura da extremidade pulmonar do ducto e abertura da aorta descendente proximal e do arco.

NB *Preservação do Miocárdio*

Com a aorta torácica descendente e os vasos do arco ocluídos, a solução para cardioplegia fria é infundida no sítio de canulação da artéria pulmonar principal. Isto perfunde a circulação coronária com o fluxo retrógrado, através do ducto, do arco e da aorta ascendente.

Um breve período de parada circulatória ou a perfusão cerebral de baixo fluxo continuada, com retorno venoso por um sugador com bomba, é usado para a excisão do septo primário. Esta excisão pode ser realizada através do sítio de canulação atrial direita, removendo, temporariamente, a cânula venosa. De modo alternativo, uma pequena atriotomia é realizada e fechada com uma sutura de Prolene 6-0 após a criação de uma comunicação interatrial adequada.

O ducto arterioso é seccionado, e sua extremidade pulmonar é ligada ou suturada com pontos contínuos de Prolene 6-0. A artéria pulmonar principal é seccionada à altura da saída da artéria pulmonar direita (Fig. 30-1). O defeito na artéria pulmonar distal é, então, fechado com um pequeno retalho de homoenxerto pulmonar, prevenindo a estenose da confluência das artérias pulmonares direita e esquerda (Fig. 30-2).

Reconstrução do Arco Aórtico

Com o passar dos anos, a técnica para reconstrução do arco aórtico foi alterada, evitando a ocorrência de complicações reais ou possíveis. Uma técnica de anastomose direta foi inicialmente empregada por Norwood, mas abandonada, pela ocorrência de novas obstruções no arco e estenose da artéria pulmonar central. A técnica tradicional usa um grande homoenxerto pulmonar para ampliar a aorta descendente proximal, o arco e a aorta ascendente. Questões acerca da falta de crescimento e da calcificação do homoenxerto, porém, levaram à reintrodução de todas as técnicas autólogas, com modificações relacionadas com considerações anatômicas específicas.

Técnica de Reconstrução do Enxerto

A abertura aórtica do ducto arterioso é distalmente estendida por 10 a 15 mm no aspecto medial da aorta descendente. A abertura é proximalmente continuada pela curvatura menor do arco aórtico e pelo lado esquerdo da aorta ascendente. Esta incisão deve ir até a altura da artéria pulmonar principal transectada.

Retenção de Tecido do Ducto

Todo o tecido do ducto encontrado no arco aórtico e na aorta descendente deve ser excisado, inclusive com a ressecção da crista de coarctação, se presente. No tecido do ducto, pode haver sangramento da linha de sutura ou mesmo deiscência de uma porção da anastomose. Além disso, o tecido residual pode provocar a estenose tardia do arco reconstruído. Em alguns pacientes, isto pode requerer a excisão de uma porção circunferencial da aorta periductal. O segmento aórtico descendente é, então, anastomosado ao aspecto posterolateral da abertura distal do arco, com pontos contínuos de Prolene 7-0. As 2 pontas da sutura são presas antes da colocação do retalho.

Um retalho triangular de homoenxerto pulmonar é confeccionado, para reconstruir a aorta descendente proximal, o arco aórtico e a aorta ascendente. A anastomose do homoenxerto pulmonar à aorta é iniciada na extensão mais distal da incisão da aorta descendente, com uma sutura dupla de Prolene 7-0. A linha posterior de sutura é continuada pela aorta ascendente, parando 5 mm acima da extensão proximal da incisão. A linha anterior de sutura é feita com outra agulha, sendo novamente interrompida a 5 mm da abertura proximal da aorta ascendente.

NB Material do Retalho

Um retalho cortado de um homoenxerto pulmonar de tamanho adulto possui um formato naturalmente curvo, que mimetiza a curvatura da parte de baixo do arco aórtico. É fácil de manipular e apresenta boas propriedades hemostáticas. Existem, porém, questões relacionadas com sua disponibilidade e custo, além da possibilidade de transmissão de vírus e geração de anticorpos citotóxicos, que podem limitar as opções de transplante. Alguns cirurgiões defendem o uso de pericárdio bovino, usando 2 segmentos cortados em formato curvo e suturados por seu aspecto côncavo, criando um retalho de configuração adequada. Mais recentemente, foi sugerido o uso de um segmento de veia bovina, aberto longitudinalmente e seccionado, na reconstrução do arco aórtico.

NB Suturando o Arco

A alternância da tração entre os torniquetes da artéria carótida esquerda e da artéria inominada melhora a exposição para colocação das linhas de sutura posterior e anterior da parte de baixo do arco aórtico.

A artéria pulmonar principal é anastomosada na aorta ascendente, com cuidado para não distorcer a raiz aórtica. Isto é conseguido por meio de múltiplos pontos separados de Prolene 7-0, evitando a formação de uma bolsa de tabaco na abertura da raiz aórtica. Esta linha de pontos separados é continuada até encontrar as suturas que conectam a aorta ascendente ao retalho de homoenxerto pulmonar. Os pontos separados são presos, e as linhas de suturas contínuas são fixadas (Fig. 30-3). O retalho de homoenxerto pulmonar e a base da artéria pulmonar são tracionados para cima, e o retalho é seccionado de modo a formar um capuz. A base pulmonar é suturada ao retalho com uma sutura contínua de Prolene 7-0 (Fig. 30-4).

Compressão da Artéria Pulmonar pela Neoaorta

O retalho de homoenxerto não deve ser muito grande ou longo, pois pode comprimir a artéria pulmonar central.

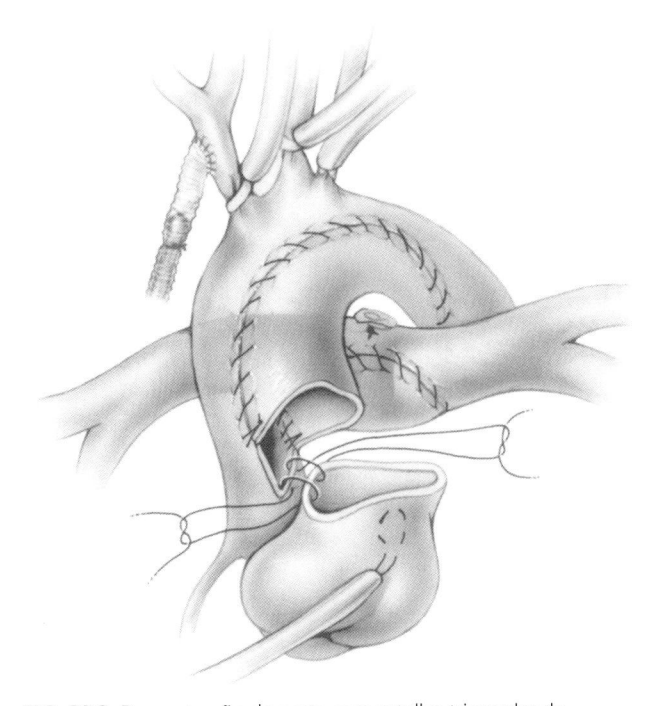

FIG. 30-3. Reconstrução da aorta com retalho triangular de homoenxerto pulmonar. Anastomose da artéria pulmonar proximal à raiz aórtica com pontos separados.

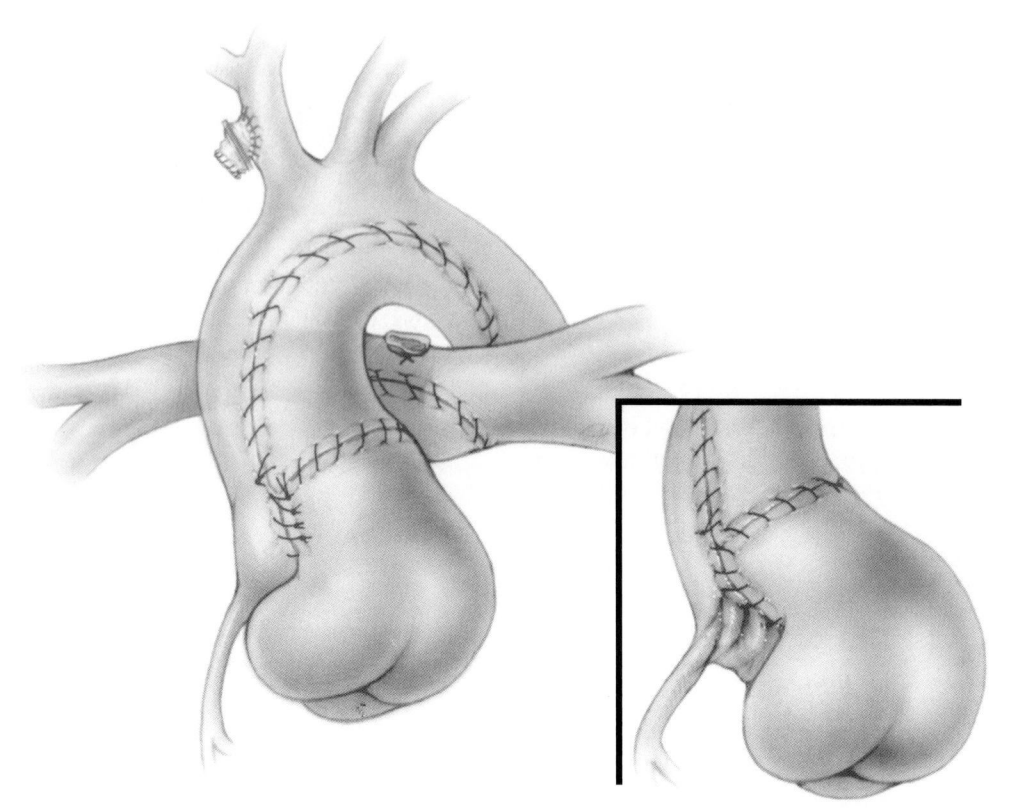

FIG. 30-4. Reconstrução aórtica completa com clipe de metal em sítio inominado de enxerto. **Detalhe:** Distorção da aorta proximal pelo alinhamento impreciso da artéria pulmonar proximal com a abertura aórtica ou anastomose em bolsa de tabaco.

Esta compressão é especialmente problemática, se o diâmetro da aorta ascendente for superior a 3 a 4 mm. O tecido do homoenxerto pulmonar pode distender-se bastante; isto deve ser levado em consideração durante o preparo do retalho.

Comprometimento da Artéria Coronária

Uma técnica meticulosa deve ser utilizada durante a anastomose da pequena aorta ascendente à porção proximal da artéria pulmonar, evitando a obstrução do fluxo para as artérias coronárias (Fig. 30-4, detalhe).

Técnica do Retalho Modificado

Alguns cirurgiões usam um retalho de homoenxerto para ampliar toda a abertura, começando na aorta descendente, através do arco aórtico e pela aorta ascendente, logo acima da junção sinotubular. A maior parte do retalho é suturada com pontos contínuos de Prolene 7-0, mas a linha de sutura da aorta ascendente proximal é feita com pontos separados. Uma incisão é feita no retalho sob o arco aórtico, e a base pulmonar é anastomosada a esta abertura. A desvantagem desta técnica é a ausência de possibilidade de crescimento do retalho de homoenxerto, que é circunferencialmente fixado à base pulmonar.

Reconstrução do Arco por Anastomose Direta

O ducto arterioso e a aorta periductal são excisados (Fig. 30-5). A abertura é estendida longitudinalmente, pelo aspecto inferior do arco aórtico, até a altura da artéria inominada (Fig. 30-6). A aorta descendente é posterolateralmente anastomosada ao arco aórtico (Fig. 30-7).

Pequena Aorta Ascendente

Caso o diâmetro da aorta ascendente seja inferior a 3 a 4 mm, este vaso é seccionado distalmente, próximo à saída da artéria inominada; a abertura distal é conectada à incisão do arco aórtico ou fechada com uma sutura contínua separada (Fig. 30-7).

A base da artéria pulmonar é, agora, trazida até a abertura do arco aórtico. Caso o comprimento da artéria pulmonar principal seja bom, este vaso pode ser diretamente anastomosado à abertura do arco aórtico, sem a colocação de um retalho (Fig. 30-8). A linha de sutura é iniciada na abertura distal da aorta descendente, usando-se pontos duplos de Prolene 7-0. A agulha é primeiramente passada de dentro para fora, na base da artéria pulmonar, e, então, de fora para dentro, na aorta. Esta sutura é continuada pelo aspecto posterior até atingir a abertura proximal do arco. Uma 2ª agulha é usada para completar a linha de sutura anteriormente, começan-

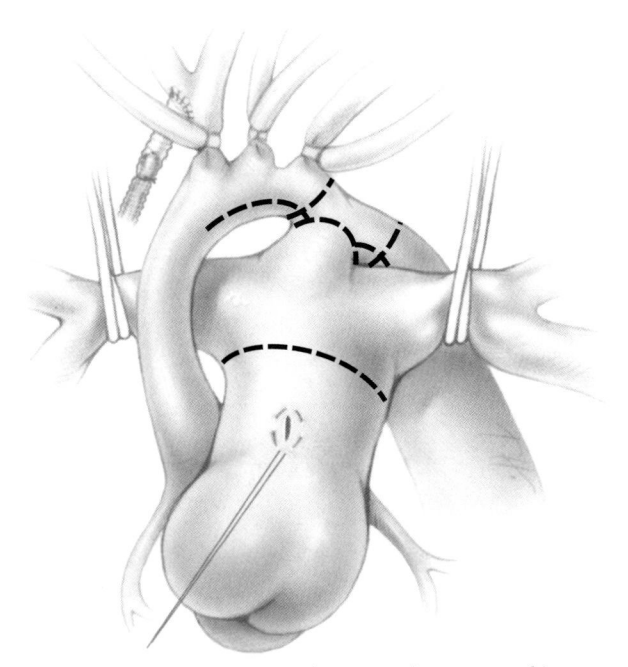

FIG. 30-5. Oclusão das artérias pulmonares durante o resfriamento. As artérias inominada, carótida esquerda e subclávia esquerda são laçadas durante a perfusão cerebral de baixo fluxo. As linhas pontilhadas representam as incisões propostas para excisão de todo o tecido do ducto.

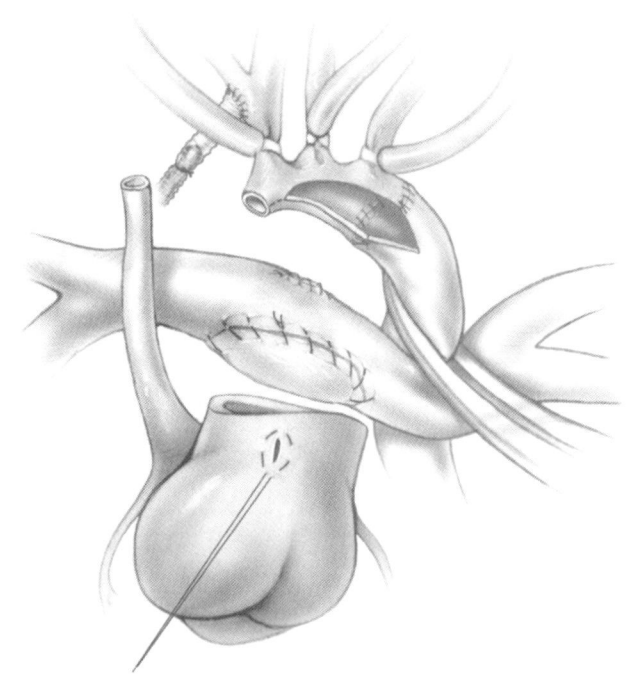

FIG. 30-7. Transecção da pequena aorta ascendente. A abertura distal pode ser conectada à incisão no aspecto inferior do arco aórtico (linha pontilhada).

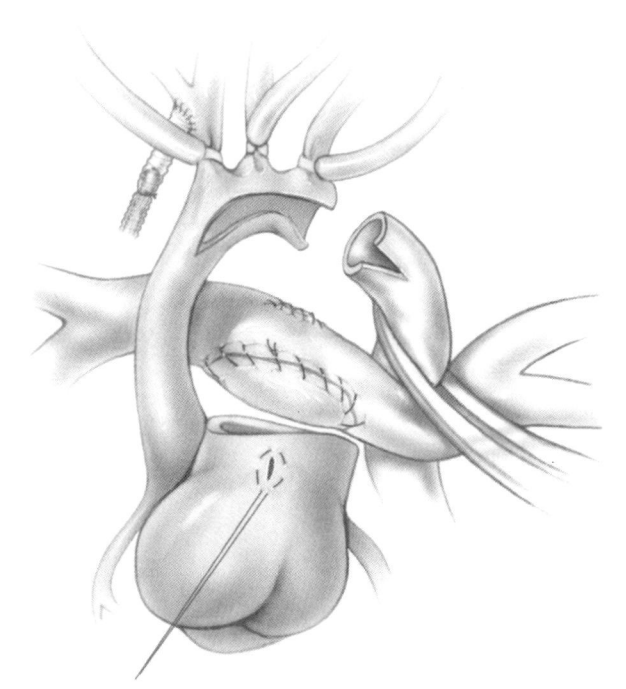

FIG. 30-6. Transecção da artéria pulmonar principal e fechamento com retalho da confluência. Sutura da extremidade arterial pulmonar do ducto arterioso. Ressecção do segmento aórtico periductal e abertura do arco.

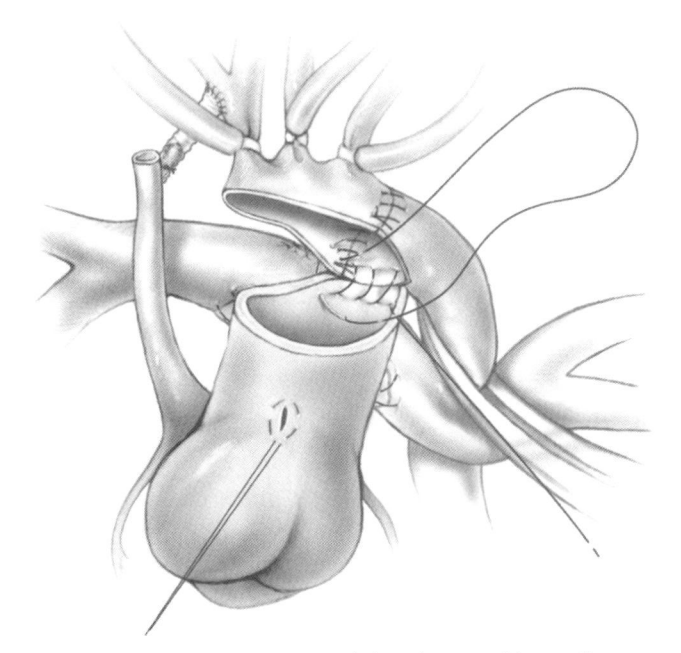

FIG. 30-8. Anastomose de Norwood de todos os tecidos autólogos, unindo a base da artéria pulmonar à aorta descendente proximal e a porção inferior do arco. Note a incisão no aspecto medial da aorta descendente, dividindo qualquer tecido residual do ducto.

do de dentro para fora na aorta descendente e continuando pelo arco até encontrar a 1ª linha.

⊘ Mobilização Inadequada da Aorta Descendente

A aorta descendente deve ser agressivamente mobilizada, pelo menos 1 cm além da inserção do ducto, permitindo a anastomose livre de tensão. A pinça curva colocada na aorta descendente ajuda a mantê-la no lugar e aumenta a exposição da extensão distal da anastomose.

⊘ Artéria Pulmonar Principal de Comprimento Inadequado

A distância entre a saída da artéria pulmonar direita e a valva pulmonar é variável. Quando é mais proximal, a artéria pulmonar principal seccionada pode não ser suficientemente longa para atingir o arco aórtico. Um homoenxerto pulmonar retangular ou oval é, então, usado para aumentar o aspecto posterior da abertura no arco e na aorta descendente (Fig. 30-9). A base pulmonar pode ser, então, suturada ao retalho de homoenxerto pulmonar, posterior e diretamente ao arco aórtico anterior.

⊘ Janela Aortopulmonar Inadequada

A anastomose direta de uma base pulmonar curta para o arco pode resultar no estreitamento da janela aortopulmonar, tracionando o arco, inferiormente, e a raiz da neoaorta, posteriormente. Isto pode provocar a compressão da artéria pulmonar esquerda ou do brônquio esquerdo, com consequências graves.

NB Extensão do Tecido do Ducto

Em alguns pacientes, o tecido do ducto estende-se pelo arco aórtico, entre a artéria carótida esquerda e a artéria subclávia esquerda. Outros apresentam um ducto longo, formando uma aorta descendente curta após a excisão do tecido do ducto. Nestes casos, a instituição de uma anastomose direta é contraindicada.

NB Incisão na Aorta Descendente

Alguns cirurgiões defendem a realização de uma abertura de 5 a 10 mm no aspecto medial da aorta descendente transectada (Fig. 30-8). Isto divide qualquer possível tecido residual. A base pulmonar é, então, anastomosada à abertura da aorta ascendente e do arco aórtico.

NB Proteção Miocárdica

A intervalos de 20 minutos, a solução para cardioplegia fria é administrada na aorta ascendente, por meio da introdução de um cateter de ponta de oliva retrogradamente pela abertura do arco aórtico ou através do óstio da aorta transectada.

Caso a aorta ascendente tenha sido transectada, é agora ajustada a um comprimento de 10 a 15 mm, e sua extremidade aberta é angulada (Fig. 30-10). Um perfurador aórtico de 2,8 mm é usado para criar uma abertura circular de tamanho

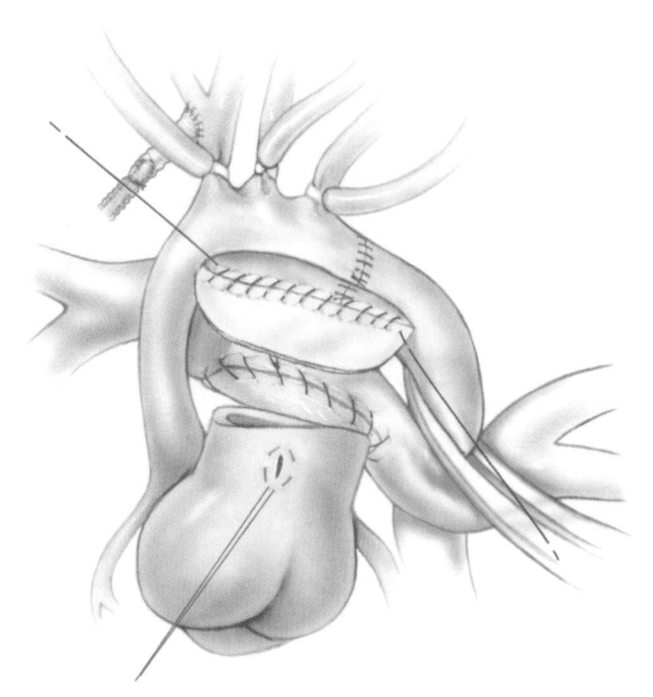

FIG. 30-9. Ampliação do aspecto posterior da abertura do arco aórtico com um retalho de homoenxerto pulmonar.

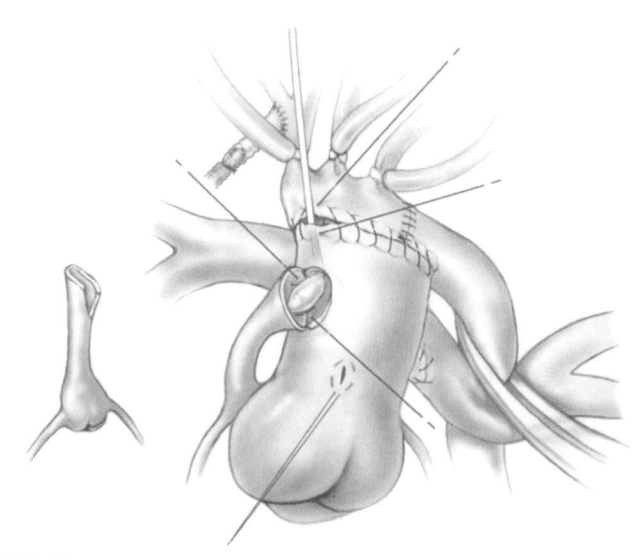

FIG. 30-10. Anastomose da diminuta aorta ascendente ao aspecto posterolateral da artéria pulmonar principal (raiz da neoaorta). Note a sonda introduzida pela anastomose aberta do arco, prevenindo que a linha de sutura na aorta descendente fique em bolsa de tabaco.

adequado no aspecto posterolateral da artéria pulmonar principal. A anastomose é realizada de maneira terminoterminal com uma sutura de Prolene 7-0 ou 8-0.

◎ Aorta Ascendente muito Longa

Caso a aorta diminutiva seja muito longa, pode dobrar-se, provocando isquemia coronária.

◎ Anastomose em Bolsa de Tabaco

Quando o diâmetro da aorta ascendente é igual ou inferior a 2 mm, a linha de sutura entre a artéria pulmonar principal e o arco aórtico pode ser deixada solta. Quando a anastomose da aorta ascendente é completada, uma sonda coronária de 1,5 a 2,0 mm é passada pelo arco até este vaso, e a sutura é presa à sonda, evitando a formação de uma bolsa de tabaco (Fig. 30-10).

Finalização da Cirurgia

A cânula arterial é novamente inserida na raiz da neoaorta, geralmente através da mesma sutura em bolsa de tabaco da base pulmonar nativa. A linha arterial até o enxerto inominado é pinçada, a pinça da aorta descendente é removida, e o fluxo total com bomba é retomado. As fitas ao redor das artérias inominada, carótida esquerda e subclávia esquerda são removidas, e o reaquecimento é iniciado.

Fluxo Sanguíneo Pulmonar

Tradicionalmente, um pequeno *shunt* sistêmico-pulmonar, feito com um tubo de GORE-TEX, ligando a artéria inominada à artéria pulmonar direita proximal é usado para o suprimento de um fluxo sanguíneo pulmonar controlado. Mais recentemente, muitos centros adotaram a colocação de um enxerto entre o ventrículo direito e a artéria pulmonar para fornecimento do fluxo sanguíneo pulmonar. As possíveis vantagens deste *shunt* são a maior pressão diastólica observada nestes pacientes, que aumenta a perfusão coronária, e o menor risco de trombose perioperatória. Algumas questões, acerca do tamanho do *shunt* e do material a ser utilizado, o efeito no crescimento da artéria pulmonar e o impacto da ventriculotomia direita na função desta câmara cardíaca ainda não foram respondidos.

Shunt entre o Ventrículo Direito e a Artéria Pulmonar

Muitos cirurgiões usam um tubo de GORE-TEX de 5 a 6 mm, embora um enxerto de 4 mm possa ser usado em pacientes com menos de 2,5 kg. Para acelerar o procedimento, este tubo pode ser suturado ao retalho da confluência da artéria pulmonar antes do desvio cardiopulmonar. Um segmento de enxerto tubular é aberto longitudinalmente e seccionado de maneira adequada. O diâmetro correto da abertura é perfurado no meio do retalho, e um enxerto tubular é anastomosado a esta abertura com uma fina sutura de GORE-TEX. De modo alternativo, um retalho de homoenxerto pulmonar pode ser usado.

Após seccionar a artéria pulmonar principal, logo abaixo da bifurcação, um sítio adequado para a realização da ventriculotomia direita é marcado na via de saída desta câmara cardíaca. A ventriculotomia é cuidadosamente posicionada 1,5 a 2,0 cm abaixo da valva pulmonar. O retalho colocado sobre a confluência, com o tubo de GORE-TEX, é anastomosado à abertura da bifurcação da artéria pulmonar. Durante o reaquecimento, uma ventriculotomia direita é realizada no sítio previamente marcado. A extremidade proximal do enxerto tubular é obliquamente cortada no comprimento adequado e anastomosada à ventriculotomia (Fig. 30-11).

◎ Lesão à Valva Pulmonar

A ventriculotomia direita deve ser cuidadosamente posicionada abaixo das cúspides da valva pulmonar, que agora é a nova valva aórtica do paciente. Marcar a posição com a raiz pulmonar aberta é a melhor forma de evitar danos a esta valva.

◎ Tamanho da Ventriculotomia

O estreitamento dinâmico do influxo destes *shunts* foi observado. O crescimento do tecido do endocárdio ventricular foi também relatado. O centro muscular deve ser removido junto com uma porção do endocárdio subja-

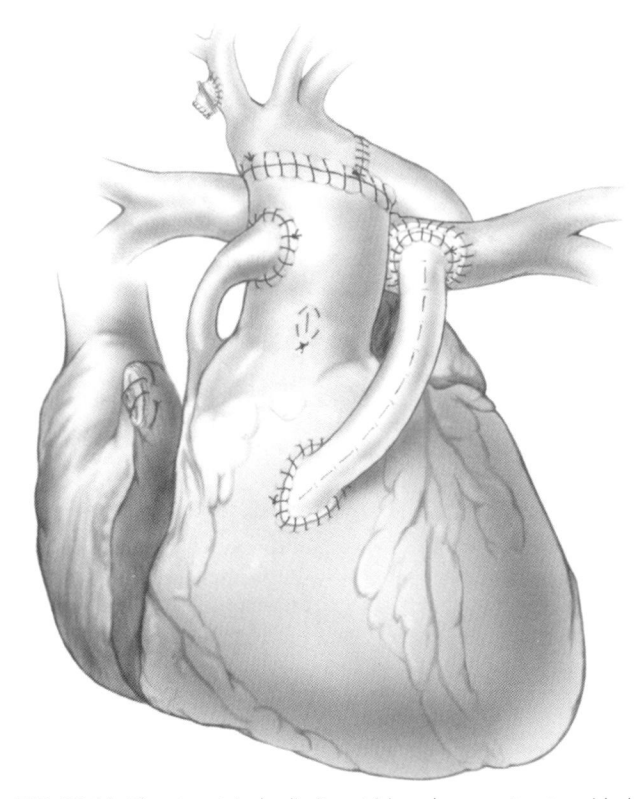

FIG. 30-11. *Shunt* ventrículo direito-artéria pulmonar. A extremidade distal é ligada ao retalho na confluência da artéria pulmonar. Anastomose proximal à ventriculotomia direita.

cente. Deve-se ter em mente, porém, que este é o ventrículo sistêmico do paciente. A ventriculotomia não deve ser maior do que o necessário ao estabelecimento de um *shunt* com fluxo desobstruído.

NB Para facilitar o segundo estágio do procedimento, alguns cirurgiões colocam um conduto do ventrículo direito à artéria pulmonar direita, do lado direito da neoaorta. Isto facilita a remoção de todo o material protético, simplificando a reconstrução de qualquer estreitamento anastomótico. O *shunt* padrão do lado esquerdo pode ser circundado por uma faixa de fita de GORE-TEX ou Silastic, que é deixada longa e posicionada em frente à neoaorta. Isto permite que o conduto seja mais facilmente encontrado e dissecado durante o segundo estágio do procedimento.

NB Embora muitos centros tenham adotado esta técnica, as implicações a longo prazo deste procedimento são desconhecidas. Esta fonte de fluxo sanguíneo pulmonar, porém, pode ser disponibilizada a pacientes com baixo peso ao nascer, onde um *shunt* sistêmico-pulmonar de 3,5 mm pode ser muito grande, e um *shunt* de 3,0 mm pode ser suscetível à trombose.

NB Enxerto de GORE-TEX na Artéria Inominada

Caso um *shunt* entre o ventrículo direito e a artéria pulmonar seja construído, o enxerto tubular suturado à artéria inominada é ocluído com um grande *clip* metálico, nas proximidades da anastomose, seccionado, e sua extremidade é fechada (Fig. 30-11).

Shunt Sistêmico-Pulmonar

Quando a perfusão cerebral seletiva é realizada, um enxerto de GORE-TEX de 3,5 mm suturado na artéria inominada é pinçado imediatamente distal à anastomose e medido de forma a se atingir o aspecto superior da artéria pulmonar direita proximal. Uma abertura de tamanho adequado é feita na artéria pulmonar direita, e o enxerto tubular é anastomosado, de maneira terminolateral, com uma sutura contínua de Prolene 7-0 ou 8-0 (Fig. 30-12). O *shunt* é, então, preso com uma pinça vascular do tipo buldogue pelo restante do período de reaquecimento.

NB Colocação do Shunt na Artéria Pulmonar

A extremidade distal do *shunt* deve ser colocada o mais centralmente possível, próxima ao ducto suturado, na artéria pulmonar proximal. Isto, teoricamente, deve permitir o crescimento mais uniforme de ambas as artérias pulmonares. Além disso, pode permitir a realização do procedimento bidirecional de Glenn sem desvio cardiopulmonar (vide o Capítulo 31).

Após o término do reaquecimento, o *shunt* é aberto, e o paciente é retirado do desvio cardiopulmonar. A resistência vascular pulmonar é geralmente alta nos primeiros 15 a 30 minutos após a interrupção do desvio. Durante este período, pode ser necessário hiperventilar o paciente, agressivamente, com FIO_2 a 100%. Nestes pacientes, a administração de óxido nítrico pode ser útil. A saturação de oxigênio pode ser baixa, entre 50 e 60%, durante este período. Caso pareça haver manutenção adequada da função ventricular, estas baixas saturações devem ser toleradas.

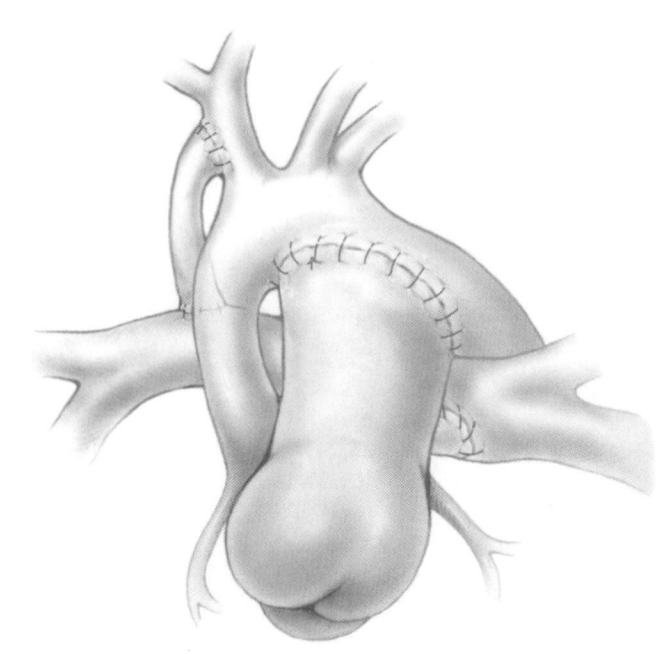

FIG. 30-12. Reconstrução aórtica completa em casos, onde a aorta ascendente não é diminuta. Enxerto de tubo de GORE-TEX da artéria inominada à artéria pulmonar direita proximal.

Persistência da Baixa Saturação de Oxigênio

Em caso de persistência das baixas saturações de oxigênio, sua causa deve ser determinada. Uma causa da baixa saturação sistêmica de oxigênio é o débito cardíaco reduzido, com saturações venosas mistas baixas. A visualização direta do coração ou, preferencialmente, a avaliação transesofágica da função ventricular é útil. Se a depressão da função for observada, um aumento do suporte inotrópico pode melhorar a situação. Caso a contratilidade miocárdica continue fraca, o suporte com oxigenador de membrana extracorpóreo pode ser indicado.

Caso um *shunt* sistêmico-pulmonar tenha sido usado e se acredite que seu fluxo seja inadequado, o paciente deve ser novamente colocado em desvio cardiopulmonar; o *shunt* é, então, revisado. Pode ser indicado aumentar o tamanho de *shunt* de 3,0 para 3,5 mm ou de 3,5 para 4,0 mm.

Saturações de Oxigênio Persistentemente Altas

As altas saturações de oxigênio, superiores a 85%, geralmente indicam excesso de fluxo sanguíneo pulmonar.

Caso a fonte do fluxo sanguíneo pulmonar seja um *shunt* sistêmico-pulmonar, pode haver hipotensão agressiva e acidose metabólica. Estas ocorrências respondem à hipoventilação modesta e à manutenção da concentração inspirada de oxigênio em 21%. Se for claro que o problema é o tamanho excessivo do *shunt*, este deve ser substituído por um enxerto de interposição de GORE-TEX 0,5 mm menor. De modo alternativo, um *clip* metálico pode ser colocado em sentido longitudinal, com cuidado, no tubo de *shunt*, diminuindo seu diâmetro.

⊘ *Obstrução Residual do Arco*

A estenose do arco aórtico reconstruído pode aumentar as saturações sistêmicas de oxigênio, já que mais sangue é dirigido à artéria inominada e através do *shunt*. As pressões sanguíneas arteriais dos membros inferior e superior devem ser checadas, caso tal possibilidade seja considerada. Caso a diferença de pressão seja superior a 10 mmHg, o paciente deve ser novamente colocado em desvio cardiopulmonar e resfriado, para que a anastomose do arco possa ser revisada.

Em quase todos os casos, o esterno deve ser deixado aberto. Um retalho oval de Silastic é suturado às bordas de pele sobre o dreno mediastinal. Uma pomada de iodo povidona (Betadine) é aplicada na linha de sutura e em todo o tórax, que é recoberto com Vi-Drape.

⊘ *Arritmias*

Após o término do *bypass* cardiopulmonar, a ocorrência de arritmias frequentemente indica a inadequação da perfusão coronária. Caso se observe descoloração do ventrículo ou insuficiência do preenchimento arterial coronário, o desvio cardiopulmonar deve ser reiniciado. A anastomose entre a aorta ascendente e a artéria pulmonar principal proximal pode precisar ser revisada.

Procedimento de Damus-Kaye-Stansel

Nos pacientes com um único ventrículo e obstrução branda ou possível do fluxo sanguíneo sistêmico, o princípio de Norwood deve ser aplicado. Nestes pacientes, a bandagem da artéria pulmonar pode encorajar o desenvolvimento de uma obstrução subaórtica, devendo ser evitada. Nestes casos, 2 saídas para a perfusão sistêmica são criadas por meio de anastomose da artéria pulmonar à aorta ascendente, em um procedimento, conhecido como Damus-Kaye-Stansel. O fluxo sanguíneo pulmonar controlado é, então, estabelecido, através da interposição de um enxerto de GORE-TEX da artéria inominada à artéria pulmonar direita.

Incisão

Uma esternotomia mediana é realizada. O timo é excisado, e um retalho de pericárdio autólogo é coletado e preparado em uma solução de glutaraldeído a 0,6%.

Canulação

A aorta ascendente distal e o átrio direito são canulados, e o ducto arterioso é dissecado e liberado das estruturas adjacentes.

Procedimento

O desvio cardiopulmonar é iniciado com o resfriamento sistêmico e o ducto arterioso é ocluído com um *clip* metálico de tamanho médio. Após um período de resfriamento, o pinçamento cruzado da aorta é feito, e a solução de cardioplegia é infundida na raiz aórtica.

A artéria pulmonar principal é dividida imediatamente proximal à bifurcação. A abertura distal é fechada com um homoenxerto pericárdico ou pulmonar oval e sutura contínua de Prolene 6-0.

Uma incisão longitudinal generosa é feita do lado esquerdo da aorta ascendente, adjacente à artéria pulmonar. Esta deve ser iniciada imediatamente acima das comissuras da valva aórtica. A artéria pulmonar proximal é, então, longitudinalmente aberta, adjacente à incisão na aorta (Fig. 30-13).

A porção proximal da anastomose é iniciada na extensão inferior das incisões na aorta e na artéria pulmonar, com uma sutura contínua de Prolene 6-0 ou 7-0. Para prevenir a distorção da raiz pulmonar, o aspecto distal da anastomose é completado com um retalho de homoenxerto pericárdico ou pulmonar em formato hemicônico, fixo com uma sutura contínua de Prolene 6-0 ou 7-0, que amplia a confluência da artéria pulmonar à aorta (Fig. 30-14).

⊘ *Tensão no Aparato Valvar*

Deve-se tomar cuidado para não distorcer as valvas pulmonares ou aórticas durante a realização desta anastomose. Qualquer tensão no anel da valva pode provocar insuficiência valvar.

⊘ *Lesão à Valva*

Ao abrir a aorta ascendente, é importante manter a incisão acima das comissuras da valva, evitando a ocorrência de insuficiência valvar.

⊘ *Sangramento*

Ao realizar a anastomose entre o aspecto posterior da aorta e a artéria pulmonar e a ampliação com retalho, é importante garantir a hemostasia completa. Após o término do desvio cardiopulmonar, sangramentos nesta área são difíceis de controlar. Nesta situação, caso a colocação de outras suturas adventícias seja necessária, o desvio cardiopulmonar pode ser reiniciado.

NB *Técnica Alternativa*

A artéria pulmonar e a aorta ascendente podem ser seccionadas imediatamente acima da crista sinotubular. As bordas adjacentes dos 2 vasos são suturadas por, aproxima-

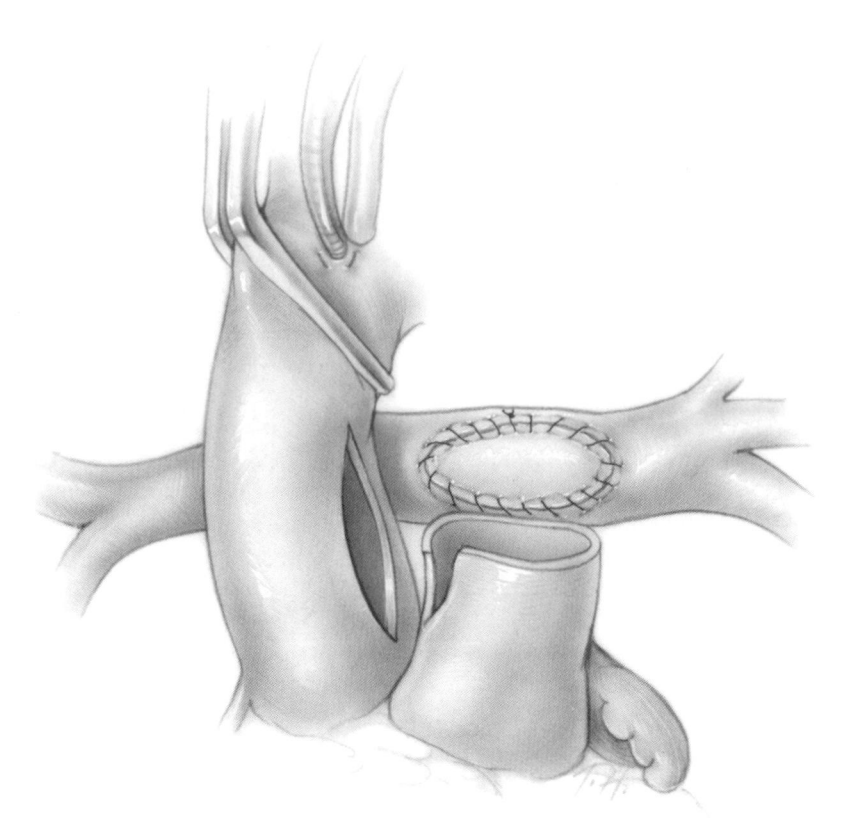

FIG. 30-13. Procedimento de Damus-Kay-Stansel. A abertura da artéria pulmonar distal é fechada com um retalho. O aspecto medial da aorta é aberto, e uma abertura correspondente é feita na artéria pulmonar proximal.

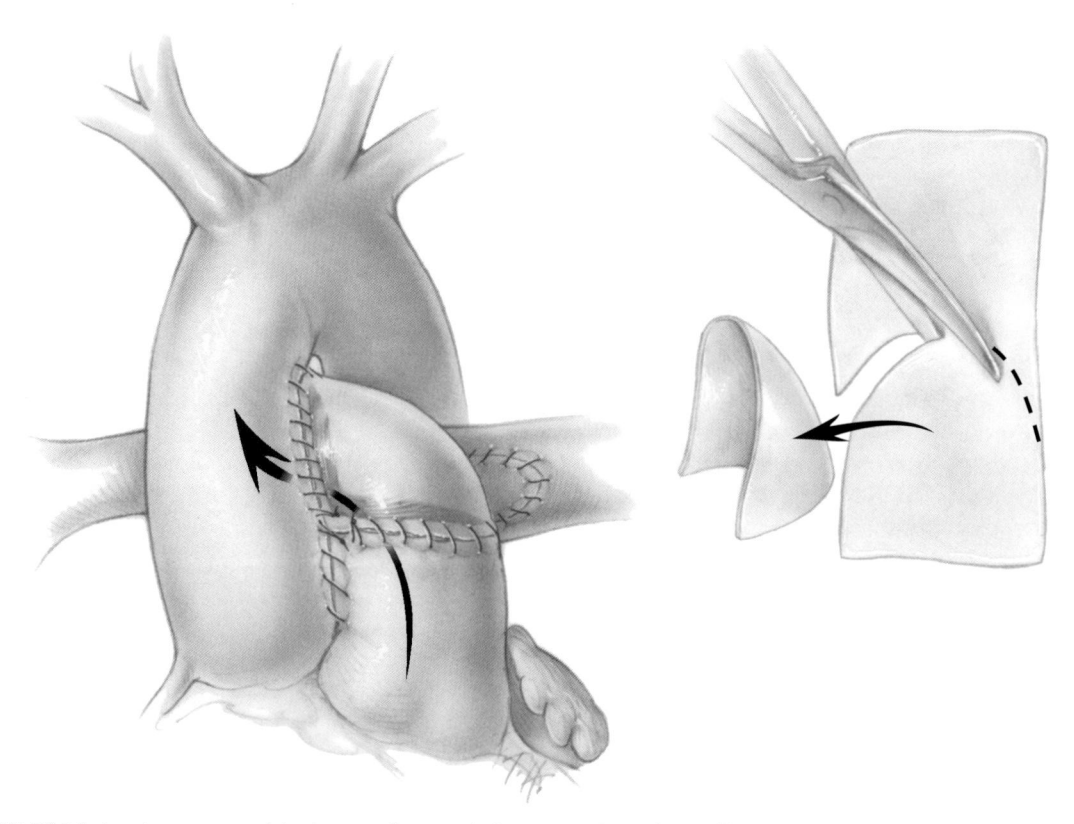

FIG. 30-14. Anastomose completa do procedimento de Damus-Kay-Stansel. **Detalhe:** reparação de *flap* de septo atrial. **Detalhe:** Construção do retalho em formato de hemicone para completar a anastomose artéria pulmonar-aorta.

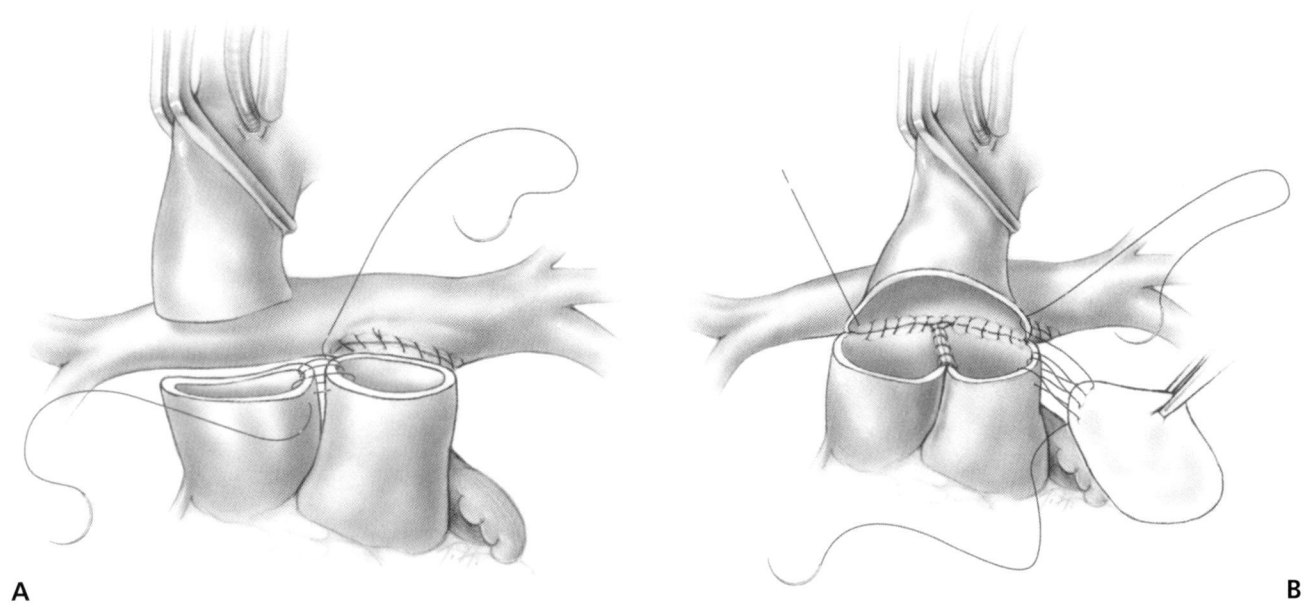

FIG. 30-15. Criação de um fluxo de saída em barril duplo, pela transecção da aorta e da artéria pulmonar. **A:** As 2 raízes são anastomosadas juntas, em lados adjacentes, e, então, conectadas à aorta ascendente. **B:** A abertura anterior é fechada com um retalho de homoenxerto pulmonar.

damente, 1/3 à metade de suas circunferências (Fig. 30-15A). A aorta ascendente distal, então, é anastomosada ao aspecto posterior da raiz em barril com uma sutura de Prolene 5-0 ou 6-0. A abertura anterior é, então, fechada com um segmento oval de homoenxerto pulmonar (Fig. 30-15B).

Término da Cirurgia

Caso o arco aórtico também seja hipoplásico, a base pulmonar pode ser anastomosada a uma incisão no aspecto inferior do arco, como anteriormente descrito no estágio I do tratamento da síndrome da hipoplasia do coração esquerdo. Após a remoção do pinçamento cruzado da aorta, um *shunt* de Blalock-Taussig modificado, usando um enxerto tubular de 3,5 a 4,0 mm de GORE-TEX, é realizado entre a artéria inominada e a artéria pulmonar direita, durante o reaquecimento sistêmico. O *shunt* deve ser pinçado até que o desvio cardiopulmonar seja interrompido e, aí, é aberto. No início do período pós-desvio, a hiperventilação vigorosa pode ser necessária, já que, neste momento, a resistência vascular pulmonar está, frequentemente, elevada.

31 Princípio de Fontan

O princípio de Fontan é aplicado a pacientes que apresentam uma cardiopatia congênita de um único ventrículo. O objetivo final é obter uma circulação em que o retorno venoso sistêmico seja dirigido, diretamente, às artérias pulmonares, sendo o ventrículo único usado no fluxo sanguíneo sistêmico. A cirurgia original de Fontan utilizava uma conexão atriopulmonar em pacientes com atresia de tricúspide. Desde então, o procedimento e suas indicações evoluíram, permitindo a instituição da circulação de Fontan em muitos pacientes com um único ventrículo.

Fisiopatologia do Ventrículo Único

O paciente com ventrículo único pode apresentar diversos quadros clínicos, dependendo da presença ou ausência de obstrução ao fluxo sistêmico ou pulmonar. A obstrução grave ao fluxo pulmonar gera cianose. A obstrução ao fluxo sistêmico pode prejudicar a perfusão sistêmica e reduzir o débito cardíaco. O fluxo de sangue pelo ducto arterioso patente desvia-se da obstrução na circulação pulmonar ou sistêmica, mantendo um estado de estabilidade clínica. Quando o ducto começa a se fechar, porém, a deterioração clínica se torna evidente. Em um pequeno grupo de pacientes, a obstrução ao fluxo sistêmico ou pulmonar é mínima ou nula. Inicialmente, estes pacientes podem apresentar um bom equilíbrio das circulações sistêmica e pulmonar. Com a diminuição da resistência vascular sistêmica ocorrida nas primeiras semanas de vida, porém, o fluxo sanguíneo pulmonar aumenta e há desenvolvimento de insuficiência cardíaca congestiva. Caso haja obstrução venosa pulmonar, o paciente pode apresentar cianose, pelo aumento da resistência vascular pulmonar.

O manejo do neonato com um único ventrículo é dirigido à obtenção de oxigenação sistêmica adequada e à prevenção do desenvolvimento de doença vascular pulmonar. A intervenção cirúrgica pode ser necessária à obtenção do fluxo livre do ventrículo único à circulação sistêmica. Os sangues venosos sistêmico e pulmonar devem misturar-se de maneira adequada. Estes parâmetros hemodinâmicos permitem que o paciente se torne candidato à subsequente realização de um procedimento de Fontan.

Manejo Cirúrgico

Crianças com menos de 3 meses de idade e fluxo sanguíneo pulmonar inadequado requerem um *shunt* sistêmico-artéria pulmonar (vide o Capítulo 18). Bebês com fluxo sanguíneo pulmonar excessivo, sem obstrução à via de saída sistêmica, devem ser submetidos à intervenção precoce, focalizada na redução da sobrecarga de volume no ventrículo sistêmico e na diminuição do fluxo sanguíneo pulmonar, prevenindo o desenvolvimento de doença vascular pulmonar. No passado, a bandagem da artéria pulmonar era usada na obtenção destes objetivos (vide o Capítulo 16). A bandagem da artéria pulmonar, porém, pode não limitar o fluxo sanguíneo pulmonar o suficiente, ou ainda distorcer a artéria pulmonar direita ou ambas as artérias pulmonares. Por causa disso, muitos cirurgiões acreditam que a divisão e a sutura da artéria pulmonar principal, com a construção de um *shunt* sistêmico-pulmonar sejam, nestes casos, a melhor abordagem. Os pacientes que apresentam fluxo sanguíneo pulmonar excessivo e obstrução ao fluxo sistêmico são mais beneficiados pela realização de um procedimento combinado de Damus-Kay-Stansel e instituição de um *shunt* (vide o Capítulo 30).

Manejo após o Período Pré-Natal

Nestes pacientes, o objetivo é minimizar, assim que possível, as sobrecargas de volume e pressão no ventrículo único. Todos os pacientes devem ser submetidos a um cateterismo cardíaco de rotina entre 4 e 6 meses de idade. Caso haja sinais e sintomas de disfunção ventricular, problemas em valva atrioventricular ou aumento da resistência vascular pulmonar, o exame deve ser realizado mais cedo. Estes pacientes são suscetíveis ao desenvolvimento de vasos aortopulmonares colaterais. Durante o cateterismo cardíaco, portanto, a procura por vasos colaterais deve ser realizada e, caso estes sejam observados, devem ser ocluídos com molas.

Qualquer obstrução subaórtica ou em arco aórtico que ainda não tenha sido resolvida deve ser corrigida antes da realização de outras intervenções cirúrgicas. A obstrução subaórtica pode requerer a realização de um procedimento de Damus-Kay-Stansel (vide o Capítulo 30) ou a ampliação do forame bulboventricular. A obstrução do arco aórtico ou a coarctação discreta pode responder à angioplastia com balão ou requerer uma intervenção cirúrgica (vide os Capí-

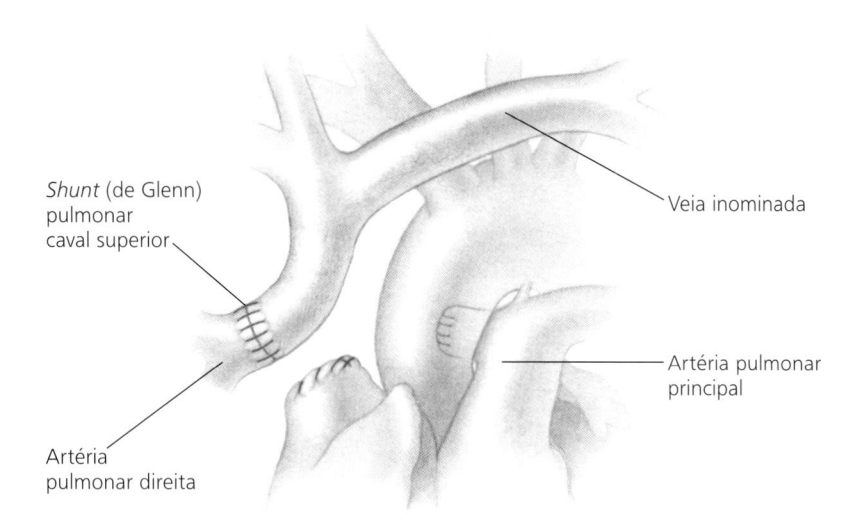

FIG. 31-1. Clássico *shunt* de Glenn.

tulos 15 e 29). Qualquer situação que requeira que o ventrículo único bombeie sangue para as circulações sistêmica e pulmonar coloca uma assim chamada sobrecarga de volume nesta câmara cardíaca. Todos os complexos de ventrículo único apresentam, inicialmente, uma sobrecarga volumétrica nesta câmara cardíaca. Isto é observado seja o fluxo sanguíneo pulmonar proveniente de um *shunt* sistêmico-artéria pulmonar ou do fluxo controlado do ventrículo único, como verificado na estenose pulmonar ou após a realização de um procedimento de bandagem da artéria pulmonar. Uma conexão cavopulmonar superior remove a sobrecarga volumétrica do ventrículo, já que todo o fluxo sanguíneo pulmonar vem, diretamente, da veia cava superior. O ventrículo propele o fluxo apenas pela circulação sistêmica. Este procedimento pode ser realizado com sucesso depois da diminuição da resistência vascular pulmonar, o que geralmente ocorre aos 3 meses de idade. A remoção precoce da sobrecarga volumétrica do ventrículo pode aumentar, a longo prazo, sua função.

Ao realizar a conexão de Fontan em 2 estágios, o risco cirúrgico do procedimento completo é reduzido. Quando a sobrecarga volumétrica é agudamente removida do ventrículo único, a pós-carga nesta câmara cardíaca aumenta. Este aumento da pós-carga é menor, quando apenas a veia cava superior está conectada à artéria pulmonar do que no procedimento de Fontan, onde todo o retorno venoso sistêmico é desviado para a artéria pulmonar. A abordagem em estágios diminui o impacto da alteração da pós-carga em cada fase. Ao realizar o procedimento de Fontan em estágios, a combinação de hipertrofia ventricular e redução súbita do volume diastólico, ocasionalmente fatal, pode ser evitada.

Procedimento Bidirecional de Glenn

O clássico *shunt* cavopulmonar, ou de Glenn, conseguido através da anastomose da veia cava superior à artéria pulmonar direita, é, hoje, raramente realizado (Fig. 31-1). A anastomose cavopulmonar superior bidirecional, ou procedimento bidirecional de Glenn, permite que o retorno, vindo da veia cava superior, entre nas artérias pulmonares direita e esquerda. Uma vez que somente 40 a 50% do retorno venoso sistêmico chega ao leito arterial pulmonar, os pacientes que não seriam candidatos ao procedimento completo de Fontan podem ser submetidos ao *shunt* bidirecional de Glenn. Este procedimento é frequentemente usado como parte de uma abordagem em estágios em pacientes com 1 ventrículo único. O *shunt* bidirecional de Glenn pode também ser usado em pacientes com ventrículos direitos pequenos ou disfuncionais, criando um assim chamado reparo de um ventrículo e meio. Isto pode permitir que alguns pacientes, que não são candidatos ao reparo de 2 ventrículos, tenham o ventrículo direito tratado como parte do retorno venoso sistêmico.

Canulação

Uma esternotomia mediana padrão é realizada. Um procedimento bidirecional de Glenn pode ser realizado sem desvio cardiopulmonar, usando um *shunt* entre o aspecto mais proximal da veia cava superior e o apêndice atrial direito. Neste caso, 2 cânulas venosas de ângulo reto são selecionadas, tendo tamanho similar à veia cava superior. Suturas em bolsa de tabaco são colocadas na junção entre a veia cava superior e a veia inominada e no apêndice atrial direito. A administração sistêmica de heparina é, então, realizada e, a seguir, a veia cava superior é canulada. A cânula se enche de sangue e é pinçada. Uma 2ª cânula é, então, colocada no apêndice atrial direito. O sangue do átrio direito enche esta cânula, que é, então, conectada à primeira, certificando que não há ar preso no conector. O *shunt* é aberto, permitindo o fluxo entre a veia cava superior e o átrio direito. Qualquer *shunt* sistêmico-artéria pulmonar anteriormente colocado é circunferencialmente dissecado. A veia ázigo é duplamente ligada com peque-

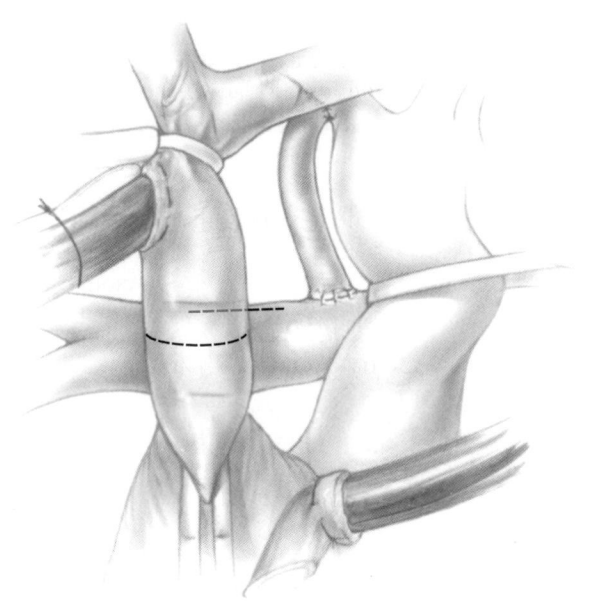

FIG. 31-2. *Shunt* bidirecional de Glenn: transecção da veia cava superior e abertura longitudinal no aspecto superior da artéria pulmonar direita.

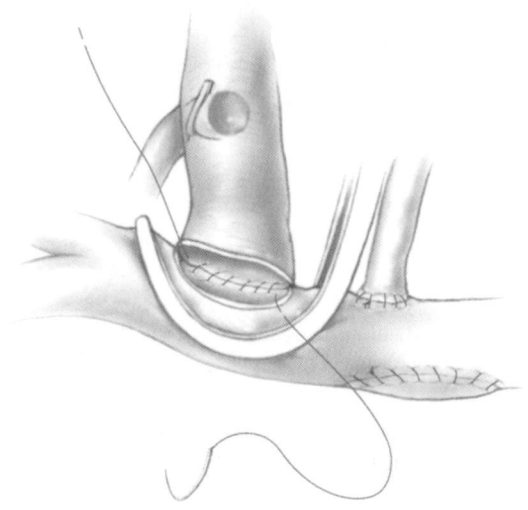

FIG. 31-3. *Shunt* bidirecional de Glenn: linha posterior de sutura completa.

nas tiras de seda e dividida entre as ligaduras, permitindo a mobilização total da veia cava superior. Uma fita ao redor da cânula da veia cava superior é agora apertada, e uma pinça vascular angulada é colocada imediatamente acima da junção entre o átrio direito e a veia cava superior. A veia cava superior é, então, seccionada (Fig. 31-2). A junção entre o átrio direito e a veia cava superior é suturada com Prolene 6-0, e a pinça vascular é removida.

⦰ Torção da Veia Cava Superior

Para prevenir a torção da veia cava superior proximal após a transecção, a veia ázigo pode ser simplesmente ligada ou ocluída com um *clip* metálico. Isto mantém a orientação correta da veia cava superior durante sua anastomose com a artéria pulmonar. De modo alternativo, suturas de marcação podem ser colocadas na veia cava superior para manter a orientação do vaso durante a anastomose.

O aspecto superior da artéria pulmonar direita é pego com uma pinça curva, e uma abertura no aspecto superior da artéria pulmonar direita é feita com um bisturi e uma tesoura de Potts. A anastomose da veia cava superior à artéria pulmonar direita é, então, realizada, com uma sutura contínua de Prolene 6-0 ou 7-0, começando no aspecto mais medial da arteriotomia medial, completando a fileira posterior com uma agulha e, então, o aspecto anterior com uma 2ª agulha (Fig. 31-3).

NB Caso o procedimento bidirecional de Glenn seja realizado fora da bomba, a fonte do fluxo pulmonar deve ser mantida durante a construção da anastomose. Se o fluxo pulmonar vier do ventrículo, através de uma valva nativa, banda pulmonar ou *shunt* ventrículo-pulmonar, o pinçamento da artéria pulmonar direita deve ser bem tolerado. Na presença de um *shunt* sistêmico-pulmonar para a artéria pulmonar direita, porém, este pinçamento deve ser cuidadoso. A não ser que o *shunt* anterior esteja centralmente localizado na artéria pulmonar direita, pode não ser possível realizar o procedimento bidirecional de Glenn sem desvio cardiopulmonar.

⦰ Tensão na Anastomose entre a Veia Cava Superior e a Artéria Pulmonar

A tensão na anastomose entre a veia cava superior e a artéria pulmonar direita deve ser evitada, deixando a 1ª com o maior comprimento possível e colocando a abertura na 2ª o mais próximo possível da veia cava superior seccionada. Isto evita tensões na anastomose que possam provocar sangramento intraoperatório na linha de sutura, deiscência da linha de sutura ou, a longo prazo, fibrose e estreitamento da anastomose.

⦰ Anastomose em Bolsa de Tabaco

Pode ser prudente utilizar pontos separados no aspecto anterior da anastomose, impedindo o efeito em bolsa de tabaco e o estreitamento da anastomose. Isto é especialmente importante, caso a veia cava superior apresente diâmetro pequeno, como observado na presença de bilateralidade deste vaso.

Finalização do *Shunt*

A pinça na artéria pulmonar é removida, e a anastomose é inspecionada quanto à ocorrência de sangramentos e sua patência.

O tubo do *shunt* é pinçado, a cânula da veia cava superior, retirada, e a sutura em bolsa de tabaco é fixa. Qualquer *shunt* sistêmico-pulmonar ou ventricular-pulmonar anteriormente colocado é ocluído com clipes metálicos. Caso o fluxo seja propelido pelo ventrículo, uma bandagem firme pode ser colocada ao redor da artéria pulmonar, ou o vaso pode ser seccionado e suturado. A cânula atrial direita é removida, e a administração de protamina é iniciada.

Lesão ao Nó Sinoatrial

O nó sinoatrial está localizado no aspecto lateral da junção entre o átrio e a veia cava superior, sendo suscetível à lesão. O cirurgião deve colocar a pinça bem distante desta área, e a sutura deve ser realizada, tendo-se esta possível complicação em mente.

Ligação da Artéria Pulmonar

A ligação da artéria pulmonar cria um espaço entre a valva pulmonar e a ligadura, onde ocorre estase, e a formação de trombos é frequente. A artéria pulmonar principal deve ser seccionada imediatamente acima da valva, e ambas as extremidades são suturadas com pontos contínuos de Prolene 5-0 ou 6-0. Isto requer a instituição de desvio cardiopulmonar e, assim, a presença de fluxo anterógrado pela artéria pulmonar nativa é uma contraindicação à realização do procedimento bidirecional de Glenn fora da bomba.

Fluxo Sanguíneo Pulmonar Adicional

Alguns cirurgiões acreditam que, nestes pacientes, uma fonte adicional de fluxo sanguíneo é importante. Esta fonte pode ser obtida por meio de um *shunt* sistêmico-pulmonar ou ventricular-pulmonar, com ou sem estreitamento do conduto. Caso haja fluxo propelido pelo ventrículo, a artéria pulmonar pode ser submetida à bandagem firme. Os efeitos benéficos destes procedimentos são o aumento dos níveis de saturação de oxigênio e o crescimento possivelmente melhor da artéria pulmonar. No entanto, há aumento de volume no ventrículo. Se o fluxo pulmonar adicional for mantido, a pressão na artéria pulmonar deve ser monitorada.

Desenvolvimento de Malformações Arteriovenosas Pulmonares

A incidência de malformações arteriovenosas pulmonares após a realização de um procedimento bidirecional de Glenn aumenta com o passar do tempo. Acredita-se que isto ocorra em razão da exclusão do fluxo venoso hepático da circulação arterial pulmonar. Isto pode provocar cianose progressiva, caso o paciente seja deixado com a circulação bidirecional de Glenn por um tempo prolongado. Uma vez que o procedimento de Glenn é, na maioria das vezes, realizado como parte de um procedimento estadiado de Fontan, as malformações arteriovenosas pulmonares geralmente não são problemáticas. O procedimento bidirecional de Glenn não deve ser o último a ser realizado em pacientes que não são candidatos ao procedimento de Fontan, dado o risco significativo de desenvolvimento destas malformações arteriovenosas pulmonares. A restauração do fluxo venoso hepático ao leito arterial pulmonar leva à regressão destas malformações. A prevenção de tais malformações é um dos argumentos dados por cirurgiões que preferem manter uma fonte adicional de fluxo sanguíneo pulmonar antes da realização do procedimento bidirecional de Glenn.

Elevação da Pressão na Artéria Pulmonar

Na artéria pulmonar, a pressão acima de 20 mmHg não é tolerada e, nesta circunstância, pode ser necessário interromper as fontes adicionais de fluxo deste vaso.

Caso as pressões na veia cava superior permaneçam altas, medidas diretas, com agulha, das pressões neste vaso e na artéria pulmonar devem ser realizadas, descartando a presença de um problema anastomótico. Se as pressões na artéria pulmonar permanecerem em 20 mmHg ou mais apesar da realização de manobras que reduzam a resistência vascular pulmonar, o *shunt* bidirecional de Glenn deve ser retirado, a veia cava superior, reanastomosada ao átrio direito, e um *shunt* sistêmico-artéria pulmonar é instituído.

Integridade do Shunt Tubular

Caso um *shunt* sistêmico-pulmonar ou ventricular-pulmonar, anteriormente colocado, seja simplesmente ocluído com um clipe metálico e não dividido, a artéria pulmonar pode ser distorcida. É preferível colocar o clipe nas porções proximal e distal do tubo e dividi-lo.

Estreitamento da Veia Cava Superior no Sítio de Canulação

A simples colocação da sutura em bolsa de tabaco no sítio de canulação da veia cava superior pode provocar uma torção significativa e a obstrução do fluxo na veia cava superior distal e na artéria pulmonar. Caso isto ocorra, a veia cava superior deve ser ocluída com uma pinça curva, a sutura em bolsa de tabaco, removida, e a abertura meticulosamente reparada com suturas contínuas ou não de Prolene 7-0.

Procedimento Bidirecional de Glenn em Desvio Cardiopulmonar

Em alguns pacientes, é necessário ou preferível realizar o *shunt* bidirecional de Glenn sob desvio cardiopulmonar. Isto é observado principalmente em pacientes que requerem a reconstrução das artérias pulmonares ou naqueles com veias cavas superiores bilaterais que requerem a realização de um procedimento bidirecional de Glenn bilateral. Nestes casos, a canulação da aorta ascendente, bastante proximal à veia cava superior, e do átrio direito é realizada. O desvio cardiopulmonar é iniciado, e os *shunts* sistêmico-pulmonar e ventricular-pulmonar, anteriormente colocados, são fechados. O procedimento previamente descrito para a anastomose entre a veia cava superior e a artéria pulmonar direita pode, então, ser realizado, com o coração descomprimido. Raramente é necessário realizar o pinçamento cruzado da aorta ascendente e parar o coração.

Colocação Distal do Shunt

Caso um *shunt* sistêmico-pulmonar prévio tenha sido previamente colocado na saída do ramo lobar superior direito da artéria pulmonar, o procedimento bidirecional de Glenn deve ser realizado sob desvio cardiopulmonar. O *shunt* é ocluído proximalmente, com *clipes*, e dividido. A extremidade da artéria pulmonar do *shunt* é removida, e a abertura criada é ampliada e anastomosada à veia cava superior.

Veia Cava Superior Bilateral

A maioria dos pacientes com veias cavas superiores bilaterais requer a realização do procedimento bidirecional bilateral de Glenn. Em raros casos, há uma ponte venosa de tamanho considerável, que pode permitir a ligação da menor das veias cavas superiores e a realização de um procedimento bidirecional de Glenn no vaso maior. A cirurgia é geralmente realizada sob desvio cardiopulmonar, com o coração batendo. As duas cavas superiores podem ser canuladas o mais alto possível. De modo alternativo, a veia cava superior esquerda pode ser testada, sendo pinçada, enquanto a pressão acima do sítio de oclusão é mensurada. Caso a pressão seja superior a 20 mmHg, a veia cava superior esquerda é canulada para instituição de desvio cardiopulmonar. Se a pressão for inferior a 20 mmHg, a anastomose da veia cava superior esquerda pode ser completada com o vaso pinçado. Com o início do desvio, quaisquer *shunts* sistêmicos-pulmonares são dissecados e ocluídos. As duas anastomoses cavopulmonares bidirecionais são realizadas da maneira terminolateral descrita no texto anterior.

Veias Ázigos e Hemiázigos

As veias ázigos e hemiázigos devem ser ligadas, prevenindo a ocorrência de descompressão pós-operatória por estas conexões até o sistema da veia cava inferior, com menor pressão. Isto reduz o fluxo sanguíneo da artéria pulmonar e provoca cianose.

Ausência de Crescimento da Artéria Pulmonar Central

O segmento de artéria pulmonar entre as 2 anastomoses não cresce tão bem quanto as artérias pulmonares direita e esquerda próximas aos hilos dos pulmões. Isto provavelmente se deve ao fluxo seletivo para os pulmões e pode provocar uma estase relativa na artéria pulmonar central e até mesmo a formação de trombos. Cada veia cava deve ser anastomosada à artéria pulmonar o mais medialmente possível, minimizando este segmento.

Trombose da Circulação Cavopulmonar

O risco de desenvolvimento de trombos no circuito cavopulmonar é maior em pacientes com veias cavas superiores bilaterais. Isto pode estar relacionado com o menor tamanho dos vasos, com fluxo menor e maior risco de ocorrência de problemas anastomóticos. Durante a realização desta sutura, a atenção meticulosa aos detalhes é crítica, e o uso de pontos separados em toda a anastomose pode ser indicado. Alguns cirurgiões preferem esperar até que o paciente tenha 6 a 9 meses de idade para realizar um procedimento bidirecional bilateral de Glenn, quando os vasos estarão um pouco maiores. Além disso, o uso de acessos centrais envolvendo as veias cavas superiores deve ser evitado; se presentes, tais acessos devem ser removidos logo após a cirurgia, assim que possível.

Interrupção da Veia Cava Inferior com Continuação da Veia Ázigo

Em pacientes com síndrome de heterotaxia e interrupção da veia cava inferior com continuação pela veia ázigo até a veia cava superior, um *shunt* bidirecional de Glenn incorpora aproximadamente 85% do retorno venoso sistêmico para a circulação pulmonar. Apenas o fluxo venoso hepático e, do seio coronário são excluídos. Nestes casos, a veia ázigo obviamente não deve ser ligada, já que carreia grande parte do retorno do sistema venoso subdiafragmático. Este procedimento era inicialmente visto como o tratamento definitivo destes pacientes. Com o passar do tempo, porém, muitos dos pacientes desenvolviam malformações arteriovenosas pulmonares e cianose progressiva. Estes indivíduos devem ser submetidos a um procedimento simultâneo ou estadiado para dividir as veias hepáticas da artéria pulmonar por um túnel lateral ou conduto extracardíaco (vide o texto a seguir). Alguns cirurgiões defendem a realização de uma conexão direta entre as veias hepáticas e a veia ázigo.

Conexão Pulmonar Anômala

Os tipos intracardíacos de drenagem venosa pulmonar anômala não requerem intervenção. Os demais tipos podem ser manejados pela anastomose da confluência venosa pulmonar ao átrio esquerdo ou comum e pela ligação da veia conectora. Em certos tipos supracardíacos com drenagem anômala da veia cava superior direita ou esquerda nas proximidades do átrio, a veia cava envolvida pode ser dividida acima do sítio de entrada da veia pulmonar. A extremidade proximal é anastomosada à artéria pulmonar, e a porção distal é cuidadosamente suturada, permitindo a entrada das veias anômalas no átrio.

Procedimento HemiFontan

O procedimento bidirecional de Glenn tem a vantagem de ser de realização relativamente simples e pode ser feito sem desvio cardiopulmonar ou em desvio, mas com o coração batendo. Este procedimento prepara o paciente para a colocação de um conduto extracardíaco da veia cava anterior até a artéria pulmonar, segundo o procedimento de Fontan completo. Pacientes que requerem a ampliação extensa das artérias pulmonares, porém, podem ser mais bem atendidos pelo assim chamado procedimento hemiFontan. Alguns cirurgiões usam esta técnica rotineiramente, como o 2º estágio em pacientes com síndrome da hipoplasia do coração esquerdo. O procedimento de hemiFontan prepara o paciente para a colocação de um septo no túnel lateral intra-atrial do fluxo da veia cava inferior à artéria pulmonar, completando a cirurgia de Fontan.

Técnica

A abordagem por esternotomia mediana é utilizada. O procedimento pode ser realizado sob parada hipotérmica ou desvio cardiopulmonar contínuo e hipotermia moderada. A aorta ascendente é canulada da maneira habitual. Caso a parada hipotérmica seja utilizada, uma única cânula de ângulo reto é colocada no apêndice atrial direito. De modo alternativo, uma cânula de ângulo reto é colocada na junção entre a veia cava superior e a veia inominada, e uma 2ª cânula, também de ângulo reto, é colocada na junção entre o átrio direito e a veia cava inferior.

NB Lesão ao Nervo Frênico

Alguns cirurgiões preferem o uso da parada hipotérmica, evitando a ocorrência de lesões ao nervo frênico, que pode ser associada à dissecção repetida e à colocação de torniquetes ao redor da veia cava.

O desvio cardiopulmonar é iniciado, e qualquer *shunt* anteriormente colocado é mobilizado e fechado com um clipe metálico. Caso a parada hipotérmica seja usada, o resfriamento é realizado por, pelo menos, 10 a 15 minutos, até que a temperatura retal seja igual ou inferior a 18°C. Uma única dose da solução para cardioplegia fria é injetada na aorta ascendente, após o pinçamento cruzado. O volume é esvaziado no circuito da bomba, e a cânula venosa é removida. Caso o desvio contínuo seja utilizado, o resfriamento a 28°C é realizado, e a solução de cardioplegia é dada a cada 15 a 20 minutos, durante o intervalo de pinçamento cruzado. As fitas ao redor das 2 cânulas das veias cavas são afrouxadas.

Uma abertura longitudinal é feita na superfície anterior da artéria pulmonar direita e estendida atrás da aorta, até a confluência da artéria pulmonar, e para a direita, a um ponto diretamente atrás da veia cava superior (Fig. 31-4).

NB Sítio do Shunt Anterior

Muitas vezes, um enxerto tubular de GORE-TEX é anastomosado à artéria pulmonar direita ou à confluência da artéria pulmonar. O enxerto tubular deve ser mobilizado, fixado com 2 clipes metálicos o mais distante possível da artéria pulmonar e seccionado. O restante do tubo de GORE-TEX ligado à artéria pulmonar deve ser removido, e a abertura criada é incorporada à incisão longitudinal.

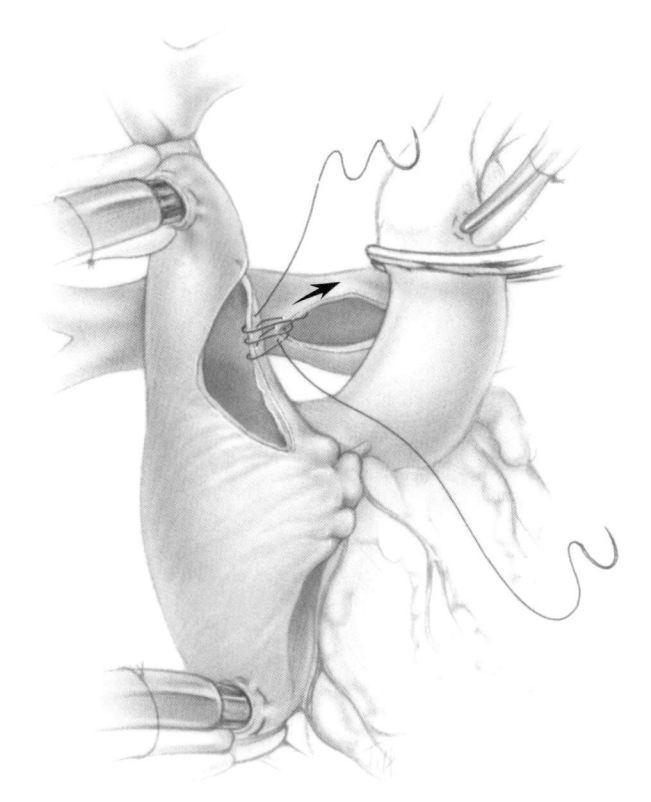

FIG. 31-4. Procedimento de HemiFontan: abertura da junção entre o átrio direito e a veia cava e da artéria pulmonar direita.

Confluência da Pequena Artéria Pulmonar

Caso a artéria pulmonar direita ou esquerda seja pequena ou estenótica, uma incisão longitudinal deve ser estendida até o hilo do pulmão esquerdo.

Uma abertura é realizada no aspecto superior do átrio direito e carreada, superiormente, até o aspecto medial da veia cava superior. A incisão termina posteriormente, na veia cava superior, 3 a 4 mm acima da incisão longitudinal na artéria pulmonar. Uma sutura de Prolene 6-0 é usada para anastomosar a extensão à direita da abertura da artéria pulmonar até a borda posterior da veia cava superior (Fig. 31-4). Um retalho triangular de pericárdio autólogo ou homoenxerto pulmonar é usado na ampliação da abertura anterior da artéria pulmonar e da veia cava superior. A linha de sutura é iniciada na extensão esquerda da abertura da artéria pulmonar e continuada até que encontre a sutura que vai da artéria pulmonar até a veia cava superior (Fig. 31-5). Estas suturas são bem presas. O aspecto inferior do retalho triangular é, então, suturado ao endocárdio do átrio direito, indo, posteriormen-

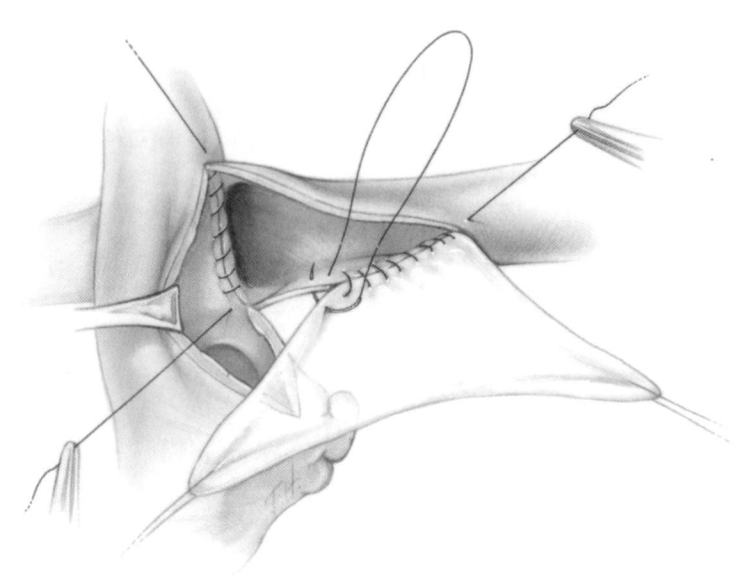

FIG. 31-5. Procedimento de HemiFontan: colocação de retalho de pericárdio ou homoenxerto pulmonar na artéria pulmonar e na veia cava superior.

te e para cima, da abertura do átrio direito até o aspecto lateral, encontrando a incisão no átrio direito. O retalho é, então, dobrado sobre si mesmo e suturado à abertura restante no átrio direito e na veia cava superior (Fig. 31-6). Este dobramento fecha a junção entre a veia cava superior e o átrio direito (Fig. 31-7). Quando o procedimento completo de Fontan é realizado, este retalho de pericárdio ou homoenxerto é excisado pela abertura do átrio direito, restabelecendo o fluxo pela junção.

Suprimento Sanguíneo pelo Nó Sinoatrial

É importante iniciar a incisão no átrio direito pela porção mais posterior do átrio. A incisão deve ser continuada no aspecto medial da veia cava superior, evitando lesões ao suprimento sanguíneo do nó sinoatrial.

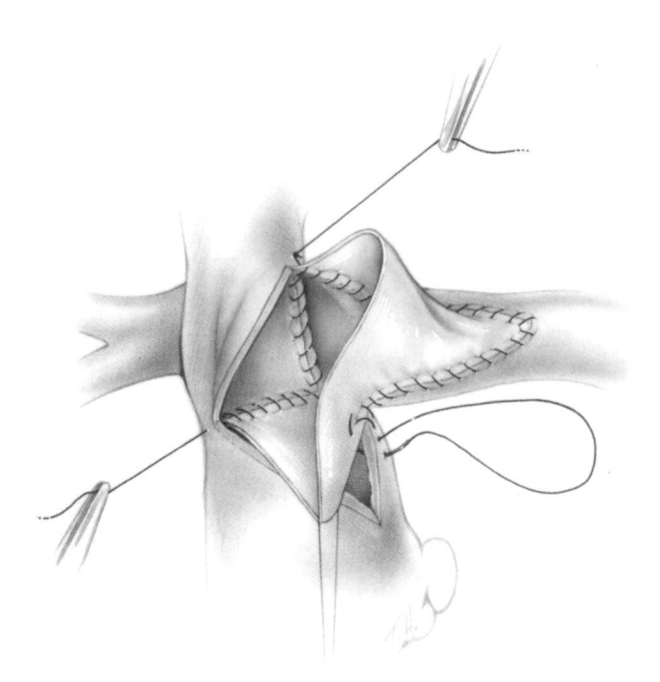

FIG. 31-6. Procedimento de HemiFontan: dobramento do retalho para fechamento da junção entre o átrio direito e a veia cava superior.

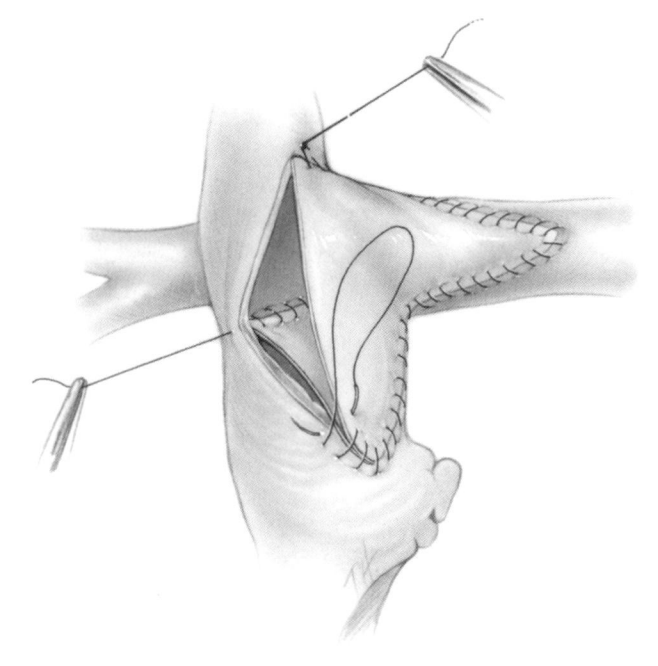

FIG. 31-7. Procedimento de HemiFontan: finalização do retalho anterior para anastomose da artéria pulmonar direita e da veia cava superior.

🄰 Ligadura da Artéria Pulmonar

O procedimento hemiFontan é mais frequentemente utilizado em pacientes submetidos ao estágio I do tratamento da síndrome da hipoplasia do coração esquerdo. Caso haja propulsão de fluxo através da valva pulmonar, a artéria pulmonar principal deve ser seccionada, não ligada, à altura desta estrutura. A ligadura da artéria pulmonar cria um espaço morto acima da valva pulmonar, onde podem formar-se trombos. A extremidade proximal é suturada com pontos separados reforçados de Prolene 4-0, incorporando o tecido da valva, mais uma sutura contínua de Prolene 5-0. A abertura criada na artéria pulmonar principal distal é, então, estendida pela artéria pulmonar direita.

🄽🄱 Regurgitação da Valva Atrioventricular

Demonstrou-se que a presença de uma regurgitação da valva atrioventricular mais do que moderada afeta, negativamente, a função do ventrículo único e eleva a pressão da artéria pulmonar. Estas 2 sequelas podem impedir que o paciente possa ser um candidato à cirurgia completa de Fontan. É importante realizar o reparo valvar antes ou durante o 2º estágio do procedimento, seja este Glenn bidirecional ou hemiFontan.

Procedimento Completo de Fontan

A cirurgia completa de Fontan pode ser realizada, quando a criança tem, aproximadamente, 2 anos de idade. Hoje, o procedimento de Fontan é geralmente realizado como parte de uma abordagem em estágios em pacientes que apresentam um ventrículo único e foram submetidos ao *shunt* bidirecional de Glenn ou ao hemiFontan.

O procedimento original de Fontan envolve uma conexão atriopulmonar. O benefício da contração atrial é bastante limitado pela baixa resistência ao fluxo de retorno nas veias sistêmicas. Hoje, a conexão cavopulmonar total é realizada para criar uma circulação de Fontan. Isto consiste no direcionamento do fluxo da veia cava superior diretamente para a artéria pulmonar e no tunelamento do retorno da veia cava inferior por um conduto reto ou septo até a artéria pulmonar. Acredita-se que esta conexão aumente os padrões de fluxo com possíveis vantagens hemodinâmicas, menor estase e diminuição do risco de formação de trombos e menor ocorrência de arritmias secundárias à distensão atrial.

Conexão Cavopulmonar Total

Incisão

Este geralmente é um novo procedimento cirúrgico, já que a conexão de Fontan costuma ser realizada em estágios. Uma esternotomia mediana padrão permite a exposição ideal.

Canulação

A canulação da aorta ascendente é realizada da maneira usual. A veia cava superior deve ser canulada nas proximidades de sua junção com a veia inominada. A cânula da veia cava inferior deve ser colocada bem baixa, no próprio vaso, ou na junção entre este e o átrio direito.

Técnica para a Realização do Procedimento Extracardíaco de Fontan

Os pacientes previamente submetidos ao *shunt* bidirecional de Glenn são os principais candidatos ao procedimento extracardíaco de Fontan. Este procedimento pode ser realizado em desvio cardiopulmonar, sem pinçamento cruzado da aorta. As possíveis vantagens desta técnica são a melhoria da dinâmica do fluxo pelo conduto tubular na artéria pulmonar e a diminuição da ocorrência de arritmias secundárias às limitações das linhas de sutura atriais e à distensão atrial. Além disso, certas considerações anatômicas, como a localização das veias pulmonares, que pode complicar a realização do procedimento de septo intra-atrial, ou o posicionamento da veia cava inferior, podem fazer com que a colocação do conduto extracardíaco seja a melhor opção. A desvantagem desta técnica é a falta de possibilidade de crescimento. Esta cirurgia, portanto, é geralmente realizada em crianças um pouco mais velhas e maiores, em que a implantação de um conduto de tamanho adulto é possível.

Em desvio cardiopulmonar, com o coração descomprimido e batendo, o aspecto lateral do átrio direito e o aspecto inferior da artéria pulmonar direita são completamente dissecados. Com a fita da veia cava inferior apertada, uma pinça de Satinsky é colocada 2 a 3 cm acima da junção entre o átrio direito e a veia cava inferior (Fig. 31-8). O átrio direito é dividido a, aproximadamente, 1 cm das bordas da pinça, e as margens são suturadas com uma fileira dupla de pontos contínuos de Prolene 4-0.

Um enxerto tubular de GORE-TEX, de 18 a 20 mm, é seccionado e anastomosado à veia cava inferior, usando uma sutura de Prolene 5-0 ou 6-0. O enxerto é, então, medido no comprimento adequado para repousar posterolateralmente ao átrio direito e encontrar a margem inferior da artéria pulmonar direita (Fig. 31-9). O enxerto é ajustado, e sua porção medial é deixada um pouco mais longa. Com a fita da veia cava superior bem apertada, uma incisão longitudinal é feita pelo aspecto inferior da artéria pulmonar direita e estendida medialmente, em direção à confluência da artéria pulmonar. A anastomose entre o tubo de GORE-TEX e a abertura da artéria pulmonar é iniciada em sua porção medial, passando a agulha de dentro para fora do enxerto e daí de fora para dentro da arteriotomia, com uma sutura de Prolene 6-0 (Fig. 31-9). A anastomose posterior é completada, e a 2ª agulha é usada para finalizar a linha de sutura anterior.

As fitas são removidas das cânulas das cavas e, enquanto a ventilação é iniciada, permitem-se o enchimento e a ejeção do coração. O desvio cardiopulmonar é, então, descontinuado, e a descanulação é realizada.

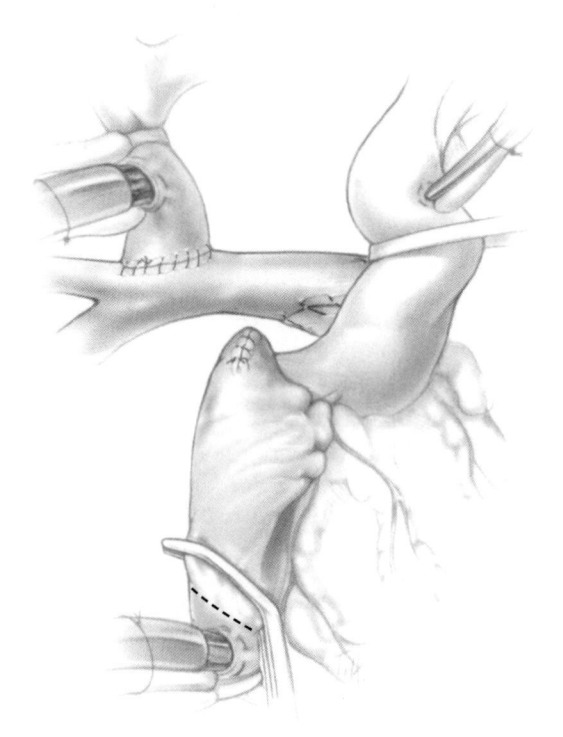

FIG. 31-8. Procedimento de Fontan extracardíaco: um grampo é colocado na parede do átrio direito, 2 a 3 cm acima da veia cava inferior.

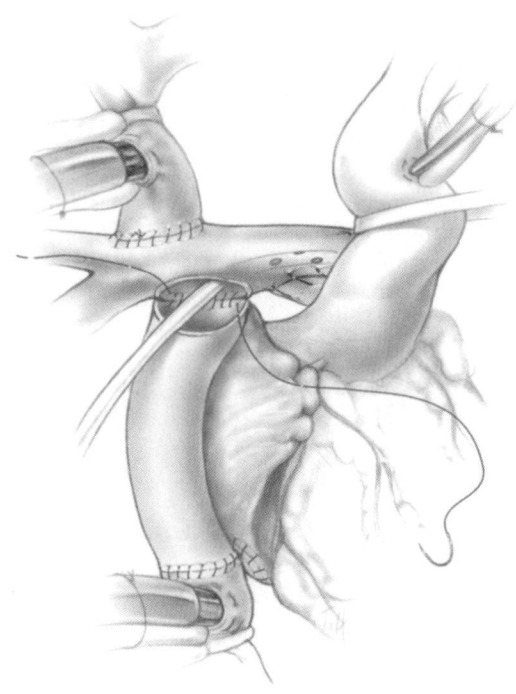

FIG. 31-9. Procedimento de Fontan extracardíaco: a anastomose da veia cava inferior é completada. Sutura de um conduto de GORE-TEX no aspecto inferior da artéria pulmonar. Note o respiradouro na artéria pulmonar.

⊘ Átrio Direito com Borda de Tecido muito Pequena

Caso o tecido do átrio direito escorregue da pinça, pode haver embolia aérea, com consequências desastrosas. Uma borda de tecido, de 1 cm, deve ser deixada além da pinça. Além disso, iniciar a linha de sutura após o corte de somente 1 a 2 cm e continuar a seccionar e suturar após cada centímetro da incisão garante que, se a pinça se soltar, a abertura no átrio direito poderá ser controlada.

⊘ Lesão ao Seio Coronário

Antes e depois da colocação da pinça no átrio direito, o coração deve ser inspecionado, garantindo que o seio coronário e a artéria coronária direita não foram incluídos.

⊘ Propulsão do Fluxo pela Artéria Pulmonar

Caso haja propulsão do fluxo do ventrículo único à artéria pulmonar, a artéria pulmonar principal precisa ser ligada ou dividida. Para prevenir o possível desenvolvimento de trombos acima da valva pulmonar e abaixo da altura da ligação, em decorrência da estase, a abordagem preferida é a divisão da artéria pulmonar imediatamente acima da valva e suturar sua extremidade proximal, incorporando o tecido da valva na linha de sutura. Isto requer um curto período de pinçamento cruzado da aorta.

A extremidade distal pode, então, ser suturada, ou usada como aspecto mais medial da anastomose do conduto extracardíaco.

⊘ Estenose da Artéria Pulmonar

Quaisquer áreas de estreitamento da artéria pulmonar devem ser tratadas, geralmente com uma abertura longitudinal através da estenose e colocação de um retalho de homoenxerto pulmonar. O estreitamento da artéria pulmonar direita proximal pode, com frequência, ser tratado por meio da colocação de um tubo de GORE-TEX nesta área.

NB Manutenção do Fluxo Laminar nas Artérias Pulmonares

Muitos estudos sugeriram que o menor distúrbio do fluxo propelido pela veia cava superior e pela veia cava inferior até as artérias pulmonares é conseguido, quando os dois fluxos são compensados (Fig. 31-10). Deve-se, portanto, tentar colocar o conduto de GORE-TEX o mais medialmente possível, para compensar a abertura à esquerda da anastomose da veia cava superior. De modo alternativo, caso o *shunt* bidirecional de Glenn seja centralmente colocado na porção mais proximal da artéria pulmonar direita, o conduto extracardíaco é colocado distalmente, no aspecto inferior da artéria pulmonar direita, próximo ao ramo do lobo inferior.

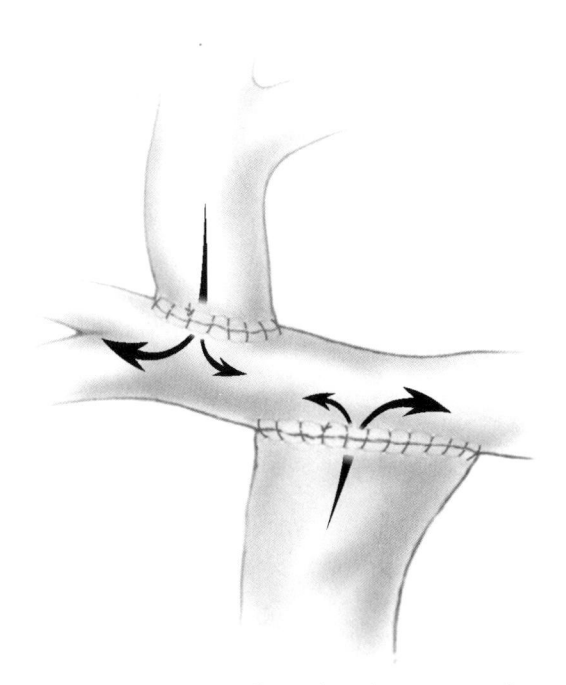

FIG. 31-10. Compensação dos fluxos das veias cavas superior e inferior.

⊘ Excesso de Fluxo Retrógrado nas Artérias Pulmonares

Uma quantidade significativa de fluxo colateral pode ser observada, quando a artéria pulmonar é aberta. A colocação de um aspirador na artéria pulmonar durante a realização da anastomose controla este fluxo (Fig. 31-9).

NB *Tamanho do Conduto*

O conduto extracardíaco apresenta 2 possíveis limitações ao crescimento. Uma é o diâmetro, e a outra é o comprimento do tubo. Existe a preocupação de que o diâmetro maior do que 1 vez e meia o tamanho da veia cava inferior do paciente pode provocar estase e aumento do risco de trombose. Em pacientes com 2 a 4 anos e peso corpóreo de 12 a 15 kg, o diâmetro da veia cava inferior no átrio direito e a distância deste vaso até a artéria pulmonar direita são equivalentes a 60 a 80% do observado em adultos. O procedimento extracardíaco de Fontan, portanto, pode ser realizado, quando o paciente atinge estes limites de idade e peso sem excesso significativo de tamanho e, com sorte, evitando a necessidade de realização de uma nova intervenção cirúrgica.

NB *Interrupção da Veia Cava Inferior*

Nos pacientes que apresentam interrupção da veia cava inferior e continuação da veia ázigo, o diâmetro das veias hepáticas que entram no átrio direito é relativamente pequeno. A realização do procedimento extracardíaco completo de Fontan nestes indivíduos, portanto, requer um conduto de diâmetro menor, evitando a ocorrência de estase e trombose. O uso prolongado de anticoagulantes pode ser indicado. De modo alternativo, alguns cirurgiões recomendam a desconexão das veias hepáticas, com uma braçadeira de tecido do átrio direito. Esta braçadeira é confeccionada em um pedículo vascular, que é anastomosado diretamente à veia ázigo durante um breve período de parada hipotérmica.

NB *Veias Cavas Superiores Bilaterais*

Os pacientes anteriormente submetidos ao procedimento bidirecional bilateral de Glenn apresentam, com frequência, um segmento de artéria pulmonar central um pouco hipoplásico. Nesta situação, para a obtenção das melhores características de fluxo, o conduto da veia cava inferior deve ser posicionado entre as duas anastomoses da veia cava superior. Caso a anatomia local permita tal disposição, o próprio conduto pode ser usado na ampliação do segmento de artéria pulmonar central. Se esta manobra parecer comprimir as veias pulmonares, o conduto pode ser colocado na artéria pulmonar direita, e um retalho separado é usado na ampliação do segmento estreito.

Técnica para Realização do Procedimento de Tunelamento Lateral de Fontan

Os pacientes anteriormente submetidos a um procedimento hemiFontan são bons candidatos ao procedimento de tunelamento lateral de Fontan. Nestes pacientes, a anastomose do topo do átrio direito à artéria pulmonar já foi completada. Uma porção de enxerto tubular é usada na criação de um septo entre a veia cava inferior e a anastomose entre o átrio direito e a artéria pulmonar. Este tipo de cirurgia de Fontan apresenta potencial de crescimento da via entre a veia cava inferior e a artéria pulmonar, permitindo sua realização em pacientes menores.

A canulação bicaval e o desvio cardiopulmonar com hipotermia moderada são utilizados. O pinçamento cruzado da aorta é aplicado, e a solução de cardioplegia fria é infundida na raiz aórtica. Uma atriotomia direita longitudinal é realizada, começando em um ponto 0,5 a 1 cm anterior e paralelo ao sulco terminal, após a colocação da fita ao redor da cânula da veia cava inferior. O tecido residual do septo atrial é excisado, garantindo a drenagem desobstruída do retorno venoso pulmonar pela valva atrioventricular.

Um segmento de enxerto tubular de GORE-TEX, de 10 a 12 mm de diâmetro, é cortado do tamanho correspondente à distância entre a junção entre a veia cava inferior e o átrio direito e a junção entre a veia cava superior direita e o átrio direito. O enxerto é seccionado ao meio, no sentido do comprimento, e sua largura é ajustada ao tamanho adequado à criação de um septo intra-atrial entre a veia cava inferior e a veia cava superior. O septo é colocado no interior do átrio, e a linha de sutura posterior é iniciada inferiormente, com pontos contínuos de Prolene 5-0 (Fig. 31-11). O septo é sutu-

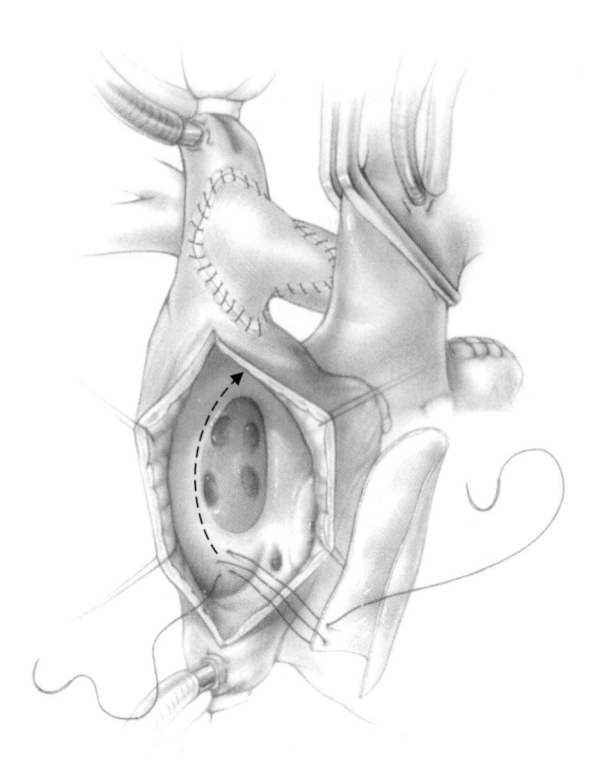

FIG. 31-11. Procedimento de Fontan: septo intra-atrial.

rado em frente à abertura das veias pulmonares do lado direito. A linha de sutura é continuada ao redor da abertura da veia cava inferior no átrio direito, até a atriotomia direita, onde é trazida para fora do átrio direito. O restante da linha de sutura posterior é completado. Caso um procedimento hemiFontan já tenha sido realizado, o retalho fechando a anastomose entre o átrio direito e a artéria pulmonar é completamente excisado. A fita ao redor da cânula da veia cava superior deve ser apertada. Superiormente, a linha de sutura é continuada pela crista terminal, ao redor da abertura da veia cava superior até o átrio direito, até encontrar a atriotomia. A sutura é trazida para fora do átrio direito. Muitas vezes, é necessário ajustar o septo a esta área, já que a distância lateral entre as veias cavas inferior e superior é menor do que a distância medial entre estas duas estruturas. O septo é completado pelo fechamento da atriotomia direita, que o inclui na linha de sutura (Fig. 31-12). Imediatamente antes da finalização da sutura, um cateter de 16 G pode ser colocado do lado do septo voltado para a veia pulmonar, para monitorar as pressões venosas pulmonares durante o período pós-operatório.

NB Anastomose do Átrio Direito à Artéria Pulmonar

O tunelamento lateral de Fontan é, mais frequentemente, realizado após um procedimento hemiFontan. Nestes pacientes, uma anastomose entre a veia cava superior, a artéria pulmonar e o aspecto superior do átrio direito já foram construídos. O retalho dobrado, usado no fecha-

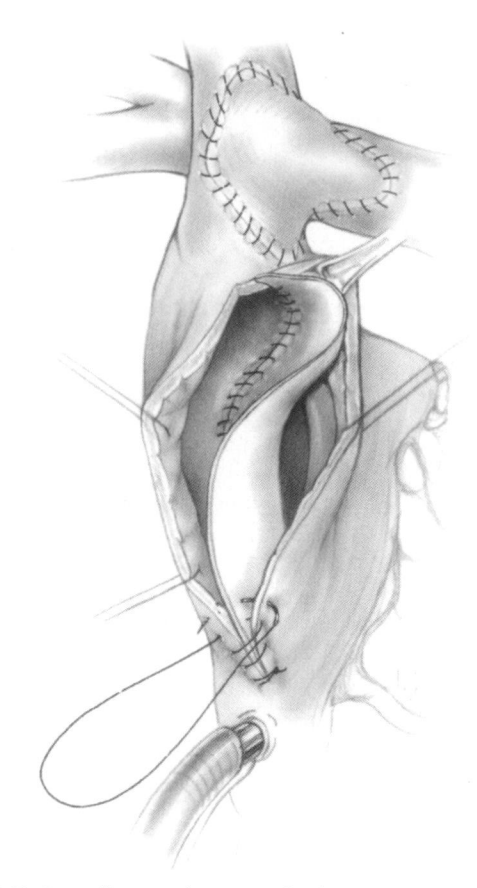

FIG. 31-12. Procedimento de Fontan: finalização do septo intra-atrial.

mento do átrio direito, separando-o de sua confluência, deve ser completamente excisado, permitindo o fluxo desobstruído a partir da veia cava inferior, através do septo, até a artéria pulmonar. De modo alternativo, caso o paciente já tenha sido submetido a um procedimento bidirecional de Glenn, uma etapa extra é necessária, unindo o átrio direito à artéria pulmonar. O aspecto superior do átrio direito é aberto, geralmente no sítio onde o toco da veia cava superior já foi suturado. Uma incisão é realizada no aspecto inferior da artéria pulmonar direita, correspondendo à abertura do átrio direito. A anastomose é completada com uma sutura contínua de Prolene 5-0 ou 6-0.

Finalização da Cirurgia

As manobras de retirada de ar são realizadas, e o pinçamento cruzado da aorta é desfeito. As ventilações são iniciadas, e o fluxo pelas artérias pulmonares é permitido, com a remoção das fitas colocadas nas cânulas das cavas. Caso um cateter de monitoração ainda não tenha sido colocado na veia cava superior ou na veia cava inferior, no período pré-operatório, um 2º cateter deve ser colocado no septo, a partir da atriotomia direita, e fixo com suturas reforçadas de Prolene 5-0, para monitoração das pressões arteriais pulmonares. Após completar o reaquecimento sistêmico, o desvio cardiopulmonar é interrompido.

🆕 Pressão da Artéria Pulmonar

As pressões das artérias pulmonares são monitoradas e, caso sejam persistentemente iguais ou superiores a 20 mmHg, a presença de problemas passíveis de correção deve ser pesquisada. Medidas individuais de pressão, com uma agulha de 25 G, devem ser feitas na veia cava superior, na veia cava inferior, no lado atrial do septo e na artéria pulmonar, diretamente, para descartar a ocorrência de qualquer estreitamento anastomótico e gradiente de pressão. Caso as pressões venosas pulmonares estejam aumentadas, deve-se tentar melhorar a função ventricular e diminuir a pressão diastólica ventricular final. O ecocardiograma transesofágico pode identificar a presença de regurgitação atrioventricular significativa. Se esta estiver presente, o reparo, ou até mesmo a reposição da valva atrioventricular, pode ser necessário.

🆕 Em crianças mais velhas ou adultos jovens que não requerem potencial de crescimento, um enxerto tubular de GORE-TEX, de 16 a 18 mm, pode ser colocado entre a abertura da veia cava inferior e a abertura da veia cava superior, em vez do septo.

🆕 Nos pacientes que apresentam veias hepáticas entrando pela base do átrio direito, separadamente da veia cava inferior, a colocação de um septo intra-atrial mais complexo é necessária, garantindo que todo o retorno venoso sistêmico seja dirigido à artéria pulmonar.

🆕 Recentemente, os pacientes submetidos ao procedimento hemiFontan têm completado o procedimento de Fontan em laboratórios de cateterismo cardíaco. Isto é conseguido pela colocação de um *stent* coberto no átrio, da abertura da veia cava inferior à junção entre a veia cava superior e o átrio direito. O retalho que fecha a anastomose entre o átrio direito e a artéria pulmonar é perfurado com um cateter e dilatado com balão, para acomodar o *stent*.

Candidatos de Alto Risco ao Procedimento de Fontan

A realização em estágios do procedimento de Fontan, através do uso inicial dos procedimentos bidirecionais de Glenn ou hemiFontan, pode permitir que alguns pacientes, que não se qualificariam ao procedimento total de Fontan, apresentem melhora na função ventricular ou diminuição da resistência vascular pulmonar após a remoção da sobrecarga volumétrica. Os pacientes que apresentam um pequeno aumento da resistência vascular pulmonar ou disfunção ventricular branda a moderada podem ser candidatos ao procedimento de Fontan, com criação de uma pequena fenestração entre o conduto extracardíaco e o átrio direito ou no septo intra-atrial (Fig. 31-13). Durante o procedimento de tunelamento lateral de Fontan, um defeito no septo atrial, de tamanho ajustável, pode ser criado. Estas técnicas permitem o *shunt* da direita para a esquerda através do defeito, aumentando o enchi-

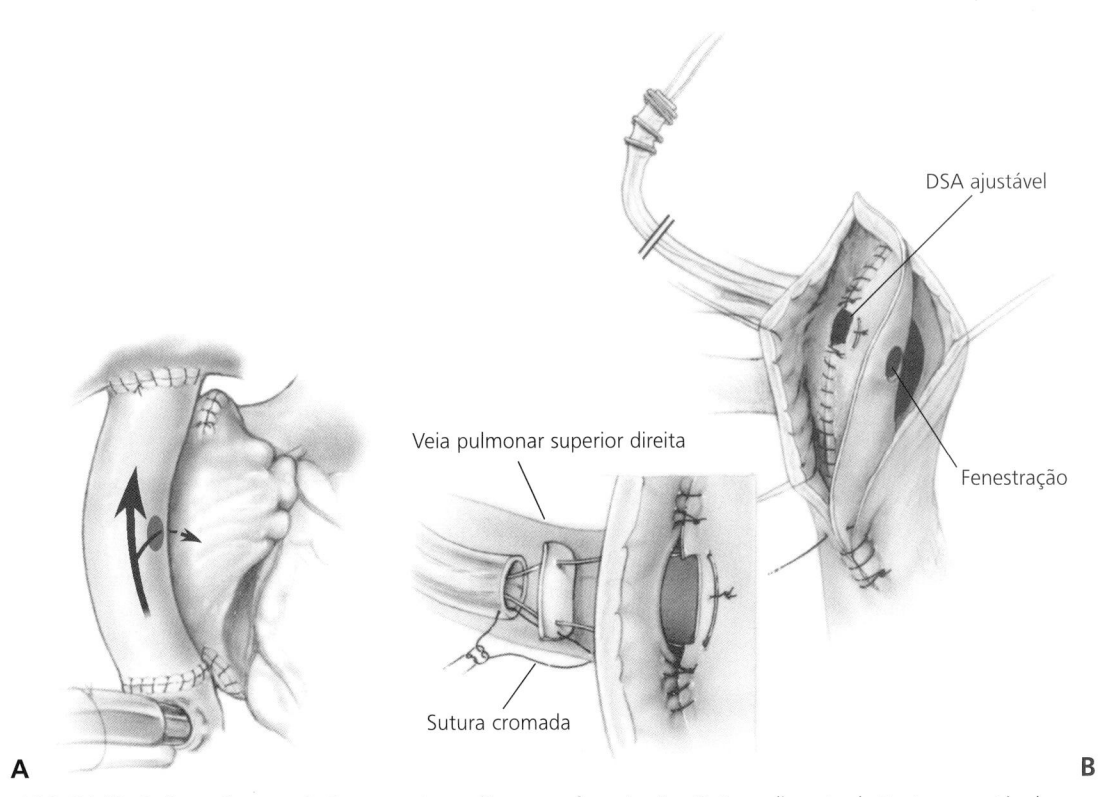

FIG. 31-13. A: Procedimento de Fontan extracardíaco com fenestração. **B:** Procedimento de Fontan com túnel lateral: fenestração e defeito em septo atrial (DSA) ajustável. **Detalhe:** Uso de sutura com Prolene para controle do defeito ajustável e de sutura cromada para prevenir o fechamento precoce.

mento do ventrículo único e mantendo o débito cardíaco adequado. O preço a ser pago pela melhoria da perfusão sistêmica e a menor pressão venosa sistêmica é a diminuição da saturação arterial sistêmica de oxigênio. Além disso, há o risco de embolia paradoxal e a possível necessidade de intervenção com cateter para fechamento da fenestração. Alguns centros fenestram, rotineiramente, todos os pacientes submetidos ao procedimento de Fontan, acreditando que isto reduz a duração das efusões pleurais pós-operatórias e o risco cirúrgico.

Técnica

Nos pacientes portadores de um conduto extracardíaco, a fenestração pode ser criada durante o desvio cardiopulmonar, naqueles quase candidatos ao procedimento de Fontan, ou após a separação do desvio, caso as pressões na artéria pulmonar ainda sejam superiores a 20 mmHg. O conduto extracardíaco e o átrio direito são marcados em uma localização onde sejam adjacentes um ao outro. Pinças de mordedura lateral são colocadas no conduto e na parede do átrio direito. Um perfurador aórtico de 4 mm é usado para criar uma abertura em ambas as estruturas, que são unidas, de maneira laterolateral, com uma sutura de Prolene 6-0 (Fig. 31-13A). A retirada do ar é realizada pela anastomose, durante a remoção das pinças. Este defeito pode ser, mais tarde e caso necessário, fechado com um dispositivo utilizado em defeitos de septos atriais, em um laboratório de cateterismo cardíaco.

NB Quando uma anastomose laterolateral é realizada, é importante garantir que o endocárdio do átrio direito seja visualizado e excisado, permitindo o *shunt* adequado e prevenindo o fechamento prematuro da fenestração. De modo alternativo, um pequeno segmento tubular de GORE-TEX, de 4 a 6 mm, é anastomosado de maneira terminolateral à parede atrial direita e ao lado do conduto, com as pinças de mordedura lateral posicionadas.

Nos pacientes submetidos ao procedimento de tunelamento lateral de Fontan, uma fenestração pode ser criada no septo intra-atrial, ou ainda um defeito em septo atrial pode ser confeccionado durante o período de pinçamento cruzado da aorta. A fenestração é criada, usando um perfurador aórtico de 4 mm no meio do septo de GORE-TEX. Esta fenestração pode ser fechada com um dispositivo usado em defeitos de septos atriais, no laboratório de cateterismo, embora possa fechar-se espontaneamente. De modo alternativo, 3 orifícios de 2,5 mm podem ser feitos no septo. Estes orifícios menores podem oferecer a descompressão inicial adequada do lado direito, mas, frequentemente, fecham-se de forma espontânea.

Um defeito ajustável no septo atrial é criado pela secção de um segmento retangular de GORE-TEX, de 4 a 5 mm de diâmetro e 5 a 6 mm de comprimento, pelo aspecto posterior do septo (Fig. 31-13B). Este defeito é criado diretamente pela abertura da veia pulmonar superior direita no lado venoso pulmonar do septo. Uma sutura de Prolene número 1 é, então, passada por uma almofada de pericárdio autólogo, pela parede lateral do átrio direito, próximo à junção da veia pulmonar direita superior, pelo aspecto lateral do defeito no retalho de GORE-TEX, de volta pelo outro lado, pela parede livre do átrio direito e pela almofada. Esta sutura é fixada à borda do defeito no retalho de GORE-TEX por pontos de Prolene 5-0. A sutura de Prolene número 1 é, então, trazida por um tubo de polietileno 8F, cortado de forma que sua extremidade possa ser colocada abaixo da linha branca, quando a esternotomia for fechada. O tubo de polietileno é fixo à parede do átrio direito e à almofada pericárdica com uma sutura crômica (Fig. 31-13B, detalhe). Assim, quando a sutura de Prolene é puxada, a abertura no septo de GORE-TEX é fechada; se a sutura for empurrada, o defeito ajustável se abre. A extremidade distal desta sutura forma uma alça e é presa com um *clip* metálico. O defeito em septo atrial criado no septo de GORE-TEX pode ser, então, fechado em estágios, pela adição de um *clip* metálico por vez, na extremidade do tubo 8F. Com o defeito ajustável no septo atrial, o desvio cardiopulmonar pode ser desfeito, e a saturação de oxigênio e as pressões arteriais pulmonares são monitoradas. Caso a saturação de oxigênio seja muito baixa, o defeito no septo atrial pode ser sequencialmente fechado, com um clipe metálico por vez, desde que a pressão na artéria pulmonar não exceda os 18 a 20 mmHg. Caso a saturação de oxigênio for igual ou superior a 85%, o defeito pode ser deixado aberto, permitindo a ocorrência de flutuações na resistência vascular pulmonar durante o período pós-operatório imediato. Este defeito pode ser subsequentemente fechado pela abertura do aspecto inferior da incisão, com o paciente sob anestesia local, localização do tubo e tração da sutura de Prolene grosso. Isto pode ser realizado 1 a 2 dias após a cirurgia ou a qualquer momento do período pós-operatório.

⊘ Prevenção de Infecções

A presença do tubo de polietileno no mediastino e área subcutânea introduz o risco de infecção. O tubo deve ser enchido com uma solução diluída de iodo, povidona (Betadine), usando uma agulha de 25 G.

32 Anomalias da Artéria Coronária

As anomalias das artérias coronárias são raras e incluem a origem da artéria coronária esquerda a partir da artéria pulmonar, fístulas na artéria coronária e a origem aberrante da artéria coronária direita ou esquerda, com subsequente trajeto entre os grandes vasos.

Artéria Coronária Esquerda Anômala Originária da Artéria Pulmonar

A artéria coronária esquerda originária da artéria pulmonar é a mais comum dentre as anomalias congênitas em artérias coronárias, sendo observada em 1 a cada 300.000 nascidos vivos. Esta anomalia é compatível com a vida *in utero*, em razão da pressão na artéria pulmonar e da saturação de oxigênio, que são relativamente altas. Durante o 1º ao 3º mês de vida, porém, com a diminuição da resistência vascular pulmonar, o fluxo na artéria coronária esquerda diminui, prejudicando a perfusão coronária. Isto pode levar à progressiva dilatação do ventrículo esquerdo, ao infarto do miocárdio e à regurgitação mitral secundária. A falta de perfusão adequada estimula o desenvolvimento da circulação colateral, a partir da artéria coronária direita até o sistema esquerdo. Um *shunt* significativo da esquerda para a direita, secundário, entre estes vasos colaterais e a artéria pulmonar, pode ser observado. A progressão clínica do paciente depende da relativa dominância das artérias coronárias direita e esquerda e da rapidez e extensão do desenvolvimento colateral.

Anatomia Cirúrgica

O óstio da artéria coronária esquerda principal anômala pode ser localizado em qualquer ponto da artéria pulmonar principal ou das artérias pulmonares proximais direita e esquerda. Mais comumente, este óstio é encontrado à esquerda do seio posterior da raiz pulmonar (à frente do seio aórtico, que normalmente dá origem à artéria coronária principal esquerda).

Incisão

Uma artéria coronária esquerda anômala, originária da artéria pulmonar, é abordada por meio de uma esternotomia mediana, sob desvio cardiopulmonar padrão.

Técnica

Antes do início do desvio cardiopulmonar, as artérias pulmonares direita e esquerda são dissecadas e envoltas em fita. A canulação alta da aorta ascendente é realizada, e uma única cânula venosa é utilizada. Imediatamente após o início do desvio cardiopulmonar, as fitas ao redor das artérias pulmonares são apertadas. Um aspirador é colocado no ventrículo esquerdo, através da veia pulmonar superior direita (vide o Capítulo 4). O resfriamento a 28°C é realizado, e a solução para cardioplegia anterógrada é administrada na raiz aórtica após o pinçamento cruzado.

Uma incisão transversa é feita na artéria pulmonar, imediatamente acima da crista sinotubular. As fitas ao redor das artérias pulmonares direita e esquerda são removidas. O óstio da artéria coronária anômala é identificado. Muitas vezes, é possível administrar a solução de cardioplegia diretamente neste vaso, usando um cateter de ponta de oliva de tamanho adequado, para melhor proteção miocárdica. A artéria pulmonar principal é, agora, seccionada, e o óstio da artéria coronária esquerda anômala é excisado com uma margem generosa de tecido, como um botão ou *flap* em U a partir do interior do seio pulmonar (Fig. 32-1).

A borda anterior da raiz da artéria pulmonar é puxada para baixo com uma sutura de tração. Esta manobra melhora a visualização da artéria coronária esquerda anômala. Este vaso é mobilizado e liberado dos tecidos adjacentes com um eletrocauterizador de corrente baixa. A artéria coronária, agora bem mobilizada, é trazida para o aspecto posterior esquerdo da aorta ascendente (Fig. 32-2). Uma pequena incisão vertical ou transversal é feita na aorta, para identificar a localização precisa das cúspides e comissuras aórticas. Sob visualização direta, uma incisão longa é feita no aspecto posterior da parede aórtica, com muito cuidado para não lesionar os componentes da valva aórtica. A abertura é, então, ampliada para acomodar a coronária esquerda, usando um perfurador aórtico de 4 mm. O botão ou *flap* coronário esquerdo é, então, anastomosado à abertura aórtica, com uma sutura de Prolene 6-0 ou 7-0. A aortotomia é, então, fechada com uma sutura contínua de Prolene 6-0. O defeito na raiz pulmonar é fechado com um retalho de pericárdio autólogo, usando uma sutura contínua de Prolene 6-0 ou 7-0. A raiz pulmonar é, então, religada à confluência da artéria pulmonar, com uma sutura contínua de Prolene 5-0 (Fig. 32-3).

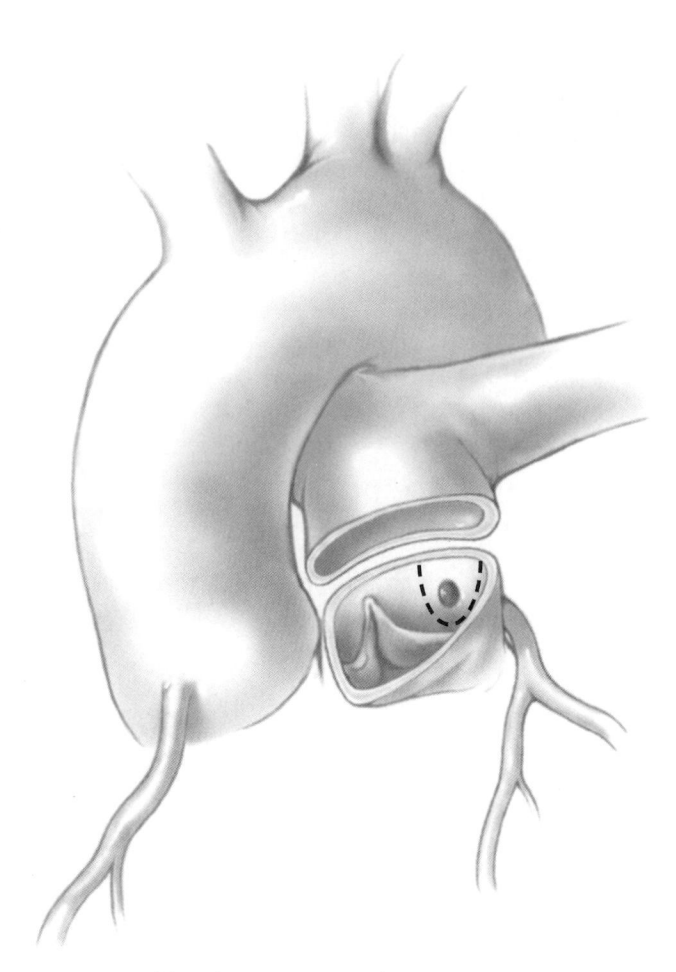

FIG. 32-1. Artéria pulmonar transectada. A *linha pontilhada* mostra a excisão da artéria coronária principal esquerda.

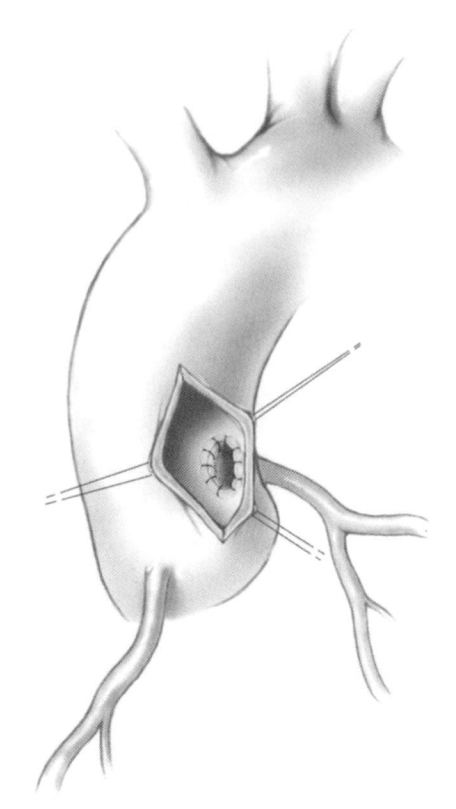

FIG. 32-2. Mobilização da artéria coronária principal esquerda para reimplante no aspecto posterolateral da aorta.

⊘ Roubo da Artéria Coronária

É essencial ocluir as artérias pulmonares direita e esquerda antes do início do desvio cardiopulmonar. Senão, o fluxo da artéria coronária direita pode correr para a artéria pulmonar descomprimida, através dos colaterais coronários. Este roubo da artéria coronária direita pode provocar uma isquemia miocárdica global.

⊘ Distensão do Ventrículo Direito

Muitos destes pacientes apresentam ventrículos esquerdos dilatados e comprometidos e não toleram a distensão desta câmara cardíaca. A colocação de fitas nas artérias pulmonares ajuda a prevenir que um grande volume de sangue retorne pelas veias pulmonares até o átrio esquerdo. A aspiração pela veia pulmonar superior direita descomprime, de maneira excelente, o ventrículo esquerdo (vide o Capítulo 4).

⊘ Artéria Coronária Esquerda Anômala de Comprimento Inadequado

De modo geral, é possível mobilizar um segmento da artéria coronária esquerda anômala de comprimento adequado para atingir a aorta. Quando isto não parece ser possível, a realização de uma técnica de extensão deve ser contemplada.

NB Extensão da Artéria Coronária Esquerda Anômala

Antes da excisão do botão ou *flap* coronário esquerdo da artéria pulmonar, deve-se julgar a capacidade de mobilização da coronária esquerda para a anastomose direta e livre de tensão com a aorta. Caso a distância entre a artéria coronária esquerda *in situ* e a aorta for muito grande, a 1ª deve ser alongada com uma língua de parede de artéria pulmonar (Fig. 32-4). Os segmentos superior e inferior da extensão são suturados com Prolene 6-0 ou 7-0, criando um tubo do mesmo tamanho ou um pouco maior do que a artéria coronária. A extremidade deste tubo é anastomosada ao lado esquerdo da artéria coronária. O defeito na artéria coronária é recoberto com um retalho de pericárdio autólogo.

NB Localização Correta da Artéria Coronária Esquerda

A pinça aórtica deve ser liberada antes da reconstrução da artéria pulmonar. Isto permite que o cirurgião cheque a ocorrência de distorção da artéria coronária, transferida e pressurizada. Caso haja torção da artéria, a anastomose

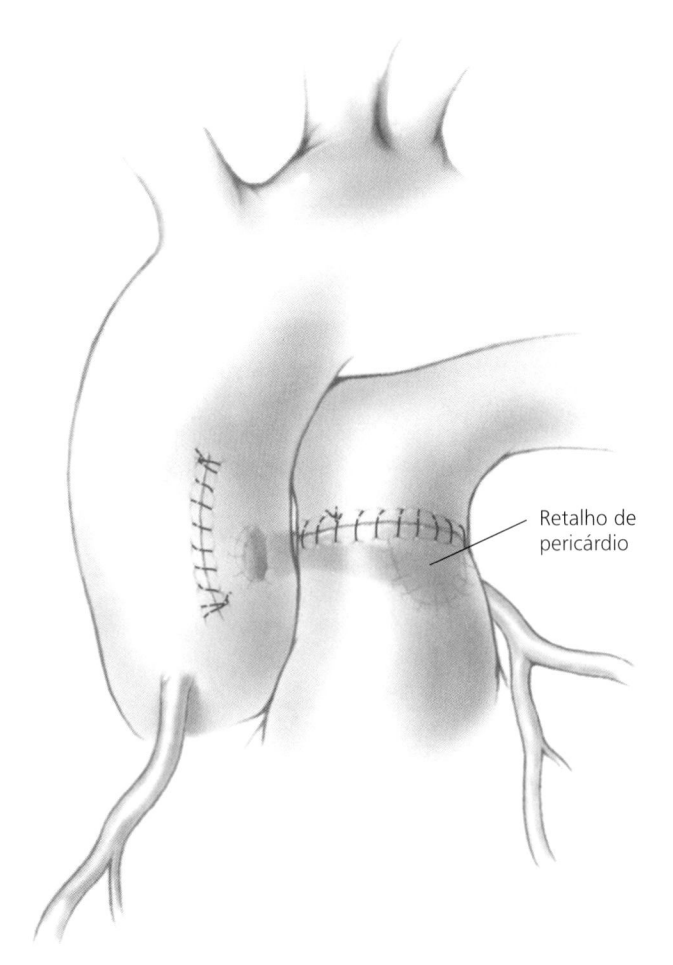

FIG. 32-3. Reparo completo, com reconstrução do seio pulmonar excisado e reanastomose da artéria pulmonar principal, utilizando retalho de pericárdio autólogo.

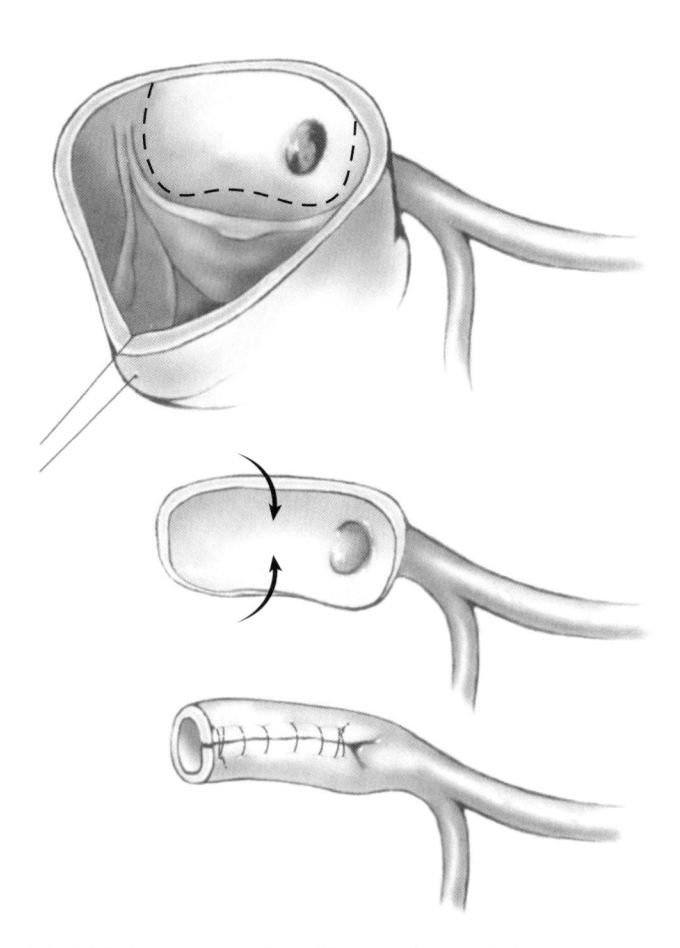

FIG. 32-4. Alongamento da artéria coronária principal esquerda com língua da parede da artéria pulmonar, criando uma extensão tubular.

aórtica precisa ser refeita. Algumas vezes, a divisão das bandas adventícias compensa os graus menores de torção.

⊘ Tensão na Anastomose Pulmonar

A mobilização excessiva das artérias pulmonares principal, direita e esquerda e a divisão do ligamento ou ducto arterioso permitem a realização da anastomose livre de tensão.

NB Uma vez que muitos destes pacientes apresentam um grande comprometimento da função ventricular esquerda, o suporte a esta câmara cardíaca, com um dispositivo de assistência ou oxigenador de membrana extracorpóreo, pode ser necessário por alguns dias após a realização da cirurgia.

Fístulas Coronárias

É muito raro que fístulas nas artérias coronárias sejam observadas em pacientes jovens. Muitas delas são pequenas e não causam sintomas nem *shunts* mensuráveis da esquerda para a direita. Os pacientes sintomáticos, com angina pelo roubo coronário ou insuficiência cardíaca congestiva devida ao *shunt* significativo da esquerda para a direita, devem ser submetidos à cirurgia para correção da fístula isolada na artéria coronária. Não de forma infrequente, descobre-se que os pacientes submetidos à cirurgia com desvio na artéria coronária apresentam uma fístula, que pode ser fechada durante o procedimento.

Técnica

Uma esternotomia mediana é utilizada. A fístula pode ser diretamente suturada, sem desvio cardiopulmonar. Para evitar a ocorrência de isquemia ou infarto do miocárdio, a fístula deve ser ligada, logo em sua entrada na câmara cardíaca, com monitoração eletrocardiográfica. A pressão digital, para ocluir a fístula antes da sutura, pode ser útil.

Quando a fístula drena no átrio direito ou na artéria pulmonar, o desvio cardiopulmonar é usado para fechar a abertura distal, sob visualização direta. Muitas vezes, a fístula apresenta diversas aberturas na câmara recipiente. Quando a fístula desemboca no átrio direito, a canulação bicaval é utilizada. Quando a fístula se abre na artéria pulmonar, uma única cânula atriocaval é, geralmente, adequada. Por meio de uma atriotomia oblíqua direita padrão ou uma arteriotomia pulmonar vertical, os orifícios da fístula são identificados. Estes orifícios são, então, suturados com diversos pontos horizontais reforçados. Isto pode ser conseguido em desvio cardiopulmonar sem o pinçamento cruzado da aorta, permitindo o fluxo de sangue pela fístula. De modo alternativo, caso a aorta seja pinçada, as aberturas podem ser observadas durante a administração anterógrada da solução de cardioplegia na raiz aórtica.

Artéria Coronária de Origem Anômala e Trajeto entre os Grandes Vasos

Quando a artéria principal esquerda se origina do seio anterior (direito) de Valsalva, passa posteriormente e à esquerda, entre a artéria pulmonar e a aorta, antes de se dividir nas artérias descendente anterior esquerda e circunflexa. O maior débito cardíaco provocado pelo exercício leva à compressão da artéria coronária esquerda entre os 2 grandes vasos, causando isquemia ventricular esquerda. Em razão do risco de morte súbita, a identificação desta anomalia indica a necessidade de realização de um procedimento cirúrgico. A origem anômala da artéria coronária direita no seio aórtico esquerdo, com subsequente trajeto entre os grandes vasos, foi também reconhecida como um risco de isquemia miocárdica e morte súbita. Deve-se notar que os pacientes acometidos por esta anomalia podem apresentar resultados normais em testes de esforço e escaneamentos de perfusão cardíaca. Em pacientes assintomáticos, a cirurgia é geralmente retardada até os 10 anos de idade, já que, até a adolescência, o risco de morte súbita é baixo. O ecocardiograma geralmente define o trajeto proximal das artérias coronárias e, portanto, estabelece o diagnóstico. Recomenda-se que todos os pacientes sejam submetidos a uma angiografia coronária ou ressonância magnética antes da intervenção cirúrgica.

Diversas abordagens cirúrgicas foram realizadas nestes pacientes, incluindo o uso de uma ou ambas artérias torácicas internas no desvio da artéria descendente anterior esquerda e de um ramo da artéria coronária circunflexa no caso de origem anômala da principal esquerda. Há a preocupação de que o fluxo competitivo através da coronária principal esquerda nativa, normalmente desobstruída, possa levar a um assim chamado sinal da corda, com mínima reserva de fluxo através do(s) vaso(s) torácico(s) interno(s). Outros sugerem que a translocação da artéria pulmonar principal em direção ao hilo do pulmão esquerdo, criando um espaço adicional entre os grandes vasos, reduzindo, assim, o risco de obstrução coronária dinâmica, decorrente do exercício. A melhor opção, porém, é restaurar, se possível, a anatomia coronária normal.

Técnica

Em desvio cardiopulmonar, a aorta é pinçada de forma cruzada, e a solução de cardioplegia é administrada na raiz aórtica. A aorta é aberta, e a anatomia coronária é estudada. Caso a coronária anômala apresente um trajeto intramural, este segmento pode ser aberto, através da excisão de uma porção triangular da parede aórtica interna. Se a coronária anômala não for intramural, pode ser excisada com um botão da parede aórtica. O trajeto proximal do vaso é mobilizado com o eletrocauterizador de baixa corrente e reimplantado no seio aórtico correto, geralmente um pouco mais acima do que o normal, impedindo a distorção. A abertura na aorta é fechada com um pedaço de pericárdio fixado com glutaraldeído ou GORE-TEX. A aortotomia é fechada, a pinça aórtica, removida, e a retirada de ar, completada. O bom enchimento dos ramos da artéria coronária tratada deve ser observado antes da interrupção do desvio cardiopulmonar.

🅞 Insuficiência da Valva Aórtica

Se a coronária anômala coronária for aberta ou reimplantada, a comissura entre os seios aórticos esquerdo e direito geralmente precisa ser parcialmente dissecada e liberada da parede aórtica. O vaso deve ser subsequentemente ressuspenso à parede aórtica ou retalho, impedindo a disfunção da valva aórtica.

🆕 Cardioplegia

Durante o procedimento, doses adicionais de solução cardioplégica são administradas diretamente nos óstios coronários, com uma cânula de ponta de oliva.

🆕 Anatomia Difícil

Caso a inspeção da anatomia coronária anômala sugira uma dificuldade técnica de transferência ou a ruptura da comissura intercoronária no procedimento de abertura, a aorta deve ser fechada, e a enxertia do desvio coronário, realizada (das artérias torácicas internas direita e/ou esquerda ao sistema esquerdo ou da artéria torácica interna direita à coronária direita).

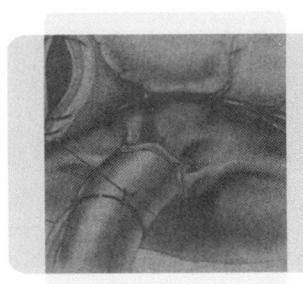

Índice Remissivo

Os números em *itálico* são referentes a Figuras.

A

Ablação
  alcoólica, 291
    do septo, 291
  linha de, 198
    atriais direitas, 198
      omissão das, 198
Abordagem
  à valva, 48, 89
    aórtica, 48
    mitral, 89
      oblíqua transatrial, 89
  ao coração, 3-20
    alternativas, 15
    esternotomia, 3, 4
      mediana primária, 3
      repetida, 4
    fechamento esternal, 10
    ferida esternal, 11
      infecção pós-operatória da, 11
    toracotomia, 14
  cirúrgica
    a grandes vasos, 3-20
      alternativas, 15
      esternotomia, 3, 4
        mediana primária, 3
        repetida, 4
      fechamento esternal, 10
      ferida esternal, 11
        infecção pós-operatória da, 11
      toracotomia, 14
Aderência(s)
  fibrosas, 7
    da face posterior, 7
    do esterno, 7
Afastador
  de esterno, *5*
    colocação do, *5*
      técnicas para, *5*
  lesão pelo, 49, 89
Agulha
  lesão pela, 44
    ao ventrículo, 44
      esquerdo, 44

Alagamento
  dos pulmões, 327
Alça
  de artéria pulmonar, 221-224
    esternotomia mediana, 222
      técnica por, 222
    incisão, 222
Anastomose(s)
  aórtica, 232
    enxerto acima da, 232
      deformidade do, 232
      trombose do, 232
  aparência da, 158
    na parte inferior, 158
  cavais, 191
    estreitamento das, 191
  cavopulmonar, 337
    bidirecional, 337
  distal, 160
    técnicas alternativas de, 160
  extravasamento da, 331
    da parede posterior, 331
  incorporação na, 159
    do epicárdio, 159
  parte inferior da, 158
    constrição na, 158
  ponta da, 157
    patência do lúmen na, 157
  primária, 160
    inferior, 160
  proximal, 163
    marcação da, 169
    técnica para, 165
  ressecção e, 216
    estendida, 216
  sequencial, 160
  sítio de, 163
    constrição do, 163
  técnicas de, 156
Anel
  anterior, 94
    exclusão do, 94
  anuloplastia por, 115
  aórtico, 54, 72
    diâmetro do, 72

    e sinotubular, 72
      discrepância entre, 72
    fraqueza do, 54
    mensuração do, 55
  da valva aórtica, *56*
    suturas no, *56*
      inserção de, *56*
  de Carpentier-Edwards, 94
  mitral, *87*, 90
    estruturas que circundam o, *87*
      vitais, *87*
    proximidade ao, 90
  para colocação de sutura, *57*
    em sequência, *57*
  simétrico, 94
  vascular, 221-224
    arco aórtico, 221
    duplo, 221
Aneurisma(s)
  aórticos, 121
  da aorta torácica, 137
    descendente, 137
      reparo endovascular de, 137
  de homoenxerto, 283
    pulmonar, 283
  no arco aórtico, 131
    substituição do, 131
  subanular, 110
    posterior, 110
Angioplastia
  com retalho, 213
    de subclávia, 213
  de subclávia, 215
    invertida, 215
Anomalia(s)
  cardíacas, 199-370
    congênitas, 199-370
      cirurgia para, 199-370
  da artéria coronária, 367-370
    de origem anômala, 370
    esquerda, 367
      originária da artéria pulmonar, 367
    fístulas coronárias, 369
    grandes vasos, 370
      trajeto entre os, 370

Índice Remissivo

de Ebstein, 333-337
  cirurgia, 333, 335
    após a infância, 335
    em neonatos, 333
Antibiótico(s)
  e prótese biológica, 107
Anuloplastia
  Crosgrove-Edwards, 95
    sistema de, 95
  da valva, 93
    mitral, 93
  de De Vega, 115
  por anel, 115
  ressecção com, 98
    quadrangular, 98
Aorta
  ascendente, *8*, 20, 34, 231, 234, 301, 306
    canulação da, 20
      difícil, 20
    dissecção da, 34
    distal, 306
      distorção da, 306
    do esterno, *8*
      etapas para separação da, *8*
        procedimentos repetidos, *8*
    extensão da, 301
    ruptura da, 34
      traumática, 34
    shunt protético da, 231, 234
  cirurgia da, 121-140
    aneurismas aórticos, 121
    ascendente, 122
      substituição da, 122
    dissecção aórtica, 121, 134
      aguda, 121
      tipo B, 134
    raiz aórtica, 127
      substituição da, 127
    técnica de substituição, 131
      do aneurisma no arco aórtico, 131
    torácica descendente, 137
      reparo endovascular de aneurismas da, 137
  clampeamento da, *22*
    incompleto, *22*
  coarctação da, 209-217
    anastomose, 216
    anatomia cirúrgica, 209
    angioplastia, 213, 215
      com retalho de subclávia, 213
      de subclávia invertida, 215
    coartectomia, 209
    exposição da, 209
    incisão, 209
    ressecção estendida, 216
    segmento de coarctação, 214
      longo, 214
    técnicas alternativas, 216
  de diâmetro pequeno, 25
  defeito na, 328
    extenso, 328
  descendente, 79
    calcificação da, 79
  dissecção ao redor da, 21
  elevação da, *22*
    de seu leito, *22*
  em casca de ovo, 24
  em porcelana, 24
  em tubo de chumbo, 24
  incisão na, 214
  lesão da, 21, *23*
    controle do sangramento após, *23*
  lúmen da, 74
    seio não coronário conservado no, 74
      protuberância do, 74
  origem anômala na, 326
    da artéria pulmonar, 326
    direita, 326
  parede da, *23*
    posterior, *23*
    reparo da, *23*
  que não pode ser clampeada, 77
    manejo da, 77
  reconstrução da, 308
  torácica, 134
    descendente, 134
    substituição da, 134
Aortotomia
  aumento da, 63
  extensão da, 50
    inferior, 50
    excessiva, 50
  extremidades de, 62, 63
    sangramento das, 62, 63
      controle do, 63
  fechamento da, 62
  localização da, 80
  muito baixa, 72
  muito próxima, 50
    ao óstio coronário, 50
      direito, 50
  oblíqua, 50, 63, 73
    exposição pela, 50
      da valva aórtica, 50
    fechamento da, 63, 73
      deformação das comissuras com, 73
  tipo de, 72
  transversa, 49, 74
    exposição pela, 49
      da valva aórtica, 49
    fechamento da, 74
Apêndice
  atrial esquerdo, 43, 109, 196, 198
    base do, 196
      sangramento proveniente da, 196
    coágulos e, 43
    excisão do, 198
    exclusão do, 109
    trombo no, 196
Aproximação
  submamária, *16*
  de Brom, *16*
Ar
  do coração, 40-44
    aspiração de, 40-44
      da artéria pulmonar, 42
      do ápice ventricular esquerdo, 40
      pela veia pulmonar superior, 41
        direita, 41
      pelo aspecto superior, 42
        do átrio esquerdo, 42
      pelo forame oval, 42
    retirada de, 40-44
  na cavidade ventricular, 41
  no coração, 242
    esquerdo, 242
  remoção do, 240
Arco
  aórtico, 131, 224, 297, 332, 338-342, 344
    aneurisma no, 131
      substituição do, 131
    duplo, 224
      incisão, 221
      técnica, 221
    hipoplásico, 338-342
      canulação, 338
      finalização da cirurgia, 342
      incisão, 338
      técnica, 338, 339, 341
    interrompido, 332, 338-342
      tronco arterioso com, 332
    interrupção do, 297
      com defeito, 297
        em septo ventricular, 297
    reconstrução do, 344
      finalização da cirurgia, 349
      por anastomose direta, 346
      técnica de reconstrução do enxerto, 344
Artéria(s)
  axilar, 27, 28
    canulação da, 27
    dissecção da, 28
  circunflexa, 111
    lesão à, 111
  coronária, 29, 37, 49, 60, 61, 65-67, 155, 283, 299, 306, 307, 325, 329, 335
    1º ramo septal da, 66
      lesão ao, 66
    anômala, 283, 329
      tetralogia de Fallot com, 283
    cânula na, 37
      para infusão direta, 37
    direita, 29, 49, 306
      embolismo aéreo da, 49
      lesão à, 29
      mobilização da, 306
    dobramento das, 299, 306
    esquerda, 60
      lesão à, 60
    exposição das, 155
      posicionamento do coração para, 155
    intramural, 307
    lesão à, 335
    origem anômala da, 325
    óstio da, 61
      localização anormal do, 61
    perfusão da, 37
      direta, 37
    principal esquerda, 37, 66, 67
      curta, 37
      lesão à, 66
      torção da, 67
    ramos das, 66, 329
      aberrantes, 66

anormais, 329
  reimplante da, 307
descendente anterior, 29, 79
  esquerda, 29, 79
    lesão à, 29, 79
epigástricas, 14
  dano das, 14
femoral, 27
  dissecção da, 27
  lesão à, 27
grandes, 305
  transecção das, 305
ilíaca, 138
  lesão da, 138
intercostais, 136
  reimplantação das, 136
pulmonar, 21, 42, *43*, 67, 190, 207,
    218-220, 222, 227, 231, 233, 234, 282,
    301, 302, 309, 325, 326, 328, 331, 349
  alça da, 222
    esternotomia mediana, 222
      técnica por, 222
    incisão, 222
  aspiração da, 42
  aspiração pela, *43*
  bandagem de, 218-220
    dispositivo ajustável, 219
    incisão, 218
    remoção da, 219
    técnica, 218
  de lúmen muito pequeno, 331
  deformidade da, 234
  direita, 21, 227, 231, 233, 234, 326
    clampeamento da, 227
      instabilidade hemodinâmica
        com, 227
    dissecção ao redor da, 233
    estenose da, 233
    lesão da, 21
    origem anômala da, 326
      na aorta, 326
    shunt protético da, 231, 234
  esquerda, 207
    estenose da, 207
  estenose da, 325
  hipoplásica, 282
    confluência da, 282
  laceração da, 42
  lesão na, 67
    em casa de botão, 67
  mobilização das, 301
    direita, 301
    esquerda, 301
  oclusão das, 325
  reconstrução da, 309
  tecido ao redor das, 328
    adequação do, 328
  torção da, 190
  ventrículo direito e a, 302, 331, 349
    conduto entre, 302
    conexões não valvadas entre, 331
    shunt entre o, 349

radial, 143
  aberta, 144
    obtenção da, 144
  coleta da, 143
  dissecção da, 145
    endoscópica, 145
septal, 69
  lesão da, 69
subclávia, 214
  curta, 214
  incisão na, 214
  retalho da, 214
    posicionamento do, 214
torácica, 14, 20, 141
  interna, 14, 20, 141
    ausência da, 14
    coleta da, 141
    direita, 20
Arteriotomia
  grande, 160
  princípios gerais de, 151
Aspiração
  cateter de, *40*
    no ventrículo esquerdo, *40*
  de ar do coração, 40-44
    da artéria pulmonar, 42
    do ápice ventricular esquerdo, 40
    pela veia pulmonar superior, 41
      direita, 41
    pelo aspecto superior, 42
      do átrio esquerdo, 42
    pelo forame oval, 42
Aspirador
  inserção do, 41
    dificuldade de, 41
  introdução do, 41
    no átrio esquerdo, 41
      dificuldade de, 41
  lesão do, 41
Aterosclerose
  da parede, 24
    aórtica, 24
Atresia
  pulmonar, 281, 285
Átrio
  comum, 243
  direito, 38, 236, 242, 304
    anatomia cirúrgica do, 236, 304
    drenagem no, 242
      da veia pulmonar direita, 242
    vazamento no, 38
      de solução cardioplégica, 38
  esquerdo, 41, 42, *43*, 104, 272
    aspecto superior do, 42, *43*
    aspiração pelo, 42, *43*
    introdução do aspirador no, 41
      dificuldade de, 41
    lesão no, *42*
      pelo aspirador, *42*
    posterior, 104
      lesão ao, 104
    pressão alta no, 272

Atriotomia
  fechamento da, 112
Autoenxerto
  dilatação do, 69
  em substituição, 64
    de valva aórtica, 64
  pulmonar, 64, 67, 84
    folheto do, 67
    lesão ao, 67
    orientação do, 67
    substituição com, 293
      da raiz aórtica, 293
    substituição por, 64
      da raiz aórtica, 64
    uso de, 84

B

Balão
  de contrapulsação, 184
  intra-aórtico, 184
    bomba de, 184
    colocação de, 184
Bandagem
  de artéria pulmonar, 218-220
    dispositivo ajustável, 219
    incisão, 218
    remoção da, 219
      cálculo do tamanho do retalho, 220
      constrição da anastomose, 220
      incorporação da, 220
      insuficiência da valva pulmonar, 220
      persistência do gradiente, 220
    técnica, 218
      colocação proximal da, 219
      dano pela, 218
      dificuldade na passagem da, 218
      excessiva, 218
      insuficiente, 218
      migração da, 219
      reoperação para ajuste da, 218
      sangramento problemático, 218
Bicuspidização
  da valva tricúspide, 116, 336
Bioprótese
  lesão da, 60
    química, 60
    térmica, 60
  sem suporte, 70
    substituição com, 70
      de valva aórtica, 70
    substituição por, 129
      da raiz aórtica, 129
Blalock-Taussig
  shunt de, 225, 228, 233
    modificado, 225, 228, 233
      à direita, 233
      à esquerda, 228, 233
      com interposição de enxerto
        tubular, 225
        de GORE-TEX, 225

Bloqueio
   cardíaco, 59, 259, 262, 270
      prevenção do, 259, 262, 270
Bomba
   de balão, 184
      intra-aórtico, 184
         colocação de, 184
Borda
   livre, 263
      da comissura, 263
         plicatura da, 263
Braçadeira
   de mordedura, 24
Brom
   aproximação de, *16*
      submamária, *16*

C

Calcificação
   anular, 104
   da aorta, 79
      descendente, 79
   da valva mitral, 104
Cálcio
   depósitos de, 49, 107
      obstrutivos, 107
   partículas de, 52, *54*, 55
      descolamento de, 52
      remoção de, 55
Canal
   arterial, 201-208
      calcificação do, 206
      dissecção do, 201
         técnica de, 201
      divisão do, 202
         técnica de, 202
      embolismo aéreo pelo, 208
      exposição do, 201
         técnica de, 201
      fechamento do, 205, 206
         em prematuros, 205
         percutâneo, 206
         toracoscópico, 206
      laceração do, 203
      ligação do, 202
         lesão do nervo laríngeo na, 203
         técnica de, 202
      oclusão do, 204
      patente, 201-208, 256
         anatomia cirúrgica, 201
         coexistente, 256
         fechamento do, 206
            abordagem anterior para, 206
         incisão, 201
Cânula
   aórtica, 24, 327
      grande, 24
      pequena, 24
      posicionamento da, 327
   caval, 33
      posicionamento da, 33
         inadequado, 33
      colocação direta da, *38*
         sutura em bolsa de tabaco para, *38*
            no seio coronário, *38*

comprimento da, 31
   excessivo, 31
dano pela, 37
   ao óstio coronário, 37
escorregamento da, 26
lesão pela, 26
   à parede arterial, 26
para infusão, *37*
   direta, *37*
      na artéria coronária, *37*
   retrógrada, *38*
      perfuração pela, *38*
         do seio coronário, *38*
tamanho da, 37
Canulação
   aórtica, 23, *26*, 28, 238, 325
      por abordagens, 238
         minimamente invasivas, 238
      transapical, 28
   arterial, 23
   atrial, 29
      direita, 29
      em reoperação, 29
   bicaval, 31, *32*
   caval, 31, *32*
      direita, 31, *32*
         técnica de, 31
   da aorta, *26*
   da artéria, 26, 27
      axilar, 27, *28*
      femoral, 26, *27*
   da VCS, 18, 20
      esquerda, 18, 20
         incapacidade de, 18
         inviabilidade de, 20
   difícil, 20
      da aorta ascendente, 20
   do átrio, *29*
      direito, *29*
   do coração, 176
   do seio coronário, 49
      dificuldade de, 49
   na cirurgia, 114
      da valva tricúspide, 114
   no defeito, 238, 256, 267, 270
      em septo, 238, 267, 270
         atrial, 238
         atrioventricular, 267, 270
         septal ventricular, 256
   por segmento de pericárdio, *30*
      deixado intacto, *30*
      na parede atrial, *30*
   sítio de, 29
   venosa, 29, 33
      femoral, 33
Cardioplegia
   retrógrada, 19, 49
      uso de, 19
      parada cardioplégica com, 49
Carpentier
   valva mitra de, *86*
      funcional, *86*
         componentes da, *86*
Cartilagem(ns)
   intercostal, 17
      lesão da, 17
   necrótica, 13

Cateter
   comprimento do, 40
   de aspiração, *40*
      no ventrículo esquerdo, *40*
Cateter-Balão
   colocação do, 185
      inadequada, 185
Cavidade(s)
   aneurismática, 336
      criação da, 336
   peritoneal, 3
      entrada na, 3
   subanelares, 84
      necróticas, 84
   ventricular, 41, 291
      ar na, 41
      fragmentos musculares na, 291
         embolia por, 291
Cera
   óssea, 4
      uso de, 4
Choque
   cardiogênico, 176
Cianose
   após desvio, 240
      cardiopulmonar, 240
   pós-operatória, 285
Circulação
   extracorpórea, 169
      revascularização sem, 169
         do miocárdio, 169
            conduta da cirurgia, 172
            considerações anestésicas, 169
            vasos anteriores, 170
            vasos posteriores, 172
   pulmonar, 234, 235
      inundação da, 234, 235
Cirurgia
   da aorta, 121-140
      aneurismas aórticos, 121
      ascendente, 122
         substituição da, 122
      dissecção aórtica, 121, 134
         aguda, 121
         tipo B, 134
      raiz aórtica, 127
         substituição da, 127
         técnica de substituição, 131
            do aneurisma no arco aórtico, 131
      torácica descendente, 137
         reparo endovascular de aneurismas da, 137
   da valva, 47-85, 86-120
      aórtica, 47-85
         abordagem à, 48
         anatomia cirúrgica, 47
         casos problemáticos, 77
         extravasamentos paravalvulares, 84
         reparo da, 76
         substituição de, 51, 64
            autoenxerto, 64
            homoenxerto, 64
            raiz aórtica porcina sem suporte, 64
      mitral, 86-112
         anatomia cirúrgica, 86

comissurotomia mitral, 90, 91
  aberta, 90
  fechada, 91
complicações anulares, 110
  tardias, 110
fechamento atrial, 111
reconstrução da, 93
substituição da, 100
tricúspide, 113-120
  considerações técnicas, 113
  doença orgânica da, 116
  regurgitação funcional, 115
  substituição da, 118
de troca arterial, 305
  artéria coronária, 307
    reimplante da, 307
  canulação, 305
  finalização da, 310
  grandes artérias, 305
    transecção das, 305
  incisão, 305
  preparo, 305
  reconstrução, 308, 309
    da aorta, 308
    da artéria pulmonar, 309
  reparo, 308
    intracardíaco, 308
do canal arterial, 206
  patente, 206
  finalização da, 206
do doador, 187
do receptor, 188
para anomalias cardíacas, 199-370
  congênitas, 199-370
para as complicações mecânicas, 176-185
  do infarto do miocárdio, 176-185
    balão de contrapulsação, 184
    canulação do coração, 176
    exposição do coração, 176
    pseudoaneurisma, 183
    regurgitação mitral isquêmica, 184
    restauração ventricular, 181
    ruptura, 176, 177
      aguda do, 176
      de músculo papilar, 180
      do septo ventricular, 177
para doença, 45-198
  cardíaca adquirida, 45-198
    transplante de coração, 186-191
    tumores cardíacos, 192-194
  coronariana, 141-175
    coleta da artéria, 141
      radial, 143
      torácica interna, 141
    coleta da veia, 145
      safena magna, 145
    revascularização do miocárdio, 150, 169, 174
      com desvio cardiopulmonar, 150
      considerações em reoperação de, 174
      sem circulação extracorpórea, 169
    RTM, 173

para fibrilação atrial, 195-198
  abordagens alternativas, 197
  técnica, 195
Clampeamento
  da aorta, *22*, 124
    incompleto, *22*
    lesão por, 124
  da artéria pulmonar, 227
    instabilidade hemodinâmica com, 227
Coágulo(s)
  e apêndice atrial, 43
    esquerdo, 43
  embolização por, 188
  no ventrículo, 79
    esquerdo, 79
  sanguíneo, 92, 125, 182
    deslocamento de, 182
    na parede aórtica, 125
    soltos, 182
Coarctação
  da aorta, 209-217
    anastomose, 216
    anatomia cirúrgica, 209
    angioplastia, 213, 215
      com retalho de subclávia, 213
      de subclávia invertida, 215
    coartectomia, 209
    exposição da, 209
    incisão, 209
    ressecção estendida, 216
    segmento de coarctação, 214
      longo, 214
    técnicas alternativas, 216
Coartectomia, 209
Comissuroplastia, 93
Comissurotomia
  mitral, 91
    fechada, 91
    superextensão da, 91
  tricúspide, 117
    técnica de, 117
Complicação(ões)
  mecânicas, 176-185
    do infarto do miocárdio, 176-185
      cirurgia para as, 176-185
  tardias, 321
    do procedimento de Mustard, 321
    manejo das, 321
Conduto
  torção do, 332
  valvado, 79
    apicoaórtico, 79
Conexão(ões)
  cavopulmonar, 361
    total, 361
      candidatos de alto risco ao, 365
      técnica, 366
      canulação, 361
      de tunelamento lateral, 363
      extracardíaco, 361
      finalização da cirurgia, 364
      incisão, 361

não valvadas, 331
  entre ventrículo direito, 331
  e artéria pulmonar, 331
venosa, 247-255
  anômala total, 247-255
    cor triatriatum, 255
    obstrução venosa pulmonar, 252
    técnica, 247
    tipo infracardíaco, 248
    tipo intracardíaco, 247
    tipo supracardíaco, 249, 251
Contaminação
  cruzada, 84
Contrapulsação
  balão de, 184
Cor
  triatritum, 255
    técnica cirúrgica, 255
Coração
  abordagens cirúrgicas ao, 3-20
    alternativas, 15
    esternotomia, 3, 4
      mediana primária, 3
      repetida, 4
    fechamento esternal, 10
    ferida esternal, 11
      infecção pós-operatória da, 11
    toracotomia, 14
  ar do, 40-44
    aspiração de, 40-44
    retirada de, 40-44
  canulação do, 176
  do doador, 189
    isquemia quente do, 189
  esquerdo, 242, 343
    ar no, 242
    síndrome da hipoplasia do, 343
      estágio I da reconstrução paliativa, 343
      para tratamento da, 343
  exposição do, 21, 176
  posicionamento do, 155
    para exposição, 155
    das artérias coronárias, 155
  transplante de, 186-191
    doador, 186, 187
      cirurgia do, 187
      seleção do, 186
    preservação, 86
    solução de, 186
    receptor, 188
      cirurgia do, 188
  vista do, *48*
    posteroanterior, *48*
Corda(s)
  anormalidade na, 99
    afetando o folheto mitral, 99
    anterior, 99
  artificial, 100
    encurtamento de, 100
  fixação das, 97
    nos folhetos mitrais, 97
  substituição da, 99
    por GORE-TEX, 99

tendíneas, 96
  encurtamento das, 96
tendinosas, 259
  interferência das, 259
Criança(s)
  substituição em, 110
    de valva mitral, 110
Cúspide(s)
  anterior, 268
    distorção da, 268
  aórticas, 288, 295
    gravemente deformadas, 288
    lesão às, 295
    mal desenvolvidas, 288
  da mitral, 268
    incorporação da, 268
  deformação da, 271
    anatômica, 271
  errante, 290
  ressecção da, 263
    limitada, 263
  tração nas, 336
    excesso de, 336
  unidas, 270
    divisão das, 270

D

Damus-Kaye-Stansel
  procedimento de, 351
    canulação, 351
    incisão, 351
    término da cirurgia, 353
De Vega
  anuloplastia de, 115
Debridamento
  completo, 84
Defeito(s)
  em septo, 177, 236-246, 266-275, 281, 289, 297, 299
    atrial, 236-246
      átrio, 236, 243
        anatomia cirúrgica do, 236
        comum, 243
        direito, 236
      fechamento percutâneo de, 243
      retorno venoso pulmonar anômalo
        parcial, 244, 245
          de lado direito, 244
          de lado esquerdo, 245
      tipo *ostium secundum*, 241
      tipo seio venoso, 238
    atrioventricular, 266-275
      completo, 270
      não compensado, 266, 274
      tipo *ostium primum*, 266
    ventricular, 177, 281, 289, 297, 299
      atresia pulmonar e, 281
      interrupção do arco aórtico com, 297
      transposição de grandes artérias com, 299
      tratamento cirúrgico de, 177
    má exposição do, 326
    septal, 247, 252, 256-265
      atrial, 247, 252

fechamento do, 252
tamanho do, 247
ventricular, 256-265
  abordagem, 256, 260
    cirúrgica, 256
    transatrial, 256
    transventricular, 260
  anatomia cirúrgica, 256
  musculares, 264
  subarterial, 262
ventricular, 273
  fechamento direto do, 273
Deformidade
  do enxerto, 232
    acima da anastomose, 232
    aórtica, 232
Depósito(s)
  de cálcio, 49, 107
    obstrutivos, 107
Descalcificação
  da raiz, 55
    aórtica, 55
  ultrassonográfica, 76
Descolamento
  de partículas de cálcio, 52
  do folheto mitral, 54
    anterior, 54
    parcial, *54*
Desfibrilação, 15, 243
Desvio
  adequação do, 33
  cardiopulmonar, 21-35, 93, 150, 240, 357
    cianose após o, 240
    disponibilidade de, 93
    preparação para, 21-35
      canulação, 23, 29
        arterial, 23
        venosa, 29
      exposição do coração, 21
    procedimento de Glenn em, 357
      bidirecional, 357
    revascularização com, 150
      do miocárdio, 150
Deterioração
  hemodinâmica, 321
Diafragma
  subvalvar, 288
    ressecção do, 288
  tumores abaixo do, 194
    extensão atrial de, 194
    direita, 194
Diâmetro
  sinotubular, 72
    e do anel aórtico, 72
      discrepância entre, 72
Dilatação
  anular, 98
    mitral, 98
      coexistente, 98
  do autoenxerto, 69
Dilatador
  abertura do, 92
    prematura, 92
  fechamento do, 92
    inadequado, 92

Dissecção
  ao redor, 21, 233
    da aorta, 21
    da artéria pulmonar, 233
      direita, 233
    das veias cavas, 21
  aórtica, 33, 121, 126, 134
    aguda, 121
    retrógrada, 33
    sinais de, 33
    tipo B, 134
      tratamento da, 134
  da aorta, 34, 201
    ascendente, 34
  da artéria, 27, 28
    axilar, 28
    femoral, 27
  do canal arterial, 201
    técnica de, 201
  endoscópica, 145
    da artéria, 145
      radial, 145
    da veia, 145
      safena, 145
  radical, 182
    do endocárdio, 182
  traumática, *27*
    da parede aórtica, *27*
    na introdução da cânula, *27*
Distensão
  do ventrículo, 331
    esquerdo, 331
  ventricular, 49
    esquerda, 49
Distorção
  do aspecto superior, 18
  da incisão, 18
Divisão
  do esterno, 3, *4*, 7
    assimétrica, 3
    da face posterior, 7
    inapropriada, *4*
      fratura resultante da, *4*
Doador
  cirurgia do, 187
  coração do, 189
    isquemia do, 189
    quente, 189
  seleção do, 186
Doença
  cardíaca, 45-198
    adquirida, 45-198
      cirurgia para, 45-198
  coronariana, 141-175
    cirurgia para, 141-175
      coleta da artéria, 141
        radial, 143
        torácica interna, 141
      coleta da veia, 145
        safena magna, 145
      revascularização do miocárdio, 150, 169, 174
        com desvio cardiopulmonar, 150
        considerações em reoperação de, 174
        sem circulação extracorpórea, 169
      RTM, 173

degenerativa, 94
orgânica, 116
   da valva tricúspide, 116
      degenerativa, 117
      reumática, 116
Drenagem
   da solução cardioplégica, 88
   da veia, 242, 249
      pulmonar direita, 242
         no átrio direito, 242
      vertical, 249
         abaixo do diafragma, 249
   de líquido, 137
      cefalorraquidiano, 137
   do retorno venoso, 238
      da VCS esquerda, 238
   do seio coronário, 247
   tubo de, 13
      colocação do, 13
      inadequada, 13
Dreno(s)
   colocação dos, 13
   torácica do, 20
      colocação correta do, 20

E

Ebstein
   anomalia de, 333-337
      apresentação, 333
      cirurgia, 333, 335
         após a infância, 335
         em neonatos, 333
Elevação
   da aorta, 22
   de seu leito, 22
Embolia
   por fragmentos musculares, 291
      na cavidade ventricular, 291
Embolismo
   aéreo, 36, 41, 49, 62, 88, 93, 208, 213, 235
      coronário, 62
   da artéria coronária, 49
      direita, 49
   na coartectomia, 213
   pelo canal arterial, 208
   por abertura aórtica, 235
   sistêmico, 88
Embolização
   por adesivo, 125
   por coágulo, 188
Endarterectomia, 160
Endocárdio
   dissecção do, 182
      radical, 182
Endocardite, 83
   da valva tricúspide, 119
Endoenxerto
   tamanho correto do, 138
   medição do, 138
Entrada
   aórtica, 7
      inesperada, 7
      na cavidade peritoneal, 3

Enxerto
   acima da anastomose, 232
      aórtica, 232
         deformidade do, 232
         trombose do, 232
   distal, 160
      oclusão do, 160
   GORE-TEX, 350
      na artéria inominada, 350
   lesão ao, 189
   torção do, 160
   tubular, 34, 132
      de Hemashield, 34
         para ruptura aórtica, 34
      inversão do, 132
Estenose
   aórtica, 28, 77, 288, 295, 329
      congênita, 288
   da artéria pulmonar, 207, 233, 325
      direita, 233
      esquerda, 207
   da VCS, 33
   distal, 214
   do óstio, 239
      das veias anômalas, 239
         prevenindo a, 239
   dos orifícios, 196
      das veias pulmonares, 196
   mitral, 94
   pulmonar, 286
      e septo ventricular, 286
         intacto, 286
      técnica da valvotomia, 288
      grave, 28
      supravalvar, 295
Esterno
   afastador de, 5
      colocação do, 5
      técnicas para, 5
   aorta ascendente do, 8
      etapas para separação da, 8
      procedimentos repetidos, 8
   compressão pelo, 285
      do homoenxerto, 285
   divisão do, 3, 4
      assimétrica, 3
      inapropriada, 4
         fratura resultante da, 4
   face posterior do, 7
      aderências fibrosas da, 7
         divisão em etapas das, 7
   fechamento do, 12
      com modificação de Robicsek, 12
   fratura do, 10
   lado direito do, 18
      mau alinhamento do, 18
   superfície posterior do, 6
      elevação da, 6
Esternotomia
   mediana, 3, 222, 225
      abordagem por, 225
         do *shunt* sistêmico-pulmonar, 225
      primária, 3

repetida, 4, 122
total, 15, 16
   com incisão, 17
      limitada na pele, 17
   por meio de incisão, 15, 16
      na linha média, 16
      submamária, 15
Estreitamento
   do segmento aórtico, 297
   distal, 297
Excisão
   da valva aórtica, 52, 53
      doente, 53
      limites da, 52
   de músculo, 103
      papilar, 103
   excessiva, 98, 103
      de folheto, 103
      de tecido, 98
      do folheto, 98
Exposição
   aumento da, 19
   da coarctação, 209
   da VCS, 18
   do canal arterial, 201
      técnica de, 201
   do coração, 21, 176
Extensão
   inferior, 50
      excessiva, 50
         da aortotomia, 50
Extravasamento(s)
   anastomótico, 157, 159
      na ponta, 157
   do septo, 321
   paravalvulares, 84, 109, 111
   periprostáticos, 85
      fechamento dos, 85
      intervencionista, 85
Extremidade
   inferior, 185
      isquemia da, 185
      manejo da, 185

F

Face
   posterior do esterno, 7
      aderências fibrosas da, 7
         divisão em etapas das, 7
Fallot
   tetralogia de, 276
      abordagem, 276, 279
         gradual, 276
         transpulmonar, 279
            à valva pulmonar, 279
      cirurgia em neonatos, 280
      com artéria coronária, 283
         anômala, 283
      técnica, 277
         de reparo completo, 277
         transatrial, 277
         transventricular, 277

Fechamento
  atrial, 111
    abordagem, 111
      oblíqua transatrial, 112
      pelo sulco interatrial, 111
      septal longitudinal, 112
        transatrial, 112
  da aortotomia, 73, 74
    oblíqua, 73
      deformação das comissuras com, 73
    transversa, 74
  da atriotomia, 112
  da pele, 149
  da toracotomia, 20
    submamária, 20
      direita, 20
  de *shunts*, 233
    sistêmico-pulmonares, 233
      central, 234
      de Blalock-Taussig modificado, 233
        à direita, 233
        à esquerda, 233
  do canal arterial, 205, 206
    abordagem para, 206
      anterior, 206
    em prematuros, 205
    percutâneo, 206
    toracoscópico, 206
  do defeito, 252, 337
    e septo atrial, 337
    septal, 252
      atrial, 252
  do esterno, *12*
    com modificação de Robicsek, *12*
  esternal, 10
  intervencionista, 85
    dos extravasamentos, 85
      periprostáticos, 85
  percutâneo, 243
    de defeitos, 243
      em septo atrial, 243
Ferida
  do mediastino, 14
    inferior, 14
      cobertura da, 14
    esternal, 11
      pós-operatória, 11
        infecção da, 11
Fibrilação
  atrial, 195-198
    cirurgia para, 195-198
      abordagens alternativas, 197
      técnica, 195
    descontinuação da, 243
      inadvertida, 243
Fibroelastoma(s)
  papilares, 194
Fibroma, 193
Flutter
  atrial, 198
    esquerdo, 198
      pós-operatório, 198
Fluxo
  sanguíneo, 231, 349
    pulmonar, 231, 349

fator limitante do, 231
shunt entre o ventrículo direito, 349
  e a artéria pulmonar, 349
shunt sistêmico-pumonar, 350
Folheto(s)
  aposição imprópria do, 98
    insuficiência por, 98
    mitral, 98
  bioprotético, 72
    lesão do, 72
  duplo, 81, 110
    prótese de, 81, 110
      aórtica, 110
        supra-anular, 110
      uso de, 81
    valva de, 110
      fração de regurgitação da, 110
  excisão de, 103
    excessiva, 103
  laceração do, 97
  mitral, 54, 97, 99
    anterior, 54, 99
      anormalidade na corda afetando o, 99
      descolamento do, 54
    fixação nos, 97
      das cordas, 97
  tecido do, 98
    excisão de, 98
      excessiva, 98
    fino, 98
Fontan
  procedimento de, 354-366
    completo, 361
    conexão cavopulmonar total, 361
      candidatos de alto risco ao, 365
        técnica, 366
      canulação, 361
      de tunelamento lateral, 363
      extracardíaco, 361
      finalização da cirurgia, 364
      incisão, 361
    Glenn, 355, 357
      procedimento bidirecional
        de, 355, 357
        em desvio cardiopulmonar, 357
    hemiFontan, 359
      procedimento, 359
    ventrículo único, 354
      fisiopatologia do, 354
Forame
  oval, 42, 195, 331
    aspiração pelo, 42
    patência do 331
    patente, 195
Fragmento(s)
  de gordura, 88
  musculares, 291
    na cavidade ventricular, 291
      embolia por, 291
Fraqueza
  do anel aórtico, 54
Fratura
  do esterno, *4*, 10
    por divisão inapropriada, *4*

G

Glenn
  procedimento de, 355
    bidirecional, 355
      canulação, 355
      em desvio cardiopulmonar, 357
      finalização do *shunt*, 356
Gordura
  fragmentos de, 88
GORE-TEX
  enxerto tubular de, 225, 350
    na artéria inominada, 350
    shunt com interposição de, 225
      de Blalock-Taussig modificado, 225
  shunt, 233, 234
    divisão do, 233, 234
  substituição por, 99
    da corda, 99
  sutura, 100
    fixação da, 100
Grande(s) Vaso(s)
  abordagens cirúrgicas aos, 3-20
    alternativas, 15
    esternotomia, 3, 4
      mediana primária, 3
      repetida, 4
    fechamento esternal, 10
    ferida esternal, 11
      infecção pós-operatória da, 11
    toracotomia, 14

H

Hematoma, 14
  ventricular, 51
    direito, 51
HemiFontan
  procedimento, 359
    canulação, 361
    técnica, 359
Hemólise, 82, 96
  prevenção da, 270
Hemorragia, 3
Hemostasia
  na coarctectomia, 211
Hemotórax, 3
Heparina
  uso de, 226, 229
Hiperextensão
  da incisão septal, 249
Hipertensão
  pelo clampeamento, 137
  sistêmica, 25
Hipertrofia
  infundibular, 260
    ocultando a localização, 260
      do defeito septal ventricular, 260
  septal, 61
Hipotermia
  leve, 211
    intraoperatória, 211
      na coarctectomia, 211
  tópica, 36

Hipoxemia
  pós-operatória, 191
HIV (Vírus da Imunodeficiência Humana), 186
Homoenxerto
  aórtico, 70, 293, 294, 332
    orientação do, 294, 332
    substituição com, 70, 293
      da raiz aórtica, 293
      de valva aórtica, 70
  compressão do, 285
    pelo esterno, 285
  condutos de, 283
    disponibilidade de, 283
  em substituição, 64
    de valva aórtica, 64
  extensão do, 331
  falência do, 283
  pulmonar, 68, 283
    aneurisma de, 283
    torção do, 68
  torção do, 284
  uso de, 82

I

Incisão
  aspecto superior da, 18
    distorção do, 18
  biatrial, 249
  cutânea, 17
    lesão da, 17
  limitada, 16
    na linha média, 16
      esternotomia total por meio de, 16
    na pele, *17*
      esternotomia total com, *17*
  na cirurgia, 88
    da valva mitral, 88
      extensão da, 88
  na coarctação, 209
    da aorta, 209
  no defeito, 238, 267
    em septo, 238, 267
      atrial, 238
      atrioventricular, 267
  para exposição, 201
    do canal arterial, 201
      patente, 201
  septal, 89, 249
    hiperextensão da, 249
    superestendida, 89
  submamária, 15
    esternotomia por meio de, 15
      total, 15
  transversa, *50*
    baixa, *50*
      para expor a valva aórtica, *50*
Infarto
  do miocárdio, 176-185
    complicações mecânicas do, 176-185
      cirurgia para as, 176-185
  septal, 292

Infecção
  da ferida esternal, 11
    pós-operatória, 11
  esternal, 3
Infusão
  cardioplégica, 39
    retrógrada, 39
      técnica aberta, 39
  direta, *37*
    na artéria coronária, *37*
      cânula para, *37*
  inadequada, 39
    da solução cardioplégica, 39
      na veia coronária direita, 39
  na raiz aórtica, 36
    técnica de, 36
  pressão de, 36, 38
    excessiva, 36
    insuficiente, 36
    monitoração da, 38
Instabilidade
  hemodinâmica, 123, 227
    com clampeamento, 227
      da artéria pulmonar direita, 227
Insuficiência
  aórtica, 88, 301
  da valva, 327
    do tronco, 327
  mitral, 98
    por aposição imprópria, 98
      do folheto, 98
  tricúspide, 260
    prevenção da, 260
  valvar, 289
Interposição
  substituição por, 127
    da raiz aórtica, 127
Interrupção
  do arco aórtico, 297
    com defeito, 297
      em septo ventricular, 297
Inundação
  pulmonar, 227
Isquemia
  coronariana, 226
  da extremidade, 185
    inferior, 185
      manejo da, 185
  da medula espinal, 137, 211
    na coarctectomia, 211
  espinal, 140
    alto risco de, 140
    paciente sob, 140
  quente, 189
    do coração, 189
    do doador, 189

J

Janela
  aortopulmonar, 324-326
    técnica, 324
      para fechamento da, *325*
    tipos de, *324*

Junção
  sinotubular, 60
    estreita, 60

L

Laceração
  da artéria, 42
    pulmonar, 42
  da parede aórtica, 55
  do folheto, 97
  do ventrículo, 8, *9*
    direito, 8, *9*
      mecanismo de, *9*
    na aurícula atrial, 92
    no ápice ventricular, 41
      esquerdo, 41
Lesão(ões)
  à artéria, 27, 29, *30*, *31*, 66, 79, 111, 335
    circunflexa, 111
    coronária, 29, *30*, *31*, 66, 335
      direita, 29, *30*, *31*
      principal esquerda, 66
    descendente anterior, 29, 79
      esquerda, 29, 79
    femoral, 27
  à parede arterial, 26
    pela cânula, 26
  à raiz aórtica, 239
  à valva, 66, 239, 289
    aórtica, 239, 258, 262, 263
    mitral, 289
    pulmonar, 66, 263
  ao 1º ramo septal, 66
    da artéria coronária, 66
  ao átrio, 104
    esquerdo, 104
      posterior, 104
  ao enxerto, 189
  ao folheto, 67
    do autoenxerto pulmonar, 67
  ao músculo, 91
    papilar, 91
  ao nervo, 41, 43, 112
    frênico, 41, 43, 112
      direito, 112
  ao nó, 116
    atrioventricular, 116
  ao óstio coronário, 325, 328
    esquerdo, 25
  ao plexo, 27
    braquial, 27
  ao sistema, 333, 337
    de condução, 333, 337
  ao tecido, 39, 289
    de condução, 39, 289
  ao ventrículo, 44
    esquerdo, 44
      pela agulha, 44
  aórtica, 25
    reparo de, 25
  da aorta, 21, *23*
    controle do sangramento após, *23*

da artéria, 19, 21, *24*, 60, 69, 138
  coronária, 60
    esquerda, 60
  ilíaca, 138
  pulmonar, 21, *24*
    direita, 21, *24*
  septal, 69
  torácica, 19
    interna, 19
da bioprótese, 60
  química, 60
  térmica, 60
da cartilagem, 17, 19
  costal, 17, 19
da incisão, 17
  cutânea, 17
da parede, 63, 188
  aórtica, 63
  ventricular, 188
    direita, 188
da pele, 19
da VCS, *24*
da veia, 4, 9, 22, 33
  braquicefálica, 9
  cavas, 22, *25*
    técnica de reparo de, *25*
  ilíaca, 33
  inominada, 4
do aspirador, 41, *42*
  no átrio esquerdo, *42*
  no ventrículo esquerdo, *42*
do enxerto, 10
do folheto, 72
  bioprotético, 72
do nervo, 14, 22, 255
  ciático, 14
  frênico, 22, 255
do nodo, *30*
  sinoatrial, *30*
do nódulo, 256
  sinoatrial, 256
do plexo, 4, *5*
  braquial, 4, *5*
    mecanismo de, *5*
do pulmão, 15
do SAN, 29, 115, 191, 239, 240
do ventrículo, *6*
  direito, *6*
dos vasos, 15
  intercostais, 15
    por agulha, 15
em casa de botão, 67
  na artéria pulmonar, 67
miocárdica, 10
na pele, 16
pelo afastador, 49, 89
pelo medidor, 105
  de tamanho, 105
por sucção, 40
transmurais, 195
ventricular, *6*
  direita, *6*
Linha Média
  incisão limitada na, 16
    esternotomia por meio de, 16
      total, 16

Linha(s)
  atriais direitas, 198
    de ablação, 198
      omissão das, 198
  atrial, 191
    esquerda, 191
      presa, 191
  de sutura distal, 69
    gradiente pela, 69
Lipoma, 194
Lúmen
  da aorta, 74
    seio não coronário conservado no, 74
    protuberância do, 74

M

Mediastino
  inferior, 14
    ferida do, 14
      cobertura da, 14
Medidor
  de tamanho, 105
    lesão pelo, 105
Miectomia, 289
  septal, 81
Miniesternotomia
  inferior, 17, 18
    fechamento da, 18
  superior, 18
Miocárdio
  infarto do, 176-185
    complicações mecânicas do, 176-185
      cirurgia para as, 176-185
  preservação do, 36-39, 48, 88, 151
    artéria coronária, 37
      perfusão direta da, 37
    por perfusão retrógrada, 37
    técnica de infusão, 36
      na raiz aórtica, 36
  proteção do, 125
  revascularização do, 150, 169, 174
    com desvio cardiopulmonar, 150
    reoperação de, 174
      considerações em, 174
    sem circulação extracorpórea, 169
  ruptura do, 176
    aguda, 176
Miocardiopatia
  hipertrófica, 289
    obstrutiva, 289
Miotomia, 289
Mixoma, 192
  atrial, 192
    direito, 192
    esquerdo, 192
Modificação
  de Robicsek, 10, *12*
    fechamento do esterno com, *12*
Monitoração
  da pressão, 38
  de infusão, 38
  da temperatura, 38
Músculo(s)
  papilar, 79, 91, 99, 103, 179, 259

excisão de, 103
interferência dos, 259
lesão ao, 91
localização do, 79
ruptura do, 179
torção do, 103
  excessiva, 103
peitoral, 13
  retalho, 13
Mustard
  procedimento de, 316, 321
    complicações tardias do, 321
      manejo das, 321
    excisão, 317
      do septo atrial, 317
    incisão, 317
      no átrio direito, 317
    septo, 316, 318
      inserção do, 318
      técnica de preparo do, 37

N

Necrose
  isquêmica, 12
Neonato(s)
  cirurgia em, 280, 333
    da anomalia de Ebstein, 333
    da tetralogia de Fallot, 280
Nervo
  ciático, 14
    lesão do, 14
  frênico, 22, 41, 43, 112, 255
    lesão ao, 22, 41, 43, 112, 255
      direito, 112
Nó
  atrioventricular, 116
    lesão ao, 116
Nodo
  sinoatrial, *30*
    anatomia cirúrgica do, *30*
    lesão do, *30*
Nódulo
  sinoatrial, 256
    lesão do, 256
Norwood
  procedimento de, 343-353
    arco aórtico, 344
      reconstrução do, 344
    Damus-Kaye-Stansel, 351
      procedimento de, 351
    fluxo sanguíneo, 349
      pulmonar, 349
    síndrome de hipoplasia, 343
      do coração esquerdo, 343
        reconstrução paliativa para tratamento da, 343

O

Obstrução
  da VCI, 322
  da VCS, 240, 321
    prevenindo a, 240
  da via de saída, 276-287, 288-302, 333

do ventrículo direito, 276-287, 333
apêndice, 287
atresia pulmonar, 281, 285
de 2 câmaras, 276
defeito em septo ventricular, 281
estenose pulmonar, 286
nova cirurgia na, 286
septo intacto, 285, 286
intraventricular, 285
ventricular, 286
síndrome da ausência, 283
da valva pulmonar, 283
técnica cirúrgica, 285
tetralogia de Fallot, 276
do ventrículo esquerdo, 288-302
associado a outras anomalias
cardíacas, 297
manejo da, 297
defeito em septo ventricular e, 299
transposição de grandes artérias
com, 299
do túnel ventricular esquerdo, 291
estenose aórtica, 288, 295
congênita, 288
supravalvar, 295
miocardiopatia hipertrófica
obstrutiva, 289
ressecção do diafragma subvalvar, 288
das veias, 110, 322
pulmonares, 110, 322
das vias aéreas, 285
residual, 285
prevenção da, 285
do óstio coronário, 296
esquerdo, 296
do retorno venoso, 239
pulmonar, 239
extensão da, 295
até os seios aórticos, 295
subvalvar, 288
conhecimento da, 288
venosa, 252
pulmonar, 252
técnica convencional, 252
técnica sem sutura, 253
Oclusão
das artérias, 325
pulmonares, 325
das próteses, 107
mecânicas, 107
interferência no mecanismo de, 107
do canal arterial, 204
do orifício mitral, 92
Orifício
mitral, 92, 105
oclusão do, 92
tamanho do, 105
medição do, 105
Óstio(s)
coronário, 37, 50, 52, 73, 295, 296, 306, 325, 328
dano ao, 37
pela cânula, 37

direito, 50, 73
aortotomia muito próxima ao, 50
baixo, 73
distorção dos, 295
esquerdo, 296, 325
lesão ao, 325
obstrução do, 296
excisão dos, 306
lesão ao, 328
proteção do, 52
da artéria coronária, 61, 295
esquerda, 295
lesão ao, 295
localização anormal do, 61
das veias anômalas, 239
estenose do, 239
prevenindo a, 239
justacomissurais, 306
venosos, 255
pulmonares, 255
identificando os, 255
Ostium
primum, 266
defeito tipo, 266
em septo atrioventricular, 266
secundum, 241
defeito tipo, 241
em septo atrial, 241

P

Parada
cardioplégica, 49
cardioplegia com, 49
eretrógrada, 49
circulatória, 79, 137
hipotérmica, 79
Parede
aórtica, 24, *27*, 55, 62, 63
aterosclerose da, 24
delgada, 24
dissecção traumática da, *27*
na introdução da cânula, *27*
friável, 62
laceração da, 55
lesão da, 63
arterial, 26
lesão à, 26
pela cânula, 26
da aorta, *23*
posterior, *23*
reparo da, *23*
da VCI, 31
friável, 31
do aneurisma, 181
calcificada, 181
aderente, 181
posterior, 331
anastomose da, 331
extravasamentos da, 331
ventricular, 29, 188

direita, 188
lesão da, 188
esquerda, 29
sangramento da, 29
Partícula(s)
de cálcio, 52, *54*, 55
descolamento de, 52
encravadas, 55
remoção de, 55
Pele
lesão da, 19
lesão na, 16
Perfuração
do seio coronário, 38
pela cânula retrógrada, *38*
Perfusão
arterial, 126
retrógrada, 126
cerebral, 123, 124
anterógrada, 124
seletiva, 124
retrógrada, 123
da região superior, 136
do corpo, 136
direta, 37
da artéria, 37
coronária, 37
retrógrada, 37
método de, 37
preservação do miocárdio pelo, 37
Pericárdio
abertura do, *22*
sangramento no, 176
contido, 176
Plexo
braquial, 4, *5*, 27
lesão ao, 27
lesão do, 4, *5*
mecanismo de, *5*
Plicatura
da borda livre, 263
da comissura, 263
Pneumotórax, 3
Potts
shunt de, 234
Prematuro(s)
fechamento em, 205
do canal arterial, 205
Preservação
do miocárdio, 36-39, 48, 88, 151, 267
artéria coronária, 37
perfusão direta da, 37
por perfusão retrógrada, 37
técnica de infusão, 36
na raiz aórtica, 36
miocárdica, 238, 256
muscular, 15
solução de, 186
Pressão
alta, 272
no átrio esquerdo, 272
arterial, 249

pulmonar, 249
   alta, 249
de infusão, 36, 38
   excessiva, 36
   insuficiente, 36
   monitoração da, 38
Princípio
   de Fontan, 354-366
      completo, 361
         candidatos de alto risco ao, 365
         técnica, 366
         canulação, 361
         de tunelamento lateral, 363
         extracardíaco, 361
         finalização da cirurgia, 364
      Glenn, 355, 357
         procedimento bidirecional
            de, 355, 357
            em desvio cardiopulmonar, 357
      hemiFontan, 359
         procedimento, 359
      ventrículo único, 354
         fisiopatologia do, 354
   de Norwood, 343-353
      arco aórtico, 344
         reconstrução do, 344
      Damus-Kaye-Stansel, 351
         procedimento de, 351
      fluxo sanguíneo, 349
         pulmonar, 349
      síndrome de hipoplasia, 343
         do coração esquerdo, 343
            reconstrução paliativa para
               tratamento da, 343
Procedimento
   de Mustard, 316
      excisão, 317
         do septo atrial, 317
      incisão, 317
         no átrio direito, 317
      septo, 316, 318
         inserção do, 318
         técnica de preparo do, 37
   de Rastan-Konno, 294
      modificado, 294
   de Ross, 64
   de Senning, 311
      canulação, 311
      flap septal, 314
      incisão atrial, 311
      septo atrial, 311
      sutura da borda anterior, 314
         do segmento anterior, 314
         do segmento posterior, 314
Prolapso
   da valva mitral, 98
Proteção
   cardioplégica, 328
      inadequada, 328
   cerebral, 137
      anterógrada, 137
   do miocárdio, 125
Prótese(s)
   acomodação da, 60
      elementos obstrutivos, 60

anel de sutura da, 60
   inserção da sutura no, 60
aórtica, 55, 110
   de folheto duplo, 110
      supra-anular, 110
   tamanho da, 55
      medição do, 55
biológica, 107
   antibióticos e, 107
de disco, 80
   ângulos abertos das, 80
   único, 81
      orientação da, 8
   de folheto duplo, 81
      uso de, 81
deformação da, 60
escolha da, 182
inclinação da, 82
inclinada, 80
   técnica da, 80
mecânicas, 107
   oclusão das, 107
      interferência no mecanismo de, 107
não obstruída, 61
   função da, 61
tamanho da, 81
   inadequado, 81
tecidual, 60
   ressecamento da, 60
vazamento pela, 140
Pseudoaneurisma, 183
Pulmão(ões)
   alagamento dos, 327
   lesão do, 15

R

Raiz
   aórtica, 36, 55, 64, 80, 127, 239, 293
      calcificada, 55
      descalcificação da, 55
      infusão na, 36
         técnica de, 36
      lesão à, 239
      pequena, 80
         manejo da, 80
      porcina sem suporte, 64
         em substituição, 64
            de valva aórtica, 64
      substituição da, 127
         com homoenxerto aórtico, 293
         com preservação da valva aórtica, 130
         por autoenxerto pulmonar, 64, 293
         por bioprótese, 129
         por interposição, 127
Ramo(s)
   musculares, 15
      sangramento de, 15
Rastan-Konno
   procedimento de, 294
      modificado, 294
   septoplastia de, 291
      aortoventricular, 291
Receptor
   cirurgia do, 188
   coagulopatia do, 188
Recoarctação, 215

Reconstrução
   da aorta, 308
   da artéria, 309
      pulmonar, 309
   da valva, 93
      mitral, 93
   do arco aórtico, 344
      enxerto, 344
         técnica de reconstrução do, 344
      finalização da cirurgia, 349
      por anastomose, 346
         direta, 346
      paliativa, 343
         para tratamento da síndrome, 343
            da hipoplasia do coração
               esquerdo, 343
            estágio I, 343
Regurgitação
   mitral, 100, 184
      isquêmica, 100, 184
   tricúspide, 115, 286
      funcional, 115
      induzida por eletrodo, 117
         de marca-passo, 117
Reimplante
   da artéria, 307
      coronária, 307
Remoção
   de partículas de cálcio, 55
      encravadas, 55
Reoperação
   de revascularização, 174
      do miocárdio, 174
         considerações em, 174
Reparo
   biventricular, 335
   da valva, 76, 98, 182, 329
      aórtica, 76
      do tronco, 329
      mitral, 98, 182
         borda a borda, 98
         substituição ou, 182
            concomitante, 182
   de lesão, 25
      aórtica, 25
      da veia cava, 25
         técnica de, 25
   definitivo, 286
   endovascular, 137
      de aneurismas da aorta, 137
         torácica descendente, 137
   intracardíaco, 308
   técnica de, 85
   valvar, 329
      teste do, 329
Resfriamento
   uniforme, 36
      manutenção do, 36
Ressecção
   da Rafe, 76
   do diafragma, 288
      subvalvar, 288
   estendida, 216
      e anastomose, 216
   limitada, 263
      da cúspide, 263

quadrangular, 98
  com anuloplastia, 98
Restauração
  ventricular, 181
    cirúrgica, 181
Retalho(s)
  aumento do, 82
    técnica de, 82
  da artéria, 214
    subclávia, 214
      posicionamento do, 214
  de músculo, 13
    peitoral, 13
  de subclávia, 213
    angioplastia com, 213
  do reto superior, 14
  miocutâneo, 14
  musculares, 13
    escolha dos, 13
  ventricular, 183
    esquerdo, 183
      tecido recobrindo o, 183
Retirada
  de ar, 40-44
    do coração, 40-44
      pelo ventrículo direito, 44
Retorno
  venoso, 238, 239, 244
    da VCS esquerda, 238
      drenagem do, 238
    pulmonar, 239, 244, 245
      anômalo parcial, 244, 245
        de lado direito, 244
        de lado esquerdo, 245
      obstrução do, 239
Revascularização
  do miocárdio, 150, 169, 174
    com desvio cardiopulmonar, 150
    reoperação de, 174
      considerações em, 174
    sem circulação extracorpórea, 169
Robicsek
  modificação de, 10, *12*
  fechamento do esterno com, *12*
Ross
  procedimento de, 64
RTM (Revascularização Transmiocárdica), 173
  técnica, 174
Ruptura
  aguda, 176
    do miocárdio, 176
  aórtica, 35
    enxerto tubular para, *34*
      de Hemashield, *34*
  da aorta, 34
    ascendente, 34
      traumática, 34
  de músculo, 179
    papilar, 179
  do septo, 177
    ventricular, 177
  do sulco, 104
    atrioventricular, 104

S

SAN (Nó Sinoatrial)
  lesão do, 29, 115, 191, 239, 240
Sangramento
  após lesão, *23*
    da aorta, *23*
      controle do, *23*
  contido, 176
    no pericárdio, 176
  da parede, 29
    ventricular, 29
      esquerda, 29
  das extremidades, 62, 63
    da aortotomia, 62, 63
      controle do, 63
  de ramos musculares, 15
  em pacientes heparinizados, 184
  no ápice ventricular, 41
    esquerdo, 41
  proveniente da base, 196
    do apêndice atrial, 196
      esquerdo, 196
Segmento
  aórtico, 297
    distal, 297
      estreitamento do, 297
  de coarctação, 214
    longo, 214
Seio(s)
  aórticos, 295
    obstrução até os, 295
      extensão da, 295
  coronário, 38, 49, 247, 248, 295
    canulação do, 49
      dificuldade de, 49
    drenagem do, 247
    incisões nos, 295
    perfuração do, 38
      pela cânula retrógrada, 38
    suturando dentro do, 248
  não coronário, 74
    conservado no lúmen da aorta, 74
    protuberância do, 74
  sutura no, *38*
    em bolsa de tabaco, *38*
      para colocação da cânula, *38*
  venoso, 238
    defeito do tipo, 238
      em septo atrial, 238
Senning
  procedimento de, 311
    canulação, 311
    flap septal, 314
    incisão atrial, 311
    septo atrial, 311
    sutura da borda anterior, 314
      do segmento anterior, 314
      do segmento posterior, 314
Septo
  ablação do, 291
    alcoólica, 291
  atrial, 193, 236-246
    defeito de, 236-246
      átrio, 236, 243
        anatomia cirúrgica do, 236
        comum, 243
        direito, 236
        fechamento percutâneo de, 243
        retorno venoso pulmonar anômalo
          parcial, 244, 245
            de lado direito, 244
            de lado esquerdo, 245
        tipo *ostium secundum*, 241
        tipo seio venoso, 238
    atrioventricular, 266-275
      defeito em, 266-275
        completo, 270
        não compensado, 266, 274
        tipo *ostium primum*, 266
    extravasamento do, 321
    hipertrofiado, 289
      exposição do, 289
    interventricular, 270, 285
      intacto, 285
      retalho colocado no, 270
        altura do, 270
      suturas no, 112
        profundidades das, 112
    ventricular, 177, 286, 289
      defeito do, 177, 289
        tratamento cirúrgico de, 177
      intacto, 286
        estenose pulmonar e, 286
      ruptura do, 177
Septoplastia
  aortoventricular, 291
  de Rastan-Konno, 291
Seroma, 14
Shunt
  persistente, 239
    da esquerda, 239
      para a direita, 239
  sistêmico-pulmonar, 225-235, 350
    central, 230
      técnica, 230
    de Blalock-Taussig modificado, 225
      com interposição de enxerto
        tubular, 225
        de GORE-TEX, 225
    de Potts, 234
    de Waterston, 234
    fechamento de, 233
      central, 234
      de Blalock-Taussig modificado, 233
        à direita, 233
        à esquerda, 233
    protético, 231
      da aorta ascendente, 231, 234
      da artéria pulmonar direita, 231, 234
    tipos de, 225
Síndrome
  da ausência, 283
    da valva pulmonar, 283
  da hipoplasia, 343

do coração esquerdo, 343
  reconstrução paliativa para tratamento da, 343
    estágio I, 343
do roubo, 213
  da subclávia, 213
Sistema
  a vácuo, 13
  de anuloplastia, 95
    Crosgrove-Edwards, 95
  de condução, 333, 337
    lesão ao, 333, 337
Solução
  cardioplégica, 36, 38, 39, 88
    aquecida, 36
    drenagem da, 88
    impurezas na, 36
    infusão inadequada da, 39
      na veia coronária direita, 39
    vazamento de, 38
      no átrio direito, 38
  de preservação, 186
Subclávia
  retalho de, 213
    angioplastia com, 213
  roubo da, 213
  síndrome do, 213
Substituição
  da aorta, 122, 134
    ascendente, 122
    torácica, 134
      descendente, 134
  da raiz aórtica, 127, 129, 130, 293
    com autoenxerto pulmonar, 293
    com homoenxerto aórtico, 293
    com preservação, 130
    da valva aórtica, 130
    por bioprótese, 129
    por interposição, 127
  da valva mitral, 100, 182
    em crianças, 110
    escolha das valvas, 106
    inserção de sutura, 106
      técnica para, 106
    orifício mitral, 105
      medição do tamanho do, 105
    ou reparo de, 182
      concomitante, 182
    substituição de corda, 104
      técnica para, 104
    técnica, 101
  da valva tricúspide, 118, 337
    endocardite, 119
  de valva aórtica, 51, 105
    autoenxerto em, 64
    e mitral, 105
      combinada, 105
    homoenxerto em, 64
    raiz aórtica porcina em, 64
    sem suporte, 64
  do aneurisma, 131
    no arco aórtico, 131
Succão
  lesão por, 40

Sulco
  atrioventricular, 104
    ruptura do, 104
  interatrial, 88, 111
    abordagem pelo, 88, 111
      do fechamento atrial, 111
Suporte(s)
  bioprótese sem, 70
    substituição com, 70
      de valva aórtica, 70
  bioprotéticos, 60
    posição dos, 60
Sutura(s)
  contínua, 258
    técnica da, 258
  de transição, 262
  desatamento de, 98
  distal, 69
    linha de, 69
      gradiente pela, 69
  em bolsa de tabaco, 38
    no seio coronário, 38
      para colocação da cânula, 38
  frouxas, 10
  GORE-TEX, 100
    fixação da, 100
  inserção de, 55, 56, 94, 95
    no anel, 56, 94, 95
      da valva aórtica, 56
      fibroso, 94
    técnica de, 55
  interrompida, 261
    técnica da, 261
  no septo, 112
    profundidades das, 112
  pontas das, 61
    longas, 61
  reforçadas, 55
  reforço de, 41, 80, 112
  segurança da, 55

T

Tecido
  anular, 106
    degenerativo, 106
    delicado, 106
  ao redor, 328
    das artérias pulmonares, 328
      adequação do, 328
  de condução, 39, 269, 289, 335
    lesão ao, 39, 289, 335
    risco ao, 269
  delicado, 95
  do folheto, 98
    excisão de, 98
      excessiva, 98
    fino, 98
    friável, 95
  mamário, 16
    limites do, 16
      inferiores, 16
  recobrindo o retalho, 183
    ventricular, 183
      esquerdo, 183

Temperatura
  monitoração da, 38
Tetralogia
  de Fallot, 276
    abordagem, 276, 279
      gradual, 276
      transpulmonar, 279
        à valva pulmonar, 279
    cirurgia em neonatos, 280
    com artéria coronária, 283
      anômala, 283
    técnica, 277
      de reparo completo, 277
      transatrial, 277
      transventricular, 277
Toracotomia, 14
  submamária, 19, 20
  direita, 19, 20
  fechamento, 20
Torção
  da artéria coronária, 67
    principal, 67
    esquerda, 67
  do homoenxerto, 68
  pulmonar, 68
Transecção
  das grandes artérias, 305
    aorta ascendente distal, 306
      distorção da, 306
    artérias coronárias, 306, 307
      dobramento das, 306
      direita, 306
        mobilização, 306
      intramural, 307
    óstios coronários, 306
      excisão dos, 306
    óstios justacomissurais, 306
    valva pulmonar, 306
      anomalias na, 306
Transplante
  de coração, 186-191
    doador, 186, 187
      cirurgia do, 187
      seleção do, 186
      preservação, 86
      solução de, 186
    receptor, 188
      cirurgia do, 188
Transposição
  de grandes artérias, 299, 311
    com defeito, 299
      em septo ventricular, 299
    com obstrução da via de saída, 299
      do ventrículo esquerdo, 299
    congenitamente corrigida, 311
  de grandes vasos, 303-323
    anatomia cirúrgica, 303
      do átrio direito, 304
    artérias congenitamente corrigidas, 311
    cirurgia, 305
      de troca arterial, 305
    complicações tardias, 321
      do procedimento de Mustard, 321
    procedimento, 311, 316
      de Mustard, 316
      de Senning, 311

Troca
　arterial, 305
　　cirurgia de, 305
　　　canulação, 305
　　　finalização da, 310
　　　incisão, 305
　　　preparo, 305
　　　reconstrução, 308, 309
　　　　da aorta, 308
　　　　da artéria pulmonar, 309
　　　　reimplante da artéria coronária, 307
　　　　reparo intracardíaco, 308
　　　　transecção das grandes artérias, 305
Tromba
　de elefante, 132
　　técnica da, 132
Trombose
　do enxerto, 232
　　acima da anastomose, 232
　　aórtica, 232
Tronco
　arterioso, 327-332
　　com arco aórtico, 332
　　　interrompido, 332
　　incisão, 327
　　técnica, 327
　　valva do, 327, 329
　　　insuficiência da, 327
　　　reparo da, 329
Tubo
　de drenagem, 13
　　colocação do, 13
　　　inadequada, 13
Tumor(es)
　cardíacos, 192-194
　　benignos, 192
　　　fibroelastomas papilares, 194
　　　fibroma, 193
　　　lipoma, 194
　　　mixoma, 192
　　　rabdomioma, 193
　　maligno, 194
　　　abaixo do diafragma, 194
　　　　extensão atrial direita de, 194
Túnel
　ventricular, 291
　　esquerdo, 291
　　　obstrução do, 291

V

Valva(s)
　aórtica, 47-85, 105, 130, 239, 288
　　cirurgia da, 47-85
　　　abordagem à, 48
　　　anatomia cirúrgica, 47
　　　casos problemáticos, 77
　　　extravasamentos paravalvulares, 84
　　　reparo da, 76
　　　substituição de, 51, 64
　　　　autoenxerto, 64
　　　　homoenxerto, 64
　　　　raiz aórtica porcina sem suporte, 64
　　　　de tamanho menor, 72
　　　doente, *51*, *53*
　　　　excisão da, *53*
　　　　vista cirúrgica da, *51*
　　　e mitral, 105
　　　　substituição combinada da, 105
　　　excisão da, 52
　　　　limites da, 52
　　　exposição da, 49, 50, 288
　　　　pela aortotomia oblíqua, 50
　　　　pela aortotomia transversa, 49
　　　lesão à, 239
　　　preservação da, 130
　　　　da raiz aórtica, 130
　　　　substituição com, 130
　　biológicas, 107
　　　manuseio das, 107
　　do tronco, 327, 329
　　　insuficiência da, 327
　　　reparo da, 329
　　escolha das, 106
　　mitral, 86-112, 182, 289, 290
　　　anuloplastia da, 93
　　　calcificação da, 104
　　　cirurgia da, 86-112
　　　　anatomia cirúrgica, 86
　　　　comissurotomia mitral, 90, 91
　　　　　aberta, 90
　　　　　fechada, 91
　　　　complicações anulares, 110
　　　　　tardias, 110
　　　　fechamento atrial, 111
　　　　reconstrução da, 93
　　　　substituição da, 100
　　　cirurgia na, 290
　　　exposição da, 88
　　　funcional, *86*
　　　　de Carpentier, *86*
　　　lesão à, 289
　　　prolapso da, 98
　　　reparo de, 98, 182
　　　　borda a borda, 98
　　　　substituição ou, 182
　　　　　concomitante, 182
　　　residual, 94
　　　　incompetência da, 94
　　pulmonar, 65, 279, 283, 306, 335
　　　abordagem transpulmonar à, 279
　　　e seu anel, 279
　　　anomalias da, 306
　　　anormal, 65
　　　ausência da, 283
　　　　síndrome da, 283
　　　incompetência da, 335
　　sem suporte, 82
　　　uso de, 82
　　tricúspide, 113-120, 337
　　　anatomia cirúrgica da, 113
　　　bicuspidização da, 116
　　　cirurgia da, 113-120
　　　　considerações técnicas, 113
　　　　doença orgânica da, 116
　　　　regurgitação funcional, 115
　　　　substituição da, 118
　　　exposição da, 115
　　　substituição da, 337
Valvotomia
　adequação da, 92
　mitral, 93
　　fechada, 93
　　　conversão para aberta, 93
　técnica da, 288
Válvula
　aórtica, 258, 262, 263
　　lesão à, 258, 262, 263
　pulmonar, 263
　　lesão à, 263
　tricúspide, 260
　　reparação da, 260
Vaso(s)
　intercostais, 15
　　lesão dos, 15
　　　por agulha, 15
Vazamento
　anastomótico, 249
　de solução cardioplégica, 38
　　no átrio direito, 38
　pela prótese, 140
VCI (Veia Cava Inferior), 31
　obstrução da, 322
　parede da, 31
　　friável, 31
VCS (Veia Cava Superior), 32
　esquerda, 18, 20, 31, 238
　　canulação da, 18, 20
　　　incapacidade de, 18
　　　inviabilidade de, 20
　　retorno venoso da, 238
　　　drenagem do, 238
　　estenose da, 33
　　exposição da, 18, 238
　　localização ao redor da, 31
　　　da fita, 31
　　obstrução da, 240, 231
　　　prevenindo a, 240
Vegetação(ões)
　deslocamento das, 84
　tamanho das, 84
Veia(s)
　anômalas, 239
　　estenose do óstio das, 239
　　　prevenindo a, 239
　cavas, 21, 22, 31, 190
　　ao redor das, 21, 31
　　　colocação de fitas, 31
　　　dissecção, 21
　　lesão das, 22, *25*
　　　técnica de reparo de, *25*
　　mau alinhamento das, 190
　coronária direita, 39
　　infusão inadequada na, 39
　　　da solução cardioplégica, 39
　　lesão da, 4, 9
　　　braquicefálica, 9
　　　inominada, 4